Human Biology

(Fifteenth Edition)

读懂自己

我们的身体，我们的由来

U0201538

［美］西尔维娅·S. 马德（Sylvia S. Mader）
迈克尔·温德尔斯普希特（Michael Windelspecht） 著
高文艳　祝晓辉　耿玉玉　芦晓菲　译

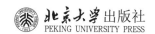

北京大学出版社
PEKING UNIVERSITY PRESS

著作权合同登记号　图字：01-2018-2638

图书在版编目（CIP）数据

读懂自己：我们的身体，我们的由来/（美）西尔维娅·S. 马德，（美）迈克尔·温德尔斯普希特著；高文艳等译. —北京：北京大学出版社，2022. 6
　　ISBN 978-7-301-31107-3

Ⅰ. ①读… Ⅱ. ①西… ②迈… ③高… Ⅲ. ①人体–普及读物 Ⅳ. ①R32-49

中国版本图书馆CIP数据核字（2022）第073117号

Sylvia S. Mader　Michael Windelspecht
Human Biology, Fifteenth Edition
ISBN 978-1-259-68979-6
Copyright ©2018 by McGraw-Hill Education.

书　　　名	读懂自己：我们的身体，我们的由来 DUDONG ZIJI: WOMEN DE SHENTI, WOMEN DE YOULAI
著作责任者	［美］西尔维娅·S. 马德（Sylvia S. Mader）　［美］迈克尔·温德尔斯普希特（Michael Windelspecht）　著 高文艳　等译
翻译支持	梦辰文化
责任编辑	黄　炜
标准书号	ISBN 978-7-301-31107-3
出版发行	北京大学出版社
地　　　址	北京市海淀区成府路205 号　100871
网　　　址	http://www.pup.cn　新浪微博：@北京大学出版社
电子信箱	zpup@pup.cn
电　　　话	邮购部010-62752015　发行部010-62750672　编辑部010-62764976
印刷者	三河市博文印刷有限公司
经销者	新华书店
	889毫米×1194毫米　16开本　34.5印张　950千字
	2022年6月第1版　2022年6月第1次印刷
定　　　价	105.00元

作者简介

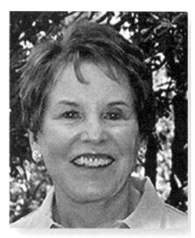

西尔维娅·S. 马德（Sylvia S. Mader） 马德博士先后就读于布林莫尔学院、哈佛大学、塔夫茨大学和诺瓦东南大学，拥有生物学和教育学学位，在马萨诸塞大学洛厄尔分校、马萨诸塞州社区学院、萨福克大学和内森·梅休研讨会执教多年。她热心帮助那些对科学有兴趣而又害羞的学生们，并与他们建立良好的联系，这让她完成了第一部教材《生命探究》（*Inquiry into Life*）的写作，目前已经是第十四版。马德博士编写的生物学类图书深受读者欢迎，她编写的教材在写作风格上清新雅丽，备受赞誉，已经成为生物学领域作者们的典范。

马德博士乐于深入生物圈中的各种生态系统开展研究工作，她多次前往佛罗里达大沼泽地和加勒比海珊瑚礁地区，这些经历使她能在全国各地不同团体组织的研讨活动中进行丰富的交流。马德博士的足迹遍布美国阿拉斯加州的冻土带和亚利桑那州的索诺拉沙漠、加拿大落基山脉的针叶林地带以及南美洲和大洋洲的热带雨林。她曾远赴肯尼亚塞伦盖蒂进行摄影和探险，为自己编写的教材提供了许多精美绝伦的插图。在和生物学教育工作者的加拉帕戈斯群岛之旅中，马德博士想到能循着达尔文的足迹前行就心潮澎湃。马德博士还加入访问中国的生物学教学团体，与中国的同行们分享现代生物学的教学理念。

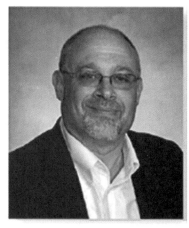

迈克尔·温德尔斯普希特（Michael Windelspecht） 迈克尔·温德尔斯普希特博士是一位教育工作者，他在社区学院、综合大学和军事院校讲授生物学导论、遗传学和人类遗传学，教学形式多种多样，既有网络教学，也有传统教学，或者兼而有之。十多年来，温德尔斯普希特博士担任阿巴拉契亚州立大学生物导论协调员，负责指导一项每年有4500名学生参与的研究项目。

温德尔斯普希特获得密歇根州立大学动物遗传学学士学位和南佛罗里达大学进化遗传学博士学位，在自然科学教育、水质、杀虫剂耐药性演变等诸多领域发表研究论文。他目前的研究兴趣是数字教学平台的数据分析，以推动个性化微型学习系统和下一代出版平台的发展。温德尔斯普希特博士目前是全国科学作家协会和几所科学教育协会的会员，曾担任在线和混合型理科课堂多媒体资源开发的主讲人。2015年，温德尔斯普希特博士因提出将学生数据融入教材修订过程的策略而在DevLearn HyperDrive竞赛中获奖。

作为一名作者和编辑，温德尔斯普希特博士已经出版了 20 多部参考教材以及多本印刷版和电子版实验室手册。他创办了几家科学传播公司，其中就包括 Ricochet Creative Productions 公司，该公司为科学教学积极开发各种新技术并进行评估。有关温德尔斯普希特博士更多的介绍可访问网站 www.michaelwindelspecht.com。

目　　录

第一部分　人体的组成

第二部分　人体内稳态的维持

第三部分　人体的运动与支持

第四部分　人体的整合与协调

第五部分　人体的生殖与发育

第六部分　人类的遗传

第七部分　人类的进化与生态

第 1 章
探索生命与科学

案例分析：寻找生命

　　土卫二、木卫二、土卫六、火星和地球的共同点是什么呢？首先一点，它们都是太阳系的组成部分，除此以外，这些星球都是人类探索生命本质的前沿所在。

　　你可能从来没听说过土卫二或木卫二，但它们是目前除地球外最有可能存在生命的星球。土卫二是土星的卫星之一，而木卫二则绕木星运行。为什么这两颗星球如此独特呢？答案是科学家认为，这两颗卫星上有水的存在，而且是浩瀚汪洋。尽管土卫二和木卫二离太阳非常遥远，但在各自母星的引力作用下，每颗卫星在冰冻的表面之下可能存在液态水形成的海洋。后面我们将会看到，水和生命的关系非常密切。

　　土卫六是太阳系中的第二大卫星，比地球的卫星月球还大。尽管土卫六位于土星的轨道上，因距离较远，受太阳影响较小，但自从美国国家航空航天局卡西尼-惠更斯号太空探测器于2004年首次抵达土星，这颗卫星就成为地外生命研究的焦点。探测器发现土卫六上存在众多由甲烷和氨构成的湖泊，而且蕴藏极为丰富的含有氢和碳的化合物（称为碳氢化合物），这些物质是构成生命的基石。

　　在地球上，科学家正对火山和深海热液喷口附近的极端环境展开研究，以便更好地了解恶劣的生存条件下生命可能呈现的形态，众所周知，这种生存环境曾经主宰整个地球，而生命最初就是起源于此。有证据表明，火星上至今还有水存在，这就点燃了人类寻找火星早期生命证据的希望。

　　本章我们将探索生命的意义。借助对太阳系其他星球的搜寻和探索，我们或许能更好地理解生物的最初起源以及我们人类在宇宙中的地位。

章节概要

1.1　生物体的特征

　　进化过程可用于说明生物体的多样性，并可以解释为什么所有生命都具备同样的基本特征。

1.2　人类与其他动物息息相关

　　人类是真核生物，在动物界可进一步归入脊椎动物。

1.3　科学研究是一个过程

　　生物学家运用科学过程来观察和研究自然界。收集到的数据经分析处理，再由科学界进行审查和评估。

1.4　科学面临的挑战

　　技术是对科学知识的具体应用。科学面临诸多挑战，比如气候变化、生物多样性丧失和新发疾病等，科学家正对此开展积极研究。

1.1　生物体的特征

生物学研究的是生物体及其所处环境。所有生物体具备以下基本特征：（1）是组织起来的；（2）要获取物质和能量；（3）能保持内稳态；（4）能对刺激做出反应；（5）能繁殖和生长；（6）有进化史。

生命是组织起来的

图 1.1 描述了生物的组织层次。需要注意的是，最下层的原子结合在一起构成组成细胞的分子。细胞是构成生物体最小的结构和功能单位。像细菌这样的生物体是单细胞生物。人类是多细胞生物，这是因为人体由许多不同种类的细胞组成。神经细胞就是人体内的一种细胞，它有适于传导神经冲动的结构。

生物体的组织由一组相似的细胞构成，用来执行特定的功能。神经组织由数百万神经细胞组成，负责向身体各个部位传递信号。器官由几种不同类型的组织构成，每个器官都属于对应的器官系统。器官系统的各个器官协同工作，实现共同的目标。大脑和脊髓配合，通过神经向身体各部位发出指令。树木与人类这样的生物体就是各种器官系统的集合体。

生物体的构成并不只是局限于个体。特定地区一个物种（由彼此交配繁殖的生物体组成）的所有成员形成一个种群。例如，热带草原的种群可能包括斑马、相思树和人类。草原上的不同种群相互作用，就组成一个群落。不同种群构成的群落与自然环境相互作用形成生态系统。最后，地球上的所有生态系统共同组成生物圈（图 1.1 顶部）。

生活中的科学

你的身体中有多少细胞？

人体细胞数量因人而异，具体取决于人的体型大小以及细胞是否受损或死亡。尽管如此，人体内的细胞总数估计有上百万亿个。

生物体要获取物质和能量

和所有生物一样，如果不能从外界获取物质和能量，人类就不能维持身体组织或进行各项活动。能量是工作的源泉。像其他动物一样，人类通过进食获取物质和能量。

食物为人体提供营养分子，它们是组成人体的原料和能量来源。维持细胞和生物体的组织需要消耗能量。一些营养分子经人体彻底分解，为其他营养分子转化为细胞组成部分和产物提供所需的能量。"新陈代谢"这个术语描述了细胞内部发生的所有化学反应。

地球上绝大多数生物的能量最终都来源于太阳。植物、藻类和某些细菌能通过光合作用将太阳能转化为化学能。光合作用合成有机分子，比如糖分子，这些有机分子构成了许多生物，包括人类和其他动物的食物链基础。

生物体维持内环境稳定

只有将细胞的环境条件始终限制在严格的范围内，才能使细胞内部的代谢通路正确发挥功能。细胞或生物在特定条件下保持内部工作环境稳定不变的能力称为内稳态。人类的许多器官系统都发挥这样的功能来维持内稳态。举例来说，正常情况下人体的体温在白天会在 $36.5 \sim 37.5\,℃$ 之间发生轻微波动。总体来看，人体最低温度通常出现在凌晨 $2 \sim 4$ 点之间，而最高温度通常出现在下午 $6 \sim 10$ 点之间。但是，活动会让人的体温升高，否则会让体温降低。心血管系统和神经系统等多个身体系统共同发挥作用以维持体温恒定。人体维持正常体温不变的能力在某种程度上还依赖外部环境。尽管我们在寒冷时打战，炎热时出汗，但如果外界温度变得过冷或过热，我们难逃一死。

我们将重点介绍人体各系统是怎样帮助维持内稳态的。比如，消化系统吸收营养，呼吸系统与外部环境交换气体，心血管系统将养分和氧气输送到各个细胞并回收废物，细胞产生的代谢废物经泌尿系统排出体外。神经系统和内分泌系统

图 1.1　生物的组织层次

生物组织层次覆盖从原子到生物圈各个层次。细胞由原子和分子组成，是生物的基本组成单位。地球上的所有生物总和称为生物圈。

生物圈 由地壳、水、大气和生物共同构成	
生态系统 群落和自然环境结合在一起形成生态系统	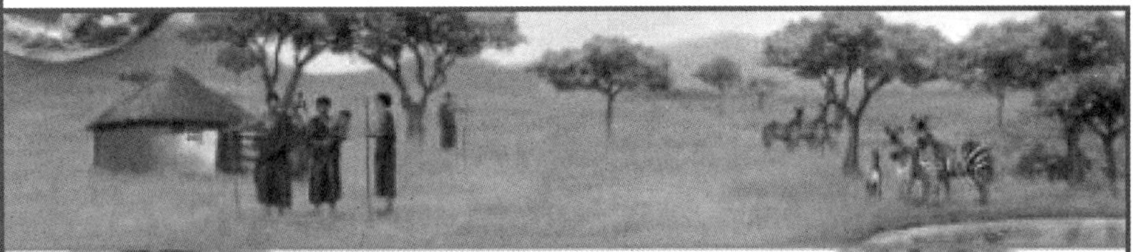
群落 特定地区不同种群相互作用形成	
种群 由特定地区的同类物种组成	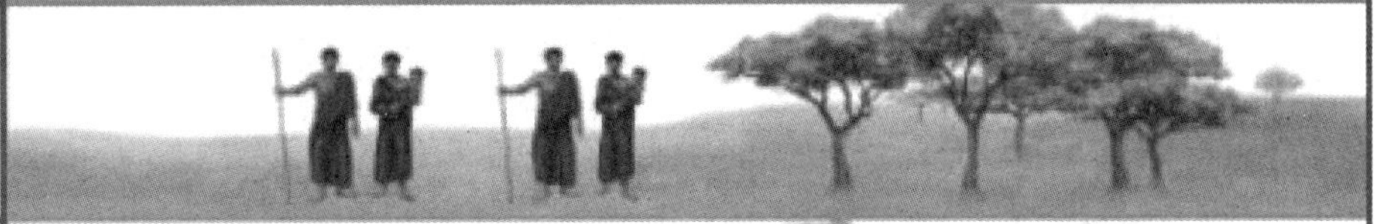
物种 由一群相似的彼此交配繁殖的生物组成	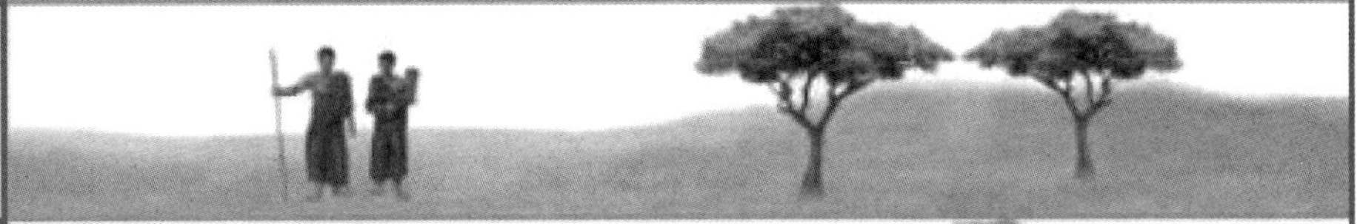
生物体 生物是一个个体；复杂的生物体由各种器官系统组成	人　　树木
器官系统 由一起工作的多种器官组成	神经系统　　茎干系统
器官 由多个组织构成，行使特定功能	大脑　　叶片
组织 由具有相同结构和功能的一组细胞构成	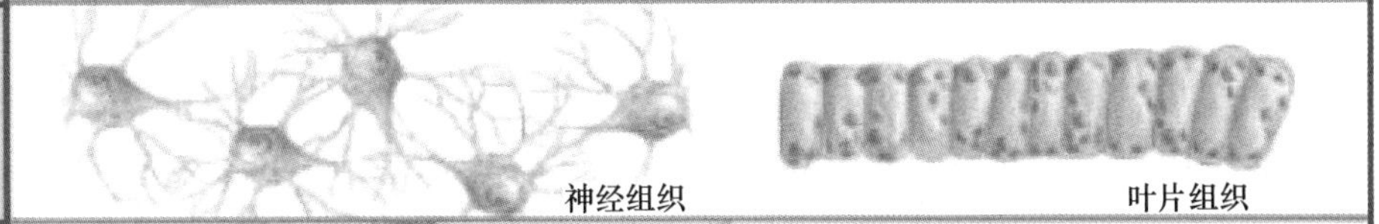 神经组织　　叶片组织
细胞 所有生物体的结构和功能的基本单位	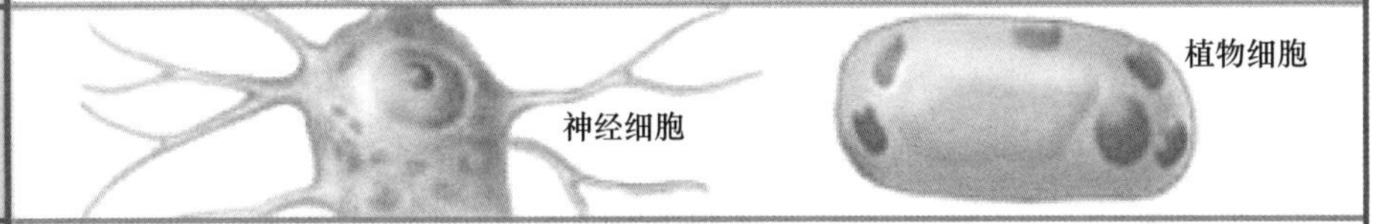 神经细胞　　植物细胞
分子 两个或两个以上相同或不同的原子结合在一起构成分子	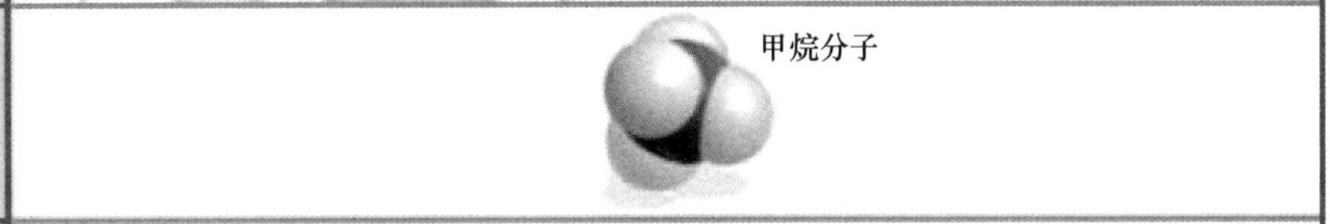 甲烷分子
原子 组成元素的最小单元，由电子、质子和中子组成	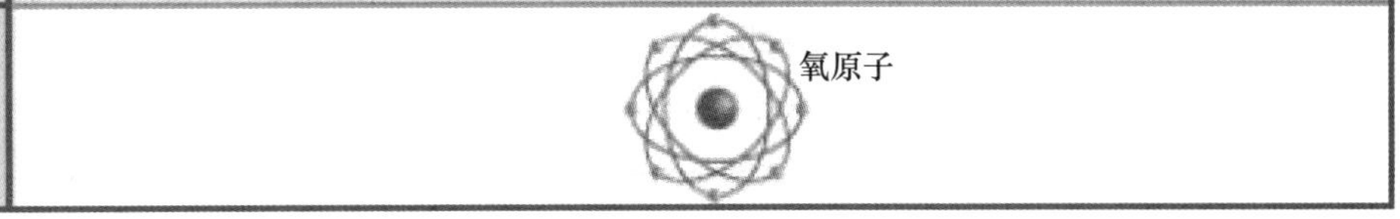 氧原子

发挥非常重要的作用，因为这些系统负责协调其他系统的功能。

生物体对刺激做出反应

如果人体不能对刺激做出反应，保持内稳态也就无从谈起了。人类在对外部刺激做出反应时往往伴随着运动，因此表现得更为明显，比如我们从热火炉上迅速把手拿开。某些感受器还能感知人体内部环境的变化，然后中枢神经系统做出适当的反应。当你被一声巨响吓着时，心跳就会加速，从而导致血压升高。如果血压升得太高，大脑会发出指令让血管扩张，帮助血压恢复正常。

任何一种生物都会对外部刺激做出反应，其表现通常为趋近或远离刺激源，比如食物的图像就是一种外部刺激源。生物体运动的机理多种多样，但人类和其他动物的运动依赖神经系统和肌肉系统、骨骼系统的协调作用。植物的叶片在白天会追随着太阳的照射方向，当把室内盆栽植物放在窗前，枝条就会向阳面舒展。动物的运动无论是出于自发的，还是对刺激做出反应，都是动物行为的重要组成部分。某些行为能帮助我们获取食物、繁衍后代。

生物体能生殖和发育

繁殖是生命的基本特征。所有细胞都是在已有细胞基础上形成的，并且所有生物都有亲本。生物进行繁殖时，将各自的遗传信息传递给下一代。精子使卵细胞受精后，产生的受精卵会经历一个快速的生长发育期，绝大多数生物都是这样繁衍后代的。如橡树的种子先发育成幼苗，最终成长壮大。对人类而言，生长是从受精卵发育成胎儿开始的。生物的生长是发育的一个组成部分，表现为体型的增大，通常也有细胞数量的增多。对诸如人类这样的多细胞生物，"发育"一词用于描述生物体从卵细胞受精直至死亡所发生的全部变化。因此，发育涵盖儿童期、青年期和成年期发生的所有变化。发育还包括受伤后的修复过程。

所有生物的遗传信息都是 DNA（脱氧核糖核酸）。DNA 蕴含的遗传信息不仅决定着每个细胞的结构，而且还决定着细胞的功能。DNA 信息包含在基因里，基因是一小段遗传物质，规定了特定性状的指令信息。繁殖首先是从 DNA 复制开始的，通过这样的精确复制，所有基因便可以传递给后代。人类在繁衍时，携带男性基因的精子进入卵子，而卵子包含女性的基因。基因指导着生长和发育，因此，一个生物体最终和亲本保持相似。某些情况下，基因突变会使生物更好地适应环境，所谓基因突变是指基因发生的微小变化。这些变异是生物进化的基础。

生物体有自己的进化史

进化是一个种群随时间发生变化的过程。进化的机制是自然选择。当某种变异出现使得一个种群中的某些成员获得更多资源，这些成员的生存概率就更大，相比那些没有产生变异的成员会繁衍更多的后代。因此，每个后代都将包含更多的携带这一变异的成员，这就是生物对环境的适应。考虑这样一个例子，人类的若干种群生活在高海拔地区，比如海拔超过 4000 米的青藏高原，那里的大气含氧量非常低。科学专栏"适应高海拔地区的生活"中指出，当地的人群已进化出一种减少血红蛋白含量的适应性，血红蛋白是在血液中运输氧气的色素。

进化从生物诞生之初就存在，并将伴随着生物的世代繁衍一直延续下去，是生物保持统一性和多样性的根本原因。所有生物都有共同的特征，背后的原因正在于任何生物的始祖都可追溯至第一个细胞或若干细胞。生物因适应不同的生活方式而呈现出多样性。

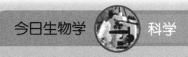

适应高海拔地区的生活

人类和其他生物一样都有自己的进化史。这不仅意味着我们人类和其他动物有着共同的祖先，同时也说明了随着时间的变化，人类对变化的环境条件做出了诸多适应。一项针对居住在西藏高海拔地区人群的研究说明了进化和适应是如何影响人类的。

当一个人来到海拔较高的地区时，通常情况下人体做出的反应是血液中产生更多的输送氧气的血红蛋白，这将使血液变得黏稠。如果海拔变化比较小，这给人体带来的问题不大。但对那些生活在极高海拔地区的人们（比如生活在喜马拉雅山区的人群，那里的海拔接近4000 米），血红蛋白含量过高会引发很多健康问题，包括慢性高原病，这种疾病会给长期生活在高海拔地区的人们带来影响。问题的关键就在于，如果血红蛋白含量增加，血液就会变得更黏稠，由此引发血压升高或高血压病，并使血栓的形成增加，这两者都会给人体带来负面的生理效应。

由于血红蛋白偏高会对生活在高海拔地区的人们造成伤害，自然选择倾向于使生活在高海拔地区的人群生成较少的血红蛋白是讲得通的。本研究中的西藏人群就属于这种情形，研究人员在他们的基因中发现一种等位基因，它能在高海拔地区起到减少血红蛋白生成的作用。通过比较西藏地区的高海拔和低海拔人群，充分证明了自然选择在高海拔地区人群普遍携带

这种等位基因所发挥的作用。

这种等位基因是 *EPSA1* 基因，位于人类 2 号染色体上。*EPSA1* 基因产生一种转录因子，其基本作用是调节人体内哪些基因开启、哪些基因关闭，这个过程称为基因表达。*EPSA1* 基因产生的转录因子在人体内发挥很多功能，比如说，这种转录因子除了能调控血红蛋白含量，还调控指导身体如何使用氧气的基因。

研究人员仔细研究了西藏地区人群 *EPSA1* 基因的变异情况，他们发现，生活在西藏地区人群所携带的变异基因能显著减少血红蛋白的生成。因此，西藏地区人群比生活在低海拔地区人群有更低的血红蛋白水平，使其免受血液黏稠带来的一系列不良后果。

那么，最早的西藏人群花了多长时间才适应高海拔地区生活呢？起初，通过比较生活在高海拔地区和低海拔地区的西藏人群携带此类基因的变异情况，结果表明这个进化过程为3000 年。但研究人员对这一数据持怀疑态度，因为这意味着人类相对快速的进化速度。此外，通过对基因数据库开展研究又得到一个有趣的发现，即西藏地区人群携带的 *EPSA1* 基因和古人类丹尼索瓦人携带的类似基因相同。因此，科研人员有理由相信，大约 40 000 年前 *EPSA1* 基因才进入西藏人群，可能是通过早期西藏人和丹尼索瓦人之间的通婚实现的，基因也可能是来自目前已灭绝的早期人类群体的直系祖先分支。

1.2　人类与其他动物息息相关

生物学家将所有生物分别归入三个生物域当中。图 1.2 给出了生物在三域之间的进化关系。其中真细菌域和古细菌域包括原核生物，这种生物是

没有细胞核的单细胞生物。真核生物域中的所有生物都由包含细胞核的真核细胞构成，真核生物有些是单细胞生物，其他则是多细胞生物，而人类属于多细胞真核生物。

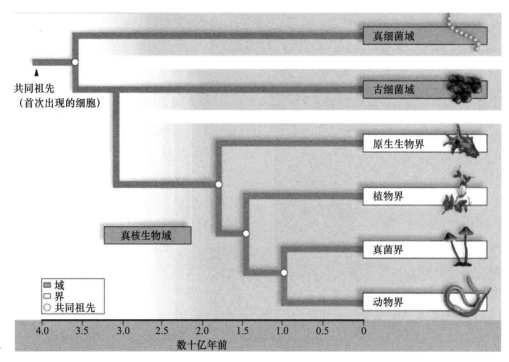

图 1.2　生物在三域之间的进化关系

生物可归入三个域：真细菌域、古细菌域和真核生物域。真核生物域又进一步划分为界（见图 1.3）。

真核生物域又可分为四界：原生生物界、真菌界、植物界、动物界（图 1.3）。动物界的大多数生物是无脊椎动物，比如蚯蚓、昆虫和软体动物等。脊椎动物有神经索，神经索受脊柱保护，脊椎动物由此得名。鱼类、爬行类、两栖类和鸟类都是脊椎动物。有毛发或皮毛以及乳腺的脊椎动物归为哺乳动物，人类、浣熊、海豹和猫鼬都属于哺乳动物。

人类与猿的关系最为密切。人类和猿的区别在于人类拥有：（1）高度发达的大脑；（2）完全直立的站姿；（3）富有创造性的语言；（4）使用多种工具的能力。人类并不是从猿进化而来的，但两者有共同的类似猿猴的祖先。现存的猿与人类是近亲。人类和猿的关系就像你和有共同祖父母的表亲之间的关系一样。我们不可能直接从我们的表亲进化而来，因为我们和我们的表亲是共同生活在地球上的同时代生物。

人类有文化传承

除了生物遗传，人类还有文化传承。这里所说

的"文化"包括直接生物遗传之外一代又一代传承下来的人类活动和产物。在所有动物中，只有人类有自己的语言，让人类能形象地交流信息和经验。人类在出生时并不知道如何按规范行事，但通过成年人的指导和对榜样示范的模仿，就能逐渐获得这些知识。上一代人将他们的信仰、价值观和技能传给下一代人。其中有很多传承下来的技能是关于如何使用工具的，既包括如何在野外捕猎，也包括怎样使用计算机。人类的技能还创造出丰富的艺术遗产和科学遗产。当然，一个过度依赖科学技术的社会也有其自身缺陷。不幸的是，这种文化的发展可能会使人类误以为自己在某种程度上并非我们身边的自然界的一部分。

人类是生物圈的一员

地球上所有生物都是生物圈的一部分，这个生机盎然的生物圈从地表向上延伸到大气层，向下深入土壤和海洋。尽管人类可以通过饲养动物和种植庄稼来获得食物，但人类更多地依赖周围环境生存。如果没有分解废物的微生物，人类产生的垃圾很快

古细菌域

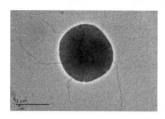

- 各种形状的原核细胞。
- 适应各种极端环境。
- 通过吸收或化学合成获得食物。
- 独特的化学特性。

真细菌域

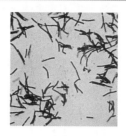

- 各种形状的原核细胞。
- 适应于各种各样的环境。
- 通过吸收、光合作用或化学合成获得食物。
- 独特的化学特性。

真核生物域：原生生物界

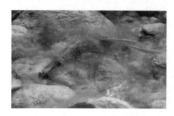

- 包括藻类、原生动物、黏液菌类和水生真菌。
- 复杂单细胞生物（有时是丝状菌或菌落，甚至是多细胞生物）。
- 通过吸收、光合作用或摄取获得食物。

真核生物域：植物界

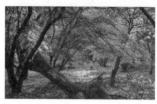

- 包括某些藻类、苔藓、蕨类植物、针叶树和开花植物。
- 多细胞生物，通常有特征的生物组织，由复杂细胞构成。
- 通过光合作用获得食物。

真核生物域：真菌界

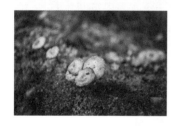

- 包括霉菌、蘑菇、酵母菌和癣菌。
- 大多数是多细胞丝状菌，有特殊而复杂的细胞。
- 通过吸收获得食物。

真核生物域：动物界

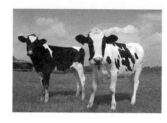

- 包括海绵动物、蠕虫、昆虫、鱼类、青蛙、海龟、鸟类和哺乳动物。
- 多细胞动物，有特征的生物组织，由复杂细胞构成。
- 通过摄取获得食物。

图 1.3　生物的分类

该图列出了主要生物域和生物界的一些生物基本特征。人类属于真核生物域动物界。

照片版权：古细菌域 © 袁婉娟；真细菌域 © 林稚兰；原生生物界 © 余天一；植物界，真菌界，动物界 © 摄图网。

就会覆盖整个地表。某些种类的细菌可以清除重金属和农药等污染物。

诸如河流和湖泊这样的淡水生态系统，可为人类提供食用的鱼类、饮用水以及灌溉用水。人类的许多农作物和处方药最初都来源于生态系统自然生长起来的植物。至今世界范围内还有一些人群将野生动物作为食物来源。森林所具备的蓄水能力能防止洪水泛滥，而森林和其他生态系统还能起到防止土壤流失的作用。对许多人而言，森林还提供了消遣的场所，比如远足和露营。

生活中的科学

地球上有多少人？

截至 2016 年，地球上的人口总数估计超过 74 亿。地球上的每个人都需要食物、居所、清洁的水和空气以及其他物质来维持健康的生活方式。人类每年新增 8000 万人口，这就如同每年增加 10 个纽约城！这使得人口数量增加成为生物圈的巨大威胁。

1.3　科学研究是一个过程

科学研究是认识自然界的一种方法。科学家在研究自然界时，他们的目标是客观的，而不是主观的。客观观察以实际信息为准绳，而主观观察则掺杂了个人判断。举例来说，某种食物的脂肪含量就是营养研究过程中的一种客观观察，而给出食物口感好坏的报告则是一种主观判断。由于人类经常会受到偏见的影响，想要做出客观观察和结论是很困难的。科学家必须始终牢记，由于有新的发现，科学研究结果并不是一成不变的。随着新技术和新设备的发展，新的科学发现会接踵而至。

人类在探索自然界的秩序时，宗教、美学、伦理学与科学都是必不可少的手段。科学探究的本质不同于其他认知方法，因为科学研究过程采用的是科学方法，所谓科学方法是获取新知识过程中被科学家广泛认同的一系列标准步骤，是开展科学研究的行动准则（图1.4）。

科学家开展科学研究的方法因人而异。然而，绝大多数科学研究过程是描述性的。例如，科学家在观察一种新发疾病时，可能会着手描述这种新发疾病的方方面面，比如发病环境、发病年龄和疾病的特征等。对生物学的某些领域，比如生态学领域的生物多样性研究，更适于采用这种描述性方法。不论从事什么领域的研究，大多数科学家在进入科学方法的各步骤之前都会花费大量的时间进行描述性分析。科学家通常会根据自己的特定研究领域对科学研究过程做出修改或调整，但出于讨论的目的，将科学方法视为由某几个步骤组成是非常有帮助的。

科学研究以观察为开端

科学家坚信，大自然富有秩序且可度量，比如像万有引力定律这样的自然法则不随时间发生改变，因此，自然界的事物或"现象"可通过观察获得更深刻的理解，这里的观察是审视自然界的一种

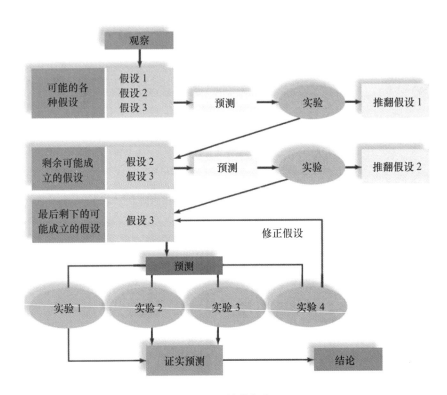

图 1.4　科学方法

科学家根据新的或以往的观察结果做出一个假设。然后通过进一步的观察和实验以及获得的新数据，验证这一假设，不论新数据是否支撑做出的假设。"实验4"的返回箭头表明，科学家通常会选择对相同的假设重新进行实验，或验证一个相关的假设。根据许多不同但相关的实验得出的结论，或许就会引起科学理论的发展。例如，关于发育、解剖和化石等相关研究仍是进化论的重要支撑。

正式的方法。

观察可通过视觉和嗅觉这样的感官进行，或者是借助于器具，比如显微镜让我们能够看到肉眼看不到的物体。科学家还利用同行的知识和经验来进一步拓展自己的认知。举例来说，科学家可通过互联网或图书馆查阅以往的研究成果，也可同研究相似问题的其他科学家开展书面交流或口头讨论。

做出假设

针对某一现象，在做出观察并收集相关知识后，科学家会采用归纳推理的方法。当一个人使用创造性思维把孤立的事实合并成统一的整体时，就会用到归纳推理。偶然或意外是科学家获得灵感的灵丹妙药，其中最有名的例子当属 1928 年发现的抗生素——青霉素。亚历山大·弗莱明在检查意外被青霉菌污染的细菌培养皿时发现，霉菌周围竟然没有细菌存在。弗莱明一直对发现由细菌引发的疾病的治疗方法感兴趣，他在抗菌物质方面有特别的研究。因此，当弗莱明注意到青霉菌对细菌产生的显著影响时，他推断霉菌或许可用于制造一种新的抗菌物质。

我们称这种对自然界现象做出的可能解释为一种假设。假设是在已有知识基础上得出的，因此它比单纯的猜测更有信息量。弗莱明的假设在后续研究中得到了进一步证实。但在某些情况下假设并不能得到支持，此时必须进行修改或开展补充研究，或者干脆推翻这种假设。

不论科学家的所有过往经验如何，都可能会影响到假设的形成。但科学家考虑的仅仅是那些可通过实验或进一步观察进行验证的假设。虽然道德和宗教信仰对我们的生活也十分重要，但这两者随文化和年代不同而有所差异，且并不能通过实验进行验证。

预测并进行实验

为了验证提出的假设，科学家通常会开展一系列实验。在确定如何验证假设之前，科学家会采用演绎推理的方法。演绎推理包含一种"如果……则……"逻辑。设计实验时，科学家根据对实验中各种因素的了解，可以做出预测或给出一个预期结果。

科学家开展实验的行为方式称为实验设计，好的实验设计能确保科学家真正验证某一特定变量是否对观察发挥作用，这个特定变量称为实验变量。得到的实验结果称为响应变量或因变量，因为这个变量是根据实验变量得出的。

为了确保实验结果有意义，实验通常包含若干实验组和一个对照组。实验组有实验变量，而对照组则没有。如果对照组和实验组得出的结果相同，那么实验者就可以断定对照组和实验组之间存在差异的假设不成立。

科学家通常会采用模式生物和模式系统来验证假设。科学研究常用的模式生物有黑腹果蝇（用于基因研究）、小鼠（用于医学相关研究）、秀丽隐杆线虫（用于发育生物学研究）和拟南芥（用于植物遗传学研究）等。之所以选择模式生物，是因为研究人员能控制实验的各个方面，比如生物的年龄和遗传背景。细胞生物学家可以使用小鼠验证新药的疗效。和模式生物一样，模式系统能让科学家用自然环境下几乎不可能的方法来控制特定的实验变量和环境条件。举例来说，生态学家可以使用计算机程序来模拟人类活动如何影响特定生态系统的气候。虽然模型会给出有用的信息，但这些模型并不总能完全回答最初提出的问题。比如说，对小鼠有效的药品应该开展人体试验，利用计算机模拟开展的生态实验也需要通过实际的野外实验进行验证。生物学家和其他科学家不断设计和修改实验，以更好地理解不同的因素如何影响他们的原始观察。

收集并分析数据

由科学实验得出的数据或结果可以多种多样的形式呈现，包括表格和图形。图形描绘了两个量之间的关系。在很多图形中，x 轴（水平轴）表示实验变量，y 轴（垂直轴）表示结果。图形以清晰而简单的方式对数据进行总结，是一种非常有用的工具。以图 1.5 为例，它给出了为期四周的血液胆固醇浓度变化。每个数据点上方和下方的小条代表结果的差异或标准误差，标题和标签则可以帮助我们识图。因此，看一幅图片时，首先应检查两个轴线，以确定图片和什么内容有关。从图 1.5 可以看出，血液中的胆固醇水平在第二周达到峰值，同时也可以看出在这个研究周期内胆固醇含量的变化幅度。

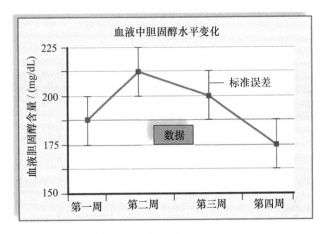

图 1.5　科学数据的表示方法

该折线图给出了为期四周的血液胆固醇浓度变化情况。每个数据点上方和下方的小条代表结果的差异或标准误差。

统计数据

大多数科学家在发表研究论文时，会采用统计学方法帮助自己分析实验数据。在统计学中，标准误差或标准偏差给出了特定值的不确定性。假设你通过计算过去 10 年间佛罗里达州出现飓风的平均次数，以此预测明年将有多少飓风。如果每年的飓风数量变化非常大，那么你得到的标准误差将比每年飓风数几乎不变的情况要大。换句话说，标准误差告诉你偏离平均值的程度。如果飓风的平均数是 4 次且标准误差为 ±2，那么你的 4 次飓风的预测结果就介于 2 次和 6 次之间。图 1.5 中，用每个数据点上下的小条代表标准误差。这种方法直观地给出了数据统计分析结果。

统计学意义上的显著性

当科学家开展实验时，经常会出现这样的可能性，即实验结果的得出是出于偶然，或者实验结果取决于不属于实验变量的某些因素。

研究人员在计算单独由偶然性导致实验结果的概率值（p）时，通常会考虑若干因素。如果概率值比较小，研究人员将这种结果描述为具有统计学意义上的显著性。小于 5% 的概率值（通常写为 $p<0.05$）是可以接受的。即便如此，必须牢记这样一个事实，p 值越小，偶然得出结果的可能性就越低。因此，p 值越小，调查人员和你本人对实验结果的把握就越大。根据研究类型的不同，大多数科学家倾向于接受 $p<0.05$ 的概率值，但在很多研究中 $p<0.001$ 是很普遍的。

科研论文发表

科学研究通常发表在科学期刊上，比如《科学》（*Science*）和《自然》（*Nature*），这样一来，科学界就能获得关于某项研究的各方面信息。科学论文发表之前通常要经过专家评议，保证科学研究的可信性、准确性和公正性，并确保研究执行良好。其他科学家应能获悉科学期刊上实验的相关信息，能在不同的地点重复实验并获得相同（或非常类似）的结果。如果评审专家认为实验设计或实验方法存在一定程度的可疑性，这样的文章就会被拒绝发表。拒稿的过程在科学研究中非常重要，因为它会让研究人员慎重地检查所做的假设、预测和实验设计，从而保证再次投稿时能更充分地验证他们做出的假设。研究成果发表在科学期刊之前往往要经历反复几次修改。

互联网上的科学信息因为缺乏有效的监管，需要引起人们的特别注意。对域名后缀为 ".edu"（教育机构）、".gov"[政府网站，比如美国国家卫生研究院或美国疾病预防控制中心（CDC）] 和 ".org"（非营利性组织，比如美国肺研究协会或全国多发性硬化症学会）的网站，提供的科学信息通常比较可靠，可信度较高。但遗憾的是，互联网上有相当多的科学信息的出发点是诱使人们购买某种减肥、预防脱发或者其他类似问题的产品，这些网站的域名后缀通常是 ".com" 或 ".net"。对于从这些网站获得的信息，有必要通过另外的信息源（如果有条件，参考第一手资料）进行质疑和验证。

得出结论

科学家必须对数据进行分析，以得出数据是否支持假设的结论。由于科学不断取得进步，由一个实验得出的结论可用于对另外一个实验提出假设（图 1.5）。也就是说，如果相关结果不支持某一假设，通常这样的结果可帮助科学家提出有待验证的另外一个假设。科学家把他们的研究成果发表在科学期刊上，这样，其他科学家便可以了解相关研究方法和数据。实验和观察必须满足可重复性——即发表成果的科学家和其他科学家在重复相同的实验时必须得出一致的结果，否则数据的真实性就会存疑。

科学理论

科学研究的最终目的是从科学理论的角度理解自然界，科学理论是关于世界如何运作的公认解释。生物学的一些基础理论包括细胞学说、基因理论和进化论：细胞学说讲述的是所有生物都由细胞组成；基因理论阐述的是基因中的遗传信息决定了生物的外形、功能和行为；进化论告诉人们，所有生物都有共同祖先，每个生物体适应一种特定的生活方式。

进化论研究的是各种生物诸多不同的方面，让生物学概念得以统一。举例来说，科学家用进化论可以理解生命的历史、生物体的多样性以及生物的解剖、生理和发育。进化论是人类取得的极为丰硕的科学理论，这意味着科学家根据进化论已经做出新的可经实验验证的假设。进化论在过去 100 多年间获得了如此之多的、各种各样观察结果和实验结果的支撑，正是因为如此，一些生物学家把进化理论称为进化原理，将理论冠以"原理"的称谓，意味着这种理论通常被绝大多数科学家所接受。另外一些科学家倾向于将进化论视为一种法则，而不是原理。

对照研究实例

现在我们知道，大多数胃溃疡和肠溃疡（开放性溃疡）都是由幽门螺杆菌引发的（参见科学专栏"发现溃疡的致病原因"）。

实验设计

比如说，研究人员想确定两种抗生素中哪一种对溃疡的疗效最好。临床医生在做实验时设法只改变实验变量——在本例中，实验变量就是实验用药物。每种抗生素用于一个独立的实验组，对照组不给予任何抗生素治疗。如果对照组恰好和某个实验组表现出相同的结果，研究人员据此可能会得出该实验组抗生素无效的结论，因为实验组的实验结果并没有表现出和对照组的显著差异。图 1.6 介绍了研究人员如何对下述假设开展研究：

假设：新发现的抗生素 B 在治疗溃疡方面比当前使用的抗生素 A 效果更好。

对任何实验，减少可能变量（差异）的数量是至关重要的。在这个实验中，各种变量可能包括受试对象的性别、体重和疾病史。因此，研究人员随机地将一大群志愿者平均划分到各个实验组中。目的是希望三个实验组能均衡任何一种差异。志愿者人数（样本量）越多，减小外部变量影响的概率也就越大。许多医学研究包含数以千计的受试者就是出于这个原因。

在该实验中，研究人员将受试者划分为三个组：

对照组：该组患溃疡的成员不给予抗生素治疗。

第一实验组：该组患溃疡的成员给予抗生素 A 治疗。

第二实验组：该组患溃疡的成员给予抗生素 B 治疗。

研究人员确认所有受试者都患溃疡后，他们想让受试者认为大家接受的都是相同的治疗，这是避免实验结果受到除药物以外影响的另一种方法。为了达到这一目标，对照组的所有受试者都服用安慰剂，表面上看来和其他两组采用同样的治疗方法，实际上安慰剂不包含任何药物。在本实验中，采用安慰剂将确保所有受试者能相同地投入研究当中。

结果与结论

对受试者以同样的方式施用相同量的药物（或安慰剂），两周后研究人员检查每名受试者的胃肠壁情况，观察溃疡是否仍然存在。内窥镜是查看患者溃疡的方法之一。进行内窥镜检查时，患者需要先服用镇静剂，然后再将内窥镜经咽喉送入胃部和小肠上部位置，内窥镜是一根小的柔性管，末端安装微型摄像头。通过摄像头医生便可以查看这些器官的内壁，并检查溃疡情况。进行内窥镜检查时，还可以确定患者是否感染幽门螺杆菌。

由于内窥镜检查具有主观性，如果能让检查人员在不知道受试者分组的情况下进行检查，那再好不过了，否则检查人员的偏见可能会影响检查结果。如果受试者和检查人员都不知道具体的治疗方法，这种研究方法称为双盲研究。

在该研究中，研究人员可通过受试者溃疡的治愈率来确定药物的有效率。这样，如果 100 名中有20 人还有溃疡，则药物的有效率为 80%。由图 1.6可方便快速地看出药物有效性的差异。

结论：研究人员根据数据得出结论，他们做出的假设得到了支持。

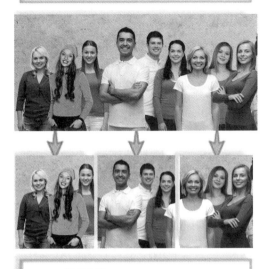

假设：抗生素 B 治疗溃疡的疗效比抗生素 A 好

进行实验：
各实验组按计划开展治疗实验

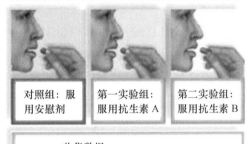

| 对照组：服用安慰剂 | 第一实验组：服用抗生素 A | 第二实验组：服用抗生素 B |

收集数据：
检查每名受试者的溃疡情况

图 1.6　在人体中验证药物有效性的对照实验

本实验将为数众多的受试者分为三组。其中对照组服用安慰剂，不接受任何药物治疗。一个实验组接受抗生素 A 治疗，另一个实验组接受抗生素 B 治疗。实验结果由图表给出，可以看出，抗生素 B 治疗溃疡的疗效要比抗生素 A 好。

照片版权：© 摄图网。

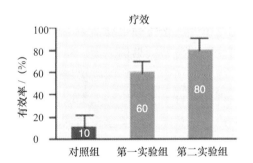

疗效

今日生物学 与 科学

发现溃疡的致病原因

1974 年，巴里·詹姆士·马歇尔还是澳大利亚珀斯市伊丽莎白二世女王医疗中心的一名年轻的住院医师，他目睹了许多胃溃疡出血患者。当时的医院病理学家 J. 罗宾·沃伦博士告诉马歇尔，他在胃溃疡部位附近发现了一种特殊的细菌，即现在所说的"幽门螺杆菌"。马歇尔将数据进行汇总，发现幽门螺杆菌的存在与胃炎和胃溃疡的发病之间可能存在某种关联。以这些数据为基础，马歇尔做出了一个假设：幽门螺杆菌是胃炎和胃溃疡的致病原因。

马歇尔决定利用科赫准则，要证明病原体（细菌或病毒）是致病的罪魁祸首，通过这个准则的验证是不二之选：

- 每一例病症中必须有疑似病原体（细菌或病毒）的存在。
- 必须能从宿主中分离出病原体，并在实验室中进行培养。
- 将病原体的纯培养物接种到健康易感宿主中，这种疾病必须能够重现。
- 从接受实验感染的宿主体中必须能重新得到同样的病原体。

到 1983 年，马歇尔已经完成了科赫第一条准则和第二条准则的验证，他能将幽门螺杆菌从溃疡患者的体内分离出来，并在实验室环境下进行培养。尽管马歇尔向科学界提交了这些发现，但大多数医生还是认为胃酸和精神紧张才是胃溃疡的发病原因。在那个年代，医生经常建议溃疡患者要从根本上改变生活方式来治愈溃疡。许多科学家认为，在胃部正常的酸性环境下没有任何细菌能够存活。

马歇尔在完成科赫第三条准则和第四条准则的验证时遇到一个难题，他无法利用这种细菌感染豚鼠和大鼠，因为这些细菌在这两种动物的肠道中不能大量繁殖。由于伦理方面的原因，马歇尔也无法在人体受试者身上开展实验。但马歇尔对自己的假设坚信不疑，1985 年，他决定在自己身上完成这项实验！做实验那天，马歇尔在实验室里不相信他的人面前，和另外一名志愿者喝下了一种散发着恶臭气味的、难以下咽的幽门螺杆菌溶液。整整一个星期的时间里，他们两个人感到非常难受，不断呕吐。内窥镜检查表明，他们的胃部出现炎症，胃黏膜活检发现疑似细菌。他们的症状在不需要药物治疗的条件下得以缓解，且他们以前从来没有患过胃溃疡。马歇尔向质疑他的理论的科学界同行发起了挑战，虽然颇费周折，但最终获得了大家的认同。

开展科学研究时，在得出结论之前要进行多次实验，这些实验通常需要有相当多的受试者参与进来。到 20 世纪 90 年代初期，科学界报道了至少 3 次独立的研究，参与患者达数百人，研究结果表明，抗生素疗法能清除肠道中的幽门螺杆菌，并能治愈肠道任何部位出现溃疡的患者。

马歇尔和沃伦获得 2005 年诺贝尔生理学或医学奖。诺贝尔委员会高度赞扬了马歇尔和沃伦做出的"开创性发现"，致谢词这样写道：消化性溃疡疾病现在可以用抗生素和胃酸分泌抑制剂来治愈，这种病再也不会让人"长期遭受折磨，丧失劳动能力"。

1.4　科学面临的挑战

正如我们在本章中所学到的，科学是获取自然界知识的一种系统化方法。科学与技术略有不同，技术是将科学知识用于为人类谋利益，而科学探索是大部分技术进步的基础。通常情况下，一种新技术的问世，比如手机和新药，离不开长期的科学研究。在此我们将探讨科学、技术和社会面临的某些挑战。

生物多样性和栖息地缩减

生物多样性指的是生物物种的总量和丰度、基因的多变性以及物种所处生态系统的多样性。地球上的生物物种据估计大约为 870 万种（细菌不包括在内），到目前为止，被鉴定和命名的物种约有 230 万种。生物灭绝是某一物种或更高分类等级的消失。受人类活动的影响，地球目前每年有几百个物种消失，到本世纪末，多达 38% 的物种可能将处于灭绝的边缘，其中包括大多数灵长类动物、鸟类和两栖动物。许多生物学家对当前的生物灭绝速度忧心忡忡，他们猜测，现在的生物灭绝速度可能最终会和地球历史上发生的五次大规模生物灭绝速度不相上下。最近一次大规模物种灭绝发生在约 6500 万年前，导致恐龙在内的许多动植物物种灭绝。

热带雨林和珊瑚礁是两个生物多样性最丰富的生态系统，许多生物赖以生存，它们同样难逃人类活动的影响。仅热带雨林的冠层就维系着各种各样的生物，包括兰花、昆虫和猴子。珊瑚礁一般位于大陆附近和赤道附近岛屿的浅海区域，是由称为珊瑚的海洋动物碳酸钙质骨骼堆积而成的。珊瑚礁为许多动物，比如海蜇、海绵、海蜗牛、螃蟹、龙虾、海龟、海鳗和一些世界上最多姿多彩的鱼类提供栖息地。和热带雨林一样，由于地球人口数量的激增，珊瑚礁同样受到严重威胁。有些珊瑚礁的历史已长达 5000 万年，然而，人类活动仅用几十年就彻底摧毁了珊瑚礁总量的 25%，另有 30% 的珊瑚礁也出现严重退化。照这个速度下去，不到 40 年的时间，将近 3/4 的珊瑚礁会被摧毁殆尽。对热带雨林也有类似的统计数据。

健康的生态系统遭到破坏会带来许多意想不到的后果。比如说，我们人类依靠健康的生态系统获取食物、药物和各种各样的原材料。密西西比河和俄亥俄河自然湿地的挖沟排水以及堤坝修筑使洪水问题日趋恶化，可供种植的肥沃农田不断减少。南美洲热带雨林遭受破坏已经让许多物种灭绝，如果不是如此，或许这些物种已经给人类带来了神奇的药物；此外，热带雨林遭受破坏也让多种木材从地球上消失。人类直到现在才开始意识到，我们更加依赖生态系统所提供的服务。恰如一个生态系统内部发生的化学循环，所有生态系统组合在一起让化学物质在整个生物圈内循环不息。生态系统的运行确保了生物圈的环境条件适宜人类的世代繁衍生息。研究表明，只有保持生物的多样性，生态系统才能正常运行。

新发疾病和复发疾病

在过去的 10 年间，禽流感（H5N1 和 H7N9）、猪流感（H1N1）、严重急性呼吸综合征（SARS）和中东呼吸综合征（MERS）不断见诸报端。这些疾病对人类来说比较新，故称为新发疾病。新发疾病来自哪里？其中某些新发疾病的出现可能是因为接近或不断暴露于动物或昆虫种群，这些动物或昆虫是疾病传播的媒介。人类行为的改变和技术的使用也是导致新发疾病出现的原因。SARS 被认为是食用动物果子狸引起的，而果子狸可能是因为和露天市场的菊头蝠接触而感染上了病毒。军团病出现于 1976 年，致病原因是宾馆内大型空调系统出现细菌污染，细菌在作为空调系统水源的冷却塔里繁衍滋生。此外，随着全球化进程的加快，以前局限于孤立社区的疾病现在开始蔓延到世界各地。据报道，SARS 病例最早于 2002 年 11 月开始出现，到 2003 年 2 月末，SARS 病毒已经扩散到多个国家和地区，大多数是通过航空旅行传播的。

有些病原体会产生变异并变换宿主，比如病原体从禽类转移到人类身上。1997 年以前，人们认为禽流感只能感染禽类，但到 1997 年病毒暴发时，变异的菌株传染给人类。为了控制疾病的迅速蔓延，政府宰杀了 150 万只雏鸡以彻底消除病毒的来源。每隔几年，家禽流行性感冒（禽流感）都会出现新的变异。

复发疾病也是一个值得关注的问题。和新发疾病不同，复发疾病曾一度在人群中导致疾病发生，但由于复发疾病在人群中的发病率相对较低，通常认为并不会给人类带来很大的健康隐患。然而，复发疾病会引发诸多问题，最好的例证就是 2014—2015 年西非地区埃博拉病毒的大规模暴发。埃博拉病毒暴发始于 1976 年，但只在小范围内感染一部分人群。2014—2015 年埃博拉病毒暴发是一场区域性事件，但是这场疾病在最终得到控制之前影响了数百万人的生命。

不论是新发疾病还是复发疾病，都有可能在全球范围内引发人类的健康问题。科学家研究的不仅仅是这些疾病的致病原因（比如各种病毒），同时还包括这些疾病对人体产生的影响以及传染机制。

气候变化

气候变化指的是可能由于人类活动导致的地球气候正常循环发生的变化。气候变化的主要原因是碳元素化学循环的不平衡。正常情况下，碳元素在生态系统内发生周而复始的循环。但是，由于人类活动的影响，释放到大气中的二氧化碳（CO_2）开始超过被吸收的二氧化碳。1850 年，大气中的二氧化碳含量约为 0.28‰，如今已经超过 0.4 ‰。二氧化碳含量增加主要是因为化石燃料的燃烧和森林的破坏，人类通过毁林开垦农田和牧场。当前，排放到大气中的二氧化碳约为大气中留存二氧化碳的两倍。人们认为，大部分二氧化碳被海洋所吸收。大气中二氧化碳（包括其他气体）含量不断增加正引发温度的上升，这就是所说的全球变暖。这些气体能让太阳光穿过大气层，同时又能将热量吸收并反射回地球，这一现象就是温室效应。

全球的科学家一致认为，气候变化和全球变暖正导致地球的许多生态系统发生重大变化，也是我们这个时代面临的最重大挑战之一。

案例分析：结论

本章研究了生物的一些基本特征，这些内容我们已有所了解。或许我们会问这样一个问题，怎样才能用地球上的生物知识去探测其他星球上的生物？诸如木卫二和土卫六这样的卫星，那里的生物极有可能并不是高度组织起来的。大多数科学家认为，在距离太阳如此遥远的星球上，唯一能够存活的或许只是那些简单的多细胞生物。因此，未来探索太阳系内行星和卫星的任务可能就是寻找生命存在的证据。当我们吃东西的时候，会产生二氧化碳和其他废物，其他星球上的生物也应如此。通过对土星和木星以及我们人类所处地球的极端环境的研究，或许我们可以更好地定义生物的基本特征以及"生命"到底意味着什么。

➲ 小结

1.1 生物体的特征

生物学是研究生物的学科。所有生物体都具备以下共同特征：

- 生物包含多种组织层次——原子、分子、细胞、组织、器官、器官系统、生物体、物种、种群、群落、生态系统和生物圈。
- 生物从周围环境获取物质和能量。新陈代谢指的是生物获取物质和能量过程中所有化学反应的总和。植物或某些生物可进行光合作用，光合作用可生成有机分子，是绝大多数生物的食物来源。
- 生物能进行繁殖并经历生长过程，多数情况下还经历发育过程。所有这些过程的指令包含在 DNA 中，并以基因的形式组织起来。变异会导致这些指令发生变化。
- 生物能保持内稳态，以保持内部环境条件稳定。

- 生物对刺激做出反应。
- 作为物种，会受到自然选择过程的影响，从而能根据环境的不同随时间发生进化与适应。

1.2 人类与其他动物息息相关

生物分类折射出各种生物之间的进化关系。人类是哺乳动物，是真核生物域动物界的一种脊椎动物。

人类除了有进化史，还有文化方面的传承，一代又一代人不断传承着语言、工具使用、价值观和知识。

和所有生命一样，人类是生物圈的一个组成部分。人类的生存离不开生物圈提供的服务，比如吸收污染物、提供水和食物、防止土壤侵蚀以及自然的美景。

1.3 科学研究是一个过程

科学家在研究自然界时，利用的是科学方法。

- 科学家通过观察和先前获得的数据做出假设。由归纳推理可将纷繁的事实结合在一起，得出一个假设。
- 为了验证假设是否成立，需要进行新的观察和（或）实验。由实验结果，科学家通过演绎推理预测可能的实验结果。良好的实验设计包括实验变量和对照组。科学家进行实验设计时可采用模型和模式生物。
- 由实验结果和观察结果得出的数据要进行分析，通常采用统计学方法。为了便于理解，数据分析结果通常以表格或图形的形式给出。
- 不论得出的结果是否支持提出的假设，科学家最后都会得出相应结论。
- 科学研究得出的结果可发表在科学出版物上，发表之前要由科学界同行进行审阅。
- 随着时间的推移，科学家根据某一特定领域

的多个结论得出理论（或准则、原理），比如细胞学说和进化论。进化论是生物学的一个统一概念。

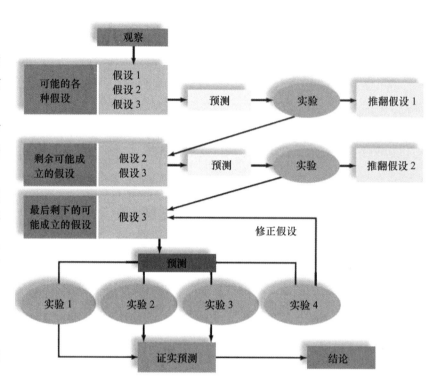

1.4 科学面临的挑战

科学探索的是自然界遵循的准则，而技术将科学原理用于社会需求。科学家正在研究的若干挑战包括：

- 生物多样性以及珊瑚礁和热带雨林等生物栖息地的减少，通常会导致物种的灭绝。
- 新发疾病（比如禽流感和 SARS）和复发疾病（比如埃博拉病毒）。
- 气候变化和全球变暖带来的影响。

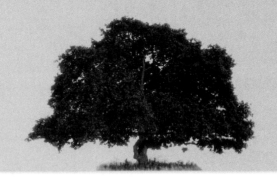

第一部分　人体的组成

第 2 章
生物化学

案例分析：胆固醇究竟是好是坏？

戴维是一名 26 岁的小伙，他知道自己有点超重，肯定不像 5 年前那样健康。但他仍认为自己的身体没什么毛病，所以每年一到体检的时候都是非常不情愿地验血。这次体检过后的几个星期，戴维的医生给他打来电话，让他去看看体检结果。

戴维的医生在办公室里给他解释了体检结果，对他的验血结果有些担心。医生说戴维的总胆固醇是 218 毫克 / 分升，血甘油三酯是 150 毫克 / 分升。此外，他的"好"胆固醇（高密度脂蛋白，缩写为 HDL）水平较低（40 毫克 / 分升），而"坏"胆固醇（低密度脂蛋白，缩写为 LDL）水平偏高（130 毫克 / 分升）。如果一直这样下去，戴维患心脏病和动脉粥样硬化的风险将大大提高，未来还可能罹患糖尿病和癌症。戴维的医生建议他减少脂肪的摄入，多锻炼身体，3 个月后再进行随访。如果他的血脂含量没有恢复到正常水平，医生打算让他服用阿托伐他汀（立普妥），这是一种降胆固醇药物。

戴维意识到，他对自己身体工作的化学机理一窍不通，对医生问诊时用到的一些术语深感好奇。比如说，"好"胆固醇和"坏"胆固醇有什么区别？什么是甘油三酯？通过上网搜索，他发现根本就不存在所谓的"好"胆固醇和"坏"胆固醇。低密度脂蛋白和高密度脂蛋白实际上是参与体内脂质转运的不同蛋白质类型。戴维感到很困惑，因为他的医生把这些蛋白质称为胆固醇。戴维发现自己不仅仅是不了解自己身体的化学机理，对体内许多营养成分的功能也是知之甚少。

章节概要

2.1 从原子到分子

所有物质都由原子组成，原子通过化学键结合成分子和化合物。

2.2 水与生命

如同我们所知道的那样，水分子之间的氢键决定着水的性质和生命的形成。

2.3 生命分子

碳水化合物、脂质、蛋白质和核酸是细胞中具有特定功能的大分子。

2.4 碳水化合物

碳水化合物是人体内的能量分子。植物中的某些碳水化合物，比如植物中的纤维素，是一种结构分子。

2.5 脂质

脂肪和油类是人体内长期储存能量的分子。这些分子可能是饱和的，也可能是不饱和的。其他脂质，比如甾醇和磷脂，在人体内发挥其他功能。

2.6 蛋白质

蛋白质在细胞中发挥多种不同的作用。蛋白质的结构决定了它的功能。

2.7 核酸

DNA 是生命的遗传物质。RNA 是 DNA 的辅助者。ATP 是细胞中的能量分子，用于新陈代谢。

2.1 从原子到分子

任何物质都占据空间并具有质量。牢记物质可以固体、气体、液体或等离子体存在，这是很有帮助的。不仅人类是由物质组成的，我们吃的食物、饮用的水和呼吸的空气，也由物质组成。

元素

元素是物质的基本组成部分之一，元素不能用化学方法分解。对世界上种类繁多的生物和非生物，令人不可思议的是，自然存在的元素只有 92 种。更令人惊讶的是，人体 90% 以上只由 4 种元素组成，分别是碳（C）、氮（N）、氧（O）和氢（H）。即便如此，其他元素（如铁）对我们的健康也是很重要的。如果我们的膳食中没有足够的铁来制造血红蛋白，就会导致缺铁性贫血。血红蛋白在人体内负责向细胞输送氧和其他元素，发挥着非常重要的作用。

每种元素都有名称和符号。举例来说，碳元素的原子符号是 C，铁元素的原子符号是 Fe。有些元素的符号起源于拉丁文，比如，钠元素的原子符号是 Na，因为在拉丁文中，natrium 就是"钠"的意思。类似地，铁元素的原子符号是 Fe，因为拉丁文的 ferrum 指的是"铁"。化学家用元素周期表排列各种化学元素，之所以这样命名，是因为周期表中每列元素都表现出周期性，也就是说每列化学元素在化学反应中表现出相似的特性。例如，周期表中第 7 列（Ⅶ）的所有元素都发生相同类型的化学反应，其原因我们稍后将进行分析。图 2.1 只给出了元素周期表中前 36 个元素的一部分。

元素来自哪里?

我们对铁、钠、氧和碳等元素都非常熟悉，它们都是我们生命中的常见元素,但这些元素究竟是从哪里来的呢?

一般的化学反应并不产生元素。大多数较重的元素（比如铁元素）只能由恒星内部剧烈的化学反应产生。恒星走向灭亡时会发生爆炸,产生超新星。超新星把较重的元素抛射到太空中,最终参与行星的形成。人体血液中的铁元素是恒星爆炸产生的。天文学家尼尔·德格拉斯·泰森曾经这样说道:"毕竟,还有什么思想比宇宙生活在我们所有人身体中更壮丽的呢?"

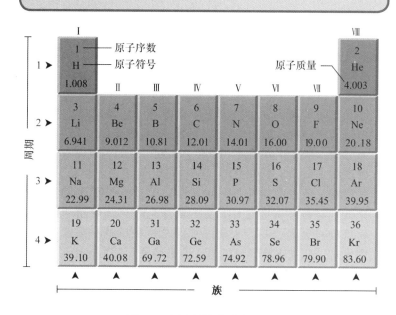

图 2.1　元素周期表（部分）

每个方块顶部的数字是原子序数，原子序数从左至右递增。字母符号代表元素；某些原子符号是元素的希腊文或拉丁文名称的缩写。原子符号下面是原子质量。

原子

原子是保持元素的化学、物理性质不变的最小组成单位。元素和元素的原子名称相同。尽管有可能使原子进一步分裂，但原子是参与化学反应的最小单位。物理学家已经发现许多组成原子的亚原子粒子。最为人熟知的三种亚原子粒子是带正电的质子、不带电的中子和带负电的电子。质子和中子位于原子核内，电子围绕原子核运动。图 2.2 给出了一些常见元素的亚原子粒子排列，从图中可以看出，原子核周围的圆圈代表电子层，表示的是电子的平均位置。需要注意的是，原子的大部分空间都是空的。如果我们能把原子放大到足球场大小，那么原子核就像场地中央的足球，而电子则如同绕着上部看台旋转的微小颗粒。

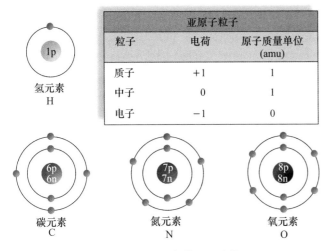

亚原子粒子		
粒子	电荷	原子质量单位 (amu)
质子	+1	1
中子	0	1
电子	−1	0

氢元素
H

碳元素
C

氮元素
N

氧元素
O

图 2.2　特定元素的原子结构

注意，质子（p）和中子（n）位于原子核内，而电子则在原子核周围的电子层内。

元素周期表

原子不仅有原子符号，还有原子序数和原子质量。一种元素的所有原子在原子核内有相同数量的质子，质子数即为原子序数，原子序数决定了一种原子的独特性质。

每个原子还有自己的原子质量，原子质量的大小取决于原子中的亚原子粒子。质子和中子各被定为一个原子质量单位（amu）。电子极为微小，在大多数计算中把电子的原子质量单位取为零（图 2.2）。因此，一个原子的质量是原子核内质子和中子的总和。

按照惯例，单独列出某一种原子时（且不在元素周期表内，下面将会讨论），原子序数作为下标写在原子符号的左下方。原子质量作为上标写在原子符号的左上方。不考虑书写位置，相对较小的数都是原子序数，比如下面碳元素的表示方法：

质量数 ——— 12
　　　　　　　　C ——— 原子符号
原子序数 ——— 6

元素周期表中的原子（参见图 2.1）被假定为电中性的。因此，原子序数代表的不仅仅是质子的数量，还代表电子的数量。原子质量（元素周期表中原子符号下面的数字）是该原子的所有同位素（下面将会讨论）原子质量单位的平均值。用原子质量减去质子数，然后取最接近的整数，就是中子的数量。

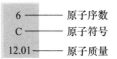

6 ——— 原子序数
C ——— 原子符号
12.01 ——— 原子质量

同位素

所谓同位素是指同一元素的不同原子，其原子具有相同数量的质子，但中子数却不同。因此，同位素的原子序数相同，但质量数不同。举例来说，碳 12（^{12}C）有 6 个中子，碳 13（^{13}C）有 7 个中子，碳 14（^{14}C）有 8 个中子，但它们的质子数都是 6。用质量数减去原子序数（图 2.1）就可以确定同位素的中子数。

和碳元素的其他两种同位素不同，碳 14 并不稳定，随着时间的推移逐渐衰减，在衰减过程中以射线和亚原子粒子的方式释放出多种能量。因此，碳 14 是一种放射性同位素。放射性同位素的辐射可以用多种方式探测。盖革计数器就是大家熟知的一种探测辐射的仪器。

低剂量辐射

化学对生物学和医学的重要性就在于放射性同位素在这两个领域的广泛应用，没有比这更明显的了。对一种元素，其放射性同位素和稳定同位素有相同的化学性质。这就意味着可在样品中掺杂少量的放射性同位素，将其作为"示踪剂"来探测分子发生的变化。

在人体器官和组织的成像中会用到特定的示踪剂，以诊断肿瘤是否存在。例如，病人吞咽含微量碘 131 的溶液后，碘 131 会集中到甲状腺中，甲状腺利用碘元素生成甲状腺素。甲状腺在积累碘 131 的过程中，由成像便可以判断甲状腺的结构和功能是否正常。另外一个例子是使用正电子发射断层成像仪（PET）确定人体组织的相对活性。用放射性元素标记的葡萄糖能发射一种称为正电子的亚原子粒子，这种葡萄糖可被注射到人体内。传感器探测释放的辐射并进行计算机分析。最后得到的结果是彩色图像，显示出哪些组织摄取葡萄糖并且代谢活跃。大脑的 PET 扫描能帮助诊断脑肿瘤、阿尔茨海默病和癫痫，还能确定是否发生了脑卒中。

高剂量辐射

人体周围环境中的放射性物质会损坏细胞，破坏 DNA，引发癌症。核电厂发生事故后泄漏大量的放射性粒子，这将给人类健康带来深远而持久的影响，2011 年日本福岛核电站就曾发生这样的事故。但是，辐射效应也能发挥好的作用。放射性同位素辐射多年来被广泛用于杀灭细菌和病毒，还可对医疗器械和口腔医疗设备进行消毒。这一技术越来越多地用于提高食物供应的安全性。通过使用特定类型的辐射，可以对食物进行消毒。

辐射可杀灭细菌，确保公共安全。在美国，邮件和其他包裹用辐射进行消毒，杀死可能携带的病原体，如炭疽杆菌。

辐射能杀死细胞，这种能力常被用于癌症治疗。可通过一定的方式将放射性同位素摄入体内，只杀死癌细胞，几乎不会对人体的其他细胞造成危害。X 射线是另外一种高能辐射，可将其用于医学诊断和癌症治疗。

分子与化合物

原子通常彼此结合，形成一种称为分子的化学单位。组成分子的原子可以是同类原子，比如两个氧原子结合在一起形成一个氧气分子。组成分子的原子也可以是不同原子，比如一个氧原子和两个氢原子结合在一起形成水分子。当彼此结合的原子属于不同类型时，形成的物质就是化合物。结合原子的键有两种形式：离子键和共价键。

离子键

如果原子有多个电子层，且外电子层（也称为价电子层）有 8 个电子，此时原子是最稳定的。离子反应过程中，原子通过失去或得到 1 个或若干个电子获得稳定的价电子层。

图 2.3 描述了钠原子（Na）与氯原子（Cl）之间发生的反应。钠原子的价电子层只有 1 个电子，它与氯原子发生化学反应。为什么会发生这种情况？化学反应完成后，钠原子失去 1 个电子，氯原子得到 1 个电子，此时钠原子的价电子层有 8 个电子，而氯原子的价电子层原来有 7 个电子，只需要得到 1 个电子就可以形成稳定的价电子层。

离子是携带正电荷（+）或负电荷（−）的粒子。钠原子和氯原子之间完成化学反应后，钠原子携带 1 个正电荷，因为此时它的电子数比质子数少 1 个。同理，氯原子得到 1 个电子后电子数比质子数多 1 个，所以氯原子带 1 个负电荷：

钠离子（Na⁺）	氯离子（Cl⁻）
11 个质子（+）	17 个质子（+）
10 个电子（−）	18 个电子（−）
1 个正电荷（+）	1 个负电荷（−）

Na^+ 和 Cl^- 由于极性相反互相吸引，形成 1 个离子键。由此得到的化合物氯化钠（NaCl）就是餐桌上的食盐，食盐可以让食物变得更有味道。

与钠原子相反，为什么在外电子层中有 2 个电子的钙原子会与 2 个氯原子发生反应？由于钙原子需要失去 2 个电子，而每个氯原子在价电子层已有 7 个电子的情况下只需要再得到 1 个电了就能形成稳定的价电子层。反应后生成氯化钙（$CaCl_2$），这也是一种盐。如果你生活在北半球，对氯化钙被当作除冰剂应该并不陌生。

人体内保持各种离子的平衡对身体健康至关重要。如果血液中的钠过多，就会导致高血压。体内缺钙会导致儿童的佝偻病（双腿呈弓形）。钾过多或过少都会导致心律不齐，甚至可能有致命风险。碳酸氢钠、氢离子和氢氧根离子都参与维持人体酸碱平衡。

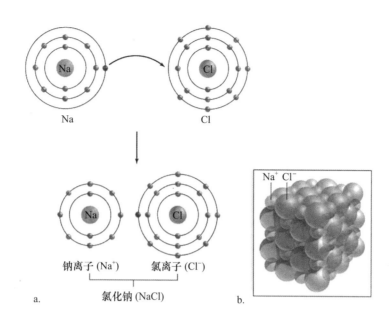

图 2.3 离子键的形成

a. NaCl 形成过程中，1 个电子从钠原子转移到氯原子。反应结束后，每个原子的价电子层都有 8 个电子，但也各自携带一个电荷。b. 在 NaCl 晶体中，
Na^+ 和 Cl^- 之间的离子键使离子形成三维晶格结构，在这种结构中，每个 Na^+ 被 6 个 Cl^- 包围，每个 Cl^- 被 6 个 Na^+ 包围。

共价键

原子在共价键中共用电子。由图 2.4 所示重叠在一起的最外层电子层可以看出原子共用电子。如同两个人握手一样，每个原子为成对结合在一起的原子对贡献一个电子。这些共用的电子在每个原子的价电子层中停留一段时间，因此这些电子为发生键合的原子所共有。

双键和三键 对于单键，原子仅共用 1 对电子，此外，还有双键和三键。形成双键的原子有两对共用电子，而形成三键的原子则有 3 对共用电子。例如，图 2.4b 中每个氧原子的价电子层还需要 2 个电子才能形成具有 8 个电子的稳定价电子层。图中发生重叠的价电子层里排列 4 个电子。

结构式和分子式 共价键的表示方法有多种。和图 2.4 的表示方法不同，结构式用横线表示原子之间的共价键。每条横线代表一对共用电子。分子式只表明了组成分子的各种原子的数量。这里给出每种表示法的实例。

结构式：H—O—H，O=O

分子式：H_2O，O_2

那么，二氧化碳的结构式和分子式如何表示呢？碳原子的价电子层有 4 个电子，还需要 4 个电子进行填充。氧原子的价电子层有 6 个电子，只要 2 个电子就能填满。因此，碳原子和每个氧原子共用两对电子，相应的表达式如下：

结构式：O=C=O

分子式：CO_2

2.2 水与生命

水是生物体中含量最丰富的分子，通常占人体总质量的 60% ～ 70%。此外，正如我们所知，水的物理化学性质使生命成为可能。

在水分子中，由于氧原子吸引电子的能力比氢原子强，因此电子环绕氧原子运行的时间要比氢原子多。带负电荷的电子更接近氧原子，因此氧原子呈弱负电性。反过来，氢原子则呈弱正电性。因此，水分子是一种极性分子，氧原子一侧略带负电荷（δ^-），氢原子一侧略带正电荷（δ^+）。

图 2.5a 中，左图给出了水分子的电子模型，右图称为空间填充模型。

氧原子
O

+

2个氢原子
2H

→

水分子
H_2O

a. 一个氧原子和两个氢原子共价结合成一个水分子。

氧原子
O

+

氧原子
O

→

氧分子
O_2

b. 两个氧原子共价结合成一个氧分子。

图2.4 共价键

共价键允许原子将共用的电子填充价电子层。由于电子被共用，因此外层共用的电子为发生键合的原子所共有。价电子层有2个电子的氢原子最稳定；价电子层有8个电子的氧原子最稳定。因此，水的分子式为 H_2O（a），氧的分子式为 O_2（b）。

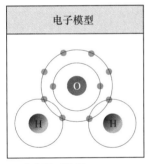

电子模型	空间填充模型

氧原子吸引共用电子，呈弱负电性

δ^-

氢原子呈弱正电性

a. 水分子 （H_2O）

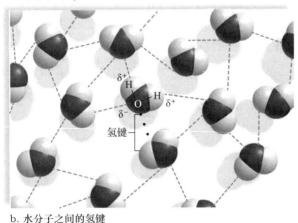

b. 水分子之间的氢键

图2.5 氢键和水分子

a. 水分子结构的两种模型。左图给出了氧原子和氢原子共用电子情况。右图解释了水分子为极性分子的成因，这是因为电子的共用不均等。电子更靠近氧原子一侧，产生部分负电荷 δ^-，而氢原子产生部分正电荷 δ^+。b. 部分电荷（偏电荷）的产生使水分子之间暂时形成氢键（如图中虚线所示）。

氢键

氢键是弱负电性原子与附近的弱正电性共价键氢原子间的吸引力。这种情况通常发生在氢原子与氧原子或氮原子之间。氢键用虚线表示，因为氢键相对来说比较弱，很容易发生断裂。

由图2.5b可看到每个氢原子呈弱正电性，和另一个水分子的弱负电性氧原子键合在一起。

水的特性

第一个细胞从水中进化而来，所有生物体都由70%～90%的水组成。由于氢键的存在，水分子连接在一起，这种连接使水呈现出独特的化学特性。如果分子中不存在氢键，水会在 -100℃结冰，在 -91℃沸腾，使地球上大部分水变为蒸汽，生命变得无从存在。氢键让水在地表典型温度内以液态形式存在，在0℃结冰，100℃沸腾。正如我们所知道的，正是因为水具有的这种独特的性质以及其他特性，使得水对生命的存在至关重要。当科学家想在其他行星发现生命的存在时，首先就是寻找水的迹象。

水的热容很高 热量的单位卡是将 1 克（g）水的温度提高 1℃所需的热能。相比之下，其他共价键合液体温度升高 1℃所需的热能大概只有水的一半。大量将水分子连接在一起的氢键的存在，有利于液态水在温度不发生显著变化的情况下吸收热量。将 1 克处在极冷状态下的液态水转换成冰要消耗 80 卡（334.9 焦）热量（图 2.6）。水能够很好地保持热量，相比其他液体，水的温度下降要慢得多。正是由于水温的变化比较慢，人体才能更好地维持体内正常温度，避免温度变化过快对人体造成的伤害。

水蒸发要吸收大量的热 水沸腾时会出现蒸发现象，即蒸发到环境当中。将 1 克处在极热状态下的水转换成气体需要吸收 540 卡（2260.4 焦）热量。水蒸发时需要吸收大量的热，这是因为要想使水沸腾，首先必须打断氢键。正是由于水的蒸发比热较高，人体能在高温环境下有效地释放过多的体热。当我们流汗或水花溅满身体，身体的热量可用于蒸发水分，这样就能使我们的身体降温。由于水的蒸发比热较高且能保持热量，沿海地区的温度比较温和。夏季时，海水吸收并储存太阳能，到冬季时，再将储存的热量缓慢释放出来。相比之下，内陆地区的温度变化要剧烈得多。

水是一种溶剂 由于水分子具有极性，因此，水能促进化学反应，在生物体内外都是如此。作为一种溶剂，水可以溶解大多数物质，特别是那些像水一样具有极性的物质。溶液含有溶解后的物质，这就是所谓的溶质。离子化合物（比如 $NaCl$）放入水中后，水分子的负极性一侧被 Na^+ 吸引，而正极性一侧则被 Cl^- 吸引。这种吸引导致 Na^+ 和 Cl^- 分离，或者说溶解到水中。

能吸引水分子的分子即为极性分子，具有亲水性。当离子和分子在水中扩散时，它们四处移动并发生相互碰撞，从而引发化学反应。不能吸引水分子的分子即为非极性分子，它具有疏水性。亲水性分子倾向于吸引其他极性分子；类似地，疏水性物质通常与其他非极性分子结合在一起。许多油类物质（比如植物油）是非极性物质，因此呈现疏水性。这就是为什么油无法很好地溶于水中。

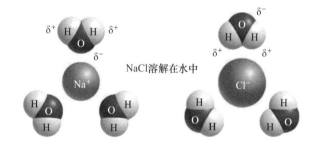

NaCl溶解在水中

水分子具有内聚性和黏附性 内聚性指的是水分子具有互相依附的能力。这是因为水分子之间存在氢键。在任一时刻，一个水分子最多能和另外 4 个水分子形成氢键。由于内聚性的存在，水在地表温度和压力条件下以液态形式存在。水分子所具有的强烈内聚性表现为水能自由流动，不会彼此分开，这再明显不过。

黏附性指的是水分子紧贴表面的能力。由于水分子呈极性，它被吸引到其他极性表面。包括人类在内的许多动物都有血管，血管内的水能协助完成营养物质和废物的运输，其原因就在于水分子所具

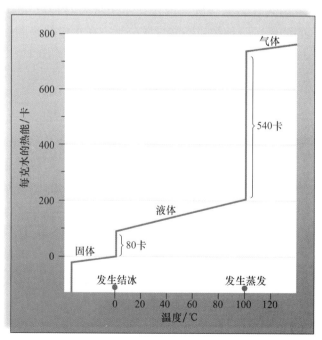

1克水结冰时损失的热量或1克水蒸发时吸收的热量

图 2.6 温度和水

水的热容很高，能阻止水从液体到气体状态的变化。如果水在较低温度时呈气态，生物就无从存在。（1 卡 =4.187 焦）

有的内聚性和黏附性让血液能充满心血管系统的血管。举例来说，人体血液的液体部分有92%是水分，其在人体内运输身体的溶解物和悬浮物。人体血液中的水帮助营养物质和氧气运送到细胞，并从细胞中清除废物。

生活中的科学

肺怎样保持张开并避免塌陷？

我们人类的生命依赖于水的内聚性。薄薄的水膜附着于肺表面和胸壁内侧表面。这层膜让肺能贴在胸壁上，从而使肺张开，这样我们才能顺畅呼吸。

冻结的水比液态水的密度小   液态水冷却时分子彼此之间靠得更近。水在4℃时密度最大，但水分子依然可以自由运动（图2.7）。温度低于4℃时，只有振动运动发生，氢键变得更加坚固，但也更为开放。这意味着温度降低到0℃时水会发生膨胀并冻结，这就是为什么罐装苏打水放在冰箱里会爆炸以及冬天的冻土使北方道路变得崎岖不平。这也意味着冰的密度比液态水要小，因而冰会浮在液态水上面。

水的这一特性在许多水生生态系统中发挥着重要作用。如果冰不是浮在水上，它将沉到底部，这样一来，池塘、湖泊甚至海洋都将冻成固体，陆地和水中的生物都将不复存在。相反，水体总是从顶部向下冻结。当水体在表面发生冻结，冰发挥隔离层的作用，防止下面的水体冻结。这能让水生生物在冬天存活下来。春天到来冰融化时，它会从周围环境吸收热量，防止温度发生骤变，温度骤变可能会危及生物的生命。

酸和碱

水分子解离（分裂）时释放出同等数量的氢离子（H⁺）和氢氧根离子（OH⁻）：

$$H—O—H \rightleftharpoons H^+ + OH^-$$

水　　　　　　　氢离子　　氢氧根离子

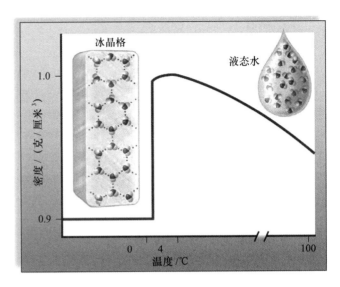

图2.7   冰的密度比水小

冰的密度比水小，这是因为冰的氢键比液态水的氢键相距更远。

一次只有少量的水分子会发生解离，H⁺或OH⁻的实际数量为10^{-7}摩/升。摩是原子、离子和分子的科学测量单位。

酸性溶液（H⁺浓度高）

柠檬汁、醋、西红柿和咖啡都是酸性的。那么它们有什么共性呢？酸是在水中解离时释放出H⁺的物质。一种物质的酸性取决于它在水中的解离程度。例如，有一种重要的无机酸是盐酸（HCl），它以下列方式解离：

$$HCl \longrightarrow H^+ + Cl^-$$

如果在盛有水的烧杯中加入盐酸，H⁺的数量急剧增加。在人体内，盐酸从胃产生，用于消化食物。

碱性溶液（H⁺浓度低）

氧化镁乳剂和氨是常见的碱性物质。碱是能吸收H⁺或释放OH⁻的物质。例如，有一种重要的碱性物质是氢氧化钠（NaOH），它以下列方式几乎完全解离：

$$NaOH \longrightarrow Na^+ + OH^-$$

如果在盛有水的烧杯中加入氢氧化钠，OH⁻的数目就会增加。许多排污、清污产品中都含有氢氧化钠（也称为碱液）。

有一些物质的酸碱性非常强，这意味着它们能贡献出大量的 H^+ 或 OH^-。切记不要品尝强酸性物质或强碱性物质！因为这些物质对细胞会造成很大的损害。许多家用清洁剂，如氨水或漂白剂，都贴着有毒标志并在醒目位置标记有不要吞食产品的警告用语。

pH

pH（酸碱度）用来表示溶液的酸性或碱性。pH 范围从 0 到 14（图 2.8）。pH 等于 7 代表一种中性状态，此时 H^+ 与 OH^- 的浓度相等；pH 小于 7 为酸性溶液，因为此时 H^+ 的浓度大于 OH^- 的浓度；pH 大于 7 为碱性溶液，因为 OH^- 的浓度大于 H^+ 浓度。此外，对 pH 从 14 到 0，每降低一个单位，酸性增强 10 倍[1]。如果 pH 从 0 到 14，每增加一个单位，碱性增强 10 倍。因此，pH=5 的溶液其酸性要比 pH=7 的溶液强 100 倍，而碱性比 pH=3 的溶液要强 100 倍。

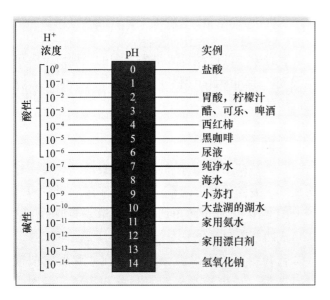

图 2.8 pH 标度

pH 范围从 0 到 14，pH=0 代表酸性最强，pH=14 代表碱性最强。对 pH=7 的溶液，H^+ 与 OH^- 的量相等；酸性 pH 下，H^+ 的量多于 OH^-；碱性 pH 下，OH^- 的量多于 H^+。常见溶液的 pH 可以在刻度上看到。

pH 是为了避免使用烦琐的数字而设计的。举例来说，下面左侧列出了某种溶液可能的 H^+ 浓度，右侧则是对应的 pH。

	[H⁺] （摩/升）		pH
0.000001	$= 1 \times 10^{-6}$		6
0.0000001	$= 1 \times 10^{-7}$		7
0.00000001	$= 1 \times 10^{-8}$		8

缓冲液

从生物体到生态系统，都需要将 pH 维持在一个狭小的范围内，防止带来不利结果。正常情况下，由于人体和环境有防止 pH 发生变化的缓冲液，因此有可能保持 pH 的稳定性。从生态系统的层面来看，如果降水或降雪的酸性非常强，水土环境的天然缓冲保护就会被破坏，这是一个不容小觑的问题。雨水的 pH 一般约为 5.7。然而，有记录显示，有些地区雨水的 pH 曾达到 2.6，比如阿巴拉契亚山脉地区。雨水的 pH 为什么会这么低？其成因就在于化石燃料燃烧时向大气排放二氧化硫（SO_2）和二氧化氮（NO_2）。这些排放物与水结合生成硫酸（H_2SO_4）和硝酸（HNO_3）。酸沉降腐蚀雕像，毁坏森林。酸沉降还会杀死湖泊和溪流中的鱼类。

缓冲液可以将 pH 保持在正常范围内，因为缓冲液属于化学物质或化学物质的组合，它能够吸收过多的 H^+ 或 OH^-。例如，碳酸（H_2CO_3）是一种弱酸，以下列方式弱解离，然后又重新合成：

$$\underset{\text{碳酸}}{H_2CO_3} \underset{\xleftarrow{\text{重新合成}}}{\xrightarrow{\text{解离}}} \underset{\text{氢离子}}{H^+} + \underset{\text{碳酸氢根离子}}{HCO_3^-}$$

健康人体血液的 pH 一般约为 7.4，略偏碱性。血液通常包含一些碳酸和碳酸氢根离子（HCO_3^-）的组合。H^+ 进入血液时，发生以下化学反应：

$$H^+ + HCO_3^- \longrightarrow H_2CO_3$$

OH^- 进入血液时，发生以下化学反应：

$$OH^- + H_2CO_3 \longrightarrow HCO_3^- + H_2O$$

---

1. pH 被定义为 H^+ 浓度 [H^+] 的负对数。

这些反应能防止血液的 pH 出现显著变化。

2.3 生命分子

细胞中含有四种独特的有机分子，分别是碳水化合物、脂质、蛋白质和核酸。在生物学中，"有机的"并不是指食物是如何生长的，而是指包含碳元素和氢元素的分子，且通常与生物体有关。

细胞中的每种有机分子由亚基组成。当细胞构建大分子（内含许多亚基的分子）时，其利用的是脱水反应，这是一种合成反应。脱水反应过程中，如图 2.9a 所示，与水分子等效的一个—OH（羟基）和一个—H（氢原子）以分子的形式移除。这样的反应让人联想到一列列车，列车的长度取决于它有多少节车厢。为了分解大分子，细胞利用的是水解反应，在分子间的键断裂时水分子加入其中（图 2.9b）。

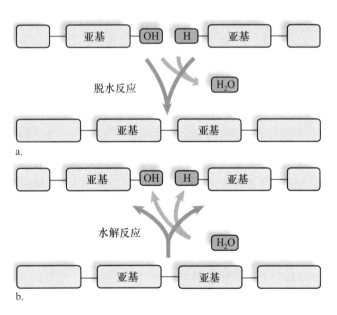

图 2.9　大分子的分解和合成
a. 亚基通过脱水反应键合在一起。水被释放出来，形成一个高分子。
b. 在逆反应中，大分子通过水解反应分解成亚基。

2.4 碳水化合物

碳水化合物几乎被包括人类在内的所有生物体用作能源。在某些生物体内，比如植物和细菌，碳水化合物具有结构功能。所有碳水化合物分子都包含 C、H 和 O，组合成 H—C—OH，这就是为什么通常将碳水化合物缩写为 CHO。碳水化合物中 H 与 O 的比约为 2:1。这个含量比和水的氢氧含量比是一样的［在希腊语中，"hydros"是"水"的意思，因此"hydrates of carbon（碳水化合物）"这种称谓看来是合适的］。

简单碳水化合物：单糖

单糖只包括一个糖分子，这是其称谓的由来。一个单糖分子有一个由 3～7 个碳原子组成的碳骨架。举例来说，戊糖是有 5 个碳原子的单糖，而己糖则有 6 个碳原子。人体内最常见的一种单糖，我们身体能量的直接来源，就是一种己糖——葡萄糖。葡萄糖分子可以用以下不同的结构图进行表征：

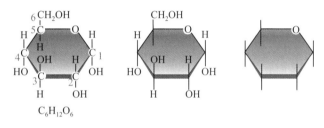

其他常见的己糖是水果中发现的果糖以及牛奶中发现的半乳糖。单糖是用来构建更长碳水化合物链的单体。

二糖

二糖是两个单糖分子通过脱水反应结合在一起形成的。麦芽糖是由两个葡萄糖分子脱水形成的二糖（图 2.10）。当我们的消化液分解麦芽糖时，结果生成两个葡萄糖分子。

葡萄糖分子和果糖分子结合在一起形成蔗糖这种二糖。蔗糖通常来源于甘蔗和甜菜，俗称白砂糖。或许你还听说过乳糖，这是在牛奶中发现的一种二糖。葡萄糖结合半乳糖形成乳糖。有些人患有乳糖不耐受症，这是因为他们不能分解乳糖。这样一来，当他们食用乳制品时，就会出现肠胃不适症状。

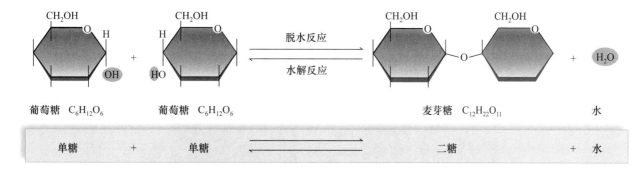

葡萄糖　$C_6H_{12}O_6$　　　葡萄糖　$C_6H_{12}O_6$　　　　　　　　　　麦芽糖　$C_{12}H_{22}O_{11}$　　　　水

| 单糖 | + | 单糖 | | 二糖 | + | 水 |

图 2.10　二糖的合成和分解

麦芽糖是一种二糖，它通过两个葡萄糖分子之间的脱水反应形成。麦芽糖的分解发生在水参与的水解反应之后。

复杂碳水化合物：多糖

像淀粉、糖原和纤维素这样的长链聚合物称为多糖，它们由一长串葡萄糖亚基组成。由于分子长度的原因，多糖有时也称为复杂碳水化合物。

淀粉和糖原是葡萄糖长链聚合物，分别存在于植物和动物中。这些长链长度不一，可能含有几千个葡萄糖分子。淀粉和糖原都用于储存葡萄糖，以满足细胞的能量需求。

淀粉和糖原的结构略有不同。淀粉（图 2.11）的分支或支链较少，而糖原的支链较多（图 2.12）。

由于淀粉是植物中碳水化合物的储存形式，我们通常在根（如马铃薯）和种子（如小麦）中看到它们。

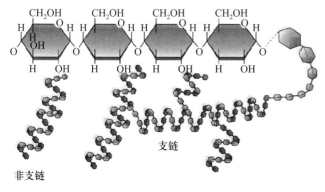

图 2.11　淀粉是一种植物性复杂碳水化合物

如图所示，淀粉的葡萄糖链有直链，某些还有支链。

当我们食用这些淀粉食物之后，消化系统将淀粉分解成葡萄糖，然后进入血液。胰腺释放的激

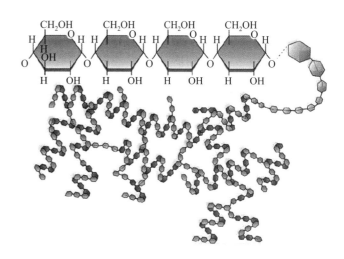

图 2.12　糖原是一种动物性复杂碳水化合物

糖原比淀粉有更多的支链。

素——胰岛素促使葡萄糖以糖原的形式储存在肝脏中（少量储存在肌肉组织中）。两次进食之间，在胰高血糖素的作用下肝脏释放葡萄糖，从而将正常的血糖浓度维持在 0.1% 左右。

纤维素俗称纤维，存在于植物细胞壁中。在纤维素中，葡萄糖单元的连接方式与淀粉或糖原略有不同（图 2.13）。尽管看起来只是技术性细节，但重点在于我们人类无法消化包含这种连接的食物，因此，纤维素大多以纤维或粗粮的形式通过我们的消化道。健康专栏"膳食纤维"探讨的就是纤维对身体健康的益处。

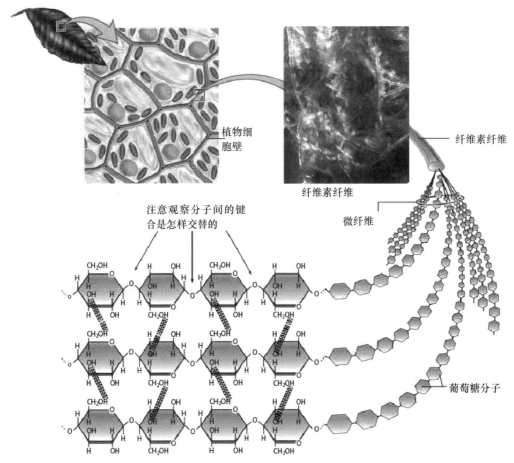

图 2.13 纤维是一种植物性复杂碳水化合物

和淀粉不一样，纤维并不能为人体提供能量，这是由纤维链的化学键排列方式决定的。但是，纤维是我们食谱的重要组成部分，能帮助我们保持消化系统的健康。

照片版权：© 摄图网。

今日生物学 **健康**

膳食纤维

纤维也称为"粗纤维"，主要由消化系统中未消化的碳水化合物组成。大多数纤维来自植物的结构性碳水化合物，包括纤维素、果胶和木质素等物质。纤维并不是一种真正的营养成分，因为它并不能直接为人体提供能量或用于细胞的构建，却是我们膳食中不可或缺的重要组成部分。纤维增加了肠内容物的体积，保持结肠功能正常，与食物中的多种有害化学物质（包括胆固醇）结合在一起，延缓和减少人体对这些物质的吸收。

纤维有两种基本类型，一种是不可溶性纤维，另外一种是可溶性纤维。可溶性纤维溶解在水中并发挥与胆固醇结合的作用。许多水果以及燕麦粒中都含有可溶性纤维成分。不可溶性纤维能增加粪便的体积，常见于麦麸、坚果、种子和全麦等这类食物当中。

成年男性每天应食用约 38 克纤维，成年女性每天约 25 克纤维。一片全麦面包可提供约 3 克纤维，而半杯豆类食物含有 4～5 克纤维。研究表明，膳食中高纤维含量可降低罹患心血管疾病、糖尿病、结肠癌和肠憩室病的风险。

2.5　脂质

脂质的结构和功能千差万别，但有一个共同的特性，即不溶于水。脂质在水中的低溶解性是由于不含有亲水性极性基团。脂质中的氧元素非常少，绝大部分由碳原子和氢原子组成。

脂质比相同质量的其他生物分子含有更多的能量，因此，动物体内的脂肪和植物中的油脂较好地发挥了贮能分子的作用。其他脂质（磷脂）构成细胞膜，将细胞与外部环境隔离开来，也起到分隔细胞内部的作用。类固醇是脂质，包括性激素在内的另一大类脂质分子。

甘油三酯：脂肪和油脂

最常见的脂质称为甘油三酯，人们通常将其称为脂肪和油脂。脂肪（例如，猪油和黄油）一般存在于动物体内，室温下呈固态。油脂（例如，玉米油和大豆油）通常来源于植物，室温下呈液态。甘油三酯这个术语指的是分子的三部分结构。一个甘油分子与三个脂肪酸分子发生脱水合成反应生成甘油三酯（图 2.14）。

甘油三酯在人体内发挥的功能包括：长期储存能量、防止人体热量流失并在主要器官周围起到缓冲保护的作用。

由于甘油三酯呈疏水性，因此甘油三酯不容易与人体细胞和身体的水环境发生相互作用。乳化剂可使甘油三酯与水发生混合。乳化剂分子一端无极性，一端有极性。乳化剂分子附着在油滴周围，因此极性一端指向外面。油滴在水中分散开来，这意味着已经发生了乳化现象。人体在消化脂肪食物时就会发生乳化现象。为了帮助分解甘油三酯，肝脏产生胆汁。胆汁储存在胆囊中，进餐时释放到小肠里。胆汁乳化食物中的甘油三酯，从而更有利于消化酶的作用。

蜡质分子由脂肪酸和另外一种简单有机分子组成，这种有机分子通常是酒精（化学家将食用酒精和外用酒精统归为"酒精"）。蜡质可以防止水分从体表流失，耳垢是外耳道腺体分泌的一种非常厚的蜡质。耳垢可保护耳道不受异物、细菌和病毒的刺激和感染。游泳或跳水会将耳垢完全冲掉，这就会引发痛苦的"游泳性耳炎"。

饱和脂肪酸、不饱和脂肪酸和反式脂肪酸

脂肪酸是一种碳氢链，其末端为酸性基团—COOH。细胞的大多数脂肪酸中，每个分子包含 16 或 18 个碳原子，当然，也有一些碳元素含量较少的小分子。脂肪酸分为饱和脂肪酸和不饱和脂肪酸。饱和脂肪酸在碳原子之间不存在双键。碳链饱和意味着碳链的氢原子达到满额。不饱和脂肪酸的碳链中存在双键，双键上每个碳原子结合的氢原子数少于 2 个（图 2.15）。

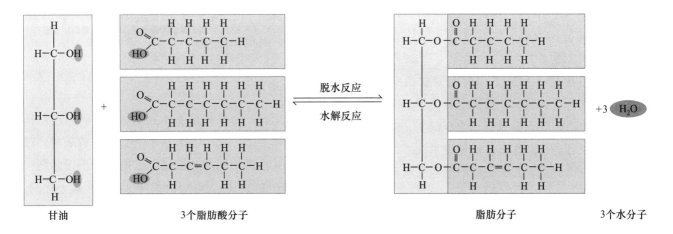

图 2.14　甘油三酯的结构

一个甘油分子与三个脂肪酸分子发生脱水合成反应生成甘油三酯。逆反应就是人体消化脂肪的过程，水解反应引入了水分子，使脂肪酸 - 甘油键发生断裂。

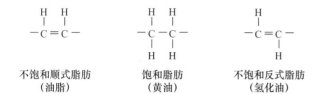

**图 2.15 饱和脂肪、不饱和顺式脂肪和
不饱和反式脂肪的比较**

饱和脂肪酸中碳原子之间没有双键。不饱和脂肪酸有一个或多个双键。对于反式脂肪酸，氢原子应位于碳碳双键的对侧。

一般来说，食用油和瓶装人造黄油中的油脂在室温下呈液态，其原因就在于双键使脂肪酸链发生弯曲。弯曲能防止烃链之间出现紧密堆叠，这也是油的流动性的成因。由于黄油含饱和脂肪酸且没有双键，因此在室温下呈固态。

特别需要指出的是，饱和脂肪是动脉粥样硬化疾病的成因之一。血管内侧动脉损伤或粥样硬化斑块的形成引发动脉粥样硬化疾病。斑块使血管的直径变窄，阻塞向人体组织供应血液和氧。动脉粥样硬化是美国人心血管疾病（心脏病和脑卒中）的主要成因。比天然饱和脂肪危害更大的是反式脂肪（图 2.15），反式脂肪是从植物油人工合成而来的。反式脂肪可以部分地进行氢化，使其呈半固态形式。油脂完全氢化后，所有双键都饱和。部分氢化不会使所有的键饱和。一些双键发生异构，一些氢原子出现在碳链的不同侧。这种构型使碳键难以断裂，从而造成反式脂肪在循环系统的淤积。酥油、固体人造黄油和许多加工食品（包括休闲食品、烘焙食品和油炸食品）中都含有反式脂肪。

美国心脏协会（AHA）当前的膳食指南建议用不饱和油取代反式脂肪。特别推荐使用单不饱和油（比如橄榄油，其碳链只有一个双键）。多不饱和油（碳链中有多个双键），比如玉米油、菜籽油和红花油，也符合美国心脏协会的推荐要求。

膳食脂肪

为了保持健康，膳食应该包括一些脂肪；但是，根据前面陈述的理由，查看营养标签时要做的第一件事就是检查每餐的脂肪总量。过去，每

2000 卡（8371.7 焦）膳食推荐的脂肪总量是 65 克。图 2.16 据此给出了奶酪通心粉样品的食品标签上的每日营养摄入量（以百分比表示）。然而到了 2015 年，新的研究结果表明，重要的不在于膳食中所含的脂肪总量，而是脂肪的种类（参见健康专栏 "ω-3 脂肪酸"）。正是因为如此，在未来几年中消费者将开始看到食物标签和推荐的膳食摄入量的变化。

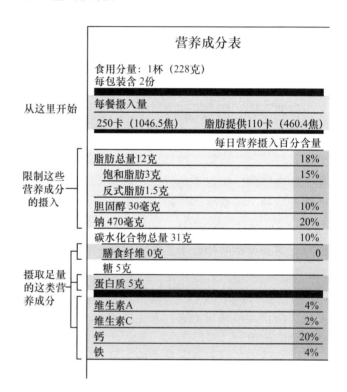

图 2.16 食品标签的含义

从食品标签可看出食品的一些重要信息。标签中列出的每一项参考基于每天 2000 卡（8371.7 焦）膳食的营养摄入量。通常应限制膳食中的脂肪总量、胆固醇和钠的摄入。

磷脂

磷脂有一个磷酸基团（图 2.17）。磷脂的结构和脂肪相类似，只不过第三个脂肪酸被磷酸基团或既含磷又含氮的基团所取代。这些分子不像脂肪一样是电中性的，因为磷酸根和含氮基团是离子化的，它们共同组成分子的极性（亲水性）头部，分子的其他部分成为非极性（疏水性）尾部。

磷脂是细胞膜的主要成分。在水环境中，磷脂自发地形成双层膜（即一种分子"三明治"），亲

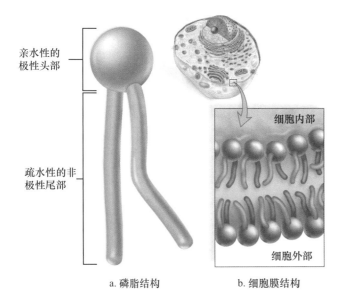

亲水性的极性头部

疏水性的非极性尾部

细胞内部

细胞外部

a. 磷脂结构　　b. 细胞膜结构

图 2.17　磷脂的结构

a. 磷脂的结构和脂肪相类似，其中一个脂肪酸被极性磷酸基团所取代，因此，磷脂的头部呈亲水的极性，而尾部则呈疏水的非极性。b. 这种结构导致磷脂分子与水接触时呈"三明治"形式排列——**极性磷酸基团位于外层，非极性脂质尾部位于内层**。

水性头部（三明治的"面包"）朝外面向水溶液，而尾部（三明治的"夹心"）则形成疏水性内部（图2.17b）。

类固醇

类固醇是一种在结构上与脂肪完全不同的脂质。类固醇分子有一个由 4 个碳环结合在一起的骨架。分子之间的主要区别就在于与碳环相连的功能基不同。胆固醇就是一种类固醇。胆固醇是动物细胞膜的一种组成成分，也是其他几种类固醇，比如性激素雌激素和睾酮的前体。肝脏通常产生人体所需的所有胆固醇。尽管胆固醇没有"好"和"坏"之说（参见健康专栏"'好'胆固醇与'坏'胆固醇"），但还是应该限制膳食来源，因为动脉粥样硬化症与胆固醇、饱和脂肪和反式脂肪水平的升高息息相关。

雄性的性激素睾酮主要在睾丸中形成，雌性的性激素主要在卵巢中形成。睾酮与雌激素的唯一不同就在于连接到相同碳骨架的功能基团不一样。但是，它们对人类和其他动物的身体与性别发育有着深远的影响（图 2.18）。摄入合成类固醇通常可以加强肌肉力量，但这种行为涉嫌违法，因为摄入合成类固醇对身体健康会带来有害副作用。

 今日生物学　　健康

ω-3 脂肪酸

并不是所有甘油三酯都对人体有害。事实上，有些含有对人体健康至关重要的脂肪酸链。ω-3 脂肪酸是一种特殊的不饱和脂肪酸，被认为是生长和发育过程不可或缺的营养元素。"ω-3"（也称为 n-3 脂肪酸）这种称谓来源于碳链中双键的位置。

有三种重要的 ω-3 脂肪酸，分别是亚麻酸（ALA）、二十二碳六烯酸（DHA）和二十碳五烯酸（EPA）。ω-3 脂肪酸是大脑中脂肪酸的重要成分，充足的 ω-3 脂肪酸对儿童和年轻人的成长发育非常重要。膳食中富含这些脂肪酸可预防心血管疾病的发生，目前正研究这种脂肪酸对健康的其他益处。DHA 可降低罹患阿尔茨海默病的风险。DHA 和 EPA 可从人体内少量的 APA 制造出来。ω-3 脂肪酸的最佳来源是冷水鱼类，比如鲑鱼和沙丁鱼。亚麻油也称为亚麻子油，是 ω-3 脂肪酸的优良植物性来源。

尽管脂肪酸是膳食的重要组成部分，但营养学家警告不要过量服用补充剂，这是因为大剂量服用 ω-3 脂肪酸可引发健康问题。

今日生物学 健康

"好"胆固醇和"坏"胆固醇

用血液测试来分析血脂水平是许多年度体检的一部分内容。假设参加完年度体检后，被医生告知总胆固醇含量为210，高密度脂蛋白（HDL）值偏低（34），低密度脂蛋白（LDL）值偏高（110）。这时你心里清楚，应将自己的总胆固醇含量控制在200以下，这是保持健康膳食的临界值。但和大多数人一样，你不了解其他两个数字有什么含义。只是想起来"低密度脂蛋白"通常指的是"坏"胆固醇，而"高密度脂蛋白"是"好"胆固醇。实际上，这些分子并不属于胆固醇类，它们是不同类型的蛋白质。人体中的脂蛋白作为一种脂肪及胆固醇的载体，按照身体的需要运输这些营养成分。低密度脂蛋白（LDL）是一种富含甘油三酯和胆固醇的脂蛋白，而高密度脂蛋白（HDL）基本上是空载的。因此，低密度脂蛋白值偏高说明运输营养成分的载体总是满负荷工作，你在膳食中一定是摄入了过多的这类营养物质。通过进一步研究，你会知道类似膳食纤维含量和日常锻炼，甚至包括遗传学这样的因素都能起到调节这些脂蛋白"好"与"坏"水平的作用。此外，医生告诉你的数字实际上是这些分子在血液中的浓度(单位是毫克/分升)。在当今世界，理解与我们自己的病史相关的术语是非常重要的。

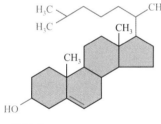

a. 胆固醇

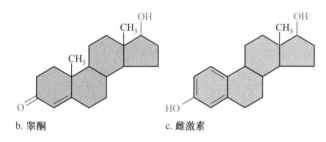

b. 睾酮　　　　　　c. 雌激素

图 2.18　类固醇实例

a. 所有类固醇都是由胆固醇合成的，包括4个碳环。比较睾酮（b）和雌激素（c）的结构，注意连接的基团略微不同（用浅灰色表示）。

2.6　蛋白质

蛋白质在细胞的结构和功能中起着至关重要的作用。蛋白质在人体内的诸多功能包括：

支撑：有些蛋白质是结构蛋白。例如，角蛋白构成头发和指甲。胶原蛋白对韧带、肌腱和皮肤起到支撑作用。

酶：酶将反应物结合在一起，从而加快细胞中的化学反应。它们都专一地催化特定的反应，并且仅在体温下起作用。

运输：细胞膜中的通道和载体蛋白允许物质出入细胞。其他一些蛋白质在动物血液中负责运输分子；红细胞中的血红蛋白是一种复杂的转运氧的蛋白。

防御：抗体是一种蛋白。抗体和称为抗原的外来物质结合。通过这种方式，它们阻止抗原破坏细胞、扰乱体内平衡。

激素：激素是调节蛋白。它们作为胞间信使，影响细胞的新陈代谢。胰岛素调节血液和细胞中葡萄糖的含量。生长激素的存在决定了一个人的身高。

运动：收缩蛋白类的肌动蛋白和肌球蛋白能让细胞组分发生移动，并导致肌肉的收缩。肌肉收缩有助于动物从一个地方移动到另一个地方。

脊椎动物细胞和组织的结构与功能因它们所包含的蛋白质类型而异。举例来说，肌细胞含有肌动蛋白和肌球蛋白，红细胞含有血红蛋白，而支持组织则含有胶原蛋白。

氨基酸：蛋白质的亚基

蛋白质是含氨基酸亚基的大分子（图 2.19a）。氨基酸的中心碳原子与氢原子和三个其他基团键合在一起。"氨基酸"这种称呼比较贴切，因为其中有一个基团是—NH_2（氨基），另外一个基

团是—COOH（羧基，一种酸），第三个基团是氨基酸的 R 基团。

各氨基酸因其特定的 R 基团而有所不同。R 基团复杂度不一，既有单个的氢原子，也有复杂的环状化合物。有些 R 基团有极性，而有些 R 基团无极性。此外，半胱氨酸的末端为—SH 基团，它一般通过二硫键—S—S—将两条氨基酸链相连。图 2.19b 给出了细胞中常见的几种氨基酸。

肽

图 2.20 显示两个氨基酸是如何通过一个氨基酸的羧基和另一个氨基酸的氨基之间的脱水反应结合在一起的。两个氨基酸之间的共价键称为肽键。当 3 个或 3 个以上氨基酸通过肽键连接在一起，生成的链称为多肽。

与肽键相关的原子不均匀地共享电子，因为氧原子吸引电子的能力要比氮原子强。因此，与氮原子相连的氢原子略呈正电性（δ^+），而氧原子略呈负电性（δ^-）：

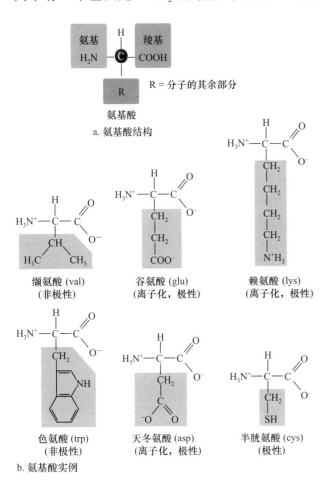

a. 氨基酸结构

b. 氨基酸实例

图 2.19　氨基酸结构

a. 所有氨基酸都由氨基（—H_3N^+）、羧基（—COO^-）和 R 基团构成，这些基团都和中心碳原子连接在一起。b. R 基团（图中用阴影标注）各不相同。有些 R 基团呈非极性和疏水性，其他则呈极性和亲水性。还有一些 R 基团呈极性并带电（离子化）。

蛋白质形态

蛋白质除非具有特定的形态，否则不能起作用。当蛋白质暴露于热和酸碱的极端环境下，将经历一种称为变性的不可逆形态变化。例如，你可能会发现在牛奶中掺入醋（一种酸性物质）会出现凝结现象，这是因为 pH 发生变化。类似地，加热会导致蛋清凝固，蛋清中有一种称为清蛋白的蛋白质。由

图 2.20　蛋白质的合成和降解

氨基酸通过脱水反应由肽键结合在一起，在这个过程中释放出一个水分子。在逆反应中，肽键被水解破坏，消耗一个水分子。

于 R 基团之间正常的键合受到干扰，从而引发蛋白质变性。一旦蛋白质丧失正常的形态，就再也无法完成正常的功能。研究人员认为，蛋白质形态的改变是阿尔茨海默病与克雅氏病（人型疯牛病）这类疾病的成因。

蛋白质组织层次

蛋白质的结构至少有三个层次，也可能有四个层次（图 2.21）。第一个层次称为一级结构，是通过肽键连接在一起的氨基酸线性序列。每个特定的多肽都有其自身的氨基酸序列。

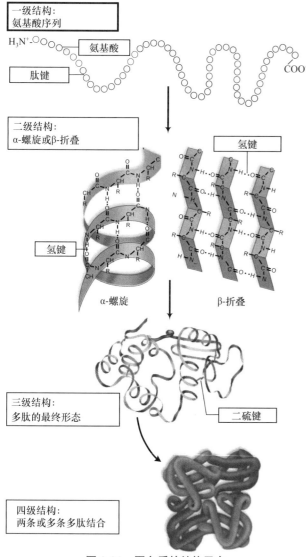

图 2.21　蛋白质的结构层次

蛋白质的结构存在显著差异。氨基酸序列的一级结构决定了二级结构和三级结构。通过将较小的蛋白质组合成大的结构，形成蛋白质的四级结构。

当多肽在空间中具有一定取向时，即出现蛋白质的二级结构。多肽中一个氨基酸分子的 C=O 和另一个氨基酸分子的 N—H 键可能会形成氢键。链的卷曲导致 α - 螺旋，或者说是右旋螺旋；而链的折叠导致 β - 折叠。肽键之间的氢键使蛋白质保持形态不变。

蛋白质的三级结构是最终的三维形态。酶中的多肽以不同的方式弯曲盘绕。对于大多数酶，疏水部分包裹在内侧，亲水部分在外侧，这样就可以与水分子相接触。酶的三级结构决定了与之作用的分子类型。通过 R 基团之间各种类型的键合保持多肽的三级结构形态，此时，共价键、离子键和氢键都会出现。

有些蛋白质只有一条多肽，而另一些蛋白质有不止一条多肽，每条多肽有其自身的一级结构、二级结构和三级结构。这些彼此分开的多肽组合起来形成蛋白质的四级结构。血红蛋白是一种具有四级结构的复杂蛋白质；许多酶也具有四级结构。血红蛋白四条多肽中的每一条都与非蛋白的血红素基团紧密结合。血红素包含一个与氧结合的铁原子（Fe），通过这种方式，血红蛋白将 O_2 转送到组织中。

2.7　核酸

每个细胞都有储存信息的宝库，这个信息库规定了细胞应该如何发挥作用、怎样对环境做出响应以及分裂产生新细胞。核酸是核苷酸的聚合物，用于储存信息，包括生命指令，并进行化学反应。图 2.22

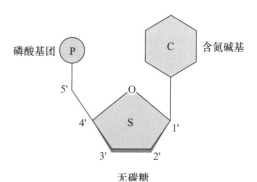

图 2.22　核苷酸的一般结构

核苷酸由含氮碱基、五碳糖和磷酸基团组成。图中数字用来指示糖基中碳原子的位置。

给出了核苷酸的一般结构。

在遗传信息的储存和处理中，有两种核酸非常重要。脱氧核糖核酸（DNA）是其中一种核酸，不仅储存了细胞如何进行复制的遗传信息，还指定了合成蛋白质的氨基酸的顺序。核糖核酸（RNA）是一种多样性的核酸，其用途比较广泛。信使核糖核酸（mRNA）是 DNA 中基因的临时拷贝，它确定了蛋白质合成过程中的氨基酸序列。转运核糖核酸（tRNA）对蛋白质的合成也不可或缺，在蛋白质合成过程中，tRNA 帮助将基因中的核酸序列翻译为氨基酸的正确序列。核糖体核糖核酸（rRNA）发挥酶的作用，形成多肽中氨基酸之间的肽键。还有其他大量的 RNA 分子也在细胞中发挥重要作用。

并不是所有核苷酸都形成 DNA 或 RNA 聚合物。有一些核苷酸直接参与细胞的代谢。例如，有些核苷酸是辅酶的组成部分，辅酶是调节酶促反应的非蛋白质有机分子。三磷酸腺苷（ATP）是一种核苷酸，储存大量能量，这些能量是合成反应和细胞内各种其他需能过程所必需的。

DNA 和 RNA 的结构有什么不同

尽管 DNA 和 RNA 都是核苷酸聚合物，但这两种核酸所包含的亚基种类和最终结构还是略有不同。正是这些差异的存在使 DNA 和 RNA 在人体内发挥各自独特的功能。

核苷酸结构

每个核苷酸是三种亚基分子的复合物，这三种亚基分子分别是磷酸、戊糖（五碳糖）和含氮碱基。

DNA 中的核苷酸含有脱氧核糖，RNA 中的核苷酸含有核糖，这种成分的差异是两种核苷酸的命名依据。DNA 中有 4 种不同的碱基：腺嘌呤（A）、胸腺嘧啶（T）、鸟嘌呤（G）和胞嘧啶（C）（表 2.1）。碱基可以有两个环（腺嘌呤或鸟嘌呤）或一个环（胸腺嘧啶或胞嘧啶）。在 RNA 中，尿嘧啶（U）取代了胸腺嘧啶。之所以把这些结构称为碱基，是因为它们的存在提高了溶液的 pH。

表 2.1　DNA 和 RNA 的结构比较

	DNA	RNA
糖	脱氧核糖	核糖
碱基	腺嘌呤、鸟嘌呤、胸腺嘧啶、胞嘧啶	腺嘌呤、鸟嘌呤、尿嘧啶、胞嘧啶
链	碱基配对的双链	单链
螺旋	是	否

DNA 和 RNA 的结构

核苷酸连接在一起组成多核苷酸，称为核苷酸链。其中包含一个由磷酸 - 糖 - 磷酸 - 糖组成的骨架。碱基在骨架的一侧外伸。一个基因的核苷酸有确定顺序，碱基亦如此。研究人员经过多年研究终于发现了人体 DNA 的碱基序列——人类基因组。这一重大突破已经让人类在基因咨询、基因治疗以及治疗多种人类疾病的药物开发上取得明显进步。

DNA 呈双链结构，两条链以双螺旋的形式互相缠绕（图 2.23a）。DNA 的两条链由碱基之间的氢键结合在一起。缠绕在一起的 DNA 和螺旋式楼梯相类似。如果松散开来，就像一把梯子。梯子的直边全部由磷酸盐和糖分子组成，梯子的横档则是互补配对的碱基。胸腺嘧啶总是与腺嘌呤配对，鸟嘌呤总是与胞嘧啶配对。互补的碱基连接在一起。

互补碱基对使 DNA 在复制时能确保碱基序列不变。这一特性极为重要，因为正是碱基序列决定了蛋白质中氨基酸的序列。RNA 为单链。形成 RNA 时，与一条 DNA 链的碱基互补配对，将正确的碱基序列传递给 RNA，如图 2.23b 所示。RNA 是直接参与蛋白质合成的核酸。

三磷酸腺苷（ATP）：能量载体

核苷酸除了作为核酸的亚基，还具有代谢功能。当腺苷（腺嘌呤加核糖）添加三个而不是一个磷酸基团时，就变成 ATP，ATP 是细胞中的能量载体。

ATP 的结构与功能相匹配

ATP 是一种高能分子，原因在于最后两个磷酸键不稳定，极易发生断裂。在细胞中，最后一个磷酸键通常被水解，释放出二磷酸腺苷（ADP）分子和无机磷酸盐分子Ⓟ（图 2.24）。细胞利用 ATP 分解释放的能量来合成大分子，比如碳水化合物和蛋白质。肌细胞用这些能量实现肌肉收缩；神经细胞用这些能量传导神经冲动。ATP 分解后，通过向

ADP 添加Ⓟ可实现循环利用。需要注意的是，从图 2.24 可以看出，重新形成 ATP 是需要能量的。

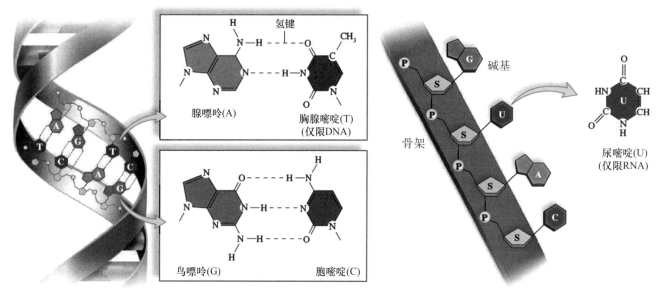

a. 具有碱基对的DNA结构：A和T配对，G和C配对

b. 具有G、U、A、C碱基的RNA结构

图 2.23　DNA 和 RNA 的结构

a. DNA 中，腺嘌呤和胸腺嘧啶是互补碱基对。注意，氢键将两个碱基连接在一起（就像螺旋楼梯上的横档一样）。同理，鸟嘌呤和胞嘧啶构成互补碱基对。b. RNA 中尿嘧啶取代了胸腺嘧啶，所以无法实现互补碱基配对。

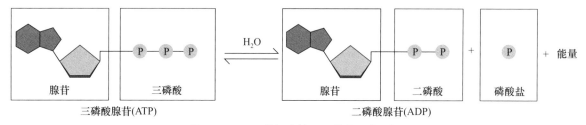

图 2.24　ATP 是细胞的通用能量"货币"

ATP 由腺苷和三个磷酸基团（称为三磷酸盐）组成。当细胞需要能量时，ATP 发生水解反应（需要加入水），形成 ADP 和Ⓟ，并释放出能量。为了重复使用 ATP，需要从食物中获取能量，发生逆反应：ADP 和Ⓟ结合在一起生成 ATP，释放出水分子。

案例分析：结论

　　经过 3 个月的准备工作后，戴维觉得可以去看医生了。戴维不仅对膳食习惯做出了一些重要调整，限制膳食脂肪含量，注意食物中的胆固醇含量，还增加了每周的锻炼时间。更为重要的是，他现在对某些分子的化学组成与健康的关系有了更深入的了解。戴维认识到胆固醇是人体内的一种重要分子，然而，由于胆固醇还具有疏水性，这会给他的循环系统带来问题。此外，他也明白了医生所说的"好"胆固醇和"坏"胆固醇是什么意思。实际上，戴维的医生指的是脂蛋白，这是一种在血液中运送脂质和胆固醇的蛋白质。低密度脂蛋白（LDL）也就是"坏"胆固醇偏高说明他体内有过量的脂肪需要转送，高密度脂蛋白（HDL）则表示空载的蛋白质。理想情况下，低的 LDL 值和高的 HDL 值表明心血管系统处于健康状态，许多与膳食相关疾病的风险也较低。

小结

2.1 从原子到分子

- 物质由元素组成，每种元素只由一种类型的原子组成。元素用原子符号和原子序数表示，原子序数指的是原子中的质子数。原子的质量数取决于原子核内质子和中子的数量。

- 电子在电子层里绕原子核做轨道运动。原子的化学性质取决于价电子层的电子数量。

- 一种元素的同位素的中子数存在差异。周期表上的原子质量反映了这些同位素的平均质量。放射性同位素是不稳定同位素，广泛用于科学研究和医学研究。

- 原子可以彼此结合在一起形成分子和化合物。原子在得到或失去电子时成为离子，离子键就是在这样的原子间形成的。共价键是由共用电子形成的。

2.2 水与生命

- 水是一种极性化合物，水的这种特性使水分子之间形成氢键。

- 水在室温下呈液态，而不是气态。水在改变形态时所需要的能量称为热量。

- 水升温和结冰时的速度较慢，从而使温度的变化比较缓和，人体可通过水的汽化来降温。

- 冰的密度比液态水低，所以冰漂浮在水面上。

- 内聚性指的是水分子之间彼此吸引的能力。黏附性指的是水分子依附于表面的能力。

- 水有极性，因而是一种万能溶剂。极性亲水分子很容易与水发生相互作用。非极性疏水分子不能很好地与水发生相互作用。

- pH 由 H^+ 浓度决定。酸能增加 H^+ 浓度，降低水的 pH。碱能降低 H^+ 浓度，提高水的 pH。pH 反映了溶液的酸碱性。缓冲液帮助细胞和生物保持稳定的 pH。

2.3 生命分子

- 碳水化合物、脂质、蛋白质和核酸是细胞中具有特定功能的有机分子。

- 脱水反应利用基本成分形成大分子，水解反应分解大分子。

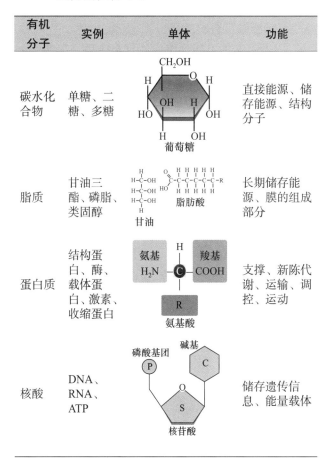

有机分子	实例	单体	功能
碳水化合物	单糖、二糖、多糖	葡萄糖	直接能源、储存能源、结构分子
脂质	甘油三酯、磷脂、类固醇	脂肪酸 甘油	长期储存能源、膜的组成部分
蛋白质	结构蛋白、酶、载体蛋白、激素、收缩蛋白	氨基 羧基 氨基酸	支撑、新陈代谢、运输、调控、运动
核酸	DNA、RNA、ATP	核苷酸	储存遗传信息、能量载体

2.4 碳水化合物

- 碳水化合物是短期储能分子。

- 简单的碳水化合物是单糖或二糖。葡萄糖是一种单糖，为细胞快速供能。

- 复杂的碳水化合物是多糖。淀粉、糖原和纤维素（纤维）是含有多个葡萄糖的多糖。

- 植物以淀粉的形式储存葡萄糖，而动物以糖原的形式储存葡萄糖。纤维素组成植物细胞壁。纤维素是膳食纤维。纤维在消化系统的健康中起着重要作用。

2.5　脂质

- 脂质是不溶于水的非极性分子。脂肪也称为甘油三酯，脂肪和油脂都是长期储能分子。
- 脂肪酸分为饱和脂肪酸和不饱和脂肪酸。反式脂肪酸是不饱和脂肪酸，给人体健康带来不良影响。
- 细胞膜含有磷脂。
- 类固醇是由四环组成的复杂脂质。睾酮和雌激素是类固醇。胆固醇是由脂蛋白 [低密度脂蛋白（LDL）和高密度脂蛋白（HDL）] 运输的类固醇。

2.6　蛋白质

- 蛋白质可分为结构蛋白（如角蛋白和胶原蛋白）、激素或酶，酶能加速化学反应。蛋白质负责细胞运动（肌动蛋白和肌球蛋白）、肌肉收缩（肌动蛋白和肌球蛋白）以及在血液中运输分子（血红蛋白）。
- 蛋白质是具有氨基酸亚基的大分子。肽由肽键将氨基酸连接在一起组成，多肽含有多个氨基酸。

- 蛋白质有不同的结构层次：一级结构是由形成多肽的氨基酸序列决定的。二级结构有 β - 折叠和 α - 螺旋。二级结构形成三维球状就出现三级结构。两条或多条多肽结合组成蛋白质时形成四级结构。变性表示蛋白质形态发生不可逆转的变化。

2.7　核酸

- 核酸是由核苷酸组成的大分子。1 分子核苷酸由 1 分子含氮碱基、1 分子五碳糖和 1 分子磷酸基团组成。DNA 和 RNA 是核苷酸聚合物。
- DNA 包含脱氧核糖；DNA 中有 4 种不同的碱基：腺嘌呤、鸟嘌呤、胸腺嘧啶和胞嘧啶；DNA 呈双链结构，形成一个螺旋。DNA 两条链之间的螺旋形成互补碱基对。
- RNA 含有核糖；还含有腺嘌呤、鸟嘌呤、尿嘧啶和胞嘧啶，RNA 不形成螺旋。
- ATP 是一种高能分子，其原因在于磷酸键不稳定。
- ATP 经水解反应生成 ADP+ Ⓟ，这一过程释放能量，用于细胞代谢。

第 3 章
细胞的结构与功能

案例分析：细胞什么时候会发生机能失常？

　　玛丽和凯文在孩子出生4个月后开始察觉到异常。大多数新生儿体质迅速增强，具有了抬头的能力，表现出手眼协调，但他们的孩子看起来却很弱。不仅如此，玛丽还发现他们的孩子在喝奶时表现得不正常。在和儿科医生商量之后，玛丽和凯文决定把孩子送到当地儿童研究医院，和接受过新生儿发育障碍专业培训的医生商讨应对办法。

　　孩子在研究医院接受了一系列检查，包括血液检查和全面体检，事后专家告诉玛丽和凯文，他们的孩子表现出的症状符合泰-萨克斯病的特征。这是一种罕见的代谢紊乱，能引发细胞中的溶酶体机能失常。正是由于溶酶体机能失常，脂肪酸在孩子的细胞中不断积累。脂肪酸的积累使神经元出现退化，从而引发这对父母口中描述的症状。

　　但令研究团队困惑不解的是，玛丽和凯文都没有东欧血统。众所周知，东欧人出现泰-萨克斯病基因突变的概率比较高。但是，对玛丽和凯文的基因检测表明，他们两个人都是这种缺陷基因的携带者，这就意味着，尽管他俩都有一个与泰-萨克斯病相关的正常基因，但每个人还携带一个缺陷基因。溶酶体正常发挥作用只需要一个正常基因就够了，但不幸的是，玛丽和凯文两个人都把缺陷基因遗传给了孩子。

　　尽管玛丽和凯文的孩子预后不良，他们还是决定弄清楚这种基因缺陷是如何导致溶酶体功能失调的，并搜寻目前正在研发的可延长泰-萨克斯病患儿寿命的治疗方法。

章节概要

3.1　什么是细胞

　　细胞是生物的基本单元。细胞的大小受到比表面积的限制。

3.2　细胞是如何组织在一起的

　　人类细胞是真核细胞，包括细胞膜、细胞质和细胞核。

3.3　细胞膜以及物质如何穿过细胞膜

　　细胞膜的结构影响其渗透性。物质通过被动和主动转运机制、蛋白质载体和囊泡穿过细胞膜。

3.4　细胞核与内膜系统

　　细胞核和核糖体参与细胞内的信息处理。内膜系统是一系列可交换的细胞器。

3.5　细胞骨架、细胞运动和细胞连接

　　细胞骨架由维持细胞形态和协助细胞器运动的纤维组成。

3.6　新陈代谢与能量反应

　　线粒体是细胞呼吸的部位，细胞呼吸是好氧过程，产生细胞绝大多数的ATP。发酵是一种厌氧过程，能产生少量的ATP。

3.1　什么是细胞

包括人类在内的所有生物都是由细胞组成的。不论是单细胞细菌还是植物和复杂的动物，比如我们人类，构成生命的基本单元都是细胞。尽管细胞非常重要，但大多数细胞肉眼不可见，只有借助显微镜才能观察得到。由于细胞体积小，因此需要用公制的较小单位来度量，比如微米（μm）。1 微米等于 0.001 毫米（mm）。微米是人们使用显微镜开展专业观察时采用的基本单位。

人类大多数细胞的直径约为 100 微米，和人类头发的粗细大致相当。细胞的内容物则更小，大多数情况下，只有用高倍显微镜才能看到。正是因为如此，作为现代生物学基本原理之一的细胞学说直到 17 世纪显微镜发明之后才登上历史舞台。

细胞学说

细胞是生命的基本单位。根据细胞学说，没有比细胞更小的生命。单细胞生物表示出基本的生物特征。再也没有比细胞更小的生命能够生长繁殖，对刺激做出反应，保持内稳态，从环境吸收、利用物质并适应环境的变化。总之，生物的本质是细胞。

所有生物体都由细胞组成。许多生物（比如细菌）是单细胞的，而余下的生物（包括人类和植物）是多细胞的。在多细胞生物中，细胞一般构成组织，比如神经组织和结缔组织。甚至骨骼也由细胞（称为骨细胞）组成，骨细胞周围包裹着沉积物质。细胞在外观形态上不尽相同。尽管形态不一，细胞都有某些共同的结构。一般来说，细胞的结构和功能直接相关，承认这一点非常重要。

新细胞只能从先前存在的细胞中产生。大多数人直到 19 世纪还相信生命的自然发生说，即非生命体会产生生命有机体。例如，以前人们认为蛆虫是从挂在肉铺里的肉中自然形成的。蛆虫一般出现在苍蝇落脚的肉类中，但人们并没有意识到活的蛆虫并不是自发产生于无生命的肉中。弗朗西斯科·雷迪在 17 世纪开展了一系列实验，实验结果表明，放置在密闭容器内的肉无法产生蛆虫。也就是说，生命不能自发形成。1864 年，法国科学家路易斯·巴斯德用细菌细胞进行了一组经典实验。他的实验证明，从非生命中自发产生生命是不可能的。

小鼠或人类繁殖时，精细胞与卵细胞结合形成受精卵。父母通过繁殖将遗传信息的拷贝传递给下一代。受精卵是新生多细胞生物的第一个细胞。通过细胞分裂，新生物体的每个细胞都将获得一份亲本基因。

细胞大小

只有为数不多的几种细胞，比如鸡蛋或蛙卵，大到肉眼可见。相比之下，人类的卵细胞大约 100 微米，恰好是肉眼可以看到的极限。然而，绝大多数细胞要小得多。细胞之所以这么小，其原因可用细胞的比表面积来解释。营养物质或废物通过细胞表面进出细胞，因此，细胞的表面积越大，物质进出细胞的能力也就越强。体积较大的细胞比小细胞需要更多的营养物质，产生的废物也更多。然而，当细胞体积变得更小时，表面积实际上是成比例增加的。比较图 3.1 中的立方体可一目了然。

如此一来，我们自然想知道活跃代谢的细胞最多能有多大。鸡蛋就是这样一个例子。一旦鸡卵受精并开始新陈代谢，细胞不断分裂但体积并不增加，这就增大了快速分裂的细胞进行充分物质交换所需的表面积。

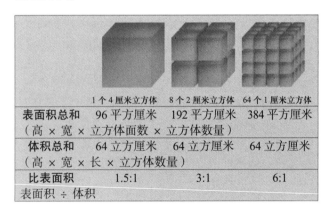

	1 个 4 厘米立方体	8 个 2 厘米立方体	64 个 1 厘米立方体
表面积总和 （高 × 宽 × 立方体面数 × 立方体数量）	96 平方厘米	192 平方厘米	384 平方厘米
体积总和 （高 × 宽 × 长 × 立方体数量）	64 立方厘米	64 立方厘米	64 立方厘米
比表面积 表面积 ÷ 体积	1.5:1	3:1	6:1

图 3.1　比表面积限制细胞的大小
细胞变小时，比表面积增大。

显微镜观察

显微镜让科学家能更深入地研究细胞的功能。显微镜的种类多样，从复合光学显微镜到高倍电子显微镜，不一而足。不同类型的显微镜有不同的放大倍数，所谓放大倍数也即观察到的图像大小与其实际大小之间的比值。此外，不同的显微镜其分辨率也不尽相同，如表 3.1 所列。分辨率是指区分两个相邻点的能力，表示的是将两个物体看成两个不同对象的最小距离。一般来说，显微镜放大倍数越大，分辨率也越高。

表 3.1　人眼和普通显微镜的分辨率

	放大倍数	分辨率
人眼	不适用	0.1 毫米（100 微米）
光学显微镜	1 000×	0.0 001 毫米（0.1 微米）
透射电子显微镜	100 000×（或更高）	0.000 001 毫米（0.01 微米）

复合光学显微镜利用一组玻璃透镜和穿过物体的光线来放大物体。人眼可以直接看到这个图像。

透射电子显微镜利用电子流产生放大图像。人眼无法直接看到这样的图像。因此，这种图像被投射到荧光屏或胶片上来生成人眼可见的图像（称为显微照片）。透射电子显微镜的放大倍数和分辨率要比光学显微镜高得多。因此，这种显微镜可以生成细节更丰富的放大图像。

扫描电子显微镜可提供物体表面的三维成像。

用窄电子束扫描样本表面，样本涂有薄金属层。金属释放出二次电子，这些二次电子被收集起来在屏幕上产生样本表面的电视样图像。

实验室经常用光学显微镜观察生物样本，但对于电子显微镜来说，情况并非如此。由于电子不能在空气中传播得很远，沿着电子束的整个路径必须保持高度真空。细胞放在显微镜下进行观察前通常要经过预处理。因为大部分细胞是透明的，在用光学显微镜观察之前，一般要用有色染料进行染色。某些细胞组分比其他组分吸收更多的染料，从而增强了对比度。用电子显微镜进行观察时采用的是类似的方法，只不过此时样本用电子致密金属（比如金）处理来提供对比度。金属并不能提供颜色，因此，在获得显微照片后，可以对电子显微照片进行着色。

"伪彩"指的是生成的原始显微照片被着色。此外，用电子显微镜观察时，细胞经过处理后不会在真空中分解。细胞还经常被嵌入模具中，这样研究人员就能把细胞切成非常薄的薄片，从而可以观察细胞内部的横截面。

以上提到的只是研究细胞的科学家和研究人员用到的几种显微镜和技术（参见科学专栏"将生物体染成绿色：绿色荧光蛋白和细胞"）。尽管显微成像技术发展迅猛，但仍取决于分辨率和放大倍数原理。

今日生物学　科学

将生物体染成绿色：绿色荧光蛋白和细胞

大多数细胞没有明显的色素沉着。因此，细胞生物学家经常依靠染料产生足够的对比度，来解析细胞器和其他细胞结构。最早用于细胞着色的染料出现在 19 世纪，是纺织工业中用来给衣物染色的化学品。从那时起，细胞染色的发展已取得重大进步。

2008 年，马丁·查尔菲、钱永健和下村修三位科学家因发现和改造一种称为绿色荧光蛋白的蛋白质（或称为 GFP）而获得诺贝尔化学奖。绿色荧光蛋白是一种在维多利亚多管发光水母中发现的生物荧光蛋白，这种水母一般称为水晶水母。水晶水母原产于美国西海岸。正常情况下这种水母是透明的，但当受到惊吓时，水晶水母的特殊细胞会释放一种称为发光蛋白质的荧光蛋白。荧光蛋白发出绿色荧光。查尔菲、钱永健和下村修组成的研究团队从水母中分离出荧光蛋白并将其发展为一种分子标签。几乎可以为细胞内的所有蛋白质生成这种标签，不仅可以用于确定带标签的蛋白在细胞中的位置，还可以揭示细胞在对外部环境做出反应时这些蛋白在细胞内分布的变化。如可以用绿色荧光蛋白标记的抗体来识别人体细胞中肌动蛋白的位置。

3.2 细胞是如何组织在一起的

生物学家将细胞分为两大类——原核细胞和真核细胞。原核细胞和真核细胞的主要区别在于是否存在细胞核，细胞核是一种膜包裹结构，其内有DNA。原核细胞没有细胞核，真核细胞有细胞核（图3.2）。原核生物包括两类细菌——真细菌和古细菌。真核生物包括动物、植物、真菌以及一些称为原生生物的单细胞有机体。

尽管原核细胞和真核细胞存在差异，但它们都有细胞膜，这是一层能够调控物质进出细胞的外膜。细胞膜是磷脂双分子层——由两层磷脂做成的"三明治"。极性磷酸盐分子构成双分子层的上表面和下表面，而非极性脂质位于中间。磷脂双分子层是选择透过性的，允许某些分子进入细胞，阻止其他分子进入细胞。分散在整个细胞膜中的蛋白质在允许物质进入细胞中发挥重要作用。各种类型的细胞还含有细胞质，细胞质是由水和各种分子组成的半流体基质，细胞质的各种成分悬浮或溶解在介质中。正是由于蛋白质的存在，细胞质才具有半流体性质。

真核细胞的细胞质内含细胞器，细胞器是细胞质中具有特殊功能的微结构。细胞器这个词最初只用于表示膜结构，但这里将用这个词指代任何具有明确定义的亚细胞结构。真核细胞有各种各样的细胞器（图3.2）。细胞器实现了对细胞的分隔和区域化，使各种细胞活动彼此互不干扰。

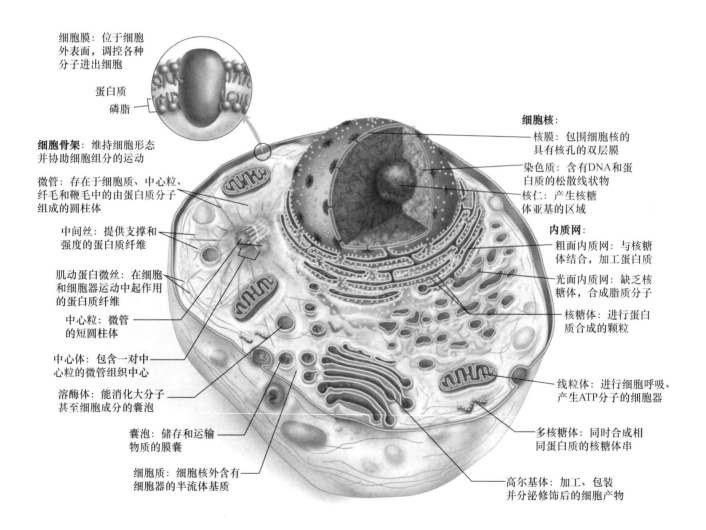

细胞膜：位于细胞外表面，调控各种分子进出细胞

蛋白质

磷脂

细胞骨架：维持细胞形态并协助细胞组分的运动

微管：存在于细胞质、中心粒、纤毛和鞭毛中的由蛋白质分子组成的圆柱体

中间丝：提供支撑和强度的蛋白质纤维

肌动蛋白微丝：在细胞和细胞器运动中起作用的蛋白质纤维

中心粒：微管的短圆柱体

中心体：包含一对中心粒的微管组织中心

溶酶体：能消化大分子甚至细胞成分的囊泡

囊泡：储存和运输物质的膜囊

细胞质：细胞核外含有细胞器的半流体基质

细胞核：

核膜：包围细胞核的具有核孔的双层膜

染色质：含有DNA和蛋白质的松散线状物

核仁：产生核糖体亚基的区域

内质网：

粗面内质网：与核糖体结合，加工蛋白质

光面内质网：缺乏核糖体，合成脂质分子

核糖体：进行蛋白质合成的颗粒

线粒体：进行细胞呼吸、产生ATP分子的细胞器

多核糖体：同时合成相同蛋白质的核糖体串

高尔基体：加工、包装并分泌修饰后的细胞产物

图3.2 典型真核细胞的结构

真核细胞的进化史

地球上首个出现的细胞是原核细胞。现在这些细胞以细菌和古菌为代表，它们的区别主要在于化学组成。

像古细菌之类的早期原核生物，它们很好地适应了早期地球生存环境。早期原核生物进化的环境对今天的生物来说可瞬间致命：地球的大气中没有氧气，到处弥漫着一氧化碳和其他有毒气体；大气温度超过 93 ℃，也不存在保护生物免受太阳辐射伤害的臭氧层。

尽管条件如此恶劣，原核生物还是存活下来并逐渐适应了地球的环境。在这个进化过程中，大多数古细菌走向灭绝。不过，我们现在知道仍有一些古细菌存活下来，在地球上最荒凉的地方能找到它们的身影，比如深海热泉区和咸海。对这些古老细菌开展的研究在揭示生命的起源方面仍具有重要价值。

有大量的证据支持真核细胞是从古细菌进化而来的。生物学界认为，真核细胞的内部结构按图 3.3 所示的进程进化而来。细胞核可能是由细胞膜内陷形成的，在这个过程中，细胞膜中形成一个口袋。这个口袋将细胞的 DNA 与外界隔离开来，由此形成细胞核。令人惊讶的是，真核细胞中的一些细胞器可能是通过吞噬原核细胞产生的。被吞噬的原核细胞并没有被消化掉，而是进化成不同的细胞器。其中之一就是生成线粒体。线粒体是进行细胞呼吸的细胞器。另一个这样的事件可能是叶绿体的形成。叶绿体存在于进行光合作用的细胞中。这一过程通常被称为内共生。

3.3　细胞膜以及物质如何穿过细胞膜

像所有细胞一样，人体细胞也包裹一层外膜（图 3.4）。细胞膜将细胞内外分隔开来。细胞膜的完整性和功能对细胞的存活至关重要。

细胞膜是一种磷脂双分子层，蛋白质附在表面或嵌入其中。磷脂分子有极性头部和非极性尾部（图 2.17）。磷脂和水接触时会自然形成球形的双分子层。极性头部由于携带电荷而呈亲水性（被水分子

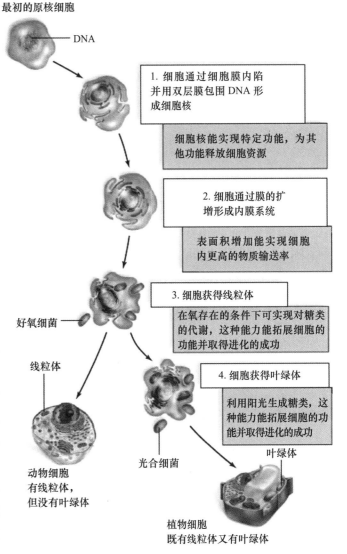

图 3.3　真核细胞的进化

细胞核可能是由原核细胞的细胞膜内陷形成的。在这之后，细胞获得了细胞器，其中一些可能曾是独立的原核细胞。

吸引），面向水介质排列在细胞内外交界处。非极性尾部呈疏水性（被水分子排斥），彼此朝向没有水介质的一侧。

体温环境下，磷脂双分子层呈液态，其黏度和橄榄油相当。蛋白质通过横向移动能改变它们的位置。流动镶嵌模型可用于描述膜结构的工作机理。流动镶嵌模型认为，蛋白质分子在流动磷脂双分子层内形成可移动的模式。胆固醇对细胞膜起到支撑作用。

短链糖连在一些蛋白质和脂质分子的外表面上，它们分别被称为糖蛋白和糖脂。这些糖链因细

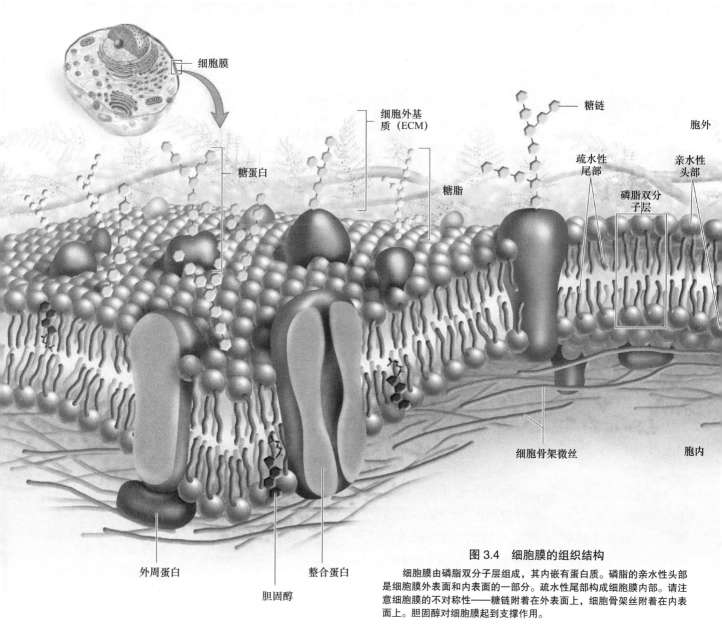

细胞膜

细胞外基质 (ECM)

糖蛋白

糖脂

糖链

胞外

疏水性尾部

亲水性头部

磷脂双分子层

细胞骨架微丝

胞内

外周蛋白

胆固醇

整合蛋白

图 3.4　细胞膜的组织结构

细胞膜由磷脂双分子层组成，其内嵌有蛋白质。磷脂的亲水性头部是细胞膜外表面和内表面的一部分。疏水性尾部构成细胞膜内部。请注意细胞膜的不对称性——糖链附着在外表面上，细胞骨架丝附着在内表面上。胆固醇对细胞膜起到支撑作用。

胞而异，起到区分特定细胞个体的作用。例如，这种特性可解释为什么人类有不同的血型。另一些糖蛋白具有特殊的构型，使其成为激素这类化学信使的受体。某些细胞膜蛋白形成特定物质进入细胞的通道。其他细胞膜蛋白要么是催化反应的酶，要么是分子透过细胞膜的载体。

细胞膜的功能

细胞膜将细胞内部与外部环境分隔开来。这样一来，只有某些特定的分子和离子才能自由进出细胞质。因此，细胞膜具有选择透过性（图 3.5）。

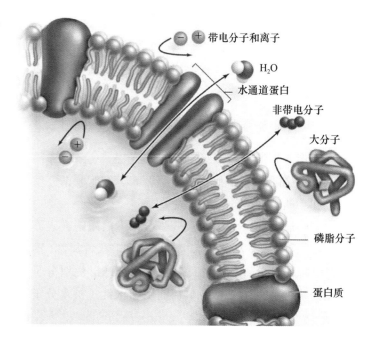

带电分子和离子

H_2O

水通道蛋白

非带电分子

大分子

磷脂分子

蛋白质

图 3.5　细胞膜的选择透过性

不带电的小分子能够穿过细胞膜，而带电分子或大分子则不能穿过细胞膜。水通过水通道蛋白可自由穿过细胞膜。

氧和二氧化碳这样的脂溶性小分子可轻易通过细胞膜。水分子比较小，因而通过称为水通道蛋白的蛋白质通道可自由穿过细胞膜。如果没有更直接的协助，离子和大分子无法穿过细胞膜，后面将对此进行详细讨论。

扩散

扩散是分子从高浓度区向低浓度区的随机运动，直到分布均匀为止。扩散是分子进出细胞的一种被动方式。扩散过程不需要细胞能量的参与。

某些分子通过扩散可自由穿过细胞膜。当分子能通过扩散穿过细胞膜时，它们会朝着哪个方向运动？分子会朝两个方向同时运动。但净运动是从高浓度区到低浓度区，直到最后达到平衡。平衡时，进出细胞的分子数量相等（图 3.6）。氧通过细胞膜扩散，净运动方向是进入细胞内部，其原因在于细胞生成 ATP 分子时要用到氧。

渗透

渗透是水穿过选择透过性膜的净运动。水的渗透方向取决于细胞内外溶液的渗透压。渗透压是由溶液内称为溶质的溶解颗粒确定的。溶液中溶质的浓度越高，水的浓度就越低，反之亦然。水一般从含有较少溶质的区域（低渗透压，因而水分子较多）扩散到溶质较多的区域（高渗透压，因而水分子较少）。

正常情况下，体液与细胞是等渗的（图 3.7a）。细胞膜两侧非扩散溶质和水的浓度相等，因此，细胞保持正常的大小和形态。治疗时采用的静脉液通常是等渗的。

由于水的渗入导致细胞发生膨胀，甚至发生破裂的溶液称为低渗溶液。与细胞相比，低渗溶液溶质浓度较低，水浓度较高。如果将红细胞置于低渗溶液中，水就会进入细胞，直至膨胀破裂（图 3.7b）。裂解指的就是细胞破裂的过程。红细胞发生破裂被称为溶血。

由于水分流失导致细胞发生收缩或萎缩的溶液称为高渗溶液。与细胞相比，高渗溶液溶质浓度较高，水的浓度较低。如果将红细胞置于高渗溶液中，水从细胞中渗出，细胞收缩（图 3.7c）。皱缩指的

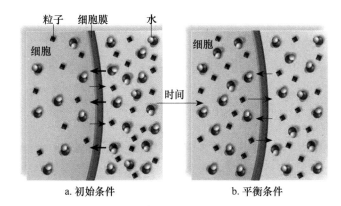

图 3.6　穿过细胞膜的扩散
a. 当一种物质能穿过细胞膜时，这种物质将来回穿过细胞膜，但净运动朝向低浓度区域。b. 平衡时，穿过细胞膜两侧的粒子和水分子数量相同，此时净运动为零。

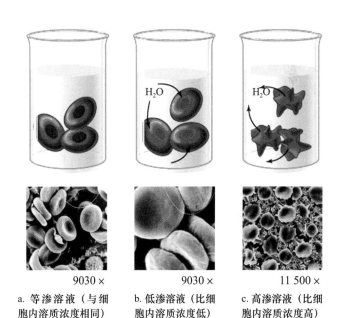

9030 ×	9030 ×	11 500 ×
a. 等渗溶液（与细胞内溶质浓度相同）	b. 低渗溶液（比细胞内溶质浓度低）	c. 高渗溶液（比细胞内溶质浓度高）

图 3.7　张力变化对红细胞的影响
a. 在等渗溶液中，细胞保持不变。b. 在低渗溶液中，细胞吸收水分，有可能发生破裂（裂解）。c. 在高渗溶液中，细胞失去水分并收缩（皱缩）。
照片版权：© Dennis Kunkel/Phototake。

就是这种情况下的红细胞。渗透压的存在导致这些变化的发生。渗透压控制着人体内水分的运动。例如，在小肠和大肠中，渗透压使人体吸收膳食中的水分。同样地，肾脏也是靠渗透压控制水分的吸收。

协同运输

许多溶质不能简单地通过扩散穿过细胞膜。这些溶质通过膜内蛋白载体完成转运。在协同运输的过程中，分子透过细胞膜从高浓度侧转运到低浓度

侧（图 3.8）。这是一种被动运输方式，因为细胞沿浓度梯度降低方向完成物质运输并不需要消耗能量。每种蛋白载体（有时也称为"转运体"）仅和特定的分子结合，比如葡萄糖分子。当细胞缺乏足够数量的葡萄糖转运蛋白时，人就会患 2 型糖尿病。

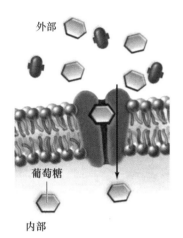

外部

内部

葡萄糖

图 3.8　通过协同运输穿过细胞膜

这是一种被动运输方式，物质通过蛋白载体沿浓度梯度降低方向运动。在这个例子当中，葡萄糖（用六边形表示）通过协同运输进入细胞内部。最终结果就是葡萄糖在细胞膜两侧的分布相等。

主动运输

主动运输过程中，分子从低浓度区向高浓度区移动。碘离子在甲状腺细胞中的浓度就是这样得到的。在消化道中，糖分被肠道细胞完全吸收。再举一个例子，水的内稳态通过肾小管细胞主动转运 Na^+ 来维持。

主动运输需要蛋白载体的参与以及 ATP 分解释放的细胞能量。ATP 分解释放出能量，用于完成主动运输。参与主动运输的蛋白质通常称为泵。就像水泵利用能量来克服水的重力，泵蛋白同样也需要

> **生活中的科学**
>
> #### 你能喝海水吗？
>
> 海水对于人体细胞来说属于高渗溶液。海水含盐量约为 3.5%，而人体细胞含盐量为 0.9%。一旦盐分进入血液，细胞由于试图稀释过量的盐分而失去水分，发生皱缩并最终死亡。人体的肾脏只能产生比海水盐度稍低的尿液，因此，为了提供必要的水分来清除身体的盐分，人体会脱水。此外，海水的镁离子（Mg^{2+}）含量较高，这会引起腹泻并加剧脱水。

> **生活中的科学**
>
> #### 什么原因导致囊性纤维化？
>
> 1989 年，科学家确定 7 号染色体上的一个基因缺陷是囊性纤维化（CF）的病因。这个基因为 *CFTR*（囊性纤维化跨膜传导调节子），该基因编码的蛋白负责分泌黏液、汗液和唾液的细胞中的 Cl^- 的跨膜运输。这种基因缺陷会导致细胞分泌物中的水盐平衡出现失调，进而引发囊性纤维化症状。到目前为止，已知的 CF 基因突变有 1800 多种。正是由于该基因存在各种各样的变异，囊性纤维化患者的严重程度才千差万别。

能量克服浓度梯度来实现物质的运输。所有细胞都使用这种泵蛋白将 Na^+ 移至胞外，并将 K^+ 送到胞内，（图 3.9）。这种泵与神经和肌肉细胞有着尤为紧密的关联。

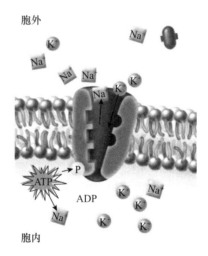

胞外

**图 3.9
主动运输和钠 – 钾泵**

这是一种分子从低浓度区向高浓度区转移的类型。转运需要蛋白载体和能量。通过主动运输使 Na^+ 离开细胞，K^+ 进入细胞，因此，Na^+ 在胞外聚集，K^+ 在胞内聚集。

胞内

细胞内的盐（NaCl）的跨膜转运是最重要的。首先，Na^+ 在泵的作用下穿膜，然后 Cl^- 通过特定的通道穿膜。对于囊性纤维化患者，氯通道产生的突变使其发生机能失调，从而导致这种遗传疾病症状。

批量运输

细胞用批量运输的方式实现对大分子（比如多糖或多肽分子）的跨膜转运。这种转运过程利用的是囊泡，而不是通道或转运蛋白。胞吞过程中，一

部分细胞膜发生内陷或形成小囊，将物质和液体包裹起来。然后细胞膜收缩，在细胞内形成内吞囊泡（图 3.10a）。有一些白细胞能通过胞吞作用吞噬病原体（病源物质），这个过程专门命名为吞噬作用。细胞通常会吞噬小分子和液体，这个过程称为胞饮作用（图 3.10b）。

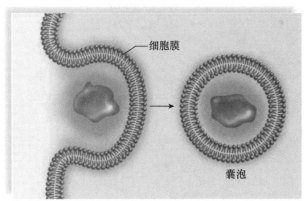

a. 吞噬作用

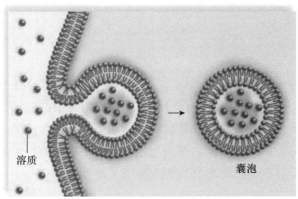

b. 胞饮作用

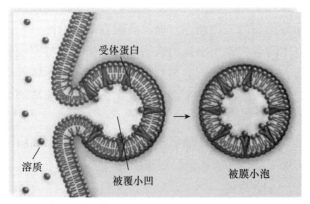

c. 受体介导的胞吞作用

图 3.10　批量运输实例

　　a. 较大的物质通过吞噬作用进入细胞。b. 小分子和液体通过胞饮作用进入细胞。c. 对于受体介导的胞吞作用，分子首先和特定受体结合在一起，然后再通过胞吞作用进入细胞。

胞吐过程中，随着分泌的发生，囊泡与细胞膜融合。囊泡最终与细胞膜融合之前，不断在某些细胞器之间移动。这就是信号分子（称为神经递质）离开一个神经细胞去刺激下一个神经细胞或肌肉细胞的方式。

还有一种胞吞作用利用细胞表面的受体（一种膜蛋白）富集感兴趣的特定分子，这个过程称为受体介导的胞吞作用（图 3.10c）。当细胞不能通过受体介导的胞吞作用从血液中摄取结合在一起的脂蛋白和胆固醇分子时，就会引发一种遗传性心血管疾病。

3.4　细胞核与内膜系统

　　细胞核含有大多数细胞功能所必需的蛋白质合成的遗传指令。内膜系统由一系列膜细胞器组成，膜细胞器在细胞物质的加工中发挥重要作用。

细胞核

　　细胞核是真核细胞的一个重要结构，细胞核以 DNA 的形式储存遗传信息（图 3.11），DNA 呈线性结构排列，称为染色体。染色体是各种基因的集合。基因是 DNA 的片段，储存着合成各种蛋白质所需的信息。这些蛋白质在细胞中发挥各种各样的功能，有助于决定细胞的特异性。尽管人体的每个细胞都含有同样的基因，但因基因的开放和关闭而产生差异，从而使它们在组织或生物体中发挥不同的作用。

　　染色质是 DNA 分子和蛋白质组成的复合结构，染色质再形成染色体。遗传信息经染色体代代相传。染色质在细胞分裂过程中通过紧密盘绕形成可见的染色体。然而，大多数时间染色质并不发生螺旋化。如果没有发生螺旋化，也就无法区别单条染色体，且在细胞核的电子显微成像中染色质呈颗粒状。染色质周围包围着半流体介质，称为核质。核质与细胞质的 pH 不同，这说明两者在组成上存在差异。

　　细胞核的显微照片常常显示出一个（有时不止一个）染色质暗区，这个暗区就是核仁，核糖体 RNA（rRNA）在其中合成，并与蛋白质结合在一

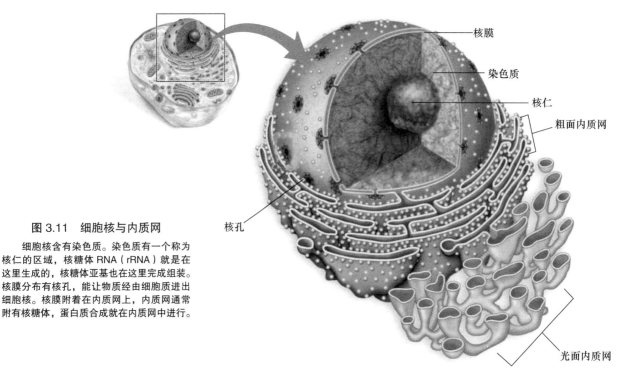

图 3.11　细胞核与内质网

　　细胞核含有染色质。染色质有一个称为核仁的区域，核糖体 RNA（rRNA）就是在这里生成的，核糖体亚基也在这里完成组装。核膜分布有核孔，能让物质经由细胞质进出细胞核。核膜附着在内质网上，内质网通常附有核糖体，蛋白质合成就在内质网中进行。

图中标注：核膜、染色质、核仁、粗面内质网、核孔、光面内质网

起形成核糖体的亚基。

　　细胞核通过双层膜与细胞质相分隔，这个双层膜称为核膜。核膜与内质网（ER）相连，内质网是由膜囊和膜管组成的膜系统，这将在下一节介绍。核膜上的核孔足够让核糖体亚基离开细胞核，并允许蛋白质进入细胞核。

核糖体

　　核糖体是由蛋白质与 rRNA 组成的细胞器。蛋白质合成就发生在核糖体内。核糖体通常附着在内质网上，但也有可能单个或以多核糖体形式成群游离在细胞质中。附着在内质网上的核糖体和在细胞质中游离的核糖体，各自合成的蛋白质有不同的归宿。

内膜系统

　　如图 3.12 所示，内膜系统由核膜、内质网、高尔基体、溶酶体和囊泡（微小的膜囊）组成。这个系统将细胞分隔开来，使得化学反应仅限于特定区域发生。囊泡将分子从系统的一部分运输到另一部分。

内质网

　　内质网由两个部分组成。粗面内质网面向细胞质的一侧膜嵌有大量核糖体。这些核糖体合成的蛋白质进入内质网内部进行进一步的加工和修饰。其中有些蛋白质整合到细胞膜中（比如通道蛋白），而另一些蛋白质则被包裹在囊泡中并送往高尔基体（参见下面的讨论），以完成向外输出。光面内质网与粗面内质网相连，但没有附着的核糖体。光面内质网合成膜上出现的磷脂和其他脂类。特定细胞的光面内质网还有许多其他功能，例如，在睾丸中产生睾酮，在肝脏中帮助解除化合物（比如药物）的毒性。

　　内质网生成运输囊泡，将大分子运送到细胞的其他部分，一般运送到细胞膜或高尔基体。

高尔基体

　　高尔基体以意大利细胞学家卡米洛·高尔基的名字命名，卡米洛·高尔基于 1898 年在细胞中发现了这种结构的存在。高尔基体由一堆略微弯曲的扁平膜囊组成，外观看起来像一堆薄饼。来自内质

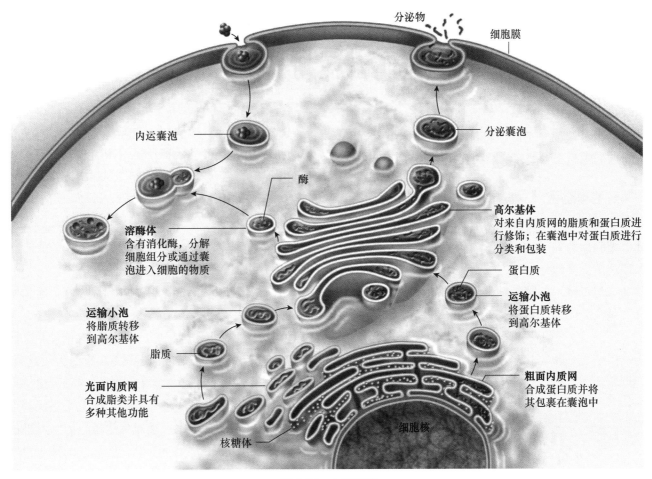

图 3.12　内膜系统

内膜系统中的细胞器共同作用以生成、修饰和分泌细胞所需的产物。其中某些产物可装载到囊泡中以产生溶酶体，用于消化进入细胞的物质。

网的蛋白质和脂质在高尔基体内进行修饰，例如，加上一段糖链，就形成了在细胞膜上经常看到的糖蛋白和糖脂。

离开高尔基体的囊泡转移到细胞的其他部位。有些囊泡会移向细胞膜，在细胞膜里释放它们的内含物。总体来看，高尔基体参与了加工、包装与分泌。

溶酶体

溶酶体是由高尔基体生成的膜囊，其内含有水解酶。人体的所有细胞都含有溶酶体，但在吞噬致病微生物的白细胞中特别多。当溶酶体与这种胞吞泡融合时，其内容物被溶酶体的酶消化成结构更简单的亚单位，然后进入细胞质。在一个称为自体消化的过程中，细胞的一部分可能会被溶酶体分解。一些疾病就是由于人体内缺乏某种特定的溶酶体酶

引发的。本章开篇讨论的泰 - 萨克斯病就是因为未消化的物质聚集在神经细胞中，导致患儿的发育问题并在婴幼儿时期致死。

3.5　细胞骨架、细胞运动和细胞连接

通过高能电子显微镜观察发现，细胞的细胞质中纵横交错着几种不同类型的蛋白质纤维，这些纤维统称为细胞骨架（图 3.2）。细胞骨架有助于维持细胞的形状，一方面能起到固定细胞器的作用，另一方面又能视情况协助细胞器的运动。

在细胞骨架中，微管比肌动蛋白丝大得多。微管呈圆柱状，内含一排排称为微管蛋白的蛋白质。微管组装受微管组织中心的控制，这个微管组织中心称为中心体（图 3.2）。微管有助于维持细胞的形状，

也是细胞器移动的轨道。在细胞分裂过程中，微管形成纺锤体纤维，牵引染色体的移动。肌动蛋白丝由一种称为肌动蛋白的蛋白质组成，是一种长长的极细纤维，通常成束或成组存在。肌动蛋白丝参与细胞的运动。细胞表面的微绒毛就含有肌动蛋白丝，微绒毛从细胞中伸出，能缩短和伸长。中间丝，顾名思义，其粗细介于微管和肌动蛋白丝之间。对不同类型的细胞，中间丝的结构和功能各不相同。

纤毛和鞭毛

纤毛和鞭毛参与细胞的运动。人体呼吸道里的纤毛细胞能清除喉咙内黏液中残留的微粒，使肺部保持清洁。类似地，纤毛细胞驱动卵子沿着输卵管移动，与带鞭毛的精子结合受精（图 3.13）。分子

马达的能量来自 ATP，它让纤毛、鞭毛中的微管相互作用并弯曲，从而产生移动。

正常纤毛和鞭毛的重要性可从称为纤毛运动障碍的遗传病中略见一斑。这是一种隐性遗传病，是一种与纤毛和鞭毛微管中的蛋白质生成相关的基因出现缺陷导致的，其结果就是纤毛和鞭毛无法弯曲。如此一来，这类人群会反复出现严重的呼吸道感染也就不足为奇了。呼吸道内的纤毛细胞无法保持他们肺部的清洁。他们也不能自然生殖，因为女性的卵子无法在纤毛的协助下移动，而男性的精子也无法在鞭毛的协助下运动。

细胞外基质

防护性细胞外基质（ECM）是一种由蛋白质和多糖组成的网状结构，与生成这些物质的细胞密切相关（图 3.14）。胶原蛋白纤维和弹性蛋白纤维是细胞外基质中两种众所周知的结构蛋白；胶原蛋白纤维抗拉伸，弹性蛋白纤维使细胞外基质具备较强的弹性。

纤连蛋白是一种黏附蛋白（图 3.14），与细胞膜中一种被称为整合素的蛋白结合在一起。整合素是一种整合膜蛋白，外部与纤连蛋白连接，内部与肌动蛋白细胞骨架连接。由于整合素既与细胞外基质相连，又与细胞骨架相连，因此能在细胞信号传导中发挥作用，使细胞外基质能影响细胞骨架的活动，进而影响细胞的形态和活动。细胞外基质中的氨基糖形成多种多糖，附着在蛋白质上，因此称为蛋白聚糖。蛋白聚糖又附着在一个很长的中央多糖

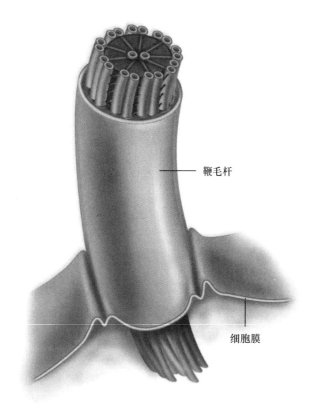

鞭毛的杆由两两连接在一起的9组微管二联体组成，这些微管固定在一对中心微管上

鞭毛杆

细胞膜

图 3.13　鞭毛的结构及功能

鞭毛（或纤毛）的杆含有微管二联体，微管二联体的侧臂是使突起移动的分子马达。精子长有鞭毛。如果精子无法向卵子运动，人类也就不能繁衍生息了。

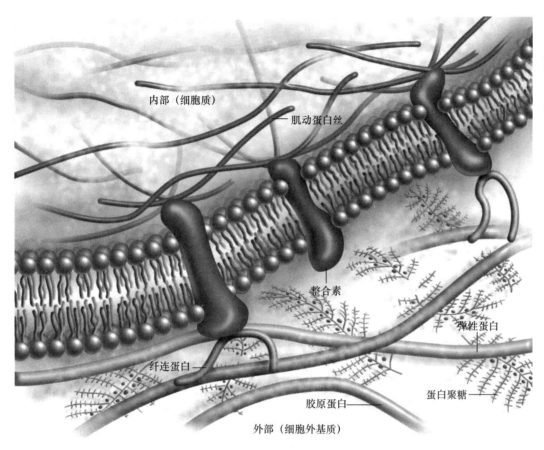

内部（细胞质）

肌动蛋白丝

整合素

弹性蛋白

纤连蛋白

蛋白聚糖

胶原蛋白

外部（细胞外基质）

图 3.14　细胞外基质

　　在细胞外基质中，胶原蛋白与弹性蛋白起到支撑细胞的作用，而纤连蛋白与整合素结合在一起，协助细胞外基质与细胞骨架之间的通信。

上。整个结构能抵抗细胞外基质的压缩。蛋白聚糖还通过调节从细胞外基质到细胞膜的分子通道来影响细胞信号的转导过程，细胞膜上分布着各种受体。

　　第 4 章在讨论结缔组织时，我们将研究细胞外基质的数量和浓度如何发生变化：它们在疏松结缔组织中非常柔软；在软骨中呈半柔韧性；在骨质中像石头一样坚硬。骨的细胞外基质非常坚硬，除了前面提到的成分之外，还因为矿物盐（特别是钙盐）沉积在细胞外。

细胞间的连接

　　我们将在第四章中看到人体组织的细胞彼此相连，从而使各种组织协调发挥作用。图 3.15 给出了人体细胞三种主要的细胞间的连接方式。

　　黏附连接是将相邻细胞机械地连接在一起。在这种连接中，两个相邻细胞的细胞骨架连接在一起，是皮肤细胞间常见的连接方式。在紧密连接中，相邻细胞膜蛋白之间产生一个拉链式的屏障，这种

类型的细胞连接在消化系统和肾脏中比较常见，因为这些人体器官需要在一定的区域内容纳液体成分（消化液和尿液）。缝隙连接可实现细胞间的通信，在这种连接中，细胞膜通道蛋白融合在一起，分子在相邻细胞间可轻松地移动。

3.6　新陈代谢与能量反应

代谢通路

　　新陈代谢是活细胞中全部化学反应的总称，而细胞呼吸是新陈代谢的重要组成部分。通常来说，新陈代谢需要有代谢通路，且在细胞内有序排列的酶的催化作用下进行：

$$A \xrightarrow{1} B \xrightarrow{2} C \xrightarrow{3} D \xrightarrow{4} E \xrightarrow{5} F \xrightarrow{6} G$$

　　除了字母 A 和 G，其他字母都代表前一步化学反应的产物和下一步化学反应的反应物。A 代表起始反应物，G 代表终产物。代谢通路中标注的数字

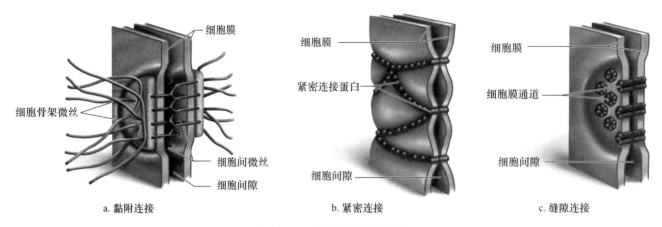

图 3.15　细胞间的连接方式

a. 黏附连接将相邻细胞机械地连接在一起；b. 紧密连接在细胞与外界环境之间形成屏障；c. 缝隙连接可以实现细胞间的通信。

指的是不同的酶。代谢通路中的每一个化学反应都需要特定酶的参与。因为酶是细胞内生命活动不可或缺的重要物质，因此，酶在化学反应中的作用机理已获得了广泛深入的研究。

代谢通路受细胞的严格调控。反馈抑制是其中一种调节方法。在反馈抑制中，代谢通路的一种终产物可与代谢通路中靠前的一种酶相互作用。大多数情况下，这种反馈会减缓反应，使细胞不会产生比所需更多的产物。

酶

酶在新陈代谢中起到加快化学反应速度的作用。参与化学反应的反应物称为酶的底物。酶通常根据其底物命名。例如，脂类被脂肪酶分解，麦芽糖被麦芽糖酶分解，乳糖被乳糖酶分解。

酶有一个称为活性部位的特定区域，在这里底物聚集到一起发生化学反应。酶的特异性取决于活性部位的形态。酶及其底物以一种特定的方式结合在一起，就像将一堆拼图碎片组合在一起（图 3.16）。一个反应完成后，生成物释放出来，酶即可再次使用。因此，细胞只需要少量的特定酶就可以完成一个化学反应。细胞的化学反应可用以下方式归纳：

$$E + S \rightarrow ES \rightarrow E + P$$

式中，E= 酶，S= 底物，ES= 酶 - 底物复合物，P= 生成物。酶可以反复使用。

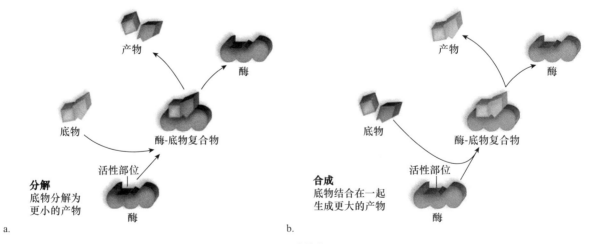

图 3.16　酶的作用

酶有一个活性部位，底物以有利于反应的方式和酶在活性部位结合在一起。反应后，产物被释放，酶可自由进行下一次反应。a. 一些酶催化分解反应，将底物分解为更小的产物；b. 另一些酶催化合成反应，将底物结合在一起生成更大的产物。

除非以某种方式被激活，分子通常不会发生相互反应。例如，实验室一般通过给反应瓶加热来增加分子间有效碰撞的数量，这就能实现化学反应的激活。分子间发生化学反应所必须吸收的能量称为活化能（E_a）（图 3.17）。即使反应激活后会继续进行，也必须克服活化能。木柴燃烧时释放巨大的能量，但是一堆木柴并不会自发燃烧。要想克服活化能，需要某种外部能量的输入，比如点燃一根火柴。

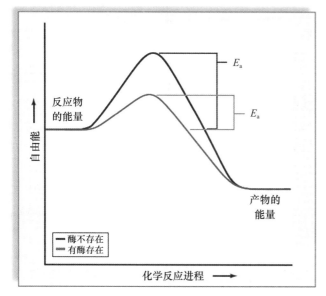

图 3.17 活化能
酶通过降低化学反应激活所需的活化能来加速代谢反应。

图 3.17 给出了酶不存在与有酶存在的条件下 E_a 的对比情况，从中可以看出，当有酶存在时可以降低激活化学反应所需的能量。尽管如此，添加酶并不会改变化学反应的最终结果。需要注意的是，产物的能量要比反应物的能量低，这表明反应可以发生，但是只有克服活化能才能激活反应。如果不添加酶，化学反应速度将变得异常缓慢。酶通过降低活化能加快了化学反应的速度。

辅酶是非蛋白质分子，在提高酶的催化活性方面起辅助作用，甚至还能在化学反应中接受或贡献原子。有趣的是，维生素通常是辅酶的组成部分。烟酸这种维生素是辅酶烟酰胺腺嘌呤二核苷酸（NAD^+）的组成成分，烟酸起着传递氢（H）和电子的作用。

线粒体与细胞呼吸

线粒体通常称为细胞的"动力车间"。像发电厂燃烧燃料产生电力一样，线粒体将葡萄糖产物的化学能转换成 ATP 中的化学能。在这个过程中，线粒体消耗氧并释放二氧化碳。因此，生成 ATP 的过程就称为细胞呼吸。线粒体的结构和执行的功能相适应。线粒体内膜向内折叠形成线粒体嵴。线粒体嵴伸入基质当中，基质是线粒体的内部空间，里面充满凝胶状液体（图 3.18）。线粒体基质含有分解葡萄糖产物的酶。随后 ATP 在线粒体嵴上生成。协助能量转化的蛋白质复合体以流水线的方式存在于这些膜骨架上。

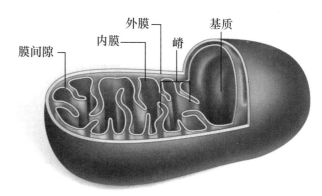

图 3.18 线粒体的结构
线粒体被双层膜所包被，内膜向内折叠形成线粒体嵴。线粒体嵴伸入半流体基质当中，基质内含有多种酶。

线粒体的结构支持这样的假说，即线粒体最初是原核生物，被细胞吞噬后形成共生关系。线粒体被双层膜包被，就像通过胞吞作用进入细胞的原核生物一样。更有趣的是，线粒体有自己的基因，能进行自我繁殖！

ATP-ADP 循环 ATP 是细胞的能量货币，参与许多细胞反应过程。如图 3.19 所示，ATP 看起来就像可充电电池。细胞呼吸过程中，葡萄糖分解用于将 ADP 分子和无机磷酸盐分子Ⓟ转化为 ATP。生成的 ATP 随即被用于细胞的代谢功能。肌肉细胞利用 ATP 实现收缩，神经细胞用 ATP 传导神经冲动。ATP 分解时释放热量、ADP 和磷酸盐Ⓟ。

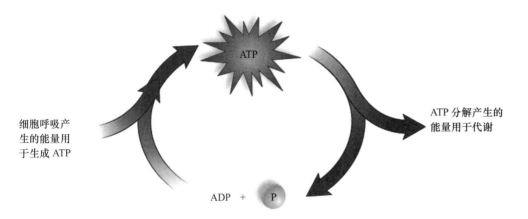

图 3.19 ATP 循环

葡萄糖之类的有机营养通过细胞呼吸分解时，能量转移到 ATP。ATP 用于需要能量才能进行的化学反应，比如肌肉收缩。ATP 分解时还会释放热量。人体通过从食物中摄取能量再将 ADP 和 ℗ 结合生成 ATP。

细胞呼吸

血液将葡萄糖和氧输送到细胞以后，细胞呼吸随即开始。通过细胞呼吸，葡萄糖被分解为二氧化碳和水。如图 3.20 所示，葡萄糖分解包含三条通路，分别是糖酵解、柠檬酸循环和电子传递链。这些代谢通路使葡萄糖分子中的能量得以缓慢释放，从而可以逐渐生成 ATP。如果葡萄糖瞬间全部发生分解，细胞将损失大量的能量。人们在燃烧木头和煤炭时，能量立刻以热的形式释放出来。与此不同的是，细胞逐渐"燃烧"葡萄糖并用 ATP 储存释放出的能量。

糖酵解 糖酵解指的是"糖的分解"。糖酵解过程中，葡萄糖，一个 6 碳（C_6）分子，发生分解，生成两个 3 碳分子（C_3）——丙酮酸。发生在细胞质中的糖酵解几乎存在于所有种类的细胞当中。因此，人们认为这种途径是从生命早期进化而来的。

糖酵解是一种无氧代谢，因为在这个过程中不需要氧的参与。生活在泥塘和沼泽以及人类肠道的

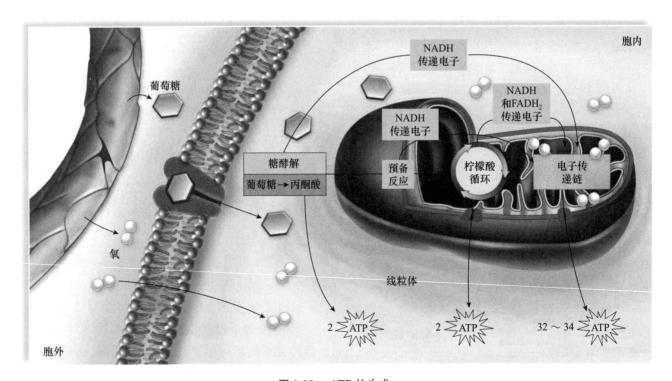

图 3.20 ATP 的生成

葡萄糖通过协同运输经血液循环系统进入细胞。细胞呼吸中的三条主要通路（糖酵解、柠檬酸循环和电子传递链）都产生 ATP，但绝大部分 ATP 是由电子传递链生成的。NADH 把糖酵解和柠檬酸循环产生的电子带到电子传递链。ATP 通过协同运输离开线粒体。

微生物，由于环境中没有氧气，它们以这种方式进行葡萄糖分解。糖酵解过程中，葡萄糖失去氢和电子，生成还原态烟酰胺腺嘌呤二核苷酸（NADH）。分子间键的断裂释放出大量的能量，净生成两个ATP 分子。

预备反应　丙酮酸是细胞呼吸中的关键分子。如果有氧存在，分子就会进入预备反应，之所以这样命名，是因为这种反应将糖酵解产物（丙酮酸分子）提供给柠檬酸循环过程中的线粒体使用，这样就能实现葡萄糖分子的彻底分解。每个葡萄糖分子分解会产生少量的 NADH。正如本节后面所要讨论的，如果没有氧存在将进行发酵反应。

柠檬酸循环　每个丙酮酸分子在经过简单加工后，作为乙酰辅酶 A 进入柠檬酸循环。柠檬酸循环也称为克雷布斯循环，是在线粒体基质中发生的一系列循环性的酶促反应。

柠檬酸循环的目标是通过打断剩下的 C—C 键完成葡萄糖分解。随着反应的进行，释放出二氧化碳，生成少量的 ATP（每个葡萄糖分子分解产生两个 ATP 分子），剩下的氢与电子被 NADH 和一种称为还原型黄素腺嘌呤二核苷酸（$FADH_2$）的类似分子带走。

细胞呼吸作用还能将碳水化合物之外的有机分子作为能源来使用。脂肪和蛋白质都可以转化为进入柠檬酸循环的化合物。本节在后面健康专栏"比萨饼的代谢命运"中对此进行更详细的介绍。

电子传递链　糖酵解与柠檬酸循环产生的NADH 分子将电子传递给电子传递链。电子传递链的成员是由复合物组合的。这些复合物嵌入线粒体嵴中。电子传递链的每个载体蛋白接受两个电子并将其传递给下一个载体蛋白。随后将用到 NADH 分子携带的氢。

高能电子进入电子传递链，在载体中传递时能量不断衰减，最后低能电子脱离电子传递链。氧在电子传递链末端作为电子的最终受体。氧接受电子后与氢结合生成水。

氧的存在使电子传递链成为有氧代谢。氧在细胞呼吸过程中不与任何底物结合。呼吸对人体至关重要，氧的唯一用途就是在电子传递链的末端接受电子。

电子在载体间传递的过程中释放的能量用于ATP 的合成。研究人员多年来一直致力于探究这一过程的精确机理，这部分内容已经超出本书的范围。可以这样说，线粒体内膜含有的 ATP- 合酶复合物，将 ADP 分子和无机磷酸盐分子结合在一起生成 ATP。ATP- 合酶复合物在每个葡萄糖分子中生成约 32 个 ATP 分子。细胞呼吸总共生成 36 ～ 38 个 ATP 分子。

发酵

发酵是一种厌氧过程，也就是说不需要氧。如果细胞无法获得氧，电子传递链很快就会不起作用，其原因就在于电子失去了氧这种受体。在这种情形下，大多细胞存在安全阀，仍能生成一些ATP。只要细胞能不断地获得"自由的"NAD^+，接受氢和电子，糖酵解就不会中断。通常情况下，NADH 携带电子到达电子传递链，然后循环再生成 NAD^+。但是，如果系统由于缺乏氧而不工作，NADH 将氢和电子传递给丙酮酸分子，反应过程如下所示：

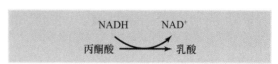

这意味着柠檬酸循环和电子传递链不是发酵作用的组成部分。当重新获得氧时，乳酸可被转化回丙酮酸，继续正常的代谢过程。

发酵能在短时间内给人体提供大量能量，但每个葡萄糖分子只能生成两个 ATP 分子。与此同时，发酵作用还会导致乳酸的积累。乳酸对细胞有害，导致肌肉痉挛和疲劳。如果发酵持续足够长的时间，人即会死亡。

生物体的发酵由酵母发酵得名，酵母发酵生成酒精和二氧化碳（而非乳酸）。用酵母发酵面包时，生成的二氧化碳使面包变得蓬松。用酵母发酵生成的酒精就是我们使用的酒精。

今日生物学 健康

比萨饼的代谢命运

显然，我们的膳食并不仅仅由碳水化合物组成。脂肪和蛋白质也是有机养分，人体同样可以利用脂肪和蛋白质分子中蕴含的能量，这是合情合理的。事实上，本章讨论的代谢通路不仅仅在于获取脂肪和蛋白质的能量。在这我们以含有碳水化合物（面饼）、脂肪（奶酪）和蛋白质（意大利辣肠）的香肠比萨饼为例来说明。

通过前面的分析我们已经知道，碳水化合物（面饼）中的葡萄糖在细胞呼吸中被分解掉。当把比萨饼中的奶酪（一种脂肪）作为能源时，它被分解为甘油和三种脂肪酸。如图 3A 所示，甘油可以转化为丙酮酸并进入糖酵解。脂肪酸被转化为进入柠檬酸循环的中间物。1 个 18 碳脂肪酸分子分解为 9 个乙酰辅酶 A 分子。计算结果表明，这些呼吸代谢总共可产生 108 个 ATP 分子。这就是为什么脂肪能成为储存能量的有效形式——每个脂肪分子的 3 条脂肪酸长链可在需要时生成大量的 ATP。

蛋白质很少用作能源，但如果有必要也可以这样做。氨基酸的碳骨架可以进入糖酵解，转化为乙酰基，或者从另一点进入柠檬酸循环。当氨基酸发生脱氨基作用或去除氨基时，就能在肝脏中产生碳骨架。氨基转变成氨（NH_3），随后进入尿素循环并成为尿素的一部分，尿素是人体的主要排泄物。

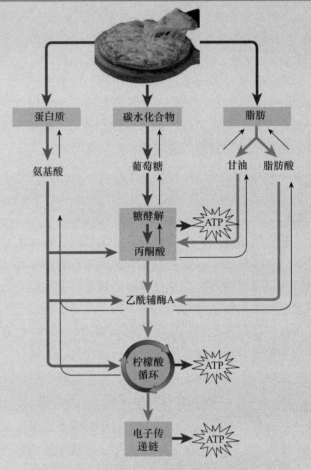

图 3A　能量的获取

碳水化合物、脂肪和蛋白质可作为能源使用，这些物质的单体（碳水化合物和蛋白质）或亚单位（脂肪）在特定位点进入降解途径。

我们将在第 9 章中更详尽地讨论人体的营养需求，包括维生素和矿物质如何与代谢通路发生相互作用，以及蛋白质、脂肪和碳水化合物的膳食指南。

案例分析：结论

在接下来的几个月时间里，凯文和玛丽花了很多时间了解泰 - 萨克斯病的病因和治疗方法。他们通过学习了解到，这种病是一种隐性基因突变导致的，此突变会限制人体内 β - 氨基己糖酶 A 的生成。这种酶被高尔基体载入新形成的溶酶体中，其作用是分解一种称为神经节苷脂的特定类型的脂肪酸链。神经节苷脂在大脑神经元的早期形成中发挥重要作用，但它在神经元中过度聚积就会引发泰 - 萨克斯病。

　　尽管玛丽和凯文的孩子最初诊断预后不良，据统计，患有泰 - 萨克斯病的幼儿很少有活过 4 岁的，但医生鼓励两位父母多关注基因治疗取得的最新进展，这或许能延长孩子的生命。基因治疗是将正常基因导入特定细胞，以恢复细胞受损的功能。最初的研究是在小鼠上展开的，向小鼠的大脑神经元内导入能正常产生 β - 氨基己糖酶 A 的基因，可以降低神经节苷脂的浓度。尽管研究工作仍在进行当中，但这对玛丽和凯文夫妇来说无疑为一线曙光。

🔵 小结

3.1　什么是细胞

　　细胞学说认为，细胞是组成生物的基本单位，所有生物来自先前存在的细胞。显微镜可用于观察细胞，细胞必须保持非常小的形态，这样才能获得有利的比表面积。

3.2　细胞是如何组织在一起的

　　人类细胞为真核细胞，细胞含有细胞核，细胞核含有遗传物质。像细菌这样的原核细胞比真核细胞小且没有细胞核。

　　细胞被细胞膜包被，细胞膜是细胞的一种选择性渗透屏障，能限制物质进出细胞。细胞膜和细胞核之间的物质是细胞质。真核细胞的细胞质含有各种细胞器，每个细胞器具有特定的功能。

3.3　细胞膜以及物质如何穿过细胞膜

　　流动镶嵌模型用于描述细胞膜的结构。细胞膜含有：

- 磷脂双分子层，选择性地调节分子和离子进出细胞。
- 嵌合蛋白质，允许特定物质穿过细胞膜。

分子进出细胞的通道可分为主动和被动两种。

- 被动机制不需要能量，扩散、渗透和协同运输都属于此类。张力和渗透压控制渗透过程。
- 主动机制需要能量的参与，主动运输（钠 - 钾泵）和内吞作用（吞噬作用和胞饮作用）、受体介导的胞吞作用和胞吐作用都属于此类。

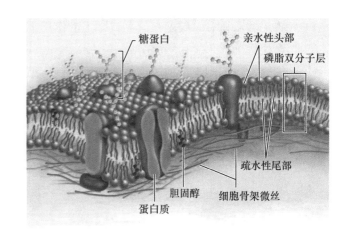

3.4　细胞核与内膜系统

- 细胞核储存 DNA，DNA 内的基因决定了蛋白质中氨基酸的排列顺序。染色质是 DNA 分子和组成染色体的蛋白质的复合体。
- 细胞核被核膜所包被，核膜上有用于细胞间通信和物质转运的核孔。
- 核仁产生核糖体 RNA。
- 蛋白质合成在核糖体中发生，核糖体是由蛋白质和 rRNA 组成的小细胞器。

内膜系统

内膜系统由核膜、内质网、高尔基体、溶酶体和囊泡等组成。

- 粗面内质网含有核糖体，蛋白质在此处合成。
- 光面内质网不含核糖体，其功能多种多样，包括脂质合成。
- 高尔基体对蛋白质和脂质进行加工和包装，

将这些物质装载到小囊泡内，然后分泌到细胞外或送到细胞其他部位。

- 溶酶体是由高尔基体产生的特化囊泡。溶酶体和进入细胞内部的囊泡融合，消化被包裹起来的物质并自我消化老化细胞组件。

3.5 细胞骨架、细胞运动和细胞连接

- 细胞骨架由微管、肌动蛋白丝和中间丝组成，这些成分决定了细胞的形态，让细胞器在细胞内运动。微管受中心体组织调控。纤毛和鞭毛含有微管，细胞在纤毛或鞭毛的作用下产生运动。
- 细胞通过细胞连接构成组织，细胞连接为细胞间的通信提供了便利。
- 细胞外基质（ECM）位于细胞膜外部。细胞外基质起到支撑细胞的作用并调节进入细胞的物质运动。

3.6 新陈代谢与能量反应

代谢通路

- 新陈代谢是活细胞中全部化学反应的总称。

一条代谢通路包括一系列化学反应，每种化学反应都有相应的酶。参与化学反应的物质称为反应物，离开通路的物质称为产物。

酶

- 酶与底物在其活性部位结合。
- 酶通过降低启动化学反应所需的活化能（E_a）达到加快化学反应速度的目的。
- 辅酶是一种在提高酶的催化活性方面起辅助作用的非蛋白质分子，比如 NAD^+。

线粒体与细胞呼吸

- 线粒体参与细胞呼吸，消耗氧，释放二氧化碳。
- 在细胞呼吸过程中线粒体将葡萄糖中的能量转换为 ATP 分子的能量。

细胞呼吸和新陈代谢

- 细胞呼吸包括三条通路：糖酵解、柠檬酸循环和电子传递链。
- 糖酵解在细胞质内进行，是厌氧的。糖酵解生成两个丙酮酸分子和少量 ATP 与 NADH。

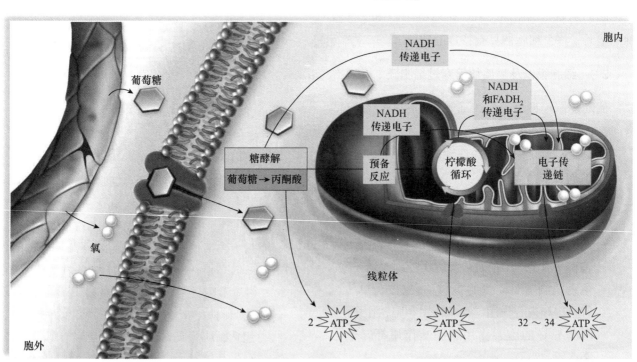

- 进入柠檬酸循环之前，丙酮酸分子通过线粒体中的预备反应进行加工。
- 柠檬酸循环在线粒体基质中进行，柠檬酸循环的作用是打断剩下的 C—C 键并生成 ATP、NADH 和 FADH$_2$。
- 电子传递链位于线粒体嵴上。它是好氧途径，利用 NADH 分子和 FADH$_2$ 分子中的电子生成细胞中的绝大多数 ATP。
- 如果细胞无法获得氧气，电子传递链就无法起作用，此时细胞进行发酵作用（发酵无需氧气参与）。发酵实现了对 NAD$^+$ 分子的重复使用，这样细胞就能通过糖酵解生成少量的 ATP。

第 4 章
人体系统的组织与调节

案例分析：人造皮肤

　　克里斯汀从医院苏醒后，发现家里失火导致她腿部发生大面积三度烧伤。医生告诉克里斯汀，由于她的腿部烧伤面积太大，无法进行自体皮肤移植。自体皮肤移植是一种传统的植皮技术，将身体其他部位的皮肤移植到受伤区域。还有一种方法是异体移植，皮肤取自他人或尸体，用这样的皮肤覆盖受伤部位。但克里斯汀的专科医生并不急于采用第二种方法，因为人体对异体组织产生排斥反应或感染，常引起并发症的发生。

　　作为替代，医生向克里斯汀推荐一种相对较新的技术——人造皮肤。就在十几年前，人造皮肤的概念可能仅出现在科幻电影里，但医学技术的进步让人造皮肤的使用成为现实。用人造皮肤的目的并不是永久地取代受损组织，相反，植入人造皮肤的过程是为了保护受损的组织，让患者的皮肤能有充足的时间自行恢复。

　　人造皮肤手术的第一步是在去除烧伤组织后用人造皮肤覆盖受伤部位。人造皮肤由胶原蛋白（一种结缔组织）和具有黏附性的碳水化合物组成，使人造皮肤能与人体皮肤表面的下层组织结合在一起。最初，人造皮肤含有一层模拟人体表皮的塑料薄膜，起到保持人体组织水分和防止感染的作用。第二步是从病人身体上未烧伤的皮肤部位取出一小部分表皮细胞样本，将这些表皮细胞样本送到实验室培养箱中培养为表皮细胞层。准备工作完成后，就可以用培养出来的表皮细胞层取代覆在病人受伤皮肤表面的塑料薄膜。随着时间的推移，实验室培养出来的人造皮肤就和新长出来的皮肤融合在一起。

4.1 人体组织的类型

回顾图 1.1 所示的生物的组织层次，细胞由分子组成；组织由一组相似的细胞构成；器官由几种不同类型的组织构成；器官系统由几种器官构成。本章将进一步研究组织、器官和器官系统的组织层次。

组织由相同种类的特化细胞构成，在人体内执行共同的功能。人体组织可分为四种主要类型：

结缔组织将人体各部位结合起来并起支撑作用。

肌肉组织使人体及其各部分产生运动。

神经组织接收感觉信息并传导神经冲动。

上皮组织覆盖于人体表面或衬于体腔。

生活中的科学

恶性肿瘤是怎样命名的？

恶性肿瘤是根据其组织来源进行分类的。肉瘤发生在肌肉或结缔组织（特别是骨或软骨）中。白血病是血液肿瘤。淋巴瘤是淋巴组织的恶性肿瘤。最常见的是恶性上皮组织肿瘤，称为癌。特定组织癌变的可能性与细胞分裂速率有关。上皮细胞和血细胞的增殖速度非常快，因此癌和白血病是常见的恶性肿瘤类型。

4.2 结缔组织具有连接和支撑作用

结缔组织的结构和功能多种多样。尽管存在这些明显的差异，所有结缔组织都有三个相似的组成部分：特化细胞、基质和蛋白质纤维。图 4.1 给出了疏松纤维结缔组织的图示，从图中可看出这些组成部分。基质是一种非细胞物质，将细胞分隔开来。基质有三种不同的形态：固态（骨）、胶体状（软骨）和液态（血液）。

蛋白质纤维有三种可能的类型。白色胶原纤维含有胶原蛋白，这种蛋白质使纤维具有韧性和强度。网状纤维是非常细的胶原纤维，这是一种有大量分支的蛋白质，形成精密的支撑网。黄色弹性纤维含有弹性蛋白，这种蛋白的强度不如胶原蛋白，但弹

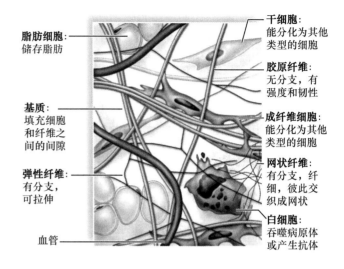

脂肪细胞：储存脂肪
基质：填充细胞和纤维之间的间隙
弹性纤维：有分支，可拉伸
血管
干细胞：能分化为其他类型的细胞
胶原纤维：无分支，有强度和韧性
成纤维细胞：能分化为其他类型的细胞
网状纤维：有分支，纤细，彼此交织成网状
白细胞：吞噬病原体或产生抗体

图 4.1 结缔组织的组分
所有结缔组织包含三个组成部分：特化细胞、基质和蛋白质纤维。这里给出的是疏松纤维结缔组织。

性更好。弹性纤维可恢复到原始形状，也可拉伸至其松弛状态的 100 倍以上，不会出现任何损坏。当人们遗传了能产生畸形纤维的基因时，就会患遗传性结缔组织疾病。举例来说，马方综合征就是由原纤维蛋白基因（*FBN1*）发生突变导致的。原纤维蛋白是弹性纤维的一个组成部分，这些突变导致富含弹性纤维的结缔组织（如主动脉）弹性降低。患有这种疾病的个体常因主动脉无法对血压升高做出相应扩张而死于主动脉破裂。

纤维结缔组织

纤维结缔组织以两种形式存在：疏松纤维结缔组织和致密纤维结缔组织。这两种组织都含有一种称为纤维细胞的细胞，成纤维细胞被含有白色胶原纤维与黄色弹性纤维的胶冻状基质彼此分隔开来，并保持一定距离（图 4.2）。基质由固有基质和纤维组成。

疏松纤维结缔组织由蜂窝组织和网状结缔组织组成，对上皮和许多内脏器官起到支撑作用。它存在于肺、动脉和膀胱中，有助于这些器官的扩张。疏松纤维结缔组织形成保护层，将许多内脏器官包围起来（比如肌肉、血管和神经）。

脂肪组织是一类特殊的疏松纤维结缔组织，其

中的细胞增大并储存脂肪。脂肪组织几乎没有细胞外基质。脂肪组织的细胞称为脂肪细胞，这些细胞排列紧密，里面充满液态脂肪。人体把这种储存起来的脂肪用于能量、隔热和器官保护。脂肪组织还分泌一种称为瘦素的激素，调控大脑中的食欲控制中枢。脂肪组织主要发现于皮下、肾脏周围和心脏表面。

致密纤维结缔组织含有许多聚集在一起的胶原纤维。这类结缔组织相比疏松纤维结缔组织有更多特定的功能。例如，肌腱中就含有致密纤维结缔组织，将肌肉与骨骼连接在一起；而在韧带中，则负责在关节处将骨连接在一起。

生活中的科学

节食能消除脂肪细胞吗？

很遗憾的是，节食会缩小脂肪细胞的体积，但细胞数量不会发生改变。这就意味着如果不控制饮食并保持锻炼，体重很容易反弹。只有通过吸脂术才能去除人体的脂肪细胞。

支撑性结缔组织

软骨和骨是两种主要的支撑性结缔组织，它们为人体的运动提供结构、形态、保护和杠杆作用。一般来说，软骨的柔韧性比骨要强，因为软骨缺乏基质的矿化作用。在第 12 章中更详细地介绍了支撑性结缔组织。

软骨

软骨内的细胞位于被称为腔隙的小室中，被坚固但柔韧的基质分隔开来。基质由成软骨细胞和软骨细胞组成。这种组织由于缺乏直接的血液供应，一旦受伤，愈合起来通常较慢。软骨有三种类型，其差异在于基质中的纤维类型。

透明软骨（图 4.2）是最常见的一种软骨，仅由细胶原纤维组成。基质外观似半透明玻璃。透明软骨分布于鼻子、长骨和肋骨的末端，以及呼吸道壁的环状软骨。胎儿骨骼也由这种软骨构成，软骨性的胎儿骨骼最终被骨取代。

弹性软骨相比透明软骨含有更多的弹性纤维。正是因为这个原因，弹性软骨的柔韧性更好，例如，

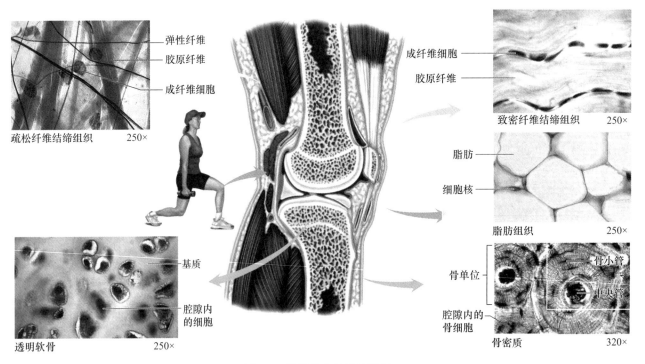

图 4.2 膝关节内的结缔组织

膝关节中可发现大多数类型的结缔组织。
照片版权：© Ed Reschke。

外耳就是由弹性软骨构成。

纤维软骨的基质含有强胶原纤维。纤维软骨分布于人体承受张力和压力的结构中，比如脊椎骨的椎间盘和膝关节垫片（半月板）。

骨

骨是最坚固的结缔组织。骨由极为坚硬的无机盐基质组成，尤其是钙盐。这些盐沉积在蛋白质纤维（特别是胶原纤维）周围。无机盐使骨变得坚硬，蛋白质纤维则使骨具有弹性和强度，这和钢筋在钢筋混凝土中发挥的作用颇为类似。成骨细胞和破骨细胞负责形成骨组织中的基质。

骨密质构成长骨的骨干（图 4.2），由圆柱形的结构单位构成，称为骨单位。骨单位的中央管被坚硬的骨基质环绕，骨细胞埋在腔隙中。中央管内的神经纤维传导神经冲动，而血管则携带能使骨骼更新的营养物质。骨小管（微管）内骨细胞的突起将相邻骨细胞连接在一起，也将骨细胞和中央管连接在一起。

长骨的两端表面覆盖骨密质，内部由骨松质组成。骨松质内有骨髓腔，骨松质也相应地被骨密质所覆盖，形成一种"三明治"结构。骨松质呈现出一种开放的不规则网孔结构，含有大量的针状或片状的骨质。虽然比骨密质要轻，但骨松质在构造上仍具有很高的强度。就像建筑物中用来支撑的支柱一样，骨松质的骨质部分按照应力方向排列。

液态结缔组织

血液

血液是一种液态结缔组织。血液由有形成分（图4.3）和血浆组成，在血管内流动。血液向组织液（也称为细胞外液）输送营养物质和氧。组织液浸润人体细胞并清除二氧化碳和其他废物。血液帮助人体散发热量，在保持体液平衡、离子平衡和酸碱平衡方面发挥作用。人体系统使血液成分和化学性质保持在正常范围内。第 6 章将详细讨论血液的结构和功能。

血液的每种有形成分都发挥特定的功能。红细胞非常小，呈双面凹的圆饼状，没有细胞核。红细胞含有血红蛋白，因而细胞呈红色，也使得血液呈红色。血红蛋白由四个亚基组成，每个亚基由珠蛋白和称为血红素的含铁的复杂结构组成。铁和氧松散地缔合在一起，因此红细胞能输送氧气。

白细胞（粒性白细胞）和红细胞很容易区分开来，因为白细胞有细胞核。未经染色的白细胞呈半透明状态。白细胞有很多种，但所有白细胞都能保护人体免受感染。有些白细胞能发挥多种功能，这就意味着这种白细胞能对任何进入人体的异物做出反应。这些细胞就是吞噬细胞，因为它们能吞噬传染性病原体（比如细菌）。其他白细胞的功能更加特异，要么产生抗体（抗体是一种和外来物质结合的分子，可使外来物质失去活性），要么直接攻击特定的侵入物或被感染的细胞。

血小板并不是完整的细胞。相反，血小板是存在于骨髓中的巨核细胞脱落下来的小块碎片。当血管受损时，血小板就会黏附于创伤处，并聚集成团，而受伤的组织则释放促进凝血的分子。

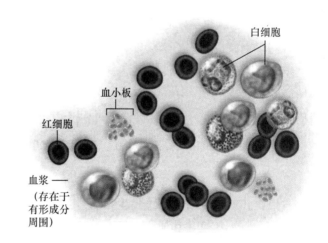

图 4.3　血液中的有形成分

红细胞不含细胞核，是输氧的媒介。每种类型的白细胞都有一种特定的方法来抵抗感染。血小板是特定细胞的碎片，有助于血管损伤后的止血。

淋巴液

淋巴液也是一种液态结缔组织。这是一种透明（有时呈淡黄色）液体，来源于组织周围的液体。淋巴液含有白细胞。淋巴管吸收组织中多余的组织液和各种溶解的溶质。淋巴管将淋巴液输送到心血管系统的特定血管中。淋巴管从小肠内吸收脂肪分子。淋巴结由纤维结缔组织组成，穿插于淋巴管中。淋巴液通过淋巴结时被过滤，这主要是因为白细胞

汇聚在淋巴结。人体受到感染时，淋巴结会肿大。

图 4.4 对每种结缔组织的主要类型进行了归纳整理。

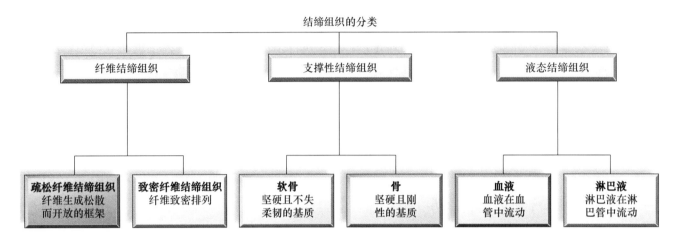

图 4.4　结缔组织的分类

结缔组织通常可分为三类：纤维结缔组织、支撑性结缔组织和液态结缔组织。

4.3　肌肉组织负责人体运动

肌肉组织专门负责收缩功能。肌肉组织由称为肌纤维的细胞组成，含有肌动蛋白丝和肌球蛋白丝。这些蛋白丝的相互作用产生运动。第 13 章将详细讨论蛋白丝的相互作用以及人体肌肉的组成结构。脊椎动物肌肉组织分为骨骼肌、平滑肌和心肌三种类型。

骨骼肌也称为随意肌（图 4.5a），通过肌腱附着在骨骼上，收缩使身体部位发生移动。其收缩受意识支配，收缩速度比其他肌肉组织要快。骨骼肌纤维呈长圆柱形，有些与肌肉一样长，是在发育过程中由细胞融合形成的，因此是一种多核纤维。骨骼肌的细胞核位于细胞外周，细胞膜下。肌纤维的明带和暗带交替排列，使其看起来呈横纹状或条状。这些明带和暗带是细胞中肌动蛋白丝和肌球蛋白丝的不同排列引起的。

平滑肌之所以这样命名，是因为这种肌肉组织的细胞没有条纹（图 4.5b）。平滑肌的每个梭形细胞只有一个细胞核。这些细胞层状排列，细胞中间

较致密的部分正好对着相邻细胞较薄的末端，因此细胞核在肌肉组织中形成不规则的图案。平滑肌是不随意肌，这就意味着平滑肌不受意识的支配。平滑肌分布于脏器（肠、膀胱及其他内脏器官）壁和血管壁中。正是因为如此，有时将平滑肌称为内脏肌。平滑肌的收缩速度比骨骼肌要慢很多，但可以长时间保持收缩状态。膀胱平滑肌收缩时，尿液被送进尿道，排出体外。血管的平滑肌收缩时，血管变窄，有助于升高血压。

心肌（图 4.5c）仅分布于心脏壁中。心肌收缩时泵出血液，产生心跳。心肌兼具平滑肌和骨骼肌的特征。和骨骼肌一样，心肌有条纹，但收缩通常是不随意的。心肌细胞和骨骼肌细胞也不相同，因为心肌细胞只有一个细胞核且位于细胞中央。心肌细胞有分支，看起来像多个细胞融合在一起。心脏像是由一个大的、相互连接的肌肉细胞团构成的。心肌细胞彼此分隔，但在闰盘处首尾结合在一起。闰盘处两个细胞之间的细胞膜折叠，这里包含黏附连接和缝隙连接。

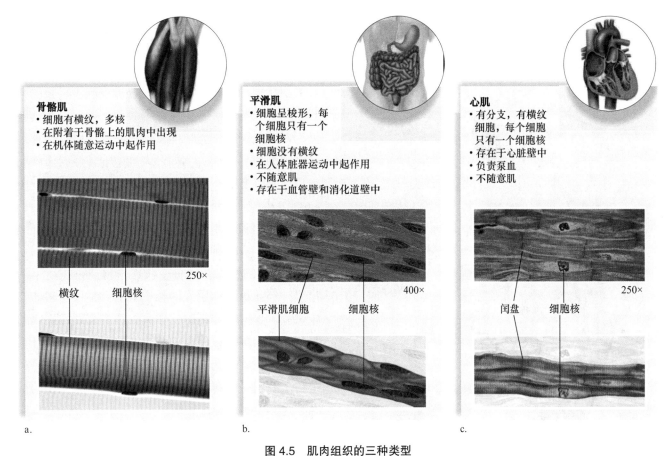

图 4.5　肌肉组织的三种类型

a. 骨骼肌是随意肌，有横纹。b. 平滑肌是不随意肌，无横纹。c. 心肌是不随意肌，有横纹。

照片版权：a. © Ed Reschke；b. © McGraw–Hill Education/Dennis Strete；c. © Ed Reschke。

4.4　神经组织负责信息传递

神经组织由神经细胞（称为神经元）和神经胶质细胞组成，神经胶质细胞能给神经元提供支持和营养。神经组织是神经系统的核心组成部分，神经系统服务于人体的三个主要功能：感觉输入、数据整合和运动输出。

神经元

神经元是一种特化细胞，有三个组成部分：树突、胞体和轴突（图 4.6）。树突是自神经元胞体伸出的较短而分支多的突起，接收来自感受器或其他神经元的信号。胞体含有大部分的细胞质与细胞核。轴突是传导神经冲动的突起。长轴突上附着髓鞘，髓鞘是一种白色脂肪物质。在人体解剖学中，纤维[1]这个称谓有不同的含义，这里指的是轴突及其髓鞘（如果有轴突的话）。在大脑和脊髓之外，纤维和结缔组织结合在一起形成神经。神经把从感受器接收到的信号传导至脊髓和大脑，在那里对信号进行整合和加工。但称为感觉的这种现象只出现在大脑中。神经还把来自脊髓和大脑的信号传导至肌肉、腺体和其他器官，从而触发相应组织的特征响应，比如肌肉收缩和腺体分泌。通过这种方式实现对原始感觉输入的协调响应。

神经胶质细胞

除了神经元，神经组织还包含神经胶质细胞。神经组织中神经胶质细胞的数量是神经元的 9 倍，

---

1. 在结缔组织中，纤维是基质的组成部分；在肌肉组织中，纤维是一个肌细胞；在神经组织中，纤维是一个轴突。

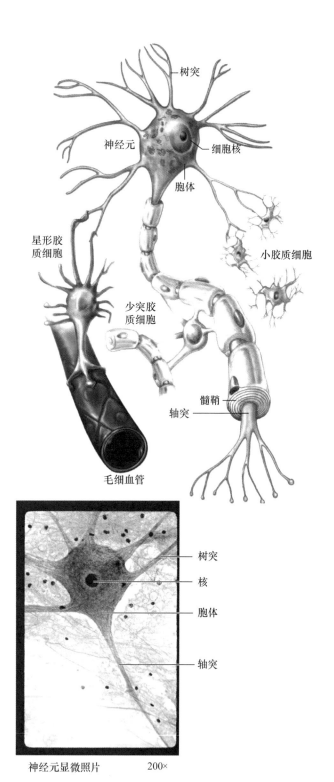

神经元显微照片　　　　200×

图 4.6　神经元和神经胶质细胞实例

神经元传导神经冲动。神经胶质细胞为神经元提供支持和营养。小胶质细胞是一种能对炎症与吞噬碎片做出移动反应的神经胶质细胞。星形胶质细胞位于神经元和毛细血管之间。因此，从血液进入神经元的物质首先必须通过星形胶质细胞。少突胶质细胞构成大脑和脊髓内包裹纤维的髓鞘。

照片版权：© Ed Reschke。

神经胶质细胞的体积占大脑体积的一半以上。神经胶质细胞的主要作用是为神经元提供支持和营养。此外研究者目前正开展研究，以确定神经胶质细胞对大脑功能的直接贡献。神经胶质细胞没有长的突起（轴突或树突），但有证据表明，即便没有这些突起，神经胶质细胞也能实现彼此之间以及与神经元之间的信息传递。例如，大脑中的神经胶质细胞包括小胶质细胞、星形胶质细胞和少突胶质细胞（图4.6）。小胶质细胞除了对神经元起到支持作用，还吞噬细菌和细胞碎片。星形胶质细胞为神经元提供营养并生成一种称为胶质细胞源性神经营养因子（GDNF）的激素。这种生长因子目前正在用于治疗因神经元退化而引发的帕金森病和其他疾病的临床试验。少突胶质细胞构成大脑和脊髓纤维周围的髓鞘。在大脑外，施万细胞是一种环绕长神经纤维的神经胶质细胞，并构成髓鞘。科学专栏"神经再生与干细胞"解释了这些细胞怎样用于生成新的神经细胞。

生活中的科学

多发性硬化症的致病原因

多发性硬化症是人体免疫系统误将神经元的髓鞘作为清除对象时引发的疾病，这使得沿神经元传导的信号变得混乱，引发各种症状。每个人都可能罹患多发性硬化症，但科学家认为同时具有遗传易感性和暴露于尚未确认的环境因素中的人患病风险最高。

今日生物学 与 科学

神经再生与干细胞

人体内大脑和脊髓外部的轴突可以再生，但这些器官内部的轴突则不能再生（图4A）。受伤后，人体中枢神经系统（CNS）的轴突出现退化，造成神经功能的永久性损坏。有趣的是，大脑和脊髓中约90%的细胞都不是神经元，而是神经胶质细胞。对大脑和脊髓外的神经，神经胶质细胞是能够帮助轴突再生的施万细胞。人体中枢神经系统的神经胶质细胞包括小胶质细胞、少突胶质细胞和星形胶质细胞，这些细胞抑制轴突再生。

脊髓有其自身的干细胞。实验动物的脊髓受伤时，这些干细胞可增殖。但增殖细胞并没有成为功能性神经元，而是成为神经胶质细胞。研究人员正努力揭示触发干细胞成为神经胶质细胞的过程，未来就可以利用这种原理控制干细胞向神经元的分化。

在实验室开展的神经干细胞早期研究中，约翰斯·霍普金斯大学的科学家将胚胎干细胞（ES）人工分化为脊髓运动神经元，这种神经细胞能使肌肉产生收缩。随后，运动神经元生成了轴突。与肌肉细胞在同一培养皿中共同生长时，运动神经元形成神经肌肉接头，甚至产生肌肉收缩。然

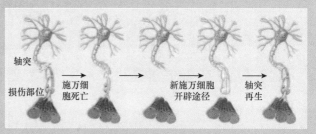

图 4A　神经细胞的再生

中枢神经系统以外的神经可以再生，因为施万细胞这种新的神经胶质细胞能开辟途径让轴突生长到肌肉部位。在中枢神经系统中，类似的称为少突胶质细胞的神经胶质细胞却不具备这个功能。

后将这些细胞移植到脊髓受损大鼠的脊髓中。有些移植细胞在脊髓内的存活期超过一个月。但并没有观察到症状有所改善，也没有生成功能神经元连接。

在同一研究小组后期开展的实验中，研究人员首先用药物和神经生长因子治疗瘫痪的大鼠，以克服中枢神经系统的抑制作用。这些方法显著延长了移植神经元的存活期。令人惊讶的是，移植神经元生长到肌肉处，形成神经肌肉接头，在一定程度上缓解了瘫痪症状。目前正研究用机体自身的干细胞和实验室培养的干细胞共同修复受损的中枢神经系统神经元。尽管面临诸多问题，但从目前取得的成果来看前景非常光明。

4.5　上皮组织具有保护作用

上皮组织也称为上皮，由紧密排列的细胞组成，形成一个连续的细胞层。上皮组织被覆人体表面并衬于人体体腔腔面，通常起到保护作用，经修饰后也可以进行分泌、吸收、排泄和过滤。

上皮细胞的命名是根据其外观得来的（图4.7）。所有上皮细胞暴露于环境的一侧，另一侧和基底膜结合在一起。注意不要将基底膜和细胞的细胞膜以及覆盖人体体腔的体腔膜混淆在一起。基底膜是由多种碳水化合物和蛋白质构成的薄层，将上皮组织与下层结缔组织固定在一起。

单层上皮

上皮组织呈单层结构或复层结构。单层上皮只有一层细胞（图4.8）且根据细胞类型进行分类。鳞状上皮由扁平细胞组成，分布于肺泡和血管壁上，其形状和排列能实现这些部位的物质交换。氧和二氧化碳的交换在肺部进行，营养物质和废物的交换则在组织的血管中进行。

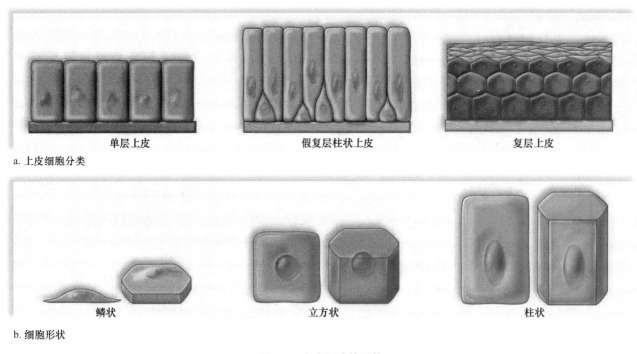

a. 上皮细胞分类

单层上皮　　　假复层柱状上皮　　　复层上皮

b. 细胞形状

鳞状　　　　立方状　　　　柱状

图 4.7　上皮细胞的形状

组织中的上皮细胞有多种形状和结构。

立方上皮由单层立方状细胞组成。这种上皮细胞常在腺体中发现，比如唾液腺、甲状腺和胰腺。单层立方上皮还构成卵巢表面和肾小管的内膜，肾小管是肾脏产生尿液的部分。当立方状细胞参与吸收时，它们具有微绒毛（细胞膜的微小细胞突起）。微绒毛的存在增加了细胞表面积。立方状细胞在主动转运中发挥作用时，它们含有许多线粒体。

柱状上皮的细胞呈长方体或柱状，细胞核通常位于细胞底部。这种上皮细胞位于消化道，细胞的微绒毛增加了表面积且有助于吸收消化产物。输卵管内膜有纤毛柱状上皮，可将卵子推向子宫。

假复层柱状上皮之所以这样命名，是因为其看起来为分层结构，但这种上皮并没有真正的复层，因为每个细胞的基部均位于基膜上。假复层柱状上皮看起来由好几层细胞组成，主要是因为细胞核的排列不规则。气管的内壁分布假复层纤毛柱状上皮，其分泌的黏液覆盖住外来颗粒状物质。纤毛的向上运动将黏液带到喉咙后部，在那里被吞咽或咳出（吐出）。吸烟可引起黏液的分泌发生改变，并抑制纤毛运动，从而引发称为支气管炎的慢性炎症。

在某些情形下，柱状上皮和假复层柱状上皮会分泌一种产物，这时将其称为腺状上皮。腺体可以只包含单层上皮细胞，分泌黏液的杯状细胞就属于这种情况；腺体也可以包含许多细胞。带有腺管的腺体能将分泌物排到外表面（比如汗腺和乳腺）或排到体腔内（比如唾液腺），这种腺体被称为外分泌腺。腺管可以是简单的或复合的：

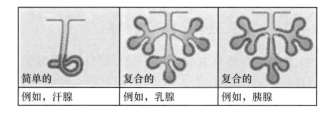

简单的	复合的	复合的
例如，汗腺	例如，乳腺	例如，胰腺

没有腺管的腺体被称为无管腺或内分泌腺。我们将在第 16 章探究内分泌腺（比如垂体和甲状腺）的功能，其直接将激素分泌到血液当中。

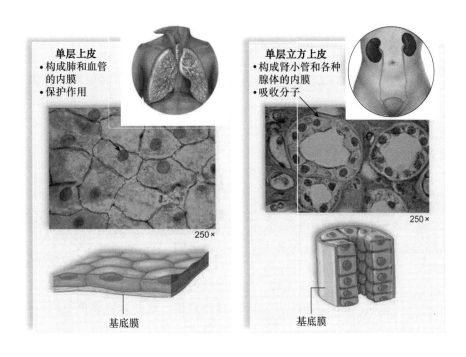

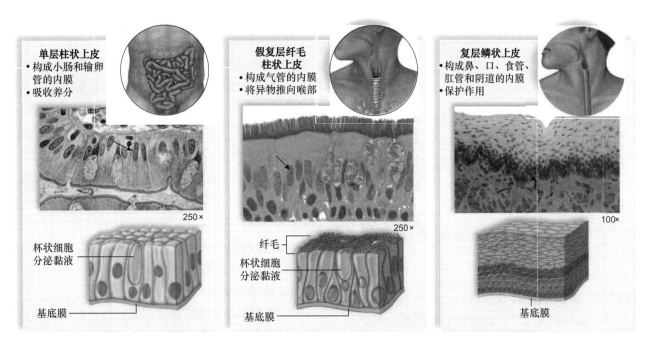

图 4.8　上皮细胞的基本类型

图中给出了人体的基本上皮组织，包括这些组织的分布位置以及主要功能。

照片版权：© Ed Reschke。

复层上皮

复层上皮由多层细胞构成，一层细胞位于另一层细胞的上部（图4.8）。复层上皮只有最底层细胞位于基底膜上。鼻、嘴、食管、肛管、宫颈的外部（靠近阴道）和阴道分布复层鳞状上皮。进行宫颈巴氏涂片检查时可发现这些细胞出现的任何异常情况，从而用于判断宫颈癌的发生。

正如我们接下来会学到的，皮肤外层也由复层鳞状上皮组成，但外层皮肤细胞由于角蛋白的存在而得到加固，角蛋白是一种机械强度较高的蛋白质。人体内也有复层立方上皮和复层柱状上皮。

移行上皮最初这样命名，是因为人们认为其为上皮细胞的一种中间状态。现在这个词用来表示可变性，因为这种组织会响应拉伸而发生变化。移行上皮构成膀胱、输尿管（输尿管是将尿液从肾脏输送到膀胱的管道）和部分尿道（将尿液排泄到体外的管道）的内膜。所有这些器官都要有一定的弹性。当膀胱膨胀时，上皮细胞拉伸，外层细胞呈现鳞状。

4.6　体被系统

在第1章中我们看到，器官由两种或两种以上的组织构成，这些组织共同实现特定的功能，而器官系统则由许多不同器官组成，这些器官互相配合完成一个过程，比如食物消化过程。皮肤是一个由四种组织构成的器官，分别为上皮组织、结缔组织、肌肉组织和神经组织。由于皮肤有几个附属器官（头发、指甲、汗腺和皮脂腺），因此皮肤有时也被称为体被系统。

皮肤覆盖人体的体表，在很大程度上决定着我们的外表，因此是人体最为惹人注目的系统。成人的皮肤表面积约为1.8平方米。平均来看，皮肤的质量约占人体总质量的15%。

皮肤的功能多种多样。皮肤保护下层组织免受物理创伤、病原体入侵和水分的丢失。皮肤还可以帮助调节体温。因此，皮肤在保持内稳态（即人体内部环境的相对稳定性）方面发挥非常重要的作用。皮肤甚至还能合成某些影响身体其他部分的化学物质。皮肤含有感受器，比如触觉感受器和温度感受器。因此，皮肤帮助我们感知周围环境并和其他人进行交流。

皮肤的组成

皮肤由表皮和真皮两部分组成（图4.9）。皮下组织位于皮肤和任何下层结构（比如肌肉或骨骼）之间。

表皮

表皮由复层鳞状上皮组成。皮肤更新时产生的新表皮细胞来自干细胞（基底细胞）。干细胞的重要性在皮肤受伤时可观察到。例如，如果皮肤烧伤深达干细胞部位，使干细胞受损，皮肤就无法再生。应尽快去除受损组织并进行皮肤移植。植皮所需的皮肤通常取自病人身体的其他部位。这种移植称为自体移植，这和异体移植不同。异体移植时皮肤取自他人，有时来自尸体。推荐采用自体移植，因为自体移植的排斥率比较低。如果皮肤受损面积比较大，想获得足够的皮肤进行自体移植就比较困难了。这时，可摘取少量的表皮，然后在实验室中进行培养。由此生成的皮肤薄层可以重新移植给病人。

新生的皮肤细胞长到皮肤表面时会变得扁平而硬化。发生硬化是因为细胞产生一种称为角蛋白的防水蛋白质。这些细胞也称为角质细胞。外层皮肤细胞死亡并角质化，因此皮肤可以发挥防水的功能，从而可以防止人体失水并有助于保持水平衡。当人体浸入水中时，皮肤的防水功能还能防止水分进入人体。当头皮的角化速率为正常速率的2～3倍时，就会产生头屑。从遗传学上来说，每个人的指纹和脚纹都不同，指纹和脚纹由一层厚厚的死角化细胞形成，这些细胞排列成螺旋形和同心形。

表皮深处有两种特化细胞。其中朗格汉斯细胞为巨噬细胞，这是一种白细胞，能吞噬传染性病原体并迁移至淋巴器官，在淋巴器官内刺激免疫系统对病原体做出反应。位于表皮深处的黑色素细胞产生黑色素，黑色素是形成皮肤颜色的主要色素。黑色素细胞的数量在所有个体中基本相同，因此肤色的变化取决于产生的黑色素的数量及其分布。皮肤暴露于太阳下时，黑色素细胞产生更多的黑色素，

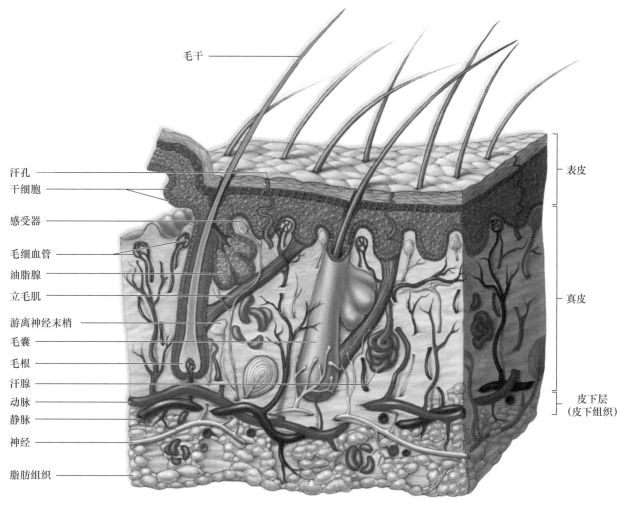

毛干

汗孔
干细胞
感受器
毛细血管
油脂腺
立毛肌
游离神经末梢
毛囊
毛根
汗腺
动脉
静脉
神经
脂肪组织

表皮
真皮
皮下层
（皮下组织）

图 4.9　人体皮肤的解剖结构

皮肤结构包括表皮和真皮。皮下组织位于真皮下面。

从而保护人体免遭阳光下紫外线（UV）辐射的伤害。黑色素可以转移到其他表皮细胞，结果就是人被晒黑。对某些人而言，这会导致黑色素斑的形成，称为雀斑。另一种称为胡萝卜素的色素，存在于表皮细胞和真皮中。胡萝卜素的存在使有些亚洲人群的皮肤呈微黄色。浅肤色人群的皮肤呈粉红色，这是因为真皮血管的红细胞中含有血红蛋白。

然而，某些紫外线确实发挥了一定的作用。在紫外线辐射的帮助下，表皮中的某些细胞将与胆固醇有关的类固醇转化为维生素 D，然而，这种转化只需要少量的紫外线辐射。生成的维生素 D 从皮肤转移并有助于调节体内钙和磷的代谢。钙和磷能发挥多种功能，在骨骼的发育和矿化过程中起着重要作用。

皮肤癌　虽然我们倾向于把晒黑和健康联系在一起，但这意味着身体正在努力保护自己免受太阳的危险射线带来的伤害。过多的紫外线辐射非常危险，可能导致皮肤癌的发生。基底细胞癌的病因是干细胞出现了异常，这是一种最为常见的皮肤癌，治愈率也最高。黑色素瘤也是一种皮肤癌，其病因是黑色素细胞发生癌变，这种皮肤癌非常危险。

为了预防皮肤癌，上午 10 点到下午 3 点之间应避免阳光的照射。当暴露于太阳下时，请遵守以下原则：

• 使用广谱防晒霜防止长波紫外线（UVA）和短波紫外线（UVB）辐射，且广谱防晒霜的防晒系数（SPF）至少为 15。防晒系数为 15 是指如果你容易晒伤，比如暴露于太阳下 20 分钟就会晒伤，那么涂抹防晒系数为 15 的防晒霜后，晒伤时间延长 15 倍，也就是 5 个小时。如果长时间在室外活动，防晒霜的防晒系数至少应为 30。

· 穿防晒服。防晒服的面料应为密织布，并戴上宽边帽。

· 佩戴太阳镜，太阳镜要能吸收 UVA 和 UVB。

同时要避免使用晒黑机，即便晒黑机只采用高强度的 UVA，但皮肤深层也将因此变得更容易受到 UVB 的伤害。

生活中的科学

晒黑床安全吗？

研究表明，晒黑床的紫外线辐射强度比自然光要高 15 倍。美国食品药品监督管理局（FDA）以及世界卫生组织（WHO）曾警告说，使用晒黑床使患黑色素瘤的风险增加 59%，每使用一次晒黑床都会使患病风险增加。

尽管暴露在紫外线辐射下会略微增加维生素 D 的水平，但也导致白内障（晶状体浑浊）的形成加剧，以及免疫系统抑制。高强度紫外线辐射会减少结缔组织中胶原的含量，造成皮肤过早老化。正是由于这些原因，FDA 将晒黑床划分为中等风险，建议晒黑床的使用者采取预防措施降低风险。

真皮

真皮是位于表皮下的致密纤维结缔组织。皮肤病学是一个专门诊断和治疗皮肤疾病的医学分支。真皮含有胶原纤维和弹性纤维。胶原纤维虽然柔韧，但对过度拉伸具有很强的抵抗力，因而可以防止皮肤撕裂。弹性纤维保持正常的皮肤张力，但也能拉伸，允许下面的肌肉和关节运动。胶原纤维和弹性纤维的含量随着年龄的增长和阳光下的暴露而减少，导致皮肤变得不那么柔软，更容易起皱纹。真皮还含有滋养皮肤的血管。当血管中血液充盈时，人就会脸红；反之，脸色就会"发青"。真皮里的

血管起到调节体温的作用。如果体温上升，皮肤里的血管就会扩张，此时就会有更多的血液涌到皮肤表面给人体降温。如果外部环境变凉，血管就会收缩，流到皮肤表面的血液减少。

感受器主要位于真皮内，特化为感知触摸、压力、疼痛和冷热的感受器。这些感受器向中枢神经系统提供外部环境信息。感受器也说明了皮肤可用于人与人之间的交流。例如，触觉感受器在性唤起中发挥了非常重要的作用。

皮下组织

从技术角度来讲，真皮下面的皮下组织并不属于皮肤的一部分。皮下组织是一个常见的注射部位，皮下注射器的称呼正是由于这个原因。皮下组织由疏松结缔组织和脂肪组织构成，其中脂肪组织用于储存脂肪。脂肪是人体内储存起来的能量源。脂肪组织有助于实现人体的隔热，既可以防止人体从外部吸收热量，也可以防止人体热量从内部散发。发育良好的皮下组织让人体看起来丰满圆润，还可以为外部攻击提供保护垫。皮下组织过度发育就会引起肥胖。

生活中的科学

Botox 治疗有副作用吗？

Botox 是一种用于减少面部皱纹的药物。它是由肉毒梭状芽孢杆菌产生的蛋白质毒素——肉毒杆菌毒素 A 衍生物的商品名。Botox 能阻断运动神经和肌肉之间的通信，导致肌肉麻痹。治疗的方法是直接皮下注射，在此处毒素导致面部肌肉麻痹。这可以减少因为平时面部肌肉活动而导致的面部皱纹和褶子。然而，Botox 的治疗是有副作用的。过多地流口水和在注射点周围的轻微皮疹是其中比较温和的。Botox 在注射点周围的扩散也可能会导致非预期的面部肌肉麻痹。在少数病例中，出现了肌肉疼痛和无力。像过敏反应等严重的副作用尽管很少，也有可能会出现。在有职业资格医师的医疗机构进行治疗时，Botox 治疗通常还是安全、有效的。

皮肤附属器官

指甲、毛发和腺体是表皮起源的结构，尽管毛发和腺体的某些部分大多位于真皮中。指甲是手指和脚趾（统称为趾）远端的保护性覆盖物（图 4.10）。指甲由指甲底部称为甲根部位的上皮细胞发育而成。角质层是遮盖甲根的皮肤褶皱。指甲根部呈白色的半月痕（或称为甲半月），来自此处堆积的厚厚的一层细胞。甲床上生长出来的细胞最终会发生角质化。

毛囊起始于真皮中的毛囊球并穿过表皮，毛干在表皮处延伸到皮肤外部（图 4.9）。毛发呈黑色主要是因为毛囊球内的黑色素细胞产生黑色素。如果黑色素含有铁和硫，毛发就呈亚麻色或红色。如果不能产生黑色素，毛发就会变灰，而白发是由于毛干被空气填充。

附着在毛囊上的立毛肌收缩会导致毛发直立并形成鸡皮疙瘩。表皮细胞形成毛发的根部，这些细胞发生分裂使毛发生长，当它们远离根部时就会发生角质化并死亡。

每个毛囊都有一个或多个油脂腺（图 4.9），也称为皮脂腺，皮脂腺分泌皮脂。皮脂是一种能润滑毛囊中毛发和皮肤的油状物质。皮脂腺分泌的油脂呈酸性，能阻碍细菌的生长。如果皮脂腺无法正常排出皮脂（通常是因为皮脂腺被角质细胞堵塞了），分泌物就会聚积并形成"白头粉刺"。随着时间的推移，白头粉刺中的皮脂发生氧化形成"黑头粉刺"。痤疮是皮脂腺发炎导致的，最常发生在青春期，因为在青春期激素发生了改变。

汗腺（图 4.9）的数量极为庞大且存在于皮肤的所有区域。汗腺起始于真皮的小管，或通向毛囊，或通向皮肤表面，后者占多数。汗腺在调节体温方面发挥重要作用。体温升高时，汗腺的活动变得活跃。汗液在蒸发时能吸收身体的热量。体温降低时，汗腺不再活跃。

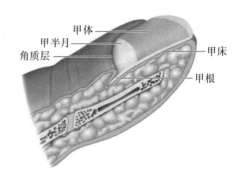

图 4.10　人的指甲的解剖结构
甲根部位的细胞发生角质化，形成甲体。

今日生物学　　科学

面部移植

2005 年，伯纳德·德沃切尔教授和吉恩·米歇尔·迪贝尔纳教授领导的法国外科手术团队完成了世界第一例部分面部移植手术。接受面部移植者是一名叫伊莎贝拉·迪诺尔的女性，她因为被狗咬伤导致严重毁容。伊莎贝拉脸庞的下半部分移植了新的肌肉、静脉、动脉、神经和皮肤。捐献者是一名脑死亡患者，她的家人同意捐献他们深爱之人的所有器官和组织，其中嘴唇、下巴和鼻子被移植到伊莎贝拉的面部。捐献者的血型和组织都与伊莎贝拉匹配。术后 18 个月，伊莎贝拉已经可以进食、饮水和微笑。

2008 年，法国亨利蒙多医院的一个外科手术团队完成了第一例完整面部移植手术。患者帕斯卡·科勒遭受神经纤维瘤的折磨，脸上长满了肿瘤，导致严重毁容。

帕特里克·哈迪森是密西西比州的消防队员，在一次救火任务中，着火的房屋倒塌将他压在下面。2015 年，医生成功将刚刚去世的自行车运动爱好者的脸部移植给帕特里克。

尽管这种面部移植手术已经存在一段时间了，医生们仍然担心手术的伦理问题。人体器官移植一直存在一些道德问题，因为捐献者必须在活着的情况下摘除器官。从历史上来看，面部移植只关乎"生活质量"，并不是"生死攸关"的手术。但是，随着阿富汗战争和伊拉克战争中的受伤士兵回国接受面部移植治疗，这种态度发生了改变。接受面部移植的人必须进行广泛的心理咨询，为即将换上的"新面孔"做好心理准备，且必须终身服用免疫抑制药物。

4.7　器官系统、体腔和体膜

回顾上一节讨论的内容，完成共同功能的一组组织称为器官。同样，功能类似的器官组成系统。一些系统（比如呼吸系统）占据人体的特定体腔，而另一些系统（比如肌肉系统和循环系统）则遍布全身。人体的器官和体腔覆有体膜，多数分泌液体，对器官或系统生理机能的发挥起到辅助作用。

器官系统

图 4.11 对人体系统进行了说明。正如一个系统内的所有器官协同配合一样，人体内的各个系统也共同发挥作用。有时是人为地将一个器官归类到一个系统中，这个器官可能还在其他系统中发挥作用。此外，图 4.11 列出的器官代表了人体的主要结构。当然，其他结构和腺体也有助于系统的运行。

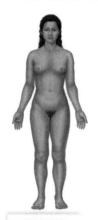

体被系统

· 保护人体
· 保持体温平衡
· 合成维生素D
· 接收感受器信号输入
器官：皮肤

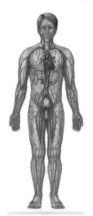

心血管系统

· 营养物质和废弃物的运输
· 保持人体温度平衡、酸碱平衡和体液平衡
器官：心脏

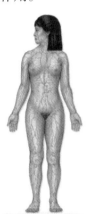

淋巴系统与免疫系统

· 防御感染性疾病
· 保持体液平衡
· 协助脂肪的吸收和运输
器官：淋巴管、淋巴结、脾脏

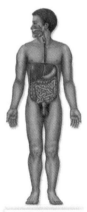

消化系统

· 摄取、消化和处理食物
· 吸收养分、清除废弃物
· 参与人体体液平衡
器官：口腔、食管、胃、小肠、大肠、唾液腺、肝脏、胆囊、胰腺

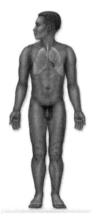

呼吸系统

· 在肺和组织中进行气体交换
· 协助保持人体酸碱平衡
器官：肺

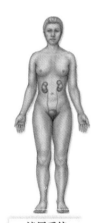

泌尿系统

· 排泄代谢废物
· 保持人体酸碱平衡与体液平衡
器官：肾脏、膀胱

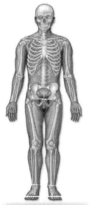

骨骼系统

· 起支持和保护作用
· 协助人体运动
· 储存矿物质
· 生成血细胞
器官：骨骼

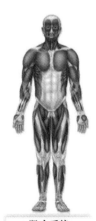

肌肉系统

· 协助人体运动和姿态保持
· 产生热量
器官：肌肉

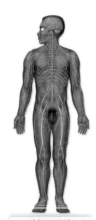

神经系统

· 接收、处理并储存感受器输入的信息
· 产生运动输出
· 协调各器官系统
器官：大脑、脊髓

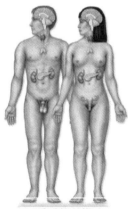

内分泌系统

· 产生激素
· 协调各器官系统
· 调节新陈代谢和应激反应
· 参与体液平衡和酸碱平衡
器官：睾丸、卵巢、肾上腺、胰腺、胸腺、甲状腺、松果体

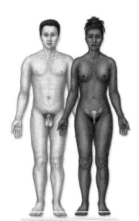

生殖系统

· 产生和运输配子
· 女性孕育和分娩后代
器官：睾丸、阴茎、卵巢、子宫、阴道

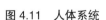

图 4.11　人体系统

体腔

人体可分为两个主要体腔：腹侧体腔和背侧体腔（图 4.12a）。腹侧体腔在发育早期称为体腔，后来成为胸腔、腹腔和盆腔。胸腔内含肺和心脏。胸腔被称为膈肌的水平肌与腹腔隔开。胃、肝、脾、胰、胆囊和绝大部分小肠及大肠位于腹腔内。盆腔内含直肠、膀胱、内部生殖器官以及小肠与大肠的其余部分。男性的腹壁有一个向外延伸的部分，称为阴囊，阴囊内有睾丸。

背侧体腔分为两部分：（1）颅骨内的颅腔，其内有脑；（2）由椎骨形成的椎管，其内有脊髓。

体膜

体膜分布在体腔和器官内腔及开口向外的管腔的内表面，分为四类，分别是黏膜、浆膜、滑膜和脑脊膜。

黏膜位于消化道、呼吸道、泌尿系统管道和生殖系统管道内壁。这些黏膜由覆盖在疏松纤维结缔组织层上的上皮组织构成。上皮组织含有能分泌黏液的特化细胞。这种黏液通常可以保护身体免受细菌和病毒的侵袭。因此，当一个人感冒且需要擤鼻涕时，黏膜就会分泌更多的黏液并排出体外。此外，黏液通常能保护胃壁和小肠免受消化液的腐蚀。患溃疡病时，这种保护作用就会失效。

浆膜衬于肺、心脏、腹腔及其内脏器官并起到支撑作用（图 4.12b）。浆膜分泌一种含水体液，保证膜的润滑。浆膜能支撑内脏器官并将巨大的胸腔和腹腔分隔开来。

根据所处位置的不同，浆膜有特定的名称。胸膜衬于胸腔并覆盖肺脏。心包膜包围心脏，两层之间的空隙构成心包腔。腹膜衬于腹腔并覆盖此处的内部器官。双层腹膜组成的肠系膜能够支撑腹腔内部器官并将其连接到腹壁。腹膜炎是一种危及生命的腹膜感染。

滑膜仅由疏松结缔组织构成，被覆于自由运动的关节。滑膜分泌的滑液进入关节腔。这种液体能润滑骨骼的末端，从而使骨骼可以自由运动。如果患有类风湿性关节炎，滑膜就会发炎并变厚，给运动带来限制。

脑脊膜位于背侧腔，仅由结缔组织构成，对脑和脊髓起保护性覆盖作用。脑膜炎是一种危及生命的脑脊膜感染。

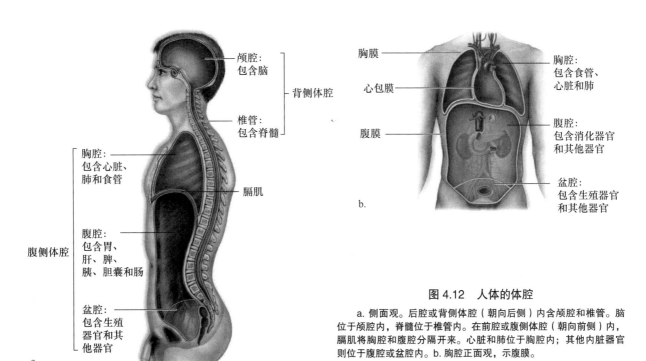

图 4.12　人体的体腔

a. 侧面观。后腔或背侧体腔（朝向后侧）内含颅腔和椎管。脑位于颅腔内，脊髓位于椎管内。在前腔或腹侧体腔（朝向前侧）内，膈肌将胸腔和腹腔分隔开来。心脏和肺位于胸腔内；其他内脏器官则位于腹腔或盆腔内。b. 胸腔正面观，示腹膜。

脑膜炎的致病原因是什么？

脑膜炎是由病毒或细菌感染脑膜引起的。病毒性脑膜炎的严重程度要比细菌性脑膜炎小得多，细菌性脑膜炎会导致脑部受损，甚至死亡。细菌性脑膜炎通常是由以下三种细菌中的一种引起：B 型流感嗜血杆菌（Hib）、肺炎链球菌和脑膜炎奈瑟菌。疫苗可用于应对 B 型流感嗜血杆菌以及某些型的肺炎链球菌和脑膜炎奈瑟菌。CDC 建议 11 ~ 18 岁的人群应接种预防细菌性脑膜炎的疫苗。

4.8 内稳态

内稳态是人体通过调节生理过程保持体内环境的相对稳定。尽管体外环境可能会发生剧烈变化，人体具备对外部环境干扰做出响应的生理机制，因而能够限制体内环境的变化程度。人体正常的体内环境通常维持在一个较小的范围内，比如血糖、pH、体温在一天内通常都会发生波动，但波动范围并不大。一旦内环境发生较大变化，人就会生病。

体内环境

体内环境包括两部分，一是血液，二是组织液。血液向人体各种组织输送氧和营养物质，同时带走二氧化碳和代谢废物。组织液而非血液则浸润人体细胞。因此，组织液是细胞和血液之间进行物质交换的介质。血液中的氧和营养物质通过组织液进入组织细胞，组织细胞代谢产生的二氧化碳和代谢废物再通过组织液回到血液中。要想使血液和组织液中的这些物质保持在正常范围内，需要人体各个系统协调配合。

人体系统与内稳态

如图 4.13 所示，神经系统和内分泌系统在协调人体其他器官系统发挥保持内稳态的功能时起到尤为重要的作用。神经系统可以使人体对体内环境的任何变化做出快速响应。神经系统通过电化学信号迅速向效应器官发出指令，这些效应器官可以是肌肉（比如骨骼肌），也可以是腺体（比如汗腺和唾液腺）。内分泌系统的响应速度较慢，但产生的效应持续时间较长。内分泌系统的腺体（比如胰腺和甲状腺）可以释放激素。激素，比如，胰腺中的胰岛素起到的是化学信使的作用，必须通过血液和组织液的传输才能到达作用目标。

神经系统和内分泌系统相互配合，协调维持人体内稳态的各种活动，但所有器官系统必须各司其职才能维持生命和健康。试想，如果心血管系统、呼吸系统、消化系统或泌尿系统的任何一个组成部分不能正常发挥作用（图 4.13），将会带来哪些后果呢？如果某人心脏病发作，心脏就不能泵血，也就无法为细胞提供氧。再试想，如果一个人发生窒息，气管被堵塞，空气就不能进入肺部，血液也就无从摄取氧。如果不能迅速消除窒息，由于血液无法供氧，细胞就开始死亡。如果消化道内膜受损，比如说受到严重的细菌感染，细胞无法吸收养分，将面临能量危机。血液不仅要维持足够的营养水平，同时还要清除废物和有毒物质，这是非常重要的。肝脏生成尿素，尿素是蛋白质代谢的最终含氮产物。尿素和其他代谢废物经由肾脏排出体外，肾脏是产生尿液的器官。肾脏清除体内含氮废物，并帮助调节血液的水盐平衡和酸碱平衡。

更深入地了解如何保持血糖水平有助于理解内稳态机制。身体健康的人吃完饭后，葡萄糖进入血液中，胰腺开始分泌胰岛素。细胞利用葡萄糖后，血糖含量就会降低。在肝脏中，葡萄糖以糖原的形式储存起来。这种储存非常有益，因为如果之后血糖水平降低，糖原就可以被分解以保持血糖水平稳定。然而，内稳态机制也会失效。患糖尿病时，胰腺不能产生足够的胰岛素，或者人体细胞不能对其做出适当反应，此时葡萄糖无法进入细胞，细胞为了生存必须向其他分子求助，比如脂肪和蛋白质分子。如此一来，血液中的葡萄糖含量就会过高，引发糖尿病的多种并发症。

人体保持内稳态的另一个例子是机体调节酸碱平衡的能力。二氧化碳进入血液时，它会和水分子

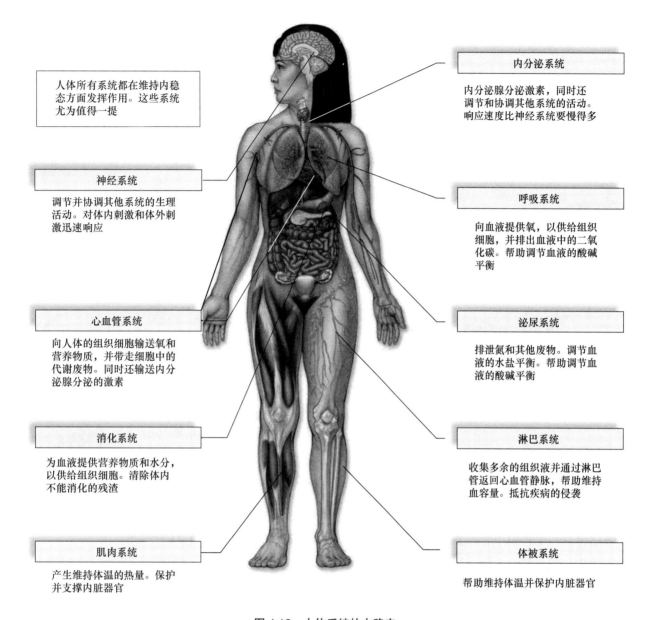

内分泌系统

内分泌腺分泌激素，同时还调节和协调其他系统的活动。响应速度比神经系统要慢得多

人体所有系统都在维持内稳态方面发挥作用。这些系统尤为值得一提

神经系统

调节并协调其他系统的生理活动。对体内刺激和体外刺激迅速响应

呼吸系统

向血液提供氧，以供给组织细胞，并排出血液中的二氧化碳。帮助调节血液的酸碱平衡

心血管系统

向人体的组织细胞输送氧和营养物质，并带走细胞中的代谢废物。同时还输送内分泌腺分泌的激素

泌尿系统

排泄氮和其他废物。调节血液的水盐平衡。帮助调节血液的酸碱平衡

消化系统

为血液提供营养物质和水分，以供给组织细胞。清除体内不能消化的残渣

淋巴系统

收集多余的组织液并通过淋巴管返回心血管静脉，帮助维持血容量。抵抗疾病的侵袭

肌肉系统

产生维持体温的热量。保护并支撑内脏器官

体被系统

帮助维持体温并保护内脏器官

图 4.13　人体系统的内稳态

人体所有器官系统通过多种方式维持内稳态。图中给出了各个系统在维持人体内稳态方面发挥的主要作用。

结合在一起生成碳酸。然而，只要肺不断排出二氧化碳，血液就会得到缓冲，pH 将保持在正常范围内。肾脏也支持了这两种机制，肾脏能清除体内各种酸性物质和碱性物质，从而调节人体的 pH。

负反馈调节

负反馈是一种维持内稳态的主要机制，这种机制能将一个变量（比如血糖水平）维持在特定数值或设定点附近。维持内稳态的机制至少有两个组成

要素：感受器和控制中心（图 4.14）。感受器感知体内环境的变化。控制中心据此产生效应，将改变的环境或状态恢复到正常，此时感受器不再处于激活状态。换言之，当系统的输出是解决或修正原始刺激时，负反馈机制才会出现。举例来说，血压升高时，感受器给大脑中的控制中心传递信号，控制中心停止向动脉壁肌肉发送神经信号，动脉随即舒张。一旦血压下降，信号就不再传至控制中心。

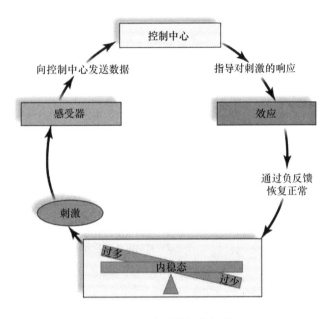

图 4.14　负反馈调节机制

从图中可以看出反馈调节的组成要素是怎样工作的。感受器感受刺激，控制中心产生效应，对刺激进行解决或修正。

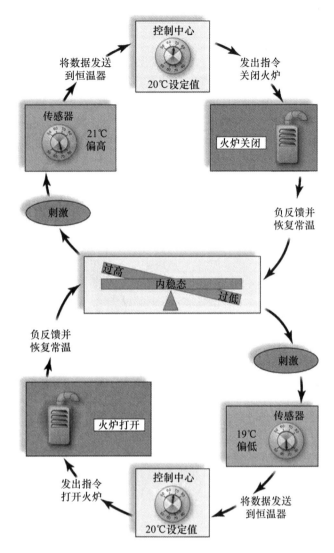

图 4.15　复杂负反馈机制的响应

从图中可以看出室温偏高（上图）或偏低（下图）时温度是怎样恢复到正常的。恒温器由传感器和控制中心组成。上图：传感器探测到室温偏高，控制中心关闭火炉。室温恢复正常时就解决或修正了外部刺激。下图：传感器探测到室温偏低，控制中心打开火炉。室温恢复正常时再一次解决或修正了外部刺激。

机械实例

家用供暖系统常用于解释更为复杂的负反馈调节的工作原理（图 4.15）。将恒温器设定为 20℃，这就是所谓的设定值。恒温器由温度计和传感器组成。当室温高于或低于设定值时，传感器可探测到。恒温器还包括一个控制中心。如果室温偏高，恒温器关闭火炉；如果室温偏低，恒温器打开火炉。火炉关闭时，温度就会降低一些；火炉打开时，温度就会升高一些。换句话说，对典型的负反馈调节，存在一个围绕正常值的上下波动。

人体实例：体温调节

体温调节的感受器和控制中心位于大脑中一个被称为下丘脑的部位。负反馈调节能防止体温随外界一同发生变化。体温不会越来越高，因为温度高会引发体温下降的变化过程。类似地，体温也不会连续降低。如果体温低于正常值，就会触发体温上升的变化过程。

体温高于正常值　体温偏高时，控制中心发出指令，让皮肤血管扩张（图 4.16 的上部）。这就能让更多的血液流向体表，将热量散发到周围环境中。

此外，神经系统还会激活汗腺，汗液的蒸发进一步使体温降低。体温逐渐下降到 37℃。

体温低于正常值　体温偏低时，控制中心通过神经冲动让皮肤血管收缩（图 4.16 的下部）。这样就能保存热量。如果体温继续降低，控制中心向骨骼肌发出神经冲动，人就会浑身发抖。身体发抖时产生热量，体温逐渐恢复到 37℃。体温恢复正常时，控制中心关闭。

正反馈调节

在正反馈调节作用下，系统输出和外部刺激朝同一方向变化。女性分娩时，婴儿的头部开始挤压子宫颈（子宫入口），对这里的感受器形成刺激。神经信号到达大脑后，大脑会促使垂体分泌催产素。催产素通过血液运输，引起子宫收缩。随着分娩过程的继续，子宫颈受到的刺激越来越强烈，子宫收缩变得更有力，直到完成婴儿的分娩。

正反馈调节对人体也可能不利，比如发烧会引起新陈代谢发生变化，使发烧加剧。体温达到45℃，人就会死亡，因为在这个温度下细胞的蛋白质发生变性，新陈代谢也会停止。尽管如此，某些正反馈回路还是会辅助人体完成具有明确截止点的生理过程，比如分娩、血液凝固和胃消化蛋白质。

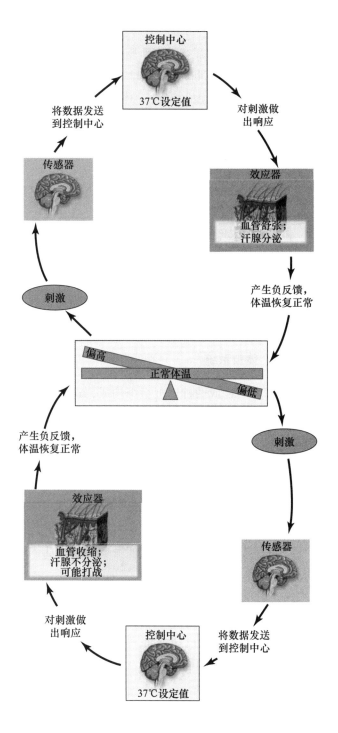

图 4.16　体温平衡

上图：体温高于正常值时，下丘脑感受到这一变化后促使血管扩张，汗腺分泌，因此体温恢复正常。下图：体温低于正常值时，下丘脑感受到这一变化后促使血管收缩。此外，人体还有可能通过打战来促使体温恢复正常。通过这种方式便解决或修正了最初的刺激。

案例分析：结论

皮肤是一个非常复杂的器官，由四种类型的组织构成。通过研究各种组织怎样相互作用形成器官，目前已经能够人工合成人体组织，比如人造皮肤。尽管科学家正着手扩展这种技术的使用范围，将人工真皮组织囊括在内，但人体皮肤各种组织（比如神经组织、肌肉组织和结缔组织）交互作用的复杂性带来了很多难题与挑战。即便如此，科学家在这方面的研究取得了重大进展。科学家已成功开发出更新型的人造皮肤，这种新型人造皮肤能将抗生素直接释放到正在愈合的组织上，进一步保护患者免遭危及生命的感染。对人造组织的研究并不限于上皮组织，科学家正致力于人工心脏组织与人工置换器官（比如肾脏、肝脏和肺）的研发。和克里斯汀的人造皮肤一样，敷在伤口上的不再是塑料组织，而是一种能和患者的活细胞整合在一起的有机物质，这种有机物质最终会取代受损组织。

⊙ 小结

4.1　人体组织的类型

组织由执行相同功能的同类特化细胞组成。人体组织可分为四类：结缔组织、肌肉组织、神经组织和上皮组织。

4.2　结缔组织具有连接和支撑作用

结缔组织由特化细胞、基质和蛋白质纤维构成，基质是一种非细胞物质，将细胞分隔开来。纤维包括胶原纤维、网状纤维和弹性纤维。结缔组织有三大类：

- 纤维结缔组织中有被称为成纤维细胞的细胞。疏松结缔组织的一个实例是脂肪组织，它由脂肪细胞构成。肌腱和韧带中含有致密纤维结缔组织。
- 支撑性结缔组织由软骨和骨组成。软骨的基质坚固但柔韧。软骨细胞位于腔隙中。软骨包括透明软骨、弹性软骨和纤维软骨。骨的基质结实坚硬，典型的骨骼包括骨密质和骨松质。
- 液态结缔组织存在于血液和淋巴液当中。血细胞由红细胞、白细胞和血小板组成，血细胞存在于血浆中。

4.3　肌肉组织负责人体运动

肌肉组织有三种，分别是骨骼肌、平滑肌和心肌。

- 骨骼肌和心肌呈横纹状。
- 心肌和平滑肌是不随意肌。
- 骨骼肌是附着在骨骼上的肌肉组织。
- 平滑肌存在于内脏器官中。
- 心肌构成心脏。

4.4　神经组织负责信息传递

- 神经组织由神经元和几种不同类型的神经胶质细胞组成。

- 每个神经元都有树突、胞体和轴突，轴突负责传导神经冲动。
- 神经元可组织成神经，神经被结缔组织包覆。

4.5　上皮组织具有保护作用

上皮组织被覆人体表面并衬于体腔。

- 单层上皮分为鳞状上皮、立方上皮、柱状上皮和假复层柱状上皮。
- 某些上皮组织可能有纤毛或微绒毛。
- 复层上皮有多层细胞，只有最底层细胞位于基底膜上。
- 上皮组织可形成腺体，腺体能向腺管（外分泌腺）或血液（内分泌腺）分泌物质。

4.6　体被系统

器官由两种或两种以上组织构成，这些组织一起工作完成共同功能。器官系统由多个器官组成，这些器官互相配合，实现特定功能。皮肤及其附属器官构成体被系统。皮肤有两种结构：

- 表皮含有干细胞和朗格汉斯细胞，其中干细胞能生成新的上皮细胞，朗格汉斯细胞能保护人体免遭传染性病原体侵害。黑色素细胞决定肤色。在表皮内，维生素 D 可由胆固醇合成。
- 真皮含有表皮衍生的腺体与毛囊、神经末梢、血管和感受器。
- 皮下组织位于皮肤下面。
- 皮肤附属器官包括指甲、毛囊、油脂腺和汗腺。

4.7　器官系统、体腔和体膜

器官组成系统，表 4.1 进行了归纳总结。某些器官位于特定的体腔之中。体腔被覆体膜，比如黏膜、浆膜、滑膜和脑脊膜。

表 4.1　器官系统

转运	体被
心血管系统（心脏和血管） 淋巴系统与免疫系统（淋巴管）	皮肤及附属器官
维护	**运动**
消化系统（如胃、肠） 呼吸系统（气管和肺） 泌尿系统（输尿管和肾脏）	骨骼系统（骨和软骨） 肌肉系统（肌肉）
控制	**生殖**
神经系统（脑、脊髓和神经） 内分泌系统（内分泌腺）	生殖系统（男性的输精管和睾丸；女性的输卵管和卵巢）

4.8　内稳态

内稳态是体内环境、组织液和血液的相对稳定状态。所有器官系统都对内稳态发挥作用。

- 心血管系统、呼吸系统、消化系统和泌尿系统直接调节血液中的气体、营养物和废物的含量，使组织液保持恒定。
- 淋巴系统吸收过多的组织液，还发挥免疫作用。
- 神经系统和内分泌系统负责调控其他系统。

负反馈调节

负反馈调节能使人体环境保持相对稳定。感受器感受到某一指标偏离正常的设定值时，控制中心就会发出指令调节这一指标向着与变化相反的方向改变，从而恢复正常。负反馈调节的实例包括：

- 胰岛素对血糖的调节。
- 恒温器与火炉对室温的调节。
- 大脑和汗腺对体温的调节。

正反馈调节

和负反馈调节相反，在正反馈调节作用下，系统随着外界刺激快速地向同方向变化，不能实现相对稳定状态。正反馈机制在某些条件下是有用的，比如分娩过程。

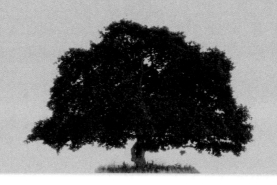

第二部分　人体内稳态的维持

第 5 章
心血管系统：心脏和血管

案例分析：年轻人罹患高血压

劳拉进入大学三年级时，她下定决心一定要恢复健康。高中时她一直很活跃，但工作、学习和社交生活的需要在过去几年的时间里让她耗费了大量的心血，给健康带来很大影响。劳拉胖了不少，锻炼也比以前少了。所以，在参加校内足球队之前，劳拉去医生那里检查了身体。

在医生办公室，护士测量了劳拉的体重和血压。相比几年前的最后一次体检，她现在的体重增加了15磅（1磅=0.45千克），血压达到132/84毫米汞柱（1毫米汞柱=133.3帕）。医生告诉她说，如果血压达到140/90毫米汞柱或以上就是高血压，直到这时，劳拉才意识到问题的严重性。劳拉现在的血压值符合"高血压前期"的标准，也就是说，她以后患高血压的风险大大增加了。

高血压是一种心血管系统疾病。血压长期居高不下会增加罹患心脏病、脑卒中、肾脏疾病的风险，给视力也会带来很大影响。大多数年轻人认为高血压是一种中年病，但最近的研究表明，几乎每五个年轻人中就有一人可能存在高血压，高血压已经成为年轻人面临的主要健康风险之一。

体检结束后，劳拉意识到她对收缩压和舒张压几乎一无所知，事实上，她从来就没有仔细想过自己的生活习惯是怎样影响到循环系统健康的。劳拉决定找到自己健康问题的症结所在。

扫描获取彩色图片，帮助您理解本章内容。

章节概要

5.1　心血管系统概述
心血管系统由具有泵血功能的心脏和向组织运送血液的血管组成。心血管系统在毛细血管中与组织进行物质交换。

5.2　血管的类型
动脉分支成小动脉，负责将血液从心脏输送到毛细血管。毛细血管汇合成小静脉。小静脉逐级形成静脉，最后由静脉将血液输送回心脏。

5.3　心脏是一个双泵
心脏的右侧负责将血液泵到肺部，左侧负责将血液泵到其他部位。

5.4　心血管系统的特征
随着血液从动脉流到毛细血管，血压不断降低。血液在静脉中的流动主要由骨骼肌的收缩实现。

5.5　两条心血管循环通路
肺循环将血液从心脏输送到肺，然后再返回心脏。体循环将血液从心脏输送到其他器官，然后再返回心脏。

5.6　毛细血管处的物质与气体交换
营养物质和氧在毛细血管处与二氧化碳和其他代谢废物进行交换，从而保持人体细胞的活性与健康。

5.7　心血管疾病
高血压和动脉粥样硬化属于心血管系统疾病，可引发脑卒中、心肌梗死和动脉瘤。

5.1 心血管系统概述

心血管系统由两部分组成：（1）具有泵血功能的心脏；（2）血液流动的血管。心脏跳动时将血液送入血管中。对人类来说，血液总是在血管中流动。

血液循环具有交换的作用

尽管血液循环依赖于心脏的跳动，但血液循环系统的整体功能是为人体细胞提供服务。记住，细胞浸润于组织液之中，而组织液负责实现血液和细胞之间的物质交换。血液从组织液中带走废物。血液还向组织液提供细胞存活所必需的氧和养分。

在肺部，血液释放二氧化碳并吸收氧，如图 5.1 中进出肺部的两个箭头所示。血液的功能并不仅仅是完成气体交换。营养物质从肠道进入血液，继而向人体细胞输送亟需的物质。肾脏负责对血液进行净化，保留需要的水分和盐分。肝脏发挥的功能非常重要，因为肝脏能从血液中吸收氨基酸并返回人体所需的蛋白质。肝蛋白负责运输血液中的脂肪等物质。肝脏还能清除经由肠道进入血液的毒素和化学物质，且肝脏内白细胞的聚集还能消灭细菌和其他病原体。数千千米的血管由错综复杂的循环到达人体内几乎每一个细胞，实现人体内所有器官的血液循环和物质循环流动。

心血管系统的功能

心血管系统的一般功能如下：

运输：心血管系统不仅向人体细胞运输氧，还清除代谢过程中产生的二氧化碳和其他废物。同时，心血管系统还将消化系统吸收的营养物质和内分泌系统分泌的激素输送到人体细胞。

• 保护：心血管系统输送免疫细胞。这些细胞以及与其相关的抗体和化学信号能保护人体免受感染。

• 调节：心血管系统参与维持人体各种条件的平衡，比如温度平衡、酸碱平衡以及水和电解质水平的稳定。

淋巴系统协助心血管系统发挥作用，这是因为

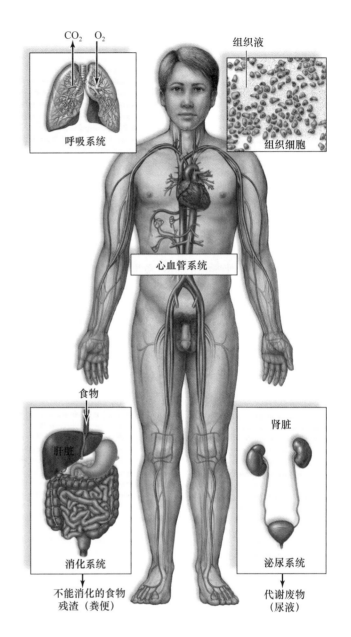

图 5.1　心血管系统与内稳态
心血管系统在人体内输送血液，在其他器官系统的协助下使人体细胞处于有利的生存条件下。

淋巴管能吸收多余的组织液并将其送回心血管系统。血液和组织液之间发生交换作用时，一些液体聚积在组织中。这些多余的组织液渗入淋巴管中，其开始于组织并终止于肩部的心血管静脉。一旦液体进入淋巴管，即称为淋巴液。淋巴液和血液一样，是一种液态结缔组织。

5.2　血管的类型

心血管系统由三类血管组成，分别是动脉、静脉和毛细血管（图 5.2），这些血管完成血液到人体组织的循环流动。

动脉：血液从心脏流出

动脉是将血液从心脏输送出去的血管。动脉的结构非常适合于在压力下从心脏向外输送血液。动脉壁由三层被膜组成（图 5.2），最内层的薄层细胞称为内膜。内膜周围是相对较厚的中间层，由平滑肌和弹性组织构成。动脉的最外层是结缔组织。动脉壁非常坚固，使其能承受一定的血压；弹性组织能使动脉扩张，从而可以缓冲压力。

小动脉是非常微小的动脉，肉眼几乎看不到。小动脉的中膜含有一些弹性组织，主要由平滑肌组成。这些肌纤维包围着小动脉。肌纤维收缩时，血管就会收缩；肌纤维松弛时，血管就会扩张。小动脉的收缩或扩张控制着血压高低。小动脉收缩时，血压升高；小动脉扩张时，血压下降。

毛细血管：交换作用

小动脉分支形成毛细血管，毛细血管是最细小的血管。毛细血管在结构上适用于血液与机体细胞的物质交换。每个毛细血管都是非常狭窄的微小血管，毛细血管壁仅由内皮构成。毛细血管内皮由覆有基底膜的单层上皮细胞构成。尽管毛细血管非常细小，但人体内毛细血管的总面积约为 6300 平方米。毛细血管床（许多毛细血管构成的网络）遍布于人体各处，因此任何一个细胞都不会远离毛细血管，也不会远离与血液的气体交换。在人体组织中，只有某些特定的毛细血管在任何给定时间都处于开放状态。例如，进餐后，供应消化系统的毛细血管开放，而大多数服务于肌肉组织的毛细血管则处于关闭状态。毛细血管的起始部位常有平滑肌环绕，称为毛细血管前括约肌，其控制血液流过毛细血管床（图 5.2）。括约肌收缩时关闭毛细血管床。当毛细血管床关闭时，血液流向需要进行气体交换的区域，通过一条称为动静脉吻合支的通路直接从小动脉流向小静脉。

图 5.2　毛细血管床的结构

毛细血管床是错综复杂的小血管，存在于小动脉、小静脉之间。当毛细血管前括约肌松弛时，毛细血管床打开，血液流经毛细血管。反之，则毛细血管床关闭，血液通过动静脉吻合支直接从小动脉流向小静脉。当血液通过组织中的毛细血管时，就会释放其所结合的氧。因此，血液从富氧状态下的小动脉流到静脉时，就变成贫氧的了。

照片版权：© Ed Reschke。

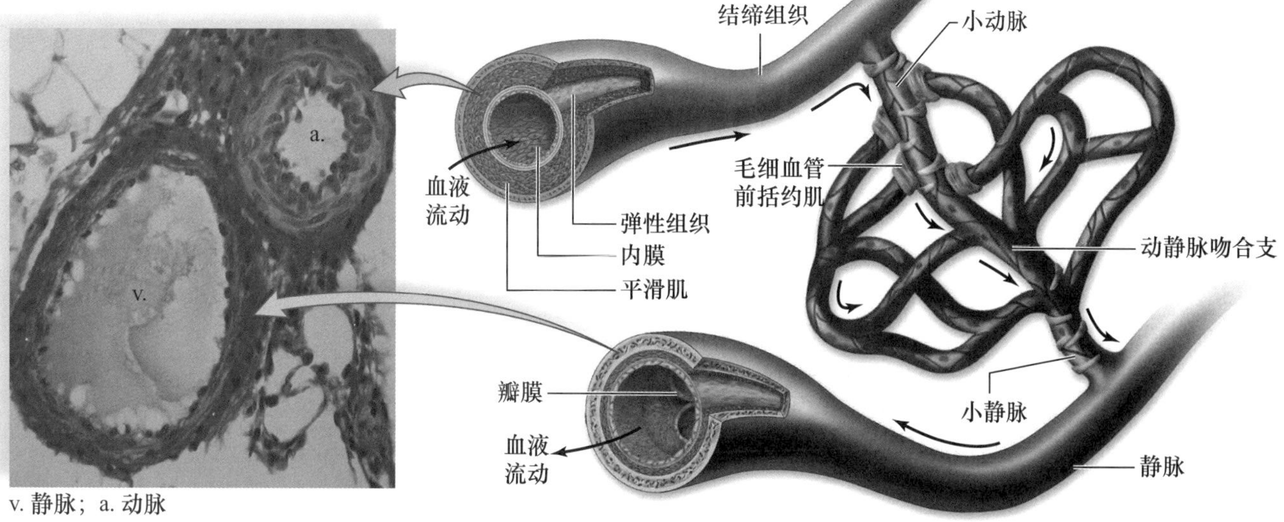

v. 静脉；a. 动脉

静脉：血液流回心脏

静脉是将血液带回心脏的血管。小静脉是细小的静脉，毛细血管中的血液流入分支，汇集到静脉。静脉壁和小静脉壁与动脉壁一样，都由三层膜组成。但静脉中膜的平滑肌和外膜的结缔组织都少些。因此，静脉壁要比动脉壁薄一些。

由于从毛细血管流出的血液通常处于低压状态，静脉通常有瓣膜，这就能保证其打开时血液只流向心脏，关闭时防止血液出现倒流。瓣膜是静脉内膜的延伸，存在于使血液克服重力流动的静脉中，尤其是下肢静脉中。静脉壁较薄，因此扩张能力较强。在任何时刻，约70%的血液都在静脉中流动。这样一来，静脉发挥储存血液的作用。如果因大出血导致血液流失，神经刺激就会导致静脉收缩，为人体其他部位提供更多血液。

生活中的科学

我站了一天后，为什么脚会肿?

当你站了很长时间之后，重力会增加毛细血管中的压力。这迫使毛细血管中的液体流入组织间隙，导致组织肿胀。当晚上躺下来时，脚和心脏处于同一水平，导致组织肿胀的多余组织液回流到淋巴管中，再流入肩部的静脉，流回心血管系统。到了早晨，脚上多余的水分消失，鞋子再次变得宽松。

5.3　心脏是一个双泵

心脏是一种锥形的肌肉器官，位于左、右双肺之间胸骨的正后方。心脏呈倾斜位，因此心脏的顶点（心尖）朝向左侧（图5.3）。心脏的大小可以这样近似地衡量，握紧拳头，然后用你的另一只手抱住拳头即可。心脏的主要部分是心肌，心肌主要由肌肉组织构成。心肌的肌纤维有分支，相邻心肌纤维通过闰盘紧紧连接在一起（图5.4b）。闰盘还包括细胞连接（如缝隙连接和桥粒）。缝隙连接有助于实现心脏纤维的同时收缩。桥粒由蛋白质纤维排列组成，将相邻细胞膜紧密结合在一起并能防止

过度拉伸。心脏为心包所覆盖，心包是厚厚的膜性囊，对心脏起到支撑和保护的作用。心包内分泌心包液（一种润滑液体），泵血时，心包在心脏表面平顺地滑动。

心脏被称为隔膜的壁分成左、右两个部分（图5.4a）。心脏有四个腔室。上面两个薄壁腔室称为右心房和左心房。每个心房外表面有一个皱褶的耳状皮瓣，称为心耳。下面两个厚壁腔室是心室，称为右心室和左心室（图5.4a）。

心脏瓣膜使血液能始终朝着正确的方向流动，防止血液倒流。心房与心室之间的瓣膜称为房室（AV）瓣。这些房室瓣由坚韧的纤维索支撑，称为腱索，腱索附着在乳头肌上，乳头肌是心室壁的突出。这些细索起牵制瓣膜的作用，心脏收缩时防止瓣膜翻入心房内。心脏右侧的房室瓣称为三尖瓣，因为其有三个瓣或尖。左侧的房室瓣由于有两个瓣而称为二尖瓣。二尖瓣通常又称为僧帽瓣，因为其外形酷似僧侣的帽子或法冠。剩下的两个瓣膜因为外形像半月而称为半月瓣。这些瓣膜位于心室及与

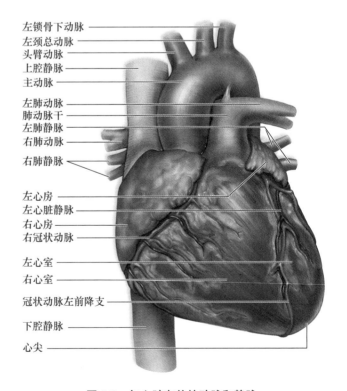

左锁骨下动脉
左颈总动脉
头臂动脉
上腔静脉
主动脉
左肺动脉
肺动脉干
左肺静脉
右肺动脉
右肺静脉
左心房
左心脏静脉
右心房
右冠状动脉
左心室
右心室
冠状动脉左前降支
下腔静脉
心尖

图5.3　与心脏有关的动脉和静脉

腔静脉和肺动脉干位于心脏的右侧。主动脉和肺静脉位于心脏的左侧。

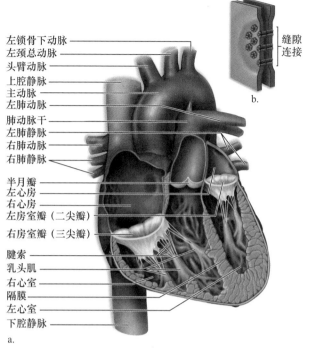

左锁骨下动脉
左颈总动脉
头臂动脉
上腔静脉
主动脉
左肺动脉
肺动脉干
左肺静脉
右肺动脉
右肺静脉
半月瓣
左心房
右心房
左房室瓣（二尖瓣）
右房室瓣（三尖瓣）
腱索
乳头肌
右心室
隔膜
左心室
下腔静脉
a.

缝隙连接
b.

图 5.4　心脏是一个双泵

人类心脏的剖面图。a. 心脏是由四个腔室构成的双泵。两个右腔室和两个左腔室由隔膜隔开。心脏的右侧负责将血液泵入肺部，左侧负责将血液泵送到身体其他部位。b. 闰盘包含允许肌肉细胞同时收缩的缝隙连接。处于同一位置的桥粒允许细胞弯曲和拉伸。

其连接的血管之间。半月瓣根据与其连接的血管命名：肺动脉半月瓣位于右心室和肺动脉干之间；主动脉半月瓣位于左心室和主动脉之间。

冠脉循环：心脏的血液供应

心脏壁由三层组成，心肌位于第二层，是一个肌肉层，心肌从冠状动脉吸收氧和营养物质。类似地，心脏静脉则负责清除废物。流经心脏的血液对于心脏的营养物质供应及废物清除几乎不起任何作用。

冠状动脉（图 5.3）满足心肌本身的需要。这些动脉是主动脉的第一个分支。冠状动脉起于主动脉瓣之上，行于心脏外表面，分支成不同的小动脉。冠状动脉毛细血管床连接形成小静脉，汇聚成心脏静脉，心脏静脉注入右心房。冠状动脉的直径很小，所以很容易发生堵塞，导致冠心病的发生。

如果这些血管完全堵塞，氧和葡萄糖等营养物质就无法到达心脏的肌肉，这可能会导致心肌梗死或心脏病发作。冠状动脉疾病的治疗方法包括药物治疗、冠状动脉搭桥术、血管成形术或干细胞治疗。

血液流经心脏的路径

闰盘（图 5.4b）将心肌细胞纤维连接在一起，使这些纤维能相互沟通。通过在细胞之间发送电信号，两个心房和两个心室能同步收缩。可通过以下方式追踪血液流经心脏和人体的路径。

• 上腔静脉与下腔静脉（图 5.4a）将贫氧血从体静脉输送到右心房。

• 右心房收缩（与左心房保持同步收缩），通过房室瓣（三尖瓣）向右心室输送血液。

• 右心室收缩，使血液通过肺半月瓣进入肺动脉干。输送贫氧血的肺动脉干分成两支肺动脉进入肺部。

• 肺部毛细血管实现气体交换。氧进入血液；二氧化碳从血液中排出。

• 输送富氧血的 4 支肺静脉进入左心房。

• 左心房通过房室瓣（二尖瓣）向左心室泵血。

• 左心室收缩（与右心室同时收缩），通过主动脉瓣将血液输送到主动脉。

• 血液通过动脉和小动脉进入组织的毛细血管。通过毛细血管汇入越来越大的静脉。静脉汇入上腔静脉和下腔静脉，循环再次开始。

从以上描述可以看出，贫氧血永远不会与富氧血混合，且血液必须通过肺部从心脏的右侧流向左侧。心脏是一个双泵，因为心脏的右心室向肺部输出血液，而左心室将血液输送到全身。因此，左心室承担更艰巨的泵血任务。

心房壁较薄，每个心房都将血液泵入其正下方的心室。心室壁较厚，它们将血液泵入动脉（肺动脉和主动脉），并输送到人体的其他部位。右心室较薄的心肌将血液泵送到胸腔附近的肺部。左心室壁较厚，心肌细胞比右心室多，这使得左心室能强有力地将血液泵出心脏并输送至全身。

心脏泵出的血液以一定压力进入动脉。心脏左侧在泵血时更有力，所以主动脉中的血压最高。血压随着动脉横截面积的增大而减小，到小动脉后血压又增加。除了血压机制，还有另外一种不同的机制用来输送静脉中的血液。

心跳是受控制的

心脏每跳动一次称为一个心动周期（图 5.5）。心脏跳动时，两个心房首先同时收缩，然后两个心室同时收缩，接下来心脏所有腔室舒张。心缩期指的是心脏腔室发生收缩，此时心脏处于工作阶段；心舒期，即静息期，指的是心脏腔室发生舒张（图 5.5）。健康成年人的心脏平均每分钟收缩或跳动 70 次，每次心跳持续约 0.85 秒，静息状态正常心率范围为每分钟 60 ～ 80 次。

一个心动周期可听到"扑～通"两声心跳。心室内血压升高迫使房室瓣砰然关闭时发出心跳的第一声（图 5.5b）。相反，心室内的血压导致半月瓣（肺动脉和主动脉）打开。心室舒张时，动脉内的血液立即回流，导致半月瓣关闭，此时心跳发出第二声（图 5.5c）。如果听到心跳有杂音，或第一声心跳后有略微的"嗖嗖"声，这通常是由于瓣膜关闭不严，导致房室瓣关闭后有血液流回心房。可通过手术矫正有缺陷的瓣膜。

心跳的内部控制

心房和心室的节律性收缩是由于心脏内部的（内在的）传导系统引起的。心脏的结组织是位于心脏两个区域的一种独特的心肌。结组织既有肌肉组织的特征，也有神经组织的特征。窦房结位于右心房的上壁背侧。房室结位于右心房的底部，非常接近隔膜（图 5.6）。窦房结是心脏的起搏点，每隔 0.85 秒自动发出一个刺激信号，从而导致心房收缩。当信号冲动到达房室结时会有略微的延迟，这就使心房能在心室开始收缩之前完成收缩。控制心室收缩的信号从房室结穿过房室束的两个分支，然后到达为数众多的更小的浦肯野纤维。房室束和浦肯野纤维之所以能高效地运行，是因为缝隙连接能实现细胞与细胞之间的电流流动（图 5.4b）。窦房结也称为心脏起搏器，因为窦房结负责调节心跳。如果窦房结不能正常工作，心脏在房室结产生信号的控制下仍可以跳动，但跳动速度要慢（每分钟 40 ～ 60 次）。为了纠正这种状况，可植入人工心脏起搏器，

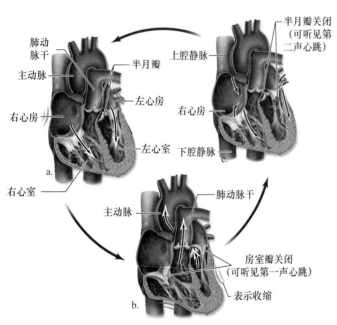

图 5.5 心动周期的各个阶段

a. 心房收缩时，心室舒张并充盈血液。房室瓣打开，半月瓣关闭。b. 心室收缩时，房室瓣关闭，半月瓣打开。血液被泵入肺动脉干和主动脉，这一过程伴随心脏发出第一声心跳。c. 血液回流导致半月瓣关闭，心脏发出第二声心跳。心脏舒张时，心房和心室都充满血液。房室瓣打开，半月瓣关闭。

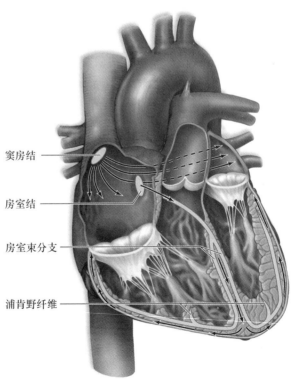

图 5.6 心脏的电信号传导

窦房结发出刺激信号（黑色箭头），使心房收缩。刺激信号到达房室结时，给心室以收缩的信号。电信号沿房室束的两个分支传递到浦肯野纤维，然后心室收缩。

其每 0.85 秒自动给心脏发出一个电刺激。

心跳的外部控制

身体有一种外部（外在）调节心跳的方式。延髓（延髓属于大脑的一部分，用于调节内脏活动）内部有一个心脏控制中心，可通过神经系统的副交感神经和交感神经改变心脏的跳动。正如"14.4 周围神经系统"将要阐述的，副交感神经系统增进了与静息态相关的功能，而交感神经系统能实现所谓的"战斗或逃跑"反应。当我们处于非活跃状态时，副交感神经系统降低窦房结和房室结的活动是有意义的。相比之下，当我们活跃或兴奋时，交感神经系统则能增强窦房结和房室结的活动。

肾上腺髓质释放的肾上腺素和去甲肾上腺素也能刺激心脏的跳动。例如，锻炼身体时，由于交感神经的刺激以及肾上腺素和去甲肾上腺素的释放，心脏跳得更快也更有力。

心电图是心跳的记录

心电图（ECG）用于记录心动周期中在心肌发生的电活动变化（图 5.7）。人体的体液含有能传导电流的离子，因此，心肌的电活动变化可在皮肤表面上检测到。进行心电图测试时，放置在皮肤上的电极通过导线连接到检测心肌电活动变化的仪器上。

图 5.7a 给出了正常心动周期中的电信号。窦房结触发脉冲时，心房纤维产生一种称为 P 波的电活动变化。P 波表明心房很快就要收缩。此后，QRS 波群表明心室即将收缩。心室肌纤维恢复时发生的电活动变化产生 T 波。

生活中的科学

在机场和公共场所放置的自动体外除颤仪（AED）可被任何人用于急救吗？

当在公共场所发生紧急情况时，任何人都可使用 AED。当一个人可能是心室颤动导致晕倒时，由电子设备给出诊断。它将一步一步地说明，如何先检查呼吸和脉搏，然后，如果需要，再说明如何将电极板放在胸上实施电击。

一旦将电极片贴在胸部，设备将会分析心脏的活动并确定是否需要电击。运用强电流对心脏进行短时除颤。当开始电击时，救援者后退，按动按钮。声音指令还可以说明如何在医务人员到来之前进行心肺复苏（CPR）。

不管怎样，最好是一开始就熟悉心肺复苏方法和 AED 的使用。红十字会和很多医院都时常举办入门和进修培训班。通过培训，你可能有机会拯救一个人的生命。

心电图检测可发现各种类型的心脏异常情况，心室颤动就是其中的一种异常，心室颤动由心室中不协调、不规则的电活动引起。对比图 5.7a 和图 5.7b，并注意观察图 5.7b 中的不规则线。心室颤动尤为引人关注，因为受伤、心脏病发作或药物过量都可以引发心室颤动。心室颤动是 35 岁以上看似健康的个体发生心源性猝死的最常见原因。一旦心室颤动，心脏泵血的协调性丧失，人体组织迅速变得缺氧。这时必须尽快重建正常的电传导，否则人就会死亡。出现心室颤动时，可在胸部对心脏进行短时间大电流放电，这个过程称为心脏除颤。除颤时，所有心脏细胞同时放电，这样一来，窦房结或许就能重新建立协调的心跳。

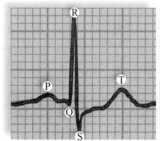
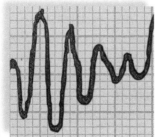

a. 正常心电图　　　　b. 心室颤动

图 5.7　心电图

a. 正常的心电图，说明心脏正常发挥功能。P 波恰好出现在心房收缩之前，QRS 波群出现在心室收缩之前，紧随其后的是 T 波，心室从收缩中恢复过来。b. 心室颤动时生成不规则心电图，因为心室受到不规则刺激。

5.4　心血管系统的特征

左心室收缩时，血液在压力的作用下进入主动脉。随着血液流过动脉、小动脉、毛细血管、小静脉直至最后通过静脉，血压逐渐降低。主动脉中的血压最高，相比之下，进入右心房的上腔静脉和下腔静脉的血压最低（图 5.4a）

脉搏速率与心率相等

血液涌入动脉时会使弹性管壁扩张，但随后几乎立即恢复原状。动脉壁的这种有节奏的扩张和复原在接近人体表面的任何动脉中都可以感觉得到，称其为脉搏。感受脉搏时通常是用几根手指接触桡动脉（靠近腕部手掌侧外缘）或颈动脉（颈部气管两侧均可）。

正常情况下脉搏速率能反映心率，因为只要左心室收缩，动脉壁就会产生搏动。正如前面所述，健康成年人的脉搏速率一般为每分钟 70 次，这个速率可在每分钟 60 ～ 80 次之间变化。

血液流动受到调节

心脏跳动对维持内稳态必不可少，正是这种跳动产生推动血液在动脉和小动脉中流动的压力。动脉通向毛细血管，在那里完成与组织液的交换过程，从而为细胞提供营养物质并清除废物。

血压推动血液在动脉中流动

血压是血液作用在血管壁上的压力。可用血压计来测量，测量位置通常选择手臂的肱动脉。心脏射血期间动脉压达到最高，称其为收缩压；心室舒张时动脉压最低，称其为舒张压。血压的测量单位为毫米汞柱。年轻人的正常静息态血压应略低于 120 毫米汞柱且不高于 80 毫米汞柱（或记为 120/80），但这些数值可发生一定程度的变化，且仍处于正常血压范围内（表 5.1）。数字 120 代表收缩压，80 代表舒张压。血压偏高称为高血压，偏低时称为低血压。

收缩压和舒张压随着与左心室距离的增加而降低，这是因为血管的总横截面积不断增加（图 5.8），小动脉的数量开始变得比动脉多。血压的降低导致

流向毛细血管的血流速度逐渐降低。

表 5.1　成人血压的正常值范围 *

	上压值（收缩压）	下压值（舒张压）
低血压	不到 95	不到 50
正常	低于 120	低于 80
高血压前期	120 ～ 139	80 ～ 89
1 级高血压	140 ～ 159	90 ～ 99
2 级高血压	160 或更高	100 或更高
高血压危象	高于 180	高于 110

* 血压值范围由美国心病协会（www.heart.org）制定，单位为毫米汞柱。

毛细血管内血流缓慢

由于毛细血管的数量比小动脉的数量要多得多，所以血液流经毛细血管时速度放缓（图 5.8），这就有充分的时间完成毛细血管内血液与周围组织之间的物质交换，因此，毛细血管内血液流速降低具有非常重要的意义。血液流速的任何改变都是通过毛细血管前括约肌的开放与关闭来进行调节的。

静脉把血液送回心脏

通过研究图 5.8 可以发现，从毛细血管到静脉

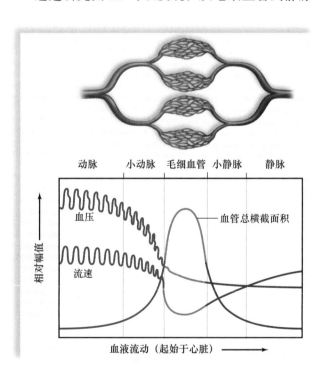

图 5.8　血管中的血液流速和压力

该图给出了血液从心脏（左侧）流向静脉（右侧）时的速度和相对血压。横截面积曲线表示血管的总面积。注意，毛细血管的横截面积增加时，血液的流速和压力明显降低。

的血流速度增加。打个比方说，这就像汽车从一条狭窄的街道开进多车道的公路，车速自然会加快。与此相类似，毛细血管内的血液流入静脉时，血流速度也会加快。从图 5.8 也可以清楚地看出，小静脉和静脉中的血压最低。因此，血压在将静脉血送回心脏的过程中仅发挥了微不足道的作用。静脉血回流取决于三个附加因素：

1. 骨骼肌泵，依赖于骨骼肌的收缩。
2. 呼吸泵，依赖于呼吸作用。
3. 静脉瓣膜。

每次肌肉收缩时，骨骼肌泵都会发挥功能。骨骼肌收缩时，就会压缩静脉的薄血管壁，使血液能通过瓣膜（图 5.9）。血液通过瓣膜后无法倒流。骨骼肌泵在静脉中推动血液流动的重要性可用强迫一个人持续保持标准站立姿态 1 个小时或更长时间进行说明。此时人有可能发生晕厥，因为肌肉收缩减少导致血液汇聚在下肢中，静脉血液回流不佳，造成大脑缺氧。对这种情形，晕厥反而有益处，因为倒下后的水平体位有助于血液流向大脑。

呼吸泵的工作原理和滴管相似。滴管的吸球松开时，滴管的球部膨胀。液体从玻璃管底部较高压

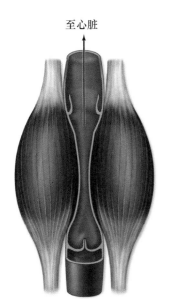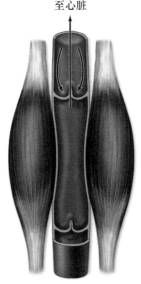

a. 收缩的骨骼肌推动血液通过打开的静脉瓣　　b. 静脉瓣关闭能防止血液倒流

图 5.9　骨骼肌泵

a. 骨骼肌产生的压力作用到静脉壁上，增大了静脉内的血压，迫使静脉瓣打开。b. 静脉不再受外部压力时，血压降低，反压使静脉瓣关闭。静脉瓣关闭能防止血液倒流。因此，静脉能将血液送回心脏。

力部位向上移动到顶部较低压力部位。吸气时，胸部扩张，使胸腔的压力降低。血液就会从高压部位（腹腔）流向低压部位（胸腔）。呼气时，胸腔压力增大，但静脉瓣能防止血液倒流。

什么原因导致静脉曲张形成？为什么静脉曲张在孕妇中更常见？

静脉的血管壁比较薄，静脉内的瓣膜将静脉分成许多独立的腔室。如果静脉充血过多，就会导致静脉过度拉伸。例如，如果一个人长时间站立，腿部静脉便无法完全排空血液，血液就会在静脉中淤积。随着静脉扩张，静脉瓣就会变得肿胀，无法实现正常功能。这两种机制导致静脉发生膨胀，从皮肤表面就能看见膨胀的静脉。痔疮是直肠里的静脉发生了曲张。肥胖、久坐的生活方式、性别（女性）、遗传倾向性和年龄的增加等都是导致静脉曲张的危险因素。

特别是当女性怀孕时，更容易引发腿部静脉肿胀，因为腹腔中的胎儿对腹部大静脉造成压迫。腿部静脉无法正常排空血液，静脉瓣无法正常工作。

大多数静脉曲张带来的仅仅是美观问题。偶尔静脉曲张会产生疼痛、肌肉痉挛或瘙痒，这时才需要医疗介入。消除静脉曲张的方法安全且高效，去看看医生就可以了。

5.5　两条心血管循环通路

血液流动包括两个循环，分别是肺循环和体循环，前者流经肺部，后者满足人体各个组织的需要（图 5.10）。尽管讨论这两种血液循环时，通常是着眼于氧和二氧化碳的运送，但也应该认识到这些循环路径还在输送各种营养物质、激素和其他因子等方面发挥重要作用。由此可以看出，肺循环和体循环在人体内稳态的维持中都具有重要意义。

肺循环：气体交换

从右心房开始，由此出发可追踪血液循环路径。

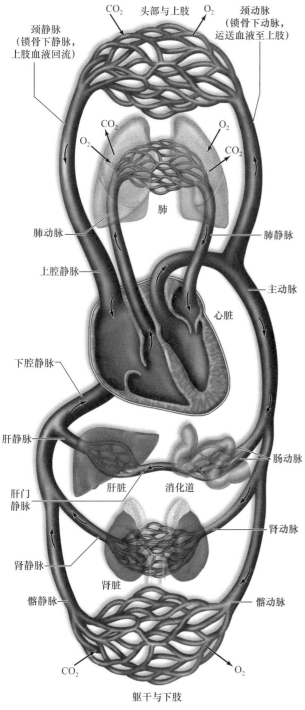

图 5.10　心血管系统概况

箭头表示血液的流向。将该图与图 5.11 进行比较，便于追踪血液循环通路，从中可以看出动脉与静脉遍布全身。此外，人体还遍布毛细血管。

右心房负责收集来自体循环的血液，收集的血液随后进入右心室，然后被泵入肺动脉干。肺动脉干形成右肺动脉和左肺动脉两个分支，在靠近肺的过程中继续分支成小动脉。小动脉将血液输送到肺毛细

血管，释放二氧化碳并吸收氧气。完成气体交换后，血液流过小肺静脉，小肺静脉汇入 4 条肺静脉，最终进入左心房。肺动脉内的血液缺氧，肺静脉内的血液富氧，因此，"所有动脉都携带含氧量高的血液，而所有静脉都携带含氧量低的血液"这种说法是不正确的，人们往往想当然地这样认为。肺循环过程中血液的含氧量正好和人们的认知相反。

体循环：与组织液完成物质交换

体循环包含图 5.11 所示的所有动脉和静脉，但

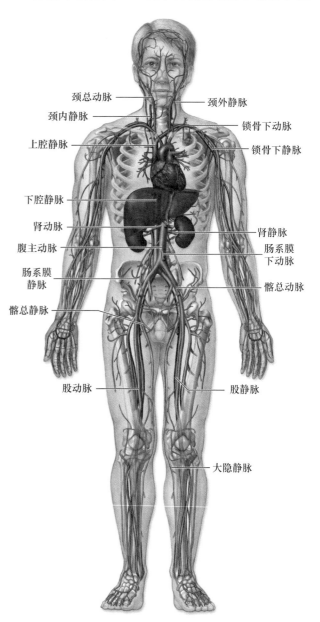

图 5.11　体循环的主要动脉和静脉

该图逼真再现了血液体循环中的主要血管（动脉和静脉）。

该图并没有绘出人体的所有血管。事实上，心脏泵出的血液流经约 60 000 英里（约 96560 千米）长的血管，通过这些血管向人体所有细胞运送营养物质和氧，同时清除细胞中的废物。

主动脉是体循环中最大的动脉，主动脉的血液来自心脏；上腔静脉和下腔静脉是人体内最大的静脉，负责将血液送回心脏。上腔静脉收集来自头部、胸部和上肢的血液，下腔静脉收集下肢的血液。收集的血液进入右心房。

追踪血液循环路径

从左心室开始可以很容易地追踪血液体循环路径，左心室将血液泵入主动脉。从主动脉发出的分支将血液送到人体各个器官和主要部位。例如，以下是血液进出人体下肢的路径：

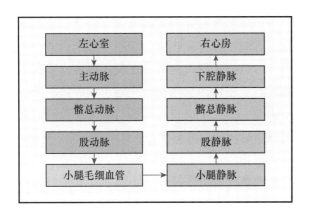

追踪具体器官的血液循环路径，通常从主动脉开始，然后是主动脉的分支。接下来列出有毛细血管的人体部位，最后是将血液送入腔静脉的静脉。在很多情况下，人体同一部位的动脉和静脉可统一命名，比如股动脉和股静脉。那么，动脉和静脉之间的血液路径又如何呢？来自动脉分支的小动脉进入毛细血管，交换过程在此处进行，然后小静脉汇入静脉，静脉最终汇入腔静脉。

肝门静脉系统：专门用于血液过滤

肝门静脉（图 5.10）将消化道毛细血管床的血液排至肝脏毛细血管床。门这个词表示该静脉位于两个毛细血管床之间。肝门静脉内的血液缺氧，但富含由小肠吸收的葡萄糖、氨基酸和其他营养物质。肝脏将葡萄糖储存为糖原，且肝脏要么储存氨基酸，

要么立即用氨基酸来合成血液蛋白。肝脏还净化血液中通过肠道毛细血管进入人体内的毒素和病原体。血液经肝脏缓慢过滤后，被肝静脉收集并返回至下腔静脉。

5.6　毛细血管处的物质与气体交换

液体在两种力的作用下穿过毛细血管壁：一是血压，血压使血液中的液体由毛细血管进入周围的组织间隙；二是渗透压，渗透压使组织间隙中的水分进入毛细血管。如图 5.12 所示，在毛细血管靠近动脉的一侧，血压（30 毫米汞柱）高于血液渗透压（21 毫米汞柱）。渗透压是溶解在血浆中的溶质引起的，血浆是血液的液体成分。溶解的血浆蛋白在维持渗透压平衡中具有特别重要的意义。大多数血浆蛋白来自肝脏。在毛细血管动脉端，血压高于渗透压，这样水分就能流出动脉端的毛细血管。

到了毛细血管中部，血压要降低一些，迫使液体穿过毛细血管壁的两种力此消彼长，互相抵消，液体没有净运动。此时溶质开始在浓度梯度的作用下发生扩散：氧和营养物质（葡萄糖和氨基酸）从毛细血管中扩散出来；二氧化碳和废物扩散进入毛细血管。红细胞和几乎所有血浆蛋白都留在毛细血管中。离开毛细血管的物质成为人体细胞之间的组织液的一部分。血浆蛋白由于体积过大而无法从毛细血管中流出。因此，组织液的成分几乎和血浆的成分一样，唯一不同的是蛋白质含量低很多。

在毛细血管的小静脉端，血压降低得更多。渗透压要比血压高得多，液体有反流的趋势。尽管有一些多余的组织液通常被毛细淋巴管收集，流出毛细血管的液体几乎全部重新流回血管（图 5.13）。淋巴管内的组织液称为淋巴液。当总淋巴管汇入肩膀处的锁骨下静脉时，淋巴液返回体循环静脉血液。

5.7　心血管疾病

心血管疾病（CVD）是西方国家人口过早死亡的主要原因。在美国，因心血管疾病死亡的人口占死亡人口总数的比例超过 33%。现代医学研究取得的进步使心血管疾病的诊断、治疗和预防得到了改

善。本节剖析心血管疾病的一些主要表现形式，同时还探讨心血管疾病预防及治疗所取得的进展。健康专栏"心血管疾病预防"对可能增加罹患心血管疾病的风险因素进行了概要介绍。

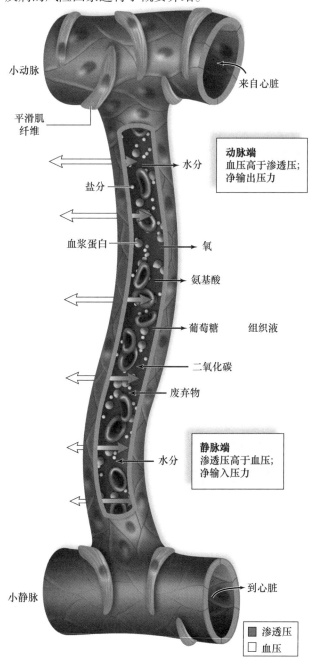

图 5.12　毛细血管床内溶质的运动

　　图中给出了毛细血管交换过程以及促进交换的作用力。在毛细血管的动脉端，血压高于渗透压。液体有流出血液并进入组织液的倾向。在图的中间部分，包括氧和二氧化碳在内的溶质从高浓度区扩散到低浓度区。二氧化碳和废物扩散进入毛细血管，而营养物质和氧则进入组织。在毛细血管的静脉端，渗透压高于血压。组织液有重新流入血液的趋势。红细胞和血浆蛋白由于体积过大而无法流出毛细血管。

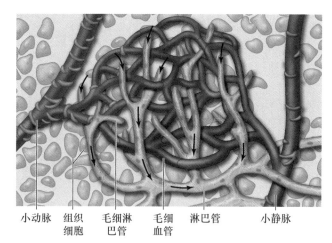

图 5.13　毛细淋巴管与毛细血管床的相互作用

　　毛细淋巴管沿毛细血管床分布。毛细淋巴管吸收多余的组织液时就形成淋巴液。淋巴液通过胸部的心血管静脉返回心血管系统。毛细血管前括约肌能关闭毛细血管床，此时血液可以流入动静脉吻合支。

血管疾病

　　由于动脉被血凝块或动脉粥样硬化斑块堵塞，高血压和动脉粥样硬化常常会引发脑卒中或心脏病发作。治疗的手段包括清除血凝块或疏通受影响的动脉。高血压和动脉粥样硬化还可能导致血管破裂或动脉瘤。用人工血管替换即将破裂的血管，这样就可以预防动脉瘤的发生。

高血压

　　血液流过动脉产生的压力高于正常值时会产生高血压，高血压有时也被称为安静的杀手。高血压疾病的隐蔽性非常强，有时候直到心脏病、脑卒中甚至肾衰竭发作时才被发现。高血压的判断标准是收缩压达到 140 毫米汞柱或更高，或者是舒张压达到 90 毫米汞柱或更高（表 5.1）。虽然收缩压和舒张压这两者都是重要的判断标准，但在考虑医疗介入时重点强调的是舒张压。

　　预防高血压最稳妥的办法就是定期检查血压并养成降低心血管疾病发病风险的生活方式。如果已经罹患高血压病，服用处方药有助于降低血压。口服利尿剂可使肾脏排泄更多的尿液，从而清除体内多余的液体。此外，还可以失活引发血压升高的激素（人体内的化学信使）。β-受体阻滞剂和血管紧张素转换酶（ACE）抑制剂有助于控制由激素引发的血压升高。

高血压常见于那些发生动脉粥样硬化的人群。动脉粥样硬化是血管受到损伤或动脉粥样硬化斑块形成所导致的。动脉粥样硬化斑块使血管变窄，从而对人体组织的血液和氧供应通路造成堵塞。大多数情形下，人在成年后的早期阶段就开始形成动脉粥样硬化，中年时期逐渐发展恶化，在这期间可能不会显现出任何症状，直到 50 岁或 50 岁以上时突然暴发疾病。为了预防动脉粥样硬化的形成和发展，美国心脏协会和其他组织建议在膳食中减少饱和脂肪和胆固醇的摄入量，增加 ω-3 多不饱和脂肪酸的摄入量。

动脉粥样硬化斑块（图 5.14）可在不规则粗糙的动脉壁上形成血液凝块。只要血块保持静止不动，就将其称为血栓。如果血栓脱落并随血液一起流动，就称为栓塞物。栓塞物由血液凝块组成，凝块最初随血液一起流动，到达细小血管时变得完全静止。如果不及时治疗血栓栓塞，将导致危及生命的严重并发症。

研究表明，除了高血压会引发动脉粥样硬化，还有其他几个可能的原因，其中最重要的诱因就是吸烟和膳食中脂类和胆固醇含量过高。研究还表明，如果少量细菌或病毒感染扩散到血液当中也有可能对心血管系统造成损伤，从而逐渐发展为动脉粥样硬化。令人惊讶的是，这种感染可能来自牙龈疾病或幽门螺杆菌感染。如果人体的 C 反应蛋白水平较高时，更有可能出现心脏病发作，人在感冒或受伤时 C 反应蛋白水平会升高。

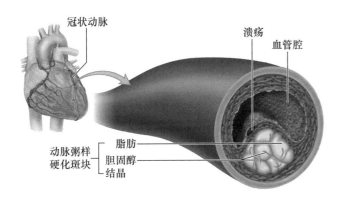

图 5.14　冠状动脉和动脉粥样硬化斑块

动脉粥样硬化斑块是胆固醇和脂肪的不规则聚集物。当冠状动脉内出现脂肪时，由于血液流动受阻，更容易诱发心脏病。

生活中的科学

他汀类药物安全吗？

他汀类药物是一种通过降低肝脏产生的胆固醇量来降低血液胆固醇水平的药物。服用他汀类药物可降低罹患与胆固醇升高相关的心血管疾病的风险。虽然有报道说服用他汀类药物可能会带来一些健康问题，比如肝病、糖尿病和肌肉损伤，但 FDA 还没有找到任何证据表明服用他汀类药物会使大多数人患此类疾病的风险增加。与任何药物治疗一样，在开始新的治疗之前，首要的就是咨询你的医生。

今日生物学 **健康**

心血管疾病预防

由于不可控因素的存在，我们当中的很多人都易患心血管疾病。有 55 岁以下的心脏病家族史、身为男性或非洲裔美国人，这些因素大大增加了患心脏病的风险。其他危险因素则与我们的行为有关。

严禁行为

吸烟：吸烟时，烟草中的尼古丁毒素进入血液导致小动脉收缩，其中就包括为心脏提供血液的小动脉。尼古丁还能引起血压升高，形成血液凝块。或许这就能说明为什么约有 20% 的心血管疾病致死者和吸烟有直接关联。

滥用药物：兴奋剂（如可卡因和安非他明）可引发不规则心跳并导致心脏病发作，即使第一次使用这类药物也有可能导致严重的后果。

肥胖：人体如果发生肥胖，就会有更多的组

织需要血液供应。为了满足这样的需求，心脏泵血的压力变得更大。超重还易患 2 型糖尿病，患者体内的葡萄糖可损伤血管，使血管内部更易形成血液凝块。

鼓励行为

降低膳食中的脂肪含量：膳食直接影响血液中胆固醇的含量。胆固醇由两类血浆蛋白运送，分别是低密度脂蛋白（LDL）和高密度脂蛋白（HDL）。低密度脂蛋白也称为"坏"脂蛋白，将肝脏中的胆固醇输送到人体各个组织；高密度脂蛋白又称为"好"脂蛋白，收集组织中的胆固醇并输送到肝脏。血液中的低密度脂蛋白水平过高或高密度脂蛋白水平过低时，血液斑块就会在动脉壁聚积（图 5.14）。

如果食物中的饱和脂肪（例如，红肉、奶油和黄油）或反式脂肪酸（例如，大多数人造黄油、市场上的烤制食品和油炸食品）很高，就会增加低密度脂蛋白胆固醇含量。推荐用单不饱和脂肪（例如，橄榄油和菜籽油）和多不饱和脂肪（例如，玉米油、红花油和大豆油）取代这些有害脂肪。大多数营养学家还建议每天至少吃五份富含抗氧化剂的水果和蔬菜，以预防心血管疾病的发生。抗氧化剂能保护人体免受对血管造成破坏作用的自由基的影响。

美国心脏协会（AHA）建议每周至少吃两次冷水鱼（例如，比目鱼、沙丁鱼、金枪鱼和三文鱼）。这些鱼类含有 ω-3 多不饱和脂肪酸，可以减少血液中的斑块。但有些研究表明，人工养殖的鱼类（例如，罗非鱼），含有较少的有益脂肪酸，实际上，食用这种鱼类可能对心脏健康带来危害。

定期检查胆固醇水平：从 20 岁开始，建议所有成年人至少每五年检测一次胆固醇水平。目前已不再使用胆固醇水平的具体指南，医生根据导致脑卒中或心脏病的其他危险因素来评估一个

人的胆固醇水平。即便如此，作为一般性指导原则，如果低密度脂蛋白水平高于 160 毫克/100 毫升或高密度脂蛋白水平低于 40 毫克/100 毫升，这时就需要引起注意了。

摄入白藜芦醇："法国悖论"是指尽管法国人普遍食用高脂肪含量食物，而法国人的心血管疾病发病率却相对较低。有一种可能的解释是法国人进餐时经常饮酒。红葡萄酒中除了含有酒精，还含有一种称为白藜芦醇的抗氧化剂。这种化学物质主要存在于葡萄皮中，因此葡萄汁中也含有这种物质，在保健食品商店还可以买到类似的补充制剂。

锻炼：经常锻炼的人更不易患心血管疾病。锻炼身体不仅可以控制体重，同时还有助于减小心理压力和降低血压。和长时锻炼相比，短时锻炼可能会更有效。一项研究表明，每天运动 3 个 10 分钟比 30 分钟连续活动更能降低血液中的甘油三酯水平。

焦虑与压力：精神压力可以增加心脏病发作的概率。1994 年洛杉矶附近发生强烈地震，一小时之内有 16 人死于突发性心力衰竭（相比之下，平均每天大约有 4 人）。接下来的几天里，与心脏病有关的死亡人数减少了，这表明情绪压力已经触发了那些本就易患心脏病的人群的致命并发症。显然，地震不以人的意志为转移，但我们可以学着用健康的方式来避免和调节压力。

酒精饮料对心脏有益吗？酗酒会破坏人体包括心脏在内的所有器官。基于几项大型研究，尽管美国心脏协会注意到，和那些不饮酒的人相比，每天饮用一到两杯酒的人患心血管疾病的风险可降低 30% ～ 50%。重要的是，由于饮酒存在潜在的负面影响，美国心脏协会不建议以前从不喝酒的人开始饮用酒精饮料。

脑卒中、心肌梗死和动脉瘤

脑卒中、心肌梗死和动脉瘤与高血压及动脉粥样硬化有关。脑血管意外（CVA）也称为脑卒中，常因颅小动脉破裂或被栓塞物堵塞而引发。缺氧导致部分大脑细胞死亡和肢体瘫痪，甚至造成死亡。如果出现手或脸的麻木感、说话困难或者一只眼睛暂时失明，这些症状都是脑卒中的前兆。

当部分心肌由于缺氧而死亡时就会导致心肌梗死（MI），心肌梗死也称为心脏病发作。如果冠状动脉出现部分堵塞，人就有可能被心绞痛所折磨。心绞痛的典型症状包括胸部有压痛感或挤压感。压力和疼痛可波及左臂、颈部、下颚、肩膀或背部。除了胸部出现不适，还可能伴随恶心、呕吐、焦虑、头晕、呼吸急促。服用硝化甘油或相关药物扩张血管，有助于缓解疼痛。冠状动脉完全堵塞时（可能由血栓栓塞引发）就会导致心肌梗死。

动脉瘤指的是血管发生膨胀，大多数情况下是指腹部动脉或通向大脑的动脉。动脉粥样硬化和高血压可以削弱动脉壁，从而形成动脉瘤。如果重要的血管（如主动脉）发生破裂，人就有可能死亡。如果可能的话，用塑料管替换受损或发生病变的部分血管（如动脉），这样做不会影响心血管系统的功能，因为与组织细胞的交换过程仍可以在毛细血管中进行。目前正在开展的研究是使用在实验室内制作的血管，将患者的细胞注射到惰性血管模具内，或使用干细胞人工培育血管。

溶解血凝块

可用组织纤溶酶原激活剂（t-PA）治疗血栓栓塞，t-PA 是一种生物技术药物，能将血液中的一种称为纤溶酶原的蛋白质转化成纤溶酶，这种酶可溶解血凝块。组织纤溶酶原激活剂也可用于脑卒中患者的治疗，但成功率较低。有一些患者会出现危及生命的脑出血。更好的治疗方案可能是作用到细胞膜的新型生物技术药物，它能防止脑细胞释放和（或）吸收由脑卒中带来的有毒化学物质。

如果一个人有心绞痛或脑卒中的症状，可以给他服用阿司匹林，阿司匹林可降低血栓形成的概率。有证据表明，阿司匹林可预防首次心肌梗死，且低剂量服用时可能还会带来其他健康益处。

治疗阻塞的动脉

在过去，治疗心血管疾病需要进行开胸手术，这种手术的术后恢复时间较长，还会留下长长的难看的疤痕，偶尔还会感觉到疼痛。现在则利用机器人技术辅助完成旁路手术。手术时，通过小切口插入摄像机和医疗器械，外科医生则坐在控制台上操纵可互换的夹持器、手术刀和其他工具，这些工具和手术台上方可移动机械臂连接在一起。通过两个目镜，外科医生获得手术区的三维视图。机器人手术也用于瓣膜修复和其他心脏手术。

冠状动脉旁路手术是一种治疗斑块堵塞动脉的方法。外科医生从患者体内取出一段血管（通常是腿部的静脉），将血管的一端缝合到主动脉，另一端缝合到位于阻塞点附近的冠状动脉上。图 5.15a 给出了一种三重旁路，血液通过这三段血管经由冠状动脉路径从主动脉流向心肌。1997 年以来，基因治疗已经取代冠状动脉旁路手术而成为新的动脉阻塞治疗方法，基因治疗通过新生长的血管将血液输送到心肌。外科医生只需要开一个小切口，在肋骨之间直接向最需要改善血液流动的心脏区域注入许多基因拷贝，这些基因拷贝编码的是血管内皮生长因子（VEGF）。血管内皮生长因子能促进动脉长出新的血管。如果能生成侧支血管，这些侧支血管就可以绕过被阻塞的动脉进行血液输送，也就无须进行旁路手术了。通过开展基因治疗，约有 60% 的患者在 2～4 周的时间内表现出血管生长的迹象。

旁路手术的另一种替代方案是血管成形术。在过去，进行血管成形术是将一根塑料导管插入手臂或腿部的动脉中，然后引导这根导管穿过主要血管直达心脏。导管到达动脉中的血凝块区域时，附在导管末端的微小球囊膨胀，将狭窄的血管撑开。现在手术采用相同的方法将支架输送到被阻塞的血管（图 5.15b）。支架是一个小金属网筒，清除血管阻塞后能保持冠状动脉处于开放状态。支架内的球囊膨胀时，支架随即扩张，将自身固定在血管发生阻塞的部位。有些患者术后当天就可以回家，如若

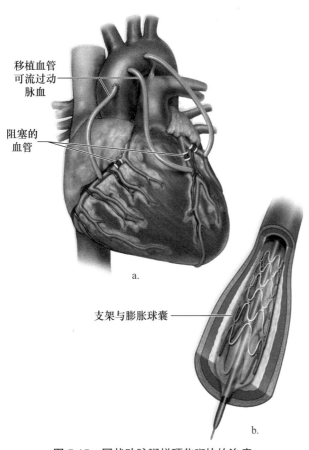

移植血管
可流过动
脉血

阻塞的
血管

a.

支架与膨胀球囊

b.

图 5.15 冠状动脉粥样硬化斑块的治疗

a. 手术中，血管（将腿部静脉或动脉置于胸部）被缝合到冠状动脉，绕过发生梗阻的部位。b. 支架手术过程中，顶端带有球囊的导管引导支架（可膨胀的小金属网筒）进入血管发生阻塞的区域，当球囊膨胀时，支架扩张并打开动脉。

不然，最多也就是在医院过一夜。如果放置的支架涂抹能渗透到动脉内膜的药物并抑制细胞生长，支架手术就更为成功。使用非药物涂层支架时，几个月后可能在支架处再次出现狭窄，而药物涂层支架则能成功阻止血管的再次阻塞。放置支架后可能还会发生血液凝固，因此患者在接受手术后必须服用抗凝血药物。

心力衰竭

当一个人出现心力衰竭时，心脏就不再像原来那样泵血了。心力衰竭已经成为威胁人类健康的日益严重的问题，其原因就在于以前一旦心脏病发作往往就会殒命，但现在却能活下来，可心脏功能却严重受损。心脏受损经常表现为心脏过大，引起这种现象的原因并不是心脏壁更加强壮，而是因为心

脏出现了下垂和肿胀。有一种治疗思路是把心脏包裹在一个织物护套中，防止心脏变得太大。这种方法或许会改善心脏的泵血能力，这和举重运动员用护腰带限制和加强腹部肌肉多少有些类似。但是心力衰竭往往还伴有其他问题，例如，心律失常等。为了解决这个问题，可以在胸部的皮下放置植入型心律转复除颤器（ICD），这种装置既能感知心动过慢，也能感知心动过速。心动过慢时，ICD 作为起搏器产生缺失的心跳；心动过速时，ICD 对心脏进行强烈电震，减缓心脏的跳动速度。如果心脏出现心律失常，ICD 就会像除颤器那样发出更强的电击。

心脏移植

目前，心脏移植手术的成功率普遍较高，尽管如此，由于可供移植的心脏数量短缺，更多的人则是陷入漫长的等待之中。现在每年大约只能进行 2300 例心脏移植手术，远远无法满足患者的需求，或许有一天经基因改造的猪会成为新的心脏供体。与此同时，目前正开展研究，将骨髓干细胞注入心脏，这些细胞在心脏内能发育成新的心肌组织，从而可以替换由于心肌梗死而受损的组织。

左心室辅助装置（LVAD）是当前取代心脏移植的另一种治疗手段，手术时经由腹腔将左心室辅助装置植入心脏部位。植入后，用一根导管把血液从左心室转移到左心室辅助装置，再由这个装置将血液泵到主动脉。左心室辅助装置通过穿过皮肤的导线与外部电池连接，因此病人必须随身携带电池。另外一种方法是选用 Jarvik 2000 人造心脏 [由美国发明者罗伯·贾维克 (Robert Jarvik) 制造，故此命名。——译者] 这是一种植入左心室内部的泵，由外部电池供电，大小不超过一枚 C 型干电池。

还有极少数患者接受了一种称为完全型人工心脏（TAH）置换的移植手术，如图 5.16 所示。这种人工心脏通过内部电池和控制器调节泵血速度，外部电池则通过外部线圈与内部线圈经皮肤将电能传递给人工心脏。旋转离心泵在左、右液囊之间驱动

硅质液压油运动，迫使血液从心脏流出并进入肺动脉干和主动脉。初期，接受这种移植的患者几近死亡，大多数人只能存活几天。然而，随着医学不断进步，目前许多接受者的存活时间可以延长几个月，使完全型人工心脏装置成为心衰患者的过渡性治疗首选。截至目前，植入患者体内的完全型人工心脏已经超过 1300 例。

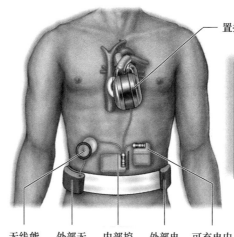
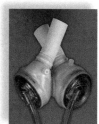

图 5.16　人工心脏
美国辛卡迪亚系统公司制造的完全型人工心脏能像自然生长的心脏一样输送血液。控制器植入患者的腹部。心脏由内置的可充电电池供电，外部电池作为备用系统使用。
照片版权：© SynCardia Systems, Inc.。

置换后的心脏

人工心脏照片

无线能量传输系统　外部无线驱动装置　内部控制器　外部电池组　可充电内置电池

案例分析：结论

　　检查完身体后，劳拉开始研究她患高血压的原因以及高血压对身体带来的影响。劳拉终于弄清楚 132/84 毫米汞柱的血压值到底是什么含义。132 毫米汞柱指的是心脏跳动时产生的最高血压，而 84 毫米汞柱则是静息压。理想情况下，她的血压应该低于 120/80 毫米汞柱，正如她的医生所指出的，劳拉已处于高血压前期。不幸中的万幸是，在劳拉这样的年龄，高血压前期多是由不良生活方式导致的，也即膳食不健康和缺乏锻炼。因此，劳拉下决心更密切地注意自己的膳食，尤其是食物中饱和脂肪和胆固醇的含量，每周增加能增强心血管功能的锻炼。劳拉的医生还建议几个月后对她进行随访，确保劳拉取得了令人满意的进展。

小结

5.1　心血管系统概述

　　心血管系统由心脏和血管组成。心脏负责泵血，血管将心脏泵出的血液输往毛细血管并返回心脏，血液在毛细血管处完成与组织细胞的营养物质和废物的交换过程。血液在肺部完成气体交换，在消化道吸收营养物质，在肾脏清除血液中的废物。淋巴系统从组织周围吸收多余液体并将其送回心血管系统。

5.2　血管的类型

　　动脉：动脉和小动脉将血液从心脏运走。动脉壁最厚，使动脉能承受血压。

　　毛细血管：毛细血管负责完成物质交换过程。毛细血管前括约肌和动静脉吻合支有助于实现对毛细血管内血液流动的控制。

　　静脉：静脉和小静脉将血液输回心脏。静脉壁相对较薄，静脉瓣膜确保血液朝一个方向流动。

5.3　心脏是一个双泵

　　心脏在人体循环系统中发挥血液泵的作用，分左、右两个部分，中间由隔膜完全分隔开来。心脏的每一侧均由一个心房和一个心室组成，像房室瓣（AV）和半月瓣这样的瓣膜用于保证血液朝正确方向流动。心肌组织位于心包内。在细胞水平，心肌组织之间通过缝隙连接和桥粒相互作用。心脏本身

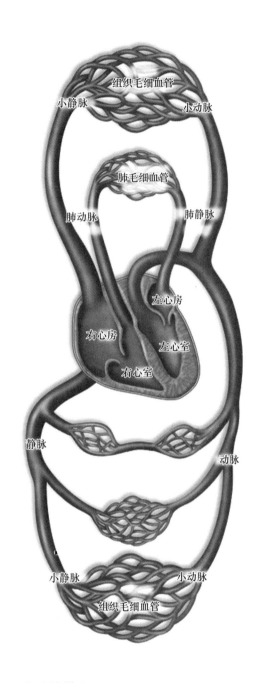

过刺激心房收缩而引起心跳。房室结将刺激传递到心室，使心室收缩（收缩期）。房室瓣关闭后，半月瓣紧接着也关闭，这就是一个心动周期内能听到"扑 - 通"两声心跳的原因。心肌在两次收缩之间处于放松（舒张期）状态。可由心电图（ECG）测量心脏的活动情况。

5.4 心血管系统的特征

脉搏反映心跳速率。心脏跳动带来的血压是动脉内血液流动的根本原因。收缩压是动脉内的最高血压，而舒张压则最低。毛细血管血液流速放缓有助于人体组织完成营养物质与废物的交换过程。静脉内血液的流动是在骨骼肌收缩（骨骼肌泵）、瓣膜控制以及呼吸运动（呼吸泵）的共同作用下实现的。

5.5 两条心血管循环通路

心血管系统可分为肺循环和体循环两条血液通路。

肺循环：气体交换

肺循环通路中，血液在肺与心脏之间循环流动。

体循环：与组织液完成交换

体循环通路中，主动脉分成多支血管，这些血管为人体器官和细胞提供服务。腔静脉将含氧量较低的血液送回心脏。肝门静脉系统完成消化系统毛细血管床与肝脏毛细血管床之间血液的流动。肝门静脉系统由肝门静脉和肝静脉组成。

5.6 毛细血管处的物质与气体交换

下图给出了人体组织在毛细血管完成的交换过程，注意，该图不包括发生气体交换的肺表面。

通过冠状动脉供血。

血液流经心脏的路径

• 腔静脉内含氧量较低的血液流入右心房，右心室通过肺动脉将血液泵入肺循环通路。

• 来自肺部（肺静脉）的含氧量丰富的血液进入左心房，左心室将富氧血液泵入体循环的主动脉。

心跳的控制

心动周期中，窦房结（也称为心脏起搏器）通

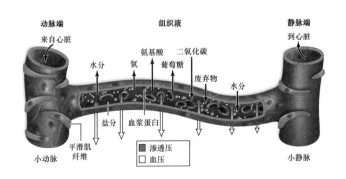

- 在心血管毛细血管的动脉端，血压比渗透压高，此时液体离开毛细血管。
- 到了毛细血管的中间部位，氧和营养物质从毛细血管中扩散出来，二氧化碳和其他废物扩散到毛细血管内。
- 在毛细血管的静脉端，由于蛋白质存在而产生的渗透压超过血压，使大部分液体重新进入毛细血管。剩余液体为间质液（组织液）。

毛细血管静脉端没有渗入血管的多余液体进入毛细淋巴管。

- 淋巴液是淋巴管内的组织液。
- 淋巴系统是一个单向系统。淋巴系统的液体途经心血管静脉回流到血液中。

5.7　心血管疾病

心血管疾病是西方国家人口死亡的主要原因。

- 高血压和动脉粥样硬化可导致脑卒中、心肌梗死、心绞痛或动脉瘤等心血管疾病。动脉粥样硬化斑块增加了罹患这些疾病的风险。如果这些斑块在循环系统中脱落，就有可能导致血栓栓塞。
- 为了降低罹患心血管疾病的风险，应保持有益于心脏健康的膳食习惯、定期锻炼、保持适当体重且不要吸烟。

第 6 章
心血管系统：血液

章节概要

6.1 血液概述
血液是一种液态结缔组织，在人体内充当运输介质，能发挥多种功能。

6.2 红细胞与氧的运输
红细胞含有血红蛋白，参与人体内气体的运输。

6.3 白细胞与疾病防御
白细胞能帮助人体抵抗感染。

6.4 血小板与凝血
血小板是一种细胞碎片，通过修复血管损伤并防止血液流失来维持人体内部的平衡。

6.5 人类的血型
血型由红细胞表面的特异性抗原决定。

6.6 内稳态
血液和心血管系统在维持人体内稳态中发挥重要作用。

案例分析：血癌——白血病

本今年 20 岁，是大学橄榄球队中的踢球手。本一直都非常活跃，青少年时代酷爱打棒球和踢橄榄球，进入大学后还积极参加校内各项体育活动。他认为自己身体很好，在球队中总是冲在前面，唯恐自己落后。

第二赛季开始时，本感觉自己的精力大不如前。训练总是让自己感到精疲力竭，以前并不是这样的。本在训练过程中越来越疲惫不堪，常常是训练一结束就倒头大睡。而且，进行足球训练时，他开始不断出现严重的呼吸短促现象。为了保住自己在球队中的地位，本竭力掩盖这些症状，但接下来的几个星期内，他的健康状况日益恶化，他发现自己的颈部、腋窝和腹股沟出现了肿胀。此外，在训练中如果受伤，似乎需要更长的时间才能愈合。本开始担心自己的身体是不是出了毛病，他把自己的状况告诉了教练，教练立即把本送到队医那里。

队医给本做了体检，紧接着又安排了血常规检查。血常规检查可以确定红细胞和白细胞总数、血液中的血红蛋白含量以及血小板数量。检查结果表明，本的白细胞数量非常高，但这些细胞的功能却不正常。队医立即把本交由专家会诊，骨髓穿刺活组织检查证明了医生的担心，本患上了一种称为急性淋巴细胞白血病（ALL）的癌症。

扫描获取彩色图片，帮助您理解本章内容。

6.1　血液概述

由第 5 章可知，心血管系统由心脏和血管组成，心脏负责泵送血液，血管负责输送血液。本章将介绍血液的功能与组成。

血液的功能

人类的心脏是一个非常神奇的肌性泵血器官。心脏每跳动一次，就会泵出约 75 毫升血液。心脏每分钟平均跳动 70 次。因此，心脏每分钟泵出约 5250 毫升血液（75 毫升 / 次 × 70 次 / 分钟），这些血液在一分钟时间内完成人体所需全部血液的完整循环！如果有需要（比如锻炼身体时），心脏能以更快的速度完成血液在人体内的循环。

血液一般有三个功能，分别是：运输、防御和调控。

运输　血液是人体内重要的运输介质。血液从肺部获得氧，然后将氧运输到组织细胞。类似地，血液从消化道吸收营养物质，输送到人体各个组织并携带着二氧化碳返回肺部。人体每次呼吸时都会清除血液中的二氧化碳。血液还能运输其他废物，比如将蛋白质分解产生的多余的氮运输到肾脏清除。血液在毛细血管处完成与人体组织的营养物质交换和废物交换（图 5.12）。正是由于这种交换作用，血液才能保持组织液的组成成分始终处在正常范围内，从而维持人体内部的平衡。

除了运输营养物质和废物，不同器官和组织分泌的激素也进入血液当中，血液将这些激素运输到其他器官和组织，激素作为信号分子影响细胞的新陈代谢。血液非常适于发挥物质运输的功能。血液中的蛋白质有助于将激素传递给组织。脂蛋白这类特殊蛋白质（也称为高密度脂蛋白和低密度脂蛋白）能在人体内运输脂类或脂肪。最为重要的是，血红蛋白（存在于红细胞中）专门和氧结合并将其传递给细胞。血红蛋白也有助于将二氧化碳输送回肺部。

防御　血液能保护身体抵抗病原体入侵并防止失血。血液中的某些特定细胞通过吞噬作用可以吞噬并消灭病原体。

血液中的白细胞可产生并分泌抗体至血液中。抗体是一种能和特定病原体结合并使其失去活性的蛋白质，失活的病原体继而被噬菌的白细胞彻底摧毁。

受伤时，血液会在伤口处凝结成块，防止失血过多。凝血作用涉及血小板和蛋白质。例如，凝血酶原和纤维蛋白原是两种不活跃的血液蛋白，它们不断地在血液中循环，如果有需要才会被激活并形成凝血块。如果人体没有凝血作用保护，即便小小的伤口也会导致失血过多而死亡。

调控　血液在调控人体内稳态方面发挥重要作用。血液通过吸收热量来调节体温，吸收的热量主要来自活动肌，并将热量散发到身体周围。如果体温过高，血液流向皮肤中扩张的血管，这样一来，热量就会散发到环境中，使体温恢复正常。

血液的液体成分称为血浆，血浆含有溶解的盐和蛋白质。这些溶质使血液产生渗透压，从而使血液保持较高的液体含量。血液通过这种方式帮助维持人体的水盐平衡。

血液中的化学缓冲液，是能够稳定血液 pH 的化学物质，帮助调节人体的酸碱平衡，并将 pH 保持在相对稳定的 7.4。

血液的成分

血液是一种组织，和其他组织一样，血液也由细胞和细胞碎片组成。细胞和细胞碎片统称为血液的有形成分。细胞和细胞碎片悬浮在称为血浆的液体中。因此，血液可归为液态结缔组织。

有形成分

血液中的有形成分包括红细胞、白细胞和血小板。这些有形成分由红骨髓生成，红骨髓存在于儿童的绝大多数骨骼中，但成年人只有特定的骨骼才能发现红骨髓的身影。红骨髓含有多能干细胞，这种干细胞能进行分裂，产生各种类型的血细胞（图 6.1）。干细胞是医学界的研究焦点，针对干细胞开展了数不胜数的研究。研究人员已成功将干细胞诱导为各种特化细胞。这些诱导干细胞在治愈各种人类疾病方面已显现出巨大的应用潜力。

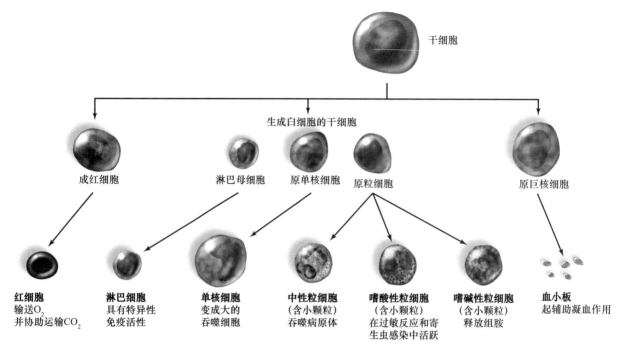

图 6.1 血液细胞的起源

红骨髓中的干细胞产生了各种类型的血细胞。

血浆

血浆是血液中运送各种物质的液体介质。血浆还能起到散发热量的作用,这些热量是新陈代谢(特别是肌肉收缩)的副产物。血浆中约 91% 的成分是水(图 6.2),剩下的 9% 则由各种盐(离子)和有机分子组成。这些盐溶解在血浆中,与血浆蛋白一起帮助维持血液的渗透压。血液中的盐还起到缓冲作用,有利于保持血液 pH 的稳定。葡萄糖和氨基酸这类有机小分子是细胞的营养物质;尿素是一种含氮废物,经由肾脏排出体外。

血液中数量最多的有机分子就是所谓的血浆蛋白,大部分由肝脏生成。血浆蛋白的功能多种多样,有助于维持内稳态。和血液中的盐一样,血浆蛋白能吸收和释放 H^+,有助于将血液 pH 保持在 7.4 左右。血浆蛋白分子较大,无法穿过毛细血管壁,只能存

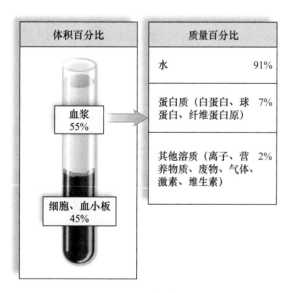

图 6.2 血浆的组分

血浆是血液的液态部分,主要由水和蛋白质构成。营养物质、维生素和激素之类的溶质在血浆中运输。

生活中的科学

只有胚胎中才存在干细胞吗?

事实上,这是媒体带给我们的一个普遍误解,媒体关注的往往是胚胎干细胞。实际情况是,任何分裂比较活跃的组织都需要某种形式的干细胞来作为细胞的最初来源。区别在于,许多胚胎干细胞是全能性的,意味着它们具有形成任何一类细胞的能力,而大多数成年干细胞是多能型的。多能干细胞经历了一个额外的特化阶段,因此只能生成有限种类的新细胞类型。

在于血液中，从而形成血液和组织液之间的渗透梯度。在这个渗透压的作用下可防止毛细血管内的血浆过度流失到组织液中。

血浆蛋白主要有三种，分别是白蛋白、球蛋白和血纤蛋白原。其中白蛋白含量最丰富，在血浆渗透压的形成中发挥最重要的作用。白蛋白还能和其他有机分子结合在一起，有助于这些有机分子的运输。球蛋白有三种类型，称为 α - 球蛋白、β - 球蛋白和 γ - 球蛋白。α - 球蛋白和 β - 球蛋白也能与其他物质（比如激素、胆固醇和铁）结合，从而实现物质在血液中的运输。γ - 球蛋白也称为抗体，由称为淋巴细胞的白细胞产生，而不是由肝脏产生。γ - 球蛋白可有效抵御病原体对人体的侵袭。血纤蛋白原是一种不活跃的血浆蛋白，一旦被激活，便可以形成血凝块。

6.2　红细胞与氧的运输

红细胞（RBC）呈双凹圆盘状，细胞个体较小，通常只有 6 ～ 8 微米。红细胞中含有血红蛋白，具有独特的内部结构（图 6.3），是人体内一种特殊的细胞。红细胞的数量极为庞大，人体每微升血液中就有 400 万～ 600 万个红细胞。

红细胞如何输送氧气

红细胞内含有血红蛋白（Hb），也称为血红素，其对氧气具有极强的亲和力（吸引力），因此红细胞特别适于输送氧气。血红蛋白的存在还是红细胞和血液呈红色的根本原因。血红蛋白的珠蛋白部分是含有 4 条高度折叠多肽链的蛋白质。血红蛋白的血红素部分位于每条多肽链的中心，是一种含铁基团（图 6.3）。铁元素与氧可逆结合，也就是说，血红素在肺部吸收氧，到达组织时再释放氧。与之相反的是，一氧化碳（CO）与血红素中的铁原子相结合，一旦结合之后不会轻易与之分离。

每个血红蛋白分子可以运输 4 个氧分子，而每个红细胞含大约 2.8 亿个血红蛋白分子，这就是说，每个红细胞可以携带超过 10 亿个氧分子。

在肺部，氧与血红素结合时，血红蛋白呈略微不同的形状，称为氧合血红蛋白。在人体组织中血红素释放氧，血红蛋白恢复为原来的形状，称为脱氧血红蛋白。释放的氧从血液扩散至组织液中，随后进入细胞。

红细胞如何协助运输二氧化碳

血液从组织中吸收二氧化碳（CO_2）后，其中约有 7% 的二氧化碳溶解在血浆中。如果血浆中的二氧化碳含量超过 7%，血浆就会出现碳酸化和泡沫化，就像苏打水一样。血红蛋白中的珠蛋白与二氧化碳结合在一起，完成约 23% 二氧化碳的直接运输。与二氧化碳结合的血红蛋白称为氨甲酰血红蛋白。

其余的二氧化碳（约 70%）在血浆中以 HCO_3^- 的形式进行运输。考虑以下化学方程式：

$$CO_2 + H_2O \rightleftharpoons H_2CO_3 \rightleftharpoons H^+ + HCO_3^-$$

二氧化碳　　水　　碳酸　　氢离子　碳酸氢根离子

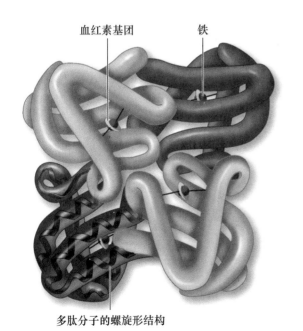

血红素基团　　铁

多肽分子的螺旋形结构

图 6.3　血红蛋白的结构

血红蛋白含有两种类型的多肽链（深色和浅色表示），形成分子的珠蛋白部分。含铁血红素基团位于多肽链的中心位置。血红蛋白氧合时，氧与铁离子松散地结合在一起。

什么是一氧化碳？

一氧化碳是一种无色无味的气体，可以和血红蛋白结合。每年有数百人死于一氧化碳意外中毒，中毒原因多是由于燃气电器故障或一氧化碳气体通风不良。一旦人体吸入一氧化碳气体，它就会取代氧气与血红蛋白结合在一起。如此一来，细胞就会缺氧。不幸的是，一氧化碳中毒治疗很有可能会被延误，因为诸如头痛、身体疼痛、恶心、头晕和困倦等这样的中毒症状可能被误认为"流感"症状。政府建议任何能生成一氧化碳气体的设备都应进行定期检查，以确保设备通风良好。此外，像安装烟雾探测器一样，应安装并正确使用一氧化碳探测器。

二氧化碳进入红细胞，与细胞中的水分子结合形成碳酸（上述化学方程式中从左至右的箭头说明这一化学反应过程）。红细胞内部的碳酸酐酶催化这一反应。碳酸迅速发生解离，形成 H^+ 和 HCO_3^-。HCO_3^- 从红细胞中扩散出来，在血浆中进行运输。H^+ 与珠蛋白（血红蛋白的蛋白质成分）相结合。因此，血红蛋白协助血浆蛋白和盐保持血液的 pH 恒定。血液到达肺部时，反应过程正好相反（箭头从右至左）。H^+ 和 HCO_3^- 再次结合形成碳酸。碳酸酐酶同样也能加速这一逆反应过程。二氧化碳从血液中扩散出来，进入肺部的气道，从体内呼出。

红细胞在骨髓内生成

骨髓中的造血干细胞分裂并产生新的细胞，这些新细胞分化为成熟的红细胞（图6.1）。红细胞的结构适应其在体内的功能。成熟的红细胞能产生血红蛋白，同时细胞核和各种细胞器消失。由于其内没有细胞器，因而不具备人体中其他真核细胞的许多功能。例如，由于没有线粒体，不能进行细胞呼吸，转而依赖糖酵解和发酵过程供应能量。此外，红细胞的细胞骨架含有的蛋白质，使其具有独特的形状，从而能通过狭窄的毛细血管床。红细胞的形状决定了其表面积更大，更有利于气体进出细胞的扩散作用。此外，由于缺乏细胞核，红细胞无法补充重要的蛋白质并修复细胞损伤，因此，只能存活120天左右。老化的红细胞会被肝脏和脾脏内的白细胞（巨噬细胞）吞噬。

每秒钟约有200万个红细胞被破坏，因此必须生成同样数量的红细胞来维持细胞数量的平衡。红细胞破裂时释放出血红蛋白，血红蛋白的珠蛋白部分则分解成氨基酸，这些氨基酸被人体循环利用。红细胞中的大部分铁元素被骨髓回收并加以再利用，损失的小部分铁元素必须通过膳食补充。剩余的血红素经过化学降解，最终由肝脏和肾脏排出体外。当输送到细胞的氧不足时，人体有一种机制能增加红细胞的数量：肾脏释放一种称为促红细胞生成素（EPO）的激素，刺激骨髓中的干细胞生成更多的红细胞（图6.4）。肝脏和人体其他组织也能生成促红细胞生成素，其作用是相同的。

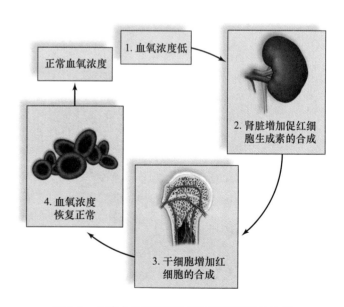

图6.4 血液中的氧浓度降低时肾脏做出的反应

血液中的氧含量减少时，肾脏释放的促红细胞生成素增加。促红细胞生成素刺激红骨髓加速生成红细胞（红细胞与氧结合完成氧的运输）。

什么是血液回输？血液回输安全吗？

血液回输泛指在正常基础之上能增加血液红细胞数量的方法，以更高效地运输氧气，缓解疲劳，让运动员占据竞争优势。使用血液回输的过程是这样的，运动员在比赛前几个月给自己注射促红细胞生成素，从而逐渐增加血液中红细胞的数量。几周以后，抽取运动员 4 个单位血液，通过离心浓缩红细胞。快要比赛时再将浓缩的红细胞重新注入体内。血液回输危险且不合法。20 世纪 90 年代有几名自行车选手死于心力衰竭，很有可能是血液回输后红细胞浓度过高，心脏无法承担这样的负荷。

与红细胞相关的疾病

如果肝脏不能正常排出血红素，血红素将聚集在人体组织中，出现一种称为黄疸的症状。出现黄疸时，皮肤和眼白会变黄。类似地，当皮肤出现瘀伤时，血红素的化学分解使皮肤的颜色从红色 / 紫色变成蓝色，然后变成绿色，最后变成黄色。人体内红细胞数量不足或细胞的血红蛋白含量不足时，会出现贫血症状，同时伴有疲惫衰弱的感觉。铁、维生素 B_{12} 和叶酸是生成红细胞的必备元素。缺铁性贫血最为常见，致病原因是膳食中的铁摄入不足，导致血红蛋白合成不足。缺乏维生素 B_{12} 可导致恶性贫血，此时由于 DNA 合成不足而导致干细胞活性降低，其结果就是红细胞生成数量降低。叶酸缺乏所致贫血也会使红细胞的数量减少，怀孕期间尤为如此。女性怀孕期间应咨询保健医生，是否需要加大叶酸的服用剂量，如果叶酸摄入不足，将导致新生儿出现先天缺陷。

溶血是红细胞发生破裂。患有溶血性贫血时，红细胞的破坏率增加。镰状细胞贫血是一种遗传性疾病，患者的红细胞呈镰刀状，这种细胞通过狭窄的毛细血管时容易发生破裂。镰状细胞贫血的致病原因是在构成血红蛋白的 4 条多肽链中，有两条多

肽链出现异常。镰状红细胞的预期寿命约为 90 天，而不是 120 天。

6.3 白细胞与疾病防御

白细胞与红细胞的不同之处在于白细胞通常较大，有细胞核，缺少血红蛋白，且未经染色时白细胞是半透明的。白细胞的数量没有红细胞多，每微升血液中只含有 5000 ～ 1 1000 个。白细胞由红骨髓中的干细胞生成，大部分在骨髓中成熟。白细胞分为几种类型（图 6.5），每种白细胞的生成受一种称为集落刺激因子（CSF）的蛋白质的调控。骨髓机能正常的情况下，如果有需要，白细胞数量在几个小时内就会翻倍。

白细胞	功能
● 粒性白细胞	
中性粒细胞	吞噬病原体和细胞碎片
嗜酸性粒细胞	利用胞质的颗粒成分消化大病原体（如寄生虫），并减少炎症
嗜碱性粒细胞	促进血液流向受损组织，促进炎症反应
● 无粒白细胞	
淋巴细胞 	发挥特异性免疫作用；B 细胞产生抗体；T 细胞破坏癌细胞和病毒感染细胞
单核细胞	分化为吞噬病原体和细胞碎片的巨噬细胞

图 6.5 几种白细胞实例
中性粒细胞、嗜酸性粒细胞和嗜碱性粒细胞为粒性白细胞。淋巴细胞和单核细胞几乎不含颗粒（无颗粒）。

白细胞具有抗感染作用，因此，白细胞是免疫系统的重要组成部分。免疫系统由多种细胞、组织和器官组成，能帮助人体抵抗病原体、癌细胞和外来蛋白质的侵袭（参见第 7 章）。

白细胞用多种方式来抵抗感染。某些细胞非常擅长吞噬。吞噬过程中，细胞的突起包围病原体并将其吞噬。然后在细胞内形成一个含有病原体的囊泡。溶酶体附着在囊泡上并将消化酶排入囊泡中，酶完成对病原体的分解。其他白细胞则产生抗体，抗体是与抗原结合的蛋白质。抗原是一种外源性细胞或其他物质，能刺激人体产生免疫反应。抗原-抗体复合物被打上了清除的标记，再次被吞噬掉。"6.5 人类的血型"将讨论与血型和凝血有关的抗原和抗体。许多白细胞只能存活几天，通常是在抵御病原体时死亡。有些白细胞则能存活几个月甚至几年。

白细胞的种类

白细胞可分为粒性白细胞和无粒白细胞（图 6.5）。粒性白细胞有明显的胞质颗粒，细胞被染色并置于显微镜下时可清晰地看到这些颗粒。颗粒（像溶酶体一样）含有各种各样的酶和蛋白质。无粒白细胞仅含有稀疏的细颗粒，在显微镜下不易观察到。

粒性白细胞

粒性白细胞包括中性粒细胞、嗜酸性粒细胞和嗜碱性粒细胞。

50%～70% 的白细胞为中性粒细胞，因此中性粒细胞的数量最多。中性粒细胞含有多叶核，因此被称为多形核白细胞。与其他粒性白细胞相比，中性粒细胞的颗粒不易被酸性红色染料或碱性紫色染料染色，这就是为什么称这种白细胞为中性粒细胞。中性粒细胞通常是第一种对抗细菌感染的白细胞，其强烈的吞噬活性对抵抗病原体入侵具有至关重要的作用。

中性粒细胞和其他类型的白细胞（如巨噬细胞）能穿过毛细血管壁的孔隙，因此，在组织液和淋巴液中也可以发现这些细胞的身影（图 6.6）。

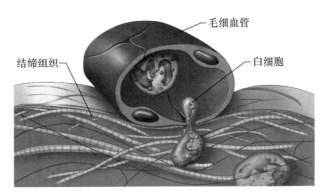

图 6.6　白细胞进入人体组织的运动
白细胞在毛细血管壁细胞间隙通过挤压作用进入人体组织。

嗜酸性粒细胞有一个两叶核。嗜酸性粒细胞内含有丰富的大颗粒，很容易被伊红染料染色而呈红色，故而得名。嗜酸性粒细胞能保护身体免受大型寄生虫的侵害，还对与炎症反应相关的过敏原和蛋白质有吞噬作用。

嗜碱性粒细胞是最稀少的白细胞，但在免疫反应中发挥着重要作用。嗜碱性粒细胞有一个 U 形或叶状核，其颗粒吸收碱性染料而呈现深蓝色，这就是嗜碱性粒细胞名称的由来。在结缔组织中，嗜碱性粒细胞及类似的称为肥大细胞的细胞释放与过敏反应相关的组胺。组胺能扩张血管，但却使通向肺部的气管收缩，哮喘病发作时出现呼吸困难就是这个原因。

无粒白细胞

无粒白细胞包括淋巴细胞和单核细胞。淋巴细胞和单核细胞没有颗粒，但却有非小叶核。无粒白细胞有时也被称为单核白细胞。

人体内淋巴细胞约占白细胞总量的 25%～35%，因此是数量占第二位的白细胞类型。淋巴细胞对特定病原体和毒素（有毒物质）具有特异性免疫作用。淋巴细胞有两种，分别是 B 细胞和 T 细胞。成熟的 B 细胞称为浆细胞，能产生抗体，抗体是与靶标病原体结合在一起的蛋白质，将靶标病原体标记为消灭对象。某些 T 细胞（杀伤性 T 细胞）能直接消灭病原体。艾滋病病毒能破坏其中某种 T 细胞，从而导致免疫缺陷，使人体无法抵抗病原体的侵害。在第 7 章将详细讨论 B 细胞与 T 细胞。

单核细胞在白细胞中体积最大。当其在组织中固定下来以后，分化成更大的巨噬细胞。单核细胞在皮肤中变成树突状细胞。与中性粒细胞一样，巨噬细胞和树突状细胞是活性吞噬细胞，能吞噬病原体、老化细胞和细胞碎片。巨噬细胞和树突状细胞也刺激其他白细胞（包括淋巴细胞）来保护人体。

与白细胞相关的疾病

有些免疫缺陷可以遗传。例如，当白细胞的干细胞缺乏腺苷脱氨酶时，儿童就会患上重症联合免疫缺陷（SCID）。没有这种酶，B 细胞与 T 细胞无法发育，人体也就无法抵抗感染。每年有 40 ~ 100 名儿童从出生就患有这种疾病。治疗方法是每周注射两次腺苷脱氨酶，但接受相容供体的骨髓移植才是治愈这种疾病的最好方法。重症联合免疫缺陷的治疗已更多地转向基因治疗，为患者细胞提供缺失的酶。

正如本章开篇所介绍的，癌症是细胞无节制生长所导致的，白血病意味着"血液变白"，指的是一类与不受控的白细胞增殖相关的癌症。这些增殖的白细胞大多数不正常或不成熟，因此无法实现正常的防御功能。每种白血病都是以失控的细胞命名的。

淋巴细胞被 EB 病毒（EBV）感染是传染性单核细胞增多症的成因，之所以这样命名，是因为淋巴细胞为单核的。EB 病毒属于疱疹病毒科的一员，是人类最常见的病毒之一。传染性单核细胞增多症的症状包括发烧、咽喉疼痛和淋巴结肿大。在不治疗的情况下，一般 1 ~ 2 月后症状会自行消失，但 EB 病毒常终生伴随患者，潜伏并隐藏在咽喉和血液的一些细胞之中。精神压力过大时病毒就会重新激活，这意味着一个人可通过唾液将病毒传染给另一个人，比如亲密接吻就会导致病毒传播。单核细胞增多症被称为"接吻病"，其原因正在于此。

6.4　血小板与凝血

血小板是由红骨髓中称为巨核细胞的大细胞的碎片形成的。人体每天产生 2000 亿个血小板，每微升血液中含 130 000 ~ 400 000 个。血液中的这些有形成分参与凝血过程，参与凝血过程的物质还包括由肝脏生成并沉积在血液中的血浆蛋白凝血酶原和纤维蛋白原。维生素 K 对凝血酶原的生成必不可少。

凝血作用

凝血过程通过确保血液中的血浆和有形成分始终留在血管内来维持心血管系统的内稳态。参与血凝块形成的物质包括 13 种不同的凝血因子、钙离子（Ca^{2+}）和各种各样的酶。

人体血管发生破裂时，血小板在破裂处凝结成块，在一定程度上封堵出血点（图 6.7）。血小板和受损的组织释放一种称为凝血酶原激活剂的凝血因子，该因子将血浆中的凝血酶原转化为凝血酶。这一反应过程需要 Ca^{2+} 的参与。凝血酶继而又发挥切断血纤蛋白原分子两条氨基酸短链的作用，血纤蛋白原分子是血浆中的蛋白质之一。然后这些活化片段首尾相连，形成长纤维蛋白丝。

1. 血管被刺破

2. 血小板聚集在一起并形成栓塞

3. 血小板和受损组织细胞释放凝血酶原激活剂，启动一系列酶促反应

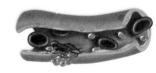

凝血酶原激活剂

凝血酶原 $\xrightarrow{Ca^{2+}}$ 凝血酶

血纤蛋白原 $\xrightarrow{Ca^{2+}}$ 纤维蛋白丝

4. 形成纤维蛋白丝并将红细胞束缚在内

图 6.7　血凝块形成的步骤

血小板和受损组织细胞释放凝血酶原激活剂，其在 Ca^{2+} 存在的条件下作用于凝血酶原以产生凝血酶。凝血酶在 Ca^{2+} 存在的条件下作用于血纤蛋白原，生成纤维蛋白丝。

纤维蛋白丝将堵塞在血管受损区域的血小板缠绕在一起，并为血凝块提供框架。被纤维蛋白丝束缚在内的红细胞使凝血块呈现红色。纤维蛋白凝块

只是暂时起到止血作用，一旦血管开始进行自我修复，纤溶酶就会破坏纤维蛋白网络，使组织细胞能够不断生长。

血液凝固后，会有一种称为血清的黄色液体从血凝块中渗出。血清包含血浆的所有成分，除了血纤蛋白原和凝血酶原。

与凝血作用相关的疾病

如果血小板数量不足，人就会患血小板减少症。血小板减少症的成因是骨髓生成血小板的数量较少或骨髓外血小板的分解增多。很多情况（如白血病）都可能导致血小板减少。药物作用也会导致血小板减少。血小板减少的症状包括皮肤瘀伤、皮疹、流鼻血或口腔出血，通常还会出现胃肠出血和脑出血这样的并发症。

如果血管的内壁变得粗糙，可在未破裂的血管内自发形成血凝块。在大多数情况下，血管内壁变得粗糙是由于形成了动脉粥样硬化斑块。静脉注射时几乎不会给血管内壁带来损伤。如果自发形成的血凝块在血管内保持静止不动，就称为血栓。长时间坐着不动（比如旅游时）也会引发血栓形成。如果血凝块脱落并在血液中流动，就称为栓塞。如果栓塞物使血管发生堵塞，就有可能引发血栓栓塞。如果不给予任何干预治疗，流向组织的血液完全停止，就会导致心肌梗死或脑卒中。

血友病是一种遗传性的因凝血因子数量不足而导致的凝血功能障碍。这种病有很多不同的表现形式。男孩相比女孩更容易患凝血因子Ⅷ缺乏导致的A型血友病，其致病原因是凝血因子Ⅷ的编码基因出现了异常复制，这种基因位于X染色体。对男性而言，如果在他唯一的X染色体有一个异常等位基因，就会患这种血友病。而女性的两条X染色体中只要有一个正常基因就能使凝血因子Ⅷ的数量达到正常水平。

如果患有血友病，即便是最轻微的碰撞也会导致关节内出血，随之而来的就是关节软骨退行性病变和底层骨的骨质吸收。脑出血是最常见的死亡原因，通常伴有神经损伤。定期注射凝血因子Ⅷ可以成功治疗该疾病。

今日生物学 健康

阿司匹林与心脏病

阿司匹林是乙酰水杨酸，长期以来是公认的治疗疼痛的药物。但现在已经知道，低剂量阿司匹林可以降低某些类型心脏病，包括脑卒中和心肌梗死的发生。正如图6.7a所示，阿司匹林通过干扰凝血途径中的连锁反应来达到治疗效果。

当血小板位于血液中时，它们是作为单个细胞碎片存在的，然而，一旦人体受伤，受损的细胞就会释放化学物质，导致血小板变得黏稠并凝结成更大的聚集体。

血小板变黏稠是由一种称为血栓素的化学物质作用导致的。血栓素是血小板对受伤部位做出响应时所释放出来的。随着血小板的不断聚集，就会释放出更多的血栓素。这是"4.8 内稳态"所阐述的正反馈机制的一个实例，这种响应机制可对受伤做出快速反应，从而把失血量降到最低。

没有受伤时，血小板开始粘连在一起，这时就会出现问题。这些意外形成的血凝块会对心脏和大脑造成阻塞，从而导致心肌梗死和脑卒中。阿司匹林可抑制血栓素的活性，有效降低血小板聚集成块的可能性。数项研究表明，患有心脏病（如动脉粥样硬化）的人服用阿司匹林，可降低心肌梗死或脑卒中的概率。

需要重点指出的是，医学界目前还没有确定到底服用多大剂量的阿司匹林才能产生这种抑制血小板凝结的效果，尽管公认的标准是每天服用 75 ～ 80 毫克阿司匹林足矣。没有证据表明剂量越大，效果越好，且过多服用阿司匹林还可能带来副作用，比如溃疡和腹腔出血。许多药店出售非处方药小剂量阿司匹林（81 毫克的"婴儿"标准阿司匹林），但是，如果每天都要定量服用阿司匹林，强烈建议你先咨询医生。

6.5 人类的血型

血型指的是红细胞表面的蛋白差异性。这些蛋白质在输血（或者说将血液从一个人体内转移到另一个人体内）中发挥重要作用。为了保证输血安全，必须提前鉴定血型，这样当不同个体的血液混合在一起时才不会发生凝集反应（红细胞聚集在一起）。血型鉴定通常包括两方面内容，一是进行 ABO 血型鉴定，二是确定个体为 Rh 阴性（Rh⁻）血型还是 Rh 阳性（Rh⁺）血型。

ABO 血型

由于红细胞的细胞膜含有糖蛋白，这些糖蛋白可成为其他个体的抗原，因此只有几种类型的输血是安全的。抗原是任何一种来自人体外的物质。ABO 血型根据两种可能抗原的存在与否来确定，这两种抗原分别称为 A 抗原和 B 抗原。是否存在这些抗原取决于遗传。

图 6.8 中，A 抗原和 B 抗原呈现不同的形状。通过研究这个图就可以理解红细胞膜上的抗原类型。正如你所预料的那样，A 型血是由于红细胞含有 A 抗原（图中圆球所示），而 B 型血是由于红细

胞上含有 B 抗原（图中三角形所示）。如果顺着这个思路，猜测 AB 型血应该是同时含有 A、B 抗原，答案是正确的。最后，需要注意的是，O 型血的红细胞不含有任何一种抗原。

A 型血和 B 型血含有与血型相反的抗体（图中 Y 形分子）。因此，如果一个人的血型为 A 型，那么他的血浆中存在抗 B 抗体；如果一个人的血型为 B 型，那么他的血浆中存在抗 A 抗体。此外，如果一个人的血型为 O 型，那么他的血浆中同时含有两种抗体。而对 AB 型血型，血浆中不含有任何一种抗体（图 6.8）。新生儿的血浆中不含有抗 A 抗体或抗 B 抗体，但几个月后就会生成这样的抗体。

每个抗体都有一个结合位点，这个结合位点将与相应的抗原以锁钥形式紧密结合在一起。抗 B 抗体的每个 Y 形分子顶端有一个三角形结合位点。这种结合位点能与三角形 B 抗原紧密结合。与此相似，抗 A 抗体的结合位点为球形，可与 A 抗原完美结合。正是血浆中存在的这些抗体才导致了红细胞的凝集反应。

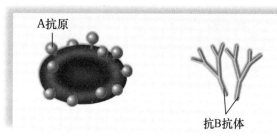

A型血。红细胞表面有A抗原。血浆中含有抗B抗体

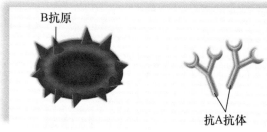

B型血。红细胞表面有B抗原。血浆中含有抗A抗体

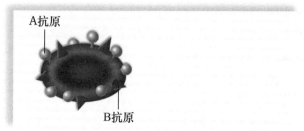

AB型血。红细胞表面有A抗原和B抗原。血浆中既没有抗A抗体，也没有抗B抗体

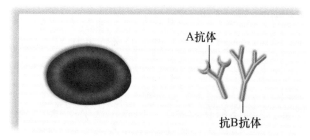

O型血。红细胞表面既没有A抗原，也没有B抗原。血浆中既有抗A抗体，也有抗B抗体

图6.8　ABO血型系统

在ABO血型系统中，血型取决于红细胞表面A抗原和B抗原的存在与否。图中，红细胞上的A抗原和B抗原用不同的形状表示。对每种血型还给出了血浆中可能存在的抗A抗体和抗B抗体。抗B抗体不能与A抗原结合，反之亦然。

血液相容性

输血时，满足血液相容性至关重要。血浆中的抗体不能和红细胞表面的抗原结合，否则就会发生凝集反应。发生凝集反应时，抗A抗体与A抗原相结合，且抗B抗体与B抗原相结合。因此，如果献血者为A型血，而受血者为B型血，就会产生红细胞的凝集（图6.9）。类似地，如果献血者为B型血，而受血者为A型血，也会出现上述情况。

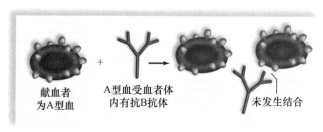

a. 未发生凝集反应

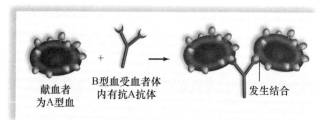

b. 发生凝集反应

图6.9　血液相容性和凝集反应

a. 没有发生凝集反应，因为抗B抗体不能和A抗原结合。b. 出现凝集反应，因为受血者的抗A抗体与献血者血液红细胞的A抗原结合在一起。

O 型血献血者有时也称为万能输血者，因为 O 型血的红细胞没有 A 抗原和 B 抗原。O 型血献血者的血液不会和任何一种血型受血者的血液发生凝集反应。与此相类似，AB 型有时被称为全适受血者血型，因为 AB 型血的血浆中不含抗 A 抗体和抗 B 抗体。AB 型血受血者的血液不会和其他任何一种血型献血者的血液发生凝集反应。

然而，在实际中除了 ABO 血型系统，还可能存在其他血型系统。为了实现安全输血，必须在输血之前将献血者的血液和受血者的血液在玻片上进行融合实验，观察是否会发生凝集反应。这个过程称为血型交叉配型，只需要几分钟就可以完成。每次输血前都会进行这种实验。只有在紧急情况下当受血者失血严重，生命危在旦夕时才不要求与 O 型血献血者进行交叉配型。

生活中的科学

ABO 血型系统的血型鉴定精确吗？

这个问题的答案通常是肯定的。但某些有趣的遗传疾病可能会使传统的 ABO 血型鉴定变得复杂化。举例来说，Bombay 综合征患者体内缺乏一种能将 A 抗原和 B 抗原正确附着在红细胞表面的酶。这些人的体内可能携带产生红细胞 A 抗原和 B 抗原的基因，但是，由于这些抗原没有附着在红细胞表面，这些人可能就会表现出 O 型血特征。

Rh 血型

血型的判定通常还要考虑一个人的红细胞里是否含有 Rh 因子。Rh 阴性血型的人通常没有 Rh 因子的抗体，但当他们接触 Rh 因子时，就会产生抗体。

如果母亲的血型是 Rh 阴性，而父亲的血型是 Rh 阳性，他们生育的孩子可以是 Rh 阳性血型。怀孕期间，Rh 阳性抗原会通过胎盘渗入母体血液中。这些阳性抗原的存在导致母亲产生 Rh 抗体（图 6.10）。

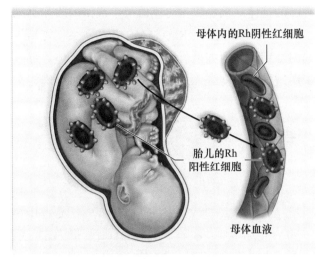

a. 胎儿的Rh阳性红细胞通过胎盘渗入母体血液中

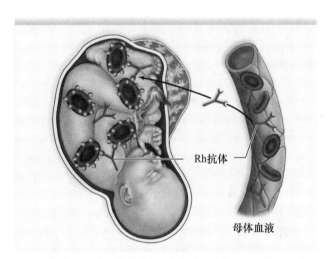

b. 母体产生的Rh抗体穿过胎盘，攻击胎儿体内的Rh阳性红细胞

图 6.10　Rh 因子疾病（新生儿溶血病）

　　a. Rh 阴性血型母亲如果怀上 Rh 阳性血型胎儿，母体内就会产生抗 Rh 阳性红细胞的抗体。b. 再次怀孕时，这些抗体会穿过胎盘，引起 Rh 阳性血型胎儿的红细胞出现溶血。

如果这名母亲再怀上一个 Rh 阳性血型的胎儿，Rh 抗体能穿过胎盘破坏胎儿的红细胞，这就是所谓的新生儿溶血病，因为溶血从胎儿在子宫发育时就已经开始，胎儿出生后继续进行。由于红细胞受损，婴儿可出现严重贫血症状。同时，血液中过量的血红蛋白分解产物导致婴儿的大脑损伤和智力障碍，甚至死亡。为了防止 Rh 阴性血型母亲在孕育时出现的问题，Rh 阳性血型的婴儿出生后，应在 72 小时内给母亲注射 Rh 免疫球蛋白。这种注射剂中包含 Rh 抗体，它能在红细胞刺激母体免疫系统产生自己的抗体之前，攻击母体血液中残留的胎儿红细胞。Rh 免疫球蛋白（RhoGAM）疗法不会伤害新生儿的红细胞，但如果母体已经开始产生抗体，继续采用这种疗法就毫无用处了，因此注射时机最为关键。

健康专栏"献血须知"的阐述为打算献血的人提供了更多信息。

今日生物学　　健康

献血须知

根据美国红十字会的统计，每年有超过 1570 万人参加献血。尽管这个数字看起来挺庞大，但临床用血常常告急。在美国，每两秒钟就有一名患者需要输血，因此每天的献血需求达 41 000 人次。献血时需要注意以下事项。

献血过程

开始献血前，医生会问你许多关于健康和生活方式的个人隐私问题。然后测量并记录你的体温、血压和脉搏，采一滴血进行检验确保你没有贫血症。

献血设施都经过无菌处理，且专人专用，确保献血时不会感染疾病。采血开始时，你可能会感觉到短暂的刺痛，整个献血过程持续约 10 分钟，在这个过程中你大约会献出 1 品脱（473 毫升）血。你的身体会在几个小时之内补充失去的液体成分（血浆），几周后血细胞的数量也会恢复如初。

献血前后你有好几次机会可以向红十字会的官员汇报，明确你的血液的安全性。献血一结束就会给你一个电话号码，如果你觉得自己的血液输给别人可能不安全，可以随时通知官方。采集的血液要进行化验，判断是否有梅毒以及艾滋病和肝炎病毒等。如果化验结果为阳性，你就会被告知血液无法使用，以免传染给他人。但是请记住，千万不要通过献血来检查你的身体状况，特别是感染艾滋病的情况，因为你的艾滋病抗体化验结果可能呈阴性，但仍会传播病毒，其原因是即便你已经暴露于艾滋病病毒，抗体也要在几个星期后才能产生。

献血注意事项

有些药物和治疗状况会存在一个等待期，度过了这个等待期才能献血。献血之前，应告知医护人员你是否存在下述任何一种状况：

- 近段时间被感染或发烧。
- 服用了能减缓血液凝固的药物。服用了阿司匹林或与阿司匹林相关的药物，应等候 48 小时。
- 患疟疾，服用过预防疟疾的药物，或者曾去过疟疾流行的国家。
- 有肝炎或结核病病史。
- 过去一年内曾接受过梅毒或淋病的治疗。
- 患有艾滋病，艾滋病病毒检测为阳性，或者是由于以下原因之一有感染艾滋病病毒的风险：
  - 曾经注射过违禁药物。
  - 因治疗血友病服用了凝血因子浓缩物。
  - 1977 年以来有过性交易或服用过性药物。
  - 去年和你发生性关系的人存在以上某种行为。

对男性：
- 1977 年以来与同性发生过性行为（即使只有一次），或者是在过去一年内与女性性工作者发生过性关系。

对女性：
- 在过去一年内与男性性工作者或女性性工作者发生过性关系，或者是有男性性伴侣，该伴侣 1977 年以来和同性发生过性关系（即使只有一次）。

献血后注意事项

　　大部分人在献血过程中和献血后没有不舒服的感觉，但少部分人在献血后会感到胃不舒服或有身体乏力、头晕目眩的感觉。静息、饮水和补充甜品都有助于缓解这种不适感。偶尔会出现采血点瘀血、红肿和疼痛的现象，所以一天之内应避免剧烈运动或者保持手臂抬起姿势。极个别人可能会出现肌肉痉挛或神经受损。如果你对献血可能产生的副作用心存疑虑，应及时联系你的医生。

6.6　内稳态

　　图 6.11 对人体系统如何与心血管系统相互作用来维持内稳态进行了归纳总结。通过阅读前面的内容已经知道，人体的内环境既包括血液，也包括组织液。组织液来源于血浆，但血浆蛋白含量微乎其微。组织液被毛细淋巴管吸收后成为淋巴液。淋巴

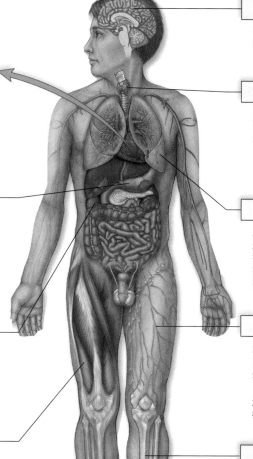

人体的所有系统都与心血管系统相互配合，以保持内稳态。这些系统尤为值得关注

心血管系统

心脏将血液泵出。血管向人体所有组织细胞输送氧和营养物质，并将细胞产生的代谢废物运走。血液凝固可防止失血过多。心血管系统还给其他系统提供如下特定服务

消化系统

血管将营养物质从消化道运输到细胞。消化道提供生成血浆蛋白和血液细胞所需的分子。消化系统吸收维持血压所需的水和血液凝固所需的Ca^{2+}

泌尿系统

血管运输人体待排泄的废物。肾脏排泄废物，帮助调节保持血容量和血压所必需的水盐平衡，并帮助调节血液的酸碱平衡

肌肉系统

肌肉收缩驱动血液在心脏和血管（特别是静脉）中流动

神经系统

神经帮助调节心脏的收缩和血管的收缩与扩张

内分泌系统

血管将腺体产生的激素输送到靶器官。肾上腺素能增加血压，其他激素有助于调节血容量和血细胞的形成

呼吸系统

血管完成气体进出肺部的输送。肺部进行的气体交换为人体细胞提供氧并清除体内的二氧化碳，有助于调节血液的酸碱平衡。呼吸有助于静脉血回流

淋巴系统

毛细血管的血浆渗出变成组织液，渗出的组织液进入毛细淋巴管形成淋巴液。淋巴系统通过吸收过量的组织液（例如，淋巴液）并通过淋巴管将其送回心血管系统的静脉，从而帮助维持血容量的恒定

骨骼系统

胸腔起保护心脏的作用，红骨髓产生血细胞，骨骼储存用于凝血作用的Ca^{2+}

图 6.11　人体系统如何相互配合以保持内稳态
人体每一个系统都对心血管系统功能的发挥具有至关重要的作用，从而可以保持人体的内稳态。

液穿过淋巴管最后返回静脉系统。从中可以看出，心血管系统与淋巴系统密切关联。

要实现人体的内稳态，心血管系统必须将肺部吸收的氧和消化系统吸收的营养物质输送到人体细胞之间的组织液中。与此同时，心血管系统还要清除代谢废物，将废物输送到排泄器官。

肌肉系统的三个组成部分对血液的流动发挥重要作用。心肌收缩使血液在全身循环。血管壁平滑肌的收缩或舒张能改变血管的直径，有助于保持正常的血压。此外，骨骼肌收缩时能压缩心血管和淋巴静脉，这样就能使淋巴液回流到心血管静脉，也能使静脉中的血液回流到心脏。肌肉系统通过上述三种作用完成组织液和血液的循环。

骨骼系统和内分泌系统对保持心血管内稳态具有至关重要的作用。红骨髓产生各种血细胞，如果没有这些人体所需的血细胞，就会发生贫血，无法产生免疫反应。此外，骨骼在血液凝固过程中提供所需的 Ca^{2+}。如果不能发生凝血作用，受伤时就会流血不止（甚至像擦破膝盖这样的小伤口也会导致大量出血），严重威胁人的生命。激素调节血细胞的生成和骨钙的释放。内分泌系统又一次与心血管系统协同工作。

最后需要指出的是，泌尿系统的功能不限于生成和排泄尿液，肾脏还有助于调节血液和组织液的酸碱平衡与水盐平衡。肾脏分泌的促红细胞生成素能刺激红细胞的生成。泌尿系统与肌肉系统、骨骼系统和内分泌系统一起维持人体的内稳态。

案例分析：结论

白血病是一种血癌。和其他癌症一样，白血病是由细胞生长失控引起的。对于本，他的症状是由以下原因导致的，骨髓中的白细胞不受控制地成倍增加，使红细胞和血小板无法完成正常的工作。因此，本会感到疲惫不堪，受伤后无法自愈。治疗白血病最常用的方法是化疗，即用化学药物杀死无节制增长的细胞，恢复血液中有形成分的正常平衡。现在越来越多的人开始采用骨髓干细胞移植治疗方法，治疗时首先用化疗或放疗的方法（或者两者都用）杀死全部骨髓细胞，然后将相匹配的骨髓捐赠者的干细胞注入患者骨髓中，寄希望于这些干细胞能在此重新生成健康的血细胞和血小板。

➡ 小结

6.1 血液概述

血液

- 为人体细胞输送激素、氧和营养物质。
- 将二氧化碳和其他废物从细胞中运走。
- 通过运送抗体和免疫细胞抵御感染。
- 保持血压稳定并调节体温。
- 维持体液 pH 在正常范围内。

血液的这些功能有助于保持内稳态。

血液由两种主要成分构成：血浆和有形成分（红细胞、白细胞和血小板）。

血浆

血浆是一种液态结缔组织，其中 91% 的成分为水。血浆蛋白（白蛋白、球蛋白和血纤蛋白原）大部分由肝脏生成。血浆蛋白能保持血液的渗透压稳定并帮助调节 pH。白蛋白能运输其他分子，球蛋白能起到免疫作用，而凝血酶原和血纤蛋白原则能实现凝血作用。

6.2 红细胞与氧的运输

红细胞没有细胞核和其他细胞器，含有血红蛋白（Hb）。血红蛋白能与氧结合并将氧运输到人体组织。血红蛋白还能协助二氧化碳的运输。

红细胞的生成受血氧浓度的控制。血氧浓度降低时，肾脏增加促红细胞生成素（EPO）的生成，骨髓据此产生更多的红细胞。

和红细胞功能障碍相关的疾病包括贫血（输送氧的血红蛋白数量不足）、溶血（红细胞发生破裂）和镰状细胞病（红细胞畸形）。

6.3 白细胞与疾病防御

白细胞比红细胞大。白细胞有细胞核，除非经过染色，否则白细胞是半透明的。白细胞分为粒性白细胞和无粒白细胞两种。白细胞是人体免疫系统的重要组成部分，能保护身体免受感染。白细胞常常利用吞噬作用消化称为抗原的外源性化合物或细胞。

- 粒性白细胞包括嗜酸性粒细胞、嗜碱性粒细胞（肥大细胞）和中性粒细胞。中性粒细胞数量最为庞大，首先对感染做出响应，并吞噬病原体。

- 无粒白细胞包括单核细胞和淋巴细胞。单核细胞是最大的白细胞，可分化成吞噬病原体和细胞碎片的巨噬细胞。淋巴细胞（B 细胞和 T 细胞）具有特异性免疫作用。

和白细胞功能障碍相关的疾病包括重症联合免疫缺陷（SCID，人体无法抵抗感染）、白血病（白细胞癌症）和传染性单核细胞增多症（由 EB 病毒感染引起）。

6.4 血小板与凝血

血小板由红骨髓中称为巨核细胞的大细胞碎片形成，在血液凝固中发挥重要作用。

凝血作用

血小板和血浆蛋白、凝血酶原（和凝血酶）以及血纤蛋白原在凝血中发挥作用，凝血是一个酶处理过程。束缚红细胞的纤维蛋白丝来源于酶促反应。

与凝血功能障碍相关的疾病包括血小板减少症（血小板数量不足）、血栓栓塞（血液凝块向心脏、肺或脑的运动）和血友病（缺失特异性凝血因子）。

6.5 人类的血型

血型鉴定通常包括确定 ABO 血型和 Rh 血型两个步骤。输血前必须进行血型鉴定，确保不会发生红细胞的凝集反应。

ABO 血型

ABO 血型取决于红细胞表面是否存在 A 抗原和 B 抗原。

- A 型血：红细胞表面有 A 抗原；血浆含有抗 B 抗体。

- B 型血：红细胞表面有 B 抗原；血浆含有抗 A 抗体。

- AB 型血：红细胞表面有 A 抗原和 B 抗原；血浆中不含有抗 A 抗体和抗 B 抗体（这种血型的人被称为全适受血者）。

- O 型血：红细胞表面不含有 A 抗原或 B 抗原；血浆中同时含有抗 A 抗体和抗 B 抗体（这种血型的人被称为万能输血者）。

- 凝集反应：如果相应的抗原和抗体混合在一起（比如，献血者为 A 型血，受血者为 B 型血），就会发生红细胞的凝集反应。

Rh 血型

输血时还必须考虑 Rh 抗原，对孕妇尤为如此，因为如果母亲血型是 Rh 阴性，而胎儿血型为 Rh 阳性，那么母亲在怀孕期间或胎儿出生后有可能产生抗 Rh 抗原的抗体。在下次怀孕时，这些抗体会穿过胎盘进入胎儿体内，破坏 Rh 阳性血型胎儿的红细胞。

6.6 内稳态

人体内稳态的保持依赖于心血管系统，因为心血管系统满足细胞的各种需求。人体其他系统对心血管系统功能的发挥也起到重要作用：

- 消化系统提供营养物质。

- 呼吸系统提供氧，并清除血液中的二氧化碳。

- 神经系统和内分泌系统有助于保持血压稳定。内分泌激素能调节红细胞的形成和钙质平衡。
- 淋巴系统将组织液输送回静脉。

- 骨骼肌收缩（骨骼系统实现）和呼吸运动（呼吸系统实现）推动血液在静脉内流动。

第 7 章
淋巴系统和免疫系统

案例分析：狼疮

阿比盖尔是一个身体健康、性格活泼的少年，从小到大都没得过什么大病，只得过一些普通的儿童期疾病，比如婴儿时期患过哮吼，有几次耳道感染，还得过几次流感和支气管炎。阿比盖尔按照要求接种了所有应该接种的疫苗。但在过去几个月，她感到异常疲惫，手臂和腿部经常有痛感，膝盖和肘部也不舒服。最初她没把这些症状放在心上，但就在几周以前，阿比盖尔的脸颊和鼻梁开始起疹子，像一只蝴蝶覆在脸上。她认为，这可能和自己最近新换的洗脸皂有关，出现了皮肤过敏，所以立即换回了原来的牌子，然而皮疹并没有消退。口腔里突然出现溃疡，严重干扰了她的饮食。又过了几周，阿比盖尔的消化系统也出现了问题，吃完饭后感到胃痛，出现周期性腹泻，体重显著减轻。这些症状持续几周以后，开始大把大把掉头发。直到这时，阿比盖尔才意识到真的需要去见见校医了。

医生给阿比盖尔做了全面体检，在接下来的几天里做了大量化验。这些化验包括血常规（CBC）、尿常规、各种蛋白质测定以及抗核抗体（ANA）化验，抗核抗体化验常用于辅助诊断多种自身免疫性疾病。各种化验结果出来后，医生告诉阿比盖尔，她得了狼疮病，这是一种自身免疫性疾病。

扫描获取彩色图片，帮助您理解本章内容。

章节概要

7.1 淋巴系统

淋巴管将多余的组织液输送回静脉。淋巴器官对人体免疫至关重要。

7.2 先天性免疫防御

先天性免疫防御是一种能应对轻微病毒入侵的非特异性免疫机制，构成阻止病原体进入人体的天然屏障。

7.3 适应性免疫防御

适应性免疫防御是一种特异性免疫，以两种方式抵抗病原体入侵：一是生成抗体；二是彻底消灭异常细胞。

7.4 获得性免疫

获得性免疫主要有两种类型：一是通过注射疫苗获得免疫力；二是通过注射配制好的抗体获得免疫力。

7.5 超敏反应

免疫系统与过敏反应、组织反应和自身免疫性疾病有关。这些反应和疾病都有相应的治疗方法，目前还在不断开展研究以期找到新的更好的治疗方法。

7.1 淋巴系统

淋巴系统由淋巴管和淋巴器官组成。淋巴系统与心血管系统密切相关，其主要功能有四个，这些功能对保持人体内稳态具有重要作用：（1）毛细淋巴管吸收多余的组织液并将其输送回血液中；（2）小肠中称为乳糜管的毛细淋巴管以脂蛋白的形式吸收脂肪并将其输送到血液中；（3）淋巴系统负责淋巴细胞的产生、维护和分配；（4）淋巴系统帮助人体抵御病原体的入侵。

淋巴管

淋巴管道构成从毛细淋巴管到淋巴管直至淋巴导管的单向系统。这些淋巴管将淋巴液输送到位于肩部的静脉（图 7.1）。正如在第 5 章中介绍的，毛细淋巴管能收集多余的组织液。组织液大部分由水构成，同时还含有来自血浆的溶质（比如营养物质、电解质和氧）。组织液中也包含细胞分泌的产物（比如激素、酶和废物）。淋巴管中的液体称为淋巴，通常是一种无色液体，但在进餐后由于吸收脂肪成分而呈乳脂状。

毛细淋巴管连接形成淋巴管，在汇入胸导管或右淋巴导管之前融合在一起。较大的胸导管将收集的来自躯体胸部以下部位、左臂和头颈部左侧的淋巴液输送回左锁骨下静脉。右淋巴导管将来自右臂和头颈部右侧的淋巴液输送回右锁骨下静脉。

较大淋巴管的组成结构和静脉相似，淋巴管内也有瓣膜。毛细淋巴管内淋巴液的流动在很大程度上依赖于骨骼肌的收缩。肌肉收缩时产生的压缩作用迫使淋巴液流过淋巴管，而单向瓣膜又可以防止淋巴液倒流。

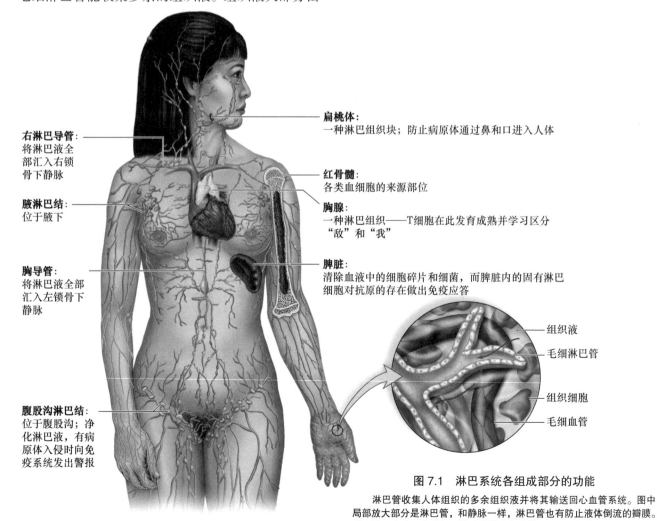

右淋巴导管：将淋巴液全部汇入右锁骨下静脉

腋淋巴结：位于腋下

胸导管：将淋巴液全部汇入左锁骨下静脉

腹股沟淋巴结：位于腹股沟；净化淋巴液，有病原体入侵时向免疫系统发出警报

扁桃体：一种淋巴组织块；防止病原体通过鼻和口进入人体

红骨髓：各类血细胞的来源部位

胸腺：一种淋巴组织——T细胞在此发育成熟并学习区分"敌"和"我"

脾脏：清除血液中的细胞碎片和细菌，而脾脏内的固有淋巴细胞对抗原的存在做出免疫应答

组织液

毛细淋巴管

组织细胞

毛细血管

图 7.1　淋巴系统各组成部分的功能

淋巴管收集人体组织的多余组织液并将其输送回心血管系统。图中局部放大部分是淋巴管，和静脉一样，淋巴管也有防止液体倒流的瓣膜。淋巴结、脾脏、胸腺和红骨髓是辅助免疫的主要淋巴器官。

淋巴器官

淋巴器官分为两类。中枢淋巴器官由红骨髓和胸腺组成，而淋巴结和脾脏则构成周围淋巴器官。

中枢淋巴器官

红骨髓生成所有类型的血细胞。儿童的大部分骨骼都含有红骨髓，而成年人只有胸骨、脊柱、肋骨、骨盆带的一部分以及肱骨和股骨的上端含有红骨髓。除了红细胞，红骨髓还生成各种类型的白细胞：中性粒细胞、嗜酸性粒细胞、嗜碱性粒细胞、淋巴细胞和单核细胞。淋巴细胞分为 B 细胞和 T 细胞两种，B 细胞在骨髓中发育成熟，而 T 细胞在胸腺中发育成熟。任何与机体细胞发生反应的 B 细胞都会从骨髓中去除，而不进入循环系统，从而保证 B 细胞不会对人体正常细胞造成伤害。

胸腺分左、右两叶，质柔软，位于气管与胸骨之间的胸腔内，心包前上方。在青春期之前，胸腺开始萎缩退化，成年人的胸腺明显要比儿童的小。

胸腺有两个功能：（1）生成胸腺激素（如胸腺素），研究认为胸腺素有助于 T 细胞发育成熟。（2）未成熟的 T 细胞从骨髓经由血液运动到胸腺，在胸腺里成熟。其中只有大约 5% 的 T 细胞离开胸腺。这些 T 细胞经受了严峻的考验才得以存活下来，如果有任何迹象表明 T 细胞会和机体细胞发生反应，它们将在胸腺内死亡。如果 T 细胞具备杀死病原体的能力，它们就能离开胸腺。胸腺对人体的免疫作用绝对是至关重要的，因为一旦人体缺乏成熟而功能正常的 T 细胞，对特定病原体的免疫应答就会减弱甚至丧失。

周围淋巴器官

周围淋巴器官包括脾脏、淋巴结和扁桃体。还有一些器官，比如阑尾，含有淋巴组织簇，称为淋巴小结，能帮助人体抵抗病原体。某些器官系统的黏膜，如胃肠道和呼吸系统的黏膜，也含有一些淋巴组织。

脾脏（图 7.2a）起到过滤血液的作用。脾脏是人体内最大的淋巴器官，位于腹腔的左上部，胃的后方。结缔组织将脾脏分为白髓和红髓两个区域。红髓包围静脉窦（腔），参与血液的过滤。进入脾脏的血液必须流经静脉窦，然后才离开脾脏。在这里，巨噬细胞就像强大的真空吸尘器，吞噬病原体和细胞碎片，如破裂的红细胞。

脾脏的外膜比较薄，感染或撞击都会导致脾脏发生破裂。尽管脾脏的功能可由其他器官替代，但一个人如果没有了脾脏，更容易发生感染，可能终生都需要接受抗生素治疗。

淋巴结（图 7.2b）沿淋巴管分布，对淋巴液进行过滤。结缔组织形成的被膜向淋巴结内伸入，把淋巴结分隔成许多部分。淋巴结的每个分隔部分都包含一个淋巴窦，越靠近淋巴结中心，淋巴窦越大。淋巴液流过淋巴窦时，暴露于巨噬细胞面前，巨噬细胞吞噬病原体和细胞碎片。淋巴窦中还有淋巴细胞，能对抗感染并攻击癌细胞。

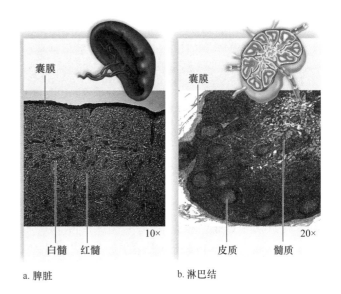

图 7.2　中枢淋巴器官和周围淋巴器官的组织样本

脾脏（a）和淋巴结（b）是周围淋巴器官。淋巴液在淋巴结内清洁过滤，血液在脾脏内清洁过滤。

照片版权：a. © Ed Reschke；b. © McGraw–Hill Education/Al Telser（摄影者）。

淋巴结是根据它们所在的位置命名的。例如，腹股沟淋巴结位于腹股沟内，腋窝淋巴结位于腋窝内。医生通常将颈部发生肿胀疼痛的淋巴结视为人体正在对抗感染的诊断依据。这是帮助医生做出诊断的一种非侵入性的初步检查方法。

淋巴小结是淋巴组织聚集在一起形成的，外面没有囊膜包裹。扁桃体是淋巴组织团块，环绕在咽上。扁桃体的功能和淋巴结一样，但由于位置不同，扁桃体首先与经由口鼻进入人体的病原体和抗原相遇。

派尔集合淋巴结位于肠壁和阑尾组织内，阑尾是大肠的短小延伸物，派尔集合淋巴结对抗从肠道进入人体的病原体。

生活中的科学

淋巴结肿大意味着什么？

淋巴结对抗感染时就会肿大。人体被细菌或病毒入侵时，单个淋巴结的直径可从 1/2 英寸（1.27 厘米）膨胀到 2 英寸（5.08 厘米）。割伤、烧伤、咬伤、皮疹和皮肤上的任何伤口都可能引发感染，从而导致淋巴结肿大。如果肿大部位在腹股沟附近，说明腿部或下腹部发生感染；如果肿大部位在腋窝，说明手臂或胸部发生感染；如果肿大部位在颈前，说明耳朵、鼻子或喉咙发生感染。有些疾病，比如水痘，会导致全身的淋巴结肿大。

7.2 先天性免疫防御

我们经常暴露在环境中的微生物（比如病毒、细菌和真菌）面前。免疫力是杀死或清除人体内的外来物质、病原体和癌细胞的能力。先天性免疫或非特异性免疫机制不需要曾经接触这些外来入侵者就能完全发挥免疫功能，而适应性免疫只有接触外来入侵者才能被激发并放大。正如图 7.3 所总结的那样，先天性免疫防御包括物理屏障和化学屏障、炎症反应（包括吞噬细胞和自然杀伤细胞）以及防御蛋白，如补体蛋白和干扰素。

一旦发生感染，人体就会立即或短时间内启动先天性免疫防御。对于先天性免疫，病毒或细菌入侵时人体不会识别以前是否发生过这种入侵，因此也就不存在关于某种病毒或细菌的免疫"记忆"一说。

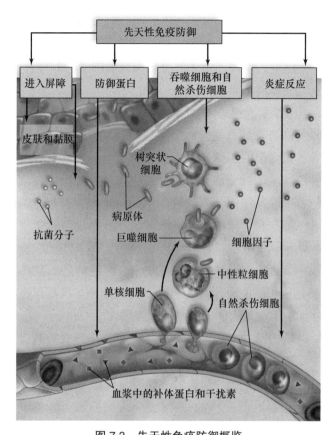

图 7.3　先天性免疫防御概览
大多数先天性免疫防御可快速发现病原体表达的特异分子并做出应答。

人体防止入侵的物理屏障和化学屏障

人体有内置的物理屏障和化学屏障，是抵御病原体感染的第一道防线。

完整的皮肤通常是防止人体发生感染的有效物理屏障。皮肤的角蛋白能阻止微生物的生长，且人体表面的皮肤会不断脱落。皮肤的皮脂腺能分泌皮脂，因此皮肤也构成人体的化学屏障。皮脂是一种酸性混合物，含有能削弱或杀死皮肤上某些细菌的化学物质。

呼吸道、消化道、生殖道和泌尿道内的黏膜也是防止病原体入侵的物理屏障。例如，位于上呼吸道的纤毛细胞通过纤毛的摆动将黏液和吸入的颗粒送到咽喉，然后被咳出、吐出或吞咽。

汗液、唾液和眼泪含有一种称为溶菌酶的抗菌酶。唾液还有助于清除牙齿和舌头上的微生物，而泪水则能清洗眼睛。与此相类似，当尿液从人体内排出时，可冲刷尿道中的细菌。

胃中的酸性 pH 能抑制多种细菌的生长，或者直接杀死细菌。以前一度认为在胃部的酸性环境里没有细菌能存活，但现在通过研究发现，胃溃疡恰恰是由幽门螺杆菌导致的。类似地，女性的阴道内呈酸性且阴道壁较厚，同样能抵御病原体的入侵。

最后，口腔、肠道和其他部位通常存在由微生物构成的正常菌群，对感染形成重要的化学屏障。通过利用有效养分并释放自身的废物，人体内这些固有细菌能阻止潜在病原体定居。正是由于这个原因，长期使用抗生素可杀死人体的正常菌群，从而更易引发感染。

炎症反应

炎症反应体现了人体防御病原体入侵的第二道防线。发炎主要是利用中性粒细胞和巨噬细胞对试图在人体内立足的病原体形成包围并将其杀死（通过吞噬作用）。在这个过程中，防御蛋白也参与其中。炎症通常可由四个典型症状来判断：发红、发热、肿胀、疼痛（图 7.4）。

炎症反应的四个症状是受损部位毛细血管发生改变引起的，所有这些反应都能实现对人体的保护。受损组织细胞和肥大细胞释放的化学介质（如组胺），使毛细血管发生扩张并更容易发生渗透。毛细血管扩张后血流量增加，使皮肤发红、变热。发炎部位温度升高会抑制某些病原体的生长，而血流量增加则将白细胞带到受损部位。毛细血管的渗透性增强使液体和蛋白质（包括凝血因子）能进入人体组织中。受伤部位形成血凝块，可防止机体失血过多。受伤部位由于过多的液体压迫神经末梢，引发与肿胀相关的疼痛。所有这些因素作用到一起，召集白细胞移向受伤部位。

白细胞一旦到达，它们就脱离血流进入周围组织。中性粒细胞第一时间开始主动吞噬遇到的细胞碎片、死细胞和细菌。许多中性粒细胞被吸引到这个区域，通常可以使感染局部化并阻止其继续扩散。如果中性粒细胞大量死亡，它们就会变成一种称为脓的黄白色物质。

如果受伤不严重，炎症反应的时间就会较短，愈合过程加快，使受伤部位快速恢复到正常状态。受伤部位附近的细胞分泌化学因子，确保血管的生长和修复，并使新细胞填充受损部位。

如果中性粒细胞被击溃，它们就会通过分泌一种称为细胞因子的化学介质来召集援军。细胞因子吸引更多的白细胞来到这一受损部位，其中包括单核细胞。单核细胞的寿命更长，最终成为巨噬细胞。

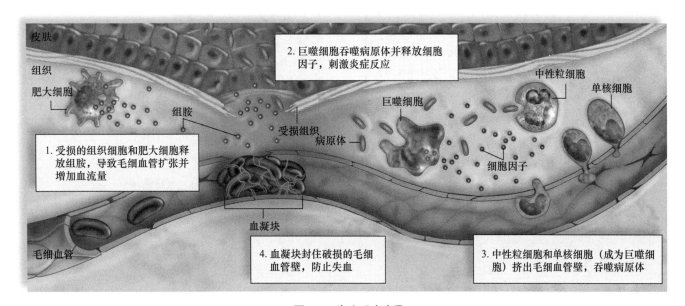

图 7.4　炎症反应步骤

1. 受损区域的毛细血管发生变化并释放化学介质，比如肥大细胞释放组胺，此时发炎的部位就会表现出发红、发热、肿胀和疼痛。2. 巨噬细胞释放细胞因子，刺激炎症反应和其他免疫应答。3. 血液中的单核细胞和中性粒细胞从毛细血管壁挤出来，吞噬病原体。4. 血凝块能在血管损伤处形成密封作用。

巨噬细胞是比中性粒细胞更强大的吞噬细胞。巨噬细胞可寻求淋巴细胞的帮助，执行特异性防御机制。

炎症是人体对外部刺激或损伤所做出的自然反应，对人体起着重要的保护作用。一旦愈合过程开始，炎症就会迅速消退。然而，在某些情况下，如果外部刺激或感染无法克服，慢性炎症的持续时间会很长，可达几个星期、几个月甚至几年。炎性化学物质除了杀死入侵者外，还有可能对身体带来附带损伤。如果炎症一直存在，服用抗炎药物，比如阿司匹林、布洛芬或可的松等，可将各种化学介质给人体带来的影响降到最低。

生活中的科学

抗组胺药是怎样产生效果的？

肥大细胞释放出来的组胺会立即与其他细胞上的受体结合。在那里，组胺引起与感染和过敏相关的症状：打喷嚏、瘙痒、流鼻涕和流眼泪。抗组胺药通过阻断细胞上的受体发挥作用，从而使组胺不再和受体相结合。为了减轻过敏症状，在接触过敏原前服用抗组胺药最有效。

生活中的科学

为什么阿司匹林可用于缓解这么多症状？

阿司匹林含有的化学物质降低了人体生成前列腺素的能力。人体大部分组织都能生成前列腺素，这是一种信使物质，能感知并响应疼痛、发烧和肌肉收缩。如果前列腺素含量低，那么对疼痛、发烧和肌肉收缩的感知就会降低。阿司匹林还能减少凝血开始阶段所需的某些物质的生成，这就是给某些心血管凝血功能障碍患者开具阿司匹林处方药的原因。

防御蛋白

补体系统通常简称为补体，由多种血浆蛋白组成，用字母 C 和数字组合起来命名。这些蛋白质能对某些免疫应答做出"补充"，故而得名。例如，

某些补体蛋白能与肥大细胞结合并触发组胺的释放，从而参与和放大炎症反应。其他补体蛋白则可以吸引吞噬细胞的到来。有些补体蛋白与已经被抗体包被的病原体表面相结合，这就确保了病原体将被中性粒细胞或巨噬细胞所吞噬。

还有一些补体蛋白结合在一起形成膜攻击复合物，进而在细菌表面产生孔洞，液体经由这些孔洞进入细菌细胞，使细菌细胞破裂（图 7.5）。

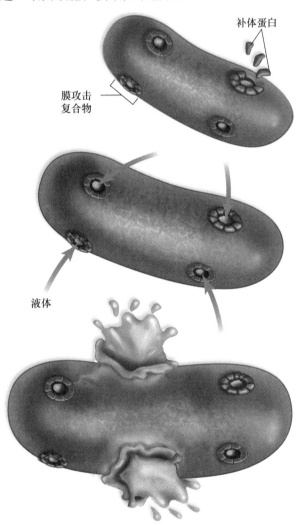

图 7.5 补体系统的作用

当免疫应答激活血浆中的补体蛋白时，它们形成一种膜攻击复合物，在细菌的细胞壁和细胞膜上产生孔洞，液体经由这些孔洞进入细菌细胞内部使其破裂。

干扰素是由病毒感染细胞产生的蛋白质，可对该部位未感染细胞发出警告。干扰素与未感染细胞的受体结合，通过产生干扰病毒复制的物质使这些未感染细胞为可能的攻击做好准备。干扰素用于治

疗某些病毒引发的感染，如丙型肝炎。

7.3　适应性免疫防御

当先天性（非特异性）免疫防御无法阻止感染时，适应性免疫防御便发挥功能，通过清除已进入人体的特定致病因子来消除感染。它还对癌症起到一定的防御作用。

适应性免疫防御机制

适应性免疫防御对称为抗原的大分子做出免疫应答，抗原通常为蛋白质，人体免疫系统将其识别为人体的外来物。细菌、病毒、霉菌和寄生蠕虫的碎片等都具有抗原性。此外，癌细胞产生的异常细胞膜蛋白也可能是抗原。人体通常不会对自身的细胞产生免疫应答，因此可以这样说，免疫系统能够区分自我（自身细胞）和异己（病原体）。

适应性免疫防御功能的发挥主要依赖于淋巴细胞的作用，淋巴细胞分为 B 细胞和 T 细胞。B 细胞和 T 细胞能识别出抗原，这是因为这两种细胞都有特异性抗原受体。这些特异性抗原受体是细胞膜蛋白，蛋白的形状决定了它能和特定的抗原结合在一起。每个淋巴细胞只有一类受体，受体和抗原的关系就像人们常说的锁和钥匙一样。人的一生当中会遇到数百万的不同抗原，因此需要多样化的 B 细胞和 T 细胞来保护。值得注意的是，淋巴细胞的这种多样化发生在其成熟过程中。在此期间，人体生成数百万特异性 B 细胞和 T 细胞，这使淋巴细胞能够识别任何一种抗原成为可能，这样一来，B 细胞和 T 细胞就能分化成一种特殊的淋巴细胞，为免疫系统提供生理记忆。

适应性免疫防御过程有两种不同方式。在细胞介导免疫中，T 细胞以表达特异性抗原的细胞为靶标。对抗体介导免疫（也称为体液免疫），B 细胞生成的抗体以体液中的游离抗原为靶标。图 7.6 给

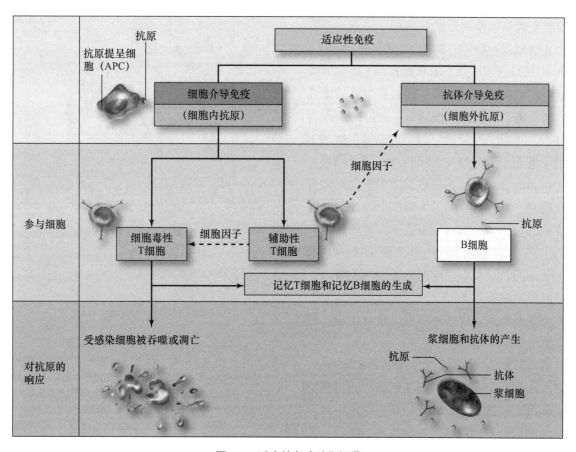

图 7.6　适应性免疫防御概览
适应性免疫防御包括两种方式。细胞介导免疫以表达特异性抗原的细胞为靶标。抗体介导免疫生成位于细胞外（比如组织液）的抗体。

出了这两种免疫方式经历的阶段和相互作用。

　　B 细胞与抗体介导免疫

　　B 细胞上的受体称为 B 细胞受体（BCR）。克隆选择模型（图 7.7）解释了为什么一种抗原仅和一种类型的 BCR 结合。在这个过程中首先发生的是选择作用。结合抗原的 B 细胞随后开始大量自我复制，由此产生的相同细胞群体称为细胞克隆。类似地，一种抗原也可以和 T 细胞受体（TCR）相结合，结合抗原后的 T 细胞也将进行克隆。

B 细胞的特征：
- 实现对病原体的抗体介导免疫。
- 在骨髓中生成和发育成熟。
- 直接识别抗原，然后进行克隆选择。
- 克隆扩增产生分泌抗体的浆细胞和记忆 B 细胞。

　　B 细胞变为浆细胞和记忆 B 细胞　注意观察图 7.7，每个 B 细胞都有特异的 BCR，用不同形状表示。BCR 的形状只有在和抗原（用圆圈表示）匹配的条件下才能进行克隆扩增。克隆扩增过程中，辅助性 T 细胞（Th，本节后面将详细讨论）分泌的细胞因子刺激 B 细胞不断进行克隆。大多数克隆生成的 B 细胞变为浆细胞，浆细胞在血液和淋巴液中循环。浆细胞比普通的 B 细胞要大，这是因为它们有大量的粗面内质网，其作用是为了大规模生成并分泌针对特定抗原的抗体。浆细胞分泌抗体，这种抗体和激活后的 B 细胞 BCR 相同。有些克隆生成的 B 细胞变为记忆细胞，这就有可能产生长期的免疫力。如果再有同样的病原体入侵，记忆 B 细胞迅速发生分裂并转化为浆细胞。这些浆细胞可快速生成正确的抗体类型。

　　一旦感染带来的威胁解除，浆细胞的扩增停止，已生成的浆细胞开始凋亡。所谓细胞凋亡就是细胞程序性死亡过程。细胞凋亡涉及一系列特定事件，最终导致细胞的死亡和解体，细胞的残留物作为人体废物排出体外。

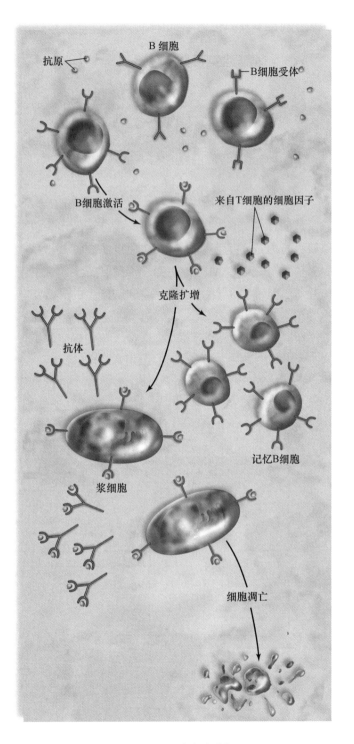

图 7.7　B 细胞克隆选择

　　每个 B 细胞都有特定形状的 B 细胞受体，B 细胞受体将和特异性抗原结合。B 细胞受体和抗原结合时激活 B 细胞。在细胞因子存在的条件下，B 细胞进行克隆性扩增，生成大量浆细胞和记忆 B 细胞。这些浆细胞分泌特异性抗体，而记忆 B 细胞则能在将来立即识别出这种特异性抗原。感染过后，浆细胞发生凋亡，也称为细胞程序性死亡。

B 细胞实现的防御称为体液免疫或抗体介导免疫，这是因为激活的 B 细胞变为能生成抗体的浆细胞。总的来说，浆细胞可能产生多达 200 万种不同的抗体。人类的基因远没有 200 万种之多，因此不可能针对每类抗体都单独存在一个基因。研究发现，分散的 DNA 片段能以各种方式进行重排和组合，这样就可以生成针对每种类型 B 细胞特有受体的 DNA 编码序列。

抗体的结构　组成抗体分子的基本单位是带有双臂的 Y 形蛋白质分子。每个臂都由一条重的多肽链（长链）和一条轻的多肽链（短链）组成（图 7.8）。这些链具有恒定区，位于 Y 形蛋白质分子的主干上，此处的氨基酸序列是固定的。每种分子的抗体类型取决于抗体恒定区的结构。可变区形成抗原结合位点，其形状取决于特定抗原。抗原与抗体在抗原结合位点上以锁钥方式结合在一起。抗体可能由单一

的 Y 形分子组成，称为单体；或者成对组成二聚体；某些非常大的抗体（比如 IgM）是由 5 个 Y 形分子连接在一起形成的五聚体。

抗原可以是病原体的一部分，例如，一种病毒或一种毒素（如破伤风杆菌产生的毒素）。抗体有时通过完全包被病毒和毒素来与其发生反应，这个过程称为中和。通常这种反应会生成一组由抗体与抗原结合形成的免疫复合物。免疫复合物中的抗体恰如吸引白细胞运动的灯塔。

抗体的种类　表 7.1 列出了全部 5 类抗体。血液中存在的主要抗体是 IgG 抗体，淋巴液和组织液中也存在少量 IgG 抗体。IgG 抗体与病原体及其毒素结合。IgG 抗体可通过母体胎盘传递给胎儿，因此新生儿可暂时获得部分免疫保护。IgM 抗体为五聚体，新生儿最先产生的抗体便是 IgM 抗体。一旦出现感染，首先出现的是 IgM 抗体，感染结束前最先消失的也是 IgM 抗体。它们是补体系统良好的免疫激活剂。IgA 抗体是单体或含有两个 Y 形结构分子的二聚体，广泛存在于人体的分泌物（比如唾液、眼泪、黏液和母乳）中。IgA 抗体分子与病原体结合，阻止病原体进入血液。IgD 抗体分子的主要功能似乎是作为未成熟 B 细胞上的抗原受体存在。IgE 抗体负责预防寄生虫感染，但这种抗体也会引发即时过敏反应。

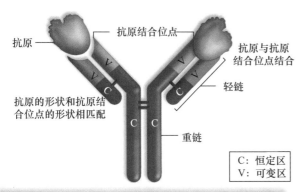

a.

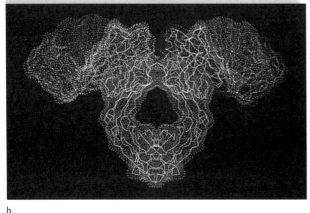

b.

图 7.8　抗体的结构

a. 一个抗体由两条重链（长链）和两条轻链（短链）组成，存在两个可变区，使特定抗原能与抗体在此处结合。b. 抗体分子的计算机模型。抗原和抗体的两条侧支结合。

照片版权：© Dr. Arthur J. Olson, Scripps Institute。

表 7.1　抗体的种类

分类	存在部位	功能
IgG	血液循环中的主要抗体类型；能穿过胎盘由母体传递给胎儿	与病原体结合，激活补体，增强白细胞的吞噬作用
IgM	血液循环中的一种抗体类型；分子最大；新生儿最先产生的抗体；对任何一种新发感染首先出现的抗体	激活补体，聚集细胞
IgA	人体分泌物（比如唾液和母乳）中的主要抗体类型	防止病原体附着于消化道和呼吸道上皮细胞
IgD	存在于未成熟 B 细胞表面	表征 B 细胞准备就绪
IgE	存在于组织中的肥大细胞，是一种抗原受体	引发即时过敏反应，预防某些寄生虫感染

单克隆抗体 每一种来自相同 B 细胞的浆细胞分泌针对一种特异性抗原的抗体。这些抗体是单克隆抗体，其原因一是它们属同类抗体，二是它们都是由来自相同 B 细胞的浆细胞生成的。图 7.9 给出了一种体外制备单克隆抗体的方法。首先从动物（一般是实验小鼠）体内提取 B 细胞，然后暴露于特定的抗原，由此生成的浆细胞与骨髓瘤细胞融合（骨髓瘤细胞是永生细胞，可以无限存活和分裂下去）。融合后的细胞称为杂交瘤，杂交瘤的命名一是由于这种细胞是由两种不同细胞融合而成的，二是由于其中一种细胞属于恶性肿瘤细胞。

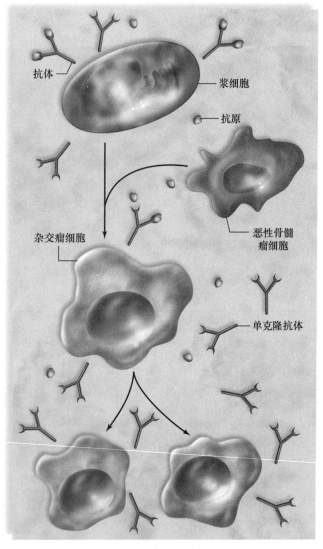

图 7.9　单克隆抗体的制备

同一类型的浆细胞（取自免疫小鼠）与骨髓瘤细胞（恶性肿瘤细胞）融合后生成"不死"的杂交瘤细胞。杂交瘤细胞不断分裂并产生同一类型的抗体，称为单克隆抗体。

目前，单克隆抗体广泛用于快速明确地诊断各种病症。例如，孕妇的尿液中含有人绒毛膜促性腺激素（HCG），可用一种单克隆抗体来检测这种激素。单克隆抗体还可用于确定感染，比如 H1N1 流感、HIV 感染和呼吸道合胞病毒（RSV）感染，RSV 是幼儿常见的呼吸道病毒感染。由于单克隆抗体可用于区分肿瘤细胞与正常组织细胞，因此也用于向肿瘤细胞输送放射性同位素或有毒药物，有选择性地破坏肿瘤细胞。曲妥珠单抗（赫塞汀）就是一种用于乳腺癌治疗的单克隆抗体，这种单克隆抗体与乳腺癌细胞的蛋白受体结合，阻碍癌细胞快速分裂。与癌细胞结合的抗体还可以激活补体系统，并可以提高巨噬细胞和中性粒细胞的吞噬功能。

T 细胞与细胞介导免疫

之所以称为细胞介导免疫，是因为 T 细胞直接攻击被感染的细胞和恶性肿瘤细胞。当然，其他 T 细胞还能释放细胞因子，同时刺激非特异性免疫防御和特异性免疫防御。

T 细胞如何识别抗原 T 细胞离开胸腺时携带独特的 T 细胞受体，这和 B 细胞类似。但和 B 细胞不同的是，在没有任何协助的情况下，T 细胞无法识别抗原。抗原必须通过抗原提呈细胞（APC）呈递给 T 细胞，巨噬细胞就是一种抗原提呈细胞。吞噬细菌等病原体后，抗原提呈细胞运动到淋巴结或脾脏，T 细胞也在此聚集。与此同时，抗原提呈细胞在溶酶体中已经对病原体进行了分解和破坏，此时病原体碎片在细胞表面的主要组织相容性复合物（MHC）的凹槽中展示出来。主要组织相容性复合物蛋白质有两类，分别称为 MHC Ⅰ 和 MHC Ⅱ。

人类的 MHC Ⅱ 蛋白称为人类白细胞抗原（HLA），这些蛋白质遍布于人体所有细胞。人类白细胞抗原有三大类，分别是 HLA-A、HLA-B 和 HLA-DR，每一类都存在大量蛋白质变异。每个人都有独特的 HLA 组合，唯一的例外是同卵双胞胎的 HLA 完全相同。由于同卵双胞胎是由同一个受精卵分裂而来的，因此其 HLA 相同。MHC 抗原是自体蛋白，因为这些蛋白标志着细胞属于特定的个体。当人们认识到自体蛋白与人体组织的特异性相关，且正因为自体蛋白存在才使得人体组织的移植变得困难重重，人们才首次认识到细胞膜中自体蛋白的重要性。进行移植手术前通常必须对三类 HLA 进行比较研究。这些蛋白质的匹配数量越多，移植的成功率也越大。

当抗原提呈细胞将外源性抗原与其细胞膜上的自体蛋白连接在一起时，可对人体的其他部分起到重要的保护作用。即将被激活的 T 细胞可以将抗原和自体蛋白进行并排比较。激活的 T 细胞及其将形成的所有子细胞可识别区别于自体的外源性细胞。这些 T 细胞可摧毁携带外来抗原的细胞，而不伤害人体正常细胞。

克隆扩增　图 7.10 中，T 细胞带有特定的 T 细胞受体（TCR），用不同的形状表示。巨噬细胞向 T 细胞递送抗原，该 T 细胞具有与此特定抗原结合的特定 TCR。T 细胞被激活并开始克隆扩增。克隆扩增过程中会生成许多激活 T 细胞的复制体。T 细胞的一个亚群识别在 MHC Ⅰ 蛋白凹槽展示抗原的抗原提呈细胞，这些 T 细胞将被激活并成为细胞毒性 T 细胞。同理，T 细胞的另一个亚群识别在 MHC Ⅱ 蛋白凹槽展示抗原的抗原提呈细胞，这些 T 细胞将被激活并成为辅助性 T 细胞。辅助性 T 细胞对调节 B 细胞必不可少。

随着疾病的消失，免疫反应减弱，激活的 T 细胞变得易于凋亡。正如前面所指出的，细胞凋亡通过调节器官中细胞的数量有助于维持人体的内稳态，对本例指的就是调节免疫系统的细胞数量。如果没有像正常情况那样发生细胞凋亡，就有可能产生自身免疫反应或罹患 T 细胞癌（淋巴瘤和白血病）。

细胞毒性 T 细胞内部有贮藏液泡，有的贮藏液泡内含穿孔素，有的贮藏液泡内含颗粒酶。细胞毒性 T 细胞与病毒感染的细胞或肿瘤细胞结合后释放穿孔素分子，穿孔素分子在细胞膜上穿孔并最终形成孔隙，随后细胞毒性 T 细胞将颗粒酶递送到孔隙中，这个过程使细胞发生凋亡。一旦细胞毒性 T 细胞释放出穿孔素和颗粒酶，就会运动到下一个靶细胞。细胞毒性 T 细胞负责细胞介导免疫（图 7.11）。

辅助性 T 细胞通过分泌细胞因子调节免疫，细胞因子是一种能增强所有类型免疫细胞反应的化学物质。没有 T 细胞的帮助，B 细胞无法被激活（图 7.7）。HIV 是引起艾滋病的罪魁祸首，它能感染辅助性 T 细胞和免疫系统的其他细胞。这种病毒摧毁免疫反应，使 HIV 感染者易患机会性感

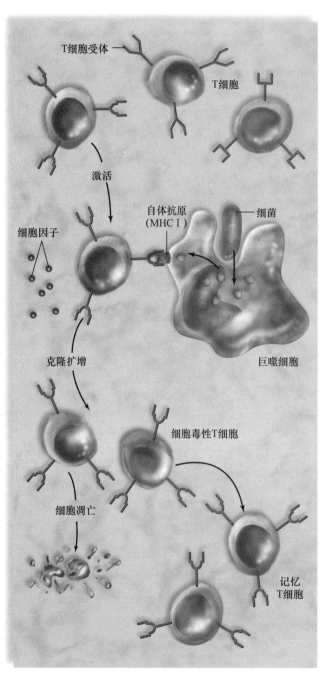

图 7.10　T 细胞的克隆选择模型

当 T 细胞受体与巨噬细胞提呈的抗原结合时，T 细胞被激活。本例中生成的是细胞毒性 T 细胞。免疫反应结束后，这些细胞发生凋亡，只有少数记忆 T 细胞留在体内。

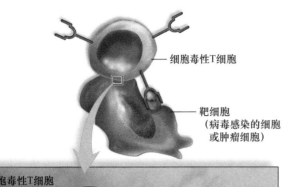

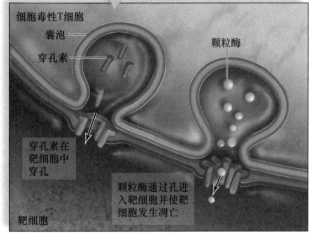

图 7.11 细胞毒性 T 细胞怎样杀死感染的细胞

细胞毒性 T 细胞与靶细胞结合，在细胞膜上穿孔，通过释放化学物质杀死细胞。

染，最终死亡。

注意图 7.10 中有少数的克隆扩增的 T 细胞为记忆 T 细胞。记忆 T 细胞留在体内，并可以启动对体内过去存在抗原的免疫反应。

T 细胞特征：
- 能实现病毒感染细胞与恶性肿瘤细胞的细胞介导免疫。
- 在骨髓中生成，在胸腺中发育成熟。
- 抗原必须呈现于 HLA（MHC）分子槽中。
- 细胞毒性 T 细胞能摧毁非自体抗原载体细胞。
- 辅助性 T 细胞分泌细胞因子，用于控制免疫反应。

7.4 获得性免疫

人体的免疫分为因感染而获得的天然免疫和通过医疗干预产生的人工免疫。获得性免疫有两类，分别是主动免疫和被动免疫。主动免疫过程中，人体自身就能生成对抗抗原的抗体。被动免疫过程中，人体通过注射获得制备好的抗体。

主动免疫

人体被病原体感染时，有时会自发产生主动免疫。然而，大多数情况下，主动免疫是健康的人体为了预防将来可能发生的感染而诱发产生的。通过免疫作用人为地接触抗原，这可以预防将来可能发生的疾病。政府针对儿童常见疾病对所有儿童进行预防接种。访问 CDC 官方网站 www.cdc.gov/vaccines 可获得儿童推荐疫苗的完整目录。健康专栏关于"成人疫苗接种"的内容给出了推荐成人接种的疫苗种类。

免疫接种包括给人体注射疫苗，疫苗是一种含有抗原的物质，能刺激人体免疫系统产生应答反应。过去使用的疫苗就是病原体本身或其产物，但这样的病原体经过处理后已不再带有毒性（即不会导致人体发病）。随着技术的发展，目前可以对细菌进行基因编辑，大量生产病原体的某种蛋白质，这种蛋白质可用作疫苗。这种方法用于生产乙型肝炎疫苗，用同一方法生产的疟疾疫苗目前已进入 FDA 的审批程序。

注射疫苗后，可通过测定血浆样本中的抗体数量来跟踪免疫反应，这就是所谓的抗体滴度。首次注射疫苗时，发生的是初次应答反应，最初几天没有抗体出现。随后抗体滴度缓慢上升，接下来趋于平缓，随着抗体与抗原结合或只是发生分解，抗体滴度逐渐降低（图 7.12）。第二次注射疫苗后，预期将发生再次应答。抗体滴度迅速升高到比之前更高的水平，然后缓慢下降。第二次注射称为加强免疫，因为这会将抗体滴度提高到很高的水平。此时较高的抗体滴度有望预防疾病的发生，即便个体接触致病性抗原也可以达到预防疾病的效果。

主动免疫依赖于存在的记忆 B 细胞和记忆 T 细胞，可以对低剂量抗原做出应答。通常主动免疫持续时间较长，对于某些疫苗，多年后可能需要加强免疫。

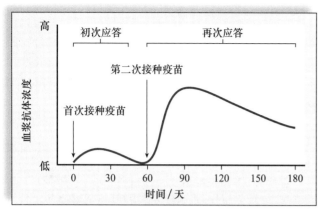

图 7.12　免疫接种怎样引起主动免疫

进行免疫接种时，首次接种后的初次应答反应最弱，但第二次接种后可能发生再次应答，血浆中的抗体数量急剧增加。

被动免疫

当给人体注射制备好的抗体或免疫细胞以抵抗疾病时，就会发生被动免疫。由于这些抗体并不是个体的浆细胞生成的，因此，被动免疫是一种暂时性免疫。例如，新生儿对某些疾病具有被动免疫力，这是因为母亲血液中的 IgG 抗体穿过胎盘到达胎儿体内。这些抗体消失得很快，几个月后婴儿容易发生感染。由于母乳内含有 IgG 抗体和 IgA 抗体，因此坚持母乳喂养能延长婴儿从母亲那里获得的天然被动免疫力。

尽管被动免疫持续的时间不长，但如果意外暴露于传染病病原体，可以采用被动免疫疗法来预防疾病的发生。一般采取的治疗方法是给患者注射含有抗体的丙种球蛋白血清，某些情况下，这些抗体来自已治愈者。例如，医护人员如果意外地被针刺伤，就有可能接触到感染肝炎病毒的患者的血液，

此时应立即注射丙种球蛋白，同时接种抗病毒疫苗，通常可以达到防止感染的效果。

细胞因子与免疫

细胞因子是 T 细胞、巨噬细胞和其他细胞生成的信号分子，调节白细胞的生成和（或）功能，因此日益受到研究重视，以期用于恶性肿瘤与艾滋病的辅助治疗（配合首要治疗措施进行）。病毒感染细胞产生的干扰素和各种白细胞生成的白细胞介素目前已被用作免疫治疗药物，尤其用于增强人体 T 细胞对抗恶性肿瘤的能力。

大多数恶性肿瘤细胞的表面携带一种变异蛋白，因此它们应该可以被细胞毒性 T 细胞攻击和破坏。如果恶性肿瘤发生扩散，很可能是因为细胞毒性 T 细胞没有被激活。对这种情形，细胞因子可能会唤醒免疫系统并摧毁恶性肿瘤细胞。在一项技术中，研究人员从患者体内提取 T 细胞，并将恶性肿瘤细胞抗原提呈给分离的 T 细胞，然后在白细胞介素存在的培养条件下来激活这些细胞。再将 T 细胞重新注入患者体内，给予一定剂量的白细胞介素以维持 T 细胞的杀伤活性。

科学家积极开展白细胞介素的研究，他们相信，白细胞介素很快就可以作为疫苗佐剂来使用。目前白细胞介素用于银屑病、类风湿性关节炎和肠易激综合征等慢性疾病的辅助治疗，有时还用于治疗慢性传染病和癌症。将来也有可能证明，白细胞介素拮抗剂有助于预防皮肤和器官排斥、自身免疫性疾病（如狼疮和克罗恩病）以及过敏。

今日生物学 健康

成人疫苗接种

许多人错误地认为离开高中时就已经接种了全部疫苗，但事实却是，人生的各个阶段都离不开疫苗。CDC 已确认一系列 18 岁以后推荐接种的疫苗（表 7A）。很多情况下，如果某人确实

有很高的风险患上一种疾病，建议接种疫苗。举例来说，尽管可能不需要接种乙肝疫苗（HepB），但如果有下述情况存在，建议接种乙肝疫苗：6 个月内拥有一个以上性伴侣；已被确诊患有性传播疾病；注射吸毒；可能接触过受感染的血液或

体液。大多数情况下，即便不存在上述风险因素，作为一种保护性措施，仍建议接种疫苗。

和前面一样，如果你对这些疾病有任何疑问，或者你个人需要接种疫苗，请咨询相关医疗服务机构。如果想更深入地了解从出生到成年期的预防接种时间表，请访问 CDC 官方网站 www.cdc.gov/vaccines 或免疫接种行动联盟网站（www.immunize.org）。

表7A 推荐的成人预防接种时间表

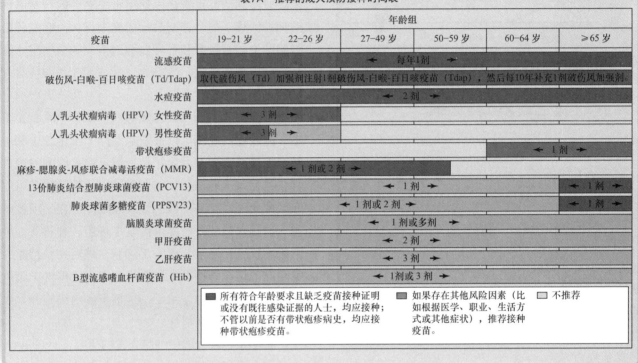

疫苗	年龄组					
	19–21 岁	22–26 岁	27–49 岁	50–59 岁	60–64 岁	≥65 岁
流感疫苗	← 每年1剂 →					
破伤风-白喉-百日咳疫苗（Td/Tdap）	取代破伤风（Td）加强剂注射1剂破伤风-白喉-百日咳疫苗（Tdap），然后每10年补充1剂破伤风加强剂。					
水痘疫苗	← 2剂 →					
人乳头状瘤病毒（HPV）女性疫苗	← 3剂 →					
人乳头状瘤病毒（HPV）男性疫苗	← 3剂 →					
带状疱疹疫苗						← 1剂 →
麻疹-腮腺炎-风疹联合减毒活疫苗（MMR）	← 1剂或2剂 →					
13价肺炎结合型肺炎球菌疫苗（PCV13）			← 1剂 →			← 1剂 →
肺炎球菌多糖疫苗（PPSV23）			← 1剂或2剂 →			← 1剂 →
脑膜炎球菌疫苗			← 1剂或多剂 →			
甲肝疫苗			← 2剂 →			
乙肝疫苗			← 3剂 →			
B型流感嗜血杆菌疫苗（Hib）			← 1剂或3剂 →			

■ 所有符合年龄要求且缺乏疫苗接种证明或没有既往感染证据的人士，均应接种；不管以前是否有带状疱疹病史，均应接种带状疱疹疫苗。　■ 如果存在其他风险因素（比如根据医学、职业、生活方式或其他症状），推荐接种疫苗。　□ 不推荐

7.5　超敏反应

某些情况下，免疫系统发生免疫应答时给人体带来伤害，比如出现过敏反应、输血时血型不匹配、人体组织出现排斥反应或患有自身免疫性疾病。

过敏反应

过敏是对某些物质（比如花粉、食物或动物毛发等）产生的超敏反应，这些物质通常对人体是无害的。能产生过敏的这些抗原称为过敏原，人体对过敏原产生免疫应答时通常会造成一定程度的组织损伤。

和过敏原接触后几秒钟内就会出现速发型过敏反应，这种过敏反应是由IgE抗体导致的（见表7.1）。IgE抗体附着于组织中肥大细胞质膜和血液中嗜碱性粒细胞的受体上。当过敏原遇到这些细胞的IgE抗体时，细胞释放组胺和其他引起过敏症状的物质。如果花粉是过敏原，释放的组胺会刺激鼻黏膜和眼睛黏膜流液，出现流鼻涕和流泪这样的典型花粉病；对哮喘病患者，花粉过敏还会引起气管的收缩，从而导致呼吸困难并伴有喘息。当食物中含有过敏原时，通常会出现恶心、呕吐和腹泻。

如果过敏原进入血液，就会发生过敏性休克这样的速发型过敏反应。已经知道蜜蜂蜇伤和注射青霉素会引起这种过敏反应，它们的共同点是过敏原直接进入血液。过敏性休克的典型症状是血压突然下降，严重危及生命，其原因是释放的组胺使毛细血管的渗透性增强。服用肾上腺素可减轻这种过敏反应的症状，直到获得医疗救治。

过敏反应患者体内的 IgE 抗体数量比常人多 10 倍。目前正针对患有严重食物过敏的人开展一项新疗法试验，向体内注射单克隆 IgG 抗体，拮抗 IgE 抗体。更常采用的方法是注射过敏原，这样体内会逐步积累较多的 IgG 抗体。这样做的目的是希望 IgG 抗体能与来自环境的过敏原结合，使其不能与肥大细胞质膜和嗜碱性粒细胞膜上的 IgE 抗体结合。

迟发型过敏反应是由体内过敏原接触部位的记忆 T 细胞起始的。过敏反应受 T 细胞和巨噬细胞分泌的细胞因子的共同调节。迟发型过敏反应的典型例子是结核病（TB）皮肤反应测试。如果测试结果呈阳性，注射抗原部位的组织就会发红变硬，这说明以前曾感染过结核病病菌。接触性皮炎也是迟发型过敏反应的一个例子，当对毒葛、珠宝、化妆品和许多接触皮肤的物质过敏时，就会引发接触性皮炎。

其他免疫问题

对人体某些器官，比如皮肤、心脏和肾脏，如果不出现排异现象，可轻松实现器官移植。移植组织之所以会发生排斥反应，是因为受体的免疫系统将移植组织识别为"异己成分"。细胞毒性 T 细胞对移植组织的细胞做出攻击应答。

精心选择移植器官，同时给予免疫抑制剂治疗，这些手段都可以使器官排斥得到控制。因为细胞毒性 T 细胞能识别外源 MHC 抗原，如果移植器官的 MHC 抗原和受体抗原属同一类型，这再好不过了。环孢霉素和他克莫司是两种最常见的免疫抑制剂，它们通过抑制某些 T 细胞因子的生成来发挥作用。

异种移植是指用动物器官代替人体器官进行的人体器官移植手术。科学家之所以选择猪作为异种移植器官来源，是因为畜牧业长期以来一直把猪作为人类的肉食来源，而且猪的产量也很大。基因工程可以使猪器官的抗原性降低。最终目标是使猪器官像 O 型血一样被广泛接受。

异种移植的替代方法是利用组织工程在实验室里制造器官。科学家已将实验室培养的膀胱移植到患者体内。科学家寄希望于制造出没有人类 HLA 抗原的器官，将来有一天能解决器官排斥问题。

当患者存在免疫缺陷或免疫系统攻击人体自身细胞，就会出现免疫系统疾病。当患者的免疫系统存在缺陷，免疫系统就无法抵抗疾病。有些孩子可能天生就免疫系统受损，但这种情况并不多见，重症联合免疫缺陷疾病就是一个例子，患儿体内缺乏抗体介导免疫和细胞介导免疫能力，如果不给予干预治疗，轻微的感染就能致命。骨髓移植和基因治疗成功用于重度联合免疫缺陷疾病患者的治疗。感染、接触某些化学物质或辐射可导致获得性免疫缺陷。艾滋病的致病原因就是受到 HIV 的感染。由于免疫系统被削弱，艾滋病患者很容易受到感染，患恶性肿瘤的风险也大大增加。

如果细胞毒性 T 细胞或抗体错误地攻击机体自身细胞，人就会患上自身免疫性疾病。自身免疫性疾病的确切致病原因尚不清楚，尽管基因和环境因素看起来都逃不脱干系。带有某些 HLA 抗原的人更易患自身免疫性疾病，女性比男性更易患病。

有些情况下，感染之后会出现自身免疫性疾病。例如，风湿热发病时，咽喉链球菌（细菌）感染诱导出的抗体还会与心肌组织发生反应，引发炎症，对心肌和瓣膜造成损伤。类风湿关节炎也是一种自身免疫性疾病，出现慢性关节炎。研究认为，抗原 - 抗体复合物、补体、中性粒细胞、活化 T 细胞和巨噬细胞都会破坏关节软骨。系统性红斑狼疮患者表现出各种各样的症状，比如面部皮疹、发烧和关节疼痛。对这些患者，中枢神经系统、心脏和肾脏的受损都是致命的。系统性红斑狼疮患者体内生成大量的抗 DNA 抗体。人体所有细胞（红细胞除外）都含有 DNA，因此狼疮症状对人体全身组织都带来影响。当抗体附着并干扰神经肌肉接头的功能时，就会出现重症肌无力，使肌肉严重弱化，最终由于呼吸衰竭而死亡。

对多发性硬化症（MS）患者，T 细胞攻击包围神经纤维的髓鞘，引发中枢神经系统机能失调、复视和肌肉无力。现在有些人认为应将多发性硬化症归入免疫介导性疾病，因为目前还没有找到特异性抗原，且 T 细胞可能会对免疫系统炎症或失效做出免疫应答。所有这些疾病的治疗方法通常都是服用　　能降低免疫反应的药物。

案例分析：结论

狼疮是一种自身免疫性疾病。正常情况下，免疫系统产生攻击外来细胞的抗体，保持人体健康。患自身免疫性疾病时，人体免疫系统产生的抗体攻击自身健康的细胞，而不是侵入体内的病原体细胞。阿比盖尔的免疫系统除了攻击所有进入她体内的细菌和病毒之外，还开始向她的身体发起攻击。狼疮也被认为是一种风湿性疾病，或者是影响肌肉、关节和结缔组织的机能紊乱。这就解释了为什么阿比盖尔会出现四肢疼痛。

医生继续详细地解释说，她认为阿比盖尔患上了一种系统性红斑狼疮（SLE）。系统性红斑狼疮是最常见的一种狼疮，影响人体多个器官系统。系统性红斑狼疮常见于二三十岁的年轻人，当然年龄低至 10 岁的儿童出现此类症状也并不少见。狼疮的致病原因目前还不明确，有人指出，狼疮有遗传倾向性，感染、压力和雌激素水平升高等都能诱发狼疮。医生解释说，美国有 150 万名狼疮患者（据估计，其中有 10 000 名患者是 18 岁以下的儿童），女性占 90%。

目前尚无治愈狼疮的方法，现有的治疗方法仅仅是缓解症状。医生建议为阿比盖尔成立一个医疗专家小组，以帮助她治疗狼疮：一名风湿科医生负责治疗肌肉和关节疼痛；一名皮肤科医生负责治疗周期性皮疹；还要配备一名肾病专科医生或肾脏专家，因为狼疮病患者后期通常会有肾脏问题。阿比盖尔现在每天都服用非甾体类抗炎药物（NSAID），用以控制肌肉和关节疼痛。如果病情突然恶化，她还可以服用皮质类固醇来控制炎症。只要治疗得当且密切关注病情进展，阿比盖尔就能有效控制狼疮的发展，降低疾病恶化的可能性，过上健康的生活。

⟶ 小结

7.1　淋巴系统

淋巴系统由淋巴管组成，其将淋巴液输送回静脉。

中枢淋巴器官包括：

- 红骨髓。红骨髓生成人体所有血细胞，B 细胞在红骨髓中发育成熟。
- 胸腺。T 细胞在胸腺中发育成熟。

周围淋巴器官包括：

- 脾脏、淋巴结和其他含有淋巴组织的器官，比如扁桃体、派尔集合淋巴结和阑尾。脾脏清除血液中的病原体和细胞碎片。淋巴结清理淋巴液中的病原体和细胞碎片。

7.2　先天性免疫防御

免疫防御分为先天性免疫防御和适应性免疫防御。先天性免疫防御包括：

- 化学屏障，比如溶菌酶。
- 阻止病原体入侵的物理屏障。
- 炎症反应，包括中性粒细胞和巨噬细胞发挥吞噬作用；化学物质发挥信号分子的作用，比如组胺和细胞因子。
- 补体系统利用防御蛋白和干扰素发挥作用。

7.3　适应性免疫防御

适应性免疫防御需要 B 细胞和 T 细胞，这两种细胞也称为 B 淋巴细胞和 T 淋巴细胞。适应性免疫防御对体内的抗原或外源性物质做出免疫应答。

B 细胞与抗体介导免疫

- 克隆选择模型解释了被激活的 B 细胞在其 B 细胞受体和特异性抗原结合后，如何通过克隆选择生成浆细胞和记忆 B 细胞。
- 浆细胞分泌抗体，最终凋亡。浆细胞负责实现抗体介导免疫。
- 绝大多数抗体是 Y 形结构分子，对特异性抗原具有两个结合位点。
- 记忆 B 细胞一直存在于人体内，如果后来同样的抗原再次进入人体，记忆 B 细胞就会产生抗体。
- 浆细胞还生成单克隆抗体，其作用多种多样，包括诊断感染和治疗恶性肿瘤等。

T 细胞与细胞介导免疫

- T 细胞有独特的 T 细胞受体（TCR）。要想让 T 细胞识别抗原，抗原必须被抗原提呈细胞（APC）呈现出来，比如巨噬细胞就是一种抗原提呈细胞。一旦在溶酶体内消化，抗原就呈现在细胞的主要组织相容性复合物（MHC）上。这些主要组织相容性复合物属于一类称为人类白细胞抗原（HLA）的分子。

- 激活的 T 细胞开始进行克隆扩增，直到疾病得到有效遏制。随后绝大多数活化 T 细胞发生凋亡，只有少数作为记忆 T 细胞保留在体内。
- T 细胞主要有两类，分别是细胞毒性 T 细胞和辅助性 T 细胞。
- 细胞毒性 T 细胞杀死病毒感染的细胞或恶性肿瘤细胞，这些细胞携带非自体蛋白。细胞毒性 T 细胞参与细胞介导免疫。
- 辅助性 T 细胞生成细胞因子，并对其他免疫细胞起刺激作用。
- 有些活化 T 细胞以记忆 T 细胞留存下来，未来可对同一种病原体做出免疫应答。

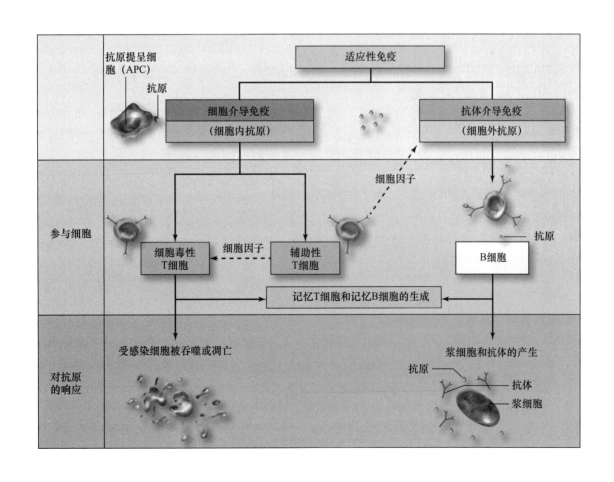

7.4 获得性免疫

- 如果一个人身体健康，没有受到传染病迫在眉睫的威胁，可通过注射疫苗获得免疫力，这是一种主动免疫。主动免疫取决于体内是否存在记忆细胞。

- 如果一个人面临传染病的威胁，情况紧急，这时就需要被动免疫发挥作用。被动免疫持续时间短，因为此时抗体是外部输入的，而不是人体自身生成的。

- 细胞因子（包括白细胞介素）属于被动免疫的一种形式，用于治疗艾滋病并提高人体治愈恶性肿瘤的能力。

7.5 超敏反应

当人体的免疫系统对过敏原的免疫应答过于激烈时，就会发生过敏现象，正常情况下，这种过敏原并不会被人体当作外源性物质。

- 速发型过敏反应的典型症状类似于感冒，是由抗体的活性引起的，过敏性休克就属于速发型过敏反应。

- 迟发型过敏反应是由 T 细胞的活化引起的，接触性皮炎就属于迟发型过敏反应。

- 当人体免疫系统将自身组织当作外来物时，就会发生组织排斥。免疫抑制药物可抑制组织排斥反应。异种移植是利用动物组织代替人体组织。

- 免疫缺陷的成因既有遗传因素，也可由感染、接触化学物质或受到辐射引起。免疫缺陷的一个实例是重症联合免疫缺陷，此时适应性免疫防御不起作用。

- 当免疫系统将人体自身组织或器官当作外来物作出免疫应答反应时，就会引发自身免疫性疾病。自身免疫性疾病的例子包括风湿热、类风湿关节炎、系统性红斑狼疮、重症肌无力和多发性硬化症。

案例分析：埃博拉疫情在西非暴发

2013 年，西非国家几内亚暴发了埃博拉疫情，埃博拉病毒是地球上最令人恐惧的病毒之一。人们认为，疫情源于一名一岁大的男孩，他在一棵树附近玩耍时染上了这种疾病，因为树上栖息着携带这种病毒的蝙蝠。到 2014 年年初，这种疾病快速传播到邻国，例如，塞拉利昂、利比里亚、尼日利亚、马里和塞内加尔。根据 CDC 数据显示，西非有大约 28 000 例已确诊的埃博拉病例，并且超过 11 000 例确诊病例死亡。但是大多数疾病预防控制中心认为实际受感染和死亡人数要高于此，并且无法估计此传染病的伤亡人数。

埃博拉病毒令人如此害怕的原因在于它属于导致出血热的病毒家族，出血热会针对身体的几种不同类型的细胞进行攻击，包括免疫系统的巨噬细胞以及循环系统和肝脏中的内皮细胞。人们通常认为埃博拉病毒导致人体大量出血，但大多数死亡病例是由于体液流失、器官衰竭（如肝功能衰竭）或免疫系统整体瘫痪所引起的。埃博拉病毒通过直接接触受感染者的体液进行传播。

像许多病毒一样，人们对埃博拉病毒存在许多误解，例如，许多人认为这种病毒是通过空气传播的，接触猫或狗也能感染病毒，以及认为可用抗生素进行有效的治疗。事实上，埃博拉病毒在许多方面与其他病毒相似，即它必须侵入人体内的特定细胞以劫持细胞的代谢机制，从而不断地进行复制。

在本章中，我们不仅将研究病毒与生物体的相互作用，还将探讨微生物世界的其他成员，如细菌和朊病毒与生物体的相互作用。

扫描获取彩色图片，帮助您理解本章内容。

章节概要

8.1 细菌和病毒

细菌和病毒是导致各种人类疾病的微生物。

8.2 传染病和人类健康

流行病学是对特定人群疾病的研究。地方性流行和大规模流行用于描述疾病的暴发。艾滋病、结核病、疟疾和流感属于大规模流行病。

8.3 新发传染病

新发传染病包括以前从未发生过的疾病，或以前在偏僻地区的少数人群中发现的一种传染病。历史上一直存在，但以往并未发现是由病原体所引起的疾病，也被认为是新发传染病。再发传染病是复发的非新发传染病，通常是由人为因素所致。

8.4 抗生素耐药性

滥用抗生素会导致具有抗生素抗性的生物进化。一些生物已经产生多药耐药性，因此很难对其进行治疗。

8.1 细菌和病毒

"微生物"一词用于描述广泛分布于环境中的微小的有机体，如细菌、病毒和原生生物。它们既可以存在于无生命的物体上，也可以存在于植物和动物的表面和内部。虽然微生物通常与疾病有关，但事实上，微生物的许多活动都对人类有益。例如，我们吃的一些食物来自细菌，而且细菌还生产酸奶、奶酪、面包、啤酒、葡萄酒和许多腌制的食品。有些通过生物技术生产的药物也是由细菌产生的。除此之外，微生物还会在其他方面起到积极的作用。如果没有分解者，生物圈（包括我们自己）将不会存在。当一棵树在森林中倒下后，它最终会腐烂，因为包括细菌和真菌在内的分解者会将死亡的生物体分解成无机营养物质。植物需要这些无机营养物质来生成许多成为人类食物的分子。

尽管微生物具有以上这些益处，但某些细菌和病毒是病原体或致病因子。在本章中，我们将重点介绍一些导致人类疾病的细菌和病毒病原体。

如第 7 章所述，人体对病原体有防御能力。我们的体内有多重防御细菌和病毒的防线，以下列举了其中三条：

1. 屏障。例如，皮肤和体腔的黏膜，可以防止病原体进入体内。

2. 第一响应。例如，如果病原体越过屏障并进入人体内，吞噬性白细胞可防止感染。

3. 获得性免疫防御机制。通过杀死进入体内的致病因子，获得性免疫防御机制可能清除感染，并且这种机制也可保护人们免受恶性肿瘤的侵害。

细菌

细菌是没有细胞核的单细胞原核生物，结构的主要特征见图 8.1。细菌有三种常见的形状：球菌（球形）、杆菌（杆状）和螺旋菌（弯曲，有时呈螺旋状）。

所有细菌细胞都具有细胞膜，并且为脂质双分子层，类似于植物和动物细胞中的细胞膜。大多数细菌细胞还会受到细胞壁的保护，细胞壁含有独特的分子——肽聚糖（具有氨基的二糖）。一些西林类抗生素，如青霉素，可干扰细胞壁的生成。一些细菌的细

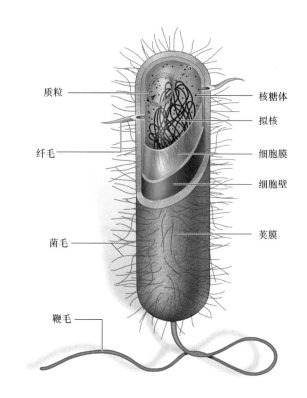

图 8.1　细菌的结构

胞壁由荚膜所包裹。荚膜是一种浓稠的凝胶状物质，通常会使细菌黏附在物质表面上，例如，粘在牙齿上。它们还可以阻止吞噬性白细胞的吞噬和破坏。

人们根据细胞壁的差异，将细菌分成革兰氏阳性菌和革兰氏阴性菌。早在 100 多年前，细菌学家汉斯·克里斯蒂安·革兰研究出一种鉴别染色法，称为革兰氏染色法。当人体受到细菌感染时，在实验室中就利用此染色法进行检测。如果细胞壁上的肽聚糖层厚，通过革兰氏染色法，细胞就会呈紫色，称为革兰氏阳性菌。如果肽聚糖层薄或没有肽聚糖，使用此染色法后，细胞就会呈粉色，称为革兰氏阴性菌。除了细胞膜外，革兰氏阴性菌的外膜还含有脂多糖分子。当这些革兰氏阴性细胞被免疫系统杀死时，这些分子就会释放出来，从而产生炎症和发烧症状。医生可根据细菌的种类，使用具有针对性的抗生素治疗方法。

运动细菌通常具有长而细的附属物，称为鞭毛。鞭毛可 360° 旋转，使细菌得以运动。一些细菌具有一种硬纤维，即菌毛，使细菌黏附在宿主细胞等

表面。菌毛允许细菌黏附并进入人体内。相比之下，纤毛是细长的中空附属物，用于将 DNA 从一个细胞转移到另一个细胞中。对抗生素产生耐药性的基因，可通过接合过程利用菌毛在菌体之间传播。

细菌是能够执行许多不同功能的独立细胞。它们的 DNA 被包裹在位于细胞中心的染色体中。许多细菌也有小的、呈环状的 DNA 片段，称为质粒。使细菌对抗生素产生耐药性的基因通常位于质粒中。滥用抗生素会增加耐药菌株的数量，即便使用抗生素，这种菌株也难以杀死。我们将会在后续章节中探讨细菌如何进化出对抗生素的耐药性的。

细菌通过二分裂过程进行繁殖。在此过程中，附着在细胞膜上的单个环状染色体发生复制。然后，随着细胞变大，染色体逐渐分离。新形成的细胞膜和细胞壁将细胞分成两个细胞。细菌在有利条件下可以迅速繁殖，有些种类的细菌每 20 分钟就会增加一倍。

脓毒性咽喉炎、结核病、坏疽、淋病和梅毒是常见的细菌性疾病。细菌不仅可导致疾病，一些细菌还能释放毒素分子抑制细胞的新陈代谢。例如，对破伤风而言，接种破伤风疫苗很重要，因为引起这种疾病的细菌为破伤风梭菌，该菌会产生一种可以阻止肌肉松弛的毒素。随着时间的推移，患者身体逐渐扭曲变形，因为所有肌肉都在收缩。如果没有及时治疗，可能会导致窒息。

生活中的科学

抗菌清洁剂真的有效吗？

研究表明，在防止细菌传播方面，使用抗菌肥皂洗手并未比用普通肥皂和水更有效。在某些情况下，大多数抗菌肥皂中的主要成分是三氯生，实际上可能会导致一些细菌对某些药物（例如，可杀死细菌的阿莫西林）产生耐药性。建议免洗洗手液（酒精为主要成分）与常规洗手配合使用，而不是取而代之。此外，一些地区禁止使用抗菌肥皂，是因为担心化学品会流入供水系统。经常正确地洗手和消毒可以预防感冒、流感和某些腹泻病的传播。

生活中的科学

冷冻会杀死细菌吗？

答案是不会。细菌繁殖的速度取决于许多因素，包括环境中的湿度和温度。在大多数冰箱和冰柜温度下，细菌生长速度会减慢，但不能被杀死。一旦温度恢复到适宜条件，细菌就会恢复正常的细胞分裂。杀死大多数与食物相关细菌的唯一方法是使用高温，例如，将食物煮沸、煮透。

病毒

病毒是连接生命与非生命的桥梁。在宿主外面，从本质而言，病毒可视为能存放在架子上的化学物质。但是当机会出现时，病毒会在细胞内复制，在此期间它们似乎是活着的。虽然科学家们仍在争论病毒是否具有生命，但事实是它们是非细胞生物，即不是由细胞组成的生物，而且缺乏摄取和利用营养物质所需的代谢机制。因此，它们没有生命的一般特征。

最大的病毒只有细菌大小的 1/4，大约是真核细胞的 1/100（图 8.2）。但是，大多数病毒都要小得多，只能使用高倍显微镜进行观察。

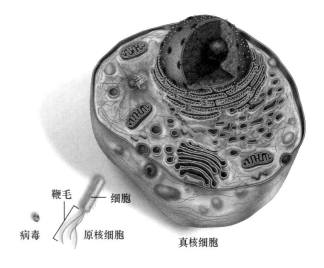

鞭毛　　细胞

病毒　原核细胞　　　真核细胞

图 8.2　病毒、细菌和真核细胞大小的比较

病毒是微小的无细胞颗粒，而细菌是小的独立细胞。真核细胞更复杂、更大，因为它们含有细胞核和多种细胞器。

病毒包括两部分：由蛋白质构成的外层衣壳和由核酸构成的内部核心（图 8.3）。病毒携带繁殖所需的遗传信息。与细胞生物相比，病毒遗传物质不一定是双链 DNA，甚至可以不是 DNA。一些病毒，如 HIV 和流感病毒，把 RNA 作为其遗传物质。病毒还可能含有各种各样有助于它们繁殖的酶。

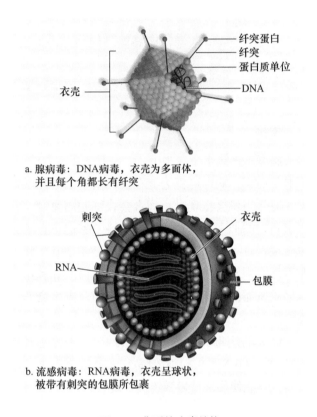

a. 腺病毒：DNA 病毒，衣壳为多面体，并且每个角都长有纤突

b. 流感病毒：RNA 病毒，衣壳呈球状，被带有刺突的包膜所包裹

图 8.3　典型的病毒结构
尽管病毒呈多样性，但所有病毒都具有由蛋白质亚基组成的衣壳和由 DNA 或 RNA 组成的核酸核心。a. 腺病毒引起感冒；b. 流感病毒引起流感。

实际上，病毒是细胞寄生物，是微观海盗，可以控制宿主细胞的代谢机制。病毒进入特定的宿主细胞，因为它们的某些部分对宿主细胞外表面上的受体具有特异性。一旦病毒附着在细胞上，其遗传物质（DNA 或 RNA）会进入细胞。在细胞内，核酸编码衣壳中的蛋白质亚基。此外，病毒可能含有一些特殊酶的基因，这些酶可使病毒进行繁殖，并且有助于其脱离宿主细胞。然而，在很大程度上，病毒依赖宿主的酶和核糖体进行自身繁殖。

病毒可引起许多疾病，例如，感冒、流感、麻疹、水痘、小儿麻痹症、狂犬病、艾滋病、生殖器疣和生殖器疱疹等。我们将在本章后面的内容中仔细研究一些重要的病毒病原体。

朊病毒

朊病毒是一种具有传染性的蛋白质颗粒，会导致许多神经系统的退行性疾病，也称为消耗性疾病。最初所认为的病毒性疾病，例如，人类的克 - 雅病（CJD），羊感染的瘙痒病以及疯牛病（即牛海绵状脑病，BSE），都是由朊病毒引起的。这些感染通过摄入受感染动物的大脑和神经组织进行传播。朊蛋白被认为在健康人的大脑中扮演"管家"的角色。然而，在一些人体中，失常的朊蛋白折叠成新的形状，并且在此过程中丧失其原有功能。失常的蛋白能够将正常的朊蛋白重新折叠成新的形状，从而引发疾病。由于朊病毒的作用，神经组织受损，并且在大脑中生成钙化斑块。人类朊病毒病的发病率非常低。

8.2　传染病和人类健康

在某一区域内，若特定时间内某种传染病的病例超过预期值时，这种传染病就构成流行病。构成流行病的病例数量取决于预期。例如，如果某种疾病很罕见，那么出现很少的病例时，就构成了流行病；而对于非常常见的疾病，大量的病例出现时，亦不能算流行病。如果疫情局限于某地，通常称为暴发。例如，2013—2014 年在西非暴发的埃博拉病。

全球流行病被称为大流行病。艾滋病、结核病、疟疾和流感都属于现代的大流行病。CDC 以及 WHO 等对传染病进行监测并对传染病的威胁做出应对。这些组织主要负责确定疫情是否已达到流行病或大流行病的水平。我们将在本节中仔细研究这些疾病。

HIV/ 艾滋病

获得性免疫缺陷综合征（AIDS），即艾滋病，是由人类免疫缺陷病毒（HIV）引起的。HIV 有两种主要类型：HIV-1 和 HIV-2。HIV-1 是传播比较广泛的、强毒的 HIV 类型。在这两类 HIV 中，HIV-2

与生活在非洲西部的绿猴中发现的一种免疫缺陷病毒类似。除此之外，研究人员在非洲中西部常见的黑猩猩亚群中发现了一种与 HIV-1 相同的病毒。或许 HIV 最初只存在于非人灵长类动物中。人类以非人灵长类动物为食后，这种病毒就突变成了 HIV。

HIV 可以感染具有特定表面受体的细胞。最重要的是，HIV 侵染和破坏免疫系统的细胞，特别是辅助性 T 细胞和巨噬细胞。随着辅助性 T 细胞数量的减少，身体免疫力不断下降，结果患者易患各种疾病。艾滋病发生标志着 HIV 感染的晚期阶段，这时，大多数病人会出现一种或多种机会性感染。机会性感染是由于免疫系统极度脆弱时，才有机会发生的感染。

HIV 的起源和流行

人们普遍认为，HIV 起源于非洲，然后通过加勒比海地区传播到美国和欧洲。然而，人类第一例艾滋病病例发生的准确时间目前仍在调查中。最近对 HIV 分子的分析表明，人类可能在 1884—1924 年之间的某个时间内，首次感染 HIV。从 20 世纪 50 年代和 60 年代采集的组织和血液样本中提取到了人类的 HIV。1959 年的血液样本中发现的 HIV 是从一名男子身上采集的，这名男子来自刚果民主共和国。英国科学家已经证明，早在 1959 年，在英国就有了艾滋病病例。他们检查了保存的当年死去的曼彻斯特海员的组织，并得出结论他很可能死于艾滋病。同样，人们认为 HIV 早在 20 世纪 50 年代就已多次在美国传播。但第一个记录在案的病例是 1969 年在密苏里州死亡的一名 15 岁男性，其皮肤病变符合艾滋病相关癌症的特征。医生通过冷冻方式保存了他的一些组织，因为当时无法确定他的死因。研究人员还想对一名 49 岁的死于纽约的海地人的保存组织样本进行检测，他在 1959 年死于一种现在知道与艾滋病相关的肺炎。

在整个 20 世纪 60 年代，在美国，人们普遍认为白血病是免疫缺陷患者死亡的原因。但是，其中一些人实际上可能是死于艾滋病。HIV 的传染性不是很高，因此病例数量经历了几十年的增长，艾滋病才被认为是一种独立的特定的疾病。艾滋病于 1982 年被定名，并在 1983—1984 年，HIV 才被发现是艾滋病的病因。

全世界艾滋病感染率和死亡率的数据每 2～3 年更新一次。截至 2014 年，估计有 3690 万人感染了 HIV（表 8.1）。在新增的 200 万 HIV 感染病例中，近 11% 是 15 岁以下的少年。尽管 HIV 或艾滋病导致的死亡人数正在下降，但在 2014 年死于该病的人数仍有 120 万，使艾滋病死亡总人数超过 3600 万。截至 2014 年，全球至少有 0.8% 的成年人感染了 HIV。

我们从表 8.1 中可推断出，大多数感染 HIV 的患者生活在发展中国家（贫穷、中低收入）。

表 8.1　2014 年全球 HIV 病例统计

	HIV 感染者 / 万人	新增感染者 / 万人	艾滋病死亡人数 / 万人
撒哈拉以南非洲	2580	140	79
亚太地区	500	34	24
拉丁美洲	170	8.7	4.1
加勒比海地区	28	1.3	0.88
西欧、中欧和北美	240	8.5	2.6
东欧和中亚	150	14	6.2
北非和中东	24	2.2	1.2
总计	3690	200	120

HIV 感染的阶段

HIV 包括多种亚型。HIV-1C 在非洲传播广泛，在美国大多数感染是由 HIV-1B 所致。以下我们将针对 HIV-1B 感染的各阶段进行具体描述。被 HIV 感染的辅助性 T 细胞和巨噬细胞称为 CD4 细胞，因为在它们的表面有一种称为 CD4 的分子。随着 CD4 细胞逐渐被攻击和破坏，免疫系统会极大地受损。毕竟巨噬细胞将抗原提呈给辅助性 T 细胞。反过来，辅助性 T 细胞又协调免疫反应。B 细胞受到刺激会产生抗体，细胞毒性 T 细胞会破坏受病毒感染的细胞。在美国，导致艾滋病患者死亡的最常见原因之一是肺孢子虫肺炎（PJP）。在非洲，相比任何其他艾滋病相关疾病，结核病是导致艾滋病患者最终死亡的主要疾病。

1993 年，CDC 公布了 HIV 分类诊疗指南，以帮助医生诊断和检查 HIV 的感染状况、程度和阶段。HIV 感染分为三个阶段，并且每个阶段根据健康标准的两个方面进行划分，分别为 CD4+ T 细胞计数和艾滋病界定疾病史。

第一阶段：急性期 处于第一阶段的患者通常没有明显的症状（无症状），但具有高度传染性，并且 CD4+ T 细胞计数不低于 500 个 / 毫米 ^{3}，这种情况足以使免疫系统正常运作（图 8.4）。正常成人 CD4+ T 细胞计数至少为 800 个 / 毫米 ^{3}。

不仅要监测患者体内 CD4+ T 细胞的血液水平，还要检查病毒载量。病毒载量是血液中 HIV 颗粒的数量。在 HIV-1B 感染开始时，病毒在患者体内迅速进行自我复制，并且对 CD4+ T 细胞的杀伤力很大，因此血液中这些细胞的水平急剧下降。在感染的最初几周内，一些人（1%～2%）可能会出现持续 2 周的流感样症状（发烧、发冷、疼痛、淋巴结肿大）。在此之后，这些患者可能会保持"无症状"状态多年。在感染的急性期开始时，HIV 抗体检测通常是呈阴性的，因为一般需要约 25 天才能在体液中检测到 HIV 抗体。

之后一段时间内，机体对病毒感染的反应是免疫细胞活性增加，且 HIV 血液检测结果呈阳性。在这个阶段，CD4+ T 细胞的计数大于病毒载量（图 8.4），但一些研究人员认为，这时正在进行一场看不见的战争。机体每天生成多达 10 亿～ 20 亿个新的辅助性 T 细胞，大大超过进入血液的病毒数。这被称为 CD4+ T 细胞损耗的"厨房水槽模式"，意为水槽的水龙头（新 CD4+ T 细胞的生成）和水槽的排水管（对 CD4+ T 细胞的破坏）都处于完全开放状态。只要人体能够产生足够的新 CD4+ T 细胞，以跟上 HIV 和细胞毒性 T 细胞对这些细胞的破坏速度，人体的免疫系统就可以应对感染。换句话说，处于第一阶段的患者没有以下第二和第三阶段中所列出的症状。

第二阶段：无症状期 处于第二阶段的患者 CD4+ T 细胞计数为 499～200 个 / 毫米 ^{3}，并且会出现一种或多种免疫系统受损的症状。这些症状包括口腔或阴道的酵母菌感染、宫颈发育异常（癌前异常生长）、长期腹泻、舌苔生疮（多毛白斑）和

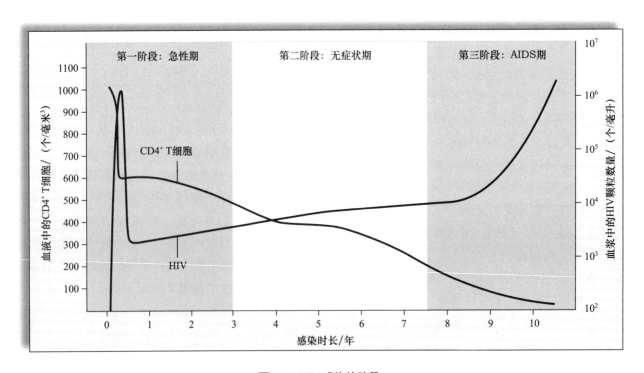

图 8.4　HIV 感染的阶段

在第一阶段，患者血浆中的 HIV 数量在感染后上升，然后下降。CD4+ T 细胞数量下降但仍高于 500 个 / 毫米 ^{3}；在第二阶段，患者血浆中的 HIV 数量正在缓慢上升，并且 T 细胞的数量减少；在第三阶段，T 细胞数量降至 200 个 / 毫米 ^{3} 以下，而血浆中 HIV 数量急剧增加。

带状疱疹等。也常出现淋巴结肿大、不明原因的持续性或间歇性发烧、疲劳、咳嗽和腹泻。在此阶段，HIV 的数量正在增加（图 8.4）。但是，患者还没有出现第三阶段的症状。

第三阶段：AIDS 期　处于此阶段的患者被诊断为患有艾滋病。当一个人患有艾滋病时，体内的 $CD4^+$ T 细胞计数已降至 200 个 / 毫米^3 以下，或者已患有一种或多种艾滋病界定疾病（机会性感染），在 CDC 于 1993 年公布的艾滋病感染病例监测指南中，对这 25 种艾滋病界定疾病进行了描述。在此阶段，艾滋病患者不会由于感染 HIV 而死亡，而是死于一种或多种机会性疾病。机会性疾病只有在免疫系统脆弱时才会发生。以下为常见的机会性疾病：

- 耶氏肺孢子虫肺炎——肺部真菌感染；
- 结核分枝杆菌——通常为淋巴结或肺部的细菌感染，但可能扩散到其他器官；
- 弓形虫脑炎——一种原生动物寄生虫感染，常见于艾滋病患者的大脑中；
- 卡波西肉瘤——一种不常见的血管癌，会在皮肤上长出红紫色、硬币大小的斑点、病变；
- 浸润性宫颈癌——宫颈癌，会扩散到周围组织。

一旦发生一种或多种机会性感染，患者即处于艾滋病的第三阶段。尽管新研发的药物可以治疗机会性疾病，但是大多数艾滋病患者由于体重下降、持续性疲劳和多重感染而不断住院治疗。如果不进行治疗，患者通常在 2 ～ 4 年内死亡。虽然目前无法治愈　艾滋病，但由于抗反转录病毒疗法的广泛使用，许多 HIV 感染者过上了比以往更长久、更健康的生活。

HIV 结构

HIV 由两条单链 RNA（其核酸基因组）、各种蛋白质和一层包膜组成，包膜来源于宿主细胞（图 8.5）。病毒的遗传物质受到三层蛋白质外壳的保护：核衣壳、衣壳和基质。另外，在基质中有以下三种非常重要的酶，分别为反转录酶、整合酶和蛋白酶。

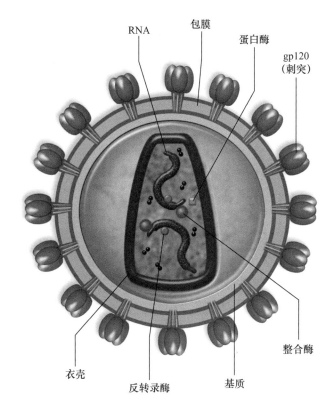

图 8.5　HIV 的结构

HIV 由两条 RNA 链、衣壳和含有刺突蛋白的包膜组成。

- 反转录酶催化反转录过程，即病毒 RNA 转化为病毒 DNA。
- 整合酶催化病毒 DNA 整合到宿主细胞的 DNA 中。
- 蛋白酶催化新合成病毒多肽的分解，以形成功能性病毒蛋白。

嵌入 HIV 包膜中的是蛋白质刺突，称为 gp120。HIV 必须通过这些刺突才能进入其靶免疫细胞。HIV 的基因组由 RNA 而不是 DNA 组成，因此，HIV 为反转录病毒。反转录病毒必须通过反转录过程将其 RNA 转化为病毒 DNA。然后才可以将其基因组插入宿主细胞的基因组（DNA）中。

HIV 的生命周期

以下是在 HIV 生命周期中发生的主要事件（图 8.6）：

1. 吸附。在吸附期间，HIV 与其靶细胞的细胞膜结合。位于 HIV 表面的刺突 gp120 与辅助性 T 细胞或巨噬细胞表面的 CD4 受体结合。

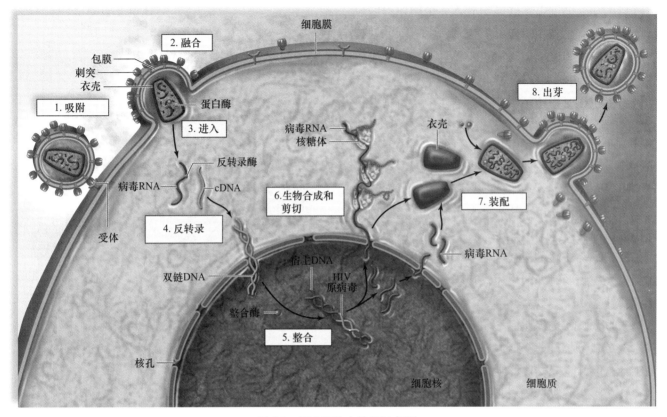

图 8.6　宿主细胞中的 HIV 复制

HIV 是一种通过反转录产生病毒 DNA 的反转录病毒。病毒 DNA 整合到细胞的染色体中，在此指导病毒 RNA 的产生。此病毒 RNA 用于新病毒的合成。

2. 融合。发生吸附后，HIV 与细胞膜融合，病毒进入细胞中。

3. 进入。在称为脱壳的过程中，衣壳和蛋白质外壳被去除，RNA 和病毒蛋白被释放到宿主细胞的细胞质中。

4. 反转录。繁殖周期中的这一事件为反转录病毒所独有的特征。在这个阶段，反转录酶催化 HIV 单链 RNA 转化为双链病毒 DNA。通常在细胞中，DNA 被转录成 RNA。反转录病毒可进行这种相反的过程是因为其含有一种独特的酶，称为反转录酶。

5. 整合。新合成的病毒 DNA 与整合酶一起迁移到宿主细胞的细胞核中。随后，在整合酶的作用下，宿主细胞的 DNA 被剪开。然后将双链病毒 DNA 整合到宿主细胞的 DNA（染色体）中。一旦病毒 DNA 整合到宿主细胞的 DNA 中，HIV 就被称为原病毒，这意味着它现在是细胞遗传物质的一部分。HIV 的传播，通常是将含有原病毒的细胞传播给另一个人。此外，在药物治疗期间，原病毒可作为 HIV 的潜在储存库。即使药物治疗后无法检测到病毒量，研究人员知道在被感染的淋巴细胞中仍然存在原病毒。

6. 生物合成和剪切。当原病毒被激活时，可能是通过新的不同的感染，正常细胞机制能指导更多病毒 RNA 的产生。其中一些 RNA 会成为新病毒颗粒的遗传物质。剩余部分会指导多肽的合成，这些很大的多肽会被切成较小的片段。这种切割过程称为剪切，在此过程中 HIV 蛋白酶起到催化作用。

7. 装配。在此阶段，衣壳蛋白、病毒酶和 RNA 开始被组装形成新的病毒粒子。

8. 出芽。在出芽期间，病毒会形成自己的包膜，并且生成由病毒遗传物质编码的包膜标记蛋白。实际上，包膜是宿主细胞的细胞膜。

HIV 的生命周期还包括向新宿主细胞的传播过程。人体中的一些分泌物，例如，来自受感染男性的精液，都含有原病毒，并存在于 CD4$^+$ T 细胞内。当这种精液进入女性阴道、直肠或口腔时，感染的 CD4$^+$ T 细胞会通过器官内壁移动，并进入人体内。肛交成员似乎感染的风险最大，因为直肠的内壁很薄，这使得病毒可以更快地进入免疫系统的细胞中。当原病毒进入人体内，存在于组织中的 CD4 巨噬细胞是最先受到感染的。当这些巨噬细胞移动到淋巴结时，HIV 开始感染 CD4$^+$ T 细胞。HIV 可以在局部淋巴结中隐藏一段时间，但最终淋巴结会发生退化。然后大量 HIV 粒子进入血液中。此时，病毒载量开始增加，当它超过 CD4$^+$ T 细胞计数时，患者就会进入 HIV 感染的最后阶段。

HIV 的传播和预防

HIV 主要是通过与感染者的性接触传播的，包括阴道、直肠接触或口腔与生殖器接触。此外，它也可以通过静脉注射吸毒者之间共用的针头传播。还有一种较不常见的传播方式是通过输入感染的血液或血液凝固因子传播，不过这种情况在血液筛查 HIV 的国家中很少见。HIV 感染的妇女所生的婴儿可能在出生前、出生时感染或出生后因母乳喂养而感染。从全球的情况来看，异性性行为是 HIV 传播的主要方式。然而，在一些国家，男同性恋者、静脉注射吸毒者和性行业（卖淫）工作者是最常见的 HIV 传播者。世界各地的文化、性行为和信仰的差异对预防疾病传播的策略有影响。

已知血液、精液、阴道液和母乳中的 HIV 浓度最高。HIV 不会在工作场所、学校或社交场所通过一般接触进行传播。平时生活中的接吻、拥抱或握手也不会传播此病毒。另外，马桶坐垫、门把手、餐具、水杯、食物或宠物也不是 HIV 传播的途径。禁欲、固定性伴侣或使用避孕套是全球预防 HIV 传播的通用措施。

HIV 的治疗

曾经 HIV 感染几乎都会导致感染者发生艾滋病和早逝，因为没有药物可以控制感染者体内 HIV 的扩散。但自 1995 年年底以来，科学家们已经对 HIV 的结构及其生命周期有了进一步的了解。目前，在 HIV 检测结果呈阳性后（参见健康专栏 "HIV 检测"），医生通常会立即对患者进行抗病毒治疗。

虽然目前艾滋病无法治愈，但是利用高效抗反转录病毒疗法（HAART）进行治疗，通常能够阻止 HIV 复制，并且治疗效果能达到无法检测到病毒载量的程度。HAART 使用一种干扰 HIV 生命周期的药物组合；进入抑制剂阻止 HIV 进入细胞，阻止病毒与细胞膜上的受体结合；反转录酶抑制剂，例如，齐多夫定（AZT），能干扰反转录酶的功能；整合酶抑制剂可阻止 HIV 将其遗传物质插入宿主细胞中；蛋白酶抑制剂能阻止蛋白酶切割新产生的多肽；装配和出芽抑制剂正处于试验阶段。理想情况下，药物组合会使病毒发生复制或成功突变的可能性降低。如果可以抑制繁殖，此疗法产生病毒耐药性的概率也会很小，药物就不会失效。然而，研究人员发现，当停止使用 HAART 时，病毒会反弹。

今日生物学 健康

HIV 检测

HIV 检测通常包括两个阶段。首先，个人或医生可以进行初筛检测，以确定个体是否已接触 HIV。之后，通过更准确的实验室检测来确定最终结果。

通常 HIV 检测分为两种：抗体检测——检测免疫系统对病毒的反应；抗原和 RNA 检测——检测实际存在的病毒。

初筛检测

FDA 对与 HIV/AIDS 等疾病的家庭检测相关术语进行了规范。通常，术语"检测"一词表明收集样品（血液、尿液），然后送到正规的实验室进行分析。"快速检测"意为由医护人员在现场进行检测。在"家庭检测"中，购买该试剂盒的人收集样品、进行检测并分析结果。对于家庭检测，不一定由正规的医护人员对检测数据或结果进行验证。

虽然人们通过互联网搜索或去药店咨询，都会得到一些关于非处方（OTC）家庭检测 HIV 的方法，但是目前只有以下两项检测是由 FDA 正式批准的：

- 家庭 HIV-1 检测系统——采集血液。
- OraQuick 家庭 HIV 检测——采集唾液。

这些检测方法可以使用血液或唾液，但通常最好使用血液检测，因为抗体在血液中比在唾液中能更快地被检测到。目前，这些检测方法能在感染后的 3～12 周内，检测到体内的 HIV。

跟踪检测

如果初筛检测结果呈阳性，则通常会通过跟踪检测以进行确诊。这些检测由正规实验室进行，实验室利用的检测方法如下：

- 抗体分型检测。区分体内存在 HIV-1 或 HIV-2 病毒。
- 核酸检测。通过检测抗原以确定是否存在与 HIV-1 病毒相关的 RNA。
- 免疫分析。抗体检测中更加精准的方法。

无论医学检测结果如何，强烈建议你向有关医生咨询。

在全世界中低收入家庭中，有超过 970 万人正在接受 HIV 治疗。仅在 2012 年，就有 160 万人首次接受了 HIV 抗反转录病毒疗法的治疗。这主要归功于美国总统防治艾滋病紧急救援计划（PEPFAR）等项目，该计划始于美国承诺在 2003—2008 年期间，向资源贫乏国家提供 150 亿美元的抗反转录病毒药物。此后该计划继续实施，并扩大资助范围。自 2002 年以来获得抗反转录病毒治疗的人数增加了 40 倍，但是 2013 年全球范围内只有约 34% 的艾滋病患者接受了治疗。2009 年发表的一项研究表明，PEPFAR 计划已将非洲目标国家的艾滋病死亡率降低了 10% 以上，但对这些国家的艾滋病的流行状况没有明显改善。

HIV 阳性孕妇在怀孕期间服用反转录酶抑制剂，可降低将 HIV 传染给新生儿的概率。如果可能的话，需将药物治疗时间推迟到妊娠的第十到第十二周，以尽量减少 AZT 对胎儿发育的任何不利影响。倘若从此阶段开始治疗，并且通过剖宫产分娩，那么从母亲传染给婴儿的概率非常小（约 1%）。

虽然药物治疗可能有助于控制 HIV 感染，但也会引发一些危险。受感染的人可能会在避免感染的努力上变得松懈，因为他们知道可以通过药物进行治疗。此外，药物使用还会导致 HIV 产生耐药性。

目前已获悉，当患者未遵守其用药方案时，一些 HIV 已经产生了耐药性。

艾滋病疫苗　人们一致认为，只有在研发出预防 HIV 感染的疫苗后，才能控制住艾滋病的蔓延。但是，艾滋病疫苗不是一种治愈手段。它只是一种预防措施，可以帮助尚未感染的人群预防感染（预防性疫苗）。另外，治疗性疫苗只能减缓疾病的发展速度。科学家已经研究了 50 多种不同的预防性疫苗和 30 多种治疗性疫苗。2009 年在泰国进行了一项预防性疫苗（称为 RV144）的大规模临床试验。虽然有证据表明，该疫苗可能有助于降低 HIV 感染率，但研究人员仍在对相关数据进行分析，并在开展后续研究工作。

RV144 所获得的成果使研究人员相信，在不久的将来可能会成功研发出预防性疫苗。目前，一个名为 HIV 疫苗试验网络（HVTN）的项目正在进行中，以辅助和分析正在研发疫苗的有关数据。科学专栏"研发艾滋病疫苗所面临的挑战"回顾了研发有效的艾滋病疫苗过程中所面临的种种困难。从这篇文章中，你将会了解到为什么现在我们还没有艾滋病疫苗，以及为什么我们可能永远无法研发出理想的艾滋病疫苗。

今日生物学 与 科学

研发艾滋病疫苗所面临的挑战

理想的艾滋病疫苗应价格低廉，并且能够对所有 HIV 毒株提供终身保护。那么这样的疫苗能研发成功吗？目前针对许多种疾病，诸如乙型肝炎、天花、小儿麻痹症、破伤风、流感和麻疹等，已研发出一些有效的疫苗。但有关艾滋病疫苗研发的状况如何呢？以下为目前艾滋病疫苗研发所面临的主要问题：

1. 理想的艾滋病疫苗可以防止 HIV 进入人体细胞，并且抑制艾滋病的发展和传播。然而，在阻止病毒进入细胞方面，没有疫苗被证明 100% 有效。大多数疫苗具有预防、减缓或削弱由感染所引起的疾病的作用。

2. 由于突变率很高，因此 HIV 有几种基因有差异的 HIV 类型和亚型。HIV 病毒株在个人中可能有 10% 的差异，在全球人群中可能有 35% 的差异。基因有差异的病毒可能具有不同的表面蛋白，而 HIV 表面蛋白是许多艾滋病疫苗研究的焦点。那么科学家是要针对每种 HIV 亚型研发一种疫苗，还是用一种疫苗针对所有 HIV 变种？

3. 如果疫苗只能产生短期的预防效果，那么人们就需要像每年接种流感疫苗一样持续接种强化的疫苗。

4. 有人担心艾滋病疫苗会使人们更容易感染 HIV。人们认为，在一些疾病中，例如，黄热病和裂谷热，接种疫苗后产生的抗体有助于病毒感染更多的细胞。

5. HIV 可以以游离病毒和受感染细胞的方式传播，因此疫苗可能需要同时刺激细胞和抗体介导的免疫应答。由于 HIV 感染并破坏免疫细胞，特别是 T 细胞，因此这一点变得非常复杂。此外，

大多数成功的疫苗仅能刺激抗体生成。

6. 目前使用的大多数疫苗是由感染性病毒的减毒形式制成。因此，人们担心使用 HIV 减毒活疫苗会导致感染艾滋病。

7. HIV 将其遗传物质插入人体细胞中，这样一来 HIV 可以逃脱免疫系统的监视。

尽管目前在研发疫苗过程中存在诸多困难，但是艾滋病疫苗试验正在进行中，并且这个过程可能需要历经多年。在一种疫苗获得正式批准使用或问世之前，在动物试验后还需进行三期临床试验。在第一和第二期，疫苗需要在少数未感染 HIV 的志愿者中进行 1 ～ 2 年的试验。最有效的疫苗进入第三期试验。在第三期试验中，疫苗需要在数千名未感染 HIV 的人群中进行 3 ～ 4 年的试验。RV144 艾滋病疫苗的第三期试验于 2003—2009 年在泰国进行，有 16 000 多名志愿者参加。据报道，该疫苗可使 HIV 感染率降低 32%。尽管还未达到疫苗的有效预防率，但大多数科学家有依据并乐观地认为艾滋病疫苗能够并且将会研发成功。RV144 研究成果以及在猴子上所做的成功试验表明，对艾滋病疫苗的研究开始取得成果。令人庆幸的是，人体有抑制感染的能力。人体免疫系统能够成功有效地降低体内 HIV 载量，帮助美国 60% 的 HIV 感染者的发病时间延迟大约 10 年。研究表明，少数人在反复接触病毒后仍未感染 HIV，许多感染 HIV 的人在 15 年后仍保持健康的免疫系统。这些关于人体抵抗 HIV 感染能力的病例让科学家们充满希望，一定有办法帮助人类抵抗 HIV 的感染。大多数科学家都同意，尽管目前困难重重，但在未来很可能会研发出艾滋病疫苗。

结核病

1882 年，罗伯特·科赫是第一位用显微镜观察结核病（TB）病原体的人。在当时的欧洲，约 14% 的人死于结核病。这种疾病被称为肺痨，因为它从人体内部开始逐渐消耗，直到患者生命凋零。在 20 世纪 40 年代，随着结核病有效抗生素的出现，人们开始认为可以消灭这种疾病。然而，控制措施没有得到持续贯彻，导致结核病病例在 20 世纪 80 年代开始增加。据估计，世界上 1/3 的人口曾是结核病的密接者。2014 年，大约有 960 万人感染了结核病，120 万人死亡。HIV 感染是导致结核病病例增加的一个因素。目前，结核病是艾滋病患者死亡的头号杀手。

病原体及传播

结核病由一种称为结核分枝杆菌的杆状细菌所引起。在自然界中，它是一种生长非常缓慢的细菌。细菌的细胞具有厚的蜡质荚膜，并且可以在脱水状态下存活数周。可通过受感染的人咳嗽、唱歌或打喷嚏时喷洒到空气中的液滴传播。细菌可以在空气中飘浮几个小时，并且仍然具有传染性。感染的可能性随着暴露于此病菌环境的时长和频率的增加而增加。当飞机飞行时间超过 8 小时，结核病在这种环境下尤其具有传染性。它还使结核病患者的护理人员处于被感染的危险之中。

疾病

结核病的潜伏期为 4 ～ 12 周，在此期间病情发展非常缓慢。一旦细菌进入肺部，它们就会被巨噬细胞吞噬。其他白细胞涌向感染区域，围绕于原感染部位，在肺部形成小的硬结节（或结核结节）。结核病正是以此命名的。在大多数患者体内，细菌在结节内仍然存活，但疾病没有发展。人们认为，这些患者患有潜伏性结核病。他们既不感到恶心，也没有传染性。患有潜伏性结核病的人，进行结核病皮肤测试后会呈阳性。这种结节通常会钙化，可在胸部 X 射线检查中看到（图 8.7）。通过皮肤测试和 X 射线检查，可以对结核病确诊。

如果免疫系统无法控制肺部的结核分枝杆菌，可能会出现活动性疾病。患有活动性疾病的人具有

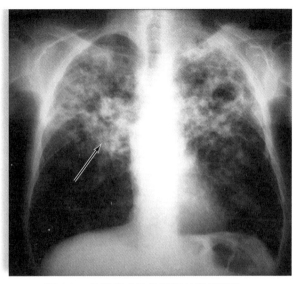

图 8.7　结核病感染的肺部 X 射线照片

结核病导致肺部形成结节。在活动状态下，通过 X 射线检查可看到这些结节发生液化并形成空腔。

图片版权：© ISM/Phototake。

传染性。结节发生液化并形成空腔，然后细菌可以从这些空腔扩散到全身，尤其是到肾脏、脊柱和大脑中，这种情况可能是致命的。活动性结核病的症状包括严重咳嗽、胸痛、咳血或咳痰。随着疾病的发展恶化，还会出现一些其他症状，例如，疲劳、食欲缺乏、发冷、发烧和盗汗。然后患者的体重开始下降，最终走向死亡。

生活中的科学

结核病皮肤测试是否会使人们感染结核病？

结核病皮肤测试不会使人们接触到结核分枝杆菌。在实验室中，从此菌株中提取少量纯化的蛋白衍生物（PPD）。当 PPD 注射到皮下时，它作为一种抗原，能使免疫系统产生反应。如果你之前曾感染过结核病，那么体内会产生针对 PPD 蛋白的抗体介导反应，例如，皮肤肿胀、产生硬块等。如果医务人员了解你的病史，会根据反应的程度来估测你的感染状况。因为 PPD 蛋白来自细菌，所以它并不会致病。

治疗和预防

由于抗生素耐药菌株的出现，医生通常让患者

在 12 ～ 24 个月内同时服用多种抗结核药物。最常见的药物是异烟肼（INH）、利福平（RIF）、乙胺丁醇和吡嗪酰胺。虽然细菌不可能同时对多种药物产生耐药性，但目前存在几种耐药的结核病。例如，耐多药结核病（MDR TB），它对异烟肼和利福平均有耐药性，而广泛抗药性结核病（XDR TB）是一种罕见的结核病，对异烟肼、利福平还有另外一种抗生素均具有耐药性。服用这些药物后，需要至少 6 个月才能杀死体内所有结核分枝杆菌，因此药物治疗时间较长。

公共医疗官员试图通过检查和治疗所有活动性结核病患者来阻止结核病的传播。在药物治疗开始时，会将活动性结核病患者隔离至少 2 周以防止传播。此后，对他们进行监测，检查用药依从性及症状是否复发。任何接触活动性结核病患者的人都会接受治疗。

疟疾

疟疾被称为世界隐形大流行疾病。西方大多数人甚至认为疟疾不会对健康造成主要威胁，然而 2014 年新增疟疾病例为 1.98 亿，死亡人数超过 584 000，大部分位于撒哈拉以南非洲。疟疾的地理分布与这种疾病的传播媒介（蚊子）的分布有关，这种蚊子因对温度和降雨量的要求，因此广泛分布于热带地区。媒介是活的生物体，通常是昆虫或动物，它们能将病原体从一个宿主转移到另一个宿主。

病原体及传播

引起疟疾的寄生虫属于疟原虫属。它们是原生生物。感染人体的疟原虫有四种：三日疟原虫、恶性疟原虫、间日疟原虫和卵形疟原虫。相比其他几种疟原虫，恶性疟原虫能引起更多的疾病和死亡。疟原虫通过雌性冈比亚按蚊传播，其一半生命周期发生在人体内，其余部分发生在蚊子体内。当雌性按蚊以人体血液为食时，它会将含有抗凝血剂的唾液和寄生虫传入人体。然后，疟原虫进入肝脏，并在其中进行无性增殖。之后，疟原虫从肝脏中释放出来，以感染更多的肝细胞和红细胞。在红细胞内，疟原虫长大并分裂直至使红细胞破裂。该红细胞阶段是每 48 ～ 72 小时重复一次。红细胞内的一些疟原虫不会破坏细胞，相反，它们会发育为有性形式。当患者被另一只蚊子叮咬后，这些有性形式的疟原虫会在蚊子的肠道内发育成雄性和雌性配子，然后配子融合，经过有丝分裂形成疟原虫，此疟原虫会迁移到蚊子的唾液腺继续下一个循环。

疾病

对寄生虫几乎没有或完全没有免疫力的人，最易感染疟疾，例如，儿童、孕妇和旅行者。根据血液中是否存在寄生虫来对疟疾进行诊断。从被叮咬到症状发作的潜伏期为 7 ～ 30 天不等，并且会出现轻度到致命的症状。大多数受感染的人患上一种类似流感的疾病，发冷、发烧，伴有出汗。另外，这些症状会随着体内红细胞的破裂，48 ～ 72 小时为周期循环出现。当病情较轻微时，患者通常会误以为自己得了流感或感冒。因此，延误了治疗。当病情严重时，会导致严重贫血（由于红细胞被破坏）、脑疟疾、急性肾功能衰竭、心血管衰竭、休克和死亡。

治疗和预防

如果诊断和治疗得准确及时，疟疾是可治愈的。受感染的患者应该在症状出现的 24 小时内接受治疗。常见的抗疟疾药物包括奎宁和青蒿琥酯。通过治疗有助于减轻症状，并且会打破疾病的传播模式。抗疟疾药物也可以在感染前预防性地服用。这些药物不会阻止蚊虫叮咬后的初发感染，而是对血液中寄生虫的发育起到抑制作用。

卫生组织正致力于通过控制虫媒以预防感染。例如，通过根除蚊子的繁殖地以及大面积使用雾化杀虫剂来杀死蚊子。或者使用简单的蚊帐来防止被蚊虫叮咬。给儿童使用经杀虫剂处理过的蚊帐，降低了疟疾的发病率。

目前，疟原虫对药物产生了耐药性，按蚊也对杀虫剂产生了抗药性，这些都是目前面临的治疗难题。恶性疟原虫和间日疟原虫已经发展出了针对抗疟疾药物的抗性。面对这种情况，研究人员正在努力研发疟疾疫苗。

流行性感冒

流行性感冒常称为流感，每年有 5% ～ 20% 的美国人受到感染，估计造成 36 000 人死亡。流感是一种病毒性感染，会引起流鼻涕、咳嗽、发冷、发烧、头痛、全身疼痛以及恶心。吸入感染者咳嗽或打喷嚏时传入空气中的飞沫，或接触受污染的物体（如门把手或床上用品）可染上流感。随后流感病毒就会附着并感染呼吸道的细胞。

流感病毒

流感病毒具有两个刺突（图8.8a左），分别为H刺突（血凝素）和N刺突（神经氨酸酶）。H刺突使病毒与其受体结合，N刺突能够攻击宿主细胞膜，协助成熟病毒脱离宿主细胞。H刺突和N刺突的形态都有多种变化，目前已知H刺突有16型，N刺突有9型。此外，各种类型的刺突可出现在不同病毒变体上，称为亚型。根据刺突的类型，对许多流感病毒进行编号。例如，H5N1病毒的名字来源于H5刺突以及N1刺突的变体。我们人体的免疫系统只能识别过去感染或免疫接种过的特定种类的H刺突和N刺突。当出现新的流感病毒时，若人群对其几乎没有或完全没有免疫力，那么可能就会发生流感大流行（全球暴发）。

未来可能的禽流感大流行

目前，流感病毒的H5N1亚型因其可能达到大流行的规模而备受关注。H5N1在野生鸟类（例如，水禽）中很常见，并且还很容易感染家禽（例如，鸡），这就是它被称为禽流感的原因。H5N1病毒感染水禽已有一段时间，但并没有造成严重的疾病。大约10年前，又出现了一种更具致病性的H5N1病毒，并迅速在家禽中广泛传播，导致严重疫情。科学家们仍在努力研究H5N1变得如此高致命性的原因，首先它会传染到鸡，然后又使人类受到感染。

为什么禽流感H5N1会感染人类？因为病毒既可以吸附在禽流感受体上，也可以吸附在人类流感受体上。家禽和人类之间的密切接触是使人类受到感染的一个必要因素。此时禽流感病毒很少在人和人之间传播，只在彼此密切接触的人群中，例如，同一家庭的成员之间才有可能发生人传人现象。令人担忧的是，H5N1病毒通过突变，可能会持续在人与人之间进行传播，然后传播到世界各地。

H5N1如何在人群中更广泛地传播？目前禽流感H5N1主要感染肺部。大多数人类流感病毒会感染上呼吸道、气管和支气管，并可通过咳嗽进行传播。如果H5N1的H刺突发生自发性突变，使其能够攻击上呼吸道，那么它就很容易通过咳嗽和打喷嚏在人与人之间传播。另一种可能性是，同时感染了禽流感和人类流感病毒的人，其体内病毒的刺突发生了结合（图8.8b）。CDC称，在过去10年中，亚洲、太平洋地区、非洲和欧洲地区，感染H5N1

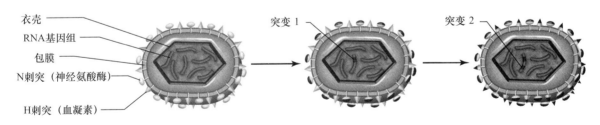

衣壳
RNA基因组
包膜
N刺突（神经氨酸酶）
H刺突（血凝素）

突变1　突变2

a. 在禽类宿主中，病毒基因发生突变

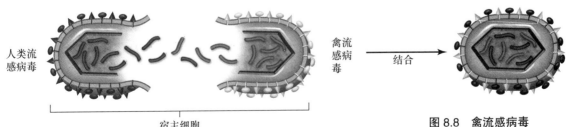

人类流感病毒

宿主细胞

b. 在人类宿主中，病毒基因发生结合

禽流感病毒

结合

图8.8　禽流感病毒

a. 禽流感病毒刺突发生的基因突变可使人类上呼吸道受到感染；
b. 禽流感和人类流感病毒的刺突结合，也可感染人类的上呼吸道。

病毒的人群逐渐增加，并且超过一半的人已经死亡。好消息是 FDA 已经批准了一种 18～64 岁的人群接种的 H5N1 疫苗。虽然病毒中的其他突变可能会降低此疫苗的整体效果，但人们认为，此疫苗可以为这种流感提供良好的保护基础。

8.3 新发传染病

如果一种传染病首次在人群中发生，并且发病率迅速上升，或正传播到新的地域，则可将其归为新发传染病。禽流感（H5N1）、猪流感（H1N1）和中东呼吸综合征（MERS）都是新发传染病。美国国家过敏和传染病研究所（NIAID）持有一份被认为是新发或潜在新发的传染病的病原体清单。此外，NIAID 持续记录一些再发传染病，或在发病率显著下降后再次出现的传染病。链球菌是导致链球菌性喉炎和其他感染的细菌，由于对抗生素的耐药性增加，被认为是一种再发传染病的病原体。最后，还有一些已知的疾病，但以往并未发现病因或未对病原体进行鉴定，例如，1983 年研究人员发现溃疡是由幽门螺杆菌引起的。

新发传染病来自何处？其中的一些疾病可能是由于某些动物或昆虫种群是带菌者，人类和它们首次接触或频繁接触而致病。另外，人类行为的变化和技术的使用也可能导致新发传染病。SARS 被认为是食用一种野生的美味——果子狸引起的，而果子狸可能是被菊头蝠所感染。由于旅馆中大型空调系统的污染，军团病在 1976 年出现。细菌在冷却塔中繁殖，而冷却塔为空调系统的水源，所以此疾病开始传播。此外，全球化还会导致某些以往仅在偏僻局部地区传播的疾病，变成在世界范围内广泛传播。从 2002 年 11 月 16 日报道了首例 SARS 病例开始，截至 2003 年 2 月底，SARS 已经出现蔓延，大多数通过航空旅行传播。一些病原体会发生突变并改变宿主，从鸟类转为寄生到人体内。在 1997 年之前，人们认为禽流感只感染鸟类。在 1997 年暴发的禽流感中，一种突变的菌株寄生在人的身上。为了控制这次流行病的传播，有 150 万只鸡被宰杀。

导致 MERS 的病毒是另一种新发病毒，也引起了医学界的关注。与 SARS 一样，MERS 也是由一种冠状病毒（MERS-CoV）引起的。这类病毒会引起呼吸问题，包括呼吸短促、咳嗽和发烧。MERS 的独特之处在于，它似乎是以前未在人类中发现的一种新型冠状病毒。

2012 年，沙特阿拉伯报告了第一例 MERS 病例。虽然前几年这种病毒看似局限在中东地区传播，但随后又蔓延到一些欧洲国家。美国在 2014 年首次报告了 MERS 病例，此病毒的来源仍在调查中。已知这种病毒会感染骆驼和某些种类的蝙蝠。然而，人们仍然无法确定其准确的动物宿主。与其他病毒一样，MERS 可以通过密切接触在个体之间传播。如果人类感染 MERS 病毒可能会非常危险，伴有肺炎和肾衰等并发症。目前，MERS 的死亡率约为 30%。

NIAID、WHO 和 CDC 也对再发传染病进行监控。再发传染病是过去已知的但认为已经得到控制的疾病。此类疾病包括从原发地传播开来的已知疾病，以及一些发病率突然增加的疾病。地域变化可能是由于全球变暖造成虫媒栖息地的扩大。再发传染病的产生也可能是人为因素所致，如滥用抗生素或疫苗接种计划落实不彻底。这都会使原来得以控制的疾病复发。

8.4 抗生素耐药性

由于抗生素耐药性的出现，一些熟知的病原体变得越来越难以对付。1943 年引入青霉素，仅仅 4 年之后，细菌就开始对其产生耐药性。抗生素的使用并不会使人产生耐药性，而是使病原体具有耐药性。一些病原体对药物具有天然的抗性（图 8.9）。它们是通过突变或与其他微生物相互作用来获得这种能力的。通过药物治疗会杀死一些敏感细菌，但同时一些具有天然耐药性的细菌会存活下来，然后在患者体内繁殖。最后这些新群体就具有了耐药性。

结核病、疟疾、淋病、金黄色葡萄球菌和肠球菌（或 D 群链球菌）是与抗生素耐药性相关的一小部分疾病和病原体。不幸的是，越来越多的病原体

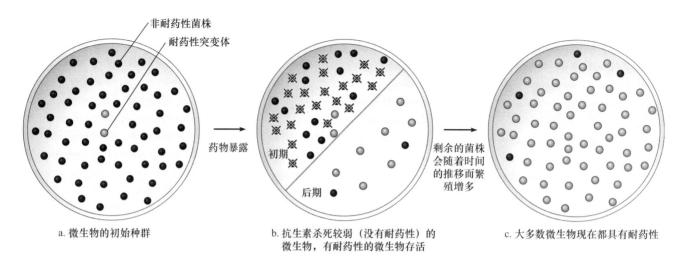

图 8.9   抗生素耐药性的产生

a. 在微生物群体中，随机突变可导致少数微生物产生耐药性；b. 使用药物会杀死所有没有耐药性的微生物，但强大的、具有耐药性的微生物会存活下来；c. 现在新的微生物群体大多都具有耐药性。

产生了多重耐药性，这导致卫生保健部门可使用的治疗方案变得有限。

针对此问题，CDC、FDA 和美国农业部组建了一个合作组织，用来监测具有抗生素耐药性的生物。制药公司正在积极研发新的抗生素。然而，新药开发成本高昂，并且批准周期长。解决抗生素耐药性的最佳方法是正确使用抗生素，从一开始就阻止耐药性的发生：

- 所有抗生素需按照说明要求进行服用。当感觉身体好转时，不能少用或停止服用。
- 医生无法为所有感染性疾病开抗生素处方。例如，抗生素对病毒感染（例如，感冒）无效。
- 不要存放未使用的抗生素或乱服抗生素。

抗生素耐药性会引起严重的健康问题。在美国，每年至少有 200 万人感染了抗生素耐药性细菌，并且导致约 23 000 人死亡。

多重耐药微生物

抗生素耐药性带来的最大威胁是进化出多重耐药微生物（MDRO）。这些菌株通常对多种不同类型的抗生素具有耐药性，使治疗变得困难，有时甚至无法治疗。

XDR 结核病

XDR 结核病即为广泛耐药结核病。它几乎对所有用于治疗结核病的药物都有耐药性，包括一线抗生素（较老的、便宜的抗生素）以及二线抗生素（新的、较贵的抗生素）。因此，治疗方案非常有限。幸运的是，这种情况还相对罕见。在 1993—2011 年期间，美国只有 63 例。耐多药结核病更为常见。这些微生物对一线抗生素有耐药性。耐多药结核病高发于东欧和东南亚地区。

MRSA

MRSA，即耐甲氧西林金黄色葡萄球菌，是另一种抗生素耐药性细菌。MRSA 对甲氧西林和其他常见抗生素（如青霉素和阿莫西林）具有耐药性。它会导致葡萄球菌感染，例如，使毛囊感染或长疖子。1974 年，只有 2% 的葡萄球菌感染是由 MRSA 引起的，但到 2004 年，这一比例已上升至 63%。对此，CDC 开展了一项积极的运动，对卫生保健工作者进行教育与培训，以预防 MRSA。该项目实施得非常成功，在 2005—2008 年间，医院的 MRSA 感染率下降了 28%。

MRSA 在共用运动设备的运动员中尤为常见，

在疗养院和医院中也很普遍，因为在医院的患者免疫力普遍低下。感染 MRSA 的患者通常住院时间较长，但治疗结果较差，有时甚至有生命危险。MRSA 通常通过手接触从非症状携带者传递给患者，因此，洗手对防止这种疾病的传播至关重要。

生活中的科学

MRSA 有多危险?

为了说明 MRSA 给人类造成威胁的严重程度，请先看以下相关数据。2005 年，在美国，由 MRSA 感染导致的死亡人数（18 650）超过艾滋病死亡人数（16 000）。好消息是，自 2005 年以来，MRSA 感染率持续下降，主要原因是加强了卫生保健工作者的预防意识。

案例分析: 结论

从历史上看，埃博拉疫情的流行和暴发非常短暂，且只感染了少部分个体。2014—2015 年在西非蔓延的埃博拉疫情迅速引起了全世界的关注。事实上，是欧洲和美国首次报告的本土埃博拉病例，提高了公众对埃博拉病毒的认识和关注。

之后，此疾病使政府和私人机构的关注点集中在寻求开发与治疗这种高传染性疾病的方法，以及对治疗和预防这些疾病的研究进行投资。

医学研究的进展，特别是在基因组学领域的进展，已经对未来如何解决传染病的暴发产生了影响。此疾病在西非达到顶峰之前，研究人员已经在测试新的疫苗，并利用这些试验数据来预防埃博拉出血热和其他出血热在未来的大暴发。

⊙ 小结

8.1　细菌和病毒

微生物为人类提供了宝贵的服务，但它们也会导致疾病。引起疾病的微生物统称为病原体。

细菌

- 细菌是原核细胞，由细胞膜、含有独特多糖的细胞壁和细胞质组成。一些细菌在细胞壁周围形成一种凝胶状的荚膜。一些细菌利用菌毛附着在宿主细胞表面，利用鞭毛运动，菌毛可使 DNA 在细胞之间转移。在细胞内，质粒有时含有抗生素抗性基因。
- 细菌通过在宿主内繁殖和产生毒素致病。

病毒和朊病毒

- 病毒是由蛋白质衣壳和核酸核心构成的非细胞颗粒，利用宿主细胞的机制进行繁殖。
- 朊病毒是错误折叠的蛋白质，具有感染细胞的能力。克 - 雅病是由朊病毒导致的一种人类疾病。

8.2　传染病和人类健康

如果某传染病在一特定地区的病例数高于平均水平，则将该传染病列为流行病。地区流行病通常被称为暴发，全球流行则被称为大规模流行。

HIV/AIDS

- 获得性免疫缺陷综合征（艾滋病）是由 HIV 引起的。HIV 感染免疫系统的细胞，并能发展为机会性感染。
- HIV 感染的阶段根据血液中 CD4$^+$ T 细胞计数和艾滋病界定疾病史而确定。这些阶段包括急性期、无症状期和 AIDS 期。
- HIV 属于反转录病毒。它以 RNA 为遗传物质。反转录酶、整合酶和蛋白酶有助于病毒在宿主细胞内复制。当来自 HIV 的遗传信息被整合到宿主细胞的染色体中时，它就被称为原病毒。
- HIV 生命周期由一系列阶段组成，包括吸附、融合、进入、反转录、整合、生物合成和剪切、装配和出芽。

- 许多干扰 HIV 病毒生命周期中特定阶段的治疗方法已得到确认。

结核病

- 结核病是由结核分枝杆菌引起的。细菌通过空气传播并感染肺部，进而干扰呼吸系统。这种疾病历史上被称为肺痨，因为其症状表现之一是体重下降。

疟疾

- 疟疾是一种循环系统疾病。它是由原生生物疟原虫感染红细胞所致，疟原虫由某些种类的蚊子所携带。

流行性感冒

- 通常称为流感，流感是由感染呼吸道细胞的病毒引起的。

- 流感病毒的命名根据细胞表面蛋白质刺突的类型而定，例如，禽流感病毒 H5N1。

8.3 新发传染病

- 新发传染病是在人类中首次发生，或在人群中发病率迅速上升，或正传播到新的地域的疾病。再发传染病是经过一段时间的消退后再次发生的疾病。

- 严重急性呼吸综合征和中东呼吸综合征为新发传染病。链球菌感染属于再发传染病。

8.4 抗生素耐药性

- 当细菌对用于治疗它的化学物质产生抗性时，就会发生抗生素耐药性。

- 例如，广泛耐药结核病和耐甲氧西林金黄色葡萄球菌。

第 9 章
消化系统和营养

案例分析：乳糜泻

　　从记事起，贝瑟尼的胃肠道就一直有毛病，在饭后经常出现腹痛、恶心、呕吐和腹泻等症状。贝瑟尼担心这可能不仅仅是神经性胃病，因此决定去看医生。

　　从症状来看，贝瑟尼的医生怀疑她可能患有乳糜泻，这种疾病对小麦、大麦和黑麦等食物中的谷蛋白会产生自身免疫反应。对患有乳糜泻的人，免疫系统将谷蛋白视为一种病原体，引发肠道内壁发炎，破坏正常肠道所具有的绒毛和微绒毛这种特化结构。为了确诊乳糜泻，医生给贝瑟尼做了人抗组织转谷氨酰胺酶抗体 IgA（tTG-IgA）检测，目的是确定血液中是否含有抗谷蛋白抗体。

　　贝瑟尼的血液检查结果呈阳性，在后续内窥镜检查期间，还从她的肠道中取出了一小块组织，用来做活组织检查。检查结果表明，贝瑟尼的肠道内壁有损伤，这就证实了乳糜泻的诊断。如果不进行治疗，贝瑟尼将面临许多疾病风险，包括营养不良。医生建议贝瑟尼从现在开始就食用不含谷蛋白的食物，并建议她咨询营养学家。本章我们将探讨消化系统的结构与功能。

扫描获取彩色图片，帮助您理解本章内容。

章节概要

9.1　消化系统概述
　　胃肠道负责将营养物质分解成可被人体细胞吸收的小分子物质。

9.2　口、咽和食管
　　食物的化学消化和机械消化始于口，经咽部和食管进入胃部。

9.3　胃和小肠
　　胃储存食物并继续对食物进行化学消化，最终在小肠实现对食物的完全消化。消化产物被小肠吸收后进入血液或淋巴液。

9.4　辅助器官和分泌物调节
　　辅助器官包括胰腺、肝脏和胆囊，它们在食物处理过程中辅助胃肠道发挥作用。

9.5　大肠和排便
　　大肠容纳细菌并在粪便排出前吸收水、盐分和维生素。

9.6　营养和体重控制
　　健康的膳食包括在能量、营养素和足够的维生素、矿物质以及水之间的平衡。

9.1 消化系统概述

消化系统的各个组成器官位于一条肌性管道内，这条肌性管道称为胃肠道。图 9.1 给出了与消化道相关的器官。

消化系统的功能是对食物进行水解，或者说利用水将食物中的大分子分解为小分子。这些分子包括碳水化合物、脂肪和蛋白质，广泛存在于食物中，通常因为体积太大而无法穿过细胞膜。"吃什么，你就是什么"这句话表明，膳食对于身体健康非常重要。通过了解并养成良好的营养习惯，我们更有可能提高生命质量，延长寿命，增添活力，度过充实而高效的一生。不幸的是，糟糕的膳食和缺乏锻炼已经后来居上，成为目前美国继吸烟之后引发可预防性死亡的主要原因。

小分子主要包括单糖、氨基酸、脂肪酸和甘油，可通过协助扩散和主动运输穿过细胞膜。食物中还含有水、盐、维生素和矿物质，这些物质有助于人体的正常运行。食物经消化处理得到的营养物质由血液输送到细胞。

食物消化需经过以下各个阶段：

摄取阶段：进食是食物摄取阶段，食物摄取与食谱相关。

消化阶段：食物消化是在消化酶

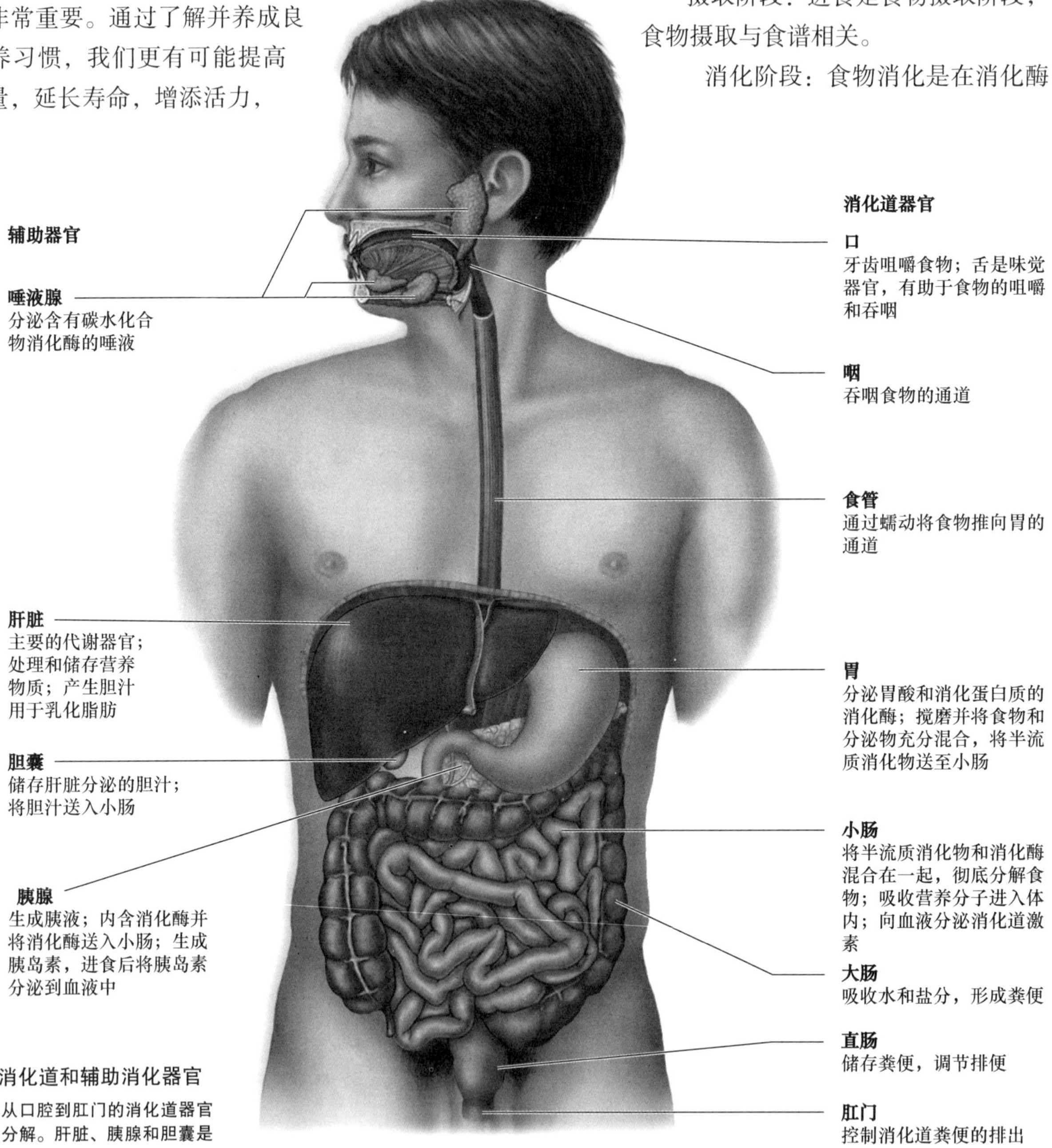

辅助器官

唾液腺
分泌含有碳水化合物消化酶的唾液

肝脏
主要的代谢器官；处理和储存营养物质；产生胆汁用于乳化脂肪

胆囊
储存肝脏分泌的胆汁；将胆汁送入小肠

胰腺
生成胰液；内含消化酶并将消化酶送入小肠；生成胰岛素，进食后将胰岛素分泌到血液中

消化道器官

口
牙齿咀嚼食物；舌是味觉器官，有助于食物的咀嚼和吞咽

咽
吞咽食物的通道

食管
通过蠕动将食物推向胃的通道

胃
分泌胃酸和消化蛋白质的消化酶；搅磨并将食物和分泌物充分混合，将半流质消化物送至小肠

小肠
将半流质消化物和消化酶混合在一起，彻底分解食物；吸收营养分子进入体内；向血液分泌消化道激素

大肠
吸收水和盐分，形成粪便

直肠
储存粪便，调节排便

肛门
控制消化道粪便的排出

图 9.1 消化道和辅助消化器官
食物在从口腔到肛门的消化道器官内完成消化分解。肝脏、胰腺和胆囊是辅助消化器官。

的帮助下将大块食物分解成很小的块。消化可分为机械消化和化学消化两种方式。

- 食物在口腔内咀嚼，进入胃部时受胃平滑肌波状收缩的作用，这时进行的主要是机械消化。
- 在化学消化过程中，消化酶通过水解作用将食物中的大分子分解成胃肠道可吸收的小分子。每种消化酶都对应不同的最适酸碱环境，消化道的不同部位恰好有助于建立这些理想的酸碱环境。化学消化始于口腔，向下延伸到胃部，止于小肠。

移动阶段：消化管内容纳的食物能沿消化道移动，这对于实现消化道的其他功能是非常重要的。例如，食物通常必须在平滑肌收缩的作用下从一个器官传递到下一个器官，这种收缩作用称为蠕动，而且无法消化的食物残渣必须排出体外。

吸收阶段：食物经化学消化后产生的小分子（也就是营养成分）穿过消化道壁进入消化道细胞中。由此营养成分进入血液，输送到细胞。

排泄阶段：将人体无法消化的分子排出体外。无法消化的废物通过肛门排出体外称为排便。

消化道壁

消化道和花园浇水用的软管一样有头（口腔）有尾（肛门）。中空器官或导管的内部称为管腔，消化道的管腔就是容纳被消化食物的中央空间。消化道壁有四层（图 9.2），每一层都有特定的功能，对应的疾病也各不相同。

消化道管壁最里侧紧邻管腔的一层是黏膜层，黏膜层细胞能产生并分泌黏液，可保护消化道各层不受管腔内消化酶的影响。口腔、胃和小肠的黏膜中含有腺体，这些腺体也能释放消化酶。胃黏膜内的腺体分泌的盐酸具有重要的消化作用。

憩室病是指消化道任何一部分的黏膜穿过其他层向外形成囊状突起，一般出现在大肠，食物可在其中堆积。囊状突起可形象地比喻为穿过轮胎薄弱部位的内胎。囊状突起被感染或发炎时，就会引发憩室炎。10% ～ 25% 的憩室病患者会出现这种症状。

消化道管壁的第二层称为黏膜下层。黏膜下层由疏松结缔组织构成，内含血管、淋巴管和神经。黏膜吸收的营养成分将进入这些管道中。黏膜下层还含有淋巴小结，这些淋巴小结称为派尔集合淋巴结。和扁桃体一样，淋巴小结能保护人体免受疾病侵袭。由于黏膜下层内含血管，因此这个部位可能出现炎症反应，引发炎性肠病（IBD）。炎性肠病的典型症状包括慢性腹泻、腹痛、发烧和体重减轻。

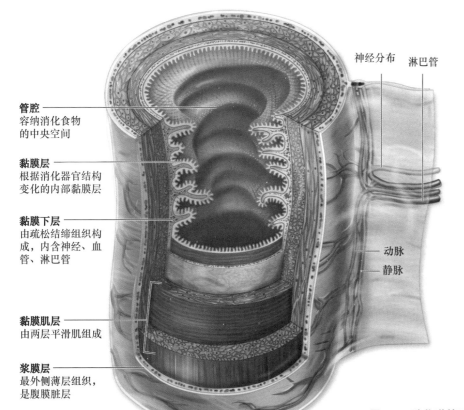

管腔
容纳消化食物的中央空间

黏膜层
根据消化器官结构变化的内部黏膜层

黏膜下层
由疏松结缔组织构成，内含神经、血管、淋巴管

黏膜肌层
由两层平滑肌组成

浆膜层
最外侧薄层组织，是腹膜脏层

神经分布　淋巴管

动脉
静脉

图 9.2　消化道管壁的各层结构
消化道管壁由环绕管腔的四层结构组成。

消化道管壁的第三层称为黏膜肌层，由两层平滑肌组成。内环肌包裹消化道，外纵肌的走向和消化道相同。在神经和激素控制下，这些肌肉会产生收缩，这是胃肠蠕动以及食物从食管向肛门运动的根本原因。黏膜肌层功能失调会引发肠易激综合征（IBS），患病时，消化道壁的收缩会引起腹痛、便秘和（或）腹泻。肠易激综合征的致病原因尚不明确，有的观点认为，由于该部位受神经系统控制，因此压力可能是致病的根本原因。

消化道管壁的最外层是浆膜层，能分泌一种润滑液。浆膜是腹膜的一部分，腹膜是腹腔的内膜。

9.2 口、咽和食管

口、咽和食管位于胃肠道的上端。

口

食物从口（也称为口腔）进入人体，并在口腔中开始机械消化和化学消化。口腔的外围由唇和颊组成。唇从鼻底部延伸到下颚的起始端。唇红部位角化不良，呈现血色。

口腔上颚位于口腔和鼻腔之间。分为前部的（向前）硬腭和后部的（向后）软腭（图9.3a）。硬腭以骨质作基础，软腭则完全由肌肉组织构成。软腭的末端是指状突起，称为悬雍垂。扁桃体也位于口

腔后部，排列在舌根两侧。扁桃体属于淋巴组织，可以帮助人体抵御疾病。在鼻咽部，软腭上方与鼻腔相通的鼻咽部有一个咽扁桃体，通常将其称为腺样体。

三对唾液腺（图9.1）分泌唾液，通过导管流入口腔。其中一对唾液腺位于两侧面颊近耳垂处，导管开口于上颌第二磨牙正上方的颊内表面。如果患有腮腺炎（一种病毒性疾病），这对腺体就会发生肿胀。为了预防腮腺炎，儿童时期可接种麻疹 - 腮腺炎 - 风疹联合减毒活疫苗（MMR）。另一对唾液腺位于舌下，第三对唾液腺则位于口底黏膜深面。这两对唾液腺的导管开口于舌下。如果用舌头触碰脸颊内侧和舌头下面的小皮瓣，就能找到唾液腺的开口部位。唾液由黏液和水混合而成，内含唾液淀粉酶，在唾液淀粉酶的作用下开始淀粉的化学消化；唾液还含有碳酸氢盐与抗菌化合物——溶菌酶。

牙齿和舌头

牙齿将食物嚼碎，以便于吞咽，这就是所谓的机械消化。孩子在两岁时会长出20枚较小的乳牙，最后被32枚恒牙所取代（图9.3a）。第三对磨牙称为"智齿"，有时不会萌出。如果智齿给旁边的牙齿带来压迫和（或）引起疼痛，可由牙医或口腔医生将其拔除。每枚牙齿主要由两部分组成，牙龈线上面的突出部分是牙冠，牙龈线以下是牙根（图

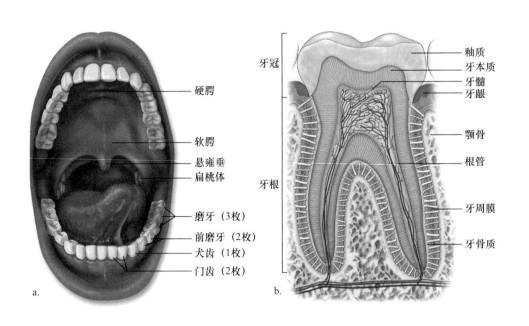

图9.3　口腔结构

a. 凿形门齿用于切断食物；尖形犬齿用于撕裂食物；平坦的前磨牙用于磨碎食物；扁平的磨牙用于压碎食物。b. 牙齿的纵切面图。牙冠是牙龈线上面的突出部分，如果牙冠受损，可由牙医进行更换。进行根管治疗时，去除牙髓。牙周膜发炎时，牙齿会松动。

硬腭
软腭
悬雍垂
扁桃体
磨牙（3枚）
前磨牙（2枚）
犬齿（1枚）
门齿（2枚）

牙冠
牙根
釉质
牙本质
牙髓
牙龈
颚骨
根管
牙周膜
牙骨质

a.

b.

9.3b）。牙冠由三层组成，最外层为釉质层，釉质层是极为坚硬的钙化物保护层；下面的牙本质层由类似于骨质的材料构成；内部的牙髓包含神经和血管。牙本质和牙髓也是牙根的组成部分，牙根的周围包绕牙周膜，将牙齿固定在颚骨上。

虫牙，也称为龋齿或蛀牙，是口腔内的细菌代谢糖类引起的，代谢生成的酸对牙齿造成腐蚀。当牙齿龋坏深至内部牙髓的神经时就会出现牙疼。要想预防龋齿，一是少吃甜食，二是每天坚持刷牙并使用牙线清洁牙齿。对牙齿，尤其是儿童的牙齿进行氟化物治疗可使牙釉质变得更坚硬、更耐腐蚀。众所周知，牙龈疾病和心血管疾病密切相关，随着年龄的增大，更易患牙龈疾病。牙龈发炎称为牙龈炎，牙龈炎可扩散到埋在牙槽里的牙周膜，发展成牙周炎。牙周炎的典型症状是牙骨质的缺失和牙齿发生松动。这时就需要进行彻底治疗，否则牙齿就无法保住。用牙医推荐的方法刺激牙龈，这对控制病情发展很有帮助。当然，也可以采用药物疗法。

舌头被黏膜所覆盖，内含感受器，也即味蕾。味蕾被食物激活时，产生的神经冲动传递到大脑。舌头由骨骼肌构成，通过在口腔内搅动食物，可辅助牙齿完成食物的机械消化。准备吞咽时，舌头将咀嚼过的食物压缩成小食团，然后将食团推向咽部。

咽和食管

口腔和鼻腔都通向咽部，咽是喉后方的空腔（图9.4）。咽同时与食管、气管相通。这两根导管相互平行，气管在前，食管在后。

吞咽

吞咽是一种主动过程，然而，一旦食物或饮料被推动到足够靠后的咽部，吞咽就成为不由自主的反射活动。吞咽过程中，正常情况下由于其他通道关闭，食物首先进入食管，被这个肌性管推送入胃部。软腭上抬，关闭鼻腔通道；会厌向下运动，盖住气管，关闭声门。声门是喉（声带）的开口，因而也是气管的开口。吞咽时呼吸暂停。吞咽时，很容易就能观察到喉咙前部的喉结上下运动（图9.4a）。有时会厌的运动速度不够快，或者无法完全盖住声门，食物或液体就会进入气管而不是食管。一旦出现这种情况，肺部周围的肌肉收缩，引发咳嗽，使食物被带出气管并进入咽部。

蠕动

蠕动推动食物通过食管。胃和肠继续进行蠕动。食管在食物的化学消化中并不起作用，其唯一的功能就是将食团从口腔送入胃部。胃食管下括约肌是食管进入胃部的入口。括约肌是环绕食管的肌肉组织，是食物进入胃部的阀门。括约肌收缩，食管关

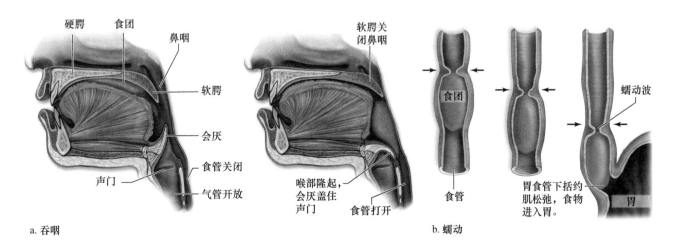

a. 吞咽　　　　　　　　　　　　　　　　　　　　b. 蠕动

图 9.4　吞咽过程

a. 吞咽食物时，舌头把一团食物压在软腭上（如左图所示）。随后软腭关闭鼻腔，会厌盖住喉，食团进入食管（如右图所示）。b. 通过蠕动，食物经括约肌进入胃。

闭；括约肌舒张，食管打开。吞咽食物或唾液时，括约肌松弛片刻，这样食物或唾液就能进入胃中（图9.4b）。随后括约肌收缩，防止酸性的胃内容物回流到食管中。

当食管下括约肌无法舒张并让食物进入胃部，或括约肌打开使食物从胃回流到食管时，就会出现胃灼热。正如在健康专栏"胃灼热"中所讨论的那样，这种情况可导致食管和食管下括约肌受损。如果腹肌强烈收缩，就会呕吐，膈肌（将胸腔和腹腔分开的肌肉组织）迫使胃内容物回流到食管和口腔。

9.3 胃和小肠

胃负责食物的处理和初步消化。大部分营养加工是在小肠内完成的。

胃

如图9.5所示，胃是一个厚壁的J形器官，位于人体左侧，膈肌下方，上接食管，下通十二指肠。胃的功能是储存食物、启动蛋白质消化和控制食物向小肠的运动。胃不负责吸收营养物质，但可以吸收酒精，因为酒精是脂溶性的，很容易通过细胞膜。

胃壁通常有四层（图9.2），其中两层因其功能而特化。黏膜肌层由三层平滑肌组成（图9.5a），除了环肌层和纵肌层，黏膜肌层还有一层走向与其他两个肌层不同的斜肌层。斜肌层也能实现胃部的拉伸，并将食物进行机械破碎，破碎后的小块食物与胃液混合在一起。

胃黏膜有深深的褶皱，称为黏膜皱襞。当胃的体积充盈到大约1升时，这些褶皱就会消失。胃黏膜有数以百万计的胃小凹，这些胃小凹全部通向胃腺（图9.5b）。胃腺分泌胃液。胃液含有胃蛋白酶，能消化蛋白质，胃液还含有盐酸和黏液。胃液由于含有盐酸而呈强酸性，其pH约为2。胃液呈酸性对人体是有益的，因为可以杀死食物中的大部分细菌。尽管胃液中的盐酸并不参与食物消化，但可以分解肉类的结缔组织并激活胃蛋白酶。

正常情况下，胃会在2～6小时内排空。离开胃部的食物是经过部分消化的浓稠流体，称为食糜。食糜进入小肠时是受到调控的，每隔一段时间进入少量食糜。蠕动波将食糜推向幽门括约肌，幽门括约肌关闭并将大部分食糜挤压回去，一次只允许少量食糜进入小肠（图9.5c）。

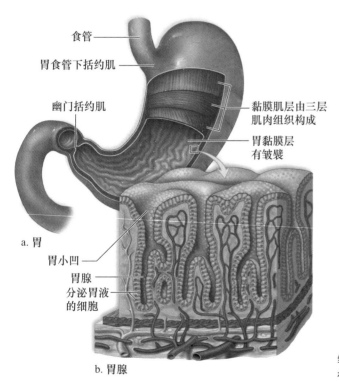

食管

胃食管下括约肌

幽门括约肌

黏膜肌层由三层肌肉组织构成

胃黏膜层有皱襞

a. 胃

胃小凹

胃腺分泌胃液的细胞

b. 胃腺

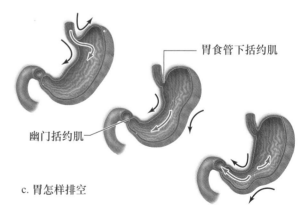

胃食管下括约肌

幽门括约肌

c. 胃怎样排空

图9.5　胃的分层

a. 图中胃的结构示出了黏膜肌层的三层肌肉组织以及称为皱襞的褶皱。b. 胃黏膜中的胃腺分泌黏液、盐酸（HCl）和胃蛋白酶，胃蛋白酶是消化蛋白质的酶。c. 胃通过蠕动在幽门括约肌处控制食糜进入小肠。

为什么会出现胃鸣?

人体在消化食物和饮料的同时,空气和产生的气体也进入消化道。当胃和小肠的蠕动对气体造成挤压,就会产生噪声,这就是我们听到的胃鸣。那么,空腹时为什么也会有响声呢?实际上,远在你进食之前消化过程就已经开始了。胃里还没有食物时,大脑就会命令胃部肌肉开始蠕动,帮助刺激产生饥饿感。空腹情况下胃部肌肉的收缩产生振动和共鸣,从而引发胃鸣。

小肠

小肠之所以这样命名是因为其直径比大肠小。小肠的长度约为 6 米,而大肠只有约 1.5 米。

小肠完成食物的完全消化

小肠内含有各种各样的酶,用于消化食物中的碳水化合物、蛋白质和脂肪(表 9.1)。这些酶大部分是由胰腺分泌的,胰腺分泌的酶通过十二指肠的导管进入,十二指肠是小肠的前 25 厘米部分。另一条导管将来自肝脏和胆囊的胆汁输送到十二指肠。胆汁乳化脂肪。乳化是机械消化的一种形式,它使脂肪微粒分散在水中。脂肪乳化后,胰腺生成的脂肪酶对脂肪进行水解,产生甘油单酯和脂肪酸。胰淀粉酶开始消化碳水化合物,最终在肠内酶的作用下将碳水化合物消化成葡萄糖。类似地,胰蛋白酶开始消化蛋白质,而肠内酶完成蛋白质的消化,生成氨基酸。小肠内的环境略呈碱性,这是因为胰液含有碳酸氢钠($NaHCO_3$),可中和食糜。

小肠完成营养吸收

小肠壁吸收消化过程产生的糖、氨基酸、甘油和脂肪酸分子。小肠黏膜适于营养物质的吸收。据研究,小肠的表面积和一个网球场的面积相当。显然,这种巨大的表面积更有利于营养物质的吸收。小肠黏膜上有指状突起,称为肠绒毛,这使得肠壁外观柔软光滑(图 9.6)。肠绒毛的外层由柱状上皮细胞构成,其中每个柱状上皮细胞都有数千个称为微绒毛的微小突起。总体来看,在电子显微镜下,微绒毛(即刷状缘)的存在使肠绒毛的边界比较模糊。微绒毛含有能完成消化过程的酶,称为刷状缘酶。微绒毛极大地增加了肠绒毛吸收养分的表面积。

小肠吸收的营养物质进入肠绒毛的血管中(图 9.7)。肠绒毛含有毛细血管和称为乳糜管的小淋巴管。正如我们所知,淋巴系统是心血管系统的辅助系统。淋巴管将淋巴液送入静脉。糖(单糖)和氨基酸进入肠绒毛的毛细血管中。甘油单酯和脂肪酸进入绒毛上皮细胞。脂蛋白滴(称为乳糜微粒)是在绒毛上皮细胞中甘油单酯和脂肪酸重新结合时形成的。乳糜微粒随后进入乳糜管。小肠吸收的营养物质通过血液最终到达人体所有细胞。

表 9.1　主要消化酶

酶	生成部位	作用部位	最适作用 pH	消化反应
碳水化合物消化				
唾液淀粉酶	唾液腺	口	中性	淀粉 + H_2O → 麦芽糖
胰淀粉酶	胰腺	小肠	碱性	淀粉 + H_2O → 麦芽糖
麦芽糖酶	小肠	小肠	碱性	麦芽糖 + H_2O → 葡萄糖 + 葡萄糖
乳糖酶	小肠	小肠	碱性	乳糖 + H_2O → 葡萄糖 + 半乳糖
蛋白质消化				
胃蛋白酶	胃腺	胃	酸性	蛋白质 + H_2O → 肽
胰蛋白酶	胰腺	小肠	碱性	蛋白质 + H_2O → 肽
肽酶	小肠	小肠	碱性	肽 + H_2O → 氨基酸
核酸消化				
核酸酶	胰腺	小肠	碱性	RNA 与 DNA + H_2O → 核苷酸
核苷酶	小肠	小肠	碱性	核苷酸 + H_2O → 碱基 + 糖 + 磷酸盐
脂肪消化				
脂肪酶	胰腺	小肠	碱性	脂滴 + H_2O → 甘油单酯 + 脂肪酸

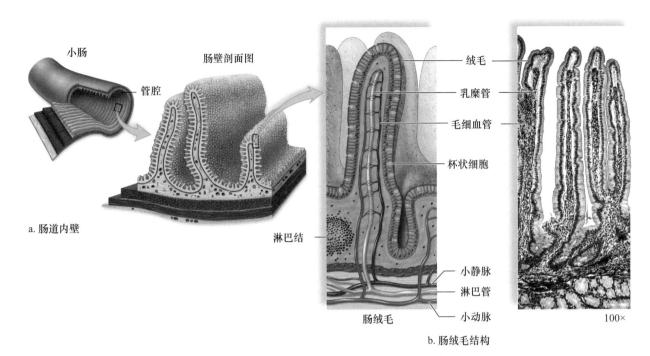

a. 肠道内壁

绒毛
乳糜管
毛细血管
杯状细胞
淋巴结
小静脉
淋巴管
小动脉
肠绒毛
b. 肠绒毛结构
100×

图 9.6　小肠内营养物质的吸收

a. 小肠的肠壁有褶皱，上面有称为肠绒毛的指状突起。b. 消化产物被微绒毛吸收后进入肠绒毛的毛细血管和乳糜管中。
照片版权：© Kage Mikrofotagrafie/Phototake。

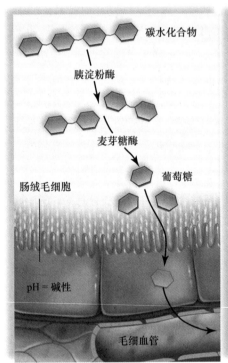

碳水化合物
胰淀粉酶
麦芽糖酶
肠绒毛细胞
葡萄糖
pH = 碱性
毛细血管
a. 碳水化合物的消化

蛋白质
胰蛋白酶
肽
肽酶
氨基酸
pH = 碱性
毛细血管
b. 蛋白质的消化

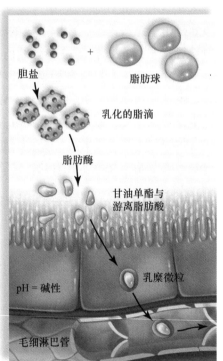

胆盐
脂肪球
乳化的脂滴
脂肪酶
甘油单酯与
游离脂肪酸
乳糜微粒
pH = 碱性
毛细淋巴管
c. 脂肪的消化

图 9.7　有机营养物的消化和吸收

a. 碳水化合物经消化分解为葡萄糖，葡萄糖通过主动运输进入肠绒毛细胞中，由此输送到血液中。

b. 蛋白质被消化分解为氨基酸，氨基酸通过主动运输进入肠绒毛细胞中，输送到血液中。

c. 脂肪被胆汁乳化，然后消化分解为甘油单酯和脂肪酸。这些消化产物通过扩散作用进入细胞，在细胞里重新结合并与蛋白质连接。这些脂蛋白称为乳糜微粒，进入乳糜管。

乳糖不耐受

乳糖是牛奶中的主要糖分。如果人体内缺乏存在于刷状缘的乳糖酶，就不能消化乳糖，表现出的症状便是乳糖不耐受，以进食牛奶和其他乳制品后出现腹泻、胀气和腹痛为特征。腹泻是因为无法消化的乳糖导致液体在小肠中滞留。细菌对乳糖进行厌氧分解时，就会引发胀气、腹胀和腹部绞痛。

有乳糖不耐受症的人群可食用不含乳糖或乳糖已消化的乳制品，比如不含乳糖的牛奶、奶酪和酸奶。还可以食用一种有助于乳糖消化的膳食补充剂。

乳糜泻

乳糜泻是人体对谷蛋白做出自身免疫应答所导致的。谷蛋白自然存在于谷物中，比如小麦、大麦和黑麦。如果一个人患有乳糜泻，谷蛋白到达小肠后会引发炎症反应，对小肠绒毛和微绒毛造成损伤，从而出现各种病症，比如腹痛、腹泻和营养不良。

乳糜泻和谷蛋白过敏症并不相同，后者有些症状和前者一样，但后者并不会损伤小肠。

对乳糜泻患者要严格限制含有谷蛋白的食物。在食品店可以买到很多不含谷蛋白的食物，但需要注意的是，如果本身没有患乳糜泻或谷蛋白过敏症，经常食用这种不含谷蛋白的食物反而对身体不利。

今日生物学　健康

胃灼热（胃食管反流病）

如果没有其他症状，单纯的胸部烧灼感和心脏病并没有什么关系。相反，这很有可能是胃酸倒流引起的。几乎每个人都有胃反酸和胃灼热这样的经历。烧灼感出现在心脏后面的食管部位，这就是为什么胃灼热也称为烧心。出现胃灼热的原因是胃内容物的酸性比食管内食物的酸性更强。当胃内容物向上反流到食管时（图 9A），胃酸开始腐蚀食管的内壁，产生与烧心相关的烧灼感。

暴饮暴食会引发胃灼热。女性在怀孕期间因为发育的胎儿挤压脏器向上移动，会出现胃灼热。肥胖对腹壁带来的压迫也会引发胃灼热。

当胃灼热或胃反酸发展成慢性病时，患者会被诊断为胃食管反流病（GERD）。从字面上来看，这种病和胃及食管有关。如果被诊断为胃食管反流病，患者出现胃反酸的情况更为频繁，反酸物停留在食管中的时间更长，且胃酸浓度也要比一般胃灼热或胃反酸患者的要高。胃食管反流病患者还有可能发生胸痛，伴有窒息的感觉，吞咽出现困难。

如果患者食管收缩无力或出现异常，食物进入胃部就会很困难。一旦食管收缩无力，也会妨碍进入食管的胃内容物再被挤压回去，从而导致胃食管反流病。患者平躺时，由于重力无法起到帮助胃内容物返回的作用，食管异常收缩带来的影响会更加严重。有些胃食管反流病患者的胃食管下括约肌比正常人要弱，食物被推进胃里后括约肌无法完全关闭。括约肌收紧手术有助于缓解胃食管反流病症状。

非处方药可用于治疗胃灼热，因为这些药物呈碱性，可中和胃酸。其他药物，比如埃索美拉唑和奥美拉唑，可减少胃酸的生成。总之，如果患有胃灼热，建议首先应试着改变膳食习惯。

膳食与运动

研究表明，合理膳食及控制体重能帮助控制胃灼热。下面的建议可减少胃灼热：

- 每天少食多餐，不要三餐饱食，不要吃能引起胃酸增多的食物，比如番茄酱、柑橘类水果、酒精和含咖啡因的饮料。
- 减少高脂肪食物（快餐）和高糖食物（蛋糕和糖果）的摄入量。

- 多吃复合碳水化合物类食物，比如杂粮面包、糙米和面食。

- 进行低强度运动（比如骑自行车、散步和瑜伽）和轻度负重锻炼，以控制体重。

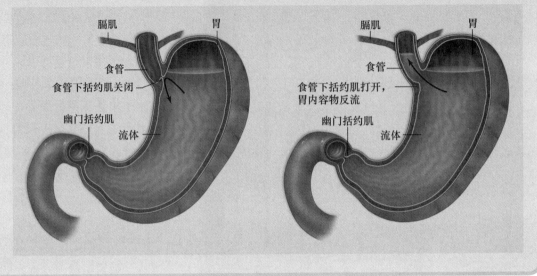

图 9A　胃灼热

对正常的胃（左图），食管括约肌处于关闭状态。对胃食管反流病患者的胃（右图），胃食管下括约肌没有正常关闭，使胃内容物反流进食管中。

膈肌　胃
食管
食管下括约肌关闭
幽门括约肌　流体

膈肌　胃
食管
食管下括约肌打开，胃内容物反流
幽门括约肌　流体

9.4　辅助器官和分泌物调节

本节首先介绍胰腺、肝脏和胆囊的功能，然后分析这些器官以及消化道的分泌物是怎样受到调控的。

辅助器官

胰腺位于胃的后面，横置于腹后壁，呈灰粉色，外形像条鱼，似海绵般富有弹性。大多数胰腺细胞分泌的胰液，通过胰管进入十二指肠（图 9.8a）。胰液含有碳酸氢钠和消化各种食物的消化酶。碳酸氢钠能中和来自胃部的酸性食糜。胰淀粉酶消化淀粉，胰蛋白酶消化蛋白质，胰脂肪酶消化脂肪。

胰腺也是一种内分泌腺，可向血液中分泌胰岛素这种激素。激素是细胞生成的影响不同细胞（靶细胞）功能的蛋白质或类固醇。当血糖水平迅速升高时，胰腺分泌大量胰岛素，使血糖水平处于受控状态并恢复稳态。当胰腺不能产生足够的胰岛素时，人就会罹患 1 型糖尿病，这种病通常在儿童时期就可以诊断出来。当胰腺不能产生足够的胰岛素或者人体的细胞开始抵抗胰岛素时，人就会罹患 2 型糖

尿病。2 型糖尿病通常在成年期发病，肥胖、缺乏运动和 2 型糖尿病家族史增大了患病风险。

肝脏是人体内最大的腺体，位于膈肌下的腹腔右上方（图 9.1）。肝脏是重要的代谢腺体，含有十多万个肝小叶，这些肝小叶是肝脏的基本结构和功能单位（图 9.8b）。消化道毛细血管床的血液通过肝门静脉（图 9.8b）进入肝脏，经肝小叶毛细管过滤。从某种意义上来说，由于肝脏清除血液中有毒物质并排出毒素，实际上起着污水处理厂的作用（表 9.2）。

肝脏还是一个储存器官，它将血液中的铁元素和维生素 A、D、E、K、B$_{12}$ 移动并储存起来。肝脏在保持血糖稳态方面也发挥作用。在胰岛素作用下，肝脏将葡萄糖转化为糖原并储存起来。血糖水平降低时，糖原分解并释放出葡萄糖。如果有需要，肝脏还可将甘油（来自脂肪）和氨基酸转化为葡萄糖。氨基酸转化为葡萄糖时，肝脏将产生的氨基与二氧化碳结合起来生成尿素，尿素是人体常见的含氮废物。血液中所需的血浆蛋白也是由肝脏生成的。

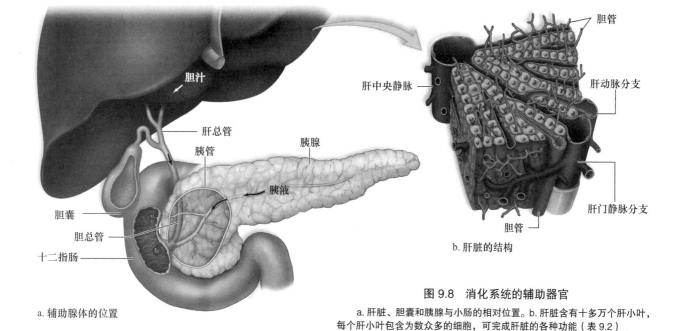

胆管

胆汁

肝总管

胰腺

胰管

胰液

胆囊

胆总管

十二指肠

a. 辅助腺体的位置

肝中央静脉

肝动脉分支

肝门静脉分支

胆管

b. 肝脏的结构

图 9.8 消化系统的辅助器官

a. 肝脏、胆囊和胰腺与小肠的相对位置。b. 肝脏含有十多万个肝小叶，每个肝小叶包含为数众多的细胞，可完成肝脏的各种功能（表 9.2）

表 9.2 肝脏的功能

1. 摧毁老化的红细胞；分泌胆红素，胆红素是胆汁中血红蛋白的分解产物，属于肝脏的产物。

2. 通过清除和代谢有毒物质使血液脱毒。

3. 储存 Fe^{2+}、水溶性维生素 B_{12} 和脂溶性维生素 A、D、E、K。

4. 利用氨基酸生成血浆蛋白，例如，白蛋白和血纤蛋白原。

5. 饭后以糖原的形式储存葡萄糖；将糖原分解成葡萄糖，维持两餐之间血液中的葡萄糖浓度。

6. 分解氨基酸后产生尿素。

7. 有助于调节血液中的胆固醇水平，把部分胆固醇转化为胆盐。

肝脏还有助于调节血液的胆固醇水平。其中有一些胆固醇通过肝脏转化为胆盐。胆汁是由胆盐、水、胆固醇和碳酸氢盐组成的溶液。胆汁呈黄绿色，这是因为胆汁中还含有胆红素，胆红素是一种在血红蛋白分解过程中形成的色素蛋白，这一分解过程也由肝脏执行。胆汁储存在胆囊中，胆囊是肝脏下面的一个梨形器官，胆汁通过胆管送往十二指肠。胆囊中储存的液体硬化，形成碎石状物质时，这就是胆结石。在小肠中，胆汁用于乳化脂肪。脂肪被乳化时，分散成脂滴。脂滴的表面积较大，可增大与消化酶的接触面积。

肝病

肝炎和肝硬化是两种严重的肝病，能影响整个肝脏并损坏肝脏的自我修复能力，因此，这两种肝病对生命造成严重威胁。当一个人患有肝脏方面的疾病时，胆色素可能会渗入血液中，引起黄疸。黄疸可由肝炎引起，患者的眼白和皮肤呈黄色。病毒性肝炎有多种。饮用水和食物受到污染通常会引发甲型肝炎。乙型肝炎通常通过性接触进行传播，但输血或共用受病毒污染针头也可以传播乙型肝炎。乙型肝炎病毒比艾滋病病毒更具传染性，两者的传染方式相同。接种疫苗可预防甲型肝炎和乙型肝炎。丙型肝炎一般通过接触受感染的血液而引发，可发展成慢性肝炎和肝癌，甚至死亡。目前还没有丙型肝炎疫苗。

肝硬化是另外一种慢性肝病。起初肝脏发展成脂肪肝，慢慢地肝组织被没有活性的纤维瘢痕组织所取代。酗酒者易患肝硬化，因为酗酒会造成营养不良和体内酒精过量，导致肝脏功能逐渐受损。医生还在肥胖症患者中发现肝硬化，这类人群由于经常吃高脂肪食物而超重。

肝脏具有惊人的再生能力，如果再生率超过受损率，肝脏就可以自行修复。但是，如果发生肝衰竭，肝脏可能没有足够的时间来自行愈合，在这种情况下，肝移植通常是首选的治疗方法。肝脏是人体极其重要的器官，一旦出现肝衰竭，人就会死亡。

消化分泌物的调节

消化液的分泌由神经系统和胃肠激素控制。当你盯着食物或闻食物时，副交感神经系统会自动刺激胃液分泌。同理，当膳食中的蛋白质含量特别高时胃就会产生胃泌素。胃泌素进入血液，胃腺的分泌活性很快增加。

十二指肠的肠壁细胞能产生另外两种特别有用的激素——促胰液素和胆囊收缩素（CCK）。促胰液素的释放受到酸的刺激，特别是存在于食糜中的盐酸。部分消化的蛋白质和脂肪刺激胆囊收缩素的分泌。这些激素进入血液后不久，胰腺就开始增加胰液的分泌量。胰液对从胃进入肠道的酸性食糜进行缓冲，帮助消化食物。胆囊收缩素还使肝脏增加胆汁的分泌量，促进胆囊收缩并释放储存的胆汁。胆汁起到帮助脂肪消化的作用，刺激胆囊收缩素的释放。图9.9对胃泌素、促胰液素和胆囊收缩素发挥的作用进行了归纳总结。

9.5 大肠和排便

大肠包括盲肠、结肠、直肠和肛管（图9.10）。大肠的直径比小肠大，两者分别为6.5厘米和2.5厘米，但大肠比小肠短（图9.1）。

大肠的起始端是盲肠，盲肠与小肠的末端相连。盲肠通常有个蚓状小突起，称为阑尾（图9.10）。人类的阑尾被认为起抵抗感染的作用。最近科学家提出阑尾可能还有助于平衡大肠所需菌群。阑尾发炎（阑尾炎）时可用抗生素治疗或手术切除。如果阑尾发生破裂，有可能引发腹膜炎，腹膜炎是一种危及生命的腹膜肿胀和感染。

结肠由以下几个部分组成：升结肠沿身体右侧上升到肝脏；横结肠横过腹腔中部，上方与肝脏和胃紧邻；降结肠沿身体左侧下降；乙状结肠是大肠的最后20厘米部分，进入直肠。直肠在肛门处开口，人体通过肛门排出粪便。

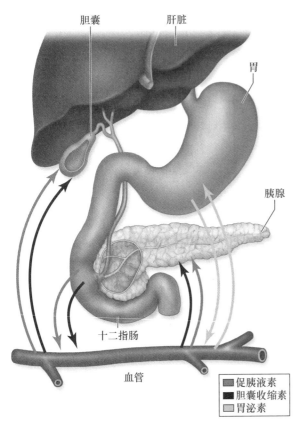

图 9.9　消化系统激素的调控

胃下部分泌的胃泌素反馈刺激胃上部生成消化液。来自十二指肠壁的促胰液素和胆囊收缩素刺激胰腺分泌消化液，同时刺激胆囊分泌胆汁。

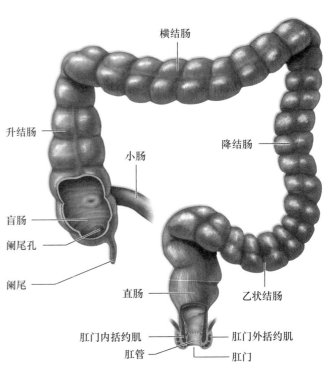

图 9.10　大肠的组成结构

大肠由盲肠、结肠、直肠和肛管组成。

大肠的功能

大肠不生成任何消化酶，也不吸收任何食物营养成分。大肠用于吸收水分，这是一种重要的生理过程，能防止身体脱水并维持人体内稳态。

大肠可以吸收由肠道菌群产生的维生素，这些细菌寄生在肠道中，有助于人体保持健康。多年来人们一直认为，结肠内的细菌主要是大肠杆菌，但现在通过细菌培养方法发现，结肠内 99% 以上的细菌并非大肠杆菌。大肠内的细菌分解无法消化的物质，生成 B 族维生素以及人体所需的大部分维生素 K。

大肠用于形成粪便。正常的粪便包含 3/4 的水分和 1/4 的固体残留物，其中固体残留物由细菌、膳食纤维（不能消化的食物残渣）和其他不能消化的物质构成。无法消化的物质在细菌的作用下产生粪臭，这也是大肠产生气体的原因。粪胆素和氧化铁的存在使粪便呈棕色，其中粪胆素是胆红素的分解产物（胆红素是血红蛋白分解产生的黄橙色胆色素）。

大肠还有一个功能就是排出人体产生的粪便。大肠很少发生蠕动，但是，当大肠开始蠕动时，就会推动粪便进入直肠。粪便在直肠内聚集，达到一定程度时就会排便。排便时，直肠壁的拉伸向脊髓传导神经冲动。此后不久，直肠肌肉收缩，肛门括约肌松弛，这样一来，粪便就通过肛门排出体外（图9.10）。人体可通过收缩由骨骼肌构成的肛门外括约肌来抑制排便。排出人体内无法消化的残留物是消化系统帮助维持内稳态的另外一种方式。

生活中的科学

水中的大肠菌群对人体有害吗？

当水中大肠菌群（非致病性肠道细菌）的数量达到一定程度时，这样的水质通常被认为不适合游泳。大肠菌群的数量多意味着大量粪便进入水中。水中的粪便越多，存在致病菌的可能性也就越大。大多数情况下，泳池中大肠菌群的数量必须低于每 100 毫升 200 个，这时游泳才是安全的。安全饮用水的国家标准是每 100 毫升水中的大肠菌群数为 0。

结肠和直肠疾病

大肠会遭遇到很多疾病，良好的膳食和卫生习惯可以防止或降低大部分疾病的发生。

腹泻

腹泻以大便稀溏或水样便为特征。腹泻的主要原因是下消化道受到感染以及神经刺激。肠道感染时，肠壁受刺激且肠道蠕动增加。此时大肠不能吸收水分，由此导致的腹泻可清除体内的感染微生物。在神经性腹泻中，神经系统刺激肠壁并导致腹泻。大多数人每年都会患几次腹泻，不会给健康带来任何后果。但是，由于水分大量流失，迁延性腹泻会导致人体脱水，引起血液中的盐分失衡，从而影响心肌收缩，并有可能导致死亡。

便秘

便秘时，大便出现干结，很难排出体外。膳食中缺乏全谷物食物，还有抑制便意，往往会导致便秘的产生。如果不能定期排便，粪便中的水分被过量吸收，导致粪便越来越干结，更难排出体外。每天饮用充足的水并多吃高纤维食物，有助于改善排便的规律性。不鼓励频繁使用泻药，因为这样做可能导致药物依赖性，影响肠道正常运动。但是，如果必须服用泻药，最好是服用容积性泻药，容积性泻药和纤维类似，能在结肠中产生柔软的纤维素团。矿物油之类的润滑剂能润滑结肠；盐类泻药（比如氧化镁乳剂）利用渗透作用阻止水分被吸收。有些泻药是增加肠蠕动的刺激性药物。

慢性便秘与痔疮的发展有关，痔疮是肛门处血管发生肿胀发炎。怀孕、衰老和肛交也是痔疮病的成因。

憩室病

正如前面所提到的，憩室病指的是肠道黏膜穿过肌层中的薄弱部位向外形成囊状突起，食物可在其中堆积。经常出现这种囊状突起的部位是降结肠末端。

肠易激综合征

肠易激综合征（IBS）或结肠痉挛是一种肌肉发生强烈收缩但不受正常调控的状态。典型症状包括腹部绞痛、胀气、便秘和急便（粪便排出）。

炎性肠病

炎性肠病(IBD)是许多肠部炎症性疾病的统称，其中溃疡性结肠炎和克罗恩病是最常见的肠炎。溃疡性结肠炎影响大肠和直肠，导致腹泻、直肠出血、腹部绞痛和排便急迫。克罗恩病通常局限于小肠，但可影响消化道的任何部位，包括结肠和直肠。克罗恩病的特征是黏膜发生破裂，引起溃疡。溃疡令人痛苦不堪并导致出血，这是因为溃疡侵蚀布满神经和血管的黏膜下层。溃疡还使患病部位无法吸收营养物质。克罗恩病的症状包括腹泻、体重减轻、腹部绞痛、贫血、出血和营养不良。

息肉与癌症

结肠容易长息肉，息肉是黏膜上皮表面突出到肠腔的小的生长物。息肉无论是良性的还是恶性的，都可以通过手术切除。如果结肠癌在结肠息肉的早期阶段被诊断出来，基本上都可以完全治愈。据美国国家癌症研究所估计，在美国每年有超过132 000名患者被诊断为结肠癌和直肠癌。有研究人员认为，膳食脂肪增加了患结肠癌的可能性，因为膳食脂肪导致胆汁分泌增加，肠道细菌将胆盐转化成促进癌症发展的物质。膳食中的纤维似乎可以抑制结肠癌的发展，而定期排便则可以减少结肠壁接触粪便中任何致癌物质的时间。

诊断上述所有疾病的工具之一是一种称为结肠镜的内窥镜。进行结肠镜检查时，一般是从肛门将装有照相机的软管插入消化道。之后，医生可以检查结肠的长度，也可以采集组织样本（活检）进行附加检验。但是，正如健康专栏"吞咽摄像头"中所讨论的，内窥镜检查方法正逐渐被可吞咽的胶囊内镜所取代。

生活中的科学

什么是粪菌移植?

大肠内细菌或微生物群落的平衡不仅对保持消化道健康非常重要，对整个人体亦是如此。通过服用抗生素来控制结肠疾病，这会打破结肠内菌群的平衡，使有害细菌占据优势，从而引发慢性腹泻。

实施粪菌移植时，将从健康人粪便中提取出来的菌群通过灌肠、内窥镜或口服药片的方式移植到患者结肠中，以此重建健康的肠道菌群。

今日生物学 **健康**

吞咽摄像头

在传统的内窥镜检查过程中，医生使用内窥镜（内窥镜是带有嵌入式照相机的可伸缩管状仪器）检查患者的消化道。可吞咽的胶囊内镜已经成为传统内窥镜的可行替代品。胶囊内镜用一大口水送服后，它可穿过消化系统。这种检查无须在医生办公室熬上半天时间或更久，患者只需要上午来到医院，吞下胶囊内镜，戴上记录设备，然后就可以去处理日常事务了。

在消化系统正常肌肉运动的作用下，胶囊内镜用4～8小时的时间通过消化系统。在沿胃、蜿蜒曲折的小肠和大肠下行的过程中，胶囊内镜连续捕捉高质量的广角影像（图9B），并将信息发送到患者随身携带的记录设备上。

一天的行程结束后，胶囊内镜被排出体外。将记录设备送到医生那里，医生就可以获得消化道数据，这是一部浓缩成90分钟的影像资料。

和我们吃的食物一样，胶囊内镜可轻易地穿过迂回曲折的肠道，到达消化道大部分位置，从而可以获得精确的诊断依据。胶囊内镜不会给患者带来不适感，因此可以消除使用麻醉剂和止痛药所带来的巨大风险。此外，这种检查方法不用

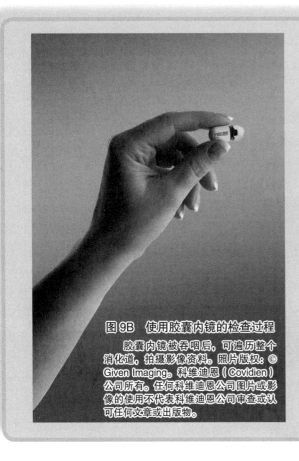

图 9B　使用胶囊内镜的检查过程

胶囊内镜被吞咽后，可遍历整个消化道，拍摄影像资料。照片版权：© Given Imaging。科维迪恩（Covidien）公司所有。任何科维迪恩公司图片或影像的使用不代表科维迪恩公司审查或认可任何文章或出版物。

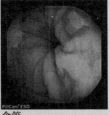
食管

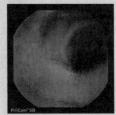
正常消化道

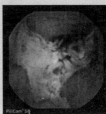
克罗恩病

医生全程跟踪，为医患双方节约了宝贵的时间和金钱。

但是，胶囊内镜也有一些不足。例如，用结肠镜进行检查时（结肠镜是一种类似于内窥镜的器械），要把结肠镜通过肛门插入大肠。在检查过程中，医生可以切除癌前组织（通常是息肉），以用于进一步的研究。由于胶囊内镜是一次性的，无法取出用于分析的组织样本，因此要想取代结肠镜检查或多或少受到限制。

9.6　营养和体重控制

肥胖症或严重超重已经成为美国重大的健康问题之一。据 CDC 统计，美国有近 36% 的成年人和近 17% 的儿童被划入肥胖症行列。这些统计数字触目惊心，因为体脂过多极大地增加了早亡、2 型糖尿病、高血压、心血管疾病、脑卒中、胆囊疾病、呼吸功能障碍、骨关节炎和某些癌症的患病风险。

健康专栏"寻找神奇的减肥良方"介绍了形形色色的控制体重的方法，最后得出的结论是，要想达到或保持健康体重，不仅要吃各种有益健康的食物，同时还要锻炼身体。换句话说，为了扭转肥胖的趋势，聪明的做法一是在膳食中减少热量的摄入，二是更积极地锻炼身体。

肥胖的定义

目前，肥胖通常是根据体重指数（BMI）来定义的，体重指数达到 30 及以上即可认定为肥胖。体重指数用人的身高和体重（图 9.11）来近似估算人体的脂肪百分含量。体重指数还可以通过计算得出，即用体重（单位：磅）除以身高（单位：英寸）的平方，再乘以转换系数 703。若用国际单位制，就是体重（单位：千克）除以身高（单位：米）的平方：

$$BMI = \frac{体重（磅）}{身高^2（英寸^2）} \times 703$$

$$BMI = \frac{体重（千克）}{身高^2（米^2）}$$

大多数人觉得使用表格（表 9.3）、图片（图 9.11）或在线计算器更方便一些。

表 9.3　体重指数

分类	体重指数
健康	18.5～24.9
超重	25.0～29.9
肥胖	30.0～39.9
严重肥胖	40.0 及以上

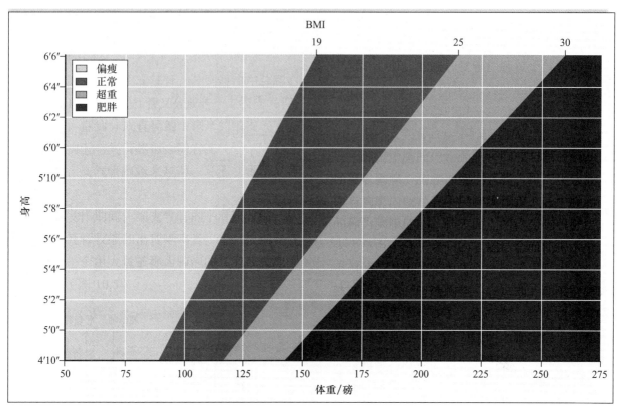

图 9.11 体重指数表

根据体重和身高得出 BMI。正常 BMI 为 18.5 ～ 24.9；超重 BMI 为 25 ～ 29.9；肥胖 BMI 为 30 ～ 39.9；严重肥胖 BMI 为 40 及以上。
图片来源：美国农业部，美国国民膳食指南，2005。

今日生物学 健康

寻找神奇的减肥良方

"膳食要多样化，密切关注体重，经常锻炼"，这听起来好像并不是一种非常有魅力的减肥方法。此外，这条信息也卖不出大钱。难怪人们总是寻找神奇的减肥良方，市面上的减肥方法更是五花八门，比如赶时髦的节食计划，新的处方药，甚至手术减肥，但这些方法绝大多数并不健康，吃减肥药和动手术是为那些吃低热量食物、定期锻炼身体但减肥效果并不明显的人准备的。只有在医生的指导下才能服用药物进行减肥，同理，手术减肥也必须由医生实施。

流行的节食计划

多年以来，为超重的人设计了各种各样的食谱，以下给出一些最近被吹得天花乱坠的膳食减肥法：

普林逊金减肥法 这种减肥法鼓吹多吃全谷物和蔬菜类的碳水化合物及膳食纤维食品。这种食谱脂肪含量非常低，节食者可能无法获得足够的"健康"脂肪。

阿特金斯减肥法 这种减肥法和普林逊金减肥法恰好相反，它提倡的是低碳水化合物膳食，其理论依据是如果膳食中含有很多蛋白质和脂肪，人体就会通过消耗储存的脂肪来达到减肥的目的。很多人认为，阿特金斯减肥法对保持人体内稳态构成严重威胁。这种方法影响到人体保持正常的血糖水平，脂肪的分解会降低血液 pH，且蛋白质分解产生的氮排泄物对肾脏造成压力。

区域减肥法和南滩减肥法 作为对阿特金斯

减肥法的回应，这两种减肥法只推荐"健康的"脂肪，并允许吃低碳水化合物食物。

穴居人膳食减肥法或原始人膳食减肥法 穴居人膳食减肥法模仿的是农耕时代前古代人的膳食，提倡吃鱼类、肉类、水果和蔬菜，在膳食中几乎完全不见碳水化合物类食物的踪影。这种膳食的营养价值仍处于研究当中。

根据杨百翰大学一位教授的研究成果，纠正无休止的节食并达到健康体重的关键是要倾听来自你身体的声音。也即将饥饿感划分为 1 ～ 10 个等级，1 代表饥饿，10 代表过饱，如果保持在 3 ～ 5 之间，就应该少吃一些。遗憾的是，这种明智的建议似乎还没有得到广泛的认同。

药物减肥

由于肥胖被正式列为一种疾病，制药产业正在积极开发帮助减肥的药品。尽管处方药氟苯丙胺的制造商因这种药物引发心脏病而受到起诉，新药仍源源不断地进入临床试验。然而并非都获成功，例如，研究表明利莫那班可阻断大脑中的快感受体，但由于可能引发神经并发症，因此从未获得美国的上市批准。另一类药物称为西布曲明，服用这种药物后增加了脑卒中和心血管疾病的发病率，因此被撤回。

燃烧卡路里

锻炼应该成为减肥的重要组成部分。尽管学校体育教学项目的预算一再被压缩，许多学校仍积极推进增加学生体育活动的计划，以期遏制儿童肥胖的不断蔓延。但是，约 75% 的美国青少年的活动量无法达到保持健康的水平。研究表明，为了保持体重和身体健康，每天至少需要走 10 000 步。这个步数和推荐的每天 30 分钟运动量大致相当。大多数人发现，他们需要增加每天的活动量才能达到 10 000 步的标准。有很多非常简单的方法可以增加每天的行走步数，例如，把车停在离你办公室或商场远一点的地方，用爬楼梯取代坐电梯，或者是饭后散步等等。如果你的目标是减轻体重，那么每天 12 000 ～ 15 000 步肯定有助于实现你的愿望。

体重指数揭示了一个人的体重到底有多少是由脂肪组织带来的。通常来说，个子越高，体重也就越高，但这并不说明脂肪超标。体重指数的这种用法对绝大多数人适用，特别是那些久坐的人。但是，体重指数应该被用作一般性的参考，它没有考虑到健身、骨骼结构或性别因素。例如，举重运动员的体重指数很有可能落入肥胖的范围，但这并不是因为身体里的脂肪增加了，而是因为骨骼和肌肉的量增加了。

营养物质分类

营养物质可定义为实现人体机能所需的食物组分。营养物质为人体提供能量，促进生长和发育，调节细胞的新陈代谢。

碳水化合物

碳水化合物可分为简单碳水化合物（单糖）和复杂碳水化合物（多糖）两类。葡萄糖是一种单糖，是人体最青睐的能量来源。复杂碳水化合物由许多糖单位组成，经消化后分解成葡萄糖。尽管人体细胞能以脂肪酸为能量来源，但脑细胞却需要葡萄糖。

在膳食上应尽量减少精制谷物类食品的摄入，比如白面包、蛋糕和饼干。这类食品在加工过程中为了使最终产品以淀粉为主，去除了谷物中的纤维以及维生素和矿物质。相比之下，复杂碳水化合物类食物是维生素、矿物质和纤维的更好的来源，这些食物包括豆类、坚果、水果和全谷类产品等。不溶性纤维能增加粪便的体积，刺激大肠运动，防止便秘的发生。可溶性纤维与小肠中的胆盐和胆固醇相结合，防止这些物质被人体吸收。

碳水化合物对人体有不良影响吗？ 营养学家现在认识到，过多地摄入玉米淀粉精制碳水化合物以及果糖甜味剂，正成为美国肥胖人群日益增加的重要原因。此外，这些食物的升糖指数很高，因为摄入这些食物后能迅速提升人体血糖水平。当血糖快速升高时，胰腺就会分泌过量的胰岛素来控制血糖水平。研究人员表示，胰岛素水平长期处于高位可引发胰岛素抗性、2 型糖尿病和脂肪沉积增加。脂肪沉积与冠心病、肝病以及几种癌症密切有关。

表 9.4 给了我们一些减少膳食中糖分摄入量的建议。

表 9.4　减少膳食中糖分摄入量

为了减少膳食中糖分摄入量

1. 少吃甜食，比如糖果、软饮料、冰激凌和糕点

2. 吃新鲜或冷冻的水果或不含浓糖浆的水果罐头，不喝人造果汁

3. 少吃白糖、红糖或粗糖，少吃蜂蜜和糖浆

4. 不吃加糖的早餐麦片

5. 少吃果冻、果酱和蜜饯

6. 烹饪时加香料，如用肉桂而不是糖来增加口感

7. 不要在茶或咖啡里放糖

8. 避免食用精制碳水化合物制成的加工类食品，如白面包、大米和面食，并限制马铃薯的摄入量

> 碳水化合物是人体青睐的能量来源。全谷类、豆类、坚果和水果中的复杂碳水化合物包含除简单碳水化合物外的纤维。复杂碳水化合物通常还是维生素和矿物质的优质来源。

蛋白质

食物中的蛋白质被分解成氨基酸，细胞利用这些氨基酸合成几百种细胞蛋白质。在 20 种不同的氨基酸中，在膳食中必须有 8 种必需氨基酸，因为人体无法合成，还有两种氨基酸人体不能足量合成。蛋类、奶制品、肉类、家禽和大多数其他动物性食物都含有这 8 种必需氨基酸，因而也是"完全的"或"高质量的"蛋白质来源。豆类、其他类型的蔬菜、种子和坚果以及谷物也为人体提供氨基酸。但是，这些食物任一种都是不完全蛋白质来源，因为每种食物都缺乏至少一种必需氨基酸，而缺乏一种必需氨基酸就会影响到对其他 19 种氨基酸的利用。因此，建议素食主义者多吃各种不同类型的植物产品，以

获得所有必需氨基酸。豆腐、豆奶和其他由加工过的大豆制成的食物是完整的蛋白质来源。只需要稍微了解并做出计划，均衡的素食是完全可能实现的。

人体每天都需要补充必需氨基酸，因为人体无法将这些必需氨基酸像其他氨基酸那样作为蛋白质储存起来，在细胞需要时通过代谢提供。然而，人体并不需要太多的蛋白质来满足日常需求。一般来说，每天两餐肉类食品就足够了（每餐的量与一副扑克牌体积大小相当即可）。

蛋白质对人体有不良影响吗？　肝脏清除氨基酸中的含氮化合物。通过将其转化为尿素，肝脏能将这些潜在的有毒含氮物质排出体外。但是，为了完全排出尿素，需要大量的水参与这个过程。因此，如果蛋白质摄入过量，人体就会脱水。高蛋白膳食，特别是那些富含动物蛋白的膳食，还可增加钙从尿液中流失。钙的流失可能引发肾结石和骨质疏松。

众所周知，有些肉类（尤其是红肉）的饱和脂肪含量很高；其他蛋白质来源，如鸡肉、鱼和鸡蛋，饱和脂肪的含量可能较低。膳食中包含过多的饱和脂肪是心血管疾病的危险因素。

> 充足的蛋白质是获取必需氨基酸所必需的。肉和乳制品来源的蛋白质会提供不需要的饱和脂肪，但植物来源蛋白质则不会。

脂类

脂肪、油脂和胆固醇都是脂类。饱和脂肪在常温下呈固态，通常来源于动物。但有两个众所周知的例外，一是棕榈油，二是椰子油，这两者主要包含饱和脂肪且来自植物（图 9.12）。黄油和与肉类有关的脂肪（如牛排和培根上的脂肪）含有饱和脂肪。

油脂含有不饱和脂肪酸，不会引发心血管疾病。玉米油和红花油富含多不饱和脂肪酸。多不饱和脂肪酸是唯一一类含有亚油酸和亚麻酸的脂肪酸，这两种脂肪酸人体无法合成，必须通过膳食获得，因此被称为必需脂肪酸。

众所周知，相比其他食用油，橄榄油和菜籽油

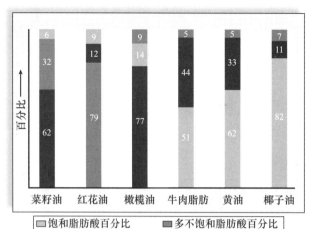

图 9.12　饱和脂肪酸和不饱和脂肪酸

该图给出了所列脂类和油类的饱和脂肪酸与不饱和脂肪酸所占百分比。

含有更多的单不饱和脂肪酸。ω-3 脂肪酸（在第三键位有一个双键）可以维持大脑功能并预防心脏病。亚麻籽富含 ω-3 脂肪酸，像鲑鱼、沙丁鱼和鳟鱼这样的冷水鱼类也是很好的 ω-3 脂肪酸来源。

脂质对人体有不良影响吗？　膳食中的饱和脂肪和胆固醇含量过高大大增加罹患心血管疾病的风险。饱和脂肪加剧了血管内与动脉粥样硬化相关病变的形成。这些病变称为动脉粥样硬化斑块，其阻碍血液在血管中的流动。血液中的胆固醇由两种转运蛋白运输，分别是高密度脂蛋白和低密度脂蛋白。高密度脂蛋白（"好"脂蛋白）携带的胆固醇最终进入肝脏，胆固醇被代谢分解。低密度脂蛋白（"坏

脂蛋白）携带的胆固醇最终沉积在人体组织中。高密度脂蛋白水平低和（或）低密度脂蛋白水平高都会形成动脉粥样硬化斑块。膳食中的饱和脂肪和胆固醇含量低，就可以使高密度脂蛋白和低密度脂蛋白重新达到合理水平。

将不饱和脂肪氢化生产固体脂肪时，会产生反式脂肪酸（反式脂肪）。反式脂肪可降低细胞膜受体从血液中清除胆固醇的功能，使血液胆固醇水平升高。商业包装食品中含有反式脂肪，比如各种饼干。不幸的是，其他零食（如爆米花等）也可能是反式脂肪的来源。请注意，任何含有部分氢化植物油或起酥油的包装食品都含有反式脂肪。健康专栏"反式脂肪与食品标签"详细讨论了这个问题。某些用于家庭烹饪或烘焙的人造黄油含有氢化植物油。要想保持健康的膳食，应严格限制食用商业油炸食品，比如来自一些快餐连锁店的炸薯条。这些食物尽管美味，但通常含有大量的反式脂肪。

表 9.5 列出了若干建议，指导人们如何减少膳食中的饱和脂肪和胆固醇。依赖商业化生产的低脂食品并不是个好主意，因为其中某些低脂食品是用糖代替脂肪；而另外一些低脂食品则是用蛋白质取代脂肪。

> 不饱和脂肪（比如食用油中的脂肪）不会引发心血管疾病，是膳食的首选。每克脂肪比碳水化合物和蛋白质含有更多的热量。

 今日生物学　　健康

反式脂肪与食品标签

2006 年，FDA 要求在食品标签中增加反式脂肪的信息，许多食品公司在食品标签上宣传其产品"不含反式脂肪"。在查看给出的食品标签时，通常看到脂肪克数一栏标明反式脂肪含量为 0 克。但再仔细看一下其中的食品原料，可能会发现食物中隐藏着反式脂肪的蛛丝马迹。

例如，有的原料成分表中标明有"部分氢化油"，这就说明这种食物含有反式脂肪。反式脂肪只有在每份食物中含有 0.5 克或更多时，才必须列在脂肪克数的分类列表中。美国心脏协会建议，每天摄入的反式脂肪能量应限制在摄入总能量的 1%。但不幸的是，如果食用不止一份含有"隐藏"反式脂肪的食物，可能会使一些人每天的反

式脂肪摄入量超过推荐量。

反式脂肪在食品中普遍使用以延长食品的货架期。鉴于反式脂肪对健康带来的危害，许多食品公司已经开始停止使用反式脂肪。一些快餐公司也已经大张旗鼓地宣布他们的目标是停止在食品中添加反式脂肪。许多城市，如纽约和费城，已经禁止在餐馆和面包店的食品中使用反式脂肪，其他城市也正在考虑采取类似的行动。

表 9.5　减少膳食中脂类摄入量

为了减少膳食中饱和脂肪与反式脂肪摄入量

1. 将家禽、鱼类或干的豆类作为蛋白质来源

2. 烹饪之前将家禽去皮，把红肉中的脂肪去掉；将食物置于架子上，这样油脂就会被沥掉

3. 烹饪食物推荐采用烘焙、炖煮或烘烤，而不是油炸

4. 限制黄油、奶油、反式脂肪、起酥油和热带油（椰子油和棕榈油）的摄入

5. 蔬菜调味时用香草和香料代替黄油、人造黄油或酱料；用柠檬汁代替沙拉酱

6. 喝脱脂牛奶而不是全脂牛奶，烹饪和烘焙时使用脱脂牛奶

为了减少膳食中胆固醇摄入量

1. 避免食用奶酪、蛋黄、肝脏和某些贝类（虾和龙虾），最好是吃白色鱼类和家禽

2. 烹饪和膳食中用蛋白代替蛋黄

3. 膳食中应包含可溶性纤维。燕麦麸、燕麦片、豆类、玉米和水果，如苹果、柑橘类水果和小红莓等，都富含可溶性纤维

矿物质

矿物质分为主要矿物质（宏量元素）和微量矿物质（微量元素）。宏量元素指的是人体每日所需超过 100 毫克的矿物质；而微量元素则是指人体每日所需低于 100 毫克的矿物质。表 9.6 列出了部分矿物质及其功能和食物来源。

宏量元素是细胞和体液的组成成分，也是组织的结构成分。微量元素通常是较大分子的组成成分，例如，铁（Fe^{2+}）存在于血红蛋白中，碘（I^-）是甲状腺分泌的激素的一部分。锌（Zn^{2+}）、铜（Cu^{2+}）和锰（Mn^{2+}）存在于催化各种反应的酶中。随着研究的不断深入，人们发现越来越多的元素是人体必不可少的微量元素。例如，过去 30 年间的研究发现，极微量的硒、钼、铬、镍、钒、硅，甚至包括砷都对人体健康至关重要。表 9.6 还给出了所列矿物质缺乏和中毒时的症状。

有时候人体无法在膳食中获得足够的铁（尤其对妇女而言）、钙、镁或锌。成年女性在膳食中需要比男性更多的铁（前者为 8 ～ 18 毫克，后者为 8 ～ 11 毫克），因为女性在月经期间流失血红蛋白。压力可导致人体缺镁；由于素食富含纤维，可能引发人体缺锌。当然，如果膳食多样化且丰富，一般都能为人体提供足够的各种矿物质。

钙

钙构成骨骼和牙齿所必需的宏量元素，也是神经传导、肌肉收缩和凝血所必需的矿物质。许多人服用钙质补充剂来预防或降低骨质疏松症，骨质疏松症是一种退化性骨疾病，在美国，据估计有 1/4 的老年男性和 1/2 的老年女性都患有这种疾病。骨质疏松症的发病原因是破骨细胞比成骨细胞更加活跃，此时骨骼变得多孔，且由于缺乏足够的钙而容易发生骨折。钙的推荐摄入量因年龄而异，但一般来说，建议男性和女性每天应摄入 1000 毫克。女性在 50 岁、男性在 70 岁以后，每天的摄入量应增加到 1200 毫克。对很多人来说，需要补钙才能达

表 9.6　矿物质

矿物质	功能	食物来源	健康问题	
			缺乏症状	**中毒症状**
宏量元素（人体每日所需超过 100 毫克）				
钙（Ca^{2+}）	强壮骨骼和牙齿，神经传导，肌肉收缩，血液凝固	乳制品、绿叶菜	儿童生长迟缓，成人骨密度低	肾结石、影响铁和锌的吸收
磷（PO_4^{3-}）	骨和软组织生长；磷脂、ATP 和核酸的组成部分	肉类、乳制品、葵花籽、食品添加剂	身体虚弱、神志混乱、骨和关节疼痛	低血钙和骨钙水平
钾（K^+）	神经传导，肌肉收缩	许多水果和蔬菜、麸皮	瘫痪、心律不齐、最终死亡	呕吐、心脏病发作、死亡
硫（S^{2-}）	稳定蛋白质形状，中和毒性物质	肉类、乳制品、豆类	人几乎不会缺乏	在动物中抑制生长
钠（Na^+）	神经传导，酸碱平衡和水平衡	食盐	无精打采、肌肉抽筋、食欲缺乏	浮肿、高血压
氯（Cl^-）	水平衡	食盐	人几乎不会缺乏	呕吐、脱水
镁（Mg^{2+}）	各种酶的组成成分，用于神经和肌肉收缩、蛋白质合成	全谷类、绿叶菜	肌肉痉挛、心律不齐、抽搐、神志混乱、性格变化	腹泻
微量元素（人体每日所需少于 100 毫克）				
锌（Zn^{2+}）	蛋白质合成，伤口愈合，胎儿发育和生长，免疫功能	肉类、豆类、全谷类	伤口愈合缓慢、生长迟缓、腹泻、精神疲劳	贫血、腹泻、呕吐、肾衰竭、胆固醇水平异常
铁（Fe^{2+}）	血红蛋白合成	全谷物、肉类、梅汁	贫血、身体和精神迟钝	铁中毒病、器官衰竭、最终死亡
铜（Cu^{2+}）	血红蛋白合成	肉类、坚果、豆类	贫血、儿童生长迟缓	没有排泄出去时对内脏器官带来损害
碘（I^-）	甲状腺激素合成	加碘食盐、海产品	甲状腺功能不足	甲状腺功能衰退、焦虑
硒（SeO_4^{2-}）	抗氧化酶组成成分	海产品、肉类、蛋类	血管塌陷、可能的癌症发展	头发和指甲脱落、皮肤脱色
锰（Mn^{2+}）	酶的组成成分	坚果，豆类，绿色蔬菜	身体虚弱、神志混乱	神志混乱、昏迷、死亡

到这样的水平。

有骨质疏松症家族病史的矮身材高加索妇女患骨质疏松症的风险最大。抽烟和每天喝超过九杯的含咖啡因饮料也可能诱发骨质疏松症。维生素 D 是预防骨质疏松症的重要补充元素。其他维生素也可帮助预防骨质疏松症，比如镁可以抑制导致骨质疏松的循环。除了摄入足够的钙和维生素，运动也有助于预防骨质疏松症。服用药物也可以减缓骨质流失，同时增加骨骼质量。

钠

钠在调节身体水平衡中起着重要作用，氯也是如此。钠在物质跨膜运动以及神经冲动的传导中发挥重要作用。尽管美国人日均摄入量超过 3400 毫克，推荐每天的钠摄入量为 1500 毫克。钠摄入量过多引起了广泛关注，因为以盐的形式存在的钠会加剧高血压。人体消耗的钠大约有 1/3 来自天然食物，另外 1/3 是在食品的商业加工过程中添加的，最后 1/3 是在家庭烹饪过程中添加的，或者是在餐桌上以食盐的形式添加的。

显然，在膳食中可以减少钠的摄入量。表9.7列出了相关建议。

表 9.7 减少膳食中钠的摄入量

为了减少膳食中钠的摄入量

1. 调味时用香料代替食盐。

2. 上餐桌的食物少加或不加盐，烹饪时只加少量盐。

3. 吃不含盐的饼干、椒盐脆饼、土豆片、坚果和爆米花。

4. 不吃热狗、火腿、培根、午餐肉、熏鲑鱼、沙丁鱼和凤尾鱼。

5. 不吃加工奶酪和罐头，不喝浓缩汤。

6. 避免食用浸过盐水的食物，比如腌菜和橄榄。

7. 阅读食物的营养标签，以避免高盐食品。

生活中的科学

膳食中大部分的盐来自哪里?

与大多数人的看法相左，膳食中的大部分钠并不是来自吃东西时放进食物中的盐。相反，大部分钠（超过3/4！）来自加工食品和调味品，加钠的目的一是可以长期保存食品或调味品，二是起到调味的作用。但有时钠的添加量过多。一茶匙酱油含有将近1000毫克的钠，半杯番茄酱通常含有超过400毫克的钠。

维生素

维生素是人体用于新陈代谢但又不能合成的有机化合物（非碳水化合物、脂肪和蛋白质）。许多维生素是辅酶的组成部分。例如，烟酸是辅酶NAD（烟酰胺腺嘌呤二核苷酸）的组成部分，而核黄素是另一种脱氢酶FAD（黄素腺嘌呤二核苷酸）的组成部分。因为可以反复使用，辅酶仅需要少量就够了。并非所有维生素都是辅酶，例如，维生素A是防止夜盲的视色素的前体，如果膳食中缺乏维生素，就会引发各种症状。维生素有13种，可分别归入脂溶性维生素（表9.8）和水溶性维生素（表9.9）。这两大类维生素的区别就在于化合物如何被机体吸收、在机体中如何运输、与机体组织的相互作用以及如何被储存在细胞中。

抗氧化剂

过去几十年间，有大量的统计研究表明，富含水果和蔬菜的膳食可预防癌症。细胞代谢产生自由基，自由基是一种不稳定的分子，其携带一个额外的电子。细胞中最常见的自由基是超氧自由基（O^{2-}）和氢氧自由基（OH^-）。为了保持自身稳定，自由基会向DNA、蛋白质（包括酶）或脂质（细胞膜含有脂质）提供电子。这种电子转移常常损害这些细胞分子，从而可能导致细胞功能的破坏，甚至诱发癌症。

人们认为，维生素C、E和A能保护身体抵抗自由基，因此被称为抗氧化剂。水果和蔬菜中富含

表 9.8 脂溶性维生素

维生素	功能	食物来源	健康问题	
			缺乏症状	中毒症状
维生素 A	由 β-胡萝卜素合成的抗氧化剂；对眼睛、皮肤、毛发和黏膜的健康以及骨骼正常生长必不可少	深黄色/橙色多叶深绿色蔬菜、水果、奶酪、全脂牛奶、黄油、鸡蛋	夜盲症、骨骼和牙齿生长阻滞	头痛、头晕、恶心、脱发、胎儿发育异常
维生素 D	一组类固醇，对骨骼和牙齿的发育及维护以及钙吸收必不可少	添加维生素D的牛奶、鱼肝油，在阳光下也能在皮肤中合成	佝偻病、脱钙和骨质变弱	软组织钙化、腹泻、可能对肾造成损害
维生素 E	一种抗氧化剂，防止维生素A和多不饱和脂肪酸氧化	绿叶菜、水果、植物油、坚果、全麦面包和谷类	未知	腹泻、恶心、头痛、疲劳、肌肉无力
维生素 K	用于合成血液凝固活性物质	绿叶菜、卷心菜、花椰菜	易瘀伤出血	影响抗凝药物

表 9.9 水溶性维生素

维生素	功能	食物来源	健康问题	
			缺乏症状	中毒症状
维生素 C	抗氧化剂；用于生成胶原；帮助维护毛细血管、骨骼和牙齿	柑橘类水果、绿叶菜、西红柿、马铃薯、卷心菜	坏血病、伤口愈合缓慢、感染	痛风、肾结石、腹泻、铜缺乏症
硫胺素（维生素 B_1）	细胞呼吸所需辅酶的组成部分；促进神经系统的活性	全谷类、干豆类、葵花籽、坚果	脚气病、肌肉无力、心脏肥大	能干扰其他维生素的吸收
核黄素（维生素 B_2）	辅酶组成部分，如 FAD；帮助细胞呼吸，包括蛋白质和脂肪的氧化	坚果、乳制品、全谷类、家禽、绿叶菜	皮炎、视力模糊、生长障碍	未知
烟酸	辅酶 NAD 的组成部分；用于细胞呼吸，包括蛋白质和脂肪的氧化	家禽、花生、全谷类、绿叶菜、豆类	糙皮病、腹泻、精神障碍	高血糖、高尿酸、血管舒张等
叶酸	血红蛋白生成和 DNA 形成所需的辅酶	深色绿叶菜、坚果、豆类、全谷类	巨红细胞性贫血、脊柱裂	可掩盖维生素 B_{12} 缺乏症
维生素 B_6	合成激素和血红蛋白所需的辅酶；中枢神经系统控制	全谷类、香蕉、豆类、坚果、绿叶菜、家禽	比较罕见，表现为抽搐、呕吐、脂溢性皮炎、肌肉无力	失眠、神经病
泛酸（维生素 B_5）	碳水化合物和脂肪氧化所需辅酶 A 的组成部分；有助于激素和某些神经递质的生成	坚果、豆类、深绿色蔬菜、水果、牛奶、家禽	比较罕见，表现为食欲缺乏、精神抑郁、麻木	未知
维生素 B_{12}	含钴的化合物；合成核酸和髓磷脂所需辅酶的组成部分	乳制品、鱼类、家禽、蛋类、强化谷物	恶性贫血	未知
生物素	氨基酸和脂肪酸代谢所需辅酶	普遍存在于食物中，特别是蛋类中	皮疹、恶心、疲劳	未知

这些维生素。膳食指南建议，每天应增加水果和蔬菜的摄入量。为了达到这个目标，除了苹果、橙子和其他新鲜水果之外，还要考虑沙拉蔬菜、生蔬菜或熟蔬菜、果干和果汁。

膳食补充剂可为预防癌症和心血管疾病提供潜在保障。营养学家认为，最好的办法不是服用膳食补充剂，而应该增加水果和蔬菜的摄入量。这些食物中含有很多有益的化合物，单纯从维生素制剂中是无法获取的。这些化合物还能增强彼此的吸收或作用，并完成独立的生物学功能。

维生素 D

皮肤细胞含有一种胆固醇前体分子，在紫外线照射后能转化为维生素 D。维生素 D 离开皮肤后，首先在肾脏进行修饰，然后在肝脏中加工，最后变成骨化三醇。骨化三醇促进肠道对钙的吸收。服用钙补充剂时，最好也补充维生素 D。缺乏维生素 D 会导致儿童佝偻病，表现为双腿弯曲，是由骨质矿化缺陷引起的。绝大多数奶制品都富含维生素 D，

有助于预防佝偻病的发生。

怎样规划营养食谱

美国人的许多严重疾病都与导致体脂过多的膳食有关。不可否认，遗传是人体超重的重要因素，但一个人如果不摄入过多的食物热量，就不可能变胖。人体需要热量来维持基础代谢。基础代谢是人体在静息时维持正常的人体机能所燃烧的热量。运动时也需要消耗热量，运动越少，超出基础代谢率所需的热量也就越少。因此，节食计划的第一步就是把热量限制在人体每天所需的量。假设你做了所有必要的计算（不在本书讨论范围内），女性每天能摄入的量是 2000 千卡（8371千焦），而男性在不增加体重的情况下每天最多可摄入 2500 千卡（10 464 千焦）。

由美国农业部制定的新版膳食指南称为"我的餐盘"（图 9.13）。这种图形表示法取代了原来的金字塔表示法，因为大多数人发现板块图更容易解

释。这幅图可以帮助你决定摄入的热量应该怎样在食物中分配。"我的餐盘"强调了每天应该食用的每类食物所占的比例。

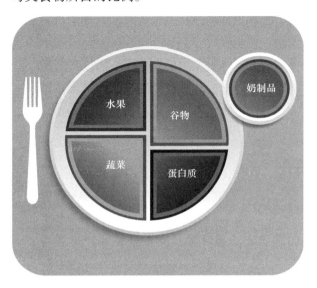

图 9.13　"我的餐盘"推荐的膳食结构

美国农业部开发了这个餐盘的直观表示，用于指导人们更好地保持健康。每类食物的大小存在差异，其代表的是膳食中每类食物的占比。五个模块表示为了保持健康，每天所需每类食物的正确占比。参见 ChooseMyPlate.gov 网站。

图片来源：美国农业部，ChooseMyPlate.gov 网站。

2015 年，美国卫生及公共服务部和美国农业部联合发布了一组新的膳食指南，更注重健康的膳食模式，而不是严格的营养量。健康专栏"新膳食指南"对此做了概述介绍。

膳食应该多样化，膳食中要包括各类食物。

• 多吃以下食物：水果、蔬菜、全谷物和无脂或低脂奶制品。挑选深绿色蔬菜、橙色蔬菜和叶菜。豆类富含纤维和蛋白质。限制土豆和玉米的摄入量。吃谷物时，选择全谷物，如糙米、燕麦和全麦面包。不用糖，用水果作为零食或食物的配料。

• 挑选瘦肉（如家禽）和富含 ω-3 脂肪酸的鱼类，如三文鱼、鳟鱼和鲱鱼，比例应适当。在膳食中应包括富含单不饱和脂肪酸和多不饱和脂肪酸的食用油。

• 少吃富含饱和脂肪或反式脂肪的食物，以及添加糖、胆固醇、盐和酒精的食物。

• 每天锻炼身体。如果你需要减肥，逐渐减少热量的摄入，同时保持充足的营养物质摄入量，增加身体活动。

今日生物学　　健康

新膳食指南

一般来说，美国政府每 5 年会对膳食指南进行修订，以反映营养科学的新变化。2015 年由美国卫生及公共服务部和美国农业部联合发布的膳食指南，其总体目标是：

1. 增进健康；

2. 预防慢性病；

3. 帮助人们达到并保持健康的体重。

2015 年版指南较少关注规定营养物质的定量水平，更多关注的是建立健康的膳食模式。这些膳食模式涵盖以下食物：

1. 各种蔬菜：包括叶菜、豆类、红色和黄色蔬菜以及淀粉。

2. 水果。

3. 谷物：所有谷物中，至少一半应该是全谷物。

4. 无脂或低脂乳制品（包括大豆）。

5. 海产品、瘦肉、家禽、鸡蛋、豆类、坚果和大豆制品中的蛋白质。

6. 食用油。

为了正确建立这些健康的膳食模式，给出了具体建议，限制某些被认为能引起健康问题的营养物质：

1. 每天通过添加糖摄入的热量应低于 10%。

2. 每天通过饱和脂肪摄入的热量应低于 10%。

3. 每天摄入的钠应低于 2300 毫克。

4. 适量饮酒。每天女性最多一杯，男性最多两杯（只限于达到法定饮酒年龄的成年人）。

饮食失调

饮食失调（因过度节食而导致的进食障碍）患者对自己的身体形象不满意。社会、文化、情感和生物学因素都会导致饮食失调的发生。如果情况恶化，比如肥胖、神经性厌食症和神经性贪食症可导致营养不良、残疾和死亡。不管饮食是否失调，早期的确诊和治疗都是至关重要的。

神经性厌食症是一种严重的心理疾病，其典型特征是对发胖的非理性恐惧。神经性厌食症患者拒绝合理的饮食，从而无法保持健康体重。强迫自己处于饥饿状态常常伴随着偶尔会暴饮暴食，接下来就是因担心体重增加而采用清除行为和进行剧烈运动。暴饮暴食通常包括摄入大量的高热量食物，而清除行为则包括让自己呕吐和滥用泻药。约 90% 的神经性厌食症患者为年轻女性，据估计，200 名少女中就有 1 人受到影响。

神经性贪食症患者暴饮暴食，然后采用清除行为以避免体重增加。这种周期性的暴食 - 清除行为一天可以反复好几次。神经性贪食症患者很难看出来，因为他们的体重通常是正常的，这些患者倾向于隐瞒自己的行为。女性比男性更容易患贪食症，估计有 4% 的年轻女性患有这种疾病。

其他不正常的饮食习惯包括狂食症和肌肉上瘾症。许多肥胖者患有狂食症，这种病症的特征是暴饮暴食而不进行清除。压力、焦虑、愤怒和沮丧会诱发暴饮暴食。患有肌肉上瘾症的人总是认为自己的身体发育不良，因此特别看重健身活动，十分关心饮食和体形。患者可能每天都会花几个小时泡在健身房，进行一些加强肌肉的锻炼。与神经性厌食症和贪食症不同，肌肉上瘾症对男性的影响大于女性。

案例分析：结论

乳糜泻是一种严重的疾病，大约每 100 人中就有 1 人受到这种疾病的影响。和谷蛋白过敏症不同，尽管两者有许多相同的症状，乳糜泻可对小肠绒毛和微绒毛内膜造成严重损害。

正如本章所述，小肠在营养物质的处理中发挥重要作用。任何损害绒毛和微绒毛的症状都会降低小肠的效率，并可能引发体重减轻、维生素和矿物质缺乏，甚至罹患肠癌。目前治疗乳糜泻的唯一方法是终身严格避免食用含有谷蛋白的食物。

小结

9.1　消化系统概述

- 消化系统的作用是将大分子水解成最小的小分子物质。消化系统的器官位于消化道内。
- 消化过程包括摄取、消化、运动（蠕动）、吸收和排泄。
- 消化道所有器官都由四层构成，分别称为黏膜层、黏膜下层、浆膜层和黏膜肌层。这四层组织包围内腔或消化道的内部空间。

- 憩室病是消化道的肌肉层出现病变，憩室病影响消化道的任何器官，但主要出现在大肠。

9.2　口、咽和食管

- 口（口腔）中的牙齿负责咀嚼食物。唾液腺分泌唾液，唾液中含有消化淀粉的唾液淀粉酶，舌头将咀嚼过的食物压缩成小食团以便吞咽。

- 口和鼻都通向咽部。咽部同时与食管（食物通道）、气管（空气通道）相通。吞咽过程中，软腭关闭鼻腔通道，会厌覆盖气管（声门）的开口。食物进入食管，消化道开始蠕动。食管通过蠕动将食物送到胃部。括约肌控制食团的运动。
- 口腔疾病包括牙齿的龋齿（蛀牙）、牙龈炎和牙周炎。
- 胃内容物进入食管时产生胃灼热。呕吐时，腹部肌肉和膈肌迫使食物通过食管从口喷出。

9.3　胃和小肠

- 胃可以膨胀并对食物进行储存和搅磨，将食物和酸性胃液充分混合。胃含有一层由平滑肌构成的斜肌层和皱褶，以帮助混合食物。胃腺分泌胃液，胃液中含有胃蛋白酶，这是一种能消化蛋白质的酶。食物离开胃后称为食糜。
- 肝脏分泌的胆汁和胰腺分泌的胰液进入十二指肠。胆汁乳化脂肪，使其易于被脂肪酶消化。
- 胰腺分泌消化淀粉、蛋白质和脂肪的淀粉酶、蛋白酶（如胰蛋白酶）和脂肪酶。肠酶完成化学消化过程。
- 小肠内的刷状缘酶完成消化过程。小肠壁的绒毛和微绒毛吸收小营养分子。营养物质进入循环系统的毛细血管和淋巴系统的乳糜管。乳糖不耐受症患者的小肠中缺少乳糖酶。

9.4　辅助器官和分泌物调节

消化系统的三个辅助器官通过导管将分泌物送入十二指肠。这些辅助器官分别是胰腺、肝脏和胆囊。

- 胰腺分泌胰液，胰液中含有消化碳水化合物、蛋白质和脂肪的酶。胰腺还分泌胰岛素，用于调节血糖水平。
- 肝脏产生胆汁，胆汁的功能包括：破坏老化的血细胞，清除血液中的毒素，储存铁元素，制造血浆蛋白，将葡萄糖以糖原的形式储存起来，将糖原分解成葡萄糖，生成尿素，并帮助调节血液胆固醇水平。
- 胆囊储存肝脏产生的胆汁。消化液的分泌由神经系统和激素共同控制。
- 胃下部分泌的胃泌素刺激胃的上部分泌胃蛋白酶。十二指肠壁分泌的促胰液素和胆囊收缩素刺激胰腺分泌胰液，胆囊分泌胆汁。
- 肝脏疾病包括黄疸、肝炎和肝硬化。胆结石可能影响胆囊功能。

9.5　大肠和排便

- 大肠由盲肠、结肠（包括升结肠、横结肠和降结肠）、阑尾和直肠组成，直肠的末端是肛门。
- 大肠吸收水分、盐类和一些维生素，形成粪便，进行排便。纤维能增大粪便的体积。粪便的颜色由胆红素（一种代谢废物）决定。
- 大肠疾病包括腹泻、便秘、痔疮、憩室病、肠易激综合征、炎性肠病、息肉和癌症。

9.6　营养和体重控制

消化过程生成的营养物质应为人体提供足够的能量、必需氨基酸和脂肪酸以及所有必需的维生素和矿物质。

- 体重指数可以用来衡量人体的脂肪百分比。肥胖与多种疾病相关，包括 2 型糖尿病和心血管疾病。新版"我的餐盘"膳食指南形象地给出了保持健康的膳食比例。

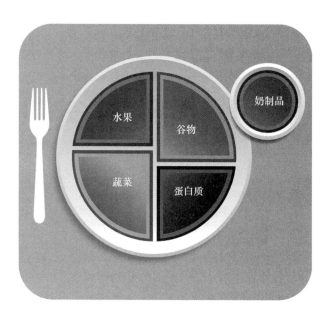

图片来源：美国农业部 ChooseMyPlate.gov 网站

- 碳水化合物在膳食中是必不可少的，但是单糖和精制淀粉会刺激胰腺快速分泌胰岛素，从而引发 2 型糖尿病。纤维是未消化的碳水化合物。升糖指数可用来预测哪些食物将向血液中快速释放碳水化合物。
- 蛋白质提供必需氨基酸。
- 不饱和脂肪酸，特别是 ω-3 脂肪酸，可预防心血管疾病。饱和脂肪酸和反式脂肪诱发心脏病。必需脂肪酸必须由膳食提供。
- 人体还需要一定量的矿物质。骨质疏松症是人体缺乏矿物质（钙）引起的。
- 维生素是有机化合物，对代谢起辅助作用。
- 饮食失调包括神经性厌食症、神经性贪食症、狂食症和肌肉上瘾症。

第 10 章
呼吸系统

案例分析：睡眠呼吸暂停综合征

几个星期以来，贾斯汀感到很累很虚弱。他刚搬到这个城市，找了一份新工作。尽管过去几周他一直都紧张忙碌，但每晚至少保持 7 个小时的睡眠，不过早上醒来时仍然感到很疲倦。他发现每天工作时难以集中精力，甚至有时会忘记会议的重要内容。由于担心睡眠不足可能会导致工作上出现问题，他决定去看医生。

医生建议他做一次全面的检查。他测量了贾斯汀的体重和血压，并问了一系列有关膳食方面的问题、正在服用的药物和睡眠习惯。虽然总体来看贾斯汀是个健康的人，但据他所说，自从他大学毕业并开始工作以来，体重增加了好几磅，如果他在睡觉前喝了几杯酒，那么他的睡眠就更加糟糕了。他还说到他很少一觉到天亮，经常半夜因为喘不过来气而突然惊醒。

鉴于这些症状，医生判断贾斯汀可能患有睡眠呼吸暂停综合征。他向贾斯汀解释说，睡眠呼吸暂停分为两种，一种是阻塞型睡眠呼吸暂停，另一种是中枢型睡眠呼吸暂停。中枢型睡眠呼吸暂停通常由中枢神经系统疾病或损伤引起的，并且与大脑中的神经系统问题有关。因为贾斯汀没有任何这些疾病史，所以他的医生把他的病症归结于阻塞型睡眠呼吸暂停。在这种情况下，上呼吸系统中的气道被阻塞。为了检查其睡眠障碍，医生让他到当地的睡眠治疗中心进行多导睡眠监测。该监测过程可以检查睡眠期间的血氧含量、脑电图、眼运动、呼吸速率和心率以及睡眠姿势等。

扫描获取彩色图片，帮助您理解本章内容。

10.1 呼吸系统

呼吸系统的器官确保氧气的吸入和二氧化碳的排出（图 10.1）。在吸气时，空气通过一系列腔、管和孔从外界进入肺部。在呼气时，空气通过相同的器官组织从肺部排出到大气中。

通气是呼吸的另一种表达方式，包括吸气和呼气。在通气期间，呼吸系统依赖心血管系统将氧气（O₂）从肺部输送到各组织，并将二氧化碳（CO₂）从各组织输送到肺部。

对于人体来说，气体交换是必不可少的，因为身体细胞需进行细胞呼吸，并以 ATP 的形式产生能量。在细胞呼吸中，细胞消耗氧气产生二氧化碳。呼吸系统为这些细胞提供氧气并带走二氧化碳。

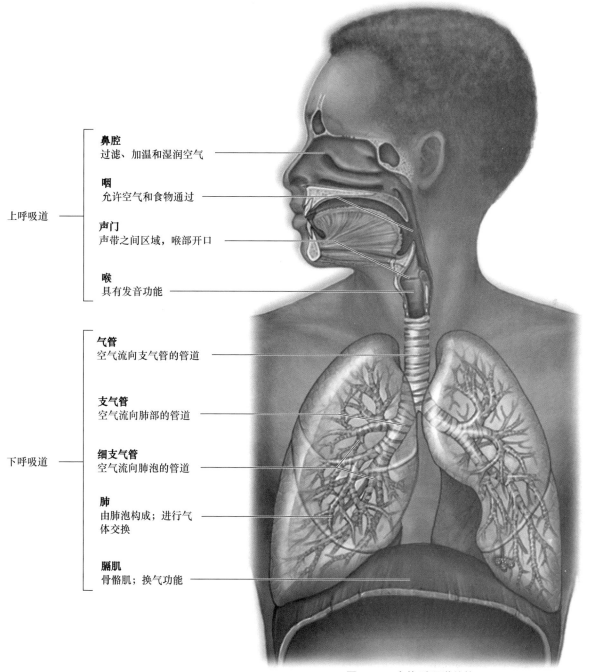

鼻腔
过滤、加温和湿润空气

咽
允许空气和食物通过

声门
声带之间区域，喉部开口

喉
具有发音功能

上呼吸道

气管
空气流向支气管的管道

支气管
空气流向肺部的管道

细支气管
空气流向肺泡的管道

肺
由肺泡构成；进行气体交换

膈肌
骨骼肌；换气功能

下呼吸道

图 10.1　人体呼吸道结构
呼吸道从鼻延伸到肺部。图为上呼吸道器官和下呼吸道器官。

10.2 上呼吸道

鼻腔、咽和喉组成上呼吸道（图10.2）。

鼻

鼻孔引导气体进入鼻腔。鼻腔由狭长腔隙组成，由骨和软骨组成的鼻中隔分成左、右两腔（图10.2）。

进入鼻腔的空气会遇到鼻腔内大量坚硬的鼻毛。鼻毛发挥着过滤的作用，空气经过过滤，其中的小颗粒（灰尘、霉菌孢子、花粉等）不能进入呼吸道。鼻腔的其余部分内壁覆有黏膜，这种黏膜分泌的黏液能够粘住灰尘并将其推送到咽部，在咽部可被吞咽或通过咳嗽、吐痰将其排出体外。黏液层的下面为黏膜下层，黏膜下层毛细血管丰富，对吸入的空气有湿润、加温的作用。天冷我们在室外呼气时，呼出的水蒸气在空气中会凝结，所以我们可以看到呼出的气体。如果鼻子受伤，因为黏膜下层有丰富的毛细血管，也容易引起鼻出血。

鼻腔上部狭窄的鼻隐窝处的纤毛细胞，充当嗅觉感受器。嗅神经从这些细胞通向大脑，嗅觉感受器产生的神经冲动被解读为嗅觉。

泪道将泪液引入鼻腔。当人们哭泣时，眼泪从眼睛流入鼻中，这时还会流鼻涕。鼻腔还与鼻窦相连。有时鼻中液体可能聚积在这些鼻窦中，导致此部位压力增加，进而产生窦性头痛。

鼻腔内的空气进入鼻咽部，即咽的上方。与鼻咽相连的是耳咽管（也称为咽鼓管），耳咽管连接到中耳。当中耳内的气压与鼻咽中的气压相等时，耳咽管打开，我们可能会听到"嘭"的一声。当飞机起飞或降落时，有些人会通过嚼口香糖或打哈欠将耳中一些空气排出体外，来预防耳压的变化。

生活中的科学

抑制打喷嚏有害吗？

科学家发现，在打喷嚏时，气体喷出的速度为每小时100英里（约160千米）。这种力量足以使喷嚏液滴喷出12英尺（约3.66米）远。如果人们忍住不打喷嚏，那么空气就被迫推进耳咽管（咽鼓管）和中耳，可能导致中耳受损。

咽

咽腔，通常称为咽喉，是将鼻腔、口腔和喉连接起来的漏斗形通道。咽腔包括三个部分，分别为鼻咽、口咽和喉咽。鼻咽位于鼻腔之后，软腭的后上方；口咽与口腔相通；喉咽开口于喉部。

扁桃体在口腔和咽部的交汇处形成一个保护环。扁桃体本身由淋巴组织构成，是免疫系统的一部分。它包含的淋巴细胞可防止吸入的外来抗原的入侵。扁桃体是呼吸过程的第一道防线，因为它是吸入气体的必经之路。在扁桃体中，B细胞和T细胞抵御可能侵入内部组织和体液的抗原。

在咽部，气管和食管平行，共同开口于喉咽处。喉腔通常是开放状态，允许空气通过，但食管通常是关闭的，只有吞咽时食管才会打开。如果吞咽食物时，食物不小心进入喉部，可通过咳嗽咳出。如果仍然堵塞，可以使用海姆立克急救法来清除堵塞气道的食物。

喉

喉是咽和气管之间的气体通道，由喉软骨支架

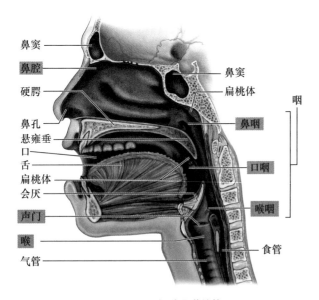

图10.2　上呼吸道结构

该图显示了气体从鼻腔到气管的传输路径，气管属于下呼吸道。图中带框的部位是上呼吸道器官。

围成。喉腔可以被看成一个三角形盒子，其顶点，即喉结（喉部突出处）位于颈前部。喉部也被称为声匣，因为它包括声带。声带是由弹性韧带支撑的黏膜皱襞，声带之间的缝隙称为声门（图 10.3）。呼出气流通过声门时，声带在气流冲出时振动发出声音。在青春期，喉部和声带的发育在男性中更加迅速和突出，导致男性喉结更突出、声音更低沉。由于有的年轻男性对更长的声带失去控制能力，可能会破音。

说话和唱歌时，声音高低的调节是通过改变声带的张力来实现的。张力越大，声门就越窄，这时音调就变高。当声门较宽时，音调就较低（图 10.3）。声音的响度或强度取决于振动的幅度，即声带振动的程度。

通常当人们吞咽食物时，喉上提到会厌部位，会厌是喉的活瓣，可防止食物进入喉内。可以将手轻轻放在喉部并吞咽，来感受一下喉部的运动。

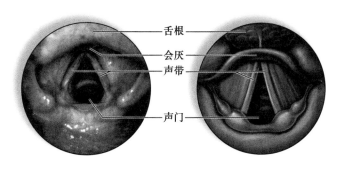

图 10.3　声带

从图可以看出，声带是两侧皱襞，中间为声门，即通向气管的开口。当呼出气流通过声门，声带振动产生声音。当我们发出高音时，声门变窄；发出低音时，声门变宽。

照片版权：© CNRI/Phototake。

10.3　下呼吸道

一旦空气通过喉部，就进入了下呼吸道。下呼吸道由气管、支气管树和肺组成。

气管

气管是连接喉与主支气管的管道。气管由结缔组织和平滑肌纤维构成，由 C 形气管软骨环加固，可防止气管塌陷。

气管位于食管前方，二者由一层柔韧的肌壁分隔开。这种结构可以使食管在吞咽时扩张，有助于食物进入食管内。气管内壁的外层为假复层纤毛柱状上皮（图 4.8）和杯状细胞。杯状细胞分泌黏液，可捕获通过气管的空气中的异物。然后气管内壁上皮的纤毛从肺部向咽喉方向不停地摆动，将黏液排出体外（图 10.4）。

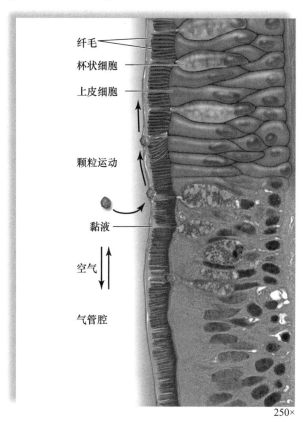

250×

图 10.4　分布在气管内壁上的细胞

气管内膜分布着纤毛上皮组织，并有分泌黏液的杯状细胞。黏液会吸附颗粒，纤毛有助于将黏液排到喉部。

照片版权：© Ed Reschke。

当人们咳嗽时，气管壁收缩，直径缩小。因此，咳嗽会导致空气更快地通过气管，以帮助排出黏液和异物。众所周知，吸烟会破坏纤毛，导致烟雾中的烟灰在肺中聚集，所以吸烟者经常会出现严重的咳嗽。在"10.7　呼吸与健康"的健康专栏"关于吸烟、烟草和健康的问题"中更全面地讨论了吸烟的问题。

如果由于疾病或意外吞咽异物导致气管阻塞，则可以在气管上切开一个口子，插入气管套管充当人造吸气管和呼气管，这种手术称为气管切开术。

支气管树

气管分为左、右主支气管，分别通往左肺和右肺（图 10.1）。每侧支气管又分成若干二级支气管，然后再分支，直到分成直径约 1 毫米的细支气管。支气管在结构上与气管相似。随着支气管继续分支和数级细分，支气管壁越来越薄，环形软骨不复存在。

在哮喘发作期间，细支气管的平滑肌收缩，从而引起细支气管收缩和出现哮鸣音。每一根细支气管都会连接一个由大量被称为肺泡的气泡或囊泡围成的大空间（图 10.5）。

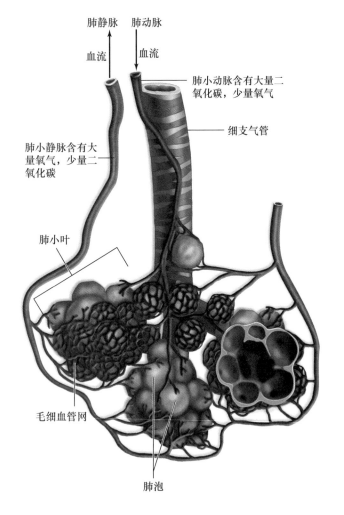

图 10.5 肺循环

肺由肺泡组成，肺泡外缠绕着丰富的毛细血管网。肺动脉输送贫氧血（富含二氧化碳），肺静脉输送富氧血。

肺

肺是胸腔中成对的锥形器官。在胸腔的中心是气管、心脏、胸腺和食管。肺位于气管的两侧。右肺有三叶，左肺有两叶，为胸腔中部偏左的心脏留出了空间。每个肺叶进一步分成小叶，每个肺小叶由一根细支气管及众多肺泡组成。

肺位于胸腔内，膈肌将胸腔与腹腔隔开。肺表面覆以胸膜。胸膜即两层浆膜，可产生浆液。肺表面与胸廓内壁都有一层胸膜覆盖，其中胸廓内壁上的称为胸膜壁层，肺表面上的称为胸膜脏层。表面张力是由于分子之间的氢键结合而使得水分子彼此吸引的力。表面张力将两个胸膜层黏附在一起，使肺部在呼吸时跟随胸腔一起运动。如果这两层胸膜发炎（称为胸膜炎），在呼吸、打喷嚏和咳嗽时都会觉得非常疼痛，因为这两个胸膜层会相互摩擦。产生胸膜炎的原因包括病毒感染（如流感）、结核病和肺炎等。

肺泡

人体肺部有大约 3 亿个肺泡，总面积为 50 ~ 70 平方米，相当于一个网球场的面积。每个肺泡囊都被毛细血管所包绕。囊壁和毛细血管壁主要是单层扁平上皮（图 4.8）。肺泡中的空气和毛细血管内血液中的气体发生交换。氧气透过肺泡壁进入血液，而二氧化碳则正好相反，从血液透过肺泡壁进入肺泡（图 10.5）。科学专栏"人工肺"介绍了科学家如何通过使用人工肺泡和人工肺来帮助开展医学研究。

人体肺泡表面具有一层表面活性物质。这是一种脂蛋白包膜，可降低水的表面张力，防止肺泡萎缩。一些新生儿，特别是早产儿缺失这种薄膜，因此肺会塌陷，这种现象称为新生儿呼吸窘迫综合征，现在可以用表面活性物质替代疗法治疗。

今日生物学 与 科学

人工肺

有一些器官（如肾脏），从一个匹配良好的个体高成功率地移植到另一个体相对还比较容易。然而，肺的移植却比较困难，手术后患者的5年生存率约为51%；捐献的器官数量也无法满足需求，因此一些组织正在积极致力于人工肺的研发。

一种称为体外膜氧合器（ECMO）的人工肺，经常用于治疗肺功能受损的早产儿。在进行ECMO治疗期间，婴儿的血液从身体引入膜肺中。通过膜肺进行二氧化碳和氧气的交换，可以模拟人体肺的功能进行运转。这种装置发挥心和肺的作用，可使婴儿的心血管系统有时间对药物治疗做出反应。

对于成年人来说，在等待肺移植手术或正在接受严重肺部感染治疗时，由 MC3 公司制造的称为 BioLung 的人工肺可以帮助提供肺功能。BioLung 连接到心脏的右心室。离开心室的血液经过一系列的微纤维，进行二氧化碳和氧气的交换。然后，含氧血液绕过肺部，返回左心房。与 ECMO 不同的是，BioLung 很小，与易拉罐相仿，并且由心脏收缩提供动力。

10.4 呼吸机制

通气或呼吸包含两个阶段。吸气过程是将空气吸入肺部；呼气过程则将空气排出肺部。想要了解通气，即空气进入和排出肺部的方式，就需要记住以下事实：

1. 通常从咽部到肺部的肺泡之间有连续的气流。

2. 肺位于封闭的胸腔内。胸廓后方为脊柱，前面为胸骨，并且胸廓形成胸腔的顶部和侧面。肋间肌位于肋骨之间。膈肌和结缔组织形成胸腔的底部。

3. 肺通过胸膜黏附在胸壁内面上。由于两层胸膜之间的流体表面张力，它们之间的间隙都很小。

4. 通气遵循玻意耳定律，该定律指出，在恒定温度下，给定量的气体的压力与其体积成反比。吸气和呼气的整个过程都遵守此定律（图10.6）。

吸气

吸气是通气的主动阶段，因为这是膈肌和外肋

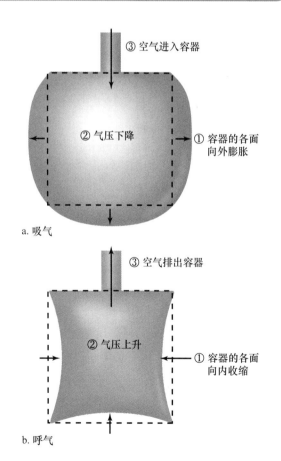

① 空气进入容器

② 气压下降

① 容器的各面向外膨胀

a. 吸气

③ 空气排出容器

② 气压上升

① 容器的各面向内收缩

b. 呼气

图 10.6 气压和体积之间的关系

当容器的各面向外膨胀时，容器容积增加，气压下降；当容器的各面向内收缩时，容器容积减小，气压上升。

间肌收缩的阶段（图 10.7a）。在松弛状态下，膈肌呈穹窿形；在吸气期间，膈肌收缩并变成扁平状肌肉。而且，外肋间肌收缩时，导致胸廓向上、向外运动。

在膈肌和外肋间肌收缩后，胸腔的体积比原来扩大。随着胸腔体积的扩大，肺的体积也会扩大，因为肺黏附在胸壁上。随着肺容量的扩大，肺泡中的气压降低，从而会造成局部真空，也就是肺泡内压低于大气压（肺外气压）。这时空气将自然地被吸入呼吸道并进入肺泡，因为有连续的空气流进入肺部。图 10.6a 显示了玻意耳定律与吸气过程的相关性。

空气进入肺部是因为肺处于开放状态，空气并不会迫使肺部张开。这就是为什么人们有时会说负压吸气。在肺泡中产生的局部真空使空气进入肺部。虽然吸气是呼吸的主动阶段，但实际上空气流入肺泡的过程是被动的。

呼气

通常呼气是呼吸的被动阶段，并且不需要施加任何力量就可以实现。在呼气期间，膈肌和外肋间肌处于放松状态，胸廓向下、向内移动恢复其静息状态（图 10.7b）。胸壁和肺组织的弹性有助于它们回缩。此外，肺的回缩是因为肺泡上的液体的表面张力使肺泡有回缩的倾向。从玻意耳定律（图 10.6b）的角度来看，如果容器的侧面和底部松弛，那么容器容积减小，其内部的气压增加，结果空气排出体外。

那么是什么在呼气过程中防止肺泡塌陷？前面提到过表面活性物质的存在可降低肺泡内的表面张力。此外，随着肺部回缩，胸膜之间的压力会减小，使肺泡处于开放状态。当在事故中胸腔被刺穿（"肺穿孔"）时，可以看出胸膜内压降低的重要性。空气这时进入胸膜内，导致肺部塌陷。

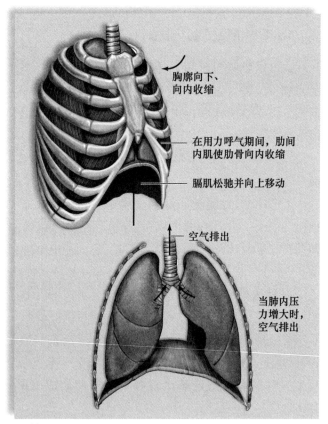

a. 吸气

b. 呼气

图 10.7　吸气和呼气时的胸腔

a. 在吸气期间，胸腔和肺部扩张，从而吸入空气；b. 在呼气期间，胸腔和肺部恢复其初始位置和压力，此时空气排出肺部。

最大吸气力和用力呼气

如果回忆自己上一次高强度的运动，也许是在赛跑时，或者只是爬楼梯去教室，你可能还记得在运动期间和之后的呼吸会比平时要困难得多。最大吸气力会涉及背部、胸部和颈部的肌肉运动，这使胸腔体积大于平时，从而使得肺扩张到最大。

同样也可以用力呼气。高强度运动的最大吸气过程会伴随着用力呼气。对于唱歌、吹喇叭或吹灭生日蜡烛来说，也需要用力呼气。内肋间肌的收缩可迫使胸廓产生向下和向内运动。并且，当腹壁肌肉收缩时，它们推动腹部的器官，随之器官向上运动到膈肌，胸腔内增加的压力帮助空气排出体外。

通气期间的换气量

当通气发生时，在吸气期间空气从鼻子或嘴进入肺部，然后在呼气期间排出肺部。空气自由地流入和排出肺部是非常重要的。因此，一项技术已经研发出来帮助医生确定一个人在吸气和呼气过程中，肺部是否存在吸入和排出空气的健康问题。图 10.8 展示了当一个人按照技术人员的指示呼吸时，由肺活量计记录下来的测量结果。以下关于肺容量的讨论中提到的实际数字都是平均值。这些数值受性别、身高和年龄的影响，因此你的肺容量与此处所述数值可能有所不同。

潮气量 在通常情况下，当我们放松时，每次平静呼吸只会有少量空气被吸入和呼出，这可能与海滩潮汐相似。潮气量仅为 500 毫升左右。

肺活量 通过深呼吸可能增加吸气量和呼气量。在一次呼吸过程中，最大吸气量与最大呼出量之和称为肺活量。其被称为肺活量是因为人的生命依赖呼吸，吸入和呼出的空气越多，就证明身体越健康。许多疾病，如肺纤维化可使人的肺活量降低。

补吸气量和补呼气量 如前所述，我们可以通过扩大胸腔和尽可能地降低膈肌来增加吸气量。用力吸气通常可增加额外 2900 毫升的空气，这被称为补吸气量，它是比潮气量明显增加的量。

我们可以通过收缩腹部和胸部肌肉来增加呼气量，这会产生补呼气量，通常约为 1400 毫升。从图 10.8 中可以看出，肺活量是潮气量、补吸气量和补呼气量的总和。

残气量 一个奇怪的事实是一些被人体吸入的空气永远不会到达肺部，这些空气停留在鼻腔、气管、支气管和细支气管中（图 10.1），这些气体不用于交换。因此，不参与肺泡与血液之间的气体交换的部分气体容积称为无效腔。为了保证新吸入的空气能够到达肺部，呼吸时最好节奏缓慢而深入。

除此之外，如图 10.8 所示，即使在最大呼气结

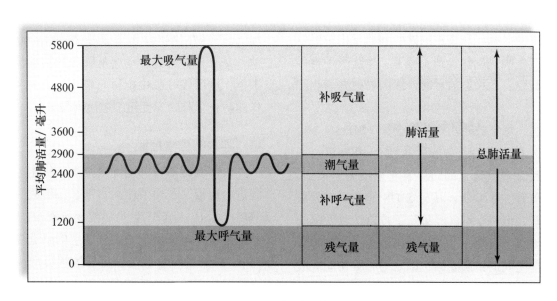

图 10.8 肺活量测量

在吸气期间，有一个上升的波段，在呼气期间，有一个下降的波段。通过最大力度的深吸气和深呼气来测量肺活量。

束时，仍有约 1000 毫升的空气留在肺部，这些残留在肺内的气量称为残气量。残气量是不能从肺部排出的空气总量。在一些肺部疾病中，残气量逐渐增加，因为患者难以将其排出肺部。残气量的增加将导致补呼气量减少，进而造成肺活量减少。

生活中的科学

喘不过气来是什么原因?

如果上腹部胃部区域受到打击后，人会喘不过气来。该部位有一个称为腹腔神经丛的神经网络。对该部位造成创伤可导致膈肌产生一种突然的、无意识、疼痛的收缩运动，通常称为痉挛。在这种情况下是不能正常呼吸的，因此，人会感觉呼吸困难。不过，一旦膈肌松弛，疼痛就会消失并且呼吸也会恢复正常。

10.5 通气控制

人通常以两种方式来控制呼吸，即神经控制和化学控制。

呼吸的神经控制

一般情况下，成年人每分钟呼吸 12 ～ 20 次。通气频率是由位于大脑延髓的呼吸中枢来控制的。呼吸中枢自动向膈肌和胸腔的外肋间肌发出神经信号，进而产生吸气动作（图 10.9）。当呼吸中枢停止向膈和胸腔发送神经信号时，肌肉松弛并产生呼气的动作。

在美国，每年被婴儿猝死综合征（SIDS）（也称为摇篮死亡）夺去生命的婴儿约有 4000 名。一岁以下的婴儿放到床上的时候看起来还挺健康的，但睡觉时就停止了呼吸。尽管 SIDS 的确切病因目前尚不清楚，但科学家已经排除了疫苗接种、呕吐和感染等因素。目前大多数研究都集中在大脑呼吸中枢与肺部之间的错误联络，以及与心脏功能有关的问题上。

虽然呼吸中枢可自动控制呼吸的速率和深度，

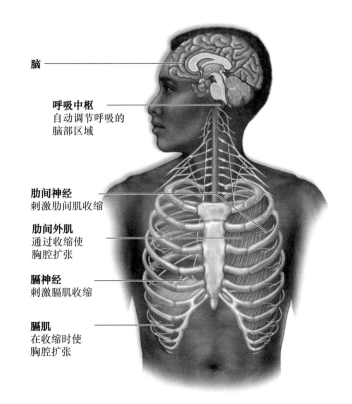

脑

呼吸中枢
自动调节呼吸的脑部区域

肋间神经
刺激肋间肌收缩

肋间外肌
通过收缩使胸腔扩张

膈神经
刺激膈肌收缩

膈肌
在收缩时使胸腔扩张

图 10.9 呼吸中枢控制呼吸运动
在吸气期间，位于延髓的呼吸中枢通过肋间神经刺激肋间外肌（肋肌）进行收缩，同时通过膈神经刺激膈肌产生收缩运动。胸腔和肺部随之扩张，从而空气被吸入。当呼吸中枢对膈肌和肋间肌没有刺激时，呼气就发生了。随着胸腔和肺部逐渐恢复原来的大小，空气被排出体外。

但其活动可能受到神经输入的影响。我们可以自行改变呼吸模式以适应说话、唱歌、吃饭、游泳等活动。在用力吸气后，气道壁中的牵张感受器会对增加的压力做出响应。这些感受器引发抑制性神经冲动，并且这种神经冲动会从膨胀的肺部传输到呼吸中枢，进而使呼吸中枢暂时停止发出神经信号。这样即防止了肺的弹性组织被过度拉伸。

呼吸的化学控制

人体细胞通过细胞呼吸产生二氧化碳。二氧化碳进入血液，在血液中与水结合，形成一种酸，酸解离产生 H^+。这些 H^+ 可以改变血液 pH。化学感受器是人体内对体液化学成分敏感的感觉受体。两组对 pH 敏感的化学感受器可导致呼吸加快。一组中央装置位于脑干的延髓中，另一组外周装置位于循环系统。位于颈动脉的颈动脉体和位于主动脉的主动脉体都对血液 pH 敏感。这些化学感受器不受低氧水平的强烈影响。相反，当进入血液的二氧化碳足以改变血液 pH 时，它们会受到刺激。

当血液变得更酸一些（pH 减少）时，呼吸中枢将增加呼吸的速率和深度。随着呼吸速率的增加，会有更多的二氧化碳从血液中排出。然后 H^+ 浓度恢复正常，呼吸速率也恢复正常。

大多数人屏住呼吸都不超过两分钟。因为当屏住呼吸时，代谢产生的二氧化碳开始在血液中堆积，最终导致 H^+ 积累并且使得血液的酸性增加。呼吸中枢在化学感受器刺激下，破坏人体的主动呼吸抑制。尽管人还试图屏住呼吸，但呼吸还是恢复了。

生活中的科学

人最多能屏住呼吸多长时间？

大多数人可以屏住呼吸 1～2 分钟。但是经过一定的练习，许多人能够屏住呼吸长达 3 分钟。自由潜水者有时进行潜水比赛，看谁屏住呼吸的时间长，他们可以持续 5 分钟或更长时间。

在自由潜水过程中，自由潜水者通常使用过度换气和肺部填积的方法，研究人员希望对此进行深入研究。肺部填积是潜水者用力深呼吸，以使空气通过嘴吸入肺中。如果未经训练，千万不要为了延长屏气而尝试过度换气或肺部填积，因为这么做可能会导致溺水而亡。

10.6 体内气体交换

气体交换对于内稳态至关重要。在气体交换过程中，必须向所有细胞供应产生能量所需的氧气，并且将二氧化碳排出体外。如前所述，呼吸过程不仅包括在肺部进行的气体交换，还包括在人体组织中的气体交换（图 10.10）。

扩散原理决定了氧气或二氧化碳是否进入或离开肺部和组织中的血液。气体可产生一定的压力，每种气体施加的压力称为分压，用 P_{O_2} 和 P_{CO_2} 来表示。如果膜两侧的氧分压不同，则氧会从较高分压区扩散到较低分压区。

外呼吸

外呼吸是指肺泡与肺毛细血管中血液之间的气体交换（图 10.5 和图 10.10a）。肺毛细血管中血液的 P_{CO_2} 比大气中的 P_{CO_2} 要高。因此，二氧化碳从血浆中扩散到肺部。大部分二氧化碳以 HCO_3^- 存在于血浆中。在 P_{CO_2} 低的肺部环境中，反应向右进行。

$$\underset{\text{氢离子}}{H^+} + \underset{\text{碳酸氢根离子}}{HCO_3^-} \longrightarrow \underset{\text{碳酸}}{H_2CO_3} \xrightarrow{\text{碳酸酐酶}} \underset{\text{水}}{H_2O} + \underset{\text{二氧化碳}}{CO_2}$$

碳酸酐酶可加快红细胞中碳酸的分解速度。

如果过度呼吸（高速率呼吸）并因而将这一反应推向最右端，接下来会发生什么呢？血液中的 H^+ 减少，并最终出现碱中毒，即血液 pH 升高。在这种情况下，呼吸会受到抑制，可能出现从头晕到骨骼肌持续性收缩等各种不适症状。你可能听过在过度呼吸后需要对着纸袋进行吸入和呼出，这样做可以增加血液中的二氧化碳，因为你正在吸入刚刚呼出到纸袋中的二氧化碳，进而恢复正常的血液 pH。如果产生呼吸抑制（通气不足）并且上面的反应没有发生，那又会怎样呢？H^+ 会在血液中积累，产生酸中毒。缓冲液可能对低 pH 有调节作用，进而使得呼吸增强。血液 pH 的极端变化能影响酶的功能，这可能会导致昏迷和死亡。

外呼吸期间氧气的气压模式与二氧化碳的刚好相反。肺毛细血管血液中的氧气含量低，而肺泡气中含有较高的氧分压。因此，氧气扩散到血浆，然后进入肺部的红细胞中。血红蛋白吸收这些氧气并变成氧合血红蛋白（HbO_2）。

$$\underset{\text{脱氧血红蛋白}}{Hb} + \underset{\text{氧气}}{O_2} \longrightarrow \underset{\text{氧合血红蛋白}}{HbO_2}$$

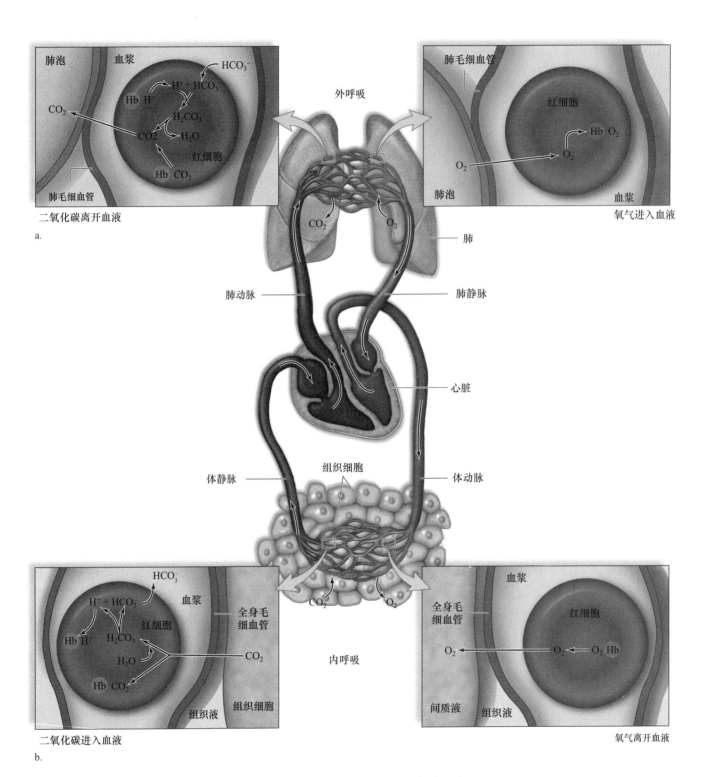

图 10.10　外呼吸和内呼吸过程中的气体运动

a. 在肺部的外呼吸期间，HCO_3^- 转化为二氧化碳，二氧化碳离开血液；氧气进入血液，血红蛋白（Hb）又将氧气带入组织中。b. 在组织的内呼吸期间，氧气离开血液，而二氧化碳进入血液。大多数二氧化碳进入红细胞，变成 HCO_3^- 溶解于血浆中。一些血红蛋白与二氧化碳结合，另一些与 H^+ 结合。

内呼吸

内呼吸是指全身毛细血管内的血液与组织细胞之间的气体交换。图 10.10b 中下部显示的即为内呼吸过程。进入全身毛细血管的血液呈鲜红色，因为红细胞含有氧合血红蛋白。组织中的温度较高，pH 略低（偏酸一些），因此氧合血红蛋白自然会释放氧气。在氧合血红蛋白释放出氧气后，氧气从血液扩散到组织中。

$$HbO_2 \longrightarrow Hb + O_2$$

氧合血红蛋白　　　脱氧血红蛋白　　氧气

氧气从血液扩散到组织中，因为组织液的 P_{O_2} 比血液中的低。较低的 P_{O_2} 是由于细胞在细胞呼吸中不断地消耗氧气（图 3.20）产生的。二氧化碳从组织扩散到血液中，因为组织液的 P_{CO_2} 比血液中的高。二氧化碳在细胞呼吸中产生并聚集于组织液中。

二氧化碳扩散到血液中后，大部分进入红细胞中，少量与血红蛋白结合，形成氨基甲酰血红蛋白（$HbCO_2$）。在血浆中，二氧化碳经过水合作用形成碳酸，继而分解成 H^+ 和 HCO_3^-。

$$CO_2 + H_2O \xrightarrow{\text{碳酸酐酶}} H_2CO_3 \longrightarrow H^+ + HCO_3^-$$

二氧化碳　水　　　　碳酸　　　　氢离子 碳酸氢根离子

前面提到的碳酸酐酶可加速上述反应。HCO_3^- 从红细胞中扩散出来，并溶解于血浆中。血红蛋白的珠蛋白部分与总反应产生的过量 H^+ 结合，Hb 变成 HHb，即还原血红蛋白。这样一来，血液 pH 保持在非常稳定的状态下。离开全身毛细血管的血液呈暗红色，因为红细胞中含有还原血红蛋白。

10.7　呼吸与健康

呼吸道始终暴露在环境空气中。空气质量以及空气中是否含有传染性病原体（如细菌和病毒）或有害化学物质等，都会影响呼吸系统的整体健康状况。

上呼吸道感染

上呼吸道感染（URI）可以从鼻腔扩散到鼻窦、中耳和喉部。例如，"脓毒性咽喉炎"是由酿脓链球菌 *Streptococcus pyogenes* 引起的一种原发性细菌感染，它可导致全面的上呼吸道感染甚至全身性（影响整个身体）感染。脓毒性咽喉炎的症状为严重的喉咙痛、发高烧，并且在暗红色喉咙上长白斑。由于链球菌性喉炎是由细菌引起的，所以可以用抗生素治愈。

鼻窦炎

因鼻塞堵住通向鼻窦的微孔时，可引起鼻窦炎（图 10.2）。其症状包括后鼻道分泌物和面部疼痛，当患者身体向前倾时症状更加严重。疼痛和压痛通常发生在额头下部或脸颊上（有时也会产生牙痛）。成功治疗取决于鼻窦恢复正常引流。即使是洗个热水澡和保持直立姿势睡觉也很有帮助。解充血喷鼻剂和口服抗组胺药也可缓解鼻窦炎的症状。不过最好是使用喷鼻剂，因为不但可以治疗症状，还没有像嗜睡那种口服药物的副作用。但是，长时间使用喷鼻剂会上瘾。如果是顽固性鼻窦炎，请咨询卫生保健专业人员。

中耳炎

中耳炎是中耳受到感染的病症，通常是一种发生在儿童身上的鼻腔感染并发症。这种感染可以通过耳咽管从鼻咽传播到中耳。疼痛是中耳感染的主要症状，也可能产生耳内闷胀感、听力丧失、眩晕（头晕）和发烧的症状。如果有必要，可给患者使用抗生素，但如今医生已经知晓过量使用抗生素会导致细菌对抗生素产生耐药性。对于中耳炎多次复发的儿童，有时在耳膜可采用鼓膜置管术，以帮助减轻中耳压力，并能预防听力丧失。通常，所置的管子时间长了会脱落。

扁桃体炎

当扁桃体发炎肿大时就会发生扁桃体炎。鼻咽后壁的扁桃体通常称为腺样体。如果扁桃体经常发炎、肥大使呼吸困难，可以通过扁桃体切除术将其切除。相比过去，现在进行的扁桃体切除术越来越少，因为我们知道扁桃体是淋巴组织，可以捕获许多进入咽部的病原体。因此，它们被看成是抵御病原体入侵的第一道防线。

喉炎

喉炎是喉部受到感染，常伴随着声音嘶哑，严重时可能无法说话。治疗上呼吸道感染时，喉炎的症状通常会消失。如上呼吸道没有感染，但伴有持续性声音嘶哑的症状，那么则是癌症的警告信号之一，应请医生检查。

下呼吸道疾病

下呼吸道疾病包括感染、限制性肺病、阻塞性肺病和肺癌。

下呼吸道感染

急性支气管炎是主支气管和第二支气管的感染，往往继发于上呼吸道感染之后，因为上呼吸道感染可导致继发性细菌感染。通常情况下干咳加重会变成剧烈的咳嗽，并且可能咳出黏液和脓液。

肺炎是由于肺部受病毒或细菌感染而引起的肺部炎症，其中肺部的支气管和肺泡中充满脓液（图10.11）。肺炎往往继发于流感之后。头痛和胸痛及高烧和发冷是肺炎的症状。肺炎并不是整体性肺部感染，而可能仅局限于肺的特定小叶中。显然，炎症所涉及的小叶越多，感染就越严重。肺炎可以由细菌引起，这些细菌通常是被抑制住的，但有时由于人体压力和（或）免疫力降低而乘虚而入。艾滋病患者可患上一种罕见的肺炎，由名为耶氏肺孢子虫（以前称为卡氏肺孢子虫）的真菌所引起。在具有健康免疫系统的人体中几乎从未见过这种类型的肺炎。

肺结核，通常称为结核病，是一种过去称为肺痨的细菌性疾病。当细菌（结核分枝杆菌）侵入肺组织时，细胞会在外来物周围形成一层保护囊，将它们与身体其他部分分开。这个微小的囊被称为结节。如果身体的抵抗力很高，被保护囊包住的生物

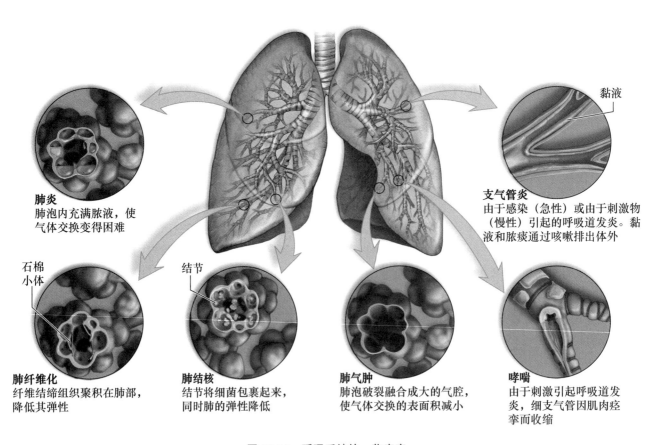

肺炎
肺泡内充满脓液，使气体交换变得困难

石棉小体

肺纤维化
纤维结缔组织聚积在肺部，降低其弹性

结节

肺结核
结节将细菌包裹起来，同时肺的弹性降低

肺气肿
肺泡破裂融合成大的气腔，使气体交换的表面积减小

黏液

支气管炎
由于感染（急性）或由于刺激物（慢性）引起的呼吸道发炎。黏液和脓痰通过咳嗽排出体外

哮喘
由于刺激引起呼吸道发炎，细支气管因肌肉痉挛而收缩

图 10.11　呼吸系统的一些疾病
接触传染性病原体和（或）暴露于污染空气（包括烟草烟雾）会引发此图所显示的疾病。

体就会死亡；如果抵抗力很低，这些生物体最终将被释放出来。如果用 X 射线检查出患者的胸部有活动性结节，则患者应该进行适当的药物治疗，以控制疾病，并且最终杀灭所有活菌。可以通过结核菌素试验来判断一个人是否曾感染结核菌，该试验是将高度稀释的细菌提取物注入患者皮肤中，如果结核菌素试验结果呈阳性，那么需用 X 射线检查以确认活动性疾病。一个人有可能测试呈阳性，却没有活动性疾病。

限制性肺病

在限制性肺病中，由于肺部失去弹性，肺活量减少。吸入二氧化硅、煤尘、石棉和玻璃纤维等颗粒，这会导致肺纤维化。肺纤维化是一种纤维结缔组织在肺部聚积的状态，使肺不能正常充气，并且总是倾向于往外排气。吸入石棉颗粒也与癌症的发生有关。石棉以前被广泛用作防火和绝缘材料，所以曾发生过不当的石棉暴露。据推测，在 1990—2020 年间，美国有约 200 万人因石棉暴露（主要发生在工作场所）而死亡。

今日生物学 **健康**

电子烟安全吗？

在过去 50 多年中，吸烟引起的许多健康危害已广为人知。尽管如此，在美国还是有大约 4200 万成年人在吸烟。一旦一个人开始吸烟，他对尼古丁就会产生很强的依赖。但为什么年轻人开始吸烟呢？有些人可能希望看起来成熟或很酷，想与周围朋友打成一片，或有逆反心理。一些吸烟者认为这种习惯可以帮助他们控制体重；其他人则承认他们只是享受尼古丁带来的暂时快感。由于吸烟会对健康产生有危害的副作用，所以人们一直在寻找其替代品，这就解释了为什么现在电子烟越来越受吸烟者的欢迎。

从电子烟的外观来看，像真正的香烟一样，但是里面没有烟草，而是有一个填有"电子烟油"的盒子，这种电子烟油主要由尼古丁加丙二醇或植物甘油组成。当人们用电子烟时，里面的电池对烟油进行加热，将其转化为可吸入的烟雾（通常称此动作为"吸雾"）。通常电子烟顶部的 LED 会发光，就像真正的香烟在燃烧一样。但是没有香烟味，因为没有烟草在燃烧。

电子烟制造商声称，电子烟产生的烟雾比香烟烟雾更加安全。但是关于人们吸入纯净尼古丁烟雾之事，许多健康专家还未对此进行充分的研究。电子烟油的尼古丁含量变化范围很大，并且目前已经检测到各种污染物的存在，包括金属和某些痕量级的致癌物。虽然一些吸烟者说使用电子烟帮助他们戒了烟，但卫生部门担心的是，那些第一次迷上了吸雾的人可能会渐渐开始吸烟。

另外，虽然这些公司声称他们不会向儿童推销此种产品，但一些尼古丁溶液中含有类似奶油糖果、巧克力，甚至棉花糖的香味，这些都可能吸引年轻人抽烟。2014 年 4 月《纽约时报》的一篇题为"卖桶毒药"的文章将电子烟油描述为强效神经毒素，当被吸入或甚至通过皮肤吸收时，它们会产生致命性的危害，并且由于接触或吸入电子烟油而导致的中毒现象不断增多。

那么吸电子烟会比普通香烟更加安全吗？考虑到与吸烟有关的所有健康危害，吸电子烟可能不会使情况更加糟糕。尽管如此，在电子烟的许多问题得到解决之前，最好还是遵循 FDA 的建议并避免使用电子烟。

生活中的科学

什么是囊性纤维化？

囊性纤维化是一种遗传性疾病，产生黏液的上皮细胞中的 Cl⁻ 转运蛋白不能正常发挥作用。因此，患者所分泌的黏液太过黏稠，并容易堵塞微小结构组织（例如，肺泡）。虽然囊性纤维化通常被认为只是呼吸系统疾病，因为这是首先出现症状的地方，但它还会导致胰腺等器官出现问题。在几十年前，患有囊性纤维化的人通常在 20 岁之前死亡。目前医学和治疗方面的进步可使患有这种疾病的人活到 30 或 40 岁左右。

阻塞性肺病

在阻塞性肺病中，空气不能在气道中自由流动，并且人体最大程度地吸气或呼气所需的时间大大增加。包括慢性支气管炎、肺气肿和哮喘在内的几种疾病由于常会复发，因此统称为慢性阻塞性肺病（COPD）。

在慢性支气管炎中，气道发炎且其中充满黏液，并时常咳出黏液。支气管发生退行性改变，包括纤毛及其正常清洁作用的丧失，这时更容易发生感染。吸烟是导致慢性支气管炎最常见的原因。接触其他污染物也会导致慢性支气管炎。

今日生物学 健康

关于吸烟、烟草和健康的问题

吸烟真的会让人上瘾吗？

是的。就像海洛因和可卡因一样，尼古丁是一种成瘾药物。即使是少量也会使吸烟者想抽更多的烟。此外，尼古丁除了影响吸烟者的情绪和性格之外，如果吸烟者试图戒掉，也可能导致戒断症状。越年轻时吸烟，对尼古丁成瘾就越严重。

吸烟对人们的短期和长期影响有哪些？

短期影响包括呼吸短促和不停咳嗽，嗅觉和味觉下降，以及男性性无能风险增加。在平时运动时，吸烟者更容易疲倦。长期影响包括许多类型的癌症、皮肤早衰、心脏病、动脉瘤、支气管炎、肺气肿和脑卒中。吸烟会导致严重肺炎和哮喘。

吸烟会导致癌症吗？

是的。烟草与美国约 1/3 的癌症死亡人数有关，并且近 90% 的肺癌由吸烟造成。吸烟还会导致口腔癌、咽癌、喉癌和食管癌，促进膀胱癌、胰腺癌、宫颈癌、肾癌和胃癌的发展。吸烟也与一些白血病的发生有关。

为什么吸烟者会患有"吸烟者的咳嗽"？

香烟烟雾中含有的某些化学物质会对呼吸道和肺部产生刺激作用。当吸烟者吸入这些物质时，人体会试图通过产生黏液和咳嗽来进行自我保护。烟雾中的尼古丁弱化了纤毛的清扫作用，因此烟雾中的一些毒素就留在了肺中。

如果吸烟但不把烟雾吸入肺中，有危害吗？

是的。只要烟雾接触活细胞，它就有害。即使吸烟者不把烟雾吸入肺中，他们也会吸入自己所呼出的二手烟，并且仍有患肺癌的风险。经常用烟斗和抽雪茄但不把烟雾吸入肺中的人，患有唇、口、舌和其他几种癌症的风险都会增加。

吸烟对心脏有危害吗？

是的。吸烟增加患心脏病的风险，在美国心脏病是死亡的"头号杀手"。吸烟是突发性心脏病发作的最大风险因素。在患有心脏病的人群中，吸烟者比非吸烟者更容易在心脏病发作的一小时内死亡。极少的香烟烟雾，哪怕是远低于导致肺部疾病的烟雾量，也会对心脏造成伤害。

吸烟如何影响孕妇及婴儿？

在怀孕期间吸烟很可能会导致流产、早产、死产、婴儿死亡，低体重儿和婴儿猝死综合征（SIDS）。如果孕妇不吸烟，婴儿的死亡率将减少 10%。当孕妇吸烟时，烟雾中的尼古丁、一氧化碳和其他危险化学物质进入血液，然后进入胎儿体内。这会阻碍胎儿获得生长所必需的营养和氧气。

环境中烟草烟雾的危害是什么？

环境中的烟草烟雾，也称为二手烟，每年导致不吸烟者心脏病发病率增加 25% 以上，并导致约 46 000 名心脏病患者死亡。父母吸烟的孩子在两岁前更容易患哮喘、肺炎或支气管炎、耳部感染、咳嗽、气喘并且黏液分泌也会增加。

嚼用烟草和鼻烟是不是吸烟的安全替代品？

不是。来自无烟烟草的汁液可以通过口腔黏膜吸收。这会产生口疮和白斑，由此常会引发口腔癌，损害牙齿和牙龈。无烟烟草使用者大大增加了患其他癌症的风险，包括咽癌等。

如何戒烟？

包括美国癌症协会和美国肺脏协会的许多组织都提出了戒烟的建议。这两个组织还向有意戒烟的人提供互助组，还为人们提供如何帮助朋友戒烟的建议。匿名尼古丁互助组提出了一项包括 12 步的戒烟方案，用于帮助吸烟者摆脱烟瘾。康复的吸烟者曾说过戒烟互助组非常重要。目前 FDA 已批准了几种戒烟药物，其他药物正处于开发阶段。有一种称为伐尼克兰的药物会对尼古丁刺激的大脑区域产生影响，还可通过模仿尼古丁的作用来减轻戒断症状。除此之外，还有几种非处方药也可替代尼古丁的作用，这些药物包括尼古丁贴片、口香糖和糖锭。这些产品旨在提供足够的尼古丁来减轻人们在尝试戒烟时所经历的戒断症状。

肺气肿是一种慢性疾病，目前无法治愈，会造成肺泡扩张、肺泡壁受损，导致可用于气体交换的表面积减少。肺气肿，继发于慢性支气管炎，通常由吸烟引起滞留在肺部的空气导致肺泡损伤和胸部明显膨胀，肺的回缩弹性减退，因此不仅气道变窄，而且呼气的动力也减小。患者气喘吁吁，可能伴随咳嗽。气体交换的表面积减少，因此心脏和大脑的供氧不足。在这种情况下，心脏会迫使更多的血液流过肺部，导致心脏负荷增加。大脑缺氧会使人感到沮丧、反应迟钝和易怒。运动、药物治疗、补充氧气和戒烟都可以缓解这些症状，并减缓肺气肿的进程。严重肺气肿可通过肺移植或肺减容手术（LVRS）进行治疗。肺减容手术摘除患者 1/3 的病变组织，使得剩余的肺部组织能够更好地发挥作用。手术后患者的呼吸机能和肺活量都会有所增加。

哮喘是支气管和细支气管疾病，其特征是气喘和呼吸困难，有时伴随咳嗽和咳痰。气道对特定的刺激物异常敏感，刺激物可能包括各种过敏原，如花粉、动物皮屑、灰尘、烟草烟雾和工业烟尘。甚至冷空气也可能是一种刺激物。当接触到刺激物时，细支气管中的平滑肌痉挛，这似乎是由于细支气管中的免疫细胞所释放的化学介质造成的。大多数哮喘患者都有一定程度的支气管炎症，使其呼吸道进一步缩小，使哮喘发作更严重。哮喘可治但无法治愈，专用吸入器可以控制炎症并可能预防发作，其他类型的吸入器在病情发作时可以防止产生肌肉痉挛。

肺癌

患肺癌的男性多于女性，但在女性中肺癌造成的死亡人数已经多于乳腺癌。女性肺癌发病率的增加与吸烟女性的增加直接相关。吸烟者的尸检报告显示了最常见肺癌类型的发展进程。首先支气管内壁细胞不断增厚和结痂（每当细胞接触刺激物时就会发生结痂现象）；然后纤毛逐渐消失，无法再阻止灰尘和污垢在肺中沉积；之后，具有非典型细胞核的细胞会出现在结痂的内壁上。这种由具有非典型细胞核的无序细胞构成的肿瘤被认为是原位癌。最后一步当这些细胞中的一些脱离并侵入其他组织，这一过程称为转移。这时肿瘤扩散了。原发肿瘤可能会生长，直到支气管被阻塞，使得空气无法进入肺部。然后产生肺塌陷，滞留在肺部的分泌物感染，从而导致肺炎或肺脓肿（局部脓液区域）。唯一可能的治愈方法就是在肿瘤转移之前切除肺叶或整个肺部。这种手术称为肺切除术。如果癌症已经扩散，还需要进行化疗和放疗。

研究表明，吸入二手烟同样可能导致肺癌和其他通常与吸烟有关的疾病。如果一个人停止吸烟并避免接触二手烟，并且其身体组织尚未癌变，那么随着时间的推移肺可能会逐步恢复正常。

案例分析：结论

多导睡眠图的结果表明贾斯汀的情况很可能是由于晚上睡眠呼吸暂停所导致。在 7 个小时的监测中，贾斯汀平均每小时就发生了 5 次呼吸暂停。在此期间，他的血氧浓度也很低。脑波测试没有显示任何异常，表明该问题与阻塞型睡眠呼吸暂停有关，而不是中枢型睡眠呼吸暂停。

在初级治疗期间，贾斯汀的医生建议他增加运动量、减掉多余的体重并且少喝酒。此外，医生还让贾斯汀使用一种名为 CPAP（持续气道正压通气机）的设备。该装置会将恒定的空气流输送到上呼吸道。这可以使呼吸道保持通畅，进而减少呼吸暂停事件的发生。医生要求贾斯汀必须每天晚上使用该设备，因为 CPAP 面罩不能治愈阻塞型睡眠呼吸暂停。如果节食和运动不能恢复贾斯汀的正常睡眠，那么另一种方法是采用手术疗法去除咽部区域的一些软组织，该手术称为悬雍垂腭咽成形术（UPPP）。然而，医生确信贾斯汀生活方式的改变和 CPAP 面罩的使用将有助于降低睡眠呼吸暂停的发生率。

小结

10.1　呼吸系统

呼吸系统负责通气（呼吸）过程，包括吸气和呼气。呼吸道由鼻、咽、喉、气管、支气管、细支气管和肺组成。

10.2　上呼吸道

鼻子里的空气进入咽部并通过以下人体组织：

- 鼻腔：起到过滤和暖化空气的作用。
- 咽：与气管和食管相通；咽上部区域为鼻咽，通过耳咽管（咽鼓管）连接到中耳；会厌防止食物进入下呼吸道。
- 喉：有声带的声匣；声门是声带之间的裂隙；扁桃体是淋巴组织，有助于保护呼吸系统。

10.3　下呼吸道

- 气管上皮中有杯状细胞和纤毛细胞。
- 支气管进入肺部并分支成较小的细支气管。
- 肺部由肺泡组成，肺泡囊被毛细血管所覆盖；肺泡内有表面活性物质，可防止它们闭合。肺的外部包有一层胸膜。

10.4　呼吸机制

呼吸包括吸气和呼气。空气在肺部的流动是根据玻意耳定律进行的，该定律描述了气体压力和体积之间的关系。

吸气

膈肌下降，胸廓向上、向外扩张；肺部扩张，然后空气被吸入。

呼气

膈肌松弛并向上移动。胸廓向下、向内收缩，肺内压力增加，空气被排出肺部。

呼吸量通过以下方法进行测量：

- 潮气量：平静呼吸时每次吸入和呼出的气量；

- 肺活量：是指最大吸气量与最大呼气量之和。
- 补吸气量和补呼气量：空气吸入和呼出的正常量与最大量之间的差值。
- 残气量：呼气时残留在肺部的空气量，也称为无效腔。

10.5　通气控制

大脑中的呼吸中枢会自动地使我们每分钟呼吸 12 ～ 20 次。血液中多余的二氧化碳降低 pH，然后化学感受器给呼吸中枢发出信号，促使呼吸速率增加。

10.6　体内气体交换

外呼吸和内呼吸都依赖于气体扩散。血红蛋白的活性对于气体在体内的运输是必不可少的，因此其对于外呼吸和内呼吸也是至关重要的。

外呼吸

- 二氧化碳从血浆扩散到肺部，碳酸酐酶加速红细胞中 HCO_3^- 的分解。
- 氧气扩散到血浆中，然后进入毛细血管的红细胞里。氧气由血红蛋白携带，形成氧合血红蛋白。

内呼吸

- 氧气从血液扩散到组织中。
- 二氧化碳从组织扩散到血液中。二氧化碳以 HCO_3^- 形式溶于血浆中，还有一小部分二氧化碳与血红蛋白结合形成氨甲酰血红蛋白。

10.7　呼吸与健康

许多疾病都与呼吸道有关。

上呼吸道感染

- 鼻腔、鼻窦、喉咙、扁桃体和喉部的感染都是上呼吸道感染。
- 这些疾病包括鼻窦炎、中耳炎、喉炎和扁桃体炎；扁桃体是淋巴组织，可通过扁桃体切除术除去。

下呼吸道疾病

- 下呼吸道感染包括急性支气管炎、肺炎和肺结核。
- 限制性肺病以肺纤维化为例。
- 阻塞性肺病以慢性支气管炎、肺气肿和哮喘为例。
- 吸烟最终导致肺癌和其他疾病，可通过肺切除术去除患病部位。

第11章
泌尿系统

案例分析：肾结石

卡拉曾有一段时间感觉身体右侧疼痛，具体位置是从胸腔下方延伸至后背。起初她以为是健身训练造成的肌肉过度疲劳，但在接下来的几天里，她时常感觉尿频，而且排尿时疼痛难忍。当她发现尿液呈浅粉色时，卡拉决定去看医生。

医院的护士问了卡拉一些问题，包括她每天喝多少水和其他液体，每天吃的食物以及目前服用的药物。卡拉告诉护士她最近所摄入的食物含有较多的蛋白质。医生怀疑卡拉患有肾结石，这是一种很小的沉积物，通常由钙或尿酸所形成，聚积于肾脏中。医生说使用X射线检查或超声检查可以确诊她的病症。此外，血液和尿液检查将有助于确定产生肾结石的原因。

检查结果证实了医生最初的诊断。血液检查表明，卡拉的结石可能是由尿酸组成的，并且结石较大，以至于可能无法通过尿液排出体外。卡拉和医生坐下来就治疗方案进行了讨论。

在本章中，我们将探讨肾脏作为维持内稳态的主要器官之一所发挥的作用。

扫描获取彩色图片，帮助您理解本章内容。

11.1 泌尿系统

泌尿系统作为机体的器官系统，在维持血液的盐、水和酸碱平衡中起着主要作用。总体来说，这些器官共同参与排泄过程，或从体内排出代谢废物。这些代谢废物是细胞和组织正常活动的副产物。与排泄相比，排便是消化系统的一个过程，未消化的食物和细菌以粪便形式排出体外。人体排泄功能是通过在体内形成尿液和排出尿液实现的。

泌尿系统的功能

由于泌尿系统执行排泄过程，所以它对维持体内平衡起着十分重要的作用。在"11.4 肾脏和内稳态"中更详细地描述了这些功能。

代谢废物的排泄

人体的代谢废物主要由含氮废物组成，例如，尿素、肌酸酐、铵和尿酸。尿素是氨基酸代谢产物，也是人体代谢的主要含氮终末产物。在肝中，氨基酸分解释放氨——一种对细胞非常有毒的化合物。肝脏迅速将氨与二氧化碳结合，生成尿素，尿素对人体的危害要小得多。通常情况下，血液中的尿素为 10～20 毫克/分升。如果血液中尿素含量过高，可能会导致尿毒症，这是一种导致心律失常、呕吐、呼吸系统疾病和可能致死的疾病。在后面我们将讨论尿素含量过高的治疗方法。

除尿素外，肾脏还分泌肌酸酐和尿酸。肌酸酐是由磷酸肌酸分解产生的一种废物，磷酸肌酸是肌肉中储存的一种高能磷酸化合物。尿酸由核苷酸（例如，腺嘌呤和胸腺嘧啶）代谢生成，很难溶解。如果血液中的尿酸过多，则会形成晶体并在体内沉淀。尿酸结晶有时聚集在关节中，导致痛风。

维持水盐平衡

肾脏的主要功能是维持血液中适当的水盐平衡。众所周知，盐（如 $NaCl$）具有影响渗透率和渗透方向的作用。因此，血液中的盐越多，血容量越大，血压就越高。

通过调节血液中某些离子，也就是 Na^+ 和 K^+ 的浓度，肾脏可以调节血压。此外，肾脏还可以维持其他离子（如 HCO_3^- 和 Ca^{2+}）在血液中的水平。

维持酸碱平衡

肾脏可调节血液的酸碱平衡。一个人要保持健康，血液 pH 需保持在 7.4 左右。肾脏主要根据身体需要排泄 H^+ 和重吸收 HCO_3^-，将血液 pH 维持在 7.4 左右，来监测和帮助控制血液 pH。由于我们的膳食中常含有酸性食物，通常尿液 pH 为 6 或者更低。

激素的分泌

肾脏协助内分泌系统分泌激素。肾脏释放肾素，这是一种使醛固酮分泌的酶。醛固酮是肾上腺生成的激素，肾上腺位于肾的上方。如"11.4 肾脏和内稳态"所述，醛固酮参与调节血液的水盐平衡。另外，肾脏还释放促红细胞生成素（EPO），它是一种调节红细胞生成的激素。

肾脏的其他功能

肾脏还能重吸收过滤后的营养物质，参与维生素 D 的合成。维生素 D 是一种促进消化道 Ca^{2+} 吸收的激素。

泌尿系统的器官

肾脏、输尿管、膀胱和尿道构成了人体的泌尿系统（图 11.1）。

肾脏

肾脏是一对器官，左、右各一，分别位于脊柱两侧，背下部的后腰部位，在腹膜下方的浅窝中，紧贴腹后壁，这样胸腔下方可对其起到一定的保护作用。由于受肝的形状影响，右肾较左肾稍低。肾脏呈扁豆形状，红褐色，大小如拳头，被坚韧的纤维结缔组织囊（即肾包膜）覆盖。大量的脂肪组织附着在肾的表面。肾动脉从肾的浅窝处进入肾脏，肾静脉和输尿管从此处离开肾脏。肾动脉将血液输送到肾脏过滤，肾静脉将过滤后的血液送离肾脏。

输尿管

输尿管将尿液从肾脏输送到膀胱。输尿管是长约 25 厘米、直径 5 毫米的小型肌肉性管道。输尿管壁有三层：内黏膜层（黏膜）、平滑肌层和结缔

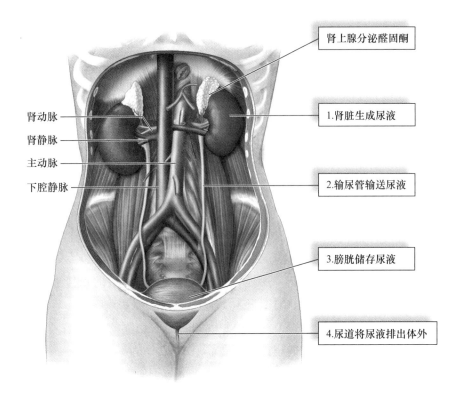

肾上腺分泌醛固酮

1.肾脏生成尿液

2.输尿管输送尿液

3.膀胱储存尿液

4.尿道将尿液排出体外

肾动脉
肾静脉
主动脉
下腔静脉

图 11.1　泌尿系统

泌尿系统包括肾脏、输尿管、膀胱和尿道。肾上腺是内分泌系统的一部分。

生活中的科学

什么是"游走肾"？

当肾脏从其位置脱离并在腹膜下方自由移动时，称为游走肾（或肾下垂）。非常瘦的人可能会有游走肾，或当某人后背突然受到猛烈一击时，也会发生这种现象。当肾脏脱离原位时，在输尿管处可形成扭结，使得尿液流回肾脏。这可能损坏肾脏内部结构。不过游走肾可以通过手术将肾脏重新复位到腹壁来校正。

组织外纤维层。即使一个人躺着，蠕动收缩也会使尿液进入膀胱。尿液以每分钟 1 ～ 5 次喷射的速率进入膀胱。

膀胱

膀胱是一个储尿器官。膀胱有三个开口：两个连接输尿管；一个连接尿道，用于排出膀胱中的尿液（图 11.2）。

膀胱壁是可扩张的，因为它分为三层，内外层为纵行肌，中层为环形肌，都由平滑肌构成。随着膀胱扩大，黏膜上皮变薄，并且黏膜上的皱褶部分也逐渐消失。膀胱皱褶类似于胃皱褶。移行上皮保证膀胱伸展并储存不断增加的尿液。膀胱的最大容量为 700 ～ 800 毫升。

膀胱还具有其他特征使其可以储存尿液。尿液从输尿管进入膀胱后，小的膀胱黏膜褶皱充当阀门，可防止尿液回流。在膀胱与尿道的连接部位有两道括约肌，内括约肌由平滑肌构成，位于膀胱与尿道连接处，为不随意肌；外括约肌由骨骼肌组成，为

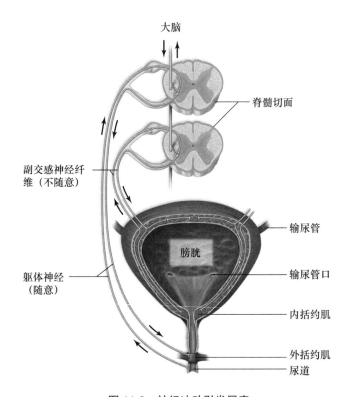

大脑

脊髓切面

副交感神经纤维（不随意）

躯体神经（随意）

膀胱

输尿管

输尿管口

内括约肌

外括约肌

尿道

图 11.2　神经冲动引发尿意

当膀胱中储满尿液时，产生的神经冲动传到脊髓，然后进入大脑。大脑可以对排尿进行控制。当排尿时，运动神经冲动使膀胱收缩，括约肌舒张。

随意肌。

当膀胱中的尿液储存到约 250 毫升时，由于膀胱容积扩大，牵张感受器被激活。这些感受器将感觉神经信号传递给脊髓。随后，来自脊髓的运动神经冲动使膀胱收缩，括约肌舒张，引起排尿（图 11.2）。

尿道

尿道是从膀胱通向体外的管道，其功能是把尿液排出体外。男性和女性的尿道长度有差异。女性的尿道长约 4 厘米，较短的尿道使细菌更容易侵入；当男性阴茎松弛下垂时，其尿道长度平均约为 20 厘米。男性尿道离开膀胱后，被前列腺包绕。前列腺有时会增大，阻止尿道中尿液的流动。"11.5 泌尿系统疾病"的健康专栏"前列腺增大导致排尿困难"讨论了男性的这个问题。

对于女性，生殖系统和泌尿系统是不相连的。然而，对于男性，尿道在排尿期间流出的是尿液，在射精时排出的是精子。

11.2 肾脏的结构

从肾脏的纵切面可以看到肾脏内部肾动脉和肾静脉的众多分支（图 11.3a）。如果将血管移开，则会更清楚地看到肾脏的三个区域：

1. 肾皮质是肾脏外层部分，呈颗粒状，伸展至放射状条纹的肾髓质中。

2. 肾髓质由肾锥体组成，其形状为锥形。

3. 肾盂是中空的囊状物，下接输尿管（图 11.3b,c）。

在显微镜下我们可以看到人体每个肾脏由 100 多万个肾单位构成（图 11.3d）。肾单位有过滤血液和生成尿液的功能。每个肾单位都处于适当位置以使尿液流入一根集合管，然后几个肾单位的尿液流入同一根集合管，最终这些集合管的尿液都会流入肾盂。

肾单位的结构

每个肾单位都有自己的血液供给，包括两个毛细血管区（图 11.4）。从肾动脉一再分支，最终分

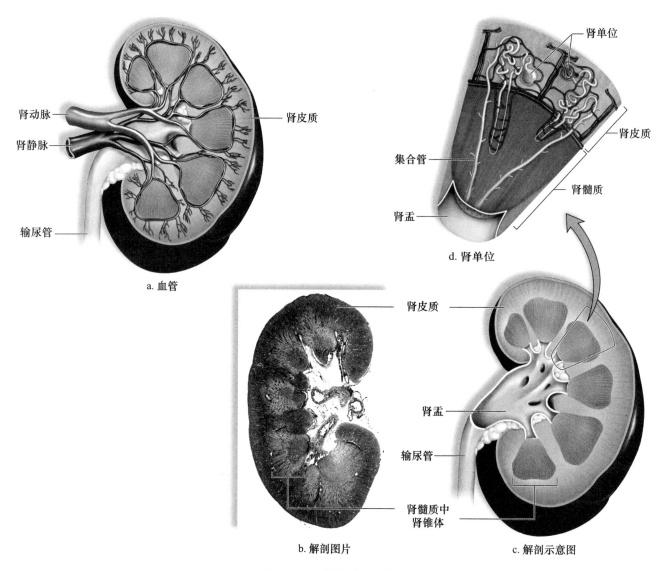

图 11.3   人体肾脏的结构

　　a. 肾脏的纵切面，显示了血液是如何供给的。肾动脉一再分支，最终分成微动脉；微静脉会汇合形成小静脉，从而形成肾静脉。b. 没有血液供给的肾的图片，各结构更容易区分。c. 显示肾皮质、肾髓质以及与输尿管相连的肾盂，肾髓质由肾锥体组成。d. 肾单位的放大图。

　　照片版权：© Kage Mikrofotografie/Phototake。

成入球小动脉，将血液输送到肾小球，肾小球是入球小动脉分支形成的一团毛细血管团。血液离开肾小球后由出球小动脉所携带。因出球小动脉的直径比入球小动脉的直径小，因而在肾小球中有较高的血压。出球小动脉再次分支并形成管周毛细血管网，包围肾单位的其余部分。从出球小动脉出来的血液通过管周毛细血管进行传输，然后又进入微静脉，再由微静脉将血液输入肾静脉中。

　　肾单位的组成部分

　　每个肾单位由几个部分组成（图 11.4）。肾单位各部分有一些共同的功能，然而，每个部分的特定结构适应于其独特的功能。

　　首先，肾单位的封闭端会形成一种杯状的囊，称为肾小囊或鲍曼氏囊。肾小囊的外层由扁平上皮细胞组成，内层由足细胞组成。足细胞具有长的细胞质突起。它附着在肾小球的毛细血管壁上并留下孔隙，使得小分子容易从肾小球进入肾小囊内部。这个过程称为肾小球滤过，在此过程中会生成血液的滤液。

　　其次，就是近曲小管。在肾单位近曲小管腔面

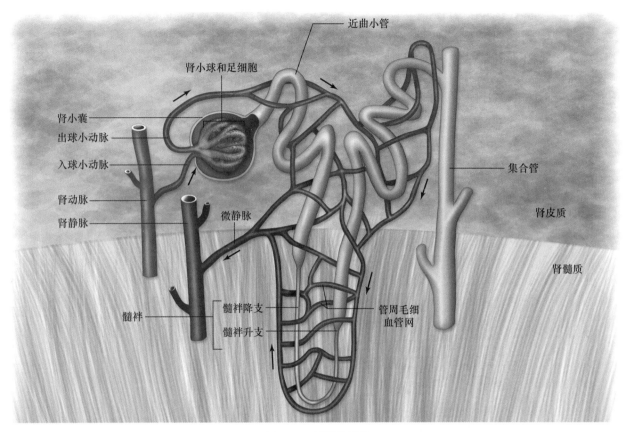

图 11.4 肾单位结构

肾单位由肾小囊、近曲小管、髓袢、远曲小管和集合管组成。箭头表示肾单位周围的血液循环路径。

的立方上皮细胞有许多长约 1 微米的微绒毛，紧密整齐排列并形成刷状缘（图 11.5）。刷状缘大大增加了用于重吸收滤液成分的肾小管的表面积。每个细胞还具有许多线粒体，可以为从管腔到管周毛细血管网的分子的主动运输提供能量。

单层扁平上皮形成的狭窄的 U 形管，称为髓袢（又称亨利袢）。每个髓袢包括一个髓袢降支和一个髓袢升支。髓袢降支使水扩散到肾单位周围的组织中。髓袢升支将盐从其内腔主动运输到间质组织，这种运输功能有助于肾单位和集合管对水的重吸收。

远曲小管上的立方上皮细胞具有丰富的线粒体，但它们缺乏微绒毛，这就表明远曲小管不是专门用于重吸收的。相反，其主要功能是离子交换。在离子交换过程中，细胞重新吸收某些离子，使这些离子重回到血液中。其他离子从血液分泌到肾小管中。几个肾单位的远曲小管进入一根集合管，之

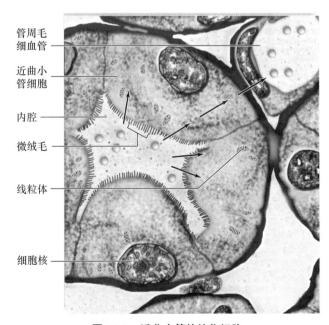

图 11.5 近曲小管的特化细胞

在近曲小管内腔排列的细胞具有微绒毛组成的刷状缘，这大大增加了管腔接触的表面积。这些细胞被管周毛细血管网所包围；每个细胞具有许多线粒体，为主动运输提供能量。如箭头所示，主动运输过程将分子从管腔转移到毛细血管中。

后许多集合管中的尿液都流入肾盂中。

如图 11.4 所示，肾小囊和近曲小管始终位于肾皮质内。髓袢存在于肾髓质中。一些肾单位会有一个非常长的髓袢，深入肾髓质中。集合管也位于肾髓质中，它们一起构成肾锥体。

11.3　尿液的生成

尿液的生成包括三个阶段：肾小球滤过、肾小管重吸收和肾小管分泌。图 11.6 显示了尿液的生成过程。

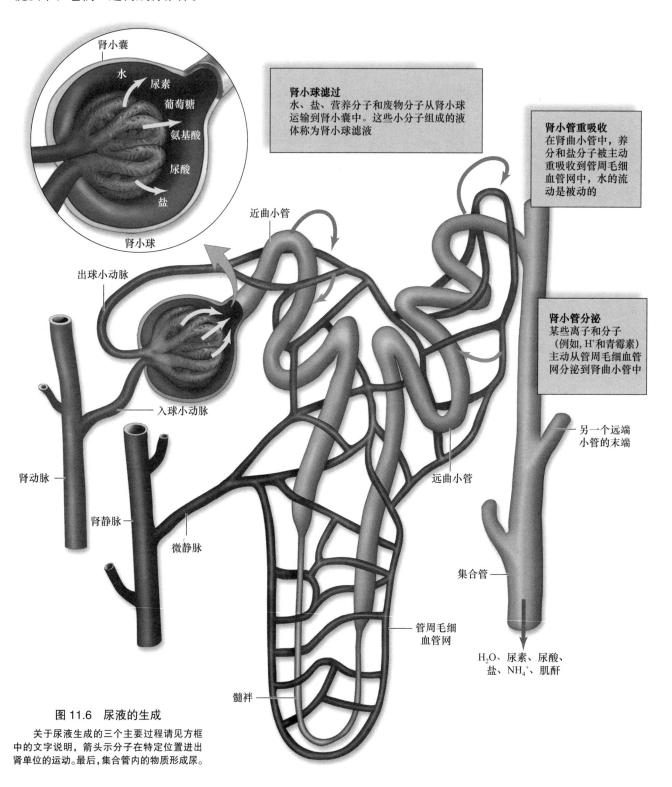

肾小囊
水
尿素
葡萄糖
氨基酸
尿酸
盐
肾小球

肾小球滤过
水、盐、营养分子和废物分子从肾小球运输到肾小囊中。这些小分子组成的液体称为肾小球滤液

肾小管重吸收
在肾曲小管中，养分和盐分子被主动重吸收到管周毛细血管网中，水的流动是被动的

肾小管分泌
某些离子和分子（例如, H⁺和青霉素）主动从管周毛细血管网分泌到肾曲小管中

近曲小管
出球小动脉
入球小动脉
肾动脉
肾静脉
微静脉
远曲小管
另一个远端小管的末端
集合管
管周毛细血管网
髓袢
H₂O、尿素、尿酸、盐、NH₄⁺、肌酐

图 11.6　尿液的生成
关于尿液生成的三个主要过程请见方框中的文字说明，箭头示分子在特定位置进出肾单位的运动。最后，集合管内的物质形成尿。

肾小球滤过

当血液通过入球小动脉进入肾小球时，即发生肾小球滤过。入球小动脉（图 11.6）的直径大于出球小动脉，导致肾小球血压升高。因此，水和小分子从肾小球进入肾小囊的内部。这是一种过滤过程，因为大分子和有形成分无法通过毛细血管壁。实际上，肾小球中的血液有两个部分，分别为可过滤成分和不可过滤成分。

可过滤 成分	不可过滤 成分
水	有形成分(血细胞和血小板)
氮废物	血浆蛋白
养分	
盐（离子）	

不可过滤成分通过出球小动脉离开肾小球。这时肾小囊内的肾小球滤液含有可过滤的血液成分，与血浆的浓度大致相同。

如表 11.1 所示，肾脏中的肾单位每天过滤 180 升水，以及相当多的小分子（如葡萄糖）和离子（如 Na^+）。如果尿液成分与肾小球滤液成分相同，那么人体会不断失去水分、盐分和养分。因此，我们可以得出结论，当该体液通过肾小管的其余组织时，滤液的成分一定会发生改变。

表 11.1　肾单位的重吸收

物质	过滤量/天	排出量/天	重吸收率/(%)
水/升	180	1.8	99.0
Na/克	630	3.2	99.5
葡萄糖/克	180	0.0	100.0
尿素氮/克	54	30.0	44.0

肾小管重吸收

分子和离子被动地和主动地从肾单位重新吸收到管周毛细血管网的血液中，这就是肾小管重吸收。血液的渗透压通过血浆蛋白和盐来维持。

Na^+ 由两种转运蛋白中的一种主动转运出去。第一种机制，Na^+ 的转运与较大的溶质（例如，氨基酸或葡萄糖）的转运相伴产生，这种现象称为同向转运，因为两种溶质都向同一方向运动。第二种机制与一种反向转运蛋白有关，在将 Na^+ 转入细胞时，转运蛋白同时将 H^+ 从细胞中转运出去。这也调节了血液 pH，保持体内平衡，因为 H^+ 的向外转运可降低血液的酸度。随着 Na^+ 的转运，Cl^- 也被动地跟着一起转运。与滤液相比，盐（NaCl）的重吸收增加了血液的渗透压。因此，水被动地从肾小管流入血液中。在近曲小管中有大约 65% 的 Na^+ 被重吸收。

葡萄糖和氨基酸等营养物质几乎仅在近曲小管中返回管周毛细血管网。这是一种选择性过程，因为只有载体蛋白识别的分子才能被主动再吸收。葡萄糖就是被完全重吸收的例子，因为它有足够的载体蛋白供应。但是，每种物质都有其最大的运输速率。在所有载体发挥作用之后，滤液中的任何过量成分最终都会出现在尿液中。在糖尿病中，由于肝脏和肌肉不能将葡萄糖储存为糖原，因此人体的血糖水平会高于正常水平，这样在尿液中就出现葡萄糖。滤液中过量的葡萄糖会增加其渗透压。因此，被重吸收进管周毛细血管网的水量减少。所以未经治疗的糖尿病患者有尿频和非常口渴的症状，这是由于被重吸收的水分子较少，导致血液中的水含量较低。

由此可见，进入近曲小管的滤液被分成两部分：一部分被肾小管重吸收到血液中；另一部分未被重吸收，将继续通过肾单位并最终生成尿液。

重吸收滤液成分	非重吸收滤液成分
大部分水	一些水
养分	多数含氮废物
必需的盐(离子)	过多盐(离子)

未被重吸收的物质会变成肾小管液，然后进入髓袢中。

肾小管分泌

肾小管分泌是物质从血液中排出并进入肾小管液的第二种方法。H^+、肌酐和青霉素等药物是通过主动转运从血液进入肾小管中的部分物质。最后，尿液成分包括经过肾小球滤过但未被重吸收的物质，以及由肾小管分泌的物质。肾小管分泌是沿着肾小管进行的。健康专栏"尿液检查"中解释了尿液成分是如何被作为检查内容来对人体的健康状况进行评估的。

生活中的科学

尿液是无菌的吗？

在我们生活中，这是一种常见的错误观念。事实上，在一个健康人的尿液中，每毫升尿液含有上千个细菌，并且科学家已经发现了尿液中通常存在的 30 多种细菌。那么这些细菌来自哪里呢？一些原本就存在于泌尿系统中，而另一些在排尿时来自皮肤。

好消息是人体尿液中有细菌不一定是有害的。细菌是我们身体微生物菌群的一部分，实际上它们可能有助于对抗某些感染。但是，如果尿液中存在大量的细菌或细菌类别发生变化，则可能表示患上了尿路感染。

今日生物学 健康

尿液检查

常规尿液检查可以检测出尿液颜色、浓度和成分的异常情况。另外，也能根据此项检查判断身体健康状况，尤其能诊断出肾脏疾病和代谢疾病。完整的尿液检查过程包括三个阶段，分别为物理学检查、化学检查和显微镜检查。

物理学检查

物理学检查包括检查尿液的颜色、透明度和气味。通常情况下，正常的新鲜尿液呈淡黄色。但是，尿液颜色可能介于稀释尿的几乎无色和浓缩尿的深黄色之间。如果尿液呈粉红色、红色或深褐色，那么通常是血尿，可能是肾脏、膀胱或尿路感染所致。肝脏疾病也能生成深褐色的尿液。正常尿液的透明度可能是清澈或混浊的。然而，混浊的尿液也是细菌水平异常的一种表现。最后，尿液气味通常为微弱的特殊芳香气味。如果尿液为恶臭气味，则可能是尿路感染所致。如果尿液为甜的果香味，则是尿中有葡萄糖或糖尿病所引起的。大蒜、咖喱、芦笋和维生素 C 的摄入也会影响尿液的气味。

化学检查

化学检查通常使用试纸法，浸有化学物质的薄试纸条，与尿液中的某些物质反应时会变色。将每段试纸的颜色变化与标准颜色表进行对比。试纸法可用于确定尿比重、pH 和尿中所含的葡萄糖、胆红素、尿胆素原（胆红素降解的一种副产物）、酮、蛋白质、亚硝酸盐、血液和白细胞（WBC）。

1. 尿比重是一项指标，能反映肾脏调节尿液渗透压的功能状况。尿比重的正常值为 1.002 ~ 1.035。如果数值偏高，则为浓缩尿，可能是脱水或糖尿病所致。

2. 正常尿液 pH 在 4.5 ~ 8.0 之间。肾结石患者的尿液 pH 能直接影响所形成肾结石的类型。

3. 通常情况下，尿液不含有葡萄糖。如果有，则可能患有糖尿病。

4. 胆红素是血红蛋白降解的一种副产物，通常不存在于尿液中。尿胆素原通常在尿液中微量存在。如果胆红素或尿胆素原的含量过高，则表明可能患有肝脏疾病。

5. 酮类通常不存在于尿液中，它是脂肪代谢的副产物。如在尿液中发现了酮，则表明可能患有糖尿病，或使用低碳水化合物膳食法，例如，阿特金斯健康膳食法。

6. 血浆蛋白是不应存在于尿液中的。如果尿液中含有大量的尿蛋白（蛋白尿），则通常是肾脏损害的征兆。

7. 尿液中通常不含有硝酸盐或亚硝酸盐。如果尿液中含有这些含氮化合物，则是尿路感染的迹象。

8. 女性月经期间，尿液中有血是很正常的。如果在其他时间发现尿液中有血，则表明人体可能感染细菌或肾脏受损。

9. 白细胞的化学测试通常是呈阴性的。如尿液中的白细胞数偏高，则通常表明泌尿道中某处受到细菌感染。

显微镜检查

显微镜检查时，先将尿液离心，然后在显微镜下检查其沉淀物（固体物质）。当患有肾病时，尿液中的细胞物质含量通常显示异常。尿管型是尿液中的蛋白在远曲小管或集合管内凝固而形成的非正常沉积物。如果尿液中存在结晶，则很可能是肾结石、肾损伤或新陈代谢出现问题。

法医分析

联邦政府和一些企业也通过尿液检查来鉴定员工是否服用大量违禁药物。另外，可以在受害者的尿液中检测与约会强奸相关的药物，例如，氟硝安定（洛喜普诺，也称为氟地西泮），还有丙种羟基丁酸盐（GHB，也称为 γ-羟基丁酸或 G 水）来确定他们是否被下了药。

11.4 肾脏和内稳态

肾脏在维持体内平衡中起着重要作用，包括维持体内水盐平衡和调节血液 pH。在此过程中，肾脏与人体其他器官系统相互作用（图 11.7）。

肾排泄废物分子

在第 9 章中，我们把肝脏比作污水处理厂，因为它可以去除血液中的有毒物质并已做好将其排出体外的准备。肝脏产生尿素，尿素是人体内主要的含氮终末产物，由肾脏排出体外。如果肝脏是一个污水处理厂，那么肾脏的肾小管就像卡车一样，将污泥、准备好的废物运出体外。

清除代谢废物对于维持体内平衡来说是绝对必要的。血液须不断清除含氮废物，即代谢终末产物。肝脏产生尿素，肌肉产生肌酐。这些废物以及来自细胞的尿酸都由心血管系统运输到肾脏。生成尿液的肾脏负责将含氮废物排出体外，在此过程中它们在一定程度上会得到皮肤汗腺的帮助，汗腺将汗排出体外，汗是水、盐和一些尿素的混合物。在肾衰竭时，尿素由汗腺排出，并在皮肤上形成称为尿素霜的物质。

水盐平衡

在尿液排出体外前，滤液中的大部分水被重吸收到血液中。肾单位的各部分和集合管都参与水的重吸收过程。盐的重吸收总是在水的重吸收之前发生。换言之，水通过渗透过程返回血液中。在重吸收过程中，水是通过细胞膜上的蛋白质水通道，即水通道蛋白完成的。

Na^+ 在血浆中很重要。通常情况下，在肾小球处过滤的 99% 以上的 Na^+ 都会返回血液中。肾脏还根据需要排出或重吸收其他离子，如 K^+、HCO_3^- 和 Mg^{2+} 等。

肾单位的皮质部分重吸收盐和水

近曲小管、远曲小管和集合管的皮质部分存在于肾皮质中。进入肾小囊的大部分水（65%）在肾单位被重新吸收，进而运输到近曲小管的血液中。Na^+ 主动被重吸收，Cl^- 被动地随之一起重吸收。水通道蛋白总是处于开放的状态，从而水通过渗透重吸收到血液中。

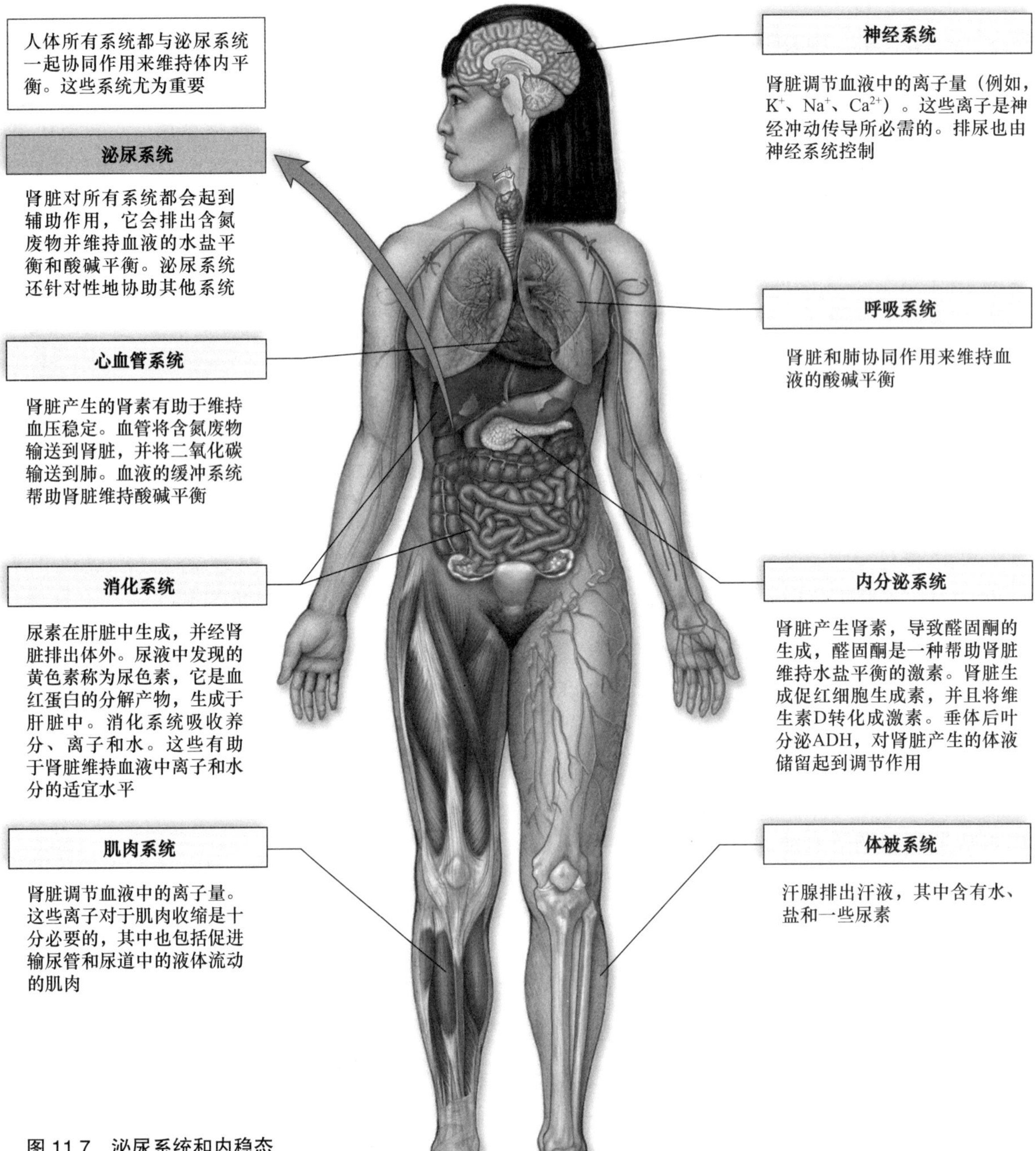

人体所有系统都与泌尿系统一起协同作用来维持体内平衡。这些系统尤为重要

神经系统

肾脏调节血液中的离子量（例如，K^+、Na^+、Ca^{2+}）。这些离子是神经冲动传导所必需的。排尿也由神经系统控制

泌尿系统

肾脏对所有系统都会起到辅助作用，它会排出含氮废物并维持血液的水盐平衡和酸碱平衡。泌尿系统还针对性地协助其他系统

呼吸系统

肾脏和肺协同作用来维持血液的酸碱平衡

心血管系统

肾脏产生的肾素有助于维持血压稳定。血管将含氮废物输送到肾脏，并将二氧化碳输送到肺。血液的缓冲系统帮助肾脏维持酸碱平衡

消化系统

尿素在肝脏中生成，并经肾脏排出体外。尿液中发现的黄色素称为尿色素，它是血红蛋白的分解产物，生成于肝脏中。消化系统吸收养分、离子和水。这些有助于肾脏维持血液中离子和水分的适宜水平

内分泌系统

肾脏产生肾素，导致醛固酮的生成，醛固酮是一种帮助肾脏维持水盐平衡的激素。肾脏生成促红细胞生成素，并且将维生素D转化成激素。垂体后叶分泌ADH，对肾脏产生的体液储留起到调节作用

肌肉系统

肾脏调节血液中的离子量。这些离子对于肌肉收缩是十分必要的，其中也包括促进输尿管和尿道中的液体流动的肌肉

体被系统

汗腺排出汗液，其中含有水、盐和一些尿素

图 11.7　泌尿系统和内稳态

泌尿系统主要与这些系统协调作用以实现内稳态。

激素调节远曲小管中钠和水的重吸收。醛固酮是位于肾上方的肾上腺分泌的一种激素。这种激素能促进远曲小管的离子交换。在此离子交换过程中，K^+ 被排出，Na^+ 被重吸收到血液中。肾脏可以开启醛固酮的分泌。肾小球旁器是入球小动脉和远曲小管之间的接触部位（图 11.8）。当血容量过低时，血压也会下降，从而不能进行过滤，这时肾小球旁器通过分泌肾素来对此做出响应。肾素是一种使肾上腺分泌醛固酮的酶。科学家推测，过量的肾素分泌可导致过量的盐和水被重吸收，从而可能导致高血压。

远曲小管中的水通道蛋白并不总处于开放状态。还存在另一种激素，称为抗利尿激素（ADH）。ADH 由下丘脑产生，并由垂体后叶根据血液的渗透

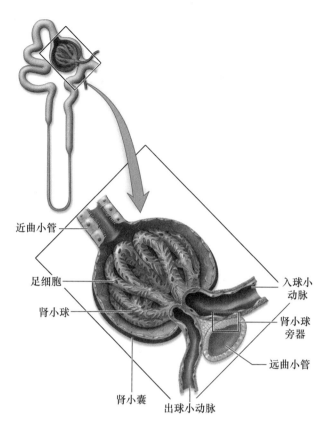

图 11.8　肾单位的肾小球旁器

　　该示意图显示入球小动脉和远曲小管彼此相邻。肾小球旁器位于二者的接触部位。肾小球旁器分泌肾素，促使肾上腺皮质释放醛固酮。先是 Na^+ 在远曲小管中被重吸收，然后是水被重吸收。其后，血容量和血压增加。

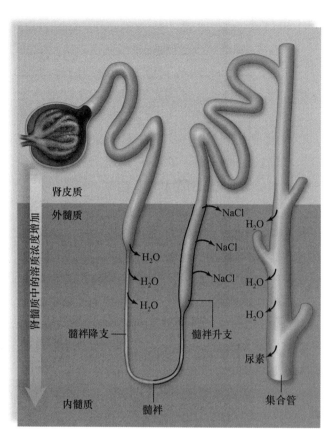

图 11.9　肾单位中盐和水的转运

　　盐从髓袢升支粗段主动转运并扩散到肾髓质中。尿素从集合管中渗出并进入肾髓质组织。这就产生了高渗环境，导致水在髓袢降支细段和集合管内被动重吸收，重吸收的水返回心血管系统中。（髓袢升支的粗黑轮廓线表示它对水是不通透的。）

压来分泌。如果摄入的水量少，ADH 由垂体后叶分泌，水就会从远曲小管和集合管回到血液中。

　　心房钠尿激素（ANH）是当心肌细胞由于血容量增加而牵张时，由心脏的心房分泌的一种激素。ANH 可抑制肾小球旁器分泌肾素以及肾上腺分泌醛固酮。因此，它的作用是促进 Na^+ 的排泄，称为尿钠排泄。通常情况下，盐再吸收可产生渗透梯度，使得水分被重吸收。因此，通过盐排泄，ANH 也能促使水排泄出去。如果 ANH 存在，即使有 ADH，重吸收的水也会减少。

　　肾单位的髓质部分重吸收盐和水

　　人体调节尿液张力的能力依赖于肾单位髓质部分（髓袢）和集合管的功能。

　　髓袢　一个长的髓袢（也称为亨利袢）通常会深入肾髓质。每个髓袢包括一个髓袢降支和一个髓

袢升支。部分盐（NaCl）会从髓袢升支的下部被动扩散出去，然后剩余的盐都会从髓袢升支较粗的上部主动转运到外髓层的组织中（图 11.9）。最终，在内髓层方向盐浓度更高一些。然而，出乎我们意料的是，内髓层中的溶质浓度比想象的要更高些。人们相信，从集合管下部渗出的尿素导致了内髓层中溶质的高浓度。

　　由于髓质内形成的渗透梯度，水根据逆流倍增机制沿着髓袢降支流动。虽然液体一旦流入髓袢降支，水分就被重吸收，但降支内剩余的液体会遇到渗透压逐渐升高的溶液。因此，即使到髓袢降支的底部，水会继续被重吸收，但髓袢升支不会重吸收水，主要是因为它缺乏水通道蛋白（图 11.9 中所示粗黑线）。它的功能是形成上述的溶质浓度梯度。水被重吸收后即会返回心血管系统中。

集合管

集合管内的液体遇到由肾单位髓袢升支形成的渗透梯度，因此，如果水通道蛋白是打开的，水会从集合管扩散到血液中，如果此时 ADH 存在，情况也是如此。

ADH 是抗利尿激素。利尿是指尿量增加，抗利尿意味着尿量减少。当 ADH 出现，使得更多的水被重吸收，此时血容量和血压增加，尿量减少。ADH 根据身体的需要对尿液的张力进行微调。例如，当晚上我们不喝水时，身体就会分泌 ADH，这就解释了为什么晨尿的浓度高。

肾素、醛固酮和 ANH 的相互作用

如果血液的水盐平衡没有维持在正常水平，那么血容量和血压会受到影响。如果血压不足，跨毛细血管壁的交换就无法进行，肾脏中的肾小球也不能起到滤过作用。

如果人体血液和组织液中的 Na^+ 不足，体内将发生什么反应？这种情况可能是人体长时间大量出汗所致，例如，正在参加马拉松比赛的长跑运动员。当血液中的 Na^+ 浓度降至过低时，血压下降，肾素-醛固酮系统开启。然后肾脏增加对 Na^+ 的重吸收，尽可能多地储存 Na^+。之后，血液的渗透压和血压恢复正常。

在马拉松比赛中，运动员喝水不宜过多过快。因为快速摄入大量的水会稀释身体内剩余的 Na^+，破坏体液的水盐平衡。虽然运动员喜欢的运动饮料含有钠和水，但这些饮料所含的热量也很高。如果日常锻炼少于 90 分钟，不建议饮用运动饮料。

反之，如果看电影时吃了一大桶爆米花，体内会发生什么反应呢？当盐（NaCl）在消化道被吸收时，血液中 Na^+ 含量会高于正常值，致使血容量升高，继而导致心房牵张，这种牵张会促使心脏释放 ANH。ANH 抑制近曲小管和集合管对钠和水的重吸收。之后血容量降低，因为更多的 Na^+ 和水通过尿液被排出体外。

利尿剂

利尿剂是增加尿量的化学物质。饮酒可产生利尿反应，因为它能抑制 ADH 的分泌，饮酒之后的脱水被认为导致了宿醉的症状。咖啡因是一种利尿剂，因为它可以增加肾小球滤过率并减少肾小管对 Na^+ 的重吸收。用来对抗高血压的利尿药物也能减少肾小管对 Na^+ 的重吸收，之后水的重吸收也会减少，并且血容量和血压也将降低。

体液的酸碱平衡

如第 2 章所述，pH 可用于表示体液的酸碱度。碱性溶液的 H^+ 浓度低于中性 pH，酸性溶液的 H^+ 浓度高于中性 pH。人体的体液正常 pH 介于 7.35～7.45 之间。在这种 pH 下，人体内的蛋白质（如细胞中的酶）能正常发挥功能。如果体液 pH 升至 7.45 以上，则可能碱中毒；如果 pH 降至 7.35 以下，则可能酸中毒。碱中毒和酸中毒是身体的异常情况，都需要进行治疗。

我们摄入的食物能增加血液中的酸性和碱性物质，新陈代谢亦如此。例如，细胞呼吸产生的二氧化碳与水结合形成碳酸，发酵产生乳酸。体液的 pH 通过几种机制控制在 7.4 左右，这几种机制主要包括酸碱缓冲系统、呼吸中枢和肾脏。

酸碱缓冲系统

由于血液具有缓冲作用，其 pH 维持在 7.4 左右。缓冲剂是一种化学物质或几种化学物质的组合，它可以吸收过量的 H^+ 或过量的 OH^-。血液中最重要的缓冲物质之一是 H_2CO_3 和 HCO_3^- 的组合物。当 H^+ 进入血液时，可发生如下反应：

$$H^+ + HCO_3^- \longrightarrow H_2CO_3$$

当 OH^- 进入血液时，可发生如下反应：

$$OH^- + H_2CO_3 \longrightarrow HCO_3^- + H_2O$$

这些反应只能暂时避免血液 pH 的大幅度波动。因此，除非对血液 pH 进行更持久的调整，否则血液缓冲物质可能会不堪重负。另一种保持血液 pH 稳定的调节在肺毛细血管中进行。

呼吸中枢

如第 10 章所述，如果血液中的 H^+ 浓度升高，延髓中的呼吸中枢会使呼吸速率增加，排出体内的

H^+，因为在肺毛细血管中能发生如下反应：

$$H^+ + HCO_3^- \rightleftharpoons H_2CO_3 \rightleftharpoons H_2O + CO_2$$

换言之，当人体呼出二氧化碳时，反应向右移动，H^+ 减少。

血液中的 H_2CO_3 和 HCO_3^- 的正确比例是很重要的。呼吸可对这个比例进行调整，使得酸碱缓冲系统可以根据需要继续吸收 H^+ 或 OH^-。

肾脏

肾脏与酸碱缓冲系统、呼吸中枢这两种机制一样强大，只有肾脏才能排泄掉体内的多种酸性和碱性物质，调节血液 pH。肾脏比这两种机制的反应要慢，但对 pH 的调节效果更强。为便于理解，我们可以这样认为，肾脏根据需要重吸收 HCO_3^- 并排泄 H^+ 来维持血液正常 pH（图 11.10）。

如果血液是酸性的，H^+ 被排泄，HCO_3^- 被重吸收；如果血液是碱性的，则 H^+ 不被排泄，HCO_3^- 也不被重吸收。尿液通常是酸性的，因此过量的 H^+ 通常被排泄掉。氨（NH_3）也可以起到缓冲作用，并可将 H^+ 排到尿液中，其发生的反应如下：

$$H^+ + NH_3 \longrightarrow NH_4^+$$

氨（大量存在于尿布垃圾桶或猫砂箱中）通过氨基酸的脱氨作用在肾小管细胞中生成。磷酸盐也可以作为另一种缓冲尿液中 H^+ 的物质。

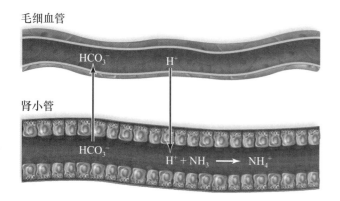

图 11.10　肾脏维持血液 pH

在肾脏中，HCO_3^- 被重吸收，H^+ 根据需要排泄以维持血液的 pH。过量的 H^+ 被缓冲，例如，利用氨缓冲变成铵根离子（NH_4^+）。在肾小管细胞中，氨基酸脱氨基可生成氨。

肾脏对血液 pH 的调节起着至关重要的作用。如上所述，如果体内的血液达不到正常 pH 水平，细胞中的酶就不能继续发挥作用。

肾脏协助其他系统

除了产生肾素，肾脏还能通过产生促红细胞生成素（EPO）来帮助内分泌系统和心血管系统，EPO 是由肾脏分泌的一种激素。当血氧降低时，EPO 通过骨髓干细胞增加血液中红细胞的数量。当红细胞浓度增加时，血氧增加。在肾衰竭期，肾脏产生的 EPO 较少，导致红细胞数量也较少，身体会出现疲劳的症状。人类利用基因工程和生物技术研制了一些 EPO 药物，例如，依泊汀，这是一种重组人类红细胞生成素 α。这种药物与正常 EPO 的作用一样，可增加红细胞的合成并且提高体能，常用于刺激肾功能衰竭患者的红骨髓生成，或给刚完成化疗正在恢复的患者使用。

肾脏通过帮助调节血液中 Ca^{2+} 的量来协助骨骼系统、神经系统和肌肉系统。肾脏将维生素 D 转化为消化道吸收 Ca^{2+} 所需的活化型，它们调节电解质（包括 Ca^{2+}）的排泄。肾脏还能调节血液中的 Na^+ 和 K^+ 的含量。这些离子是神经传导所需要的，它们对心脏和身体其他肌肉的收缩也是必需的。

11.5　泌尿系统疾病

许多类型的疾病，尤其是糖尿病、高血压和遗传性疾病都可引起进行性肾病和肾衰竭。感染也是引起这些疾病的因素。如果尿道感染，则称为尿道炎；如果膀胱感染，则称为膀胱炎；如果肾脏受到感染，则为肾盂肾炎。

尿道感染、前列腺肥大（参见健康专栏"前列腺增大导致排尿困难"）、pH 失衡或摄入过多的钙都可导致肾结石。肾结石是由钙、磷酸盐、尿酸和蛋白质异常聚积所形成的一些坚硬的颗粒状物质。肾结石形成于肾盂中，通常在排尿过程中不易被发现。如果肾结石长到几厘米而阻塞肾盂或输尿管时，则会产生反向压力，进而对肾单位造成损伤。当大的肾结石通过输尿管时，可引起输尿管的强烈收缩，患者会感觉十分疼痛。

肾单位损伤的最初表现之一是尿中出现了白蛋白、白细胞和红细胞。如健康专栏"尿液检查"中所述，尿液检查可以快速检测尿液异常情况。如果损坏范围很广，以至于超过 2/3 的肾单位无法正常运转，尿素和其他废物将聚积在血液中，这种情况称为尿毒症。尽管含氮废物能对身体造成严重损害，但水和盐在人体中的潴留更令人担忧。水和盐潴留在人体中可导致水肿。体液中离子组成失衡可导致意识丧失和心力衰竭。

生活中的科学

蔓越莓汁真的可以预防或治愈尿路感染吗?

研究表明蔓越莓汁可以预防尿路感染。它似乎可以防止引起感染的细菌黏附在尿道表面。然而，对于已存在的尿路感染来说，蔓越莓汁尚未被证实是一种有效的治疗手段。

今日生物学 **健康**

前列腺增大导致排尿困难

前列腺是男性生殖系统的一部分，在膀胱口与尿道结合部位环绕着尿道（图 11A）。前列腺分泌前列腺液，并在精液通过阴茎的尿道部位时与之混合。在大约 50 岁时，前列腺通常开始增大，从核桃大小增长到酸橙甚至柠檬大小。这种情况称为良性前列腺增生（BPH）。随着前列腺逐渐增大，会压迫尿道，导致尿液回流，先进入膀胱，然后流入输尿管，最后可能回流至肾脏。虽然从严格意义上来说，BPH 是生殖系统疾病，但其症状几乎完全与排尿和排泄有关，因此它经常被认为是泌尿系统疾病。

早期检查是治疗的关键

BPH 的治疗有两种手段：一种是侵入性治疗以缩小前列腺；另一种是药物治疗，也是缩小前列腺和（或）使尿量增多。对于第一种治疗手段而言，可以对腺体的特定部分施加微波以破坏前列腺组织。在某些情况下，医生可以通过开腹手术或通过尿道进入前列腺，手术切除特定的前列腺组织。经尿道的手术称为经尿道前列腺电切术（TURP），在做该手术之前应慎重考虑，因为一项研究表明，TURP 术后 5 年内的死亡率远远高于腹部手术后的死亡率。

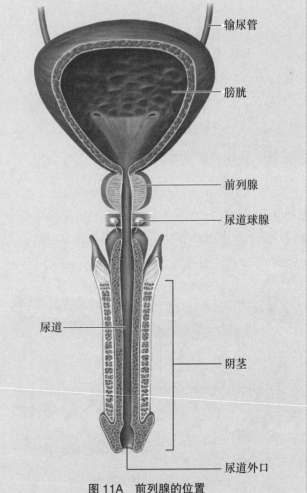

图 11A　前列腺的位置

注意前列腺所在位置，前列腺增大可阻碍尿液的流动。

一些药物治疗发现，前列腺增大是由于前列腺酶（5-α-还原酶）作用于雄性激素睾酮，将其转化为促进前列腺生长的物质。前列腺的生长在青春期是正常现象，但成年后还在持续生长则有麻烦了。这些治疗药物中含有对促进前列腺生长的酶起干扰作用的物质，其中之一是锯棕榈的提取物。这种药在前列腺增生的早期特别有效。虽然它被制成药片，以非处方营养补充剂的方式出售，但除非医生建议患者服用，否则不宜使用该药物。处方药非那雄胺和度他雄胺是对促进前列腺生长的酶更强有力的抑制剂，但患者们抱怨这些药物会有副作用，例如，在服用时会产生勃起功能障碍以及性欲减退的现象。

对 BPH 的另一种常见治疗方法是使用 α-受体阻滞剂，例如，坦索罗辛。α-受体阻滞剂靶定的特异性受体（α-肾上腺素能受体）分布于平滑肌组织的表面。坦索罗辛可抑制神经系统与平滑肌的相互作用，使平滑肌松弛并促进尿液流动。同样，他达拉非（西力士）等药物也可以抑制平滑肌组织中的五型磷酸二酯酶（PDE5），使平滑肌变得松弛。与坦索罗辛一样，他达拉非的使用会导致前列腺松弛，从而增加尿液的流动性。

许多男性担心 BPH 可能与前列腺癌有关，但这两种情况并不一定相关。BPH 发生在前列腺的内部区域，而癌症则倾向于发生在外部。如果疑似患有前列腺癌，则需进行血液检查和活组织检查，即通过手术切除一小块前列腺组织，以便进行诊断。

前列腺增大和前列腺癌

虽然前列腺癌是男性中第二常见的癌症，但它并不是主要的杀手。通常情况下，前列腺癌生长非常缓慢，如果做到早期诊断，则存活率能达到 98% 左右。

血液透析

肾功能衰竭患者可以使用人工肾或持续性非卧床腹膜透析（CAPD）进行血液透析。透析意为溶解的分子通过天然或合成的半透膜进行扩散。半透膜上分布着无数小孔，只允许小分子通过。使用人工肾时，患者的血液穿过与透析液接触的膜管。这时，血液中的高浓度物质扩散到透析液中，透析液中高浓度的物质则扩散到血液中，通过不断更换透析液来维持良好的浓度梯度。通过这种方式，人工肾可以用于净化血液，排出血液中各种有毒化学物质、代谢废物或药物，或者用于向血液中补充所需物质，例如，如果血液是酸性的，则可以补充 HCO_3。在 3～6 小时的血液透析过程中，患者体内可滤掉 50～250 克尿素，这超过了正常肾脏排泄的尿素量。因此，患者每周仅需要进行两次血液透析。

持续性非卧床腹膜透析（CAPD）之所以被如此命名，是因为腹膜就是透析膜。透析袋中的透析液直接被注入腹腔中，在透析时该透析袋会暂时与永久植入的塑料管相连，然后透析液在重力作用下流入腹膜腔。废物和盐分子从腹壁中的血管流入透析液中，4～8 小时后透析液被收集并在重力作用下又流到透析袋中，最后被丢掉。相对于人工肾而言，CAPD 的一个优势是患者在 CAPD 期间可正常活动。

肾移植

肾衰竭患者可以通过肾移植手术进行治疗。在手术过程中，医生将供体的功能性肾脏移植给患者。与所有器官移植一样，肾移植也存在排斥的可能性。如果器官捐献者为近亲，那么手术的成功率会很高，目前手术 1 年存活率为 97%。如果来自非亲属，存活率则为 90%。在未来，研究人员可能会在实验室中培养肾脏，用于移植手术。还有一种方法是可能使用来自专门培育的猪的肾脏，因为其器官不会对人体产生抗原性。

案例分析：结论

在本章中，我们探讨了肾脏在过滤血液中发挥的作用。在卡拉的案例中，她的肾结石是尿酸过多引起的，而尿酸过多可能与富含蛋白质的饮食以及脱水有关。然而，有时遗传因素也可能造成这类肾结石。通常情况下，肾结石不会出现健康问题。但是较大的结石，如案例中卡拉体内所形成的结石，有时会阻塞尿道并引起相关疾病。

关于卡拉肾结石的治疗方法，首先就是碎石，使它们可以通过尿道排出体外，这可通过体外冲击波碎石术（ESWL）实现，该方法是使用声波来击碎肾结石。除此之外，医生还开了一种称为嘌呤醇的药物，可降低血液中的尿酸水平，同时还建议卡拉合理调整高蛋白饮食并且要多喝水。

小结

11.1 泌尿系统

泌尿系统通过排泄废物来维持盐、水和酸碱的体内平衡。

泌尿系统的功能

泌尿系统的功能包括：

- 排出含氮废物，包括尿素、尿酸和肌酐。尿素含量升高可导致尿毒症，而尿酸含量升高则能引起痛风。
- 维持血液的正常水盐平衡。
- 维持血液的酸碱平衡。
- 通过分泌促红细胞生成素（EPO）和释放肾素来协助内分泌系统分泌激素。

泌尿系统的器官

- 肾脏生成尿液。肾动脉和肾静脉将血液输入和输出肾脏。
- 输尿管将尿液输送到膀胱。
- 膀胱储存尿液。
- 尿道将尿液排出体外。

11.2 肾脏的结构

- 肉眼可见的结构是肾皮质、肾髓质和肾盂。
- 显微结构是肾单位。

肾单位的结构

- 每个肾单位都有自己的血液供给。入球小动脉分支形成肾小球。出球小动脉分支并形成管周毛细血管网。
- 从解剖学上说，肾单位的各部分都与尿液生成相适应。肾小囊起始血液过滤，近曲小管参与滤液的重吸收，髓袢促进水的重吸收，远曲小管参与离子交换过程。
- 肾单位的集合管将尿液运输至肾盂，然后流入输尿管中。

11.3 尿液的生成

尿液主要由含氮废物、盐和水组成。尿液的生成步骤如下：

肾小球滤过

肾小球滤过将血液中的可过滤和不可过滤的成分进行分离。水、盐、养分和废物从肾小球移动到肾小囊里。肾小球滤液含有可过滤成分。

肾小管重吸收

肾小管重吸收是将离子和其他分子从肾单位重新吸收到血液中。在肾曲小管中，先是养分和盐分子被重新吸收到管周毛细血管网中，接着水被重吸收。在糖尿病患者的身体中，肾小管不能完全重吸收过量的葡萄糖，部分糖被排到尿液中。

肾小管分泌

肾小管分泌是将某些分子从管周毛细血管网主动转运到肾曲小管中。

11.4 肾脏和内稳态

- 肾脏通过水通道蛋白来维持血液的水盐平衡。

- 肾脏也将血液 pH 维持在正常范围内。
- 泌尿系统与身体的其他系统一起协调作用以维持体内平衡。

水盐平衡

- 如果血容量下降，肾小球旁器释放肾素，进而影响醛固酮的生成。
- 在肾皮质中，大多数盐和水的重吸收发生在近曲小管中。醛固酮控制钠的重吸收，抗利尿激素（ADH）控制远曲小管中水的重吸收。心房钠尿激素（ANH）与醛固酮的作用正好相反。
- 在肾髓质中，髓袢升支建立溶质梯度，在内髓中形成高浓度。髓袢降支和集合管对水的重吸收是通过溶质梯度来完成的。当 ADH 被分泌时，集合管对水的重吸收增加，进而导致尿量减少。
- 饮食中的利尿剂（例如，咖啡因）可增加从体内流出的尿液量。

体液的酸碱平衡

- 肾脏维持血液的酸碱平衡（血液 pH）。当血液 pH 高于 7.45 时可发生碱中毒，而酸中毒在血液 pH 低于 7.35 时发生。
- 缓冲物质有助于将血液 pH 维持在 7.4 左右。氨能缓冲尿液中的 H^+。

11.5　泌尿系统疾病

- 各种类型的疾病，包括糖尿病、肾结石和感染等都可导致肾衰竭。肾衰竭需要通过人工肾或 CAPD 进行血液透析，或者选择肾移植手术进行治疗。
- 尿道炎、膀胱炎和肾盂肾炎分别是尿道、膀胱和肾脏感染所致。
- 在肾衰竭时，可能需要进行血液透析以维持肾脏的正常功能。

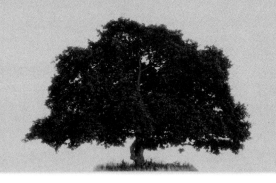

第三部分　人体的运动与支持

第 12 章
骨 骼 系 统

案例分析：全膝关节置换术

　　杰姬在高中时曾是一名出色的运动员，即使现在50多岁了，还在努力健身。然而，在习惯性地进行3英里（约5千米）慢跑时，她逐渐觉察左膝出现疼痛。大学期间，她经常参加一些校内和校际的排球比赛，其膝盖的韧带也曾经发生过撕裂，但从未有过这种感受。40多岁时，她曾服用非处方药来缓解疼痛。两年前，她做了关节镜手术，摘除一些撕裂的软骨和钙沉积物。但是，现在疼痛比以前更加严重，她知道目前最好的治疗方法或许就是进行全膝关节置换术。

　　虽然此手术听起来令人畏惧，但用人工关节替换人体关节的手术变得越来越普遍。大约有400万美国人都做过部分或全膝关节置换术，在50岁以上人群中，每20个人就有1个做过此手术。在手术过程中，外科医生从股骨底部和胫骨顶端截骨，并用金属或陶瓷制成的人工膝关节进行替换，然后用骨水泥加以固定。为了使股骨和胫骨可以相互更顺滑地运动，在关节处会植入一块塑料垫片，并且在膝盖骨（髌骨）处也会植入一块更小的垫片，使其可以正常活动。

扫描获取彩色图片，帮助您理解本章内容。

章节概要

12.1　骨骼系统概述
　　人体的骨构成骨骼系统，该系统的主要组织包括骨密质和骨松质、各种软骨以及韧带中的纤维结缔组织。

12.2　中轴骨骼
　　中轴骨骼位于身体的中线部位，由颅骨、舌骨、脊柱和胸廓组成。

12.3　附肢骨骼
　　附肢骨骼由上肢带骨、自由上肢骨、下肢带骨和自由下肢骨组成。

12.4　关节
　　根据关节的活动程度将其进行分类。滑膜关节可自由活动。

12.5　骨骼生长和骨稳态
　　骨骼是一种可生长、重塑和自我修复的活体组织。在人体中有多种细胞维持和调节骨稳态。

12.1 骨骼系统概述

骨骼系统由两类结缔组织组成，分别为硬骨组织和关节处的软骨组织。除此之外，由纤维结缔组织形成的韧带将骨连接起来。

骨骼的功能

骨骼构成人体的内部支架。此外，它还具有以下功能：

支撑。当我们站立时，腿部的骨骼支撑着整个身体，下肢带骨的骨骼支撑着腹腔。

运动。骨骼系统与肌肉系统一起构成身体的运动系统。

保护。颅骨保护大脑，胸廓保护心脏和肺，椎骨保护脊髓，脊髓与四肢肌肉形成神经联系。

生成血细胞。骨骼在血液生成中起着重要作用。胎儿骨内都有红骨髓，红骨髓能产生新的血细胞。然而，在成人的骨骼中，只有某些骨骼才能产生血细胞。

矿物质和脂肪的储存库。所有骨骼都有含磷酸钙的基质，磷酸钙是血液中 Ca^{2+} 和 HCO_3^- 的来源。脂肪储存于黄骨髓中。

长骨的结构

人体的骨骼在大小和形状上差异很大。为了更好地理解骨骼的结构，我们以长骨（图 12.1）为例来说明。长骨常见于四肢。长骨的主要部分称为骨干。骨干中央有一个大的髓腔，髓腔壁由骨密质构成。髓腔被覆以称为骨内膜的薄膜，其中充满含有脂肪的黄骨髓。

长骨两端较膨大的部位称为骨骺。骨干与骨骺被一小块称为干骺端的成熟骨分隔开，干骺端包含骺板，骺板是使骨骼生长的软骨部位。

骨骺主要由骨松质组成，骨松质中含有红骨髓，可生成血细胞。骨骺表面有一薄层透明软骨，因为位于关节处，所以也称为关节软骨。

除了骨两端的关节软骨外，长骨的表面有一层由纤维结缔组织形成的骨膜，骨膜中有血管、淋巴管和神经。图 12.1 显示了血管如何穿透骨膜并进入骨骼中。血管分支贯穿整个髓腔，其他分支位于骨组织内柱状中央管中。骨膜与韧带和肌腱相连，韧带和肌腱与骨骼相连。

硬骨

骨密质由管状的骨单位组成，其中骨板紧密地排列。从骨单位的横截面中可看出，骨细胞包埋在腔隙中，腔隙是围绕中央管以同心圆排列的小室（图 12.1）。骨基质填充于排列的腔隙之间。称为骨小管的微管穿过基质，使腔隙之间相互连接，并与中央管相连。细胞通过延伸到骨小管中的细胞质来传递信息。距离骨单位中央最近的骨细胞与中央管中的血管进行养分和废物的交换。然后这些细胞传递养分，并通过缝隙连接来收集其他细胞产生的代谢废物（图 3.15）。

与骨密质相比，骨松质排列不紧密（图 12.1），由相互交织的骨小梁构成，骨小梁之间的距离不等。虽然骨松质比骨密质更轻，但骨松质的排列方向能承受较大的重量。就像用于支撑建筑物的支柱一样，骨小梁也起到承受压力的作用。骨松质中通常含有红骨髓，这是一种有造血机能的特化组织。骨松质的骨细胞不规则地排列于骨小梁内。骨小管为它们运输来自红骨髓的养分。

软骨

软骨没有硬骨那么坚硬，但它更有韧性，其基质呈凝胶状态，并且含有许多胶原蛋白和弹性纤维。软骨细胞存在于不规则成群分布的腔隙内。软骨没有神经，对于压力强度较大的运动会起到很好的缓冲作用。软骨也没有血管，而是依靠邻近的组织进行养分和废物的交换，这使其受伤时愈合缓慢。

根据基质中纤维的种类和排列的不同，可将软骨分为三种，即透明软骨、纤维软骨和弹性软骨。透明软骨坚固且有一定韧性，其基质看似均匀且光滑，实际上含有大量的胶原纤维。透明软骨通常存在于长骨骨端、鼻子、肋骨骨端以及喉和气管中。

纤维软骨比透明软骨坚硬，因为其基质含有成束的粗胶原纤维。纤维软骨能够承受张力和压力，其分布在椎间盘和膝盖的软骨中，起到保护和支持的作用。

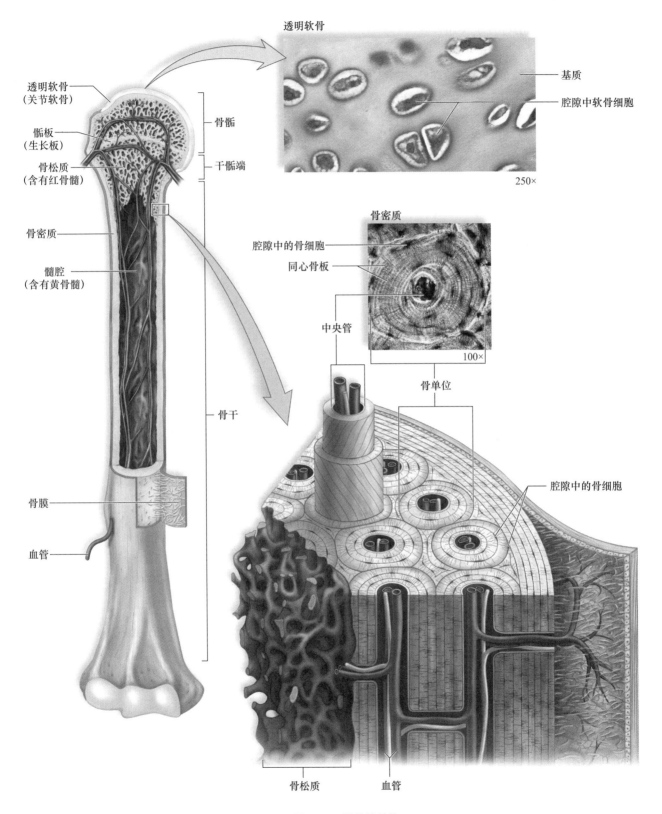

透明软骨

基质

腔隙中软骨细胞

250×

骨密质

腔隙中的骨细胞

同心骨板

中央管

100×

骨单位

腔隙中的骨细胞

骨松质

血管

透明软骨
（关节软骨）

骺板
（生长板）

骨松质
（含有红骨髓）

骨密质

髓腔
（含有黄骨髓）

骨膜

血管

骨骺

干骺端

骨干

图 12.1 长骨的结构

长骨的外层由骨密质组成，内层由骨松质组成，骨松质含有红骨髓。中央骨髓腔的黄骨髓含有大量脂肪组织。骨膜是一种纤维膜，长骨的外表面被骨膜覆盖，骨端的覆盖物是透明软骨。

照片版权：透明软骨；© Ed Reschke；骨密质；© Ed Reschke。

弹性软骨比透明软骨更柔韧，因为其基质主要包含弹性纤维。这类软骨存在于耳郭和会厌中。

纤维结缔组织

纤维结缔组织中含有成排的成纤维细胞，由排列成束的胶原纤维分隔开。韧带和肌腱由纤维结缔组织构成。韧带主要用于骨骼间的连接，肌腱在关节处将肌肉与骨骼连接起来。

12.2 中轴骨骼

人体全身 206 块骨骼按所在部位不同，分为中轴骨骼和附肢骨骼两部分（图 12.2）。中轴骨骼位于身体的中线部位，由颅骨、舌骨、脊柱和胸廓组成。

颅骨

人体的颅骨包括脑颅骨（脑壳）和面颅骨。一些颅骨构成了面部结构。

脑颅骨

脑颅骨具有保护大脑的作用。成年人的颅骨由 8 块骨头组成，相互结合紧密。新生儿的某些颅骨未完全发育成形。这些颅骨由膜连在一起，这就是囟门。通常在婴儿 16 个月左右囟门通过膜内骨化过程完全闭合。

脑颅骨的主要骨骼与脑叶具有相同的名称，包括额骨、顶骨、枕骨和颞骨。在脑颅骨的顶部（图 12.3a），额骨形成前额，顶骨向脑两侧延伸，枕骨弯曲形成颅底。脑颅骨后下方有一大孔，称为枕骨大孔（图 12.3b），脊髓从其中通过并形成脑干。在较大的顶骨下面，每块颞骨都有一个通向中耳的开口，即为外耳道。

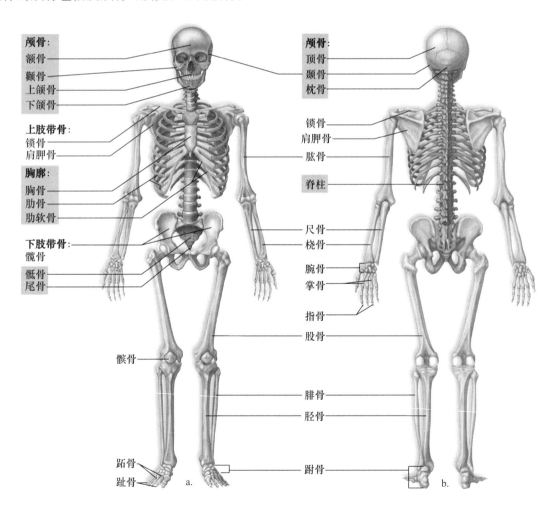

图 12.2　中轴骨骼和附肢骨骼

灰框中为中轴骨骼，其余为附肢骨骼。a. 正面观；b. 背面观。

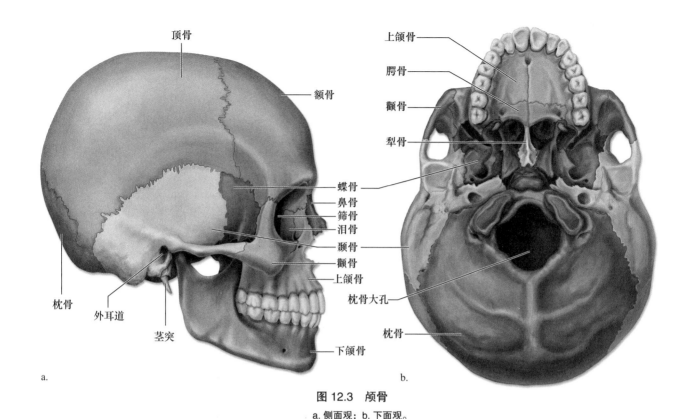

图 12.3　颅骨

a. 侧面观；b. 下面观。

蝶骨,其形状像伸展翅膀的蝙蝠,横向伸展于颅骨底部。蝶骨是颅骨的基石,因为其他骨骼都与它相连。蝶骨构成了颅骨的两侧,并且形成了眼眶(眼窝)的一部分。位于蝶骨前面的筛骨也是眼眶和鼻中隔的组成部分。眼眶由许多面颅骨组成。眼窝也被称为眼眶。

脑颅骨的一些骨骼还包括窦,是腔内附有黏膜的含气空腔。窦能起到减轻颅骨质量和协助发声的作用。窦根据它们所在的位置被命名,主要包括额窦、蝶窦、筛窦和上颌窦。一组较小的窦,称为乳

突窦,与中耳相连。乳突炎是这些窦发炎所引起的一种疾病,严重时可导致耳聋。

面颅骨

最突出的面颅骨是下颌骨、上颌骨、颧骨和鼻骨。

下颌骨是颅骨中唯一可活动的骨骼,构成下巴(图 12.3 和图 12.4)。上颌骨构成上颌和眼窝的一部分。除此之外,硬腭和鼻基底是由腭骨(后部)与上颌骨(前部)相连形成。牙槽窝位于下颌骨和上颌骨上。下颌骨和上颌骨起到了咀嚼食物的作用。

唇部和面颊含有骨骼肌核心。颧骨是颊骨突出的部位,鼻骨形成鼻梁。其他骨骼(例如,筛骨和犁骨)是鼻中隔的一部分,将鼻子的内部分成两个鼻腔。鼻泪管的开口位于泪骨(图 12.3a)中,鼻泪管是眼泪从眼睛流入鼻腔的管道。

面部也是由某些脑颅骨构成的。颞骨和蝶骨的双翼构成了称为太阳穴的扁平部位。额骨构成前额和眶上脊(眉毛所在的位置)。眼镜架在额骨与鼻骨相连的部位。

外耳部分仅由软骨而不是硬骨构成。鼻子由骨、

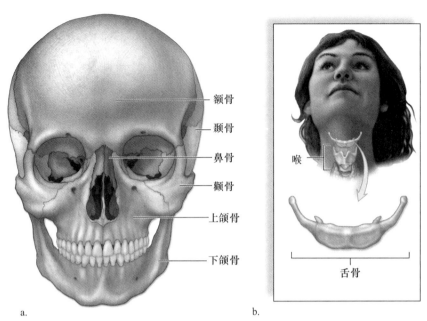

图 12.4   面颅骨和舌骨的位置

a. 额骨形成前额和眉脊，颧骨构成颊骨，上颌骨具有很多功能。它们是眼窝和鼻腔的组成部位，并且构成了上颌和上牙槽。下颌骨构成下颌，包含下牙槽。下颌骨有一个突出部位，通常被称为下巴；b. 舌骨的位置如图所示。

软骨和结缔组织构成。软骨构成鼻尖，纤维结缔组织构成鼻翼。

舌骨

舌骨不是颅骨的结构部分，但在此提及是因为它是中轴骨骼的一部分。它在人体中比较独特，唯一不与其他骨骼相连（图 12.4b），而是通过肌肉和韧带附着在颞骨上，并通过膜附着在喉部。喉部是人体的发音盒，在颈部位于气管上部。舌骨对舌头起到固定作用，其上还附有与吞咽相关的肌肉。由于其所在的位置，舌骨不易骨折。然而，若死因存疑，发生舌骨骨折是受害人被扼死的有力证据。

脊柱

脊柱由 33 块椎骨组成（图 12.5）。正常人体脊柱有 4 个生理弯曲，对于直立姿势来说，弯曲的脊柱比直的脊柱更有弹性和力量。脊柱侧凸是脊柱异常侧向弯曲。除此之外，还有另外两种常见的脊柱异常弯曲现象。一是脊柱后凸，脊柱异常向后弯曲，这种情况通常导致"驼背"；二是脊柱前凸，脊柱异常向前弯曲，通常导致"摇摆背"。

脊柱是由各个椎骨彼此叠置形成。椎管位于脊柱的中心，内有脊髓。在脊柱的每一侧都有椎间孔，脊髓发出的脊神经从相邻椎骨的椎间孔穿过，到达人体的各个部位。脊神经控制骨骼肌收缩等功能。如果椎骨被压缩或发生错位，则脊髓和（或）脊神经可能会受伤，严重的会导致瘫痪甚至死亡。

沿着背部中线摸到的骨性突起即为椎骨的棘突。横突向两侧突出，横突和棘突都是使脊柱活动的肌肉的附着处。

椎骨的种类

椎骨根据它们在脊柱中的位置来命名。颈椎位于颈部。第一块颈椎位于脊柱顶端，称为寰椎（atlas），它支撑着头部，之所以如此命名是因为 Atlas 是古希腊神话中的擎天巨神。寰椎不但使头部可以做点头的动作，还可以使其左右倾斜。第二块颈椎被称为枢椎，它在一定程度上可以旋转，可以使头部做"摇头"的动作。胸椎有长而薄的棘突和附着肋骨的关节面（图 12.6a）。腰椎的椎体高大，横突厚。5 块骶椎融合成骶骨，尾骨通常由 4 块椎骨融合而成。

椎间盘

两个相邻椎骨之间为椎间盘，其由纤维软骨构成。椎间盘不仅可承受椎骨相互间的压力，还可以减缓跑步、跳跃和行走等运动引起的冲击力。当人

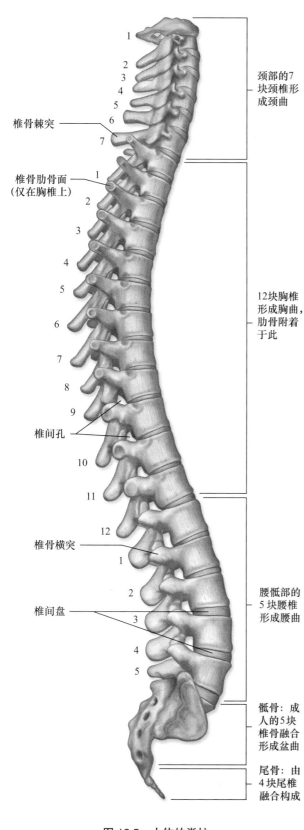

椎骨棘突

椎骨肋骨面
（仅在胸椎上）

椎间孔

椎骨横突

椎间盘

颈部的7
块颈椎形
成颈曲

12块胸椎
形成胸曲，
肋骨附着
于此

腰骶部的
5块腰椎
形成腰曲

骶骨：成
人的5块
椎骨融合
形成盆曲

尾骨：由
4块尾椎
融合构成

图 12.5　人体的脊柱

　　脊柱由 33 块椎骨组成，椎骨之间被椎间盘隔开。椎间盘使脊柱具有柔韧性。椎骨根据它们在脊柱中的位置命名。例如，位于胸部的椎骨称为胸椎。人体有一块尾骨，由 4 块尾椎构成。

体前倾、后仰和左右侧弯时，椎间盘可使椎骨产生相应的移动。但这些椎间盘会随着年龄的增长而萎缩，并且会突出并破裂。如果椎间盘压迫脊髓和（或）脊神经，则可导致疼痛。如果发生这种情况，可以通过手术切除椎间盘以缓解疼痛。

胸廓

　　胸廓由胸椎、肋骨及相关的软骨和胸骨组成（图12.6b）。胸廓是中轴骨骼的组成部分。

　　胸廓展示了骨骼的保护作用和弹性。它可保护心脏和肺部。在吸气期间，胸廓向外和向上扩张；在呼气期间，则向内和向下收缩。

肋骨

　　人体有 12 对肋骨，为扁骨，起始于胸椎，向外扩展弯曲到胸前壁。所有 12 对肋骨都直接连接

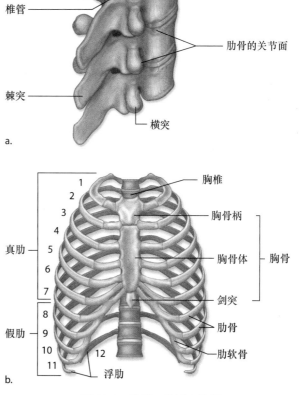

椎骨的上关节面

椎管

棘突

胸骨体

肋骨的关节面

横突

a.

真肋

假肋

胸椎

胸骨柄

胸骨体

剑突

肋骨

肋软骨

胸骨

浮肋

b.

图 12.6　胸椎、肋骨和胸骨

　　a. 胸椎椎体彼此连接并通过关节面和肋骨相连接。一块胸椎有两个与肋骨相连的关节面，一个在胸骨体上，另一个在横突上。

　　b. 胸廓由 12 块胸椎、12 对肋骨、肋软骨和胸骨组成。胸廓对肺部和心脏起到保护作用。

到背部的胸椎上。每一条肋骨都与胸骨体及其对应的胸椎部位的横突相连。每根肋骨都向外、向前和向下弯曲。

在 12 对肋骨中，上面的第 1～7 对肋骨（图12.6b）通过一种称为肋软骨的长条状透明软骨直接连接到胸骨上，这 1～7 对肋骨被称为"真肋"。第 8～12 对肋骨被称为"假肋"，因为这些肋骨的肋软骨不与胸骨直接相连。第 11 和第 12 对肋骨称为"浮肋"，因为它们不与胸骨相连。

胸骨

胸骨位于身体的中线，与肋骨一起保护心脏和肺部。胸骨是扁骨，形状似刀。

胸骨由 3 块骨骼组成，分别是胸骨柄、胸骨体和剑突。胸骨柄与附肢骨骼的锁骨和第一对肋骨的肋软骨相连，并以一定的夹角与胸骨体连接，此夹角是重要的结构标志，因为其位于第二肋骨上，可帮助数肋骨。有时通过数肋骨的方法来确定心尖的位置。通常情况下，心尖位于第五和第六肋骨之间。

剑突是胸骨的第三段。剑突的形状不定，是膈肌的附着处，膈肌将胸腔与腹腔分隔开。

12.3　附肢骨骼

附肢骨骼由上肢骨和下肢骨构成，上肢骨由上肢带骨和自由上肢骨构成，下肢骨由下肢带骨和自由下肢骨构成。上肢带骨（肩带骨）和上肢骨较灵活，下肢带骨（髋带骨）和下肢骨较有力量。

> **生活中的科学**
>
> ### 为什么人的脚趾比手指短？
>
> 尽管一些科学家认为脚趾属于退化器官的一种，但越来越多的证据表明，短脚趾在人类的进化史中发挥了重要作用。一些科学家认为，短小的脚趾有助于长跑，这是动物界的稀有性状。研究表明，长脚趾在起跑和停止时需要更多的能量。在大多数有脚趾的动物中，手指和脚趾的长度大致相同。随着脚趾长度缩短，动物的长跑能力不断增加。我们脚趾的短小可能帮助我们人类在非洲开阔平原上捕捉大型猎物。

上肢带骨和上肢骨

人体有左上肢带骨和右上肢带骨。每个上肢带骨由肩胛骨和锁骨组成（图 12.7）。锁骨横架于胸廓的上方，它与胸骨及肩胛骨的肩峰突相连，肩胛骨在后背处清晰可见。手臂和胸部的肌肉附着在肩胛骨的喙突处。肩胛骨的关节盂与肱骨头相连，并远远小于肱骨头。这就使手臂几乎可向任何方向自由运动，但缺少稳定性，并且此关节也最容易脱臼，不过韧带和肌腱对其起到了加固的作用。肩袖由肌腱构成，这些肌腱始于肩胛骨处的 4 块小肌肉，止

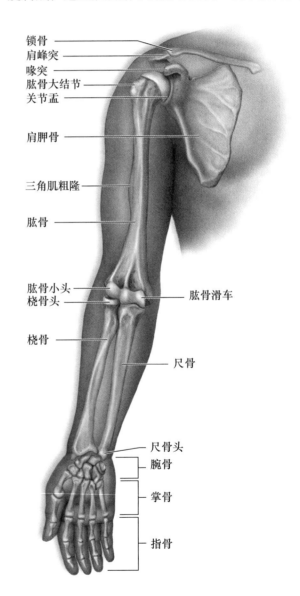

图 12.7　上肢带骨和自由上肢骨

上肢带骨由锁骨和肩胛骨组成。肱骨是手臂的单骨。前臂由桡骨和尺骨形成。手骨包括腕骨、掌骨和指骨。

于肱骨。手臂剧烈旋转运动会导致肩袖损伤。

> **上肢带骨：**
> - 肩胛骨和锁骨
>
> **自由上肢骨：**
> - 手臂：肱骨
> - 前臂：桡骨和尺骨
> - 手：腕骨、掌骨和指骨

上肢带骨的结构部分可以随着自由上肢骨活动，自由上肢骨包括手臂中的肱骨以及前臂中的桡骨和尺骨。如上所述，肱骨是上臂中的一根长骨，平滑的球形肱骨头与肩胛骨的关节盂相关节。肱骨轴处有粗隆（结节），是三角肌（肩部肌肉）的附着处。即使在人死亡之后，根据三角肌粗隆的大小也可以判断出其生前是否从事大量的重体力工作。

肱骨的远端有两个结节，分别称为肱骨小头和肱骨滑车，它们分别与肘部的桡骨和尺骨相关节。肘部后方的突起是尺骨的鹰嘴。

当抬起上肢，手掌向前时，这时桡骨和尺骨大约相平行。当转动上肢使手掌向后时，桡骨转到了尺骨之前，这一特征使前臂可做扭转运动。

手部有很多骨骼，这增加了手的灵活性。手腕处有 8 块腕骨，看起来就像小块的鹅卵石。5 块掌骨由此散开，形成手掌的稳固支架。连接拇指的掌骨可与其他手指相对。对生拇指可以分别触摸其他各手指并更好地抓握东西。掌骨的远端膨大处为指关节。与掌骨一端相连的是指骨，指骨是手指和拇指的骨骼，小而细长。

下肢带骨和下肢骨

图 12.8 显示了下肢骨和下肢带骨是如何连接的。下肢带骨（髋带骨）由两块厚大的髋骨组成。骨盆由下肢带骨、骶骨和尾骨组成。骨盆承受身体的重量，并保护盆腔内的器官，还是腿部肌肉的附着处。

> **下肢带骨：**
> - 髋骨
>
> **自由下肢骨：**
> - 大腿：股骨
> - 小腿：胫骨和腓骨
> - 足：跗骨、跖骨和趾骨

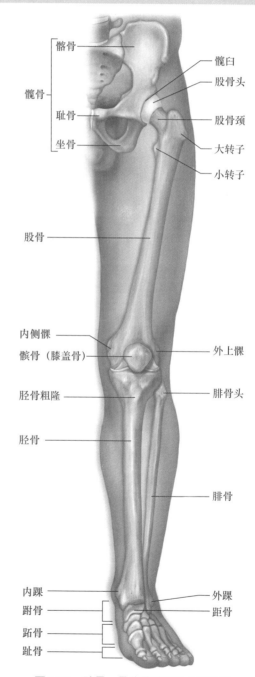

图 12.8　髋骨、骨盆骨骼和自由下肢骨

髂骨、坐骨和耻骨在髋臼处相连构成髋骨。髋骨、骶骨和尾骨一起构成骨盆。腿骨包括股骨、胫骨和腓骨。跗骨、跖骨和趾骨构成足骨。

髋骨包括髂骨、坐骨和耻骨三个部分，它们在人成年时融合在一起（图 12.8）。这 3 块骨骼交汇处为髋臼。髂骨构成髋骨的上部，它是髋骨中最大的一块骨骼，人体的臀部就是髂骨呈喇叭状张开的部位。坐骨构成髋骨下部，后缘有尖形的坐骨棘，是肌肉的附着处。耻骨构成髋骨的前部，两块耻骨由称为耻骨联合的纤维软骨连接。

男性骨盆与女性骨盆不同。女性骨盆中的髂骨张开较大，盆腔较浅，但出口较宽，这些特征都有助于女性的分娩。

股骨（大腿骨）是体内最长、最有力的骨骼。股骨头与髋骨在髋臼处相关节，短的股骨颈为腿部提供了更好的行走功能。股骨有两个大的突起，即大转子和小转子，它们是大腿肌肉、臀肌和髋屈肌的附着处。在股骨远端有内侧和外侧髁，其与腿的

胫骨相关节。此部位是膝盖和髌骨（膝盖骨）区。髌骨由股四头肌腱固定，股四头肌腱还起着韧带的作用，附着于胫骨粗隆。在远端，胫骨内踝形成脚踝的内骨突。腓骨是腿部较细长的骨骼，腓骨头与胫骨和外踝相关节，外踝形成脚踝的外骨突。

足的构造分为足踝、足背和 5 个脚趾。足部骨骼较多，具有很大的灵活性，特别是在粗糙的表面上。足踝包括 7 块跗骨，其中距骨可以在胫骨和腓骨关节处自由移动。跟骨也被认为是足踝的结构部分。距骨和跟骨支撑着人的体重。

足背有 5 块细长的跖骨。跖骨的远端形成跖骨球。如果附着于跖骨上的韧带松弛，容易产生扁平足。脚趾上的骨被称为趾骨，就像手指骨一样。足部的趾骨非常结实而有力。

今日生物学　　科学

辨别骨骼残骸

无论在何时、何地，如果意外地发现人体骨骼残骸，总有很多问题必须回答。例如，死者死亡时的年龄、性别、种族、是否有被谋杀的迹象等。

通过对死者骨骼的检查，可能找到关于死者身份等线索。通过牙列或上颌（上颌骨）和下颌（下颌骨）中的牙齿结构，可推断出死者的年龄。例如，0～4 个月大的婴儿还未长出牙齿；6～10 岁儿童的乳牙将脱落；20 岁左右的年轻人长出最后的臼齿或智齿。老年人的年龄可以通过其牙齿缺失或牙齿损坏的数量和位置来推断。通过对骨骼骨化部位的研究，还可以推测出死者的死亡年龄。在老年人中，关节破裂的现象对年龄的推断提供更多的线索。透明软骨随着年龄的增长而磨损、发黄和变脆，覆盖骨端的透明软骨也会随着时间的推移发生磨损。发黄、变脆或缺失的软骨数量有助于科学家推测出死者的死亡年龄。

如果死者的骨骼遗骸中有盆骨，这为推断死者的性别提供了绝佳的帮助。女性骨盆比男性骨盆更浅、更宽。尤其像肱骨和股骨一类的长骨也会为性别的推断提供有利的信息。相对于女性长骨，男性长骨更厚大、密实，肌肉附着点也更大、更突出。男性的下颚比女生稍方些，眶上脊也更突出。

根据骨骼遗骸判断种族可能比较困难，因为有很多混血儿。法医解剖者会根据头骨的种族特征来推断。通常情况下，非洲人或非裔美国人的眼距较宽，大部分的眼窝呈矩形，下颌也比较大和突出。美洲原住民的眼窝通常呈圆形，颧骨比较突出，腭部也比较圆润。白种人的腭部通常呈 U 形，并且前额骨之间的缝合线也清晰可见。除此之外，白种人的外耳道长而直，因此可以看到听小骨。

一旦确定了死者的身份，骨骼遗骸即可被亲属认领并下葬。

12.4　关节

骨骼通过关节相连，分为纤维关节、软骨关节或滑膜关节。许多纤维关节，例如，颅骨之间的缝合线是不可移动的。软骨关节可以通过透明软骨相连，如将肋骨连接到胸骨的肋软骨。其他软骨关节由纤维软骨构成，如在椎间盘中分布的软骨。软骨关节往往可略微移动，滑膜关节可自由移动（图12.9）。

滑膜关节一般可分为几种，其中两种如图 12.9 所示。图 12.9a 显示了可自由移动的滑膜关节的一般解剖结构。韧带将骨骼连在一起，并对关节起到支撑或加固的作用。由韧带形成的纤维关节囊包在关节的周围。图 12.9 中未显示关节囊而展示了关节的内部结构。关节囊内面覆有滑膜，滑膜可分泌少量滑液，对关节起到润滑作用。充满滑液的囊被称为滑囊，它有助于减少骨突与肌肉、肌腱与皮肤之间的摩擦。半月板也是关节的组成结构，它们是存在于骨骼之间的 C 形纤维软骨片。这些结构增加了关节的稳定性并起到减震器的作用。

臀部和肩部的球窝关节是一种灵活性关节，可在各种平面上做多种多样的运动，甚至做旋转运动。肘关节和膝关节都是滑膜关节，它们称为铰链关节，因为就像铰链门一样，只可以在一个方向上移动。科学专栏"骨关节炎和关节置换手术"介绍了关节置换疗法的发展历史。

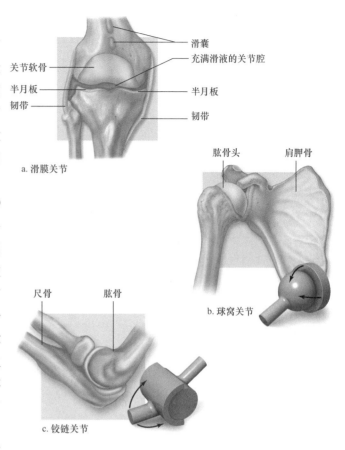

图 12.9　滑膜关节的结构
a. 骨关节由韧带相连并形成关节囊，关节囊内层为滑膜，可分泌滑液，起到润滑剂的作用。滑囊是有滑液的囊状体，可减少摩擦力。半月板由纤维软骨组成，对关节有加固作用，关节软骨包覆在骨骼上。b. 球窝关节构成髋和肩。c. 铰链关节构成膝盖和肘。

 今日生物学　科学

骨关节炎和关节置换手术

随着年龄的增长，人们或多或少都会患有骨关节炎。骨表面覆有光滑的软骨，骨与骨通过关节相连。随着时间的推移，这种关节软骨会因为关节的相互摩擦而损伤。人到 80 岁左右时，通常会有一个或多个关节患有骨关节炎。相比之下，类风湿关节炎是一种自身免疫性疾病，可导致关节内产生炎症。骨关节炎通常多发于老年人群，

而类风湿关节炎可发生于任何年龄的人群，甚至幼儿也不例外。这两种关节炎都能导致关节的磨损，这是关节疼痛和僵硬的原因。关于关节炎的治疗方法，首先用药物治疗炎症和缓解疼痛，再用物理疗法维护和强化关节。如果这些治疗方法都没有效果，通常会采用全关节置换手术进行治疗。得益于英国整形外科医生约翰·查恩雷博士的苦心钻研和奉献，目前关节置换手术已成为一

种常规手术。

查恩雷和其他人的早期实验手术效果不佳。融合在一起的关节是不能移动的，也无法一直减轻患者的疼痛，术后感染很常见。另外，连接人造关节的骨骼也会慢慢腐蚀，因为关节无法正常活动，附着的肌肉也逐渐萎缩。查恩雷曾经想设计一种成功的假体髋关节，目的是更换病变髋关节的两个组织结构，即髋臼和股骨头。但是，他很快就发现了单靠手术进行治疗是不够的。于是他开始研究骨修复，还说服一名同事对他自己的胫骨进行手术，以了解修复是如何发生的。他研究了髋关节的力学特征，对不同类型的合成材料进行了测试，还采用了一种新型材料——特氟龙（聚四氟乙烯），并取得了首次成功，但很快他就发现其周围的组织有发炎的现象。最后经过多次尝试，他成功地研究出用聚乙烯耐磨材料合成的髋臼。直到今天，聚乙烯仍作为人工关节的组成材料。他所研究出的假体股骨头是一个外形小而有光泽的金属球。目前所用的金属成分包括不锈钢、钴、钛和铬合金。当髋骨从骨水泥表面脱离并不能生长时，意味着各种将聚乙烯材料的人工髋臼固定到骨盆的技术宣告失败。查恩雷在手术过程中使用牙科黏合剂黏合。当用合成材料做成的人工关节植入时，这种黏合剂就渗到骨骼的每个微孔中，这样一来，骨骼就会在植入的关节周围再生。最后，他还专门设计了用于手术的仪器托盘等相关设备，以最大限度地降低感染的发生率。

带着这种创新的想法，查恩雷去了一家结核病医院工作，后来他将这家医院转型为整形外科中心。他的同事研究出一种类似于查恩雷髋关节的假体膝关节。在膝关节置换手术中，受损的骨端被摘除并替换为人工骨关节。目前髋关节和膝关节置换手术仍然是最常见的关节置换手术，这种手术还可以应用于脚踝、足、肩、肘和手指部位的关节置换。虽然仍在对手术的许多方面进行不断改进，但查恩雷研究出的髋关节置换仍然是其他关节置换研究的技术基础。

当关节置换手术做完后，患者术后的锻炼和康复活动对于手术的成功至关重要。手术后，患者应尽快使用新关节进行活动与锻炼。关节的改善程度和运动范围，取决于手术前关节的硬度，以及术后治疗期间患者的努力程度。完全康复所需的时间因患者而异，但通常需要数月才能达到完全康复。对于年老的患者而言，植入的人工关节可使用10年左右。对于年轻的患者，如果植入的第一个人工关节磨损，可能需要进行第二次置换手术。总而言之，关节置换手术将提高患者的生活质量，使其拥有一个更独立、更健康，可进行无痛活动的美好未来。

滑膜关节产生的运动

骨骼肌通过横跨关节的肌腱连在不同的骨骼上。当骨骼肌收缩时，一块骨骼运动往往会牵涉另一块骨骼。更常见的运动类型如图12.10所示。

12.5　骨骼生长和骨稳态

骨骼对人体形态的重要性从早期发育过程中就可以看出。胚胎在大约6周时，骨骼开始逐渐形成，此时胚胎长约12毫米。在青春期时大多数骨骼已发育完成，但有些继续生长至25岁。从某种意义上说，骨骼的生长贯穿着人的一生，因为它们能够通过改变大小、形状和强度来响应外界的压力，这个过程称为骨重建。如果发生骨折，骨骼可以通过骨修复来愈合。

从骨骼的生长、重建和修复的能力可以看出，骨骼是一种活组织。以下几种细胞参与了骨骼的生长、重建和修复过程：

成骨细胞是骨形成的主要功能细胞。它们分泌骨有机基质并促进钙盐沉积到基质中。

骨细胞是成熟骨组织中的主要细胞，由成骨细

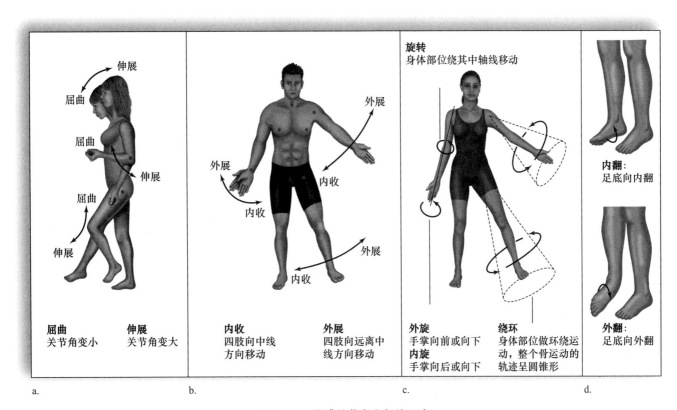

图 12.10　滑膜关节产生多种运动

a. 屈曲和伸展；b. 内收和外展；c. 旋转和绕环；d. 内翻和外翻。a, b 图身体上的点表示枢轴点。

胞转化而来。它们的任务是保持骨骼的结构。

破骨细胞是骨吸收的主要功能细胞。它们可以分解骨骼，并有助于将 Ca^{2+} 和 PO_4^{3-} 释放到血液中。

在人的一生中，体内成骨细胞不断分泌骨基质，破骨细胞不断破坏骨基质。当成骨细胞周围充满钙化基质时，它们变成了腔隙内的骨细胞。

骨骼的发育与生长

骨化是指骨骼的形成。在胚胎发育过程中，体内的骨骼通过膜内骨化和软骨内骨化这两种不同的方式形成。

膜内骨化

扁骨（例如，颅骨）属于膜内骨的一种。在膜内骨化中，骨骼在纤维结缔组织之间的片层中生长。在纤维结缔组织中，结缔组织细胞分化为位于骨化中心的成骨细胞。成骨细胞分泌骨有机基质，这些基质由黏多糖和胶原纤维丝组成。当钙盐遇到有机基质时发生钙化。成骨细胞对基质的钙化或骨化起

促进作用。骨化导致骨松质中骨小梁的形成。骨松质在扁骨的内部。扁骨（例如，颅骨和锁骨）的骨松质中含有红骨髓。

骨松质的外表覆有骨膜。由骨膜分化的成骨细胞进一步骨化。骨小梁形成后融合在一起变成骨密质。骨密质形成骨领，包围着里面的骨松质。

软骨内骨化

大部分的人体骨骼是由软骨内骨化形成的，这意味着骨骼在软骨内形成。在软骨内骨化过程中，骨骼慢慢取代了软骨雏形。逐渐地，软骨被钙化的骨基质所取代，骨基质使骨骼能够承受一定的重量。

在软骨内部，骨形成始于中心，然后移向骨端，这就是软骨内骨化这一术语的由来。关于软骨内骨化，请参考长骨（如胫骨）的例子（图 12.11）。

1. 软骨雏形。在胚胎中，软骨细胞形成透明软骨，其外形与将要形成的骨骼相似。因此，它们被称为骨骼的软骨雏形。随着软骨雏形逐渐钙化，软骨细胞退化死亡。

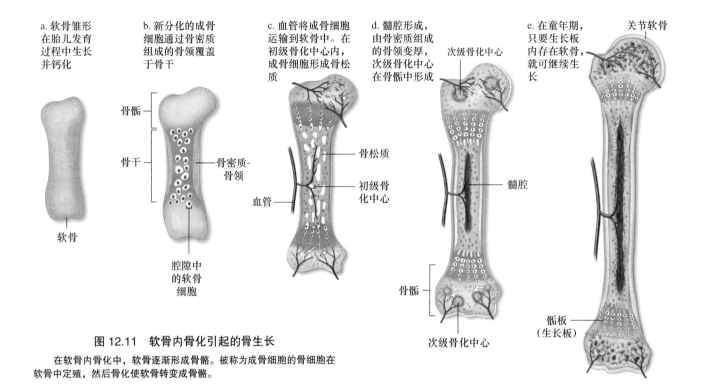

图 12.11　软骨内骨化引起的骨生长

在软骨内骨化中，软骨逐渐形成骨骼。被称为成骨细胞的骨细胞在软骨中定殖，然后骨化使软骨转变成骨骼。

2. 骨领。新形成的骨膜分化为成骨细胞。成骨细胞分泌有机基质，基质钙化形成骨领，覆盖于骨干（图 12.11）。骨领由骨密质组成。随着时间的推移，骨领逐渐变厚。

3. 初级骨化中心。血管将成骨细胞运输到软骨内部，并开始形成骨松质。该骨骼区被称为初级骨化中心，因为它是骨形成的第一个中心。

4. 髓腔和次级骨化中心。骨干的骨松质被破骨细胞吸收，形成的腔变成髓腔。婴儿出生后不久，次级骨化中心在骨骺中形成。骨松质在骨骺中一直存在，并且它还在红骨髓中存在很长时间。软骨存在于两个位置，分别为骺板（生长板）和关节软骨，关节软骨覆盖于长骨末端。

5. 骺板（生长板）。在初级骨化中心和次级骨化中心之间有一软骨结构，称为骺板或生长板（图 12.1）。只要体内有骺板，人体的四肢就会继续变长。

图 12.12 显示骺板分为四层。最靠近骨骺的一层是静止层，软骨存在于其中；第二层是增殖层，其中软骨细胞不断分裂产生新的软骨细胞；第三层为退化层，软骨细胞在其内退化死亡；第四层是成骨层，骨形成于此。在成骨层，骨形成会使骨骼长

度增加。关节软骨的内层同样以上述方式骨化。

骨骼的直径随着骨骼长度的增加而增大。当髓腔内的破骨细胞不断扩大腔内容积时，骨膜分化的成骨细胞的骨内沉积也非常活跃。

骨骼成熟　一旦骺板闭合，骨骼就不能再生长了。女性手臂和腿部的骺板通常在 16 ～ 18 岁左右闭合，男性的骺板大约在 20 岁时才闭合。其他种类的骨骼可能还会继续生长至 25 岁。由人体某部位产生并作用于其他部位的激素（化学信使）由内分泌腺分泌并通过血液分布到人体内。骺板的活动受激素的影响，关于此内容在下文中详述。

激素影响骨骼的生长

几种激素在骨骼生长中起着重要作用。

当人们暴露于阳光下时，皮肤中可形成维生素 D，除此之外，食物中也含有维生素 D，尤其是牛奶富含维生素 D。在肾脏中，维生素 D 被转化为一种作用于肠道的激素，它的主要功能是促进肠道对钙的吸收。在缺乏维生素 D 时，儿童会患佝偻病，这是一种以骨骼畸形（包括长骨弯曲）为特征的疾病。

生长激素（GH）直接刺激骺板的生长，进而

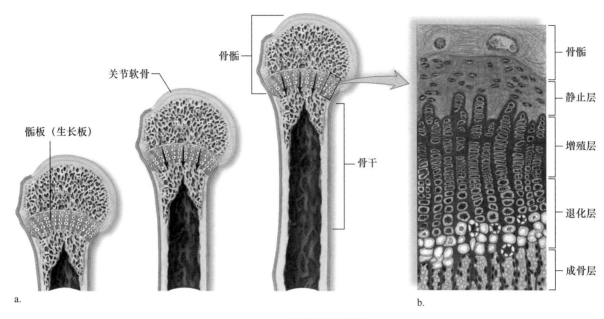

图 12.12　骨骼长度的增加

a. 当骺板上的软骨转变成骨骼时，骨骼就会变长。箭头表示骨化的方向；b. 软骨细胞在增殖层产生新的软骨，软骨在最接近骨干的成骨层变为骨骼。

促使骨骼生长。然而，如果不促进细胞的代谢活动，生长激素有时也是无用的。特别是甲状腺激素可促进细胞的新陈代谢。幼年时期生长激素分泌过少可导致侏儒症；幼年时期（骺板融合前）生长激素分泌过多可导致过度生长甚至患巨人症。肢端肥大症是由骨骺融合后，成人的生长激素分泌过多引起的。这种情况会导致手骨和面部骨骼过度生长。

由于性激素分泌的增加，青少年通常会出现身高急剧增长的现象，称为生长突增。这些激素在很大程度上可刺激成骨细胞。在青春期开始的一两年内，骨骼的快速生长导致骺板被快速生长的骨组织"铺平"。

骨重建和钙稳态

对于成人，骨质不断被破骨细胞分解、被成骨细胞重建。每年人体中有多达 18% 的骨骼会重新形成。这种骨骼更新过程，通常被称为骨重建，骨重建可保持骨骼强壮有力（图 12.13）。在佩吉特骨病中，新骨的形成速度快于正常速度。这种快速重建产生的骨骼比正常骨骼更软、更脆弱，可导致骨骼疼痛、畸形和骨折。

骨循环更新使身体能对血液中的钙含量进行调节。人体内的血钙水平至关重要，血液中的 Ca^{2+} 在血液凝固过程中起着重要作用。此外，如果血钙浓度过高，神经细胞和肌细胞就不再发挥作用。如果钙浓度过低，神经细胞和肌细胞会变得异常兴奋，出现抽搐现象。通过在细胞信使系统中的作用，Ca^{2+} 也是调节细胞新陈代谢所必需的物质。因此，骨骼是这种重要矿物质的储备库。如果血钙含量超过正常水平，至少部分过量的钙会沉积在骨骼中；如果血钙含量过低，钙会从骨骼中扩散出来，以维持正常的血钙水平。

有两种激素参与调节血钙水平。甲状旁腺激素（PTH）刺激破骨细胞溶解骨骼中的钙基质，促进小肠和肾脏中钙的重吸收，从而增加血钙水平。在消化道中需要维生素 D 来吸收 Ca^{2+}，这就是为什么缺乏维生素 D 会导致骨骼脆弱。生活中我们很容易获得充足的维生素 D，例如，皮肤在阳光下会产生维生素 D，牛奶中也富含维生素 D。

降钙素是一种与 PTH 作用相反的激素。雌激素实际上可以增加成骨细胞的数量。老年女性中雌激素减少通常被认为是骨质疏松症产生的原因。健康

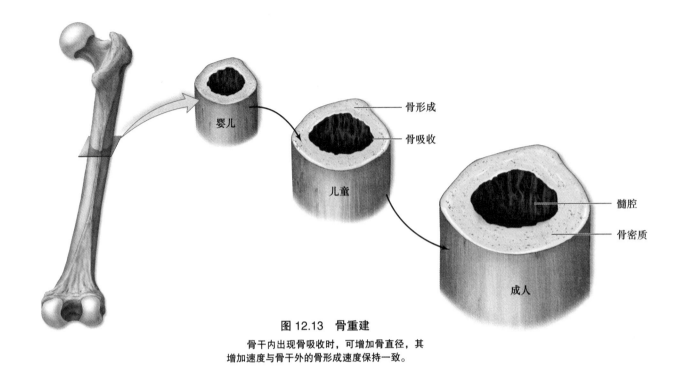

婴儿

儿童

成人

骨形成

骨吸收

髓腔

骨密质

图 12.13　骨重建

骨干内出现骨吸收时，可增加骨直径，其
增加速度与骨干外的骨形成速度保持一致。

专栏"你可以避免骨质疏松症"中对骨质疏松症做了详细介绍。在年轻人体内，破骨细胞的活性与成骨细胞的活性相匹配，直到 45 岁左右女性体内的骨量处于稳定的状态，之后，骨量开始减少。

骨重建也解释了为什么骨骼可以对压力做出响应。如果你需要经常活动特定的骨骼，那么在最常受力部位的骨骼直径会增大。在此过程中，骨膜中的成骨细胞在骨外表面周围形成骨密质，破骨细胞在髓腔周围的骨内表面上进行骨分解。增加髓腔的大小可以防止骨头变得过于沉重。建议人们进行散步、慢跑和举重等运动。这些锻炼可以强化骨骼，因为它们可以刺激成骨细胞而不是破骨细胞。

今日生物学　健康

你可以避免骨质疏松症

骨质疏松症是由于构成骨骼的骨量减少而导致骨骼脆弱的疾病。在 20 ～ 30 岁时骨量继续增加。之后直到 40 ～ 50 岁，人体内骨量的形成和分解的速率大致相同。然后，再吸收的速度大于骨形成的速度，使得总骨量逐渐减少。

随着时间的推移，男性骨量流失 25%，女性流失 35%。但我们必须考虑到男性骨密度往往比女性的更高（除非他们服用减少骨形成的哮喘药物）。男性的睾酮（男性性激素）水平通常在 45 岁后缓慢下降，而女性的雌激素（女性性激素）水平在 45 岁左右开始显著下降。性激素在维持骨骼强度方面起着重要作用。因此，这种差异意味着女性比男性更容易发生骨折，特别是髋部、椎骨、长骨和骨盆部位。虽然有时其他疾病也会引发骨质疏松症，但实际上它是随着年龄增长而常见的一种疾病。

如何避免骨质疏松症

每个人都可以采取一些措施避免骨质疏松症。充足的膳食钙是预防骨质疏松症的最根本方法。国家骨质疏松症基金会（www.nof.org）建议 50 岁以下的人每天摄入 1000 毫克钙。50 岁以上的人每日摄入钙量应超过 1200 毫克。

维生素 D 能帮助人体的钙吸收，所以每日也需摄入少量维生素 D。皮肤暴露在阳光下可以合成一种维生素 D 的前体。如果你居住在波士顿到密尔沃基市、明尼阿波里斯市和博伊西市一带或以北的地方，那么冬天的几个月中可能无法获得充足的维生素 D。因此，应该多吃富含维生素 D 的食物，例如，低脂牛奶和谷类食品。对于 50 岁以下的人，每天应该摄入 400～800 IU 维生素 D。50 岁以上每天摄入的维生素 D 应增加到 800～1000 IU。

平时不活动的人，例如，那些久病卧床的人，骨量的流失比可以自由活动的人要快 25 倍。适当做一些负重运动对骨骼健康也有好处，例如，定期步行或慢跑可维持骨骼的强度。

诊断和治疗

有以下危险因素的绝经后的女性应对骨密度进行检查：

- 白人或亚洲人；
- 体形偏瘦；
- 有骨质疏松症家族史；
- 更年期提前（45 岁前）；
- 吸烟；
- 低钙膳食、过量饮酒、摄入咖啡因；
- 久坐的生活方式。

骨密度可通过双能 X 射线吸收测定法（DEXA）进行测量。该方法是通过吸收从 X 射线管所释放的光子来测量骨密度。血液测试和尿液测试可获取检测骨质流失的生化指标。在过去几年中，医生对患有骨质疏松症的老年女性和有患病风险的男性的筛查变得更容易了。

如果骨骼很轻薄，则应想方设法增加骨密度，因为即使骨密度增加一点，也能显著降低骨折的风险。虽然使用雌激素治疗可以减少髋部骨折的发生率，但医生几乎不建议长期使用雌激素治疗骨质疏松症。因为雌激素有增加乳腺癌、心脏病、脑卒中和血栓的风险。但是，我们可以使用其他药物，例如，降钙素是一种甲状腺激素，已被证明可以增加骨密度和强度，同时降低骨折的发生率。除此之外，二膦酸盐是一类用于预防和治疗骨质疏松症的非激素药物。为了达到降钙素或二膦酸盐药物的最佳效果，患者同时还应摄入充足的膳食钙和维生素 D。

骨修复

在骨裂或骨折后，人体骨骼需进行自我修复。在骨折修复的几个月中需经历以下四个阶段，如图 12.14 所示：

1. 血肿。骨折后，血液从受损的血管中流出，并在断骨之间的部位形成血肿（大量血液的凝结）。血肿发生于骨折后的 6～8 小时。

2. 纤维软骨性骨痂。人体组织修复开始，在断骨末端的空隙处形成纤维软骨性骨痂，会持续 3 周左右。

3. 骨性骨痂。成骨细胞形成骨松质的小梁，并将纤维软骨性骨痂变为骨性骨痂，将骨折处连接在一起。骨性骨痂过程持续 3～4 个月。

4. 骨重建。成骨细胞在外周处形成新的骨密质。破骨细胞吸收骨松质，然后构成一个新的髓腔。

在某种程度上，除了骨修复的第一阶段血肿表明发生损伤以外，骨修复与骨生长过程很相似，并且纤维软骨性骨痂早于骨密质的形成。

根据不同的骨折名称可判断出发生了什么类型的骨骼断裂。如果整个骨骼完全断裂，则称为完全性骨折；如果骨骼未完全断裂成两部分，则称为不完全性骨折；如果骨折断端未刺穿皮肤，则称为单纯性骨折；如果骨折断端从皮肤中刺穿，则称为复杂性骨折；如果骨折处骨端相楔，则称为嵌入性骨

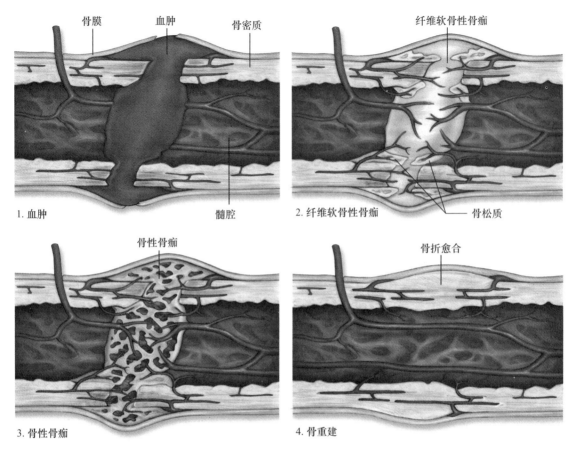

骨膜　　血肿　　骨密质

1. 血肿

髓腔

纤维软骨性骨痂

2. 纤维软骨性骨痂　　骨松质

骨性骨痂

3. 骨性骨痂

骨折愈合

4. 骨重建

图 12.14　骨折后的骨修复
骨修复的四个阶段。

折；由于扭曲而使骨骼断裂，则称为螺旋形骨折。

血细胞形成于骨骼中

骨骼中含有两种骨髓：黄骨髓和红骨髓。脂肪储存于黄骨髓中，从而使其成为身体能量储备的一部分。

红骨髓是生成红细胞的场所。红细胞是血液中氧气的载体。氧气是细胞有氧呼吸产生 ATP 所必需的物质。白细胞也形成于红骨髓中，可抵抗病原体和癌细胞以保护身体免受侵害，如果没有它们，人很快会死于疾病。

案例分析：结论

在膝关节置换术后的第一个月，杰姬感觉疼痛难耐，她想知道她做的这个决定是否正确。刚开始时，上下楼都痛得难以忍受。然而在之后的两个月，她就可以散步和游泳了。医生认为她恢复得这么快，是因为以前经常锻炼的缘故。但杰姬知道，如果没有 21 世纪的医学技术，她到 60 岁可能已无法正常走路了。医生还是提醒她注意，所有骨骼，甚至成年人的骨骼都是动态结构。虽然她的骨骼可以通过骨重建被人工骨骼所取代，但人工膝盖的塑料和陶瓷部分最终会被磨坏。所以在大约 20 年内很可能要做第二次膝关节置换术。但对杰姬来说，能够再次过上自由的生活，经历术后几个月的痛苦也是值得的。

⟳ 小结

12.1　骨骼系统概述

骨骼系统的功能：

- 支撑和保护身体。
- 产生血细胞。
- 储存矿物盐，尤其是磷酸钙，储存脂肪。
- 与肌肉一起协同作用使身体能够灵活运动。

骨骼由骨组织和软骨组成。长骨的内部组织结构如下：

- 软骨覆盖骨端，骨膜（纤维结缔组织）覆盖骨骼的其余部分。
- 包含红骨髓的骨松质存在于骨骺中。
- 黄骨髓在骨干的髓腔内。
- 骨密质构成骨干壁。
- 骨细胞位于骨密质的腔隙内。

软骨是一种比硬骨更柔韧的结缔组织。软骨由软骨细胞组成。

由纤维结缔组织组成的韧带在关节处将骨骼与骨骼连在一起。

12.2　中轴骨骼

中轴骨骼由颅骨、舌骨、脊柱和胸廓组成。

- 人体的颅骨包括脑颅骨和面颅骨，脑颅骨保护大脑。婴儿出生时被称为囟门的一层薄膜将骨骼连在一起。窦是减轻颅骨重量的气腔。枕骨大孔是脊髓通过的开口。
- 舌骨固定舌头，是吞咽相关肌肉的附着处。
- 脊柱由椎骨组成，椎骨被具有减震功能的椎间盘隔开，从而使脊柱具有弹性。
- 椎间盘将椎骨分离并起到衬垫的作用。脊柱支撑头部和躯干，保护脊髓，是肌肉的附着处。
- 胸廓由胸椎、肋骨、肋软骨和胸骨组成。胸廓对心脏和肺部起到保护作用。

12.3　附肢骨骼

附肢骨骼由上肢骨和下肢骨构成，上肢骨由上肢带骨和自由上肢骨构成，下肢骨由下肢带骨和自由下肢骨构成。

- 上肢带骨和自由上肢骨具有一定的灵活性。
- 下肢带骨和自由下肢骨的主要功能为承重。骨盆由髋骨、骶骨和尾骨组成。股骨是人体内最长、最强壮的骨骼。

12.4　关节

骨骼在关节处连接，分为以下三种类型：

- 纤维关节，不可移动，例如，颅骨缝合线。
- 软骨关节，可轻微移动，例如，肋骨和胸骨与耻骨联合之间的关节。
- 滑膜关节，可自由移动，具有滑膜。

12.5　骨骼生长和骨稳态

以下细胞参与骨骼生长、骨重建和骨修复过程：

- 成骨细胞，骨形成细胞。
- 骨细胞，起源于成骨细胞的成熟骨细胞。
- 破骨细胞，分解并吸收骨骼。

骨骼发育与生长

- 骨化是指骨骼的形成。
- 膜内骨化：骨骼在纤维结缔组织之间的片层中形成。例如，由扁骨形成的颅骨。
- 软骨内骨化：软骨雏形被钙化的骨基质所取代。骨骼在骺板处生长。
- 骨骼生长受维生素 D、生长激素和性激素的影响。

骨重建及其在钙稳态中的作用

- 骨重建是骨骼的更新。破骨细胞分解骨骼，成骨细胞重建骨骼。人体内每年都有一些骨骼被循环利用。
- 骨循环可以使人体调节血钙浓度。
- 甲状旁腺激素和降钙素这两种激素指导骨重建并控制血钙水平。

骨修复

骨折后，骨骼修复需要经历以下四个阶段：

- 血肿形成；

- 纤维软骨性骨痂；

- 骨性骨痂；

- 骨重建。

第 13 章
肌肉系统

案例分析：肌肉萎缩症

凯尔在 14 岁生日后不久，开始注意到自己身体各个部位变得非常笨拙。吃饭时经常无意碰倒玻璃杯，在学校中常把书弄到地上。他还开始碰到其他问题，经常摔倒，走路也很难保持平衡。起初，他认为这只是青少年时期成长突增的正常现象。然而，在接下来的几个月里，肢体笨拙和摔倒事件频频发生。并且他发现肌肉容易出现疲劳，以前很容易做的事现在似乎变得异常困难。

看到凯尔最近身体状况的变化，他的父母带他去看了医生。医生建议凯尔到当地诊所去做抽血检查，看看是否存在长期感染。医生测试了他的反射并做了全面检查。然而抽血检查和全面检查都没有找到原因，医生给他约了第二周的肌电图（EMG）检查。肌电图可将控制人体骨骼肌的电信号记录下来。在肌电图检查中，将一些电极插入手臂或腿部的肌肉中，然后要求患者移动相应部位的肌肉，以便技术人员记录下来对应的电脉冲。在对凯尔的检查结果显示异常，他的肌肉对电信号没有做出反应。肌肉活组织检查显示他的抗肌萎缩蛋白发生了突变，抗肌萎缩蛋白的主要功能是维持肌纤维的完整性。这种蛋白的缺陷是产生肌肉萎缩症的主要原因，肌肉萎缩症是以肌肉组织逐渐衰弱为特征的一种疾病。

扫描获取彩色图片，帮助您理解本章内容。

章节概要

13.1 肌肉系统概述

肌肉系统包括骨骼肌、心肌和平滑肌。本章主要讨论骨骼肌。骨骼肌是附着在人体骨骼上的肌肉，因其大小、形状、位置和其他属性不同，名称也各异。

13.2 骨骼肌纤维收缩

骨骼肌中含有肌纤维，呈束状排列，并参与骨骼肌收缩。当肌球蛋白与肌动蛋白相互作用时，肌肉即产生收缩。

13.3 整块肌肉收缩

肌肉收缩的程度取决于有多少个运动单位产生最大幅度的收缩。肌肉收缩的能量来自碳水化合物和脂肪。

13.4 肌肉疾病

肌肉疾病包括痉挛和损伤，以及纤维肌痛、肌肉萎缩症和重症肌无力等疾病。

13.5 内稳态

肌肉系统与骨骼系统紧密协作以维持体内平衡，而且这些系统还产生运动并保护人体各个部位。肌肉系统也有助于维持人体恒定的体温。

13.1 肌肉系统概述

肌肉系统参与运动。此运动过程有时是整个身体的运动，例如，行走或跑步；有时是体内物质的运动，例如，血液或食物在体内的运输。肌肉系统由肌肉构成。肌肉的组织结构使其可以通过收缩（或缩短）来产生运动。

肌肉的种类

人体的肌肉分为平滑肌、心肌和骨骼肌三类（图13.1）。这些组织的细胞称为肌纤维。

平滑肌纤维的形状为两端有尖头的梭形。每个肌纤维都有一个细胞核，且肌纤维通常平行排列成束状。在显微镜下观察心肌和骨骼肌时，我们可以看到明暗交替的横纹，但在平滑肌中没有。平滑肌位于中空的内脏壁和血管壁上并使这些壁产生收缩。平滑肌的收缩是不随意的，不受意识的控制。虽然平滑肌收缩比骨骼肌慢，但它收缩的时间可以很长，并且不容易疲劳。

心肌构成心脏壁。它的纤维呈管状，通常具单核，有横纹，多数有分支，纤维的连接处称为闰盘。闰盘上的质膜含有缝隙连接，其收缩快速传递到整个心脏壁。心肌纤维在收缩之间会完全放松，这样可以防止心肌疲劳。心肌收缩是有节奏的，不受神经刺激，不受意识控制，所以，是不随意的。

骨骼肌纤维呈管状，为多核且表面有横纹，并构成了附着于骨骼系统的骨骼肌。纤维拥有与肌肉一样的长度，可以很长。骨骼肌是随意肌，因此我们可以决定身体某个部位（比如胳膊和腿）的运动。

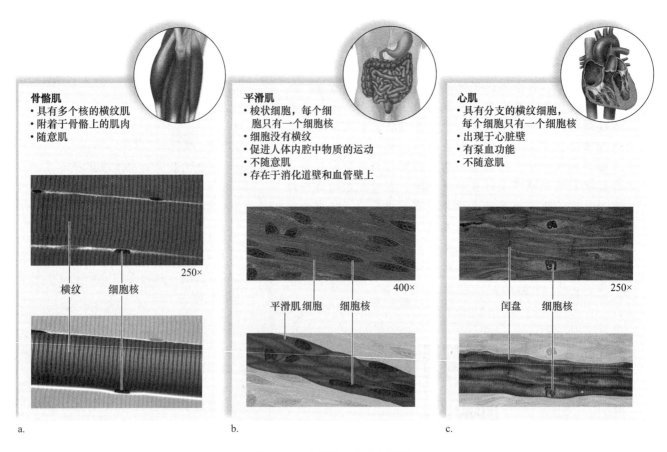

图 13.1 人体的三种肌肉类型

人体肌肉分为三种：a. 骨骼肌；b. 平滑肌；c. 心肌。每种肌肉都具有不同的特征。

人体的骨骼肌

人类属于脊椎动物。脊椎动物具有脊柱、骨架和关节肢。骨骼肌附着在骨架上，骨骼肌的收缩使骨骼在关节处产生运动。

骨骼肌的功能

人体的骨骼肌具有以下几种功能：

• 支撑。骨骼肌收缩产生抵抗重力的作用，以使我们能够保持直立。

• 骨骼和人体其他结构的运动。肌肉收缩不仅可以使手臂和腿部产生运动，还可使眼睛运动，做出面部表情和产生呼吸。

• 维持恒定的体温。骨骼肌收缩可使 ATP 分解，释放热量，然后热量传递至全身。

• 心血管系统和淋巴系统中的体液流动。骨骼肌收缩产生的压力使血液在心血管静脉中流动，使淋巴液在淋巴管中流动。

• 保护内脏和固定关节。肌肉可作为骨骼的保护层。腹部肌肉壁保护内脏，肌腱在关节处将骨骼连在一起。

骨骼肌的基本结构

骨骼肌排列紧密，整块肌肉包含成束的骨骼肌纤维，称为肌束（图 13.2）。我们在切红肉和家禽肉时会看到这种成束的肌肉。在一个肌束内，每根肌纤维都被结缔组织包裹；肌束也同样被结缔组织包在里面。肌肉覆之以筋膜，筋膜是一种结缔组织，其可延伸到肌肉之外并成为肌腱。肌肉借此附着于

骨骼上。在肌腱和骨骼之间经常可以发现小的、内部含有滑液的封闭性囊，称为滑囊。滑囊的主要作用就像软垫一样，有利于骨骼的运动。

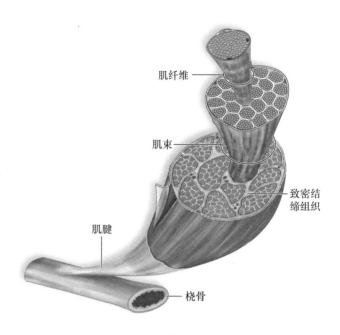

图 13.2　肌肉与骨骼相连

结缔组织将构成骨骼肌的成束肌纤维分隔开。覆在肌肉上的结缔组织形成肌腱，肌腱将肌肉附着于骨骼上。

骨骼肌成对工作

通常情况下，每块肌肉仅与一块骨骼的运动相关。为了简明叙述，我们将以单块骨骼为例加以讨论。肌肉的起点位于固定骨，而止点位于移动骨上。当肌肉收缩时，它会拉动附着在止点上的肌腱，这时骨骼产生运动。例如，当肱二头肌收缩时，前臂抬起。解剖学家认为上肢由肘部上方的上臂和肘部下方的前臂组成。同理，下肢由膝盖以上的大腿和膝盖以下的小腿构成。

骨骼肌通常成组地发挥作用。因此，当进行特定的运动时，人体的神经系统不会刺激单块肌肉。相反，它会刺激一组肌肉。尽管如此，一种特定运动，大部分是由一块肌肉完成的，该肌肉被称为主动肌或原动肌。当原动肌正在工作时，其他称为协同肌的肌肉也在发挥作用。协同肌辅助原动肌并使其更有效地发挥作用。

当肌肉收缩时，长度缩短。因此，肌肉只能

图中标注：肌纤维、肌束、致密结缔组织、肌腱、桡骨

牵拉不能推动。这意味着肌肉是成对地产生相反的作用。与原动肌相对的肌肉称为拮抗肌。例如，肱二头肌和肱三头肌是拮抗肌。肱二头肌收缩使前臂（图 13.3a）弯曲，肱三头肌收缩使前臂伸展（图 13.3b）。如果这两块肌肉同时收缩，前臂将处于僵硬的状态。当原动肌发挥作用时，拮抗肌松弛，从而使身体正常运动。

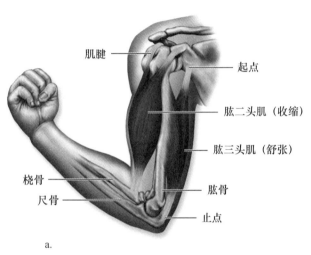

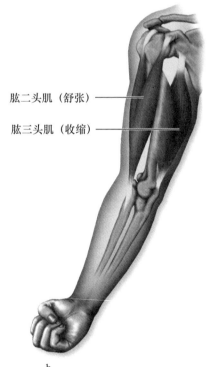

图 13.3　骨骼肌经常成对工作

a. 当肱二头肌收缩时，前臂屈曲；b. 当肱三头肌收缩时，前臂伸展。因此，这两种肌肉是拮抗性的。骨骼肌的起点位于固定骨上，止点在移动骨上，当肌肉收缩时，骨骼会产生运动。

并非所有骨骼肌都参与肢体运动。例如，面部肌肉（图 13.4）产生的面部表情告诉我们一个人的情感和情绪，面部肌肉在我们与他人的沟通中起着重要作用。

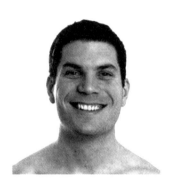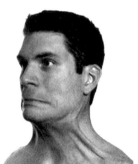

图 13.4　面部表情

我们的许多面部表情都是由肌肉收缩而产生的。
照片版权：©McGraw–Hill Education/S.W.Ramsey（摄影者）。

骨骼肌的名称和产生的动作

图 13.5 显示了人体一些主要骨骼肌的位置，并说明了其产生的动作。

在了解肌肉的名称时，建议先理解肌肉名称的含义，其将有助于记忆。人体的各种骨骼肌名称通常是以下术语的组合：

1. 肌肉大小。臀大肌是构成臀部的最大块肌肉，臀小肌是臀肌中最小的肌肉。用于表示大小的其他术语还有"长"（长肌）和"短"（短肌）。

2. 肌肉形状。三角肌的形状像三角形，斜方肌的形状像梯形。用于表示形状的其他术语还有"阔"（背阔肌）和"圆"（圆肌）。

3. 肌肉位置。外斜肌位于内斜肌之外，额肌覆盖在额骨上。用于表示位置的其他术语还有"胸"（胸肌）、"臀"（臀肌）和"臂"（前臂肌）。

4. 肌肉纤维的方向。腹直肌是腹部的纵向肌肉。眼轮匝肌是眼睛周围的环肌。用于指示方向的其他术语还有"横"和"斜"。

5. 肌肉附着处。胸锁乳突肌附着于胸骨、锁骨和乳突，乳突位于颅骨的颞骨上。肱桡肌附着于肱骨（上臂）和桡骨（前臂）处。

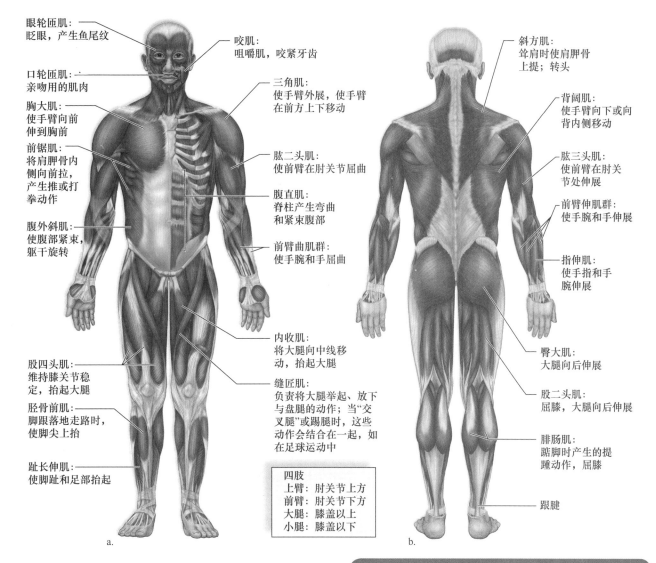

眼轮匝肌：
眨眼，产生鱼尾纹

咬肌：
咀嚼肌，咬紧牙齿

口轮匝肌：
亲吻用的肌肉

三角肌：
使手臂外展，使手臂
在前方上下移动

胸大肌：
使手臂向前
伸到胸前

肱二头肌：
使前臂在肘关节屈曲

前锯肌：
将肩胛骨内
侧向前拉，
产生推或打
拳动作

腹直肌：
脊柱产生弯曲
和紧束腹部

腹外斜肌：
使腹部紧束，
躯干旋转

前臂曲肌群：
使手腕和手屈曲

股四头肌：
维持膝关节稳
定，抬起大腿

内收肌：
将大腿向中线移
动，抬起大腿

胫骨前肌：
脚跟落地走路时，
使脚尖上抬

缝匠肌：
负责将大腿举起、放下
与盘腿的动作；当"交
叉腿"或踢腿时，这些
动作会结合在一起，如
在足球运动中

趾长伸肌：
使脚趾和足部抬起

斜方肌：
耸肩时使肩胛骨
上提；转头

背阔肌：
使手臂向下或向
背内侧移动

肱三头肌：
使前臂在肘关
节处伸展

前臂伸肌群：
使手腕和手伸展

指伸肌：
使手指和手
腕伸展

臀大肌：
大腿向后伸展

股二头肌：
屈膝，大腿向后伸展

腓肠肌：
踮脚时产生的提
踵动作，屈膝

跟腱

四肢
上臂：肘关节上方
前臂：肘关节下方
大腿：膝盖以上
小腿：膝盖以下

a.

b.

图 13.5　人体的主要骨骼肌
a. 前面观；b. 后面观。

6. 肌肉附着点数量。肱二头肌有两个附着点或起点，位于上臂。股四头肌有四个起点，位于股骨。

7. 肌肉动作。指伸肌使手指伸展，长收肌是一种使大腿产生内收运动的大块肌肉。内收是身体部位向中线的运动。用于表示动作的其他术语还有屈肌、咬肌和提肌。

生活中的科学

哪种肌肉最适于肌内注射？

在进行肌内注射时，医护人员必须选择足够大且发育良好的肌肉作为注射部位。但是他们还需避开含有大血管或神经的肌肉，因为在这些肌肉注射可能会刺穿血管或损伤神经。通常情况下，他们会从三个最佳注射部位中选择一个进行注射。在大龄儿童和成人中上臂的三角肌是发育良好的肌肉。位于大腿外侧的股外侧肌是股四头肌的一部分，这是婴儿和幼儿肌内注射的最佳部位。臀中肌位于背下部，臀上方。然而，行臀中肌注射的临床医生必须小心避开臀大肌。因为人体最长、最粗大的神经，即坐骨神经，位于臀大肌的下方和深部。

13.2 骨骼肌纤维收缩

我们已经观察了骨骼肌的结构，如图 13.1 的光学显微镜照片所显示的，骨骼肌组织具有交替的明暗条带，呈横纹状，这些条带是由于肌纤维中肌丝的紧密排列形成的。

肌纤维以及它们滑动的原理

肌纤维是含有常见细胞组分的细胞，不过这些组分中的部分有了特殊的名称（表 13.1）。例如，质膜称为肌膜，细胞质称为肌浆，内质网称为肌浆网。肌纤维也具有一些独特的解剖学特征。一个特征是它的 T 系统（横管系统）。肌膜形成横小管（T 小管），其穿透或内陷于细胞中。横小管与肌浆网接触但不融合。肌浆网是钙储存部位。Ca^{2+} 对肌肉收缩至关重要。糖原是一种复合糖类，是肌肉收缩的首要能量来源。

表 13.1　肌纤维的显微解剖结构

名称	功能
肌膜	肌纤维的质膜，形成横小管
肌浆	含有细胞器的肌纤维细胞质，包括肌原纤维
肌红蛋白	红色素，可储存氧气，用于肌肉的收缩运动
横小管	肌膜延伸到肌纤维中并传递冲动，使 Ca^{2+} 从肌浆网中释放出来
肌浆网	储存 Ca^{2+} 的肌纤维的光面内质网
肌原纤维	可以收缩的成束肌丝
肌丝	肌动蛋白或肌球蛋白丝，可形成横纹结构，并产生收缩运动

肌膜包含数百甚至上千根肌原纤维，每根肌原纤维的直径约为 1 微米。肌原纤维是肌纤维的收缩单位。任何其他细胞器，如线粒体，都位于肌原纤维之间的肌质中。肌质中还含有糖原，为肌肉收缩提供能量。除此之外，肌质还包括肌红蛋白，可以结合氧气，为肌肉收缩所用。

生活中的科学

为什么肌细胞不利用血红蛋白?

血红蛋白是血液中运输氧的主要色素。然而，随着组织温度升高及 pH 变得偏酸性，血红蛋白失去与氧分子结合的能力。而这是肌红蛋白发挥作用的地方。与血红蛋白一样，肌红蛋白也能与氧分子结合。然而，肌红蛋白对氧的亲和力（吸引力）高于血红蛋白。因此，当运动或活动肌肉群时，温度升高使得血红蛋白中的氧转移到肌细胞的肌红蛋白中。这样可以高效地将氧气转运到主动收缩的肌肉上。

肌原纤维和肌小节

图 13.6 显示了肌细胞，也就是肌纤维的结构。肌纤维的形状大致呈圆柱形。在这个较大的圆柱体内部有较小圆柱体，称为肌原纤维，其长度与一根肌纤维的长度相当。肌原纤维由更小的称为肌丝的圆柱体组成。因此，肌细胞是一组小圆柱体（肌丝），形成较大的圆柱体（肌原纤维），然后再聚集成更大的圆柱体（肌纤维）。

在光学显微镜下，肌纤维呈现规则的明带和暗带，称为横纹。在更高放大倍数的电子显微镜下，我们可以看到骨骼肌纤维的横纹是由肌原纤维中肌丝的紧密排列形成的。肌丝分为两种：粗肌丝由肌球蛋白组成，细肌丝由肌动蛋白组成。肌原纤维是由肌小节构成的。肌原纤维上相邻的两条 Z 线之间的区域为一个肌小节。Z 线两侧的 I 带是明带，因为其中只含有肌动蛋白的细肌丝。肌小节中央区的暗带为 A 带，由相互重叠的肌动蛋白和肌球蛋白肌丝组成。A 带中央有一个相对明亮的垂直区域称为 H 带。肌小节未收缩时，H 带不含有肌动蛋白的细肌丝，仅含有肌球蛋白的粗肌丝。

粗肌丝和细肌丝的区别如下：

- 粗肌丝。每条粗肌丝由数百个肌球蛋白分子构成。每个肌球蛋白分子的形状类似于高尔夫球杆，肌球蛋白分子排列形成一根粗丝的杆部和球状头部，球状头部形成了横桥。

横桥分布在肌小节的两侧，不在中间区（图13.6）。

- 细肌丝。细肌丝主要由两个肌动蛋白互相盘绕组成。另外两种蛋白——原肌球蛋白和肌钙蛋白也有各自的功能，我们将在后面讨论。

肌丝滑动模型

当肌肉受到刺激时，电信号穿过肌膜，然后沿着横小管向下传导，随后钙从肌浆网中释放出来。随着肌原纤维内的肌小节缩短，肌纤维会产生收缩运动。把松弛的肌小节与收缩的肌小节进行比较（图13.6），我们就会发现肌丝本身的长度保持不变。

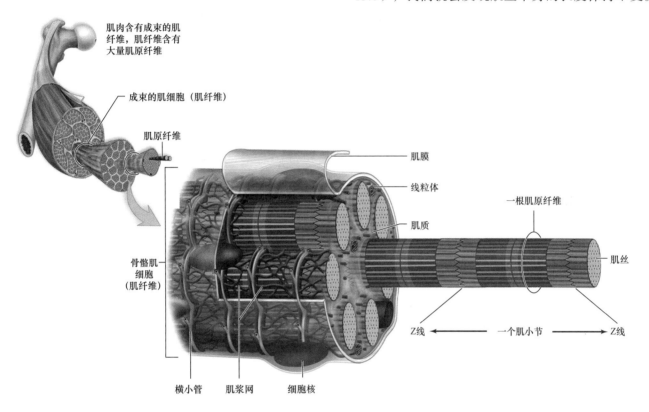

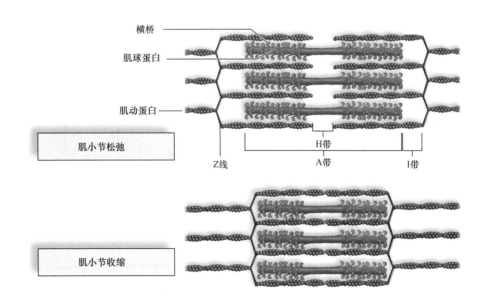

图 13.6　骨骼肌纤维的结构

　　肌纤维含有大量肌原纤维，其由肌小节构成，这些肌原纤维是可收缩的。当肌纤维的肌原纤维收缩时，肌小节缩短。肌动蛋白（细）肌丝滑行伸入肌球蛋白（粗）肌丝并向中心滑动。Z 线向内移动，H 带区域会随之减小。

当肌小节缩短时，肌动蛋白丝（细肌丝）滑过肌球蛋白丝（粗肌丝），肌动蛋白彼此相互靠近。这导致 I 带缩短，Z 线向内移动，H 带几乎或完全消失（图 13.6）。肌小节的形状由矩形变为近似正方形。

肌动蛋白丝相对于肌球蛋白丝的运动被称为肌肉收缩的肌丝滑动模型。ATP 为肌肉收缩提供能量。尽管肌动蛋白丝滑动伸入肌球蛋白丝，但是收缩动作是由肌球蛋白丝来完成的。肌球蛋白丝分解 ATP，并且其横桥拉动肌动蛋白丝向肌小节中心滑行。

打个比方，将你自己和一群朋友视为肌球蛋白，把你们的手看成是横桥，你们在拉绳子（肌动蛋白）以获取绑在绳子末端（Z 线）的一个物体。当你们拉绳子时，会拽、拉、松，然后再继续抓绳子。

肌纤维收缩

肌纤维被运动神经元刺激时产生收缩，运动神经元的轴突组合在一起形成神经。因为每个轴突有几个分支，一个运动神经元的轴突可以刺激几根或更多的肌纤维（图 13.7a）。轴突的每个分支止于轴突末梢，该末梢紧邻肌纤维的肌膜。称为突触间隙的小裂隙将轴突末梢与肌膜分开（图 13.7b）。上述整个区域称为神经肌肉接头。

轴突末梢含有突触小泡，突触小泡内有神经递质乙酰胆碱（ACh）。神经信号沿着运动神经元的轴突向下传导，到达轴突末梢。信号刺激突触小泡释放乙酰胆碱进入突触间隙（图 13.7c）。释放的乙酰胆碱会迅速扩散穿过突触间隙，并与肌膜上的受体结合。这时肌膜产生的电信号通过肌膜传至横小管。肌浆网与横小管相邻，但两者之间未连通。尽管如此，来自横小管的信号促使肌浆网释放 Ca^{2+}，进而引起肌小节收缩，如图 13.8 所示。

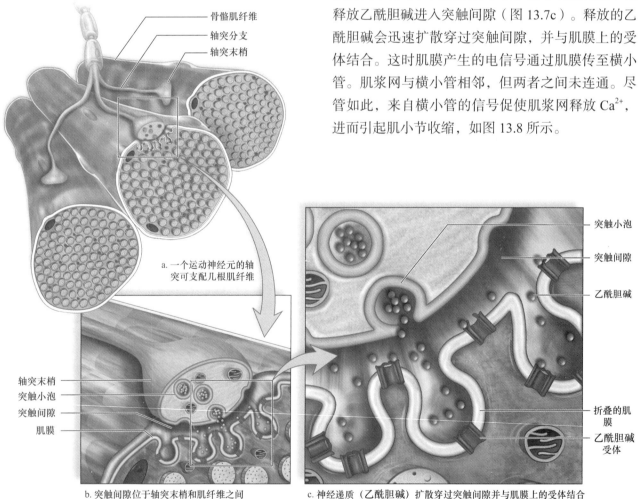

a. 一个运动神经元的轴突可支配几根肌纤维

b. 突触间隙位于轴突末梢和肌纤维之间

c. 神经递质（乙酰胆碱）扩散穿过突触间隙并与肌膜上的受体结合

图 13.7　运动神经元和骨骼肌纤维在神经肌肉接头处相连

a. 运动神经纤维的分支止于轴突末梢；b. 突触间隙将轴突末梢与肌纤维的肌膜隔开；c. 沿着运动纤维向下传导的神经冲动导致突触小泡释放乙酰胆碱，然后乙酰胆碱扩散穿过突触间隙并与乙酰胆碱受体结合。神经冲动沿肌纤维的横小管向下传导，使肌纤维收缩。

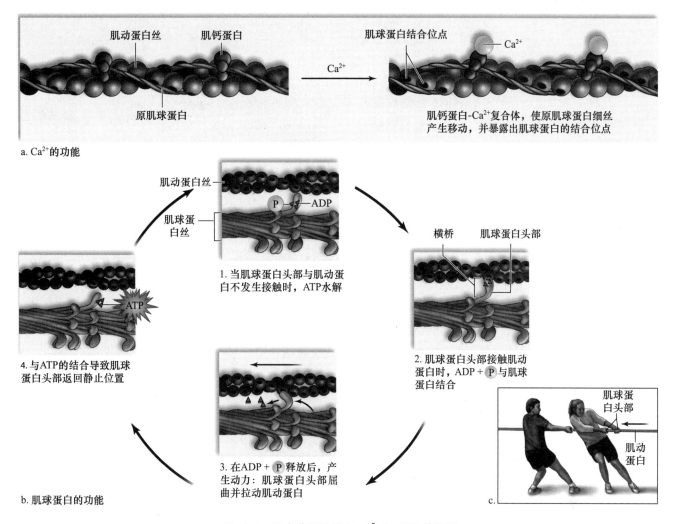

图 13.8　肌肉收缩过程中 Ca²⁺ 和 ATP 的作用

　　a. Ca²⁺ 与肌钙蛋白结合，暴露出肌球蛋白结合位点；b. 由步骤 1 到 4，看看肌球蛋白如何利用 ATP，并将肌动蛋白拉向肌小节的中心；c. 此过程就像一群人在拉绳子一样。

　　另外两种蛋白质与肌动蛋白丝相关。原肌球蛋白细丝缠绕着一根肌动蛋白丝，遮住位于每个肌动蛋白分子上的肌球蛋白结合位点。肌钙蛋白在原肌球蛋白的细丝上间隔出现，当 Ca²⁺ 从肌浆网中释放出来时，它们与肌钙蛋白结合。使原肌球蛋白细丝产生移动，暴露肌球蛋白结合位点。这意味着肌球蛋白现在可以与肌动蛋白结合（图13.8a）。

　　想要充分理解肌肉收缩的过程，请参见图13.8b。

　　（1）肌球蛋白丝的头部具有 ATP 结合位点。在该位点，ATP 被水解或分裂，形成 ADP 和Ⓟ。

　　（2）ADP 和Ⓟ留在肌球蛋白头部，并且与肌动蛋白结合位点结合。肌球蛋白与肌动蛋白结合形成临时的键，即横桥。（3）ADP 和Ⓟ被释放，横桥发生急剧屈曲，这是将肌动蛋白丝拉向肌小节中心的动力。（4）当 ATP 分子再次与肌球蛋白头部结合时，横桥断裂。肌球蛋白头部从肌动蛋白丝中脱离。当人死后身体处于僵直状态时，不会发生这一步，因为肌肉无法放松。需要 ATP 来打破肌动蛋白结合位点与肌球蛋白横桥之间的键，人体肌肉才能放松。

　　在活的肌肉中，上述循环再次发生，肌球蛋白重新附着在肌动蛋白丝上。该循环可反复发生直到 Ca²⁺ 因主动运输回到钙库中，该步骤也需要 ATP。

今日生物学 与 科学

肉毒杆菌毒素和皱纹

几种有重大影响的细菌病原体可使人类产生多种疾病，其中包括霍乱、白喉、破伤风和肉毒中毒等，细菌病原体通过分泌强效毒素使受害者感染或死亡。由肉毒杆菌产生的肉毒杆菌毒素是已知的最致命的物质之一。不到 1 微克的纯化毒素就可导致一个人死亡，而 4 千克足以杀死地球上所有的人！由于这种毒素的危害性，200 年前发现这种致命细菌毒素的科学家恐怕从未预料到，现在许多医生把这种稀释的肉菌杆菌毒素（现称为 Botox）用在美容注射中，且已成为最常见的非手术美容项目。与科学和医学方面的许多重大突破一样，从最初将肉毒中毒视为致命的疾病，到使用肉毒杆菌毒素进行有益的治疗，这个过程除了包含许多科学家的辛勤工作之外，也存在一些巧合和运气。

在 19 世纪 20 年代，一名德国科学家尤斯蒂努斯·肯纳证明了几个人的死亡是由他们所食用的变质香肠造成的（实际上，肉毒中毒这个词来源于香肠的拉丁文 *botulus*）。几十年后，一名比利时研究人员埃米尔·范·埃门金发现了产生肉毒毒素的细菌，这种细菌能引起中毒者眼睑下垂、瘫痪和呼吸衰竭的症状。

到 20 世纪 20 年代，加利福尼亚大学的医学家已经提取了这种纯毒素，研究并证明它可阻止神经与肌肉的传导，特别是干扰了运动神经轴突末梢释放乙酰胆碱。

科学家迅速对稀释的低浓度毒素进行测试，并利用它对肌肉过度收缩的部位（例如，斜视、面部肌肉痉挛或声带痉挛）进行治疗。1989 年，FDA 首次批准使用稀释的肉毒杆菌毒素治疗特定的眼部疾病，如睑痉挛（眼睑痉挛）和斜视（斗鸡眼）。

就在此时，一次偶然的发现向医学界展示了这种稀释毒素的巨大潜力。一名加拿大眼科医生简·卡拉瑟斯在给她的一些病患注射毒素治疗眼部疾病时，她注意到他们的一些皱纹也逐渐被抚平。一天晚上，在家庭聚餐时，她与丈夫谈到这种现象，她的丈夫是一名皮肤科医生，之后他决定研究是否可以通过向皮肤注射稀释的毒素来抚平他的一些患者的深层皱纹。事实证明，治疗效果很好，在对更多患者以及他们自己进行试验后，他们又用了几年时间在科学会议和研究期刊上发表研究结果。虽然最初他们被认为是"疯狂的"，但卡拉瑟斯最终使科学界相信，稀释的肉毒杆菌毒素可有效去除皱纹。然而，他们从未考虑过申请专利，最后专利被一家公司申请获得，他们因此每年损失了近 13 亿美元的收益。

自 2002 年 FDA 批准稀释的肉毒杆菌毒素可用于治疗眉间纹以来，该药物的使用变得越来越广泛。2010 年 3 月，该药物还被批准用于治疗患者因上肢痉挛产生的肌肉僵硬的症状，该公司已批准了多达 90 种稀释肉毒杆菌毒素的用法，包括偏头痛的治疗。

13.3 整块肌肉收缩

为了使整块肌肉（例如，肱二头肌或肱三头肌）收缩，各肌纤维必须被来自神经系统的信号激活。

肌肉的运动单位

前面我们探讨了神经中的每个轴突是如何刺激大量肌纤维的。一根神经纤维与其支配的所有肌纤维称为运动单位。运动单位的工作原理是"全或无"。为什么呢？因为同一个运动单位中的所有肌纤维是

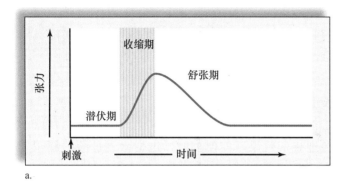

a.

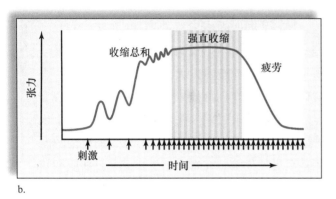

b.

图 13.9 单肌肉颤搐的三个阶段以及收缩总和与强直收缩如何增加收缩力

a. 单个电信号刺激肌肉产生简单的肌肉颤搐：首先是潜伏期，然后是收缩期和舒张期；b. 反复刺激会形成收缩总和以及强直收缩，这将产生更大的张力，因为运动单位不能在刺激之间处于舒张状态。

同时被刺激的，所以它们都是同时收缩或不收缩。不同的是每个运动单位内的肌纤维数量有所不同。例如，在使眼睛转动的眼肌中，每一个运动神经元支配 23 根肌纤维。相比之下，在腿部的腓肠肌中，此比例则为每个运动神经元支配 1000 根肌纤维。因此，转动眼睛比移动腿部来说需要更精密的控制。

当运动单位受到不频发的电脉冲信号刺激时，会发生单次收缩。这种反应被称为肌肉颤搐，其持续时间只有几分之一秒，肌肉收缩通常分为三个阶段。我们可以利用肌纤维收缩的知识来理解肌肉颤搐。从刺激神经到肌肉出现收缩的时间称为潜伏期（图 13.9a）。此时，我们可以知道要开始肌肉收缩运动了。乙酰胆碱扩散穿过突触间隙，导致电信号通过肌膜传递到横小管。当 Ca^{2+} 离开肌浆网，肌球蛋白 - 肌动蛋白横桥形成，这时就进入了收缩期。如之前所述，肌肉收缩时会缩短。如图 13.9 显示，张力随着肌肉的收缩而增加。最后，肌肉颤搐是在舒张期完成的。这时肌球蛋白 - 肌动蛋白横桥被破坏，Ca^{2+} 返回肌浆网中。当肌肉恢复到原来的长度时，张力就会减弱。

今日生物学　生物伦理学

合成代谢类固醇的使用

合成代谢类固醇被称为"增强性能的类固醇"，据称被专业的和业余的运动员所滥用。没有一项运动得以幸免。当马里昂·琼斯承认滥用类固醇类药物时，奥林匹克的历史被永远改变了。在 2000 年悉尼奥运会上，琼斯成为第一名在田径比赛中获得五枚奖牌的女运动员。在 2008 年，她被剥夺了所获得的所有奖牌，并且在 2004 年雅典奥运会上第五名的成绩也被取消了，未来的奥运会纪录上也不会出现她的名字。她的队友在接力赛中的奥运会纪录也受到了牵连。

棒球比赛纪录也可能需要修改。1998 年夏天马克·麦奎尔和萨米·索沙在赛场上的比拼，在很大程度上归功于国家对棒球的支持。然而，当有人声称马克·麦奎尔和萨米·索沙使用了合成代谢类固醇禁药时，这场获胜的本垒打比赛引起了人们对职业体育运动中的阴暗面的关注。从那以后，像约瑟·肯瑟科和马克·麦奎尔这样的球员承认使用合成代谢类固醇来恢复训练中所受的伤。然而，争议仍在继续。类似的药物滥用指控还可能让杰出的棒球运动员罗杰·克莱门斯无法进入棒球名人堂，尽管为他保留了赛扬奖的纪录。同样，由于争议仍然围绕着棒球传奇人物贝瑞·邦兹，这名才华横溢的运动员也可能永远不会获得走进名人堂的资格。虽然他创造了 715 个本垒打，并且最有价值球员奖的获奖次数也位居榜首，但贝瑞·邦兹仍被指控服用类固醇禁药。

虽然大多数运动员和官员继续否认在专业运动比赛中服用合成代谢类固醇，但许多业内外人士都认为，这种服用禁药的行为已经持续多年，而且不顾其负面影响坚持服用。政府对这些争议仍在调查，但这种指责和指控仍持续增加。

什么是合成代谢类固醇?

类固醇包括一大类有益和有害的物质。合成代谢类固醇是一类类固醇，通常通过促进蛋白质合成促进组织生长。类固醇是一类由身体产生的天然存在的激素，通常用于调节从生长到性功能等多种生理过程。大多数合成代谢类固醇与雄性激素密切相关，如睾酮。

这些代谢强效药物是受管控的，仅可在医生的密切监督下通过处方获得，因为它们有许多副作用以及滥用的可能性。尽管合成代谢类固醇被大多数专业体育组织禁用，但由于药物的相关法律存在漏洞，服用某些合成代谢类固醇仍然属于合法行为。

合成代谢类固醇不仅可以增加肌肉组织中运动单位的数量，而且还可增加可合成的糖原量。因此，由于糖原的可用性增加，它们不仅增加了肌肉的强度，而且还增加了肌肉的耐力。然而，使用高剂量的合成代谢类固醇来提高成绩或增加

力量，通常可导致严重后果。类固醇滥用者可能会改变服用药物的类型和数量，这称为"堆砌"，或者可能服用药物之后停药一段时间，使体内慢慢恢复正常，这称为"循环"。堆砌和循环是为了把药物的副作用降到最低，同时使药物达到最理想的效果。即便如此，也会出现危险的健康后果。

危险的健康后果

最常见的健康后果为高血压、黄疸（皮肤变黄）、痤疮和癌症风险大大增加。在女性中，合成代谢类固醇滥用可能导致男性化，包括声音变粗、面部和体毛过多、头发粗糙、月经周期不规律以及阴蒂增大。在青春期，合成代谢类固醇滥用甚至更加危险。在青少年生长突增之前或期间服用类固醇，可能导致永久性矮小或早熟。令人哭笑不得的是，合理使用合成代谢类固醇却有助于治疗男性阳痿，滥用这些药物可能导致阳痿甚至睾丸缩小。

据报道，滥用合成代谢类固醇可使服用者产生攻击行为和剧烈的情绪波动，这也许是最令人害怕的。除此之外，许多服用者在停止服药后能产生非常严重的戒断症状。还有许多合成代谢类固醇已被确定为"诱导性毒品"，导致滥用者从服用这种药物升级为服用更危险的药物，如海洛因和可卡因。

今日生物学 与 科学

尸僵

当一个人死亡时，人体内一些生理现象也会随之有序发生。首先是呼吸停止，然后是心脏停止跳动，最后组织细胞开始死亡。首先死亡的组织是对氧气需求量最高的组织，大脑和神经组织对氧气的需求量极高，因为缺氧，ATP合成受

阻，所以这些细胞通常仅在6分钟之后就死亡。然而，有些组织可以通过发酵（不需要氧气）产生ATP，这些组织在ATP完全耗尽之前还能再存活1小时或更长时间。肌肉能够通过发酵产生ATP。因此，在临床死亡发生后肌肉细胞可以存活一段时间。尸僵是死亡后一段时间，肌肉逐渐

变得强硬僵直的过程。

　　发生僵硬是因为肌肉缺乏 ATP 供应而无法放松。如果没有 ATP，肌肉在最后的收缩状态下会保持不变。例如，坐在办公桌前的受害者被谋杀，那么僵直的尸体将在坐姿中被固定。身体僵直状态在死后 24 ～ 36 小时消退。由于溶酶体破裂，肌肉舒展开。溶酶体释放的酶破坏肌动蛋白和肌球蛋白之间的键。

　　人们可以从体温和尸僵的程度来推测死者的死亡时间。例如，如果死亡时间在 3 小时或更短的时间内，那么死者身体仍是温的（接近正常体温状态，37℃），并且身体没有出现尸僵。如果死亡时间大于 3 小时，身体明显变冷，并且开始出现尸僵。如果死亡时间至少为 8 小时，尸体将完全变得僵硬，且体温与环境温度相同。如果体温与环境温度相同，并且不再有尸僵迹象，那么法医病理学家可断定死亡时间超过了 24 小时。

　　当运动单位受到一连串快速刺激时，为了对下一个刺激产生反应，运动单位无法完全放松。收缩总和是肌肉收缩增加直至最大程度的持续收缩，而这种状态称为强直收缩（图 13.9b）。强直收缩状态会一直持续，直到由于能量储备耗尽而产生肌肉疲劳。即使刺激仍在继续，当肌肉松弛时，疲劳状态也很明显。肌肉细胞强直收缩和破伤风引起的症状不同。破伤风是由破伤风梭菌引起的。其死亡是包括呼吸肌等在内的肌肉完全收缩，无法放松所致。

　　通常整块肌肉包含许多运动单位。随着神经刺激强度的增加，肌肉中更多的运动单位被激活，这种现象称为募集。肌肉产生最大程度的收缩需要所有运动单位都处于强直收缩的状态。这种情况很少发生，因为它们可能会同时产生疲劳。通常情况下，在一些运动单元产生最大程度收缩时，另一些运动单位正在休息，从而产生持续的收缩。

肌张力

　　运动达到的最佳效果之一就是拥有良好的肌肉张力。具有良好张力的肌肉是坚固而结实的，而不是柔软松弛的。肌张力的高低取决于肌肉的收缩。有些运动单位总是收缩，但其不足以产生运动。

肌肉收缩的能量

　　肌肉有很多获取能量的途径，并且它们有各种方式可产生肌肉收缩所需的 ATP。

运动的能量来源

　　肌肉获得能量的来源有四种（图 13.10）。其中两种（糖原和甘油三酯）储存在肌肉中，另外两种（葡萄糖和脂肪酸）从血液中获得。使用哪一种能源取决于运动强度和持续时间。图 13.10 显示了次最大运动强度（体能的 65% ～ 75%）下，从这些来源获得的能量百分比随时间的变化情况。需注意的是，随着运动时间的增加，肌肉能量储备（如糖原和甘油三酯）的使用在减少，而对于血液中的能量来源（葡萄糖和脂肪酸）的使用在增加。

　　血糖和血浆脂肪酸通过血液循环输送到肌肉中。许多人通过锻炼的方式来保持身材或减轻体重。因此，人们对肌肉细胞增加使用血浆脂肪酸作为能源特别感兴趣。脂肪组织是肌肉收缩所需的血浆脂

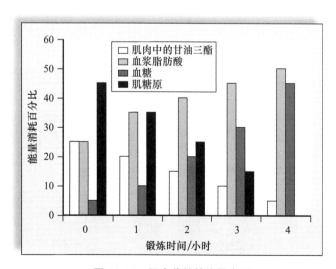

图 13.10　肌肉收缩的能量来源

　　此图显示了在次最大运动（体能的 65% ～ 75%）下，四种主要能源产生的能量百分比。在图中所示的时间段内，来自血浆的脂肪酸量增加。

肪酸的来源。图 13.10 显示，当运动时间越长时，脂肪燃烧越多。因此，当节食（减少脂肪摄入）与运动相结合，可减少体内的脂肪。次最大运动所燃烧的脂肪比最大运动消耗得更多，其中的原因将在下面继续讨论。

肌肉收缩所需的 ATP 来源

肌细胞储存的 ATP 是有限的。一旦储存的 ATP 用完，细胞有三种方式产生更多的 ATP（图 13.11），分别为：（1）通过磷酸肌酸（CP）途径生成 ATP；（2）通过发酵生成 ATP；（3）通过细胞呼吸生成 ATP，其中涉及线粒体利用氧的过程。有氧运动依赖细胞呼吸来生成 ATP。磷酸肌酸途径和发酵都不需要氧气来生成 ATP，这两者都是无氧过程。

磷酸肌酸途径 肌肉产生 ATP 的最简单、快捷的方式是磷酸肌酸途径，因为该方式只需要一个反应（图 13.11a），如下图所示：

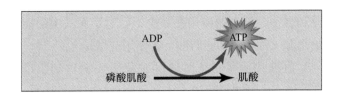

该反应发生在滑动肌丝中。因此，以这种途径生成 ATP 是肌肉获得能量的最快方式。仅在肌细胞处于静息状态时磷酸肌酸才产生，并且能储存的磷酸肌酸量也有限。磷酸肌酸途径可用于次最大运动开始时，以及持续时间不超过 5 秒的高强度运动。足球运动员在比赛中的能量主要来自磷酸肌酸途径。持续时间超过 5 秒的剧烈运动也利用发酵来获取 ATP。

发酵 无氧运动时，通过糖酵解和发酵，葡萄糖分解成乳酸时生成两分子 ATP。这一途径一般从糖原开始。激素向肌肉细胞传递信号来分解糖原，获得用作能源的葡萄糖。

像磷酸肌酸途径一样，发酵是快速起作用的一种方式，但它会导致乳酸堆积（图 13.11b）。乳酸生成显而易见，因为能造成短时间的肌肉酸痛，并且在运动时出现肌肉疲劳的现象。在剧烈运动后，我们都体验过粗重的呼吸。这样持续地摄入氧气（称为氧债）会完成部分乳酸代谢，并使细胞恢复到初始能量状态。乳酸被输送到肝脏，在肝脏中 20% 的乳酸被完全分解为二氧化碳和水。由此呼吸作用产生的 ATP 将 80% 的乳酸重

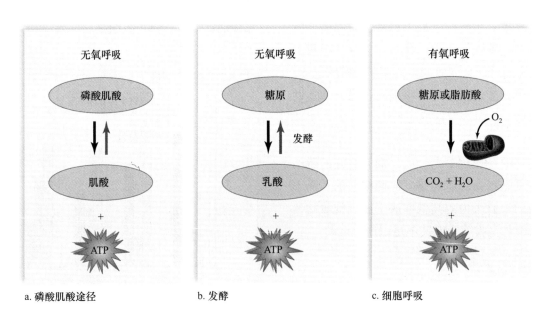

图 13.11 肌肉细胞产生收缩所需的 ATP 能量的三种途径

a. 当肌肉开始收缩时，肌细胞分解磷酸肌酸生成 ATP。静息状态时，肌细胞会重新生成磷酸肌酸（如灰色箭头所示）；b. 肌细胞同样也可以利用发酵途径来快速生成 ATP。静息状态时，肌细胞代谢乳酸，重新合成尽可能多的葡萄糖以及糖原（如灰色箭头所示）； c. 长期而言，肌细胞可以利用细胞呼吸在有氧条件下生成 ATP。

新转化为葡萄糖，再转化为糖原。对于训练者，他们的肌肉中的线粒体数量增加。肌肉将会更多地依赖这些额外的线粒体来生成 ATP，因此，这时肌肉对发酵的依赖减少。

　　细胞呼吸　在这三种机制中，通过细胞呼吸产生 ATP 是最慢的一种途径。但它也是最有效的，通常每个食物分子可产生数十个 ATP 分子。如第 3 章介绍的，细胞呼吸发生在线粒体中。因此，该过程是有氧运动，并且氧气是由呼吸系统来供应的。另外，肌细胞中的肌红蛋白可以直接将氧气输送到线粒体中。细胞呼吸可以利用储存的肌糖原分解产生的葡萄糖、从血液中吸收的葡萄糖和（或）脂肪分解产生的脂肪酸（图 13.11c）。此外，达到次最大运动强度时，细胞呼吸更可能产生 ATP。根据图 13.10 所示，如果对运动减肥感兴趣，应该选择低强度的运动，并且进行长时间的锻炼。现在许多锻炼项目都从这些方面入手。事实上，他们都在通过细胞呼吸最大程度地利用甘油三酯或脂肪来生成 ATP。

快肌纤维和慢肌纤维

　　我们已经知道，所有肌纤维都可在有氧和无氧条件下代谢。然而，一些肌纤维多用其中一种方式，为肌原纤维提供 ATP。快肌纤维往往依赖磷酸肌酸途径、发酵这几种无氧方式为肌肉提供 ATP。慢肌纤维往往更喜欢用细胞呼吸这种有氧方式。

　　快肌纤维

　　快肌纤维通常是无氧的，似乎是为有强度的运动设计的，因为它们的运动单元含有许多纤维。它们能快速地提供能量，对如短跑、举重、挥动高尔夫球杆或掷球等运动很有帮助。快肌纤维颜色浅，因为相比于慢肌纤维，它们含有的线粒体和血管较少，肌红蛋白的含量也很少或几乎没有。除此之外，快肌纤维可更快地产生最大张力，并且其最大张力也大于慢肌纤维。然而，对无氧能量的依赖使它们容易受到乳酸堆积的影响，从而导致肌肉快速疲劳。

> ### 生活中的科学
>
> #### 什么原因导致肌肉在运动几天后还酸痛？
>
> 　　大多数人都有过延迟性肌肉酸痛（DOMS）的经历，DOMS 现象通常在剧烈运动后 24 ～ 48 小时内出现。人们认为 DOMS 是由组织损伤引起的，需要数天就可以痊愈。任何不经常做的运动都可以导致 DOMS，特别与某些特定活动有关，例如，当肌肉拉伸时做一些使其收缩的活动，下楼梯、跑下坡、减重以及蹲起和俯卧撑等运动。为防止 DOMS 现象，在运动前最好先充分热身，并在运动之后多做拉伸活动。当开始一项新运动时，运动强度要逐渐增加，这样可增加肌肉的耐力，除此之外，还需避免在日常锻炼中突然做出大改变。

　　慢肌纤维

　　尽管慢肌纤维所含的运动单位比较少，但是其具有更强的耐力，并且更能忍受"拖拽"。这些肌纤维在需要持久耐力的运动中帮助最大，例如，长跑、骑自行车、慢跑和游泳。它们在有氧运动中产生大部分能量，因此只有当它们的能源耗尽时，才会感觉疲劳。慢肌纤维具有许多线粒体，颜色较深，因为它们含有肌红蛋白，即肌肉中的呼吸色素。它们也被密集的毛细血管床包围，比快肌纤维吸收更多的血液和氧气。慢肌纤维的最大张力很小，传导速度也很慢，但慢肌纤维抗疲劳能力强。慢肌纤维具有大量的糖原和脂肪储备，因此当有氧气时，大量的线粒体可以稳定地长时间产生 ATP。

13.4　肌肉疾病

　　肌肉疾病对大多数人来说很常见。然而，有些肌肉疾病可能会危及生命。

常见的肌肉问题

痉挛是突然发生的非本意的肌肉收缩现象，并且经常伴有疼痛。平滑肌和骨骼肌会产生痉挛。肠道中平滑肌产生的痉挛现象有时被称为腹痛。骨骼肌的多发性痉挛称为癫痫或惊厥。痛性痉挛是一种严重的、有疼痛的痉挛反应，特别是腿部和足部因剧烈运动容易发生痛性痉挛。剧烈运动后甚至在睡觉时也会发生。面部抽搐可以有意识地进行控制，例如，周期性眨眼、头部不自觉抽动或做鬼脸等痉挛现象，但需要很强的控制力。

生活中的科学

眼睑抽搐和眼睑痉挛有什么区别？

它们之间的区别主要取决于是否可以控制。如果个人能够控制，即使是暂时的，也称为抽搐。如果无法控制，则称为痉挛。尽管已经证明了抽搐与治疗注意力不足过动症（ADHD）的药物无关，但至今仍无法确定抽搐是如何引起的。人们认为痉挛是因为大脑某区域发出的信号出现了问题。压力和睡眠问题都可能会影响抽搐和痉挛的严重程度。

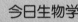

今日生物学　健康

运动，运动，运动

运动可以增加肌肉强度、耐力和灵活性。肌肉强度是肌肉群（或肌肉）能够抵抗外力的最大程度。肌肉耐力取决于肌肉反复收缩或长时间持续收缩的能力。肌肉的灵活性是由关节的运动范围决定的。

运动也可以改善心肺耐力。如果心率和容量增加，并且气管扩张，那么心脏和肺部可支持长时间的肌肉运动。除此之外，血中高密度脂蛋白（HDL）浓度也会增加。HDL 的功能是减缓血管中动脉粥样硬化斑块的发展。当然，人们在运动时，身体中蛋白质与脂肪的比例也会发生有利的变化。

运动似乎也有助于预防某些癌症的发生。预防癌症的措施包括注意饮食、不吸烟、避免接触致癌化学品和辐射、定期做适当的身体检查，以及了解癌症的早期预警信号。然而研究表明，经常运动的人们患上结肠癌、乳腺癌、宫颈癌、子宫癌和卵巢癌的概率较小。

无论年龄大小，负重体育训练可以提高所有成年人的骨骼密度和强度，以及肌肉的强度和耐力。即使是 80 和 90 多岁的老年人也可以通过适当锻炼来增加骨骼和肌肉的强度，使自己可以更好地独立生活。运动有助于预防骨质疏松症，骨质疏松症是一种骨骼脆弱并容易骨折的疾病。运动可以提高年轻人和老年人成骨细胞的活性。一个人年轻时的骨骼越强壮，其年老时患骨质疏松症的概率就越小。运动还有助于预防体重增加，不仅因为增加了活动的强度，而且还因为肌肉比其他组织代谢更快。一个人肌肉越发达，其体内就越不容易堆积脂肪。

运动还可以起到缓解抑郁症并改善情绪的作用。有些人认为锻炼让他们的精力更加充沛。除此之外，在运动后，特别是傍晚做运动会在当晚睡得更好。运动也能改善人们的外在条件，以及其他一些未知因素，从而提高自信心。例如，剧烈运动可释放内啡肽，这是一种激素类化学物质，可缓解疼痛并使人镇静。

合理的运动计划能带来以上诸多好处，而不会因为剧烈的运动过度损害健康。运动强度过大对身体健康有害并会造成损伤，例如，导致背部肌肉拉伤或膝盖韧带断裂。表 13A 中所列出的运动项目就是专为不同年龄的人们制定的。

美国明尼苏达大学的阿瑟·莱昂博士进行了一项研究，对 12 000 名男性进行调查，其结果显示适度的运动可减少 1/3 心脏病发作的风险。

另一项研究由美国得克萨斯州达拉斯健美操研究所进行，有 10 000 名男性和 3000 多名女性参加了此研究活动，结果显示，即使人们做少量的运动也可以降低心血管疾病和癌症所导致的死亡率。在生活中有多种增加运动的方式，例如，去街区附近的商店购物时，选择步行而不是开车，上楼时不坐电梯而选择爬楼梯。

表 13A 运动保持健康

运动类别	7 ～ 12 岁儿童	13 ～ 18 岁青少年	19 ～ 55 岁成人
运动量	每天进行 1 ～ 2 小时剧烈运动	每天进行 1 小时剧烈运动，一周 3 ～ 5 天；或每天半小时适度运动	每天进行 1 小时剧烈运动，一周 3 天；或每天半小时适度运动
运动目的	自由玩耍	用健美操锻炼肌肉	利用有氧运动、伸展运动或练瑜伽以预防腰痛
组织活动	通过团体运动、跳舞或游泳来掌握运动技能	继续做团体运动、跳舞、远足或游泳	做有氧运动来控制脂肪的堆积
集体活动	上体育课时多在室外运动	追求能够享受一生的运动项目：网球、游泳或骑马	寻找伙伴：加入跑步俱乐部、自行车俱乐部或户外俱乐部
家庭活动	参加户外运动：保龄球、划船、露营或远足	度假：徒步、骑自行车或越野滑雪	开始尝试户外运动：保龄球、划船、露营或远足

拉伤是由于肌肉的拉伸或撕裂引起的。扭伤是指关节的扭曲所致的肿胀受伤，不仅涉及肌肉，还包括韧带、肌腱、血管和神经等。脚踝和膝关节经常会发生扭伤。当肌腱由于扭伤而发炎时，可产生肌腱炎。肌腱炎可能影响肌腱下面的滑囊，进而引起滑囊炎。

肌肉疾病

当人们患有以下肌肉疾病时，需要进行积极的治疗。

肌痛和纤维肌痛症

肌痛是指肌肉的酸痛。导致肌痛的最常见原因是肌肉或肌肉群过度运动或过度拉伸。如果一个人产生肌痛，但没有外伤史，那么往往是由于病毒感染所致。肌痛可能伴随肌炎，是对病毒感染的一种反应或是属于免疫系统的疾病。纤维肌痛症是一种慢性疾病，症状包括弥漫性肌肉疼痛、压痛和肌肉僵硬。但其确切病因目前尚不清楚。有些人受伤后突然继发此病症，而有些人则是长期累积形成的。

肌营养不良症

肌营养不良症是指一组以进行性加重的肌无力和肌退化为特征的疾病群。随着肌纤维死亡，脂肪和结缔组织会取而代之。进行性假肥大性肌营养不良症是最常见的一种类型，是一种 X 染色体上的缺陷基因导致的遗传疾病，因缺乏抗肌萎缩蛋白所致。缺乏抗肌萎缩蛋白时，钙会渗入细胞并激活一种可溶解肌纤维的酶。为了治疗这种病症，有时向肌肉中注射一种未成熟肌细胞，此肌细胞可产生抗肌萎缩蛋白。

重症肌无力

重症肌无力是一种自身免疫性疾病，临床主要表现为部分或全身骨骼肌无力和易疲劳，尤其影响眼睑、面部、颈部和四肢的肌肉。其产生的主要原因是免疫系统紊乱，从而产生一种破坏乙酰胆碱（ACh）受体的抗体，导致肌肉无法正常收缩。通常情况下，重症肌无力患者在发病初期往往感到眼睑下垂复视。治疗方法主要是使用乙酰胆碱酶抑制药物，使 ACh 在神经肌肉接头处聚积。

肌肉癌

病发于肌肉或与肌肉相关的结缔组织癌称为软组织肉瘤。通常情况下，肉瘤可在多种组织中形成，例如，在骨骼、脂肪和软骨中等。软组织肉瘤形成于平滑肌和骨骼肌中。平滑肌瘤是平滑肌癌的一种更常见的形式，常病发于子宫壁中。横纹肌肉瘤是一种罕见的癌症，病发于骨骼肌或从体内某部位扩散到肌肉中。这两种类型的肉瘤都可能是良性的或者恶性的。

13.5　内稳态

在本节中，我们主要讨论肌肉系统对内稳态的贡献（图 13.12）。在许多情况下，肌肉系统与骨骼系统共同协调作用，例如，二者可保护身体部位并产生运动。

肌肉与骨骼系统都产生运动

运动对维持体内平衡至关重要。骨骼系统和肌肉系统协同工作使身体产生运动。当骨骼肌收缩并

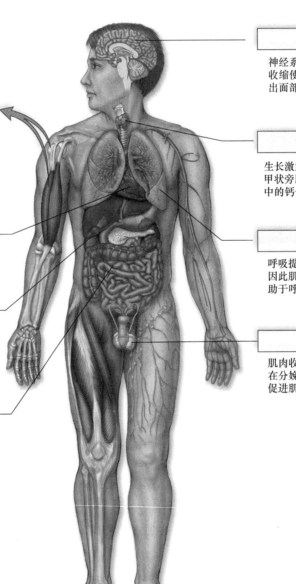

肌肉系统和骨骼系统协同工作以维持内稳态。此处列出的其他系统也参与了这两种系统的协同作用

肌肉系统
肌肉系统与骨骼系统协同作用，以使身体运动，并起到支撑和保护内脏的作用。肌肉收缩产生热量以帮助身体保暖，骨骼在钙平衡中发挥作用。这些系统对下面提到的其他系统也有帮助

心血管系统
肌肉收缩使血液在心脏和血管中流动，尤其在静脉中流动

泌尿系统
肌肉收缩使液体在输尿管、膀胱和尿道内流动。肾脏活化维生素D，帮助钙的吸收，并且肾脏也有助于维持肌肉收缩所需的血钙水平

消化系统
咀嚼食物和蠕动都是由肌肉收缩来完成的。消化系统吸收肌肉收缩所需的离子

神经系统
神经系统协调肌肉的活动。肌肉收缩使眼睛转动、嘴说话，并做出面部表情

内分泌系统
生长激素和性激素调控肌肉发育。甲状旁腺激素和降钙素调节骨骼中的钙含量

呼吸系统
呼吸提供ATP产生所需的氧气，因此肌肉可以收缩。肌肉还有助于呼吸

生殖系统
肌肉收缩使配子在输卵管中移动，在分娩时子宫产生收缩。雄激素促进肌肉的生长

图 13.12　肌肉系统和内稳态
肌肉系统与其他人体系统协同作用以维持内稳态。

拉动它们所附着的骨骼并在关节处产生运动时，这种协调作用表现得十分突出。这种身体运动使我们对环境的某些变化做出相应的动作响应。例如，如果坐在太阳下并开始感到闷热时，就可以站起来到一个阴凉的地方坐着。

肌肉系统和骨骼系统还协同做出其他类型的运动，这对于维持内稳态同样重要。下颌肌和舌肌产生的收缩动作可使人用牙齿咀嚼食物。节律性收缩的平滑肌使人体摄入的食物能通过消化道。这些过程对于提供人体细胞所需的营养物质来说是必需的。人的心脏不断跳动，将血液输送到动脉系统，此动作是靠心肌收缩来完成的。人体内骨骼肌的收缩，特别是与呼吸和腿部运动相关的骨骼肌收缩，有助于血液流回心脏，完成静脉回流过程。所以士兵和军乐队人员在久站时，一定注意不能让膝盖变得僵硬，否则会造成静脉回流不畅。静脉回流减少可导致血压下降，进而可能引起昏厥。骨骼肌收缩所产生的压力也有助于将组织液渗入淋巴毛细管中，进入淋巴毛细管中的组织液称为淋巴液。

肌肉与骨骼系统都有保护身体各部位的作用

骨骼系统在保护人体内脏器官方面起着重要的作用。大脑、心脏、肺脏、脊髓、肾脏、肝脏和大部分内分泌腺体都受到骨骼的保护。特别是对神经和内分泌器官的保护作用尤为明显，这使它们能够正常进行维持内稳态所需的活动。

骨骼肌对骨骼起到保护和缓冲作用，与骨骼肌相关的肌腱和滑囊对关节起到缓冲和加固作用。腹壁肌肉保护柔软的内脏器官，这些肌肉有腹直肌和腹外斜肌等，请参见图 13.5。

肌肉帮助维持恒定的体温

肌肉系统有助于调节体温。当人感觉很冷时，血管内的平滑肌收缩使身体表面的血液量减少，这有助于保存人体核心部位的热量，此处分布着最重要的器官。如果觉得十分寒冷，身体可能开始发抖，这是由于下丘脑中温度敏感的神经元发出信号，促使骨骼肌无意识收缩。骨骼肌收缩需要 ATP，利用 ATP 产生热量。你可能还会注意到，当身体感到寒冷时，皮肤上还会起鸡皮疙瘩，这是因为立毛肌收缩的缘故。这些附着在毛囊上的一束束平滑的肌纤维可使毛发立起来，这恐怕无法使人抵御寒冷，但对于长毛的哺乳动物来说非常有帮助。想想在寒冷的冬天待在室外的猫或狗，当它们皮毛立起来时会起到更好的保暖作用。皮肤起鸡皮疙瘩也可能是恐惧的一种表现。虽然人起鸡皮疙瘩可能并不令人印象深刻，但是对于一只受惊的或具有攻击性的动物来说，当其皮毛立起时看起来更大些，更能恐吓捕猎者或对手（它希望如此）。

案例分析：结论

肌营养不良症包括不同的种类，最常见的一些肌营养不良症在生命早期就表现出了症状。在凯尔的病例中，症状出现相对较晚，这表明这种肌营养不良症是一种比较罕见的类型，称为贝克肌营养不良症。对于凯尔来说，幸运的是这种肌营养不良症是一种慢性发展的疾病，并且大多数患者直到三十多岁都不用坐轮椅。除此之外，贝克肌营养不良症的许多症状可以利用药物控制。这种肌营养不良症后期还会引起心脏疾病，但科学家正在试图研究是否有可能使用基因治疗来替代有缺陷的肌营养不良基因。在此期间，建议像凯尔一样的贝克肌营养不良症患者定期做一些运动，以减缓肌肉组织的退化和衰弱。

⊕ 小结

13.1 肌肉系统概述

肌肉系统参与外部和内部的运动。肌肉组织由称为肌纤维的细胞组成。肌纤维存在于以下三种肌肉组织中：

- 平滑肌是不随意肌，位于内脏壁上。
- 心肌是不随意肌，构成心脏壁。心肌有闰盘，允许心肌快速收缩。
- 骨骼肌是随意肌，由成束的肌纤维（肌束）构成，通常由肌腱附着在骨骼上。

骨骼肌具有支撑和保护作用，并参与人体运动。骨骼肌通过肌腱与骨骼相连。肌肉和骨骼之间的滑囊起到缓冲压力的作用。

人体的骨骼肌

所有骨骼肌都具有起点（定点）和止点（动点）。在运动时，一些肌肉是原动肌，一些是协同肌，另一些是拮抗肌。

骨骼肌的名称和产生的动作

骨骼肌因其大小、形状、位置、纤维方向、附着数量和动作不同，其名称也各异。

13.2 骨骼肌纤维收缩

肌纤维含有肌原纤维，肌原纤维又包括肌动蛋白丝和肌球蛋白丝。当肌小节缩短，并且肌动蛋白丝滑向肌球蛋白丝时，产生肌肉收缩。

- 神经冲动沿着运动神经元传导，并对神经肌肉接头处的肌纤维产生刺激。
- 肌膜形成 T 小管（横小管），T 小管与储存 Ca^{2+} 的肌浆网接触。
- 当 Ca^{2+} 释放到肌纤维中时，肌动蛋白丝向肌球蛋白丝滑动。
- 在神经肌肉接头处，突触小泡释放的神经递质——乙酰胆碱扩散穿过突触间隙。
- 当肌膜接受乙酰胆碱刺激时，产生电信号，并促使 Ca^{2+} 释放。
- Ca^{2+} 与肌钙蛋白结合，使原肌球蛋白位移，暴露出肌球蛋白结合位点。

- 肌球蛋白丝分解 ATP 并附着到肌动蛋白丝上，形成横桥。
- 当 ADP 和 ⓟ 释放时，横桥位置改变。
- 这种肌丝滑动模型将肌动蛋白丝拉到肌节的中心。

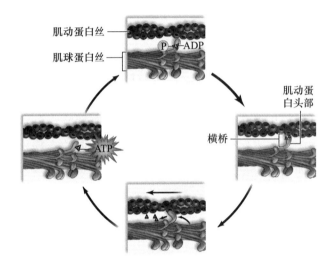

13.3 整块肌肉收缩

肌肉的运动单位

- 肌肉由运动单位构成：一个运动单位支配多根肌纤维。
- 运动单位产生的收缩可用肌肉颤搐、收缩总和、强直收缩这些术语来描述。
- 肌肉收缩的强度随运动单位的募集而变化。
- 在体内，肌肉一定的紧张程度，称为肌张力，是由运动单位轮流收缩维持的。

肌肉收缩的能量

肌纤维通过三种途径获得肌肉收缩所需的 ATP：

- 磷酸肌酸将磷酸基转移至 ADP 产生 ATP。磷酸肌酸途径是生成 ATP 最快的方式。
- 发酵也能快速产生 ATP，与氧债过程关联，因为需要用氧气代谢掉发酵积累的乳酸。
- 细胞呼吸提供肌肉收缩所需要的大部分 ATP，但需时较长，因为大量葡萄糖和氧气必须从血液运输到线粒体中。肌肉细胞中的肌红蛋白负责将氧气输送到线粒体中。在有氧运动期间，产生细胞呼吸，除了燃烧葡萄糖，还消耗脂肪。

快肌纤维和慢肌纤维

- 快肌纤维适于类似举重的运动，通过无氧方式获取 ATP，几乎没有线粒体和肌红蛋白，但运动单位含有更多的肌纤维。快肌纤维爆发力强，但易疲劳。
- 慢肌纤维适合跑步和游泳等运动，依靠有氧呼吸来获取 ATP，并有充足的线粒体和肌红蛋白，所以其颜色较深。

13.4　肌肉疾病

- 肌肉疾病包括痉挛、惊厥、抽筋和面部抽搐。

- 肌肉系统损伤包括拉伤、扭伤、肌腱炎和滑囊炎。
- 肌肉系统的疾病包括肌痛（纤维肌痛）、肌营养不良症（进行性假肥大性肌营养不良症）、重症肌无力和肌肉癌（肉瘤）。

13.5　内稳态

- 肌肉和骨骼产生运动，并对身体各部位起到保护作用。
- 肌肉产生热量使我们的体温保持恒定。

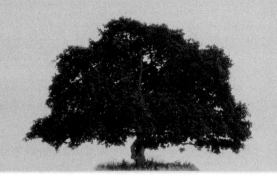

第四部分　人体的整合与协调

第 14 章　神经系统

第 15 章　感觉

第 16 章　内分泌系统

第14章
神经系统

案例分析：多发性硬化症

莎拉在上班路上发现交通信号灯好像有些不对劲，红色信号灯似乎更偏橙色。到了单位后，又感觉阅读电子邮件有困难。一天下来，头痛欲裂。她不断提醒自己，或许只是工作太累了。即便她试着保持心绪平静，但内心深处隐隐有一种不好的感觉。就这样坚持了几个星期后，她的一只眼睛几乎什么也看不见了，走路时感觉脚底特别沉，就像裹着纱布一样。医生让她去神经科看看，神经科医生随即给她做了脑部核磁共振成像检查和一系列躯体感觉诱发电位检测，检查她的神经系统在处理电冲动时是否有异常。

检查结果表明，莎拉患上了多发性硬化症。这是一种炎性疾病，影响髓鞘功能的发挥。髓鞘是包裹在部分神经细胞外的结构，就像给电缆包裹了一层绝缘材料。由于髓鞘发生病变，神经无法正常传导冲动。多发性硬化症通常最先侵扰视神经，然后扩散到大脑其他部位，至于致病原因，目前尚未明确。非常不幸的是，这种病无法治愈，莎拉的医生能做的也只是给她使用大剂量免疫抑制药物。但好在如果每天坚持注射药物，绝大多数病人都能控制病情的发展。

扫描获取彩色图片，帮助您理解本章内容。

章节概要

14.1　神经系统概述

神经系统通过感觉神经元接受刺激，经由中间神经元进行整合，并在运动神经元的支配下产生运动输出。各类神经元基于相同的原理沿神经元和突触传导神经冲动。

14.2　中枢神经系统

中枢神经系统包括脑和脊髓。脑分成不同的特定功能区，而脊髓与脑联系，传递输入和输出信号。

14.3　边缘系统和高级心理功能

边缘系统是指一组互相联系的脑内结构，产生大脑的情绪活动，在学习和记忆过程中也发挥重要作用。

14.4　周围神经系统

周围神经系统由中枢神经系统发出的神经所组成。其中由大脑发出的神经构成颅神经，而由脊髓发出的神经则构成脊神经。

14.5　药物治疗和药物滥用

尽管神经药物种类繁多，但通过研究发现，各种药物都是用来促进、抑制或取代突触中特定神经递质的作用。

14.1 神经系统概述

神经系统的功能是接受并处理来自身体内外部环境的感官信息。神经系统主要由两部分组成（图14.1a）。第一部分是中枢神经系统，由脑和脊髓组成。颅骨将脑完全包裹在内并起到保护作用。脑和脊髓连接在一起，脊髓受到脊柱的保护。第二部分是周围神经系统，由各种神经组成，位于中枢神经系统外围。中枢神经系统和周围神经系统之间并无严格的界线，两者互相连接在一起共同发挥作用（图14.1b）。

神经系统有三种特定功能：

1. 神经系统接受感官输入。位于皮肤和其他器官中的感觉感受器在受到外部和内部刺激时产生的神经信号，经由周围神经系统传导至中枢神经系统。

举例来说，如果闻到烤饼干的气味，鼻腔中的嗅觉感受器通过周围神经系统将这一信息传导至中枢神经系统。

2. 中枢神经系统汇聚身体各部位的输入信息，完成信息的加工和整合。中枢神经系统对传入信息进行检查后，以记忆的形式将信息储存起来，并产生相应的运动反射。上述烤饼干的气味激起了味觉记忆。

3. 中枢神经系统产生运动输出。中枢神经系统生成的神经信号经由周围神经系统传到肌肉、腺体和器官，这都是对饼干做出的反应。到达唾液腺的信号促使唾液开始分泌。胃在开始咬饼干之前就产生消化饼干所需的胃酸和消化酶。中枢神经系统协调手臂和双手拿饼干的动作。

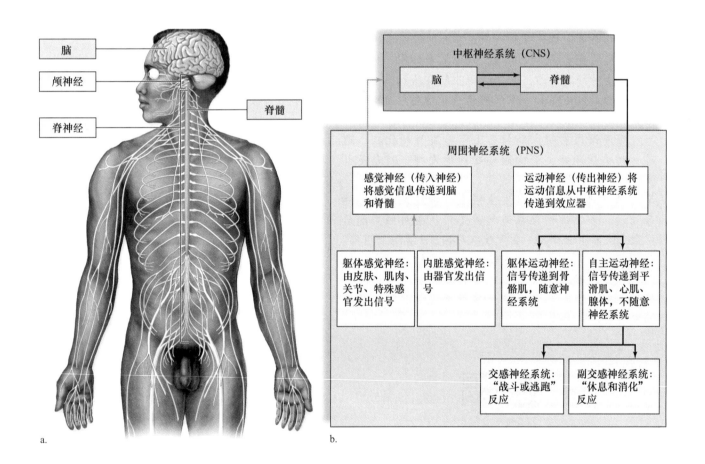

图 14.1 神经系统的两个分支

a. 中枢神经系统由脑和脊髓组成。周围神经系统由位于中枢神经系统外围的神经组成。b. 灰色箭头代表中枢神经系统接受感官信息的路径，黑色箭头代表中枢神经系统与躯体神经系统和自主神经系统进行通信时的路径，后二者是周围神经系统的两个分支。

神经组织

神经组织包含两种细胞，分别为神经元和神经胶质细胞。神经元在神经系统各部分之间传递神经冲动；神经胶质细胞对神经元具有支持和营养的功能。神经胶质细胞在数量上远远超过神经元。中枢神经系统中有不同种类的神经胶质细胞，每一种神经胶质细胞都具有特定的功能。小胶质细胞是吞噬细胞，主要功能为吞噬细菌和碎片；星形胶质细胞直接为神经元提供结构支持，并具有代谢功能。髓鞘（图 14.2）由神经胶质细胞膜组成，其中胶质细胞紧密排列并呈螺旋结构。在周围神经系统中，髓鞘是由许多沿轴突排列的施万细胞构成的，相邻的施万细胞之间的轴突细胞膜没有髓鞘，这些裸露的部分称为郎飞结。在中枢神经系统中，有一种神经胶质细胞称为少突胶质细胞，它们构成髓鞘。在下文我们将要论述有关神经元的结构和生理机能的内容。

神经元的结构

根据功能分类，神经元分为三种类型：感觉神经元、中间神经元和运动神经元（图 14.2）。以中枢神经系统为参照，它们的功能很好描述。感觉神经元将神经冲动从感受器传到中枢神经系统。感受器是一种能检测环境变化的特殊结构。中间神经元完全位于中枢神经系统内，可接收来自感觉神经元和中枢神经系统内其他中间神经元的输入。中间神经元将接收的所有信息进行整合，再传递给运动神经元。运动神经元将神经冲动从中枢神经系统传递到效应器，例如，肌纤维、器官或腺体等。效应器的主要功能是对内外环境的变化做出相应的反应。

虽然神经元的形态各不相同，但它们都具有三种结构：胞体、树突和轴突。胞体包含细胞核以及其他细胞器；树突是自神经元胞体伸出的较短而分支多的突起，接收来感受器或其他神经元的信号。来自树突的输入信号可产生神经信号，然后由轴突进行传导；轴突是神经元的一部分，主要功能是传导神经冲动。有的轴突很长，轴突被称为神经纤维，神经纤维集合成束，即为神经。

在感觉神经元中，感受器受到刺激时，将神经信号由树突传到轴突，再传到中枢神经系统，轴突间为胞体。在中间神经元和运动神经元中，多个树突将信号传递给胞体，然后轴突将神经信号由胞体传至其他神经元。

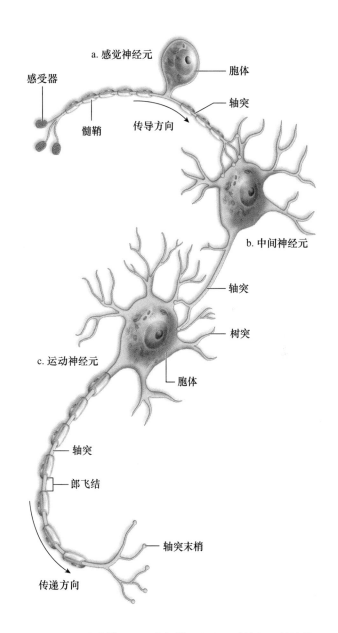

图 14.2 感觉神经元、中间神经元和运动神经元的结构

a. 感觉神经元的轴突很长，并且轴突被髓鞘包裹，髓鞘将神经冲动从树突一直传到中枢神经系统。b. 在中枢神经系统中，有些中间神经元的轴突较短，没有被髓鞘包裹（例如，图中所示的短轴突）。c. 运动神经元有由髓鞘包裹的长轴突，将中枢神经系统的神经冲动传递给效应器。

髓鞘

许多轴突外包裹着髓鞘，具有保护作用，由施万细胞或少突胶质细胞的细胞膜反复缠绕在轴突周围形成。每个神经胶质细胞只包裹轴突的一部分，因此髓鞘并不连续，无髓鞘部分称为郎飞结（图14.2）。在后面的"动作电位的传导"中，我们将了解信号在神经元之间传导时，髓鞘在传导速率上所起的重要作用。

髓鞘往往存在于长轴突中，在短轴突中没有。中枢神经系统的灰质部分呈灰色，是因为其中轴突无髓鞘，中枢神经系统的白质部分呈白色，是因为轴突有髓鞘。在周围神经系统中，神经纤维因含有髓磷脂而呈闪亮的白色，并且起到很好的绝缘作用。当髓磷脂分解时，如发生在多发性硬化症中的那样，神经元传递信号时就会受阻。实际上，多发性硬化症造成了神经系统的"短路"。在周围神经系统的神经再生过程中，髓鞘也起到重要作用。如果轴突意外被切断，髓鞘还会包裹在轴突上，并作为再生神经纤维生长的通道。

神经元的生理机能

神经信号是一种电化学变化，在神经系统内进行信息的传递。在过去，人们只能在切下来的神经元（从身体中取出的神经元）中研究神经信号。而现在，先进的技术使研究人员能够在单个完整的神经细胞中研究神经信号。

静息电位

在生活中，人们使用带电池的设备，例如，手机或笔记本计算机，其中每个电池都是用膜将正离子与负离子分隔而制成的能源。电池中储存的势能可用于做功，比如使用手机或手电筒。静息神经元也具有势能，就像充满电的电池一样。这种能量称为静息电位，其产生的原因在于细胞膜是极化的，膜外离子带正电，膜内离子带负电。

如图14.3a所示，细胞膜外呈正电位，因为带正电的 Na^+ 聚集在细胞膜外侧。静息时，细胞膜对 K^+ 的通透性较大，对 Na^+ 的通透性很小。因此，带正电的 K^+ 扩散到膜外，使膜外具有较多的正电荷。细胞膜内是负电位，因为存在大的带负电的蛋白质和其他分子，这些分子是大分子，无法穿过细胞膜，所以只能留在细胞内。

今日生物学　　　**科学**

神经元的发现

在任何领域中，例如，人文、音乐和艺术、历史、数学、教育、社会科学等，具有敬业精神的人们一直都在不断地创新和进取。怀揣着对事业的热情，科学家圣地亚哥·拉蒙-卡哈尔为神经系统的研究做出了巨大贡献，并奠定了坚实的基础。

在19世纪后期，人们认为大脑是一个相互连接的"细丝"网，并且科学家们认为这种细丝不是细胞。卡哈尔使用一种新技术，用含有金属银的染料对脑组织样本进行染色。用显微镜仔细研究后，卡哈尔得出结论，大脑是由细胞组成的。之后一名研究人员将神经细胞命名为神经元。后来卡哈尔发现，神经元之间没有直接相连。在这次重大发现的基础上，科学家们后来又发现了神经元之间的间隙——突触，并且还发现了能使神经冲动通过突触在神经细胞间传导的神经递质。作为一名艺术家和研究者，卡哈尔通过绘画的形式向人们展示了他的微观研究成果（图14A）。几十年来，他所画的神经元结构图一直用在教科书中。

卡哈尔的"动态极化"理论对静息电位和动作电位的概念进行了阐述。他提出，神经元的胞体和树突能接收信号，并通过轴突将这些信号传递给其他神经元。早在人们设法证明此理论之前，卡哈尔就已经说明了神经元功能的基本原理。

因卡哈尔在神经系统的结构和功能方面的重大发现，他于 1906 年获得诺贝尔生理学或医学奖。

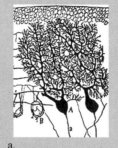 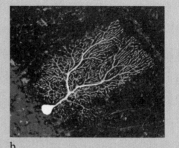

a.   b.

图 14A　神经元的结构

a. 圣地亚哥·拉蒙-卡哈尔所绘的神经元结构图。
照片版权：a. © Santiago Ramon y Cajal. Cajal Legacy. Instituto Cajal (CSIC). Madrid; b. © David Becker/Science Source。

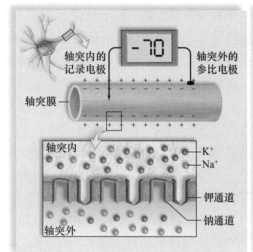

a. 静息电位：轴突外的Na⁺，轴突内的K⁺和大的带负电荷的离子。电荷的分离使细胞极化并产生静息电位

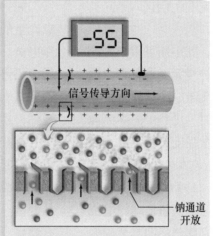

b. 对细胞的刺激使轴突达到阈值，图中显示轴突电位从-70毫伏增加到-55毫伏，这时产生动作电位

图 14.3　动作电位的产生

a. 当神经元没有传导神经冲动时，产生静息电位；b. 在动作电位期间，刺激细胞使其达到阈值；c. 去极化；d. 复极化；e. 此图描述了动作电位的产生。

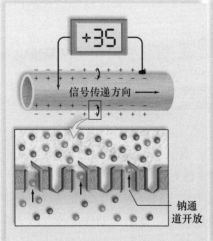

c. 当钠通道开放，Na⁺进入轴突时，发生去极化

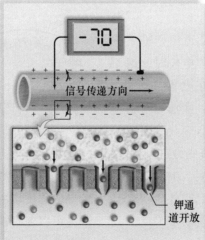

d. 动作电位结束：当钾通道开放，K⁺流出轴突时，发生复极化。钠-钾泵使离子恢复静息电位

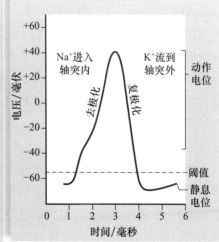

e. 通过图中曲线画出电压随时间的变化，我们可以更直观地看到动作电位的发生过程

像电池一样，神经元的静息电位可以伏（V）为单位计量。D 型手电筒电池电压为 1.5 伏，通常情况下，一个神经细胞带有 0.070 伏，即 70 毫伏的电压（图 14.3a），并且膜内外两侧的电位差总是负值。这是因为当科学家进行测量时，他们将膜内（带负电的蛋白质和其他大分子聚集在此）与膜外（带正电的 Na^+ 和 K^+）进行对比，所以呈负值。

就像可充电电池一样，神经元必须维持其静息电位才能继续工作。为此，神经元将 Na^+ 主动转运到胞外，并将 K^+ 运到细胞质中。膜中的蛋白质载体称为钠 - 钾泵，可将 Na^+ 泵出神经元，并将 K^+ 泵入神经元。这是给细胞"再充电"的过程，之后细胞就像新电池一样，又可以重新开始工作了。

动作电位

当神经元处于静息电位时，其势能可用于传导神经信号。此传导过程发生在神经元的轴突中，被称为动作电位。当神经元受到刺激时，动作电位开始形成。例如，针尖刺到皮肤时，皮肤中的疼痛神经元受到刺激。然而，这种刺激强度必须足够大以使细胞达到阈值，即引起动作电位发生的最小电压。在图 14.3b 中，阈值电压约为 -55 毫伏。动作电位是一种"全或无"事件。一旦达到阈值，动作电位就自动发生并完成。如果未达到阈值，则不会发生动作电位。如果增加刺激的强度，例如，用针更加用力地刺痛皮肤，也不会改变动作电位的强度。但是，这种做法可能使特定时间内产生更多动作电位，因此人体对针刺产生的疼痛感增加。

钠通道开放　Na^+ 特异性蛋白质通道位于轴突的质膜中。当刺激达到阈值并产生动作电位时，这些蛋白质通道打开，于是膜外的 Na^+ 在短期内大量进入膜内。进入细胞内的带正电的 Na^+ 使轴突内相对于轴突外呈正电位（图 14.3c）。这种变化称为去极化，因为轴突内的电荷（极性）从负变为正。

钾通道开放　一旦去极化过程结束，钠通道立即关闭，钾通道随即打开，K^+ 很快流到膜外。随着带正电的 K^+ 离开细胞，细胞内的电荷再次变为负，因为这时细胞内存在大的带负电的离子。这种变化过程称为复极化，因为随着 K^+ 离开轴突，轴突内

部的电荷又恢复为负值（图 14.3d）。整个动作电位过程是由钠 - 钾泵来完成的。最后，K^+ 回到膜内，Na^+ 返回到膜外，使得细胞又恢复到静息状态。

可视化动作电位

为了更直观地了解轴突膜上电压的快速波动，研究人员通常会测量并记录下反应过程中电压的变化（图 14.3e）。在去极化期间，当 Na^+ 进入轴突内部时，电压会从 -70 ～ -55 毫伏增加到 +30 ～ + 35 毫伏。在复极化中，当 K^+ 离开轴突时，发生相反的变化，即电压会降低。整个过程发生得非常迅速，只需 3 ～ 4 毫秒。

动作电位的传导

如果一个轴突没有髓鞘，在细胞膜上任何一位点产生的动作电位必须刺激邻近的轴突膜以产生动作电位。以这种方式，动作电位在轴突间的传导速度会很慢，在较细的轴突中，动作电位的传导速度约为 1 米 / 秒，因为轴突的每个部分必须完全都刺激到，才能产生动作电位。

在有髓鞘纤维中，一个郎飞结处产生的动作电位会引起下一个郎飞结处也产生动作电位，这种动作电位沿着轴突从一个郎飞结"跳"到另一个郎飞结的传导称为跳跃式传导，传导速度更快。在粗的有髓鞘纤维中，传导速率超过 100 米 / 秒。无论轴突是否被髓鞘包裹，其动作电位都是自我传导式的，一个动作电位引起下一个动作电位的产生，并且传导过程贯穿整个轴突。

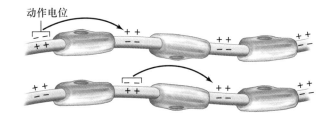

动作电位

如动作电位一样，动作电位的传导也是"全或无"事件，即要么轴突传导动作电位，要么不传导。传导的强度取决于特定时间内产生多少动作电位。轴突可以非常快地传导一连串的动作电位，因为在每个动作电位发生时，需要交换的离子很少。一旦动作电位完成，离子通过钠 - 钾泵的作用又迅速恢

复到原来的位置。

当轴突某位点受到刺激产生一次动作电位后，该位点会处于不应期，在此期间就不再对下一个刺激产生反应。这保证了信号从胞体沿着轴突传到轴突末梢是一种单向的传导运动。

值得注意的是，神经系统的所有功能，无论是人们内心的情绪还是高级推理能力，都依赖于神经信号的传导。

突触

每个轴突分支成许多微小末端，每个小分支的末端膨大，称为轴突末梢。每个轴突末梢与其他神经元的树突或胞体接近，形成突触（图 14.4）。在突触中，突触间隙将突触前神经元与突触后神经元分开。神经信号无法跳过突触间隙进行传导。因此，需要使用其他方法将神经信号从突触前神经元传递到突触后神经元。

通过突触传递神经信号的是神经递质。神经递质是一种分子，储存在轴突末梢的突触小泡中。在突触处发生以下三个事件（图 14.4）：（1）神经信号沿轴突传递到轴突末梢；（2）Ca^{2+}进入轴突末梢，并刺激突触小泡与突触前膜融合；（3）神经递质分子释放到突触间隙中，并通过突触间隙扩散到突触后膜，然后神经递质分子与特定的受体蛋白分子结合。根据神经递质的种类，接受神经元的反应可以是兴奋的或抑制的。在图 14.5 中，神经元发生兴奋反应，因为神经递质（如乙酰胆碱）使钠通道开放，随后 Na$^+$ 扩散到突触后神经元中。如果神经递质导致 K$^+$ 离开突触后神经元，则发生抑制反应。

一旦神经递质被释放到突触间隙中，并触发反应，它就从突触间隙中移除。在一些突触中，突触后膜含有一种酶，可快速使神经递质失去活性。例如，乙酰胆碱酯酶（AChE）分解神经递质乙酰胆碱。在另一些突触中，突触前膜迅速重吸收神经递质，用于突触小泡的重包装或分子分解。

突触中神经递质的短暂停留，可避免突触后膜受到持续的刺激（或抑制）。接收信号的细胞需要对变化的环境条件快速地做出反应。如果神经递质

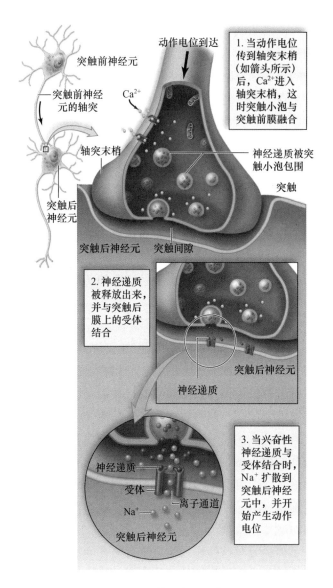

图 14.4　突触处的信号传导

神经递质被释放，扩散穿过突触间隙，并与突触后膜上的受体结合，信号会跳过突触从一个神经元传导到另一个神经元。

停留在突触间隙中，则接收信号的细胞将无法对新信号做出反应。

神经递质

目前人们发现的神经递质已超过 100 种。人体中较常见的神经递质是乙酰胆碱、去甲肾上腺素、多巴胺、5- 羟色胺（5-HT，也称为血清素）、谷氨酸和 γ- 氨基丁酸（GABA）。神经递质的主要功能是在神经之间传递信号。神经 - 肌肉突触、神经 - 器官突触和神经 - 腺体突触也使用神经递质进行通信。

乙酰胆碱和去甲肾上腺素在中枢神经系统和周围神经系统中均有活性。在周围神经系统中，突触中的这些神经递质称为神经肌肉接头。

在周围神经系统中，乙酰胆碱使骨骼肌产生兴奋，但对心肌起到抑制作用。它对平滑肌或腺体起到兴奋还是抑制的作用，完全取决于平滑肌或腺体所在的具体位置。

去甲肾上腺素通常使平滑肌兴奋。在中枢神经系统中，去甲肾上腺素在做梦、睡醒、情绪方面扮演着重要的角色。5-羟色胺对体温、睡眠、情绪和感知起调节作用。许多影响神经系统的药物都作用于突触。有些药物能干扰神经递质的功能，另一些药物则延长其作用时间。

突触整合

每个神经元含有一个胞体和许多树突（图14.5a）。所有神经元都可以与其他神经元形成突触。因此，神经元作为许多信号的接收端，可以处于兴奋或抑制状态。如前所述，兴奋性神经递质在突触处通过开放钠通道产生兴奋信号。这使神经元更接近其阈值（图14.5b中的灰线所示）。当电位达到阈值时，即可产生动作电位。相反，如果神经递质是抑制性的，钾通道开放，不会产生动作电位（图14.5b中的虚线所示）。

神经元对这些输入信号进行整合。整合就是对兴奋性信号和抑制性信号的汇合。如果神经元从不同的突触或快速地从单个突触上收到的兴奋性信号足够多，并超过了抑制性信号，则轴突可能传递信号。如果神经元接收的兴奋性信号少于抑制性信号，那么对这些信号整合的结果，最终可能导致轴突无法达到阈值，也不能产生去极化（图14.5b中黑色实线所示）。

14.2 中枢神经系统

中枢神经系统由脊髓和脑构成，用于接收感觉信息，产生运动控制。骨骼对脊髓和脑都起到保护作用，其中椎骨保护脊髓，颅骨保护脑。除此之外，脊髓和脑都被具有保护作用的脑膜包裹。如脑膜受到细菌或病毒感染，则引起脑膜炎。在脑膜之间有

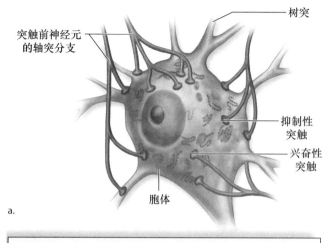

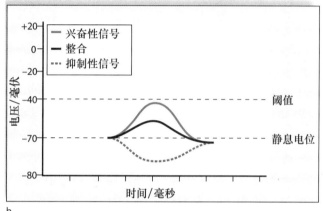

图 14.5 突触处兴奋性信号和抑制性信号的整合

a. 抑制性信号和兴奋性信号在突触后神经元的树突和胞体中进行整合。只有当整合后信号使膜电位高于阈值时，才能产生动作电位。b. 在此示例中，膜电位未达到阈值。

一个腔隙，里面充满脑脊液，有缓冲外力、减少震荡、保护中枢神经系统的作用。在脊椎抽液（腰椎穿刺）中，会从脊髓周围取出少量脑脊液用于实验室检验。在脑室内和脊髓中央管中也包含脑脊液。大脑有4个脑室，相互连接的脑室之间可产生脑脊液，并且可作为脑脊液的储存库（图14.6）。在正常情况下，多余的脑脊液都流入心血管系统中，但是，也可能会出现堵塞。在婴儿中，由于脑脊液逐渐聚积，脑室系统扩张，进而导致脑积水。如果成人发生脑脊液聚积，则脑室系统不扩张，而是压向颅骨。这种情况会造成严重的脑损伤，患者需迅速就医进行治疗，否则会有生命危险。

中枢神经系统由两种神经组织构成，分别为灰质和白质。灰质包含神经元胞体和短的无髓鞘的轴

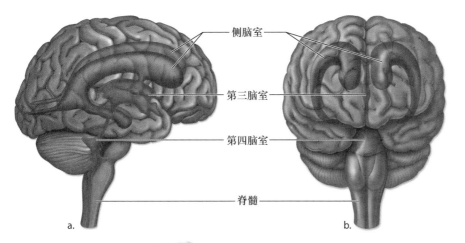

侧脑室

第三脑室

第四脑室

脊髓

a.   b.

图 14.6 脑室

大脑共有 4 个脑室。大脑半球各有 1 个侧脑室，这两个侧脑室与第三脑室相通，第三脑室后方与第四脑室相通，第四脑室下接脊髓中央管。所有这些结构内都充满脑脊液。a. 脑室侧面观；b. 脑室前面观。

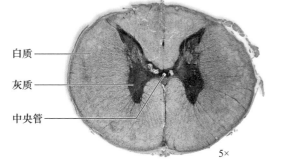

白质

灰质

中央管

a.   5×

突。白质中的轴突有髓鞘，其成束聚集在一起，称为传导束。

脊髓

脊髓由脑基底穿过位于颅骨的枕骨大孔（参见图 12.3），在椎管内向下延伸。

脊髓的结构

图 14.7a 显示了脊髓横截面，其上标有中央管、灰质和白质。图 14.7b 显示了椎骨是如何保护脊髓的。脊神经从脊髓的椎间孔发出。各椎骨由椎间盘的纤维软骨分开，如果椎间盘破裂或突出，椎骨压迫脊神经，导致疼痛和活动能力丧失。

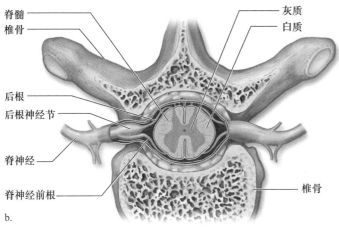

脊髓
椎骨
后根
后根神经节
脊神经
脊神经前根
灰质
白质
椎骨
b.

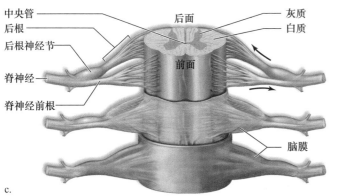

中央管
后根
后根神经节
脊神经
脊神经前根
后面
前面
灰质
白质
脑膜
c.

后根分支
后根神经节
切开的椎骨

d. 脊髓和脊神经后根的后面观

图 14.7 脊髓和脊神经中白质和灰质结构

a. 脊髓的横截面显示了白质和灰质的结构排列；b. 脊神经由脊髓发出；c. 椎骨对脊髓具有保护作用；d. 由脊髓发出的脊神经。

脊髓的中央管内充满脑脊液，如脑膜一样，脑脊液对脊髓也具有保护作用。脊髓中央是灰质，呈 H 形（图 14.7a ～ c）。灰质中含有感觉神经元和运动神经元，中间神经元接受感觉神经元传来的神经冲动，再将冲动传递到运动神经元。脊神经后根包含进入灰质的感觉神经纤维。脊神经前根由离开灰质的运动纤维组成。在脊神经离开椎管之前，脊神经后根和脊神经前根合并在一起（图 14.7c 和 d），形成混合神经。脊神经是周围神经系统的一部分。

脊髓灰质区周围是白质区。白质中有上行传导束和下行传导束，上行传导束主要位于后索，将不同的感觉信息上传到脑，下行传导束主要位于前索，接收来自脑的信号并下传到脊髓。传导束在下行和上行的过程中，进行了左右交叉，因此大脑左半球控制着右侧躯体，同样，大脑右半球控制着左侧躯体。

脊髓的功能

脊髓是脑与周围神经联系的桥梁，具有传导的功能。当有人触碰你的手时，感觉感受器产生神经信号，这些神经信号将通过感觉纤维传递到脊髓，然后通过上行传导束传到脑中（图 14.1b 中灰色箭头所示）。

疼痛门控理论提出，脊髓中的传导束有"闸门"，并且这些"闸门"可控制疼痛信号从周围神经向脑的传导。根据闸门对疼痛信号的处理，有时疼痛信息可以直接传递到脑，有时则不能。疼痛信息也可能被其他输入信息所阻断，例如，那些来自触觉感受器或内啡肽的信息。

脑对四肢起到协调作用，并进行有意识的控制。脑发出的运动信号，通过下行传导束向下传递到脊髓，然后通过运动纤维传递到肌肉（图 14.1b 中黑色箭头所示）。因此，如果脊髓被切断，人就会失去感觉，无法有意识地控制身体的部位，这就是瘫痪。如果断处在胸部，下半身和腿部都瘫痪，这种情况称为截瘫。如果受伤部位在颈部，则四肢都会受到影响，这种情况称为四肢瘫痪。

反射作用　脊髓是数千个反射弧的中央区。刺激能使感受器产生信号，然后信号在感觉轴突中传递到脊髓。中间神经元对输入的信息进行整合，然后把信息传递给运动神经元。运动轴突引起骨骼肌收缩就是对之前刺激行为的一种反应。反射弧中的运动神经元也可能作用于平滑肌、器官或腺体。脊髓中的每个中间神经元与其他神经元都是通过突触进行联系的。中间神经元通过突触将信号发送给其他中间神经元和运动神经元。

同理，脊髓也能产生反射弧，作用于内脏器官。例如，当血压下降时，颈动脉和主动脉中的内部感受器产生神经信号，信号通过感觉纤维传递到脊髓，然后通过上行传导束传到大脑的心血管中枢。此后，神经信号沿着下行传导束传递到脊髓。然后运动信号使血管收缩，血压升高。

脑

人脑被称为最后的生物学前沿。现代神经科学的研究目标是掌握人脑各部分的结构和功能，以便能够预防或治疗数以千计的精神疾病，这些疾病导致患者无法过上正常的生活。在此仅仅是人脑生物学知识和现代研究途径的简略介绍。

我们按照大脑、间脑、小脑和脑干这 4 个部分来讨论脑的结构。脑的 4 个脑室（图 14.6）依次称为左、右侧脑室、第三脑室和第四脑室。为了易于理解，我们在下文中会将大脑与两个侧脑室结合、间脑与第三脑室结合、小脑和脑干与第四脑室分别关联起来讨论（图 14.8）。

大脑

大脑，也称为端脑，是哺乳动物（包括人类）脑中的最大部分。大脑是最后接收感觉输入信号的部位，在此对输入信息进行整合，最后做出有意识的动作响应。大脑与脑的其他部分相通，并对其他部分的活动起协调作用。

大脑半球　就像人体有对称的两侧一样，大脑也有两侧，分别称为大脑左半球和大脑右半球。大脑左、右半球之间有一纵行的深沟，称大脑纵裂。两个大脑半球通过胼胝体通信，胼胝体是分布广泛的神经束。

大脑的特征性外观是由称为脑回的厚的褶皱及

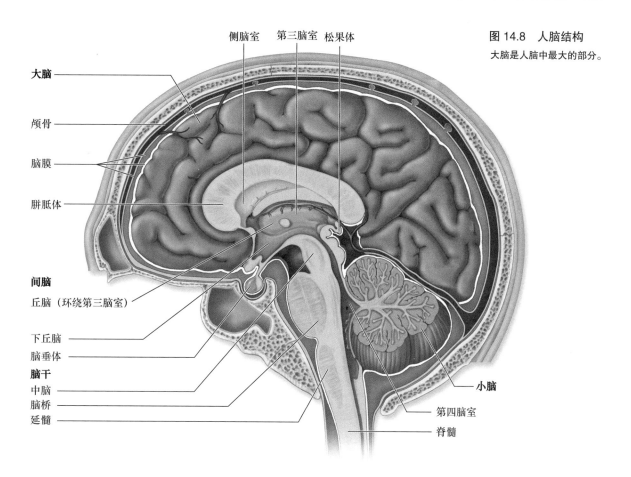

侧脑室 第三脑室 松果体

大脑

颅骨

脑膜

胼胝体

间脑
丘脑（环绕第三脑室）

下丘脑
脑垂体
脑干
中脑
脑桥
延髓

小脑

第四脑室

脊髓

图 14.8 人脑结构
大脑是人脑中最大的部分。

将其分隔开的浅的脑沟组合形成的。脑沟将每个脑半球分成四个脑叶（图 14.9）。额叶是最靠前的脑叶，在前额的后方；顶叶位于额叶后方；枕叶位于顶叶后方，即头部后面；颞叶位于额叶和顶叶下面，即在太阳穴和耳朵部位。

如图 14.9 所示，每个脑叶都具有特殊的功能。

大脑皮质 大脑皮质是覆盖在大脑半球表面的一层很薄的复杂的灰质。如前所述，灰质是由神经元组成的，并且神经元中的轴突没有髓鞘。人类大脑皮质有 10 亿多个胞体，是产生感觉、有意识运动及其相关的所有思维活动的大脑区域。

大脑皮质的初级运动区和感觉区：大脑皮质包含运动区、感觉区以及联合区。初级运动区位于中央沟前方的额叶中。向骨骼肌发出的信号都开始于此运动区，并且身体的每个部位都由运动区的相应部分来控制（图 14.10a）。仔细观察此图，你可看到大脑皮质的大部分区域为执行精细、准确动作的控制区。因此控制面部运动（例如，产生吞咽、分泌

唾液涎和面部表情）的肌肉占据了初级运动区中特别大的一部分。同样，手部动作也需要极高的精确度。这两个结构共同占据了初级运动区近 2/3 的面积。

大脑皮质的第一躯体感觉区位于中央沟后的顶叶。感觉信息从皮肤和骨骼肌传递到此部位，身体各部位都有所体现（图 14.10b）。与初级运动皮质一样，第一躯体感觉皮质区的大部分也是对应于躯体有敏锐感觉的区域，同样面部和手部的感觉皮质所占的比例最大。

其他主要感觉的接收区，例如，味觉、视觉、听觉和嗅觉，位于大脑皮质的其他区域（图 14.9）。顶叶中的初级味觉区决定人的味觉；枕叶中的初级视觉皮质接收视觉信息。颞叶中的初级听觉区接受耳朵传递的信息；额叶深层表面的初级嗅觉区接收鼻子传递的气味信息。

联合区 联合区是进行信息整合和记忆储存的地方。初级运动区前面是运动前区。运动前区主要将运动功能组织起来，进行复杂的运动，例如，一

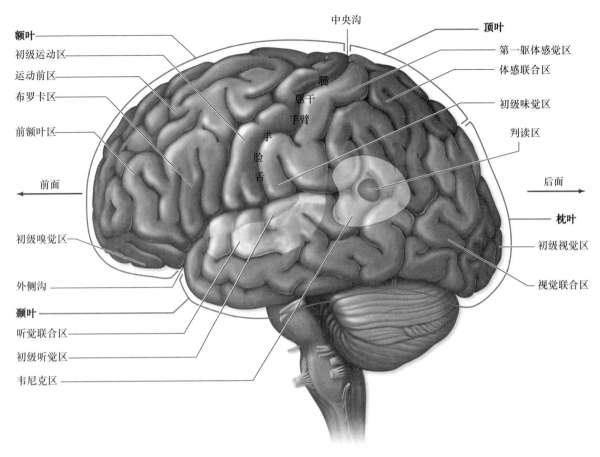

图 14.9　大脑半球的脑叶

　　每个大脑半球分为 4 个脑叶：额叶、顶叶、颞叶和枕叶。额叶中心控制运动和高级推理行为以及嗅觉。躯体感觉由顶叶神经元控制，颞叶的神经元接收声音信息，枕叶的神经元接收并处理视觉信息。

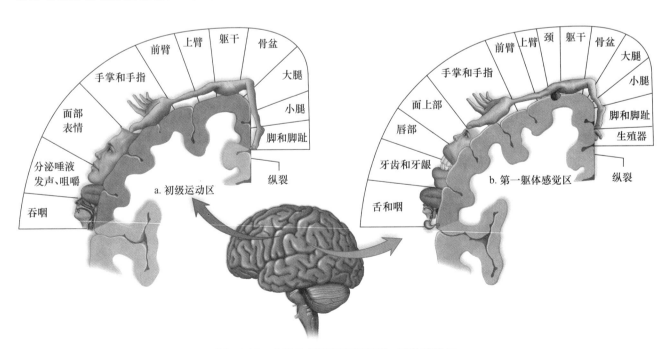

图 14.10　大脑的初级运动区和第一躯体感觉区

　　a. 大脑的初级运动区位于额叶，与顶叶的第一躯体感觉区（b）相邻。图中每个身体部位所占的面积，表示控制该身体部位的大脑皮质的面积。

边行走一边说话。接下来，初级运动区向小脑发送信号，小脑将这些信号整合在一起。如果新生儿在出生时短暂缺氧，则会损害大脑皮质的运动区，进而导致脑瘫，脑瘫的主要症状是手臂和腿部产生痉挛性衰弱。体感联合区位于第一躯体感觉区的后面，主要处理和分析来自皮肤和肌肉的感觉信息。视觉联合区位于枕叶中，主要功能是将新的视觉信息与储存的视觉记忆相关联。例如，它会判断我们所看到的人的面部、场景或符号是否曾经看见过。颞叶中的听觉联合区也有同样的功能，能对人们听到的声音进行辨别。

处理中心 大脑皮质的处理中心接收其他联合区的信息，并执行更高水平的分析功能。前额叶区是额叶中的联合区，它接收来自其他联合区的信息，然后用这些信息来推理，并计划我们的行动。在这个区域中进行的整合是人类最珍爱的能力。由于脑前额区的信息整合过程，人具有了推理、批判性思维和构思适当行为等能力。

人类说话的独特能力部分取决于左大脑皮质中两个处理中心。韦尼克区位于左颞叶的后部。布罗卡区位于左额叶，在初级运动区负责发音肌肉（唇、舌、喉等）部分的前面（图 14.9）。韦尼克区使人们识别看到的字或听到的话，并将信息发送到布罗卡区。布罗卡区对语言起润色作用，并指导初级运动区刺激对应的肌肉，进而产生说话和写字的动作。

中央白质 大脑其余的大部分由白质组成。随着儿童的生长，大脑中的髓鞘形成，白质逐渐发育。逐渐形成的髓鞘使大脑生长并变复杂。例如，在控制语言发育的神经束中，如果其中神经元的轴突长出髓鞘，那么儿童的语言能力就会提高。初级运动区的下行传导束与脑中枢下部联系，然后脑中枢下部的上行传导束将感觉信息发送到第一躯体感觉区。大脑内的神经束也可以传递图 14.9 中所示的不同感觉、运动和联合区产生的信息。胼胝体中含有神经束，其将两个大脑半球相连。

基底核 尽管每个大脑半球的大部分是由神经束所组成，但白质内部存在大量的灰质。这些基底核对运动指令进行整合，确保刺激或抑制正确的肌肉群。整合结果需确保运动的协调和顺畅。帕金森病被认为是基底核中特定神经元的退化引起的。

间脑 下丘脑和丘脑位于间脑，间脑中央为第三脑室。下丘脑形成第三脑室的底部，作为一个整合中心，有助于维持体内平衡，例如，调节饥饿、睡眠、口渴、体温和水平衡。下丘脑控制脑垂体，因而成为神经系统和内分泌系统联系的纽带。

丘脑由两部分灰质组成，分别位于第三脑室的侧面和顶部。丘脑是除嗅觉外的所有感觉输入的接收端。视觉、听觉和体觉信息通过颅神经和脊髓中的神经束到达丘脑。丘脑对这些信息进行整合，并发送到大脑相对应的部分。丘脑参与对大脑的唤醒过程，它还对更高级的心理功能发挥作用，如记忆和情绪。

松果体位于间脑，可分泌褪黑素。目前，褪黑素在我们日常生理节律中的作用备受关注。一些研究人员认为它可以帮助人们缓解时差或失眠。科学家们对该激素在青春期初期可能起到的调节作用也很感兴趣。

生活中的科学

为什么右侧脑卒中引起身体左侧的衰弱或瘫痪？

初级运动区发出的下行运动传导束和第一躯体感觉区发出的上行感觉传导束，在脊髓和髓质中交叉。由于这种交叉，大脑右半球的运动神经元控制身体的左侧，反之亦然。同理，来自身体左侧的感觉信号传递到大脑右半球。由于脑卒中会损伤脑组织，这种损伤干扰运动信号传递到身体的对侧，同样也无法接收来自对侧的感觉信息。

小脑

小脑位于大脑枕叶的下方，第四脑室将其与脑干分隔开。小脑分为两个部分，由中间纵贯上下的狭窄部分相连。每个部分主要由白质组成。从纵剖面可以看出，白质的形状如同树木结构，称为小脑活树。一层薄薄的灰质覆盖在白质上，在其表面形成许多褶皱。

小脑接收来自眼睛、耳朵、关节和肌肉关于身体各部分当前位置的感觉输入，它还接收从大脑皮质发出的关于这些部位位置变化的运动输出。在对这两种传来的神经冲动进行整合后，小脑通过脑干向骨骼肌发送运动信号。通过这种方式，小脑使人体保持某种姿势和平衡。它还确保所有肌肉能够协同工作，产生平稳、协调、有意识的动作。除此之外，小脑还有助于人们学习新的运动技能，例如，弹钢琴或打棒球。

脑干

脑干包含中脑、脑桥和延髓（图 14.8），神经束在脑干中交叉。中脑充当神经束通过大脑和脊髓或小脑的中继站。它还具有视觉、听觉和触觉反应的反射中心。脑桥包含许多轴突束，在小脑和中枢神经系统其余部分之间穿行。除此之外，脑桥还与延髓共同作用调节呼吸速率。当视觉和听觉神经受到刺激时，脑桥中的反射中枢协调头部的运动。

延髓中含有许多反射中枢，用于调节心跳、呼吸和血管收缩（血压）。它还包含呕吐、咳嗽、打喷嚏、打嗝和吞咽的反射中枢。延髓位于脊髓的上方，并且包含脊髓和较高级的大脑中枢之间的上行和下行传导束。如前所述，传导束由成束的轴突组成，上行传导束传递感觉信息，下行传导束传递运动信息。

网状结构　网状结构是一个复杂的细胞核网络，由大量灰质和延长脑干长度的神经纤维交织而成（图 14.11）。网状结构是网状激活系统（RAS）的主要组成部分。RAS 接收的感觉信号发送到更高级的中枢，接收的运动信号发送到脊髓。

RAS 通过丘脑唤醒大脑使人保持警觉。如果想唤醒 RAS，可以采用突然刺激，比如闹钟、亮光、嗅盐刺激或者将凉水泼在脸上。RAS 还可滤掉不必要的感官刺激，这就是为什么人有时在电视打开的情况下，还可以继续学习。同理，如果周围的声音不是特别分散注意力，依然可以专心考试。如果不想唤醒 RAS，则移除视觉或听觉的刺激物，让自己

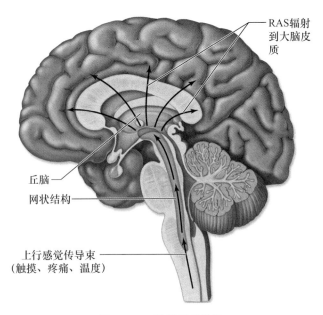

图 14.11　脑的网状结构

网状结构接收和发送运动信息及感觉信息到中枢神经系统的各个部分。网状激活系统（如箭头所示）可唤醒大脑，通过这种方式使人保持警觉或控制睡眠。

昏昏欲睡，然后再慢慢进入睡眠状态。通过人工抑制 RAS 可产生全身麻醉的状态。如果 RAS 受到严重伤害，人可能陷入无法恢复的昏迷状态。

14.3　边缘系统和高级心理功能

边缘系统将人的恐惧、快乐、悲伤等情绪与推理或记忆等高级心理功能整合起来。由于边缘系统，性行为和进食等活动会使人感觉到愉悦，而精神压力则能引起高血压。

边缘系统

边缘系统存在于大脑深处，是一种在进化上比较古老的连接结构，是一种功能性的而非解剖学上的划分（图 14.12）。边缘系统将原始情绪和高级心理功能融合为一个统一的整体。如前所述，它是性行为和饮食等活动令人开心的原因。相反，不愉快的感觉或情绪，例如，疼痛、沮丧、仇恨、绝望等，被边缘系统转化为应激反应。

边缘系统中的两个重要结构是杏仁核和海马。其中杏仁核是与情绪有关的重要结构，使人产生恐惧。杏仁核可以利用相关区域记忆的知识，来评估

当前的情况。必要时，杏仁核可以触发"战斗或逃跑"反应。如果深夜在外面走路，转头看到一个戴着滑雪面罩的人在跟踪你，这时杏仁核会让你立即跑开。额叶皮质可以控制边缘系统，使你重新考虑当时的状况，避免发生过激的反应。

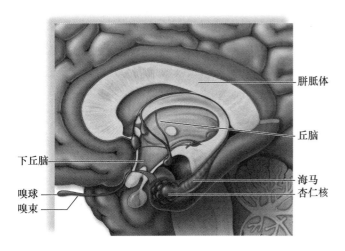

图 14.12　与边缘系统相关的脑区

在边缘系统中，位于每个大脑半球深处并围绕着间脑的结构，将较高级的智力活动（如推理）与较原始的情感（如害怕和愉悦）连在一起。因此，原始感觉会影响我们的行为，但理性可以对其起到约束作用。

海马被认为在学习和记忆中起着至关重要的作用。海马在学习过程中充当信息通道，它决定将哪些信息发送到记忆区，以及如何将这些信息编码并储存在大脑中的其他区域。海马很可能与额叶皮质进行联系，因为我们知道记忆是人的决策过程中的重要部分。

阿尔茨海默病是一种以记忆逐渐丧失为特征的脑部疾病，患者的海马比正常人的明显要小。

高级心理功能

与其他生物研究领域一样，由于技术的不断突破，大脑研究领域取得了新进展。目前，神经学家掌握了许多先进的技术研究人类大脑，包括记录大脑相关功能的一些现代科技。

记忆与学习

正如胼胝体中的神经束能将两个大脑半球相连使它们协调工作一样，边缘系统也可以使皮质区与脑中枢下部一起工作，产生学习和记忆的功能。记忆是能够记住想法或回忆过去的事件的能力，从昨天学到的一个新词汇，到早期情感经历，这些都是利用记忆的功能。当保留和使用过去的记忆时，就会发生学习行为。

记忆类型　我们都有过在短时间内记住电话号码的经历。如果说我们将它们放在大脑的最前部，这完全正确。在短期记忆中处于活跃状态的前额叶区，就位于前额的后面。我们已经记住了电话号码，也就是说它们已经作为长期记忆。想想一个熟记的电话号码，并试着不考虑与此号码相关的地方或人，是否能记得起来呢？很可能你是无法做到的。因为长期记忆是所谓的语义记忆（数字、单词等）和情景记忆（人、事件等）的结合。

技能记忆是可以独立于情景记忆而存在的另一种记忆类型。技能记忆涉及一些运动，例如，骑自行车或打冰球。一个人第一次学习一项技能时大脑皮质被激活的区域，比掌握此技能后再做此动作时用到的区域要多。换句话说，当学习一项技能时，你必须记住相关动作要领，但后来这些动作就变成自然而然的事了。技能记忆涉及意识水平以下的大脑的所有运动区域。

生活中的科学

什么是失忆症？

失忆症是记忆路径被破坏引起的，可以是暂时的或永久性的。在顺行性失忆症中，对边缘系统造成的损伤使受伤之前储存的某事件的长期记忆与目前发生的事件分开。患此失忆症的人可能会继续谈论过去的事，例如，关于很久以前的生日回忆，但无法想起那天吃过什么早餐。在逆行性失忆症中，头部受伤或类似的伤害会选择性地使受伤前的部分记忆消失。例如，在车祸时发生头部损伤，则可能无法记住在事故发生前几小时到几天内的所有事情。

长期记忆的储存和检索　我们的长期记忆储存在大脑皮质的感觉联合区中。例如，视觉感知储存

图中标注：胼胝体、丘脑、下丘脑、嗅球、嗅束、海马、杏仁核

在视觉联合区，声音储存在听觉联合区等。如前所述，海马充当感觉联合区（储存记忆）和前额叶区（使用记忆）之间的桥梁。当记忆被储存或回忆起来时，前额叶区与海马联系。一些记忆是充满感情色彩的，因为杏仁核会使人们产生恐惧条件反射，以及将从大脑各部分接收的感觉刺激与危险联系起来。

长时程增强作用　虽然对我们来说，了解大脑各部分的记忆功能是有益的，但治疗精神障碍的重要一步是从细胞层面来理解记忆。突触在短时间内受到快速重复的高频刺激后，它们会比之前释放更多的神经递质。这种现象可能与记忆储存有关，称为长时程增强作用。

语言和表达

语言依赖于语义记忆。语言和记忆都与我们大脑中某些特定的区域有关。这些区域的任何损伤都会导致人们无法理解所处的环境，进而也不能使用恰当的语言进行表达。

看和听分别依赖于枕叶和颞叶的感觉中枢。韦尼克区受损会导致患者听不懂他人说的话。如果布罗卡区受到损伤，患者将无法表达和写字。关于视觉皮质、韦尼克区和布罗卡区相关功能描述，如图14.13所示。

关于语言和表达还有一个有趣的地方，即左脑和右脑具有不同的功能。如前所述，大脑左半球包含布罗卡区和韦尼克区。如你所料，左半球似乎在

语言功能中起着非常重要的作用。切除患者的胼胝体后，我们可以发现大脑左半球所具有的功能。该方法可控制癫痫患者的病情。手术后，患者的脑被称为"裂脑"，因为连接两个大脑半球的胼胝体被切除了，彼此不再有直接联系。如果裂脑患者仅用右眼观察物体，其看到的图像将仅会发送到大脑右半球。患者可以选择使用某种物品，例如，使用剪刀剪纸，但他无法说出此物品的名称。

关于裂脑的研究还在进行中。可大致将左脑与右脑做一下对比。

左脑	右脑
言语行为	非言语行为、视觉空间
逻辑与分析能力	直觉能力
理性能力	创造能力

研究人员现在认为，大脑左、右半球在处理相同信息时，所用的方式各异。左半球会从更加全面的角度考虑事情，而右半球更加注重方法。研究还表明，对于个体而言，以上所描述的关于大脑左、右半球的功能区别，并不能准确地表示其大脑的实际活动情况。

14.4　周围神经系统

周围神经系统位于中枢神经系统之外，包含许多神经。从脑部发出的是脑神经，从脊髓发出的是

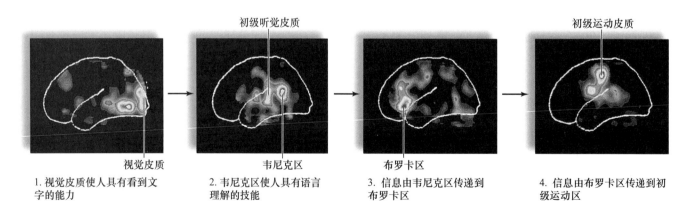

初级听觉皮质　初级运动皮质

视觉皮质　韦尼克区　布罗卡区

1. 视觉皮质使人具有看到文字的能力　2. 韦尼克区使人具有语言理解的技能　3. 信息由韦尼克区传递到布罗卡区　4. 信息由布罗卡区传递到初级运动区

图14.13　阅读涉及的大脑区域

在对大脑进行正电子发射断层扫描（PET）时，高速计算机捕捉到了这些表示脑部具体功能的图像。首先将放射性标记的溶液注射到受试者体内，然后要求受试者进行某些活动。从计算机生成的大脑横截面图像可看出这些活动发生在大脑中的具体部位，因为溶液优先被活跃的脑组织所吸收。这些PET图像显示了阅读或读出单词时大脑皮质的活跃区域。

照片版权：© Marcus Raichle。

脊神经。在任何情况下，所有神经都会向中枢神经系统发送信号，或接收来自中枢神经系统的信号。例如，在读这篇文章时，你的眼睛通过脑神经向大脑发送信息。读完此页后，大脑通过脊髓和脊神经支配你的手指肌肉，将书翻到下一页。

图 14.14 显示了神经的结构。胞体和神经元的树突在中枢神经系统或神经节中。神经节是在中枢神经系统之外的神经元胞体的集合。神经元的轴突从中枢神经系统伸出并形成脊髓。换句话说，无论脑神经还是脊神经都是由轴突组成的，轴突即神经元较长的部分。

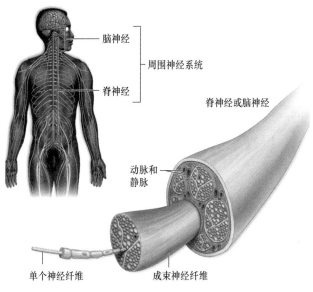

图 14.14　神经的结构
周围神经系统由脑神经和脊神经组成。每根神经由成束的轴突构成，这些轴突被结缔组织分开。

人类大脑中共有 12 对脑神经。按照惯例，脑神经对用罗马数字表示（图 14.15）。有些脑神经是感觉神经，它们只含有感觉纤维；有些是运动神经，仅包含运动纤维；其他是含有感觉纤维和运动纤维的混合神经。脑神经主要与身体的头部、颈部和面部有关。不过，X 迷走神经的分支不仅可延伸到咽部和喉部，而且还可伸到大部分内脏。那么迷走神经起源于大脑内的哪个部位呢？它形成于脑干，特别是与下丘脑联系密切的延髓，大脑中的这两部分控制着内脏器官。

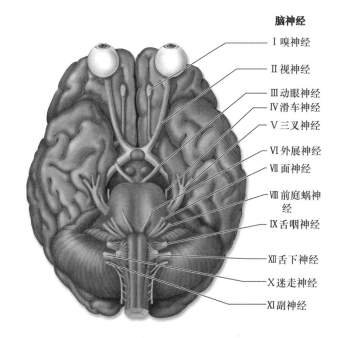

Ⅰ 嗅神经
Ⅱ 视神经
Ⅲ 动眼神经
Ⅳ 滑车神经
Ⅴ 三叉神经
Ⅵ 外展神经
Ⅶ 面神经
Ⅷ 前庭蜗神经
Ⅸ 舌咽神经
Ⅻ 舌下神经
Ⅹ 迷走神经
Ⅺ 副神经

图 14.15　脑神经
脑神经传送头部的感觉输入和运动输出。脊神经是传递身体其他部位的感觉输入和运动输出。除此之外，值得注意的是，还有两个例外，分别为 X 迷走神经和Ⅺ副神经，X 迷走神经与内脏器官联系，Ⅺ副神经控制颈部和背部肌肉。

人体的脊神经从脊髓的两侧伸出（图 14.7）。人体内共有 31 对脊神经，脊神经根将感觉神经元的轴突与运动神经元的轴突分开，形成类似于字母 Y 的排列。脊神经的后根含有感觉纤维，其使感觉信息向内（朝向脊髓方向）传递。感觉神经元的胞体位于后根神经节（也称为背根神经节）中。脊神经的前根包含运动纤维，其将冲动向外（远离脊髓方向）传递到效应器。从图 14.7 中可知，前根和后根重新结合形成脊神经。所有脊神经都称为混合神经，因为它们既含有感觉纤维，又包含运动纤维。每根脊神经都对其所在特定部位起到支配作用。例如，胸廓中的肋间肌由胸神经支配。

躯体神经系统

周围神经系统包含几种分支系统，首先我们将讨论躯体神经系统。躯体神经系统中的神经主要控制皮肤、骨骼肌和肌腱（图 14.1）。躯体神经系统中的感觉神经将来自外部感受器的感觉信息传递到中枢神经系统。离开中枢神经系统的运动命令通过躯体运动神经传递到骨骼肌。

并非所有躯体运动都是有意识的，有些也自主产生。躯体神经系统对刺激的自动反应称为反射。反射发生得很快，使人来不及思考。例如，当一束强光照向眼睛时，人就会产生眨眼的动作，这就是反射，非意识所能控制的。接下来我们将会进一步研究反射路径，因为这将使我们更加全面地了解神经信号在中枢神经系统之间传递的路径。

反射弧

图 14.16 显示了只涉及脊髓的反射路径。如果你的手触碰到针尖，皮肤中的感受器会产生神经信号，这些神经信号沿着感觉纤维，通过后（背）根神经节，向脊髓方向传递。进入脊髓的感觉神经元继续将信号传递给许多中间神经元。一些中间神经元与运动神经元形成突触，这些运动神经元的树突和胞体都在脊髓中。神经信号沿着这些运动纤维传递到效应器，从而产生对刺激的反应。在这个例子中，效应器即为一块肌肉，产生收缩动作，这样受

到针刺的手就会立即缩回。可能还有其他反应，例如，大多会去看针在哪里、皱眉、疼痛得大叫。发生这一系列反应是因为一些中间神经元将神经信号传递给大脑。是大脑让你意识到刺激，并产生这些其他反应。换言之，直到大脑收到信息，并让你意识到这种来自外界的刺激，你才会感到疼痛。

生活中的科学

阿司匹林是如何产生药效的？

阿司匹林由一种名为乙酰水杨酸的化学物质制成。如果人体组织受损，会产生大量的称为前列腺素的脂肪酸。对于周围神经系统，前列腺素是组织受损的信号，大脑将这种信号解读为疼痛。前列腺素由细胞内的环氧化酶（COX）生成。乙酰水杨酸可降低这种酶的活性，从而降低前列腺素量，并减轻疼痛感。

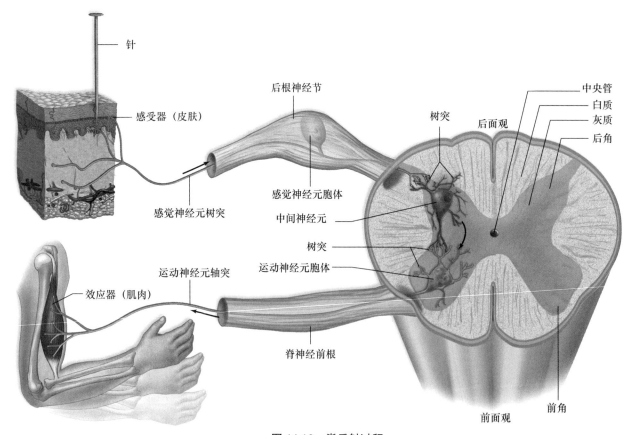

图 14.16 脊反射过程

用针刺皮肤产生的刺激导致皮肤中的感受器发出神经信号，这些神经信号通过感觉轴突传递到脊髓。中间神经元对来自感觉神经元的信息进行整合，然后传递给运动神经元，使骨骼肌收缩，将手从针尖移开。

自主神经系统

自主神经系统也是周围神经系统的一个分支（图 14.1）。自主系统调节心肌、平滑肌、器官和腺体的活动。该系统分为交感神经和副交感神经（图 14.17）。激活这两个系统通常会产生相反的反应。

虽然它们的功能不同，但有一些相同的特征：（1）它们通常在无意识的情况下自动发挥作用；（2）可支配所有内脏器官；（3）每个冲动通过两个神经元和一个神经节进行传递。第一神经元具有位于中枢神经系统内的胞体和进入神经节的节前纤维。第二神经元具有位于神经节内的胞体和离开神经节的节后纤维。

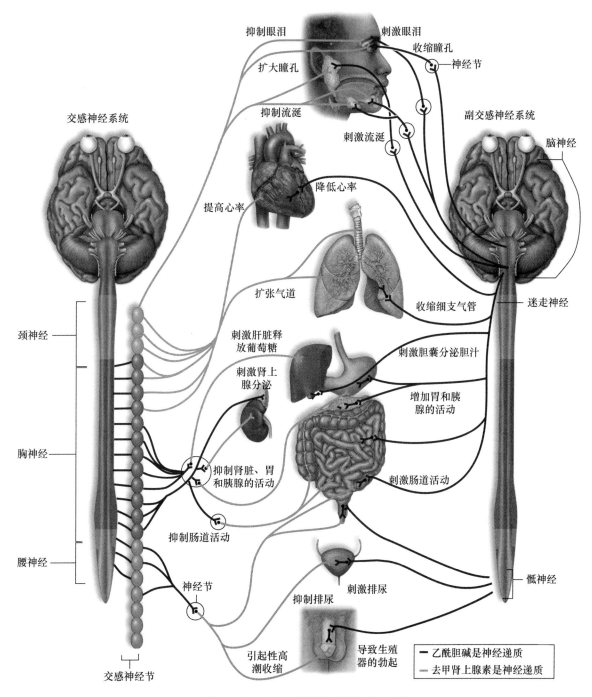

图 14.17 自主神经系统的两个分支系统

交感神经节前纤维（左）发端于胸部和腰部脊髓；副交感神经节前纤维（右）形成于脑干和脊髓骶部。每个分支系统支配相同的器官，但具有相反的作用。

反射动作（例如，调节血压和呼吸速率的动作）对维持体内平衡尤为重要。当与内脏器官接触的感觉神经元向中枢神经系统发送信息时，会产生反射动作，这些动作由自主神经系统内的运动神经元完成。

交感神经系统

交感神经系统的大多数节前纤维始于脊髓的中间或胸腰椎段，止于靠近脊髓的神经节。因此，交感神经的节前纤维较短，但与器官接触的节后纤维较长。

在紧急情况下，例如，在"战斗或逃跑"时，交感神经尤为重要。它会加速心跳并使支气管扩张，毕竟肌肉活跃需要葡萄糖和氧气的充足供应。交感神经元对消化器官以及肾脏和膀胱起到抑制作用。当你受到攻击时，这些器官产生的活动（例如，消化、排便和排尿）并不是必需的。由节后轴突释放的神经递质主要是去甲肾上腺素（NE）。NE 的结构类似于肾上腺素，这种肾上腺髓质分泌的激素通常可以增加心率和收缩力。

副交感神经系统

副交感神经系统包括一些脑神经（例如，迷走神经）以及源于脊髓骶部的一些神经。因此，副交感神经通常也被称为自主神经系统的"颅骶"部分。在副交感神经系统中，节前纤维很长，节后纤维很短，因为神经节就位于器官附近或内部。

副交感神经系统有时被称为管家系统，它会促进与人们放松状态相关的所有体内反应。例如，它使瞳孔收缩、促进食物的消化并降低心率等。有人建议副交感神经系统可以称为休息和消化系统。副交感神经系统利用的神经递质是乙酰胆碱。

躯体神经系统与自主神经系统之比较

如前所述，周围神经系统包括躯体神经系统与自主神经系统。表 14.1 比较了躯体神经系统与自主神经系统的传导通路的特征与功能。

表 14.1　躯体神经系统与自主神经系统的传导通路之比较

	躯体神经系统传导通路	自主神经系统传导通路	
		交感神经系统	副交感神经系统
控制类型	随意 / 不随意	不随意	不随意
传递信息需要神经元的数量	一个	两个（神经节前短于神经节后）	两个（神经节前长于神经节后）
运动神经位置	大多数脑神经和所有脊神经	胸腰椎部脊神经	脑神经（例如，迷走神经）和骶脊神经
神经递质	乙酰胆碱	去甲肾上腺素	乙酰胆碱
效应器	骨骼肌	平滑肌、心肌、腺体和器官	平滑肌、心肌、腺体和器官

14.5　药物治疗和药物滥用

当你阅读本篇文章时，整个大脑中的突触正在对你所读到的内容进行组织、整合和归类。这些突触的神经递质控制无数动作电位的发送，从而建立了一个神经回路网络。人类的所有想法、感受和行为都依赖于中枢神经系统和周围神经系统中的神经递质，这多么神奇啊！许多种类的药物都会作用于人类的神经活动，包括治疗药物和违禁药物，它们可以通过改变或控制突触的传递，来改变人们的心情、情绪状态、行为和个性。

药物的作用方式

如前所述，人类已知的神经递质超过 100 种。迄今为止研究最广泛的神经递质是乙酰胆碱、去甲肾上腺素、多巴胺、5- 羟色胺和 γ - 氨基丁酸（GABA）。乙酰胆碱对于边缘系统中的记忆回路来说是最基本的中枢神经系统神经递质。去甲肾上腺素对于做梦、觉醒和情绪起着重要的作用。多巴胺对于人们情绪的调节也起着至关重要的作用。多巴胺也是基底核神经递质，有助于组织协调身体运动。5- 羟色胺与人体体温调节、睡眠、情绪和感知密不可分。GABA 是中枢神经系统中丰富的抑制性神经递质。

神经调质是人体中天然存在的分子，它能阻断神经递质的释放或使神经元对神经递质产生不同的反应。两种常见的神经调质是 P 物质和内啡肽。P 物质是一种神经肽，当疼痛产生时，感觉神经元分泌 P 物质。内啡肽阻止 P 物质的分泌，并可作为天然的止痛药。当一个人的心理或身体产生压力时，大脑会分泌内啡肽。它们与跑步者的亢奋情绪有关。

治疗药物和违禁药物都有以下几种基本作用方式：

一些药物通常通过增加突触中神经递质的量来促进神经递质的作用。例如，阿普唑仑和地西泮（安定）等药物，它们都能使 GABA 增加。这些药物可使人们镇定或减轻焦虑。抑郁症与去甲肾上腺素和5- 羟色胺的水平降低有关。氟西汀（百忧解）、帕罗西汀（百可舒）和度洛西汀（欣百达）等药物可使去甲肾上腺素和（或）5- 羟色胺在突触中聚积，这就是它们作为抗抑郁药发挥药效的方式。阿尔茨海默病导致记忆缓慢、渐进性地丧失。用于治疗阿尔茨海默病的药物可使乙酰胆碱在边缘系统的突触处聚积。

一些药物可干扰或降低神经递质的作用。例如，用于治疗精神分裂症的抗精神病药物，可降低多巴胺的活性。咖啡、巧克力和茶能使人们保持清醒，是因为其中所含的咖啡因干扰了大脑中抑制性神经递质的作用。

一些药物能代替或模拟神经递质或神经调质的功能。阿片类药物，例如，可待因、海洛因和吗啡，它们与内啡肽受体结合，从而减轻身体上的疼痛，并使人们产生愉悦感。

人们对神经生理学和神经药理学（研究神经系统功能和药物在神经系统中的作用）的持续研究表明，精神疾病是由神经递质的失衡引起的。这些研究无疑会改善精神疾病的治疗方法，并对药物滥用问题提出独到的见解。

药物滥用

与精神疾病一样，药物滥用与神经递质水平有关。如前所述，多巴胺对情绪调节至关重要，它对于大脑内奖赏回路功能的发挥起着核心作用。奖赏回路是神经网络，在正常情况下，能促进一个人健康、愉快的活动，例如，进食。但是有时也可能变成滥用行为，例如，过度进食、过度消费或赌博等行为，因为这些行为刺激了奖赏回路，并使人感觉良好。吸毒者服用的药会人为影响奖赏回路，以至于为了继续吸毒而忽视了本身的基本生理需求。

当一个人服用的药物剂量和所处状况增加了出现不良影响的可能性时，就是药物滥用。滥用药物的人容易对药物产生心理和身体上的依赖性。对药物产生心理依赖的人会想方设法获得此药物，并定时服用。如果对药物产生身体上的依赖，以前称此现象为"成瘾"，那么人体会逐渐产生耐受性，并且之后需要服用更多的剂量来达到相同的药效。如果停止服用药物，则出现戒断症状。不仅青少年和成年人会产生这种情况，如果产妇对药物上瘾，新生儿也会如此。酒精、药物和烟草都会对发育中的胚胎、胎儿或新生儿产生不良影响。

酒精

在美国，除咖啡因以外，酒精（乙醇）的饮用是社会最广泛接受的药物使用形式。根据 2006 年的一项调查，在调查前的 30 天内，近 1/3 的美国高中生存在危险饮酒的情况（一次饮酒 5 瓶以上）。除此之外，80% 的大学年龄段的年轻人都饮酒。根据美国政府的一项研究，在大学中饮酒导致每年约有 1400 名学生死亡，500 000 人受伤以及 70 000 起性侵或约会强奸案件。

通过增加抑制性神经递质 GABA，酒精可以在大脑许多部位发挥抑制剂的作用（表 14.2）。根据饮酒量，酒精可使大脑产生放松的感觉、抑制反应降低、精力不集中、协调能力下降、言语不清和呕吐。如果酒精血液浓度过高，可能会导致昏迷甚至死亡。

大约从 2005 年开始，美国有几家制造商开始销售含酒精的功能性饮料。例如，Four Loko、JOOSE

和 Sparks 等，这些饮料含有高浓度的酒精、咖啡因和其他成分。尽管药物之间的相互作用可能很复杂，但咖啡因的刺激作用可以抵消酒精某些抑制作用，因此饮用者感觉可以多喝几瓶。由于咖啡因不会减少酒精产生的醉酒现象，美国的许多州立法机构正在禁止销售这些产品。2010 年 11 月，FDA 警告几家制造商，严禁他们将咖啡因与酒精混合使用于饮品中。

尼古丁

2006 年，美国约有 23% 的高中生和 8% 的中学生存在吸烟的现象。年龄在 18 ～ 25 岁的吸烟者居多，占全民吸烟率的 45%。当烟草被人体吸入或咀嚼时，尼古丁迅速传至全身。它可导致肾上腺释放肾上腺素，使血糖增加并引起刺激感。随着血糖下降，抑郁和疲劳出现，这会使吸烟者想吸入更多的尼古丁。在中枢神经系统中，尼古丁可刺激神经元释放多巴胺（一种能产生暂时愉悦感的神经递质），这会使人体对尼古丁产生依赖性。大约 70% 尝试吸烟的人最终都会上瘾。

如前几章所述，吸烟与心血管系统和呼吸系统的严重疾病密切相关。然而，一旦对烟草上瘾，只有 10% ～ 20% 的吸烟者能够戒烟。戒烟的大多数医疗方法是以更安全的方式让戒烟者使用尼古丁，例如，用皮肤贴剂、嚼戒烟糖或使用新研发的尼古丁吸入器，这样可以减轻戒断症状，同时逐渐减少对烟草的依赖性。目前几种抗尼古丁疫苗（如 NicVAX）正处于研发或早期临床试验阶段。这些疫苗能刺激抗体的产生，从而阻止尼古丁进入大脑。

表 14.2　药物对中枢神经系统的影响

物质	效应	使用方式
酒精	镇静剂	饮用
尼古丁	兴奋剂	吸烟或无烟烟草产品
可卡因	兴奋剂	鼻吸、注射或吸食
甲基苯丙胺 / 摇头丸	兴奋剂	吸食或服用药片
海洛因	镇静剂	鼻吸、注射或吸食
大麻 /K2	精神刺激剂	吸食或食用

可卡因和克勒克

可卡因是从古柯树中提取的一种生物碱。大约有 3500 万美国人通过鼻吸、注射或吸食的方式来服用可卡因。可卡因对于中枢神经系统来说是一种强有效的兴奋剂，可干扰突触中多巴胺的再摄取，进而增加大脑的整体活动。吸入可卡因可使人体产生 5 ～ 30 分钟的愉悦感。然而，长期使用可卡因会导致大脑代谢功能的丧失。

克勒克（crack）是可卡因的俗称，这种可卡因被加工为可吸食的形式。吸食这种可卡因时会发出特殊的噼啪响声，故定名为 crack（噼啪响）。吸食使高剂量药物迅速传至大脑，使人体立即产生强烈的兴奋感。在美国，大约有 800 万人服用克勒克。

可卡因狂欢期是吸食者服用更高剂量的可卡因的阶段。在这个阶段，吸食者会过度兴奋，对食物或睡眠的欲望减少，但性欲增加。之后，身体会经历崩溃期，其特征是疲劳、抑郁、烦躁、对性缺乏兴趣。事实上，吸食可卡因的男性往往最终变得性无能。

吸食可卡因很容易上瘾，持续服用可导致大脑产生的多巴胺减少，由此吸食者想要服用越来越多的可卡因，并会出现戒断症状，对可卡因的需求欲望越来越强烈。如果过量服用可卡因，可导致心搏骤停或呼吸停止。

甲基苯丙胺和摇头丸

甲基苯丙胺和摇头丸被称为俱乐部毒品或派对毒品。甲基苯丙胺通常被称为甲基或曲柄，是一种有效的中枢神经系统兴奋剂。甲基苯丙胺通常在家中以麻黄碱或伪麻黄碱为材料制作而成，这些材料是许多感冒药和哮喘药物的常见成分。因此，美国许多州已经立法，在一定程度上限制这些药物的售卖。除此之外，用于制备这些药物的有毒化学品的数量使得这些原来生产甲基苯丙胺的场所对人类和环境都具有危害性。在美国，至少有 900 万人曾经服用过甲基苯丙胺。甲基苯丙胺可以做成粉末喷入鼻中，还可以做成晶体（脱氧麻黄碱晶体或冰毒）吸食。

甲基苯丙胺的结构类似于多巴胺，服用甲基苯丙胺对人体最直接的作用就是使人兴奋、精力旺盛、警觉和情绪高昂。然而，这通常伴随着一种激动状态，在某些人群中可产生暴力行为。长期服用此药物可导致所谓的苯丙胺性精神障碍，其特征为偏执、幻觉、易怒和攻击性，产生不稳定的行为。

摇头丸是二亚甲基双氧苯丙胺（MDMA）的俗称，其化学性质类似于甲基苯丙胺。许多服用者用"X"来代称这看起来像阿司匹林或糖果的药丸，他们说"X"增加了他们的幸福感，并加深了对他人的感情。然而，摇头丸具有许多与其他兴奋剂相同的副作用，除此之外，它还干扰人体的体温调节功能，导致体温过高、血压升高和癫痫的发作。虽然因酗酒导致的死亡事件更为常见，但每年也可看到年轻人因服用摇头丸而意外死亡。

还有一些药物包括氟硝安定（洛喜普诺）、γ-羟基丁酸盐（GHB）和氯胺酮（克他命），也都具有镇静作用，通常称为约会强奸药物或捕食性药物。实际上，氯胺酮有时用于动物手术。如果把这些药物给毫无戒备心的人服用，那么他可能会陷入做梦的状态，在这种状态下他们无法移动，因而容易遭受性侵犯。

海洛因

海洛因提取于罂粟的树脂或汁液，罂粟广泛种植于土耳其、东南亚和拉丁美洲部分地区。来源于鸦片的药物被称为阿片制剂，这类药物还包括吗啡和可待因。当海洛因被注射、喷入鼻内或吸食之后，几分钟内就能产生快感，并且身体的疼痛感缓解。据估计，在美国大约有 400 万人都有服用海洛因的经历，并且有超过 30 万人每年都使用海洛因。

与其他滥用药物一样，人们对海洛因上瘾的情况很常见。海洛因与内啡肽受体结合，后者是天然存在的神经递质，可以消除人体疼痛，并且使人镇定。随着海洛因的不断使用，内啡肽产生量逐渐减少，对药物的依赖性慢慢增加，吸食者需要服用更多的药物以防止戒断症状，例如，震颤、烦躁不安、痉挛、呕吐等，并且不再出现之前服药之后的兴奋感。长期使用者通常会因使用共用针头而引发肝炎、

艾滋病和各种细菌感染，重度使用者可能出现抽搐或因呼吸停止而死亡。

对于海洛因成瘾，可用合成阿片类化合物进行治疗，如美沙酮、丁丙诺啡和纳洛酮，这些药物可减轻戒断症状，并阻断海洛因的作用。然而，美沙酮本身就可能使人上瘾，美沙酮致人死亡的事件也在不断增加。

大麻和 K2

植物大麻的干花头部、叶子和茎的表面有一层树脂，树脂中富含四氢大麻酚（THC）。通常所说的大麻就是指这种植物，或者其中所含有的 THC。大麻可以咀嚼食用，但通常卷成大麻烟。虽然在美国，大麻于 1937 年被明令禁止销售，但估计有 2200 万美国人在服用大麻，目前大麻已成为美国最常用的非法药物。1996 年，美国加利福尼亚州率先将大麻合法地用于医疗，之后另外几个州也纷纷效仿，利用大麻治疗一些疾病，例如，癌症、艾滋病和青光眼等。2012 年，美国科罗拉多州成为第一个大麻非医用合法化的州，多个州已经采用或正在考虑采用类似的立法。然而，2005 年，美国最高法院裁定，如果患者服用处方大麻，也同样会被联邦机构起诉。

研究人员发现 THC 与花生四烯酸乙醇胺的受体结合，花生四烯酸乙醇胺是一种天然存在的神经递质，对于人们的短期记忆很重要，也能使人们产生一种满足感。如果人们偶尔服用大麻，则会出现轻度兴奋以及视力和判断力的改变。大量使用大麻会导致幻觉、焦虑、抑郁、偏执和精神病症状。研究人员目前正对大麻进行研究，以确定长期使用大麻对大脑产生的影响，以及二手大麻烟对呼吸系统造成的危害。

近年来，一种名为 K2 的合成化合物受到越来越多的人的关注。K2 最初是由克莱姆森大学的有机化学家合成的，其药效是 THC 的 10 倍。通常将 K2 喷洒到其他草药产品的混合物上吸食。然而，由于没有明确的生产规定，K2 本身或其致污物的含量变化范围很大，这可能也是服用 K2 所引起的一些严重医疗问题甚至死亡事件的主要诱因。

案例分析：结论

虽然多发性硬化症（MS）的病因目前尚不清楚，但大多数研究人员认为，该病与很多因素有关，包括环境影响、遗传和免疫系统紊乱等。许多 MS 患者可通过使用免疫抑制药物（如 β - 干扰素）来控制相关症状。这种治疗方法的有效性表明，在许多情况下，MS 是由免疫系统错误地将髓鞘识别为一种外来异物引起的。可以使用 MRI 和 SSEP 测试方法来检测髓磷脂的破坏状况。但是，在某种情况下环境因素也可能导致 MS。尽管具体的环境因素或污染物尚未确定，但研究表明，感染 MS 的部分原因是人们受到所居住环境的影响。在有些病例中遗传也发挥了作用。但是大多数研究人员认为单个基因的缺陷不太可能导致 MS，而是多种遗传因素的某种组合导致个体患 MS 的风险增加。虽然目前没有治愈 MS 的方法，但研究人员已经研发出调节药物，可以减轻患者的症状，并使他们过上正常生活。

⊙ 小结

14.1 神经系统概述

神经系统

- 分为中枢神经系统和周围神经系统。
- 具有三种功能：（1）接收信息输入；（2）整合信息；（3）产生运动输出。

神经组织

神经组织包含两种细胞：神经元和神经胶质细胞。

- 神经元利用动作电位传递神经信号。
- 神经胶质细胞对神经元具有支持和营养功能。

神经元的结构

神经元由树突、胞体和轴突组成。神经元的轴突可聚集形成神经。神经元分为以下三种：

- 感觉神经元将来自感受器的神经信号传递到中枢神经系统。
- 中间神经元存在于中枢神经系统内。
- 运动神经元将中枢神经系统发送的神经信号传递给效应器（肌肉或腺体）。

髓鞘

- 长轴突被髓鞘覆盖，髓鞘由神经胶质细胞形成。髓鞘之间的无髓鞘部分称为郎飞结。

- 髓鞘破裂时发生多发性硬化症（MS），进而导致神经信号短路。

神经元的生理机能

神经信号在神经系统内传递信息。神经信号的产生与神经元细胞膜的极性有关。

- 静息电位：轴突外的 Na^+ 多，轴突内的 K^+ 多，轴突不传导信号，钠 - 钾泵通过主动运输维持静息电位。
- 动作电位：当刺激达到阈值，轴突膜上的电压发生变化，从而产生动作电位。当钠通道打开时，Na^+ 进入轴突内，并发生去极化；当钾通道打开时，K^+ 流到轴突外，并发生复极化。
- 信号传递：髓鞘通过跳跃式传导加速神经信号的传递。在一个动作电位结束后，受传导的轴突部分会处于不应期，无法传导动作电位。

突触

- 每个轴突的末端称为一个轴突末梢，它与另一个神经元或靶细胞之间的突触相邻。
- 当神经递质释放到突触间隙时，会发生神经信号的传递。

- 神经递质与受体膜中受体的结合引发兴奋性或抑制性信号。
- 酶（如乙酰胆碱酯酶）有助于从突触间隙中去除神经递质。

神经递质

- 神经递质（如乙酰胆碱、去甲肾上腺素和5-羟色胺）可用于通过突触传递信号。
- 整合是兴奋性信号和抑制性信号的汇总。

14.2 中枢神经系统

中枢神经系统接收并整合感觉输入，然后产生运动输出。中枢神经系统由脊髓和脑组成，受脑膜的保护，脑膜中充满脑脊液。脑脊液同样存在于人体大脑的4个脑室中。在中枢神经系统中，灰质包含胞体和无髓鞘纤维，白质含有大量有髓鞘轴突，其构成神经束。

脊髓

- 脊髓负责与脑联系，传递输入和输出信号并进行反射动作。

脑

大脑：大脑有两个半球，中间由胼胝体连接。

- 大脑具有感觉、推理、学习、记忆、语言和言语的功能。
- 每个大脑半球的大脑皮质有4个脑叶：额叶、顶叶、枕叶、颞叶。
- 初级运动区在额叶，向低位脑中枢发出运动信号，然后信号传递给运动神经元。
- 第一躯体感觉区在顶叶，接收来自低位脑中枢的感觉神经元发送的感觉信息。
- 联合区存在于所有脑叶中，额叶的前额叶区使人们具有推理和组织能力。
- 布罗卡区和韦尼克区使人具有说话的能力。

基底核：基底核将信息进行整合后，发送到肌肉以协调运动。帕金森病与该区域神经元的退化有关。

间脑：间脑包含下丘脑和丘脑。下丘脑具有控制体内平衡的功能，丘脑将感觉输入发送到大脑。

小脑：小脑具有协调骨骼肌收缩的功能。

脑干：脑干包括中脑、脑桥和延髓。

- 延髓和脑桥具有呼吸中枢和心跳中枢。
- 中脑作为大脑和脊髓或小脑之间的中继站。
- 网状结构是网状激活系统的一部分，它将感觉信号传递到大脑中较高级的处理中枢。

14.3 边缘系统和高级心理功能

- 位于大脑深处的边缘系统参与情绪的调节，并使人具有更高级的心理功能（例如，学习）。
- 杏仁核是与情绪有关的重要结构，可使人产生恐惧。
- 海马具有记忆储存和记忆检索的功能。阿尔茨海默病对海马细胞产生影响。
- 记忆分为短期记忆和长期记忆。长期记忆分为语义记忆和情景记忆。技能记忆与技术学习或运动有关，例如，骑自行车等。

14.4 周围神经系统

- 周围神经系统由神经和神经节构成。
- 脑神经由脑发出，传导神经冲动。
- 脊神经由脊髓发出，传导神经冲动。
- 周围神经系统分为躯体神经系统和自主神经系统。

躯体神经系统

躯体神经系统中的神经主要支配皮肤、骨骼肌和肌腱。

- 有些行为是反射产生的，反射动作是自发的、不随意的。
- 有些行为是受意识控制并发端于大脑皮质的。

自主神经系统

自主神经系统又分为交感神经系统和副交感神经系统。

交感神经系统：在应激状态下发生的反应。

副交感神经系统：在放松状态下发生的反应。

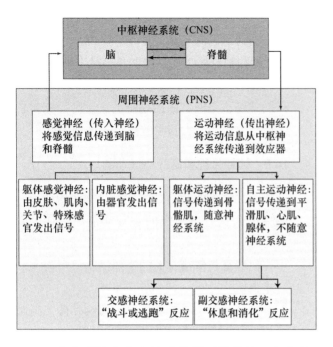

- 这些系统中产生的动作是不随意的、自主的。

- 这些系统中的神经支配内脏器官。
- 每个冲动通过两个神经元和一个神经节进行传递。

14.5 药物治疗和药物滥用

- 一些神经递质，如乙酰胆碱、去甲肾上腺素、多巴胺和 5- 羟色胺，对于神经信号在神经系统内的传递很重要。
- 神经调质可阻断神经递质的释放。
- 神经药物可促进、抑制或模仿特定神经递质的作用。
- 酒精、尼古丁和大麻等药物可能有抑制、兴奋或影响心理状态的作用。
- 当身体对神经药物的存在进行补偿时，就会产生药物依赖。

第 15 章
感觉

案例分析：人工耳蜗

雅各布和玛琳已经结婚将近一年了，得知玛琳怀孕后，他们开始担心孩子今后是否会有听力障碍。因为玛琳患有先天性耳聋，这是一种称为非综合征型耳聋的遗传病。非综合征这一术语意味着玛琳的耳聋不是由其他疾病导致的，例如，糖尿病，或者一些遗传综合征，如腓骨肌萎缩症或瓦登伯革氏症候群。研究人员现在知道多种非综合征型耳聋是 13 号染色体上 GJB2 基因缺失所致。GJB2 基因编码一种蛋白质，参与耳蜗的形成，耳蜗是听觉的重要结构。然而，当玛琳还是个孩子的时候，对耳聋的原因知之甚少，所以为了与他人更好地沟通与交流，她学会了手语，还成了聋哑学校的老师。从那时起，技术和医学的不断发展帮助了许多耳聋的孩子。

耳聋的一种治疗方法是植入人工耳蜗。人工耳蜗与助听器不同，助听器只是单纯地扩大音量，而人工耳蜗是通过手术植入皮下的一种外部装置。人工耳蜗的外部构件从周围环境中接收声音，然后将其转换为电脉冲，电脉冲被直接发送到听觉神经的不同区域，然后传送到大脑。根据美国国家耳聋及其他沟通障碍研究所（NIDCD）的统计，全球约有 219 000 人植入了人工耳蜗，其中包括美国的 28 400 名儿童和 42 600 名成人。

扫描获取彩色图片，帮助您理解本章内容。

15.1 感受器和感觉概述

感受器能够将来自外界环境的信号（称为刺激）转换为神经冲动。这种转换通常称为感觉转导。一些感受器是修饰过的神经元，而其他感受器是与神经元紧密相关的特化细胞。感受器可以感知来自内外环境的刺激。外感受器是感知体外刺激的感受器，例如，使人体产生味觉、嗅觉、视觉、听觉和平衡觉的刺激（表15.1）。内感受器接受来自体内的刺激。内感受器包括响应血压变化的压力感受器、监测人体水盐平衡的渗透压感受器，以及监测血液 pH 的化学感受器等。

内感受器直接与内稳态相关，并受到负反馈机制的调控（图 4.14）。例如，血压升高时，压力感受器向大脑的调节中枢发出信号。大脑通过向动脉壁发送神经信号，使动脉壁平滑肌松弛。这样血压就会下降，一旦血压恢复正常，压力感受器不再受到刺激。

一些外感受器，例如，眼睛、耳朵和皮肤中的外感受器不断向中枢神经系统发送信息。通过这种方式，使人们可以随时了解外部环境的状况。

感受器的种类

人类的感受器可分为四种：化学感受器、光感受器、机械感受器、温度感受器。

化学感受器对周围的化学物质产生反应。如表15.1 所示，味觉和嗅觉器官利用化学感受器感知外部刺激，对内部刺激敏感的各种其他器官也是如此。监测血液 pH 的化学感受器位于颈动脉和主动脉中，如果 pH 降低，呼吸速率就会增加。排出体外的二氧化碳增多，血液 pH 逐渐上升。伤害感受器也称为疼痛感受器，是一种化学感受器。实际上它们是裸露的树突，对受损组织释放的化学物质做出反应。伤害感受器具有保护的功能，因为它们会提醒周围可能存在的危险。例如，要不是因为阑尾炎的疼痛，我们可能永远不会寻求避免阑尾破裂的医疗帮助。

光感受器对光能做出反应。我们的眼睛含有对光线敏感的光感受器，从而为我们提供视觉感受。对视杆细胞这种光感受器的刺激使人产生黑白视觉，而对视锥细胞这种光感受器的刺激产生色觉。

机械感受器被机械力刺激，通常会导致某种压力。当我们听声音时，空气中的声波被转换为内耳液体中的压力波，这种压力波可由机械感受器感知到。当我们发现重力和运动的变化时，机械感受器正在对压力波做出反应，帮助我们保持平衡。这些感受器位于内耳的前庭和半规管中。

触觉依赖于对强大压力或轻微压力敏感的压力感受器。位于某些动脉中的压力感受器会探测人体血压的变化，肺中的牵张感受器会对肺胀的程度进行检测。本体感受器对肌肉纤维、肌腱、关节和韧带的拉伸做出反应。本体感受器发出的信号使我们了解四肢所处的位置。

下丘脑和皮肤中的温度感受器可受到温度变化的刺激，它们对热和冷都能做出反应，并在体内温度调节中发挥重要作用（图 4.16）。

表 15.1　外感受器

感受器	刺激	感受器种类	感觉	感觉器官
味觉细胞	化学物质	化学感受器	味觉	味蕾
嗅觉细胞	化学物质	化学感受器	嗅觉	嗅上皮
视网膜中的视杆细胞和视锥细胞	光线	光感觉器	视觉	眼睛
内耳螺旋器中的毛细胞	声波	机械感受器	听觉	耳朵
内耳半规管内的毛细胞	动作	机械感受器	旋转平衡觉	耳朵
内耳前庭的毛细胞	重力	机械感受器	重力平衡觉	耳朵

感觉如何产生

感受器通过产生神经信号来响应外界环境的刺激。当神经信号到达大脑皮质时，人就会产生感觉，即人体对刺激的有意识的感知。

如第 14 章所介绍的，感受器是反射弧中的第一个元素。只有当感觉信息到达大脑时，人才会意识到反射动作。这时大脑将这些信息与从其他感受器接收的信息整合在一起。例如，当不小心碰到火炉时，手会迅速缩回。这时大脑不仅接收来自皮肤的信息，还接收来自眼睛、鼻子和各种感受器的信息。

一些感受器是游离神经末梢或被囊神经末梢，另一些感受器是与神经元紧密相关的特化细胞。通常情况下，感受器的细胞膜含有受体蛋白，会对刺激做出反应。例如，化学感受器细胞膜上的受体蛋白与某些化学物质结合，这时，离子通道开启，离子流过细胞膜。如果刺激足够强，就能产生神经信

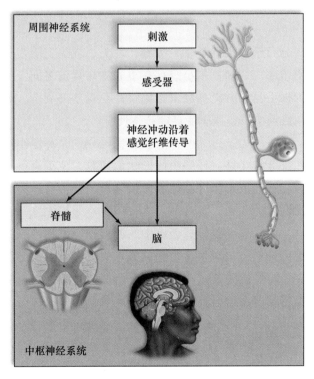

图 15.1　中枢神经系统和周围神经系统在感觉和知觉中的作用

　　在感知到刺激后，感受器在周围神经系统中会发出神经信号。这些信号向中枢神经系统提供有关外部和内部环境的信息。最后由中枢神经系统整合所有输入信息，然后对刺激做出运动反应。

号，并且神经信号由周围神经系统的感觉神经纤维传递到中枢神经系统（图 15.1）。刺激越强，神经信号的频率越高。首先到达脊髓的神经信号通过上行传导束传到大脑，如果神经信号最终传递到大脑皮质，则会出现感觉和知觉。

所有感受器都发出神经信号。产生怎样的感觉取决于接收此神经信号的大脑部位。从视神经发送的神经信号最终到达大脑皮质的视觉区，此后，眼睛就看到了物体。听觉神经发送的神经信号最终到达大脑皮质的听觉区，当听觉皮质受到刺激时，就能听到声音。如果可以对这些神经进行交换，那么刺激眼睛时我们能听到声音！

在感受器发送神经信号之前，它们也对信息进行整合，即信号的总和。有一种信息的整合称为感觉适应，即对刺激的响应降低。例如，当我们第一次进入一个房间时会闻到某种气味，之后随着在房间里待的时间延长，对这种气味的敏感性降低。当发生感觉适应时，感受器向大脑发送的神经冲动减少。没有了这些冲动，对刺激产生的感觉就会减少。我们的感受器对体内平衡的调节起着十分重要的作用。如果没有感觉输入，我们将无法获知内部和外部环境的信息。这些信息可以产生适当的反射和有意识的动作，以保持内部环境恒定。

15.2　躯体感觉

与皮肤、肌肉、关节和内脏器官相关的感受器的感觉被称为躯体感觉。这些感受器包括三种：本体感受器、皮肤感受器和疼痛感受器。所有这些感受器都通过脊髓将神经冲动传递到大脑皮质的第一躯体感觉区（图 14.10）。

本体感受器

本体感受器是参与反射动作的机械感受器，具有保持肌张力的作用，与身体的平衡和姿势有关。例如，有一种本体感受器内嵌在肌肉纤维中，称为肌梭（图 15.2），如果肌肉过度松弛，肌梭会绷紧，并产生神经冲动，导致肌肉轻微收缩。相反，当肌肉过度拉伸时，称为高尔基腱器的本体感受器（嵌

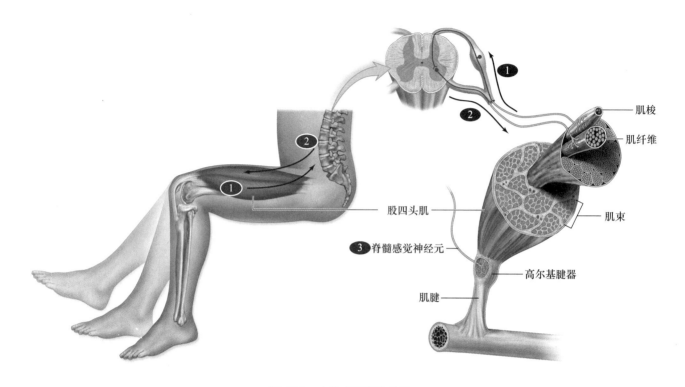

图 15.2　本体感受器的作用

1. 当肌肉伸展时，肌梭向脊髓传递感觉神经冲动；2. 脊髓发出的运动神经冲动引起轻微的肌肉收缩；3. 当肌腱过度伸展时，高尔基腱器使肌肉松弛。

在使肌肉附着于骨骼上的肌腱中）产生神经冲动，进而使肌肉放松。这两类感受器共同作用，调节人体肌张力程度。与肌梭有关的膝跳反射可帮助医生检查患者的反射活动。肌梭向中枢神经系统发送的信息用于保持身体的平衡和姿势。尽管重力总是作用于骨骼和肌肉，但仍可使身体保持适当的平衡和某种姿势。

皮肤感受器

皮肤由表皮和真皮构成。真皮含有皮肤感受器（图 15.3），使皮肤对触觉、压力、疼痛和温度（温暖和寒冷）敏感。真皮层分布着大量这样的微小感受器，用金属探头缓慢地触碰皮肤就可感觉到。在皮肤的某个部位，能感到触感或压力；在其他部位，能感到热或冷（这是由探头的温度决定的）。

有三种类型的皮肤感受器对细微的触觉敏感，这些感受器为人提供特定信息，例如，触摸的位置及其形状、大小和质地。触觉小体和克劳泽终球主要分布于指尖、手掌、嘴唇、舌头、乳头、阴茎和阴蒂部位。梅克尔小盘存在于表皮与真皮之间。称为根毛丛的游离神经末梢缠绕在毛囊基部周围。如果触摸头发，该感受器即产生反应。

对压力敏感的两种皮肤感受器分别是环层小体和鲁菲尼小体。环层小体形状似洋葱，位于真皮深处。鲁菲尼小体被结缔组织膜包裹，并含有神经纤维网。

温度感受器只是表皮中的游离神经末梢。一些游离神经末梢对寒冷敏感，另一些则对温暖产生反应。冷觉感受器远比温觉感受器的数量多，但这两类感受器在结构上没有差异。

疼痛感受器

像皮肤一样，许多内脏器官都含有伤害性感受器（疼痛感觉器），它们会对疼痛刺激产生反应。这些感受器对受损组织释放的化学物质敏感。当机械刺激、温度刺激、电刺激或毒性物质导致炎症时，细胞释放出刺激疼痛感受器的化学物质，称为前列

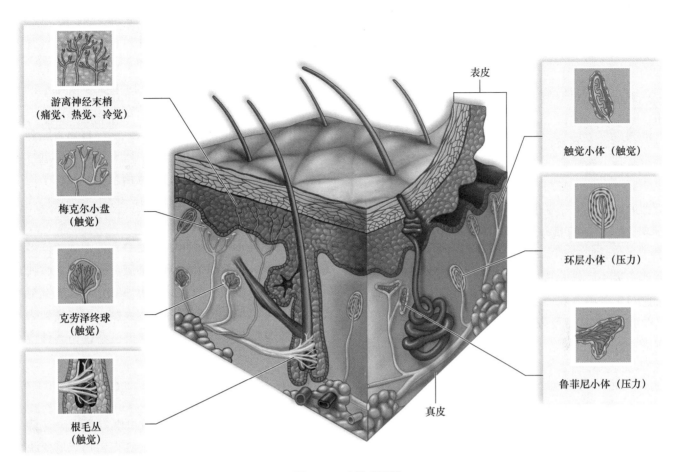

游离神经末梢
（痛觉、热觉、冷觉）

梅克尔小盘
（触觉）

克劳泽终球
（触觉）

根毛丛
（触觉）

表皮

触觉小体（触觉）

环层小体（压力）

鲁菲尼小体（压力）

真皮

图 15.3　皮肤感受器

此图显示了每种感受器的一般功能。然而，并不是所有感受器都具有专一性。例如，对耳朵皮肤的镜检仅显示游离神经末梢（疼痛感受器），而耳朵皮肤对所有感觉都很敏感。

腺素。阿司匹林和布洛芬就是通过抑制合成前列腺素的酶的活性来减轻疼痛的。

有时，来自内部疼痛感受器的刺激被感知为来自皮肤和内部器官的疼痛，这种疼痛被称为牵涉性痛。一些内脏器官与背部、腹股沟和腹部的皮肤区存在这种牵涉性痛的关系。例如，左肩和手臂的疼痛通常是心脏性痛的一种表现。当内脏器官的疼痛感受器产生神经冲动并传递到脊髓时，神经元之间突触也同时接收由皮肤传递的冲动，这种情况下最可能出现牵涉性痛。通常情况下，这种牵涉性痛的现象在男性中比在女性中更为常见。女性患者心脏病发作期间，经常会出现非特异性症状，这可能会导致治疗延误。

生活中的科学

什么是幻肢感和幻肢痛？

假设一个人因伤截去下肢，除了应对截肢后的不便还常应对幻肢感或幻肢痛，或者同时应对这两种情况。幻肢感是被截肢体的一种无痛的意识。例如，被截肢的患者，虽然脚已经不在了，但还可能感觉到"脚"发痒或刺痛。类似地，幻肢痛产生于身体缺失的部位。研究人员认为，对残肢的任何刺激（例如，触摸）都会使大脑产生感知，因为大脑曾长时间接收腿部和脚部发出的神经信号。

幻肢感可能会持续数年，但通常无须治疗便会自然消失。但是幻肢痛必须结合药物、按摩和物理疗法进行治疗。

15.3　味觉和嗅觉

味觉和嗅觉被称为化学感觉，因为它们的感受器对食物和空气中的分子敏感。

味细胞和嗅细胞中有化学感受器。化学感受器也存在于颈动脉和主动脉中，主要对血液 pH 敏感，这些化学感受器被称为颈动脉体和主动脉体。它们通过感觉神经纤维与延髓中的呼吸中枢联系。当 pH 下降时，它们向呼吸中枢发出信号，然后呼吸速率立即增加，呼出二氧化碳使血液的 pH 增加。

化学感受器是与特定分子结合的细胞膜感受器，共分为两类：一类是对远端刺激产生反应的感受器；另一类是对直接刺激产生反应的感受器。嗅细胞对远处的气味产生反应，而味细胞对直接刺激产生反应。pH 感受器也是对直接刺激产生反应的感受器。

味觉

成年人的舌头上大约有 4000 个味蕾（图 15.4）。大量味蕾沿乳突壁分布，这些舌头上的小突起可以用肉眼观察到。有的味蕾也分布于人体的硬腭、咽和会厌上。研究人员发现肺部的化学感受器仅对味道较苦的化学物质敏感，并且这些感受器并没有聚集在味蕾中，也不会向大脑发送味觉信号。对这些感受器的刺激可导致气道扩张，这激发了研究人员开始研究治疗哮喘等疾病的新药物。

人类的味觉感受器主要包括 5 种：甜、酸、咸、苦、鲜（源自日语，意为"美味可口"）。富含某些氨基酸，如常见的含谷氨酸钠（MSG）的食物，以及某些口味的奶酪、牛肉汤和一些海鲜等都会产生鲜味。尽管某些部位可能对特定的味道更敏感一些，但每一种味蕾都遍布于舌头。一种食物可能刺激多种味蕾。大脑似乎对输入的所有感觉冲动进行了整体评估，并且对输入的味觉信息取"加权平均值"，将其视为人体对味觉刺激产生的一种感知。

大脑如何接收味觉信息

味蕾开口于味孔。味蕾主要由支持细胞和许多味细胞构成，味细胞为细长的细胞，其末端为微绒毛。当分子与微绒毛的感受器蛋白结合时，感觉神经纤维产生的神经信号会传递到大脑，再传递到味觉皮质（主要位于顶叶），在此处被解读为某种特定的味道。

嗅觉

实际上 80% ～ 90% 的味道由嗅觉产生。这就解释了为什么感冒或鼻塞时，会觉得食物味道变淡了。人体嗅觉主要依赖于鼻腔上鼻道内嗅上皮中的 1000 万～ 2000 万个嗅细胞（图 15.5）。嗅细胞是一种修饰的神经元，每个嗅细胞的黏膜表面带有大约 5 个嗅觉纤毛，纤毛中含有与气味分子结合的受体蛋白。

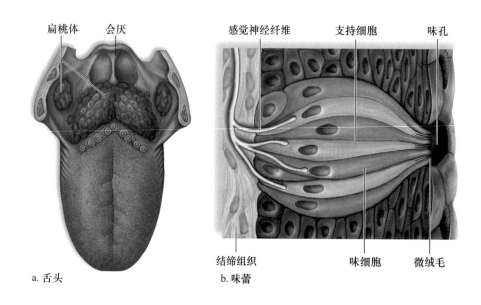

扁桃体　会厌　　　感觉神经纤维　支持细胞　味孔

结缔组织　　味细胞　微绒毛

a. 舌头　　b. 味蕾

图 15.4　舌头和味觉

a.舌头上的乳头状突起含有对甜、酸、咸、苦和鲜味敏感的味蕾；b. 味蕾沿乳突壁分布。微绒毛中的味细胞含有某些分子的受体蛋白，当其与分子结合时，产生的神经信号传递到大脑，即会产生味觉。

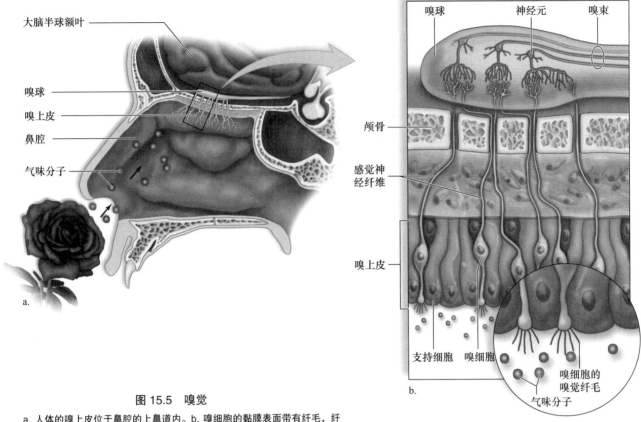

图 15.5 嗅觉

a. 人体的嗅上皮位于鼻腔的上鼻道内。b. 嗅细胞的黏膜表面带有纤毛,纤毛中含有与特定气味分子相结合的受体蛋白。每个嗅细胞纤毛只能与一种气味分子相结合。如果细胞受到玫瑰气味分子的刺激,则嗅球中对应的神经元会被激活。从而大脑皮质的初级嗅觉区将这种刺激模式视为玫瑰的气味。

大脑如何接收气味信息

嗅细胞的受体蛋白有 1000 多种,但每个嗅细胞只含有一种受体蛋白。相似嗅细胞中的神经纤维构成了嗅球中相同的神经元(嗅球是脑的延伸部分)。一种气味中含有许多气味分子,通常可以激活一种或多种受体蛋白。例如,玫瑰可以刺激嗅细胞(见图 15.5 中的圆点),而蒲公英可以激活不同的受体蛋白。嗅球对气味的判断取决于哪些神经元受到了刺激。当这些神经元通过嗅束将信息传递到大脑皮质的嗅觉区时,我们就知道了闻到的是玫瑰还是康乃馨。

嗅皮质位于颞叶中,嗅皮质中的一些区域可接收嗅觉感受,而其他区域含有嗅觉记忆。

我们都有过类似的经历,当闻到某种特殊气味时,我们会想起某个人或某个地方,并勾起我们的相关回忆。例如,某种食物的气味可能会让你回想起那愉快的假期。这是因为嗅球与边缘系统及其情感和记忆中枢有着直接的联系。一名调查人员表示,如果受试者在观赏一幅画的同时闻到了橙子的气味,那么当他们之后回忆起这幅画时,印象会更加深刻和生动。

嗅细胞的数量随着年龄的增长而减少。如果老年人闻不到烟味或煤气泄漏,这样会很危险。老年人容易喷过多的香水或古龙水是因为其嗅觉的敏感度随着年龄增长不断下降。

15.4 视觉

视力需要眼睛和大脑协同工作。在大脑接收神经信号之前,眼睛先对刺激信息进行整合。研究人员估计,至少有 1/3 的大脑皮质参与处理视觉信息。

生活中的科学

什么是红眼病？

大多数人在一生中都可能患过结膜炎或红眼病。结膜炎是一种结膜发炎的眼部疾病。结膜覆盖眼睛（角膜除外）和眼睑的内面，具有润滑眼球和防止眼睛干涩的作用。在最常见的病毒性结膜炎中，结膜发炎是免疫系统对病毒病原体的反应。病毒性结膜炎传染性极强，患者要注意隔离，以免传染他人。然而，并非所有结膜炎都具有传染性。过敏反应和某些疾病也可能引起类似结膜炎的症状。治疗方法通常是使用一些功能性的滴眼液，帮助润滑眼球和减轻炎症。

眼睛的解剖和生理

正常眼球是一个直径约 2.5 厘米的近似圆球体。眼球壁有三层：巩膜、脉络膜和视网膜（图 15.6）。除角膜外，最外层的巩膜呈白色和纤维状，角膜由透明胶原纤维组成。因此，角膜通常被称为眼睛的窗口。

脉络膜是薄的富有血管的中膜，其中所含的深色色素可吸收光感受器未吸收的杂散光线，这有助于保持视觉敏锐度。脉络膜的前部为圆环状的虹膜，虹膜具有调节瞳孔大小的作用，瞳孔是虹膜中心的小圆孔，是光线进入眼睛的通道。虹膜的颜色（也就是眼睛的颜色）与其色素的多少相关。色素较多的眼睛是棕色的，色素较少的眼睛呈绿色或蓝色。在虹膜的后面，脉络膜变厚并形成圆形睫状体。睫状体包含的睫状肌，可控制晶状体的形状，使人能看清远处和近处的物体。

晶状体通过悬韧带与睫状体相连，并将眼睛分成两个房室，前房位于晶状体前，后房位于晶状体后。前房中充满了一种称为房水的清澈水状液体。每天眼睛都会不断产生少量的房水。通常情况下，它通过微小的导管流出前房。一个人患有青光眼时，这些引流管就会阻塞，使房水聚积。如果青光眼没有得到及时治疗，由房水聚积产生的压力会压迫视网膜神经纤维中的动脉，对光感受器造成影响。由

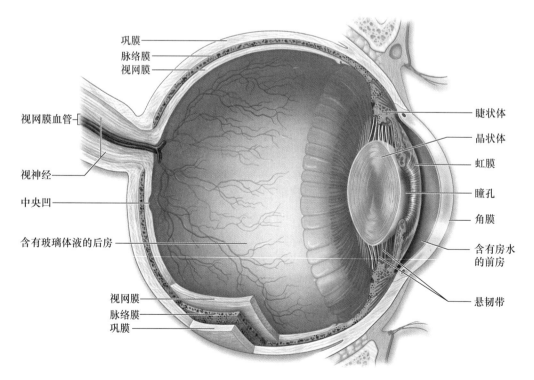

图 15.6 人眼的结构

巩膜（眼球外膜）前缘接角膜，脉络膜（眼球中膜）与睫状体和虹膜相连。视网膜（眼球内膜）中含有光感受器。中央凹是形成最清晰图像的部位。

于缺乏营养，神经纤维开始萎缩，人会逐渐失去视力，最终可能完全失明。

眼球的第三层为视网膜，位于后房，后房中含有一种透明的凝胶状物质，称为玻璃体。玻璃体对视网膜起到固定作用并支撑晶状体。视网膜中含有两种光感受器，一种是视杆细胞，另一种是视锥细胞。视杆细胞对光非常敏感，但它们不会感知颜色。因此，在夜晚或黑暗房间里，我们只能看到灰暗的轮廓。在强光作用下，视锥细胞对不同波长的光具有敏感性，这使我们能够看清物体的颜色。视网膜有一个非常特殊的部位，称为中央凹，视锥细胞聚集于此。当我们直视物体时，光通常聚焦在中央凹上，最清晰的图像就是由中央凹组织产生的。视网膜中的感觉纤维形成视神经，将神经信号传递到视觉皮质。

表 15.2 总结了眼睛的结构及功能。

表 15.2　眼睛的结构及功能

结构	功能
巩膜	保护并支撑眼球
角膜	折射光线
瞳孔	使光线进入眼球
脉络膜	吸收杂散光
睫状体	固定晶状体并调节其形状
虹膜	调节进入眼内的光线
视网膜	含有视觉感受器
视杆细胞	形成黑白图像
视锥细胞	形成彩色图像
中央凹	形成最清晰的图像
其他	
晶状体	折射并聚焦光线
房水	传递光线并支撑眼球
视神经	传递冲动到视觉皮质

晶状体的功能

通过晶状体和房水，角膜将图像聚焦到视网膜上。从角膜开始聚焦过程，随后光线穿过晶状体和房水。聚焦形成的图像比实际物体小得多，因为光线在此过程中发生弯曲（折射）。如果眼睛前后径太长或太短，则可能需要矫正晶状体以使图像聚焦。视网膜上所成图像的上下左右均是颠倒的。

当人们看近处物体时会产生视觉调节。在视觉调节期间，晶状体改变其形状，使图像聚焦在视网膜上。晶状体的形状是由睫状体内的睫状肌调节的。当看远处的物体时，睫状肌松弛，导致附着在睫状体上的悬韧带绷紧。悬韧带在晶状体上施加张力，并使其保持相对扁平的形状（图 15.7a）。当我们看近处的物体时，睫状肌收缩，使悬韧带上的张力减小。由于晶状体有天然弹性，其形状会变得圆而厚（图 15.7b）。因此，睫状肌的收缩或松弛使图像聚焦在视网膜上。近距离工作需要收缩睫状肌，因此常常导致肌肉疲劳，称为视疲劳。视疲劳在 40 岁以后更常见，因为晶状体失去了一些弹性而无法进行视觉调节。这在经常使用电脑工作的人群中也很常见，因为高强度频繁地聚焦使人眨眼的次数减少，这样会使眼睛干涩。使用眼药水和（或）通过戴眼镜或隐形镜片矫正可减轻和缓解视疲劳。

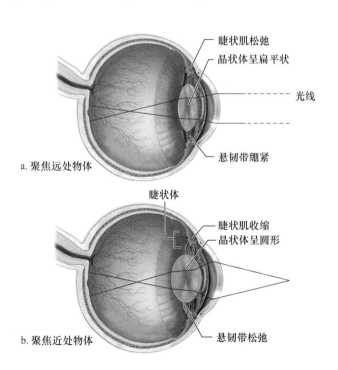

图 15.7　光线聚焦于视网膜上

来自物体的光线遇到角膜和晶状体后发生折射，使得在视网膜上形成的物体的图像是颠倒的。a. 当聚集远处物体时，晶状体呈扁平状，因为此时睫状肌松弛，并且悬韧带处于绷紧状态；b. 当聚集近处物体时，晶状体呈圆形，因为此时睫状肌收缩，悬韧带松弛。

视觉传导通路

一旦光线聚焦在视网膜的光感受器上，视觉通路即开启。视网膜对一些视觉信息进行整合，然后视神经将神经信号传递到大脑。

光感受器的功能　图 15.8 描述了光感受器视杆细胞和视锥细胞的结构。视杆细胞和视锥细胞的外段与内段都通过一个短杆相连，色素分子嵌在外段的许多膜盘中，突触小泡位于内段的突触末端内。

视杆细胞的感光色素呈深紫色，称为视紫红质（图 15.8）。视紫红质是一种复合分子，由视蛋白和吸光分子视黄醛构成，视黄醛由维生素 A 衍生而来。当光线被视杆细胞吸收时，视紫红质分裂成视蛋白和视黄醛。这会产生一系列反应，并导致视杆细胞膜的离子通道闭合。然后视杆细胞的突触小泡停止释放抑制性神经递质。之后，神经信号通过视网膜中的其他神经元进行传递。视杆细胞对光非常敏感，因此非常适合夜视。胡萝卜和其他橙色、黄色蔬菜都含有丰富的维生素 A，因此吃胡萝卜真的可以提高夜间视力。除了中央凹之外，视网膜上遍布视杆细胞。因此，视杆细胞也使人们具有周围视觉和运动感知的能力。

与视杆细胞有所不同，视锥细胞主要位于中央凹处，并由强光激活。视锥细胞使人们可以看到物体的细节和颜色。视锥细胞根据所含色素不同分为三种：感红视锥细胞、感蓝视锥细胞、感绿视锥细胞，它们分别含有感红色素、感蓝色素、感绿色素。每种色素都由视蛋白和视黄醛组成，但每种色素的视蛋白结构略有不同，这导致了它们的吸收模式各异。人们认为视锥细胞之间的不同组合是由各种中间颜色刺激形成的。

> **生活中的科学**
>
> 当人们眼疲劳或眼睛发痒时，为什么闭眼睛揉眼也会产生视觉感受？
>
> 眼睛是一个弹性、柔软的器官，其中充满了液体和柔软的凝胶状物质。人们揉眼睛时会对眼睛施加压力，眼中的光感受器随着压力的增加而受到刺激。当神经信号传递到大脑时，大脑会感觉到"视觉"。当人们闭眼睛揉眼时会"看到星星"，这是因为来自眼睛的神经信号只能形成光线。

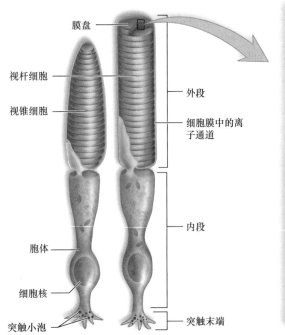
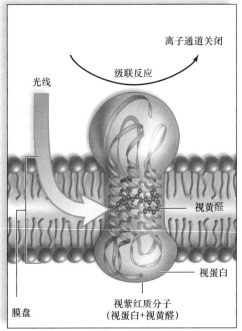

图 15.8　眼睛中的两种光感受器

视杆细胞的外段和视锥细胞包含许多膜盘，膜盘中含有视色素。在视杆细胞中，每个膜盘中都含有视紫红质——一种含有视蛋白和视黄醛的复合分子。视紫红质吸收光能，分裂释放出视黄醛，从而产生级联反应，并使细胞膜中的离子通道关闭，然后神经信号传递到大脑。

视网膜的功能　视网膜包括三层神经元（图15.9）。最接近脉络膜的一层中含有视杆细胞和视锥细胞，视杆细胞和视锥细胞被一层双极细胞所覆盖。视网膜的最内层含有神经节细胞，其中成束的感觉纤维即为视神经。只有视杆细胞和视锥细胞对光敏感，因此，光必须穿透视网膜才能对视杆细胞和视锥细胞产生刺激。

视杆细胞和视锥细胞与双极细胞产生突触联系。随后，双极细胞产生的神经信号刺激神经节细胞，神经节细胞的轴突形成视神经。如图15.9所示，视杆细胞和视锥细胞的数量远多于神经节细胞。虽然这些细胞的准确数量目前尚未确定，但视网膜大约有1.5亿个视杆细胞和650万个视锥细胞，而神经节细胞只有100万个。视杆细胞和视锥细胞的敏感性取决于它们通过什么方式直接与神经节细胞相联系。多达150个视杆细胞可以激活相同的神经节细胞。难怪对视杆细胞的刺激会导致视觉模糊和成像不清楚。相反，中央凹中的一些视锥细胞仅激活一个神经节细胞。这就是为什么视锥细胞，尤其是位于中央凹的视锥细胞，形成的物体图像会更清晰。

当信号传递到双极细胞和神经节细胞时，信号会进行整合。因此，在神经节细胞发送神经信号之前，视网膜中会发生大量的信息整合。神经节细胞汇聚形成视神经，视神经将信息传递给视觉皮质，另一些信息整合发生在视觉皮质中。

盲点　图15.9还显示在视神经离开视网膜的部位没有视杆细胞和视锥细胞。因此，在此部位不会产生视觉。你可以通过在一张纸的中心偏右侧画一点来证明此现象。用右手将纸张慢慢地向右眼方向移动，并确保眼睛直视前方。在某一部位，这个点会从你的视线内消失，这个部位就是右眼的盲点。因为右眼的盲点与左眼的盲点不同，所以需要两只眼睛共同作用才能提供完整的图像。右眼的盲点位于中心的右侧，左眼的盲点位于中心的左侧。

从视网膜到视皮质的神经传导　视神经将神经冲动从眼睛传递到视交叉，进而传递到视觉皮质

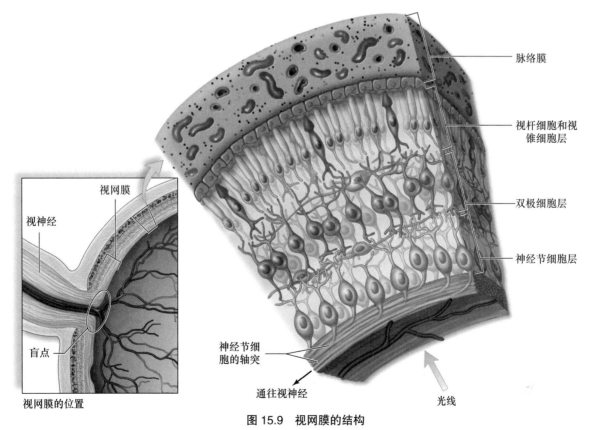

脉络膜

视杆细胞和视锥细胞层

双极细胞层

神经节细胞层

神经节细胞的轴突

通往视神经

光线

视网膜

视神经

盲点

视网膜的位置

图15.9　视网膜的结构

视网膜是眼睛的内膜，视杆细胞和视锥细胞位于最靠近脉络膜的视网膜后面，并与双极细胞产生突触联系，双极细胞与神经节细胞产生突触联系。神经信号的整合发生在这些突触中。通常情况下，视锥细胞比视杆细胞能分出更多细节。

（图 15.10）。视交叉呈 X 形，由视神经纤维交叉形成。视神经离开视交叉后，形成视束。左侧视束含有来自两眼视网膜左半侧的纤维，右侧视束含有来自两眼视网膜右半部的纤维，然后一起通向大脑。

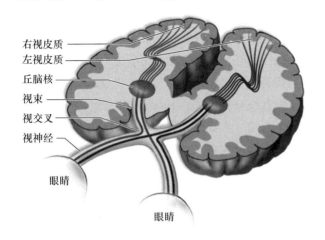

图 15.10　视交叉的功能

由于视交叉，来自每个视网膜右半部的信息会进入右视皮质，来自每个视网膜左半部的信息会进入左视皮质。然后这些信息被整合，使我们看到整个视野。

下丘脑接受视束的传入纤维，大多数纤维与丘脑核中的神经元形成突触连接。丘脑核的轴突形成视辐射，并将神经冲动传递到枕叶中的视皮质，然后视觉形成的图像在视皮质中被分开。这种现象是因为右视皮质从右侧视束接收信息，左视皮质从左侧视束接收信息。为了成像的完整性，右侧和左侧视觉皮质相互联系。除此之外，由于形成的图像是颠倒的，大脑会对图像进行纠正，从而给人们提供正常的视觉。

眼部异常

色盲和眼睛形状的变化是两种较常见的视力异常。所有种类的色盲都与基因突变有关。大多数情况下，只有一类的视锥细胞会存在缺陷或数量不足。最常见的突变是无法辨别红色和绿色。因为红绿色盲基因位于 X 染色体上，所以男性（只拥有一条 X 染色体）更容易出现色盲。目前全球有 5%～8% 的男性患有色盲症。如果眼睛缺少识别红色波长的视锥细胞，则会将红色误看成绿色，反之亦然。

远距视力

如果你能像视力正常的人一样看清 20 英尺（约

6 米）或之外的物体，那么你就拥有 20/20 的正常视力。如果你可以看清近处物体，但却看不清在 20 英尺处的验光图上的字母，那么你就患有近视。近视的人可以看清更近的物体，但看不清远处的物体。这些人的眼球前后径变长了，当他们看远处物体时，图像聚焦在视网膜的前面（图 15.11a）。他们可以看到近距离的物体，因为晶状体可以改变形状以补偿变长的眼球的缺陷。近视的人可以佩戴凹透镜来看远处的物体，这些透镜使光线散射，从而使图像聚焦在视网膜上。

如果能够很容易地看清验光图，却看不清近距离的物体，那么就患有远视。远视的人可以看清远处的物体，但看不清近处的。他们的眼球前后径缩短了，当看近距离的物体时，图像聚焦在视网膜后面（图 15.11b）。当看远处的物体时，晶状体可以补偿眼球缩短的缺陷。远视的人可以佩戴凸透镜来看近处的物体，以增加光线的弯折度，从而可以将

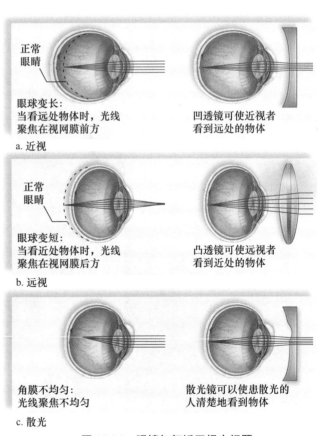

图 15.11　眼镜如何矫正视力问题

a. 近视者所戴的凹透镜将光线聚焦在视网膜上；b. 远视者所戴的凸透镜将光线聚焦在视网膜上；c. 散光者所戴的不均匀透镜将光线聚焦在视网膜上。

图像聚焦在视网膜上。

当角膜或晶状体不均匀时，人们看到的图像会变得模糊。因为光线不能均匀地聚焦在视网膜上，这种情况称为散光，患有散光的人可以通过佩戴散光镜来补偿此缺陷，以便能看到清晰的图像（图 15.11c）。

今天许多人不戴眼镜了，而选择做 LASIK 手术（准分子激光原地角膜消除术）。健康专栏"矫正视力"讨论了 LASIK 手术。

今日生物学　健康

矫正视力

导致视力不佳的因素可能有很多，其中有的情况比较严重，例如，白内障和青光眼，这些都是需要进行治疗的眼部疾病。

白内障和青光眼

当眼睛的晶状体变混浊时，就会产生白内障。正常情况下晶状体是透明的，能很容易地吸收光线。混浊的晶状体会使较少的光线到达视网膜，逐渐使人丧失视力。幸运的是，医生可以通过外科手术取出混浊的晶状体，并用透明塑料材质的晶状体取而代之，这样通常会恢复晶状体的功能，改善患者的视力。

青光眼是由眼内液压增加引起的，可能会导致视力下降。如果不及时治疗，最终可能会失明。眼药水和口服药物可用于帮助降低眼内压力。如果眼药水和药物不起作用，手术可能是唯一的治疗方法。在做青光眼手术时，医生使用激光在虹膜和角膜接触的地方打一个小孔，这么做使得眼内积压的液体排出，从而降低眼睛内的压力。

LASIK 手术的好处

对于许多人来说，衰老的一种迹象是他们越来越看不清近处的物体，这种情况称为老花眼。看不清小字或在光线弱的条件下看不清字，这通常是老花眼的第一个迹象。这种情况往往开始于人们将近 40 岁时，并且在 55 岁时很常见。患老花眼的人在昏暗光线下看不清书，或近处看字时感觉字体变得模糊，许多患有老花眼的人在看书时都会感到头痛。虽然人们之前通常会使用放大镜，但现在大多数人都戴着双焦点镜片。当人们在 12 ～ 18 英寸（0.30 ～ 0.45 米）的距离内看物体时，双焦点镜片能帮助人们矫正视力。双焦点镜片对大多数人阅读时适用，但对于使用计算机的人来说却不太适用。因为电脑显示器通常距离人们有 19 ～ 24 英寸（0.48 ～ 0.61 米），这使戴双焦点镜片的人们需要不断地上下移动头部，以在双焦点镜片的近视和远视部分切换。另一个矫正方法是戴隐形眼镜，使一只眼睛透过镜片后可以看到近处的物体，而另一只眼睛可以看到远处的物体。LASIK 手术可以对这种老花眼进行矫正。LASIK 是准分子激光原地角膜消除术，它是一种对各种常见视力问题安全有效的治疗方法。

LASIK 是一种快速且相对无痛的手术，用激光永久改变角膜的形状。对于大多数患者来说，LASIK 可改善视力，并减少人们对矫正眼镜的依赖。适合做 LASIK 手术的是年龄超过 18 岁的患者，且近视度数稳定两年以上。除此之外，该手术对角膜厚度的要求较高，以便外科医生可以在角膜适当深度的地方用激光打出一角膜瓣，这也是对手术安全性的一种保障。通常情况下，受常见视力问题（近视、散光或远视）困扰的患者在做 LASIK 手术后，普遍反映良好。如果患者得过某种疾病使其术后恢复能力下降，那么此类患者不适合做 LASIK 手术。在选择做 LASIK 手术之前，患者应与医生充分沟通，对手术过程需充分了解。除此之外，患者需要意识到 LASIK 手术会使他们减少对隐形眼镜或框架眼镜的依赖，而不是完全摆脱眼镜。

如果患有白内障、晚期青光眼、角膜或其他眼疾，则不适合做 LASIK 手术。期望通过 LASIK 手术完全纠正视力问题的患者，以及认为做完此手术后就再也不用戴矫正眼镜的患者，同样也不适合做 LASIK 手术。

LASIK 手术过程

在 LASIK 手术过程中，医生从患者眼睛前部切开一小片组织（结膜）。然后将此小片组织翻转，露出角膜，这样医生就可以切削一部分角膜。每次用激光脉冲可去除少量的角膜组织，这样一来医生就可以改变角膜的曲度。手术后，医生会将角膜瓣复位并让其自行愈合。LASIK 患者可以使用滴眼液或相应的药物来帮助减轻手术后的不适症状。在术后第二天，患者的视力就会开始改善，但通常需要 2 至 3 个月才能慢慢恢复到正常视力。术后大多数患者的视力都会接近

20/20，但患者视力的改善程度部分取决于手术前自身的眼睛状况。

LASIK 与任何手术一样，术后也有可能发生并发症。不良反应包括部分患者会感觉眼睛有异物感或视力模糊等。个别患者在看物体时可能会感觉到物体周围存在光晕，或者对眩光非常敏感。除此之外，眼干会导致眼睛疲劳。但是通常这些反应只是暂时的，手术后并发症的发生率非常低。无论患者考虑做何种手术，在手术前务必咨询相关医生。

15.5 听觉

耳有两种感觉功能：听觉和平衡觉。这两者的感受器都位于内耳。每种感受器都由长有静纤毛（长的、硬的微绒毛）的毛细胞组成，毛细胞对机械刺激敏感，静纤毛充当机械感受器。

耳的解剖和生理

图 15.12 显示了耳包括外耳、中耳和内耳三部分。外耳由耳郭（外皮瓣）和耳道组成。耳道的开

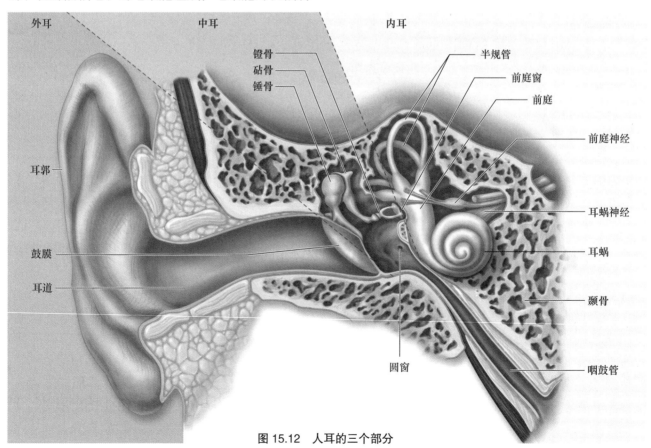

图 15.12 人耳的三个部分

外耳由耳郭和耳道组成。鼓膜将外耳与中耳分开。在中耳中，锤骨、砧骨和镫骨使声波放大。在内耳中，平衡觉的机械感受器位于半规管和前庭中。听觉的机械感受器位于耳蜗中。

口壁处含有耳毛和汗腺。汗腺位于耳道的上壁,它们分泌耵聍,耵聍有助于防止异物(如空气污染物)进入耳内。

中耳始于鼓膜(耳鼓),止于包含两个被膜覆盖小孔的骨壁。这两个小孔称为前庭窗和圆窗。在鼓膜和前庭窗之间有三块小骨,统称为听小骨。根据它们的形状,分别称为锤骨、砧骨和镫骨。锤骨与鼓膜相连,镫骨与前庭窗相连。耳咽管也称为咽鼓管,是中耳与鼻咽部的通道,其主要作用是平衡穿过鼓膜的气压。当高度发生变化时,例如,在飞机上嚼口香糖、打哈欠或吞咽会使咽鼓管变宽。当这种情况发生时,我们常常感到耳朵有"砰砰"的声音。

外耳和中耳充满空气,而内耳中充满了液体。内耳分为半规管、前庭和耳蜗三个部分。半规管和前庭与平衡觉有关,耳蜗与听觉有关。耳蜗的形状类似于蜗牛的壳,因为它是螺旋状的。

生活中的科学

什么是"耳管"?

与成年人相比,儿童的咽鼓管呈水平状。因此,液体可能聚集在咽鼓管中,引发感染。这些感染称为中耳炎,通常会使患者感到很痛苦。长期患有中耳炎可能会导致听力受损。

在鼓膜造孔术中,医生将小管置于鼓膜中,以便这些液体排出耳外,从而减少感染的概率。在大多数情况下,随着时间的推移这些置入的小管会脱离鼓膜,但有时需要医生将其取出。

到大脑的听觉通路

听觉通路始于耳道。此后,听力还需要耳朵的其他部位、耳蜗神经以及大脑的参与。

从耳道到中耳的传导通路 当声波进入耳道时,即开始听觉的形成。就像涟漪吹拂池塘一样,声波通过分子的连续振动进行传播。通常声波不会携带太多能量。然而,当大量声波传递到鼓膜时,它会轻微地振动。听小骨之间是相互连接的,锤骨与砧骨相连,砧骨与镫骨相接。锤骨与鼓膜内壁相连。因此,鼓膜的振动引起锤骨的振动,进而引起

砧骨和镫骨的振动。随着振动沿着听小骨传递,原始压力波的振幅显著增加,压力被放大约 20 倍。最后,镫骨撞击前庭窗膜使其振动。通过这种方式,压力传递到耳蜗内的流体中。

从耳蜗到听觉皮质的传导通路 从图 15.13 中的耳蜗横截面,我们可以看到耳蜗包括三个管道。用于听觉的感觉器官,称为螺旋器(或科蒂器),位于耳蜗螺旋管中。螺旋器由少量毛细胞和称为盖膜的胶状基质组成。毛细胞位于基底膜上,上面的静纤毛与盖膜密切接触。

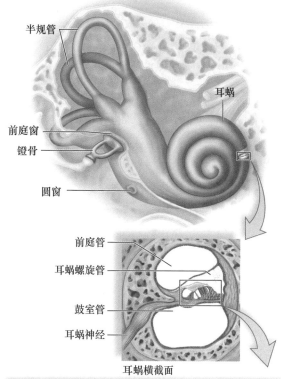

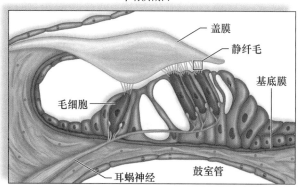

图 15.13 螺旋器(或科蒂器)如何将声波转换成神经信号
螺旋器(或科蒂器)位于耳蜗内。螺旋器由基底膜上的毛细胞组成,被盖膜覆盖。压力波传播到耳道中,从而导致基底膜振动。这也导致嵌入盖膜中的静纤毛弯曲。神经冲动在耳蜗神经中的传递使人产生听力。

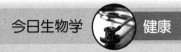

噪声污染

虽然我们有时对噪声没有反应，但我们身边总是存在一些不必要的噪声。噪声污染来自我们周围的环境，其令人焦虑，并会分散我们的注意力，还可能会对身体健康有害。噪声可能来自飞机、汽车、割草机、工厂机器以及我们自己播放的音乐或周围邻居家的音乐。噪声存在于我们的工作场所、游乐园等公共场所和家庭中。噪声的普遍存在一定程度上破坏了我们安宁的生活。

噪声与健康

噪声如何影响人类的健康？噪声污染最令人担忧的是暴露于高分贝（高于85分贝）之下或持续的噪声中，会损伤内耳的细胞并造成听力丧失。年轻时，我们通常不会考虑噪声可能对螺旋器造成的损害，所以经常在摇滚音乐会上寻求嘈杂音乐的刺激，根本不会想到听力可能因此会受到影响。随着年龄的增长，高分贝的噪声会致聋，还可能使人患上抑郁症。

噪声还通过其他方式影响人体健康。由于还存在其他复杂因素，包括物理或化学污染，来自环境噪声的研究数据有时会难以给出说明。人们对噪声的容忍度也因人而异。尽管如此，实验室和实地研究表明，噪声除了对人的听力造成损伤之外，在非听力方面也是有害的。噪声对精神健康产生影响，会使人焦虑、暴躁和无法集中注意力。长期受空气或汽车产生的噪声的污染，可能会影响儿童的认知能力、语言学习能力和记忆力。噪声还会导致失眠、生产力降低，并使人产生精神上的压力。除此之外，一些研究表明噪声污染还与心血管疾病，特别是高血压疾病有关。

控制噪声污染

几十年来，噪声污染一直是人们普遍关注的问题。1972年，美国颁布了《噪声控制法案》，协调联邦对噪声的控制和研究，并制定了相关的噪声排放标准。其目的是保障美国人的健康或幸福免受噪声的危害。美国环境保护局（EPA）拥有在联邦范围内管控噪声污染的权力，并且其噪声消除和控制办公室（ONAC）还制定了噪声控制指南。然而，ONAC的所有相关事务于1981年交给州和地方政府来处理。尽管EPA确实在其网站（www.epa.gov）上阐明了噪声污染标准，但目前还没有出台任何关于噪声的国家政策。

关于工作场所产生的噪声，由美国职业安全和健康管理局（OSHA）进行管理与控制。OSHA制定了工作场所的噪声排放指南。如果声级超过了一定值，OSHA法规要求必须提供相关防护装备。相应的防护装备包括减少噪声的耳罩，或给在大型设备周围工作的人们提供其他保护方法。但是，OSHA制定的噪声排放指南中不包括可能存在于非工业环境（如开放式办公室）中的电话铃声、计算机或打字机产生的噪声等问题。航空噪声和交通噪声的管控分别由美国交通部、联邦航空管理局（FAA）和联邦公路管理局（FHWA）进行监督。地方政府通常通过立法来控制公共场所（例如，市区和公园）的噪声。但是，由于没有相关的国家标准，与噪声控制相关的法律因地而异。

镫骨将振动传给前庭窗膜时，压力波从前庭管传递到基底膜的鼓室管。接着基底膜上下振动，然后嵌在盖膜中的毛细胞静纤毛发生弯曲，神经信号即从耳蜗神经开始传递到大脑。当它们到达颞叶的听觉皮质时，即被解读为声音。

螺旋器各结构部分对不同的波频或音高敏感。在蜗顶，螺旋器对低频产生反应，例如，大号的音调；在基部，对高频产生反应，例如，钟声或哨声。螺旋器内每个区域的神经纤维通向听觉皮质中的不同区域。我们听到的音高取决于基底膜产生振动的部位，以及听觉皮质受刺激的部位。

音量是声波幅度（强度）的功能指数。高分贝的噪声导致前庭管内的液体产生更大的压力，从而导致基底膜振动加剧。由此产生的剧烈刺激被大脑解读为音量。正如健康专栏"噪声污染"所述，高于 85 分贝的噪声（表 15.3）可能会导致永久性听力丧失。

表 15.3　影响听力的噪声

噪声类型	声级 / 分贝	影响
汽车、喷气发动机、霰弹枪、摇滚音乐会	超过 125	超过疼痛阈值、很可能导致听力损伤
夜总会、雷声	超过 120	可能产生听力损伤
耳塞式耳机	110～120	可能产生听力损伤
链锯、气动钻、手提钻，交响乐团、雪地车、垃圾卡车、水泥搅拌车	100～200	经常暴露在此环境中超过 1 分钟有永久性听力损伤风险
农用拖拉机、报版轮转机、地铁、摩托车	90～100	无保护暴露在此环境中 15 分钟可能对听力造成伤害
割草机，食物搅拌机	85～90	每天持续暴露在此环境中超过 8 小时会导致听力受损
柴油卡车、城市交通噪声	80～85	使人生气，持续暴露在此环境中可能导致听力受损

15.6　平衡觉

前庭神经发端于半规管、球囊和椭圆囊，主要功能是将神经信号传递到脑干和小脑（图 15.14）。通过前庭与脑的联系，前庭神经帮助人体产生平衡觉，除此之外，人体中的其他结构也参与平衡觉的产生。例如，在前面我们已经讨论过，本体感受器对于维持我们的平衡是必需的。通常情况下，视觉向大脑提供大量有用的信息，然后大脑根据这些输入的信息采取行动。为了对此进一步解释，下面我们将讨论两组平衡机械感受器。

旋转平衡传导通路

半规管中的机械感受器感知头部转动和（或）以一定角度活动，即旋转平衡（图 15.14a）。分布的三根半规管各感知一个空间维度。每根半规管的基部有一个膨大部分，称为壶腹。在壶腹内部有一些小毛细胞，毛细胞的静纤毛嵌入壶腹帽中，壶腹帽是一种凝胶状物质。由于半规管的分布位置，当头部在不同平面转动时，相应的壶腹都对其产生反应。当半规管内的液体流动并使壶腹帽变位时，毛细胞的静纤毛发生弯曲。这会改变前庭神经传递到大脑的信号模式。每个半规管壶腹内的毛细胞向大脑发送信息，大脑通过接收这些信息来维持平衡。大脑向各骨骼肌传递运动输出，根据需要调整身体的姿势。

为什么人们转圈时会头晕？因为当我们旋转时，壶腹帽会慢慢开始朝着我们正在旋转的方向移动，毛细胞静纤毛的弯曲导致毛细胞将此信息传递到大脑。随着我们继续旋转，壶腹帽会赶上我们正在旋转的速度，但是毛细胞不再向大脑发送信息；当我们停止旋转时，缓慢移动的壶腹帽不会停止，并继续向旋转方向移动，静纤毛会再次发生弯曲，表明我们还在旋转；然而，眼睛察觉到身体已经停止转动，因此是传递到大脑的混合信息让我们感到头晕目眩。

重力平衡传导通路

球囊和椭圆囊中的机械感受器能感知头部垂直或水平运动，即重力平衡。球囊和椭圆囊是内耳中位于半规管附近的两个膜囊。这两个膜囊中都含有很少的毛细胞，其毛细胞静纤毛嵌入称为耳石膜的凝胶状物质中（图 15.14b）。碳酸钙（$CaCO_3$）颗粒或称耳石位于耳石膜。椭圆囊对水平（前后）的

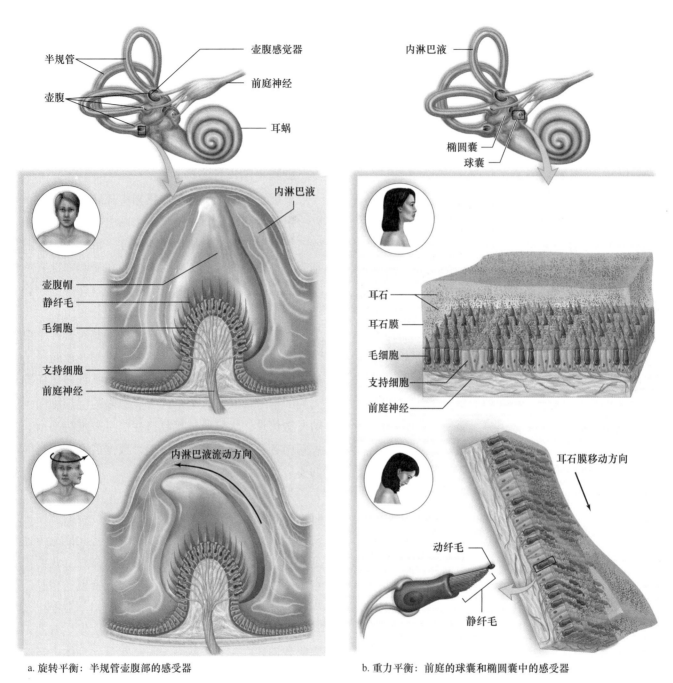

a. 旋转平衡：半规管壶腹部的感受器　　　　　b. 重力平衡：前庭的球囊和椭圆囊中的感受器

图 15.14　内耳的机械感受器和平衡觉
a. 旋转平衡由半规管壶腹中的感受器协调；b. 重力平衡由位于半规管附近的球囊和椭圆囊中的感受器协调。

运动和头部弯曲的动作特别敏感，而球囊对垂直（上下）的运动敏感。

当身体静止时，球囊和椭圆囊中的耳石位于毛细胞上方的耳石膜上。当头部弯曲或身体在水平和垂直平面上运动时，耳石发生位移。当耳石膜向下移动时，毛细胞静纤毛弯曲。如果毛细胞静纤毛移动到动纤毛位置，那么前庭神经的神经冲动会增加。如果静纤毛远离动纤毛，前庭神经的神经冲动就会减少。前庭神经中神经冲动的频率高低表明人体是向上还是向下移动。

这些信息传递到小脑，小脑利用这些信息来确定当时头部运动的方向。小脑对维持人体平衡和保持重力均衡至关重要。小脑处理来自内耳（半规管、球囊和椭圆囊）以及视觉和本体感受输入的信息。除此之外，大脑额叶的运动皮质发出运动信号，以使人体四肢产生相应的运动。在对所有这些神经输入进行整合后，小脑使骨骼肌产生收缩运动，以便需要时改变身体的姿势。

对毛细胞静纤毛进行持续性刺激可能导致晕动症，特别是当到达大脑的信息与眼睛的视觉信息产生冲突时。想象一下，你所乘的船正在波浪中前行，你的视觉输入显示身体静止不动，因为你看到前方的墙没有移动，然而，来自内耳的三个感觉区的信息输入告诉你的大脑你正在上下左右移动。如果传递到大脑的这两组信息输入能够匹配，你可能会感觉好些。因此，如果可能的话，最好是站在甲板上，这样视觉信号和内耳信号都会告诉你的大脑你正在移动。一些抗组胺药物，例如，茶苯醇胺（晕海宁）可以降低内耳中感受器的兴奋度，使传递到小脑的神经冲动减少，从而减轻晕动症的症状。

案例分析：结论

人们通过人工耳蜗听到的声音与普通的声音不同。然而，通过训练和实践，人工耳蜗植入者可以培养理解言语的能力，并且与拥有正常听力的人非常相似。最近的几项研究表明，仅 6 个月大的耳聋宝宝在接受人工耳蜗植入后，会具有与正常儿童类似的语言和言语技能。通过鉴别出导致多种非综合征型耳聋的基因（*GJB2*），医生很快就能告知有耳聋家族史的父母待出生的孩子具有耳聋的可能性。除此之外，通过对该基因功能的了解，我们可以对胎儿的耳蜗发育方式以及环境和遗传因素对某些类型耳聋的影响有更深入的了解。

小结

15.1　感受器和感觉概述

当感受器感知刺激时，信号开始传导。这些感受器可以感知来自体内（内部感受器）或外部环境（外部感受器）的刺激。通常情况下，根据感知的刺激类型，感受器分为如下几种：

- 化学感受器感知化学刺激。伤害感受器感知疼痛刺激。
- 光感受器感知光刺激。
- 机械感受器感知机械力产生的刺激。
- 温度感受器感知温度变化引起的刺激。

所有感受器具有如下功能：

- 感受器对输入信号进行整合，然后把神经信号传递到脊髓和（或）大脑。如果产生连续重复性刺激，则可能发生感觉适应。
- 当神经信号传递到大脑皮质时，使人产生感觉。
- 感知是感觉的表现形式。

15.2　躯体感觉

躯体感觉与皮肤、肌肉、关节和内脏器官有关。与躯体感觉相关的感受器包括如下：

- 本体感受器（机械感受器）参与反射动作并帮助保持平衡和姿势。
- 皮肤中的皮肤感受器能感受到触觉、压力和温度。
- 伤害感受器在收到受损组织发出的神经信号后，能感受到疼痛。

15.3 味觉和嗅觉

味觉和嗅觉是环境中的分子对化学感受器的刺激产生的。

味觉

味觉感受器主要存在于味蕾上。味细胞的微绒毛含有与分子相结合的受体蛋白，可使大脑区分甜、酸、咸、苦和鲜。

嗅觉

嗅细胞的纤毛含有与分子相结合的受体蛋白，可使大脑区分气味。

15.4 视觉

视觉由眼睛、视神经和大脑皮质的视觉区协同作用产生。

眼睛的解剖和生理

眼睛包括以下三层结构：

- 巩膜（外膜）保护并支撑眼内组织。
- 脉络膜（中膜、色素层）吸收杂散光线。
- 视网膜（内膜）含有视杆细胞（昏暗光线感受器）和视锥细胞（强光和颜色感受器）。
- 晶状体的功能：光线通过瞳孔进入眼睛，瞳孔的大小由虹膜调节。通过角膜、房水和玻璃体的协助，晶状体使光线聚焦在视网膜上，并且通常聚焦在视网膜的中央凹处。为了看清近距离物体，会进行视觉调节，晶状体变得凸起。
- 光感受器：视网膜中包括两种光感受器：视杆细胞（黑白视觉）和视锥细胞（彩色视觉）。这两种感觉器都含有视紫红质，其中包括视黄醛（维生素 A）。视觉盲点不含视杆细胞和视锥细胞。
- 视觉传导通路：当光线刺激视网膜中的光感受器（视杆细胞和视锥细胞）时，视觉信号就开始通过视觉通路传递到大脑。视神经将神经冲动从眼睛传递到视交叉。在到达大脑枕叶的初级视觉区之前，神经冲动离开视交叉，并沿着视束传递到丘脑。

眼部异常

视力问题可能是由多种原因所致，例如，眼压增高（青光眼）、遗传因素（色盲）或眼球变形（导致近视、远视或散光）等。

15.5 听觉

听觉由耳、耳蜗神经和大脑皮质的听觉区协同作用产生。

耳的解剖和生理

耳包括以下三种结构：

- 在外耳中，耳郭和耳道将声波传递至中耳。
- 在中耳中，鼓膜（包括前庭窗和圆窗）和听小骨（锤骨、砧骨和镫骨）使声波放大。
- 在内耳中，半规管和前庭感知旋转平衡，球囊和椭圆囊感知重力平衡，耳蜗中含有螺旋器，其中包含对听力产生作用的机械感受器和含有静纤毛的毛细胞。

  咽鼓管对穿过鼓膜的压力起到平衡作用。

听觉传导通路：当外耳接收到声波，并且中耳对声波进行放大，然后声波传递到前庭窗膜时，听觉信号开始通过听觉通路进行传导。

- 听力的机械感受器是螺旋器基底膜上的毛细胞。
- 耳蜗神经将神经信号传递到大脑皮质颞叶的初级听觉区。

15.6 平衡觉

耳含有使人体保持平衡的机械感受器。

旋转平衡传导通路

- 旋转平衡是由于半规管中的机械感受器（毛细胞）能感受到头部旋转或以一定角度运动。

重力平衡传导通路

- 重力平衡是由于在球囊和椭圆囊中的机械感受器（毛细胞）能感受到头部垂直或水平运动。称为耳石的碳酸钙颗粒对此过程起到促进作用。

第 16 章
内分泌系统

案例分析：糖尿病

汉娜有一段时间总是感觉乏力，体重不断下降。起初，她以为是太忙碌所致，整日忙于工作、学习和社交，睡眠时间很少。然而，她发现自己出现老是口渴、尿频的现象。出于对健康的担心，她去看了医生。医生认为这些症状与许多疾病的症状相吻合，包括一些病毒感染和糖尿病。随后，医生对她进行了尿液检查，看一下她的症状是不是由糖尿病引起的。在美国，超过2580万人患有糖尿病。最后，尿液分析结果显示，其中含有少量葡萄糖，这表明她的身体可能无法控制血糖水平。医生还给她安排了第二天早晨的血糖测试，并告诉她在测试前8小时不准喝水或进食。

血糖测试时，汉娜被抽了一小瓶血液，用来测定其中的葡萄糖含量。通常在禁食8小时后，血糖水平应为 70～100 毫克/分升。然而，汉娜的血糖水平略高，但这不足以让医生断定她的症状是由糖尿病引起的。接下来，她又做了口服葡萄糖耐量试验（OGTT）。在这个过程中，汉娜喝了100克葡萄糖溶液。然后，在接下来的3小时内，又被抽了5小瓶血液来检测葡萄糖水平。在正常情况下，血糖水平会迅速上升，然后在2小时内降至140毫克/分升以下。但是汉娜的反应很慢，2小时后仍为150毫克/分升。医生告诉汉娜，她很可能患有2型糖尿病，这是一种内分泌系统疾病，内分泌系统的主要功能是维持身体的长期稳态。

扫描获取彩色图片，帮助您理解本章内容。

章节概要

16.1 内分泌腺

内分泌腺产生激素，这些激素分泌到血液，然后运输到靶细胞内，从而对细胞代谢产生作用。

16.2 下丘脑和脑垂体

下丘脑控制脑垂体的分泌，然后脑垂体又控制其他腺体的分泌。

16.3 甲状腺和甲状旁腺

甲状腺和甲状旁腺的激素刺激细胞代谢，并有助于维持血钙稳态。

16.4 肾上腺

肾上腺分泌激素来响应长期和短期压力。

16.5 胰腺

胰腺分泌胰岛素和胰高血糖素，帮助维持血糖稳态。

16.6 其他内分泌腺

其他内分泌腺包括睾丸和卵巢、胸腺以及松果体。

16.7 激素和内稳态

内分泌系统与神经系统一起控制其他器官系统，并维持人体内稳态。

16.1 内分泌腺

内分泌系统的器官（图 16.1）产生化学信号，即激素，这些信号参与体内其他器官的调节。内分泌系统与神经系统紧密合作，以维持身体内稳态。

内分泌腺和外分泌腺的功能存在差异。外分泌腺具有导管，并将它们的产物分泌到这些导管中。其所分泌的激素会被运送到其他器官的管腔或体外。消化系统的附腺就是外分泌腺的典型例子。例如，唾液腺通过唾液导管将唾液送入口腔中。然而内分泌腺将激素分泌到血液中，进而输送到人体的各个部位。只有某些细胞（称为靶细胞）才能对相应的激素产生反应，并且相应激素的靶细胞具有该激素的受体蛋白。激素和受体蛋白结合在一起就像一把钥匙配一把锁，然后靶细胞对该激素产生响应。

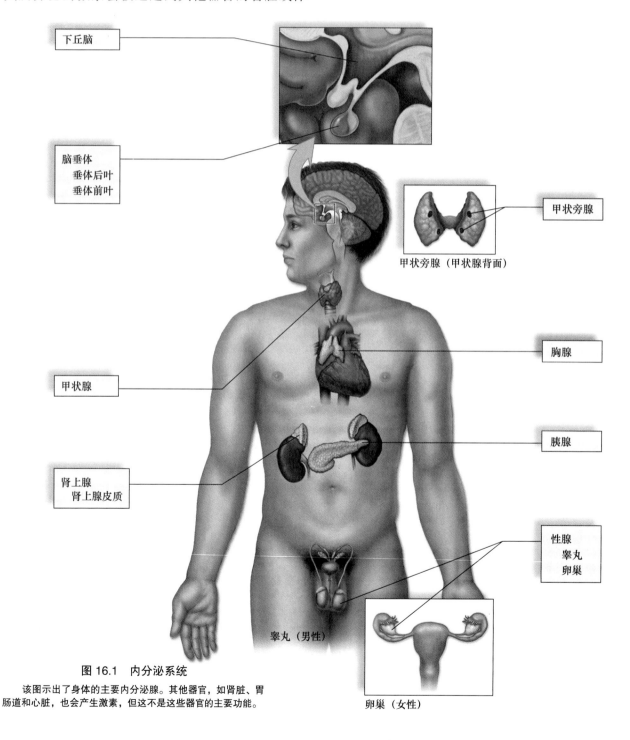

下丘脑

脑垂体
垂体后叶
垂体前叶

甲状旁腺

甲状旁腺（甲状腺背面）

胸腺

甲状腺

胰腺

肾上腺
肾上腺皮质

性腺
睾丸
卵巢

睾丸（男性）

卵巢（女性）

图 16.1　内分泌系统

该图示出了身体的主要内分泌腺。其他器官，如肾脏、胃肠道和心脏，也会产生激素，但这不是这些器官的主要功能。

内分泌系统和神经系统的比较

当神经系统和内分泌系统对可能影响体内平衡的变化做出响应时，它们都会利用化学信号。但是，它们有不同的传递信号的方法（图16.2）。正如在第14章中介绍的，神经系统由神经元组成。在神经系统中，感受器感知内部和外部环境的变化。然后中枢神经系统对信息进行整合，并通过刺激肌肉和腺体做出反应。这些信息传递取决于神经信号（在轴突中传导）和通过突触的神经递质。神经信号在轴突上的传递很快，神经递质在突触上的短距离扩散也是如此。换言之，神经系统对刺激能产生快速反应。这一点在刺激是一种危及我们安全的外部事件时尤为重要，它使我们能够快速逃脱，以免受到伤害。

内分泌系统的功能与神经系统不同。内分泌系统主要由腺体组成（图16.1）。这些腺体分泌激素，再由血液将激素运输到全身的靶细胞中。这些激素在体内的运输以及细胞对其产生反应都需要时间。由内分泌系统起始的作用更具有持久性，即内分泌系统产生的是一种缓慢但持久的反应。

神经系统和内分泌系统都利用负反馈机制。如果血压下降，感受器就会向大脑某中枢发出信号，然后该中枢向动脉壁发出神经信号，使它们收缩，从而血压升高。此时感受器就不再受到刺激，并且反馈机制不再起作用。类似地，血糖水平的升高导致胰腺分泌胰岛素，继而促进肝脏、肌肉和身体其他细胞对葡萄糖的摄取（图16.2）。当血糖水平下降时，胰腺不再分泌胰岛素。

激素是化学信号

像其他化学信号一样，激素是细胞之间、身体部位之间甚至个体之间的一类交流方式。激素对带有相应受体的细胞的代谢产生影响（图16.3）。

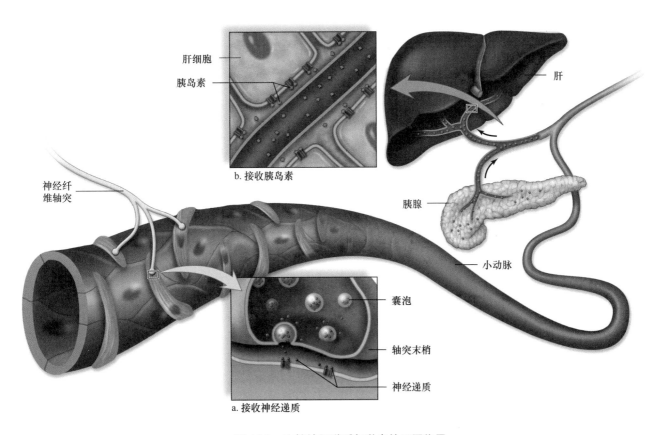

图16.2 比较神经递质与激素的不同作用

a. 沿轴突传递的神经冲动导致神经递质的释放。神经递质是一种化学信号，可导致小动脉壁产生收缩；b. 胰岛素也是一种化学信号，它在心血管系统中从胰腺传递到肝脏，在肝脏中促进肝细胞将葡萄糖合成糖原储存起来。

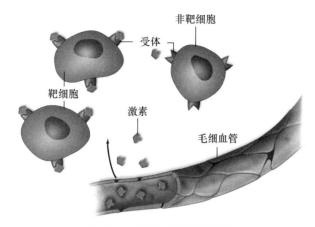

图 16.3　激素作用于特定细胞

大多数激素通过血液运输到靶细胞中。靶细胞上含有激素的受体，激素与受体相结合，如同一把钥匙配一把锁。

我们可以以雄激素不敏感综合征为例来说明这些受体的重要性。这种疾病的患者体内有 X、Y 染色体，因为有 Y 染色体，即使患者的睾丸存在于腹腔中，它们仍可分泌性激素睾酮。然而，体细胞缺乏睾酮受体，所以不会对该激素产生反应。因此，这种疾病的患者虽然从遗传角度来说是男性，但外表看起来是正常的女性。

表 16.1 总结了内分泌系统的激素以及这些激素在体内的功能及靶细胞。

表 16.1　主要的内分泌腺及其产生的激素

内分泌腺	分泌的激素	靶组织 / 器官	主要功能
下丘脑	下丘脑激素	垂体前叶	调节垂体前叶激素和抑制激素
脑垂体			
垂体后叶	抗利尿激素（ADH）	肾脏	刺激肾脏对水的重吸收
	催产素	子宫、乳腺	刺激子宫肌肉收缩、乳腺分泌乳汁
垂体前叶	促甲状腺激素（TSH）	甲状腺	刺激甲状腺
	促肾上腺皮质激素（ACTH）	肾上腺皮质	刺激肾上腺皮质
	促性腺激素（FSH，LH）	性腺	卵子和精子的产生、性激素的产生
	催乳素（PRL）	乳腺	分泌乳汁
	生长激素（GH）	软组织、骨骼	细胞分裂、蛋白质合成、骨骼生长
	促黑素（MSH）	皮肤中的黑色素细胞	在人类中的功能未知，调节低等脊椎动物的皮肤颜色
甲状腺	甲状腺素（T_4）和三碘甲腺原氨酸（T_3）	所有组织	促进代谢、调节生长发育
	降钙素	骨骼、肾脏、肠道	降低血钙水平
甲状旁腺	甲状旁腺激素（PTH）	骨骼、肾脏、肠道	提高血钙水平
肾上腺			
肾上腺皮质	糖皮质激素（皮质醇）	所有组织	提高血糖水平、刺激蛋白质分解
	盐皮质激素（醛固酮）	肾脏	重吸收 Na^+ 并排泄 K^+
	性激素	性腺、皮肤、肌肉、骨骼	刺激生殖器官、突显性特征
肾上腺髓质	肾上腺素和去甲肾上腺素	心肌和其他肌肉	在紧急情况下分泌，提高血糖水平
胰腺	胰岛素	肝脏、肌肉、脂肪组织	降低血糖水平、促进糖原形成
	胰高血糖素	肝脏、肌肉、脂肪组织	提高血糖水平
性腺			
睾丸	雄激素（睾酮）	性腺、皮肤、肌肉、骨骼	凸显男性特征
卵巢	雌激素和孕酮	性腺、皮肤、肌肉、骨骼	凸显女性特征
胸腺	胸腺素	T 细胞	刺激 T 细胞的产生和发育
松果体	褪黑素	脑	控制人体的昼夜节律，可能参与性器官的成熟

像睾酮一样，大多数激素是远距离发挥作用，由腺体分泌，通过血液运输到它们的靶细胞。由下丘脑中的神经分泌细胞产生的分泌物也同样被认为是一种激素。它们在下丘脑和脑垂体之间的毛细血管网中流动，其中部分分泌物刺激垂体分泌激素，另一部分则抑制垂体分泌激素。

并非所有激素都是远距离作用。例如，前列腺素就属于局部激素。前列腺素产生之后，它们不会被血液运输到人体的其他部位。相反，它们对邻近的细胞产生影响，有时还促进疼痛和炎症。生长因子也是促进细胞分裂和有丝分裂的局部激素。

影响其他个体行为的化学信号称为信息素。非人类动物高度依赖信息素进行交流——标记自己的领地及吸引配偶。人也产生信息素。研究人员已经从男性体内提取出一种信息素，它可减少女性的经前紧张。生活在同一家庭中的女性，通常会出现月经周期同步的现象，这可能是由于一名处于经期的女性的腋下分泌物影响了家庭中其他女性的月经周期。

激素的作用

激素对细胞具有广泛的影响。有些影响是诱导靶细胞增加对特定物质（例如，葡萄糖）或离子（例如，钙）的摄取。另一些影响是通过某种方式改变靶细胞的结构。有些激素只是影响细胞的新陈代谢。生长激素是一种肽，它可影响细胞代谢，进而导致骨结构发生改变。肽类激素指肽、蛋白质、糖蛋白和修饰氨基酸等激素。生长激素是一种由垂体前叶产生和分泌的蛋白。类固醇激素都有相同的四碳环复合物，因为由胆固醇衍生而来（图 2.18）。

肽类激素的作用　大多数内分泌腺都分泌肽类激素。肽类激素的作用因细胞类型而异。作为一个例子，我们看看当肾上腺素与肌细胞的细胞膜受体结合时会发生什么（图 16.4）。在肌细胞中，肾上腺素的结合导致糖原分解为葡萄糖，这为 ATP 的形成提供能量。这种结合的直接结果是环腺苷酸（cAMP）的形成。cAMP 中的一个磷酸基与腺苷中的两个基团相连，形成一个环状分子。cAMP 可激活细胞中的蛋白激酶，这种酶又会激活另一种酶，以此进行下去。cAMP 形成后所产生的一系列酶促反应称为酶级联反应。级联反应中每一级反应的酶都可反复发挥作用，所以参与反应的酶越来越多。最后，许多糖原分子被分解成葡萄糖，并进入血液中。

作为一种典型的肽类激素，肾上腺素永远不会进入细胞中。因此，这种激素被称为第一信使，而 cAMP 使代谢机制运转起来，被称为第二信使。要解释这个术语，让我们来想象一下，把产生肾上腺素的肾上腺髓质当成公司本部，总部向工厂（细胞）派出信使（第一信使肾上腺素），但信使并没有进入工厂的通行证，因此当他到达工厂时，通过对讲机告诉工厂主管，公司总部需要工厂生产特定的产品。因此工厂主管（第二信使 cAMP）在计算机中输入相应的命令来指导机器（酶反应途径）生产这种产品。

类固醇激素的作用　只有肾上腺皮质、卵巢和睾丸才能产生类固醇激素。甲状腺激素属于一种称为胺类的分子。虽然胺和类固醇激素具有不同的结构，但是它们的作用方式类似。类固醇激素不与细胞膜受体结合，因为它们是疏水性类固醇，能够以与脂质相同的方式进入细胞（图 16.5）。

一旦进入细胞，类固醇激素就与受体结合，这些受体通常在细胞核中，有时在细胞质中。在细胞核内，激素 - 受体复合物与 DNA 结合并激活某些基因。信使 RNA（mRNA）进入细胞质中的核糖体，随后合成蛋白质（例如，酶）。我们再打个比方，类固醇激素就像一个持有工厂（细胞）通行证的信使。一旦进入工厂后，它与工厂经理（DNA）进行联系，工厂经理负责使工厂（细胞）生产出产品。

醛固酮属于类固醇激素的一种，它由肾上腺产生。醛固酮作用于肾脏，有助于调节血液中的水盐平衡。通常情况下，类固醇激素比肽类激素的作用慢，因为相比激活细胞中已经存在的酶，类固醇激素需要更多的时间合成新的蛋白质，但是它们的作用通常更持久。

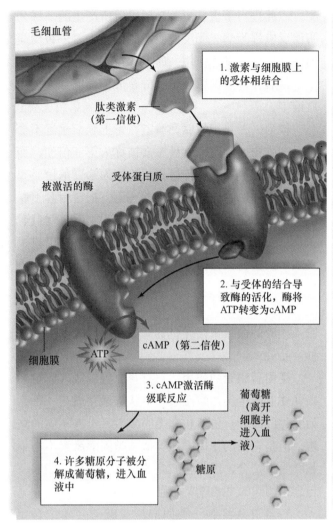

图 16.4　肽类激素的作用

肽类激素（第一信使）与细胞膜上的受体结合，之后形成的cAMP（第二信使）激活酶级联反应。

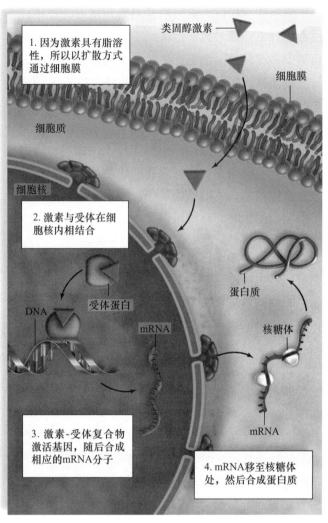

图 16.5　类固醇激素的作用

类固醇激素直接穿过靶细胞的细胞膜，然后与细胞核或细胞质中的受体结合。之后，激素 – 受体复合物与 DNA 结合，启动基因表达。

16.2　下丘脑和脑垂体

下丘脑是神经系统和内分泌系统之间的纽带。它通过与自主神经系统的联系来调节人体内环境。例如，下丘脑帮助控制人体的体温和水盐平衡，还能对脑垂体的腺体分泌物产生调节作用。脑垂体是一个直径约 1 厘米的小腺体，通过一种茎状结构与下丘脑相连。脑垂体包括垂体后叶和垂体前叶两部分。

垂体后叶

在下丘脑中有一种神经元称为神经分泌细胞，它可分泌抗利尿激素（ADH）和催产素（图16.6）。这些激素通过轴突进入垂体后叶，然后储存于垂体后叶的轴突末梢中。

下丘脑中的某些神经元对血液的水盐平衡敏感。当这些细胞检测出血液浓度过高时，垂体后叶分泌抗利尿激素。抗利尿激素到达肾脏后，就使更多的水重吸收到肾毛细血管中。一旦血液被稀释，垂体后叶不再分泌抗利尿激素。此过程是负反馈机制在起作用，因为分泌的激素（稀释血液）会阻止激素的继续分泌。所以负反馈对于调节人体内部环境和保持稳态具有重要作用。

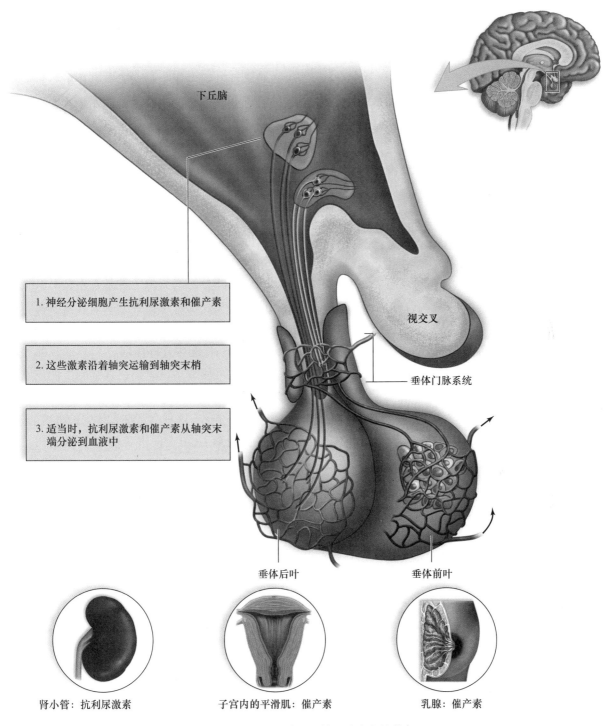

下丘脑

1. 神经分泌细胞产生抗利尿激素和催产素

2. 这些激素沿着轴突运输到轴突末梢

3. 适当时，抗利尿激素和催产素从轴突末端分泌到血液中

视交叉

垂体门脉系统

垂体后叶

垂体前叶

肾小管：抗利尿激素

子宫内的平滑肌：催产素

乳腺：催产素

图 16.6　下丘脑和垂体后叶产生的激素
下丘脑产生的两种激素——抗利尿激素和催产素，都由垂体后叶储存和分泌。

　　如果人体无法产生抗利尿激素，会出现尿崩症。患有此类糖尿病的人会产生大量尿液。过度排尿会导致严重的脱水，还会导致血液中重要离子的流失。这种糖尿病可通过抗利尿激素药物进行治疗。

　　催产素是下丘脑产生的另一种激素。在女性分娩时，催产素促使子宫收缩；在哺乳期间，催产素使乳汁分泌。分娩时子宫收缩程度越大，传递到下丘脑的神经信号越多，导致催产素的分泌。同理，当婴儿吸吮时，来自乳房组织的神经信号传递到下丘脑。结果下丘脑产生催产素，然后由垂体后叶分泌出来。这种激素可使乳母分泌乳汁，婴儿的哭闹声使乳母着急也可刺激催产素和乳汁的分泌。在这两种情况下，由垂体后叶分泌的催产素都是通过正反馈机制进行控制。持续的刺激会增加反应的程度。某些外部环境因素可以使正反馈机制停止作用。因此，正反馈机制很少参与维持内稳态，维持内稳态的作用通常与负反馈机制相关。

生活中的科学

如果超过预产期，将如何诱导分娩？

通过药物作用使产道做好分娩准备后，用催产药物来催产。催产药物是一种垂体后叶释放的催产素的人工合成化合物。在分娩期间，催产素用于增加子宫的收缩强度。当孕妇的子宫收缩不良，或者孕妇、婴儿在分娩过程中处于危险时，使用催产药物可加快分娩过程。有时在分娩后催产素还可以通过使子宫强烈收缩来减少产后出血的情况。

在使用催产药物时必须慎重，因为它可能导致子宫过度收缩。如果发生这种情况，子宫就会自行撕裂。除此之外，非常强烈的子宫收缩还会造成胎儿的供血不足，这种情况对婴儿来说是致命的。虽然使用催产药物会加快分娩过程，但这对母亲来说是非常痛苦的。所以如果情况允许，医生更愿意选择更自然的方法助产或增强子宫的收缩。

垂体前叶

垂体门脉系统由两组静脉连接的毛细血管网组成，位于下丘脑和垂体前叶之间。下丘脑通过分泌下丘脑释放激素和下丘脑抑制激素来控制垂体前叶，这些激素通过垂体门脉系统从下丘脑传递到垂体前叶（图 16.7）。促甲状腺激素释放激素（TRH）和甲状腺抑制激素（TIH）分别属于下丘脑释放激素和下丘脑抑制激素。TRH 刺激垂体前叶分泌促甲状腺激素（TSH），TIH 抑制脑垂体分泌促甲状腺激素。

垂体前叶可分泌七种激素，其中的四种对其他腺体产生影响。促甲状腺激素刺激甲状腺产生甲状腺激素；促肾上腺皮质激素（ACTH）刺激肾上腺皮质产生皮质醇；促性腺激素——卵泡刺激素（FSH）和黄体生成素（LH）刺激性腺（雄性睾丸和雌性卵巢）产生配子和性激素。在每一组激素中，序列最后的激素的血液水平对序列最前面的两种激素的分泌产生抑制作用，即启动负反馈机制（图 16.8）。

垂体前叶分泌的其他三种激素不会对其他内分泌腺产生影响。催乳素仅在分娩后大量分泌，其作用是使乳房中的乳腺发育并产生乳汁。它还在碳水化合物和脂肪代谢中发挥作用。

促黑素可使许多具有黑色素细胞（使皮肤颜色多样化的细胞）的鱼类、两栖动物和爬行动物的皮肤颜色产生变化。这种激素在人体内的浓度非常低。

生长激素（GH）促进骨骼和肌肉生长。生长激素能提高蛋白质的合成率，并促进氨基酸进入细胞。与葡萄糖代谢相反，它能促进脂肪的代谢。肝脏可产生胰岛素样生长因子 1（IGF-1），其分泌也受生长激素的刺激。通常通过测量 IGF-1 来确定生长激素的水平。IGF-1 对生长发育也有刺激作用，这很可能是生长激素影响生长发育的方式。

生长激素的作用

生长激素由垂体前叶产生。在儿童期和青春期身体发育时，生长激素分泌旺盛。如果在儿童期分泌的生长激素过少，则可能会导致垂体性侏儒症，该病特征为身材比例正常但矮小。生物伦理学专栏"生长激素和垂体性侏儒症"讨论了如何利用合成生长激素治疗某些种类的侏儒症。如果分泌过多的生长激素，则会导致巨人症。巨人症患者通常会出现其他健康问题，主要是因为生长激素对血糖水平有继发作用，会促进糖尿病的发生。

有时，成年人体内生长激素分泌过多，会导致肢端肥大症。因为成年人长骨的生长通常已停止，

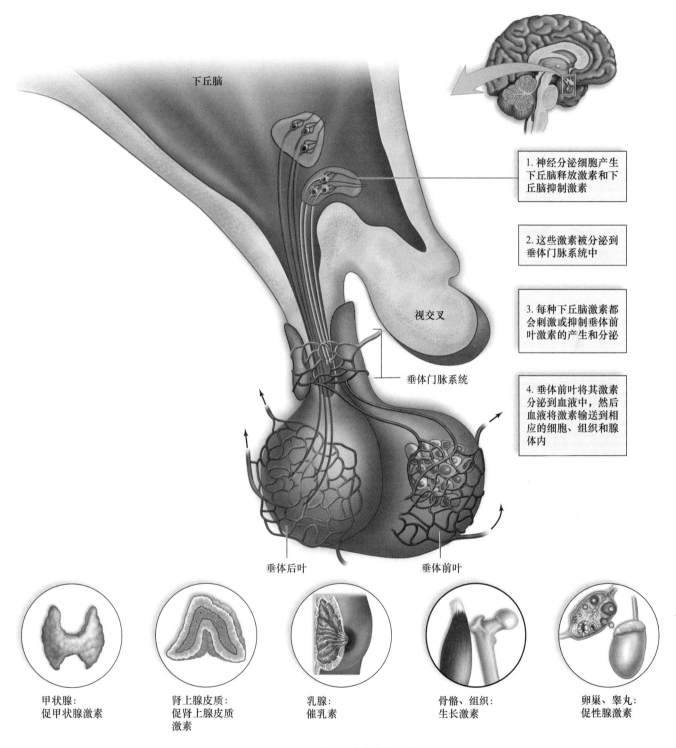

下丘脑

1. 神经分泌细胞产生下丘脑释放激素和下丘脑抑制激素

2. 这些激素被分泌到垂体门脉系统中

3. 每种下丘脑激素都会刺激或抑制垂体前叶激素的产生和分泌

视交叉

垂体门脉系统

4. 垂体前叶将其激素分泌到血液中，然后血液将激素输送到相应的细胞、组织和腺体内

垂体后叶

垂体前叶

甲状腺：
促甲状腺激素

肾上腺皮质：
促肾上腺皮质激素

乳腺：
催乳素

骨骼、组织：
生长激素

卵巢、睾丸：
促性腺激素

图 16.7　垂体前叶产生的激素

下丘脑控制垂体前叶激素的分泌，垂体前叶控制甲状腺、肾上腺皮质和性腺（内分泌腺的一种）激素的分泌。

只有足、手和脸（尤其是下巴、鼻子和眉脊）才会受到这种激素过度分泌的影响，因此身体的这些部位会变得异常肥大（图 16.9）。

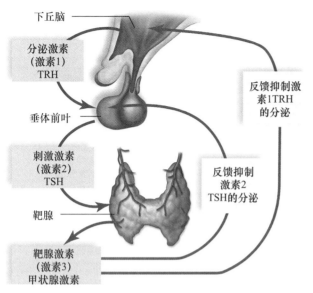

图 16.8　内分泌系统中的负反馈机制

反馈机制对下丘脑和脑垂体产生的激素起到抑制作用。

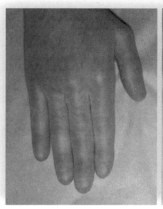
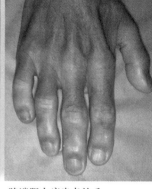

正常人的手　　　　　　　肢端肥大症患者的手

图 16.9　成人生长激素过量产生肢端肥大症

肢端肥大症是由成人体内生长激素分泌过量所致。其特征为随着年龄的增长，面部、手指和脚趾的骨骼会增大。

照片版权：© Bart's Medical Library/Phototake。

 今日生物学　　　生物伦理学

生长激素和垂体性侏儒症

如果体内缺乏生长激素的儿童没有及时获得治疗，则会患垂体性侏儒症，其主要特征是生长缓慢、身材矮小并且在某些情况下无法进入青春期。在 20 世纪 80 年代生物技术出现之前，对垂体性侏儒症的治疗非常困难，并且治疗费用十分昂贵。对这种疾病的治疗，需要从尸体的脑垂体中提取所需生长激素。尽管大多数治疗非常成功，但少数接受治疗的个体，因使用尸源性生长激素，而感染了克雅氏病（一种类似于"疯牛病"的神经系统疾病）。

得益于生物技术的发展，技术人员现在能够使用细菌合成人生长激素（HGH）。这些细菌的遗传信息中插入了人生长激素基因。然后，将这些细菌置于实验室中培养，可产生无限量的生长激素。用这种方法可对缺乏生长激素的儿童进行更安全、更便宜的治疗。重组人生长激素也可用于治疗其他疾病，例如，因染色体缺失所导致的特纳综合征。甚至也可以通过使用人生长激素来减缓或逆转衰老的进程。

有一些人身体内不缺乏生长激素，只想利用人生长激素使自己增高，这种做法一直饱受争议。因为美国人对身高很看重，身材矮小的孩子经常被同龄人欺负和取笑。一些调查数据表明，身材矮小的人在工作中通常会受到歧视。在教育水平和经验相当的条件下，他们的工资也往往低于身高比他们高的同伴。相关报告显示，相比于高于平均身高的人来说，许多身材矮小的人，其自尊心都会受到打击。用人生长激素治疗或许是解决这些问题的方法。

尽管人生长激素看似可无限供应，而且比尸源性生长激素便宜得多，但治疗费用仍然很高，每年的治疗费用高达 25 000 美元。在大多数情况下，保险公司不会承担这些费用。然而，更值得关注的是这种治疗方式是否存在潜在的副作用，目前尚未查明。除此之外，人生长激素治疗最终是否会使矮小儿童的身高显著增长，尚不清楚。

16.3　甲状腺和甲状旁腺

甲状腺是位于颈部的一个大腺体，附着在喉部下面的气管两侧（图 16.1），甲状旁腺嵌在甲状腺的背面。

甲状腺

甲状腺对身体的代谢率和钙稳态起到调节作用。甲状腺由大量滤泡组成，每个滤泡由甲状腺细胞构成，其中含有三碘甲腺原氨酸（T_3），T_3 中含有 3 个碘原子，而甲状腺素（T_4）中含有 4 个碘原子。

甲状腺激素的作用

甲状腺吸收碘原子后才能产生三碘甲腺原氨酸（T_3）和甲状腺素（T_4）。甲状腺中的碘浓度高，大约是血液中碘浓度的 25 倍。如果膳食中缺乏碘，甲状腺无法产生甲状腺激素。当垂体前叶的促甲状腺激素不断对甲状腺进行刺激时，甲状腺就会增大，导致地方性甲状腺肿。在 20 世纪 20 年代，人们发现使用加碘盐可以使甲状腺产生甲状腺激素，因此食用碘盐有助于预防甲状腺肿。然而，碘缺乏的现象在世界许多地方仍然很常见，全球估计有 20 亿人仍然存在不同程度的缺碘情况。

虽然甲状腺激素能提高体内代谢率，但它们没有靶器官，而是通过刺激身体的所有细胞来加快代谢速率，从而使更多的葡萄糖被分解，更多的能量被利用。

如果甲状腺发育不正常，就会导致先天性甲状腺功能减退症。患有这种疾病的个体身材短而粗壮，并且从婴儿期或儿童时期开始，就会患有甲状腺功能减退症（甲状腺激素分泌不足）。通过甲状腺激素治疗可促进患者生长，但是除非在出生后的前 2 个月内即开始治疗，否则可能会导致智力残疾。如果甲状腺功能减退症发生在成年人，则会产生黏液性水肿，主要症状为嗜睡、体重增加、头发脱落、心率减缓、体温降低、皮肤粗糙和浮肿等。使用足够剂量的甲状腺激素可使患者恢复正常的身体功能和容貌。

在甲状腺功能亢进（甲状腺激素过度分泌）情况中，甲状腺过度活跃并增大，形成一个大的结节。

这种类型的甲状腺肿被称为突眼性甲状腺肿。由于眼窝水肿和眼部肌肉肿胀，患者的眼睛会突出，患者通常变得好动、神经过敏、易怒并且患上失眠症。通过放射性碘治疗去除或破坏一部分甲状腺，有时能治愈。甲状腺功能亢进也可由甲状腺肿瘤所引起，通常在体检时会被检查出有肿块。同样，这种疾病需通过与放射性碘相结合的手术进行治疗，并且大多数患者预后良好。

降钙素

Ca^{2+} 在神经传导和肌肉收缩中都起着重要作用。它们也是血液凝固所必需的离子。人体内血钙水平部分受降钙素的调节，降钙素是血钙水平升高时甲状腺分泌的一种激素（图 16.10）。降钙素的主要作用是使 Ca^{2+} 在骨骼中沉积。它还可以暂时降低破骨细胞的活性和数量。当血钙水平降至正常时，甲状腺对降钙素的分泌就会受到抑制。

甲状旁腺

甲状旁腺激素由甲状旁腺产生，其作用是升高血钙水平。低血钙水平会刺激甲状旁腺激素的分泌，从而提高破骨细胞的活性以及骨骼中 Ca^{2+} 的释放。甲状旁腺激素还可激活肾脏中的维生素 D。被激活的维生素 D 是一种激素，称为骨化三醇，其作用是促进肾脏对 Ca^{2+} 的重吸收。骨化三醇也能刺激肠道对 Ca^{2+} 的吸收。以上这些反应会使血钙水平回到正常范围，并且使甲状旁腺激素停止分泌。

很多年前，由于甲状旁腺的大小和位置，有时在甲状腺手术中，医生会误将四个甲状旁腺切除。切除腺体造成甲状旁腺激素分泌不足，导致甲状旁腺功能减退。甲状旁腺功能减退引起血钙急剧下降，紧接着产生神经过度活跃的现象。神经信号自发、不间歇地产生，出现手足抽搐的现象。在手足抽搐中，身体因持续的肌肉收缩而产生颤抖。如果患者不进行治疗，那么严重的甲状旁腺功能减退会导致癫痫发作、心力衰竭甚至死亡。

如果没有对甲状旁腺功能亢进（甲状旁腺激素过度分泌）进行治疗，那么可导致骨质疏松症，因为骨骼中的 Ca^{2+} 会持续释放。甲状旁腺功能亢进也

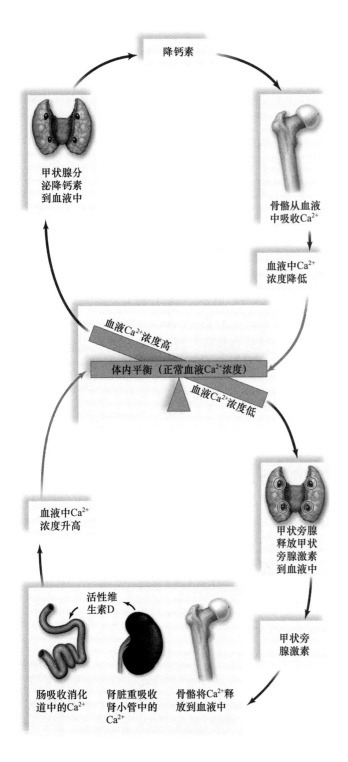

图 16.10 血钙稳态

上图：当血钙水平较高时，甲状腺会分泌降钙素。降钙素促进骨骼对 Ca^{2+} 的摄取，从而使血钙恢复到正常水平。

下图：当血钙水平低时，甲状旁腺会释放甲状旁腺激素。甲状旁腺激素使骨骼释放 Ca^{2+}，还使肾脏重吸收 Ca^{2+} 并激活维生素 D，然后肠道也对 Ca^{2+} 进行吸收，从而使血钙恢复到正常水平。

可能导致含钙肾结石的形成。

骨折时，体内平衡被破坏。为了形成新的骨骼，破骨细胞将不得不摧毁旧骨，然后成骨细胞会生成新骨。有许多因素影响着新骨的形成，包括甲状旁腺激素、降钙素和维生素 D。当新的毛细血管进入骨折部位时，修复骨折所需的 Ca^{2+} 已经可用了。

16.4 肾上腺

肾上腺位于肾脏的上部（图 16.1）。每个肾上腺由内部和外部构成，内部称为肾上腺髓质，外部称为肾上腺皮质（图 16.11）。如同垂体前叶和垂体后叶，这两个部分是功能不同的内分泌腺。肾上腺髓质受神经控制，部分肾上腺皮质受下丘脑分泌的促肾上腺皮质激素释放激素（CRH）和垂体前叶激素促肾上腺皮质激素的调节。情绪和身体创伤等所有类型的压力会促使下丘脑对部分肾上腺产生刺激。

肾上腺髓质

下丘脑发出神经信号，然后经过脑干、脊髓和节前交感神经纤维传递到肾上腺髓质。这些神经信号刺激肾上腺髓质分泌激素。肾上腺髓质细胞被认为是一种修饰后的节后神经元。

肾上腺素和去甲肾上腺素是肾上腺髓质生成的两种激素。人们面对紧急情况做出"战斗或逃跑"反应时，这些激素会迅速带来身体的变化。这些激素还会对压力产生短期的响应（图 16.12a）。

肾上腺皮质

肾上腺皮质从外向内可分为球状带、束状带和网状带三部分（图 16.11b）。与肾上腺髓质相反，肾上腺皮质分泌的激素对压力产生长期响应（图 16.12b）。肾上腺皮质产生的两种主要激素是糖皮质激素和盐皮质激素。男性和女性中的肾上腺皮质也分泌少量性激素。

糖皮质激素

糖皮质激素的分泌受到促肾上腺皮质激素的控制，它对碳水化合物、蛋白质和脂肪代谢起调节作用。糖皮质激素在肾上腺皮质的束状带和网状带中

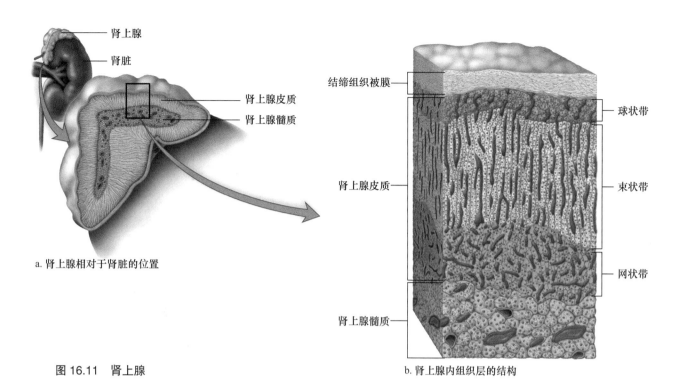

图 16.11　肾上腺

a. 肾上腺相对于肾脏的位置

b. 肾上腺内组织层的结构

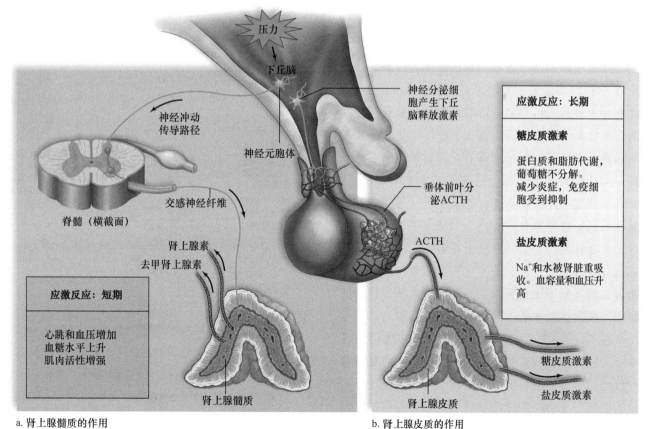

a. 肾上腺髓质的作用

b. 肾上腺皮质的作用

图 16.12　肾上腺髓质和肾上腺皮质对压力的反应

　　a. 当肾上腺髓质和肾上腺皮质帮助我们应对压力时，它们都处于下丘脑的控制之下。神经刺激使肾上腺髓质产生快速但短期的应激反应。b. 肾上腺皮质产生的应激反应虽然比较慢，但持续时间长。促肾上腺皮质激素（ACTH）促使肾上腺皮质释放糖皮质激素。除此之外，肾上腺皮质也可分泌盐皮质激素。

生成。皮质醇是一种糖皮质激素，在应激反应和体内受损组织的修复中具有活性。糖皮质激素至少通过两种方式使血糖水平升高，例如，（1）它们促进肌肉蛋白质分解为氨基酸，肝脏从血液中摄取这些氨基酸，并将过量的氨基酸转化为葡萄糖，这些葡萄糖重新回到血液中；（2）它们促进脂肪酸而非碳水化合物的代谢，这样减少对葡萄糖的消耗。

糖皮质激素还能消除引起疼痛和肿胀的炎症反应。血液中大量的糖皮质激素可以抑制身体的防御系统，包括感染部位发生的炎症反应。肾上腺皮质酮和其他糖皮质激素可以缓解炎症引起的肿胀和疼痛。然而，通过抑制疼痛和免疫力，它们会使人们极易受伤和感染。

盐皮质激素

盐皮质激素对体内的离子（电解质）平衡起到调节作用，盐皮质激素主要由肾上腺皮质的球状带生成。醛固酮是最重要的盐皮质激素，醛固酮主要针对肾脏产生作用，可促进肾脏吸收 Na^+，并使肾脏排出 K^+。

盐皮质激素的分泌不受垂体前叶的控制。当血钠水平和压力低时，肾脏分泌肾素（图 16.13）。肾素是一种酶，可将血浆蛋白血管紧张素原转化为血管紧张素 I，再由肺毛细血管中的转化酶将血管紧张素 I 转变成血管紧张素 II。血管紧张素 II 刺激肾上腺皮质释放醛固酮。这种作用方式称为肾素 - 血管紧张素 - 醛固酮系统，这个系统以两种方式使血压升高。血管紧张素 II 使小动脉收缩，醛固酮使肾脏重吸收 Na^+。当血钠水平升高时，水会被重吸收，其部分原因是下丘脑分泌了抗利尿激素。重吸收意味着水进入肾毛细血管中，然后流进血液，最后使血压升高到正常水平。

在第 11 章中我们已经讨论了肾脏在维持血压中所起的作用。我们曾提到如果由于 Na^+ 的重吸收导致血压升高，心脏的心房会易于牵张。由于血容量的大幅增加，心肌细胞释放一种称为心房钠尿激素的化学物质，抑制肾上腺皮质中醛固酮的分泌。换言之，体内许多器官都可以分泌激素，心脏只是其中之一，但是分泌激素明显不是心脏的主要功能。

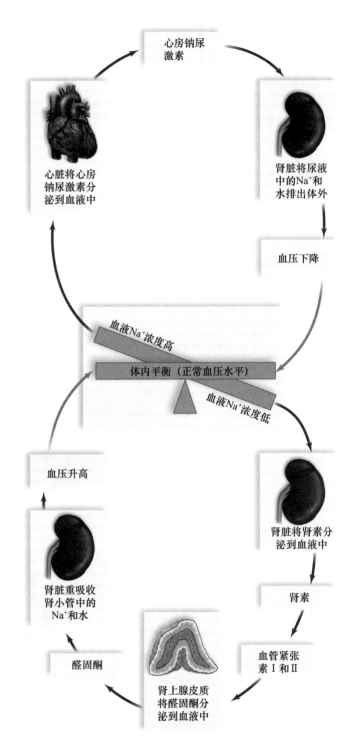

图 16.13　激素控制血压水平

上图：当高血钠水平和高血容量同时发生时，心脏分泌心房钠尿激素。心房钠尿激素促使肾脏先排泄 Na^+，然后排泄水，从而使血容量和压力恢复到正常水平。

下图：当血钠水平低时，低血压促使肾脏分泌肾素。肾素使肾上腺皮质分泌醛固酮。醛固酮使肾脏重吸收 Na^+，然后对水重吸收，从而使血容量和压力恢复到正常水平。

因此，图 16.1 所显示的内分泌腺体，心脏没有被列入其中。心房钠尿激素的作用是引起尿钠排泄，即 Na^+ 的排泄。当 Na^+ 排出时，水也紧接着排出，从而使血压降低到正常水平。

性甾体激素

除糖皮质激素外，肾上腺皮质的束状带和网状带也可以分泌少量的性激素，称为促性腺激素，其中包括雄性激素（雄激素）和雌性激素（雌激素）。主要的雄激素是脱氢表雄酮（DHEA），它是睾丸激素（雄性激素）的前体。虽然雄激素主要在男性青春期后比较活跃，但雄激素确实在女性和男性的性发育过程中发挥着作用。除此之外，这些部位还产生少量的雌二醇，这是一种雌激素。尽管女性大多数雌激素是由卵巢产生的，但在青春期，肾上腺产生的雌二醇在调节骨骼生长和维持骨量方面发挥着重要作用。

肾上腺皮质功能障碍

当一个人体内的糖皮质激素分泌不足导致其血液水平较低时，则会患上艾迪生病。过量但无效的促肾上腺皮质激素会使皮肤呈古铜色，因为促肾上腺皮质激素（像促黑素一样）会导致黑色素堆积。如果人体内没有糖皮质激素，当发生紧急情况时，体内无法供应葡萄糖。这样一来，即使是轻度感染也可能导致死亡。在某些情况下，醛固酮分泌不足导致钠和水流失，从而可能导致低血压和严重脱水。如果不及时治疗，艾迪生病可能会威胁生命。

糖皮质激素分泌过量导致库欣综合征（图 16.14）。这种疾病可能是由肿瘤引起的，因为肿瘤会对垂体造成影响，从而使促肾上腺皮质激素分泌过多，这种疾病还可能是肾上腺皮质本身所致。然而，最常见的原因是使用糖皮质激素治疗其他病症（如抑制慢性炎症）。无论是哪种情况，过量的糖皮质激素都会导致肌肉蛋白代谢，并且使皮下脂肪在上腹部堆积。女性肾上腺雄激素的过量分泌可能导致男性化，主要特征包括体毛增加、声音变粗和胡须生长。可根据具体病因对库欣综合征进行治疗，例如，适量减少可的松的用量，或使用皮质醇抑制药物，或通过手术切除垂体或肾上腺肿瘤。

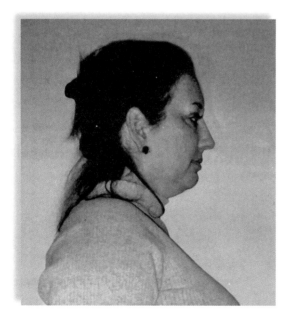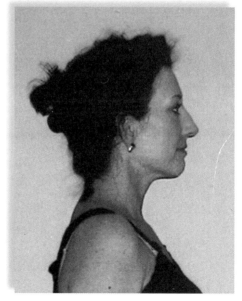

图 16.14　库欣综合征

此图显示一名 40 岁的女性被诊断出脑垂体中有一个小肿瘤。脑垂体分泌大量的促肾上腺皮质激素，促肾上腺皮质激素含量过高刺激肾上腺产生过量的皮质醇。左：术前面貌。右：术后一年面貌。

16.5　胰腺

　　胰腺是一个鱼形腺体，横卧于上腹部，胃后面，并靠近十二指肠。胰腺分为外分泌部和内分泌部两部分。外分泌部生成并分泌酶以及其他参与消化的化合物。它们通过胰管输送到小肠。内分泌部称为胰岛（朗格汉斯岛），每个胰岛都被外分泌组织所围绕。胰岛内含有多种细胞类型，其中几种在该器官的内分泌功能中起着重要作用。A 细胞可分泌胰高血糖素，而 B 细胞(不要与免疫系统的 B 细胞混淆)能分泌胰岛素。第三种细胞为 D 细胞，D 细胞可分泌生长抑素，这是一种与胰岛素同时被分泌的激素，对消化过程起到调节作用。

　　与大多数其他内分泌器官不同，胰腺不受垂体控制，而是对体内血糖水平的变化产生直接反应。当血糖水平高时，B 细胞分泌胰岛素，这通常在刚进食后发生。胰岛素刺激细胞，特别是肝细胞、肌细胞和脂肪组织细胞对葡萄糖的吸收。在肝脏和肌细胞中，葡萄糖以糖原形式被储存。在肌细胞中，葡萄糖为肌肉收缩提供能量。葡萄糖进入脂肪细胞的代谢库，从而为脂肪的形成提供了甘油。通过这些不同的方式，胰岛素使血糖水平降低（图 16.15 上部）。

　　当血糖水平低时，通常在两餐之间，胰腺的 A 细胞分泌胰高血糖素。胰高血糖素的主要靶组织是肝脏和脂肪组织。胰高血糖素刺激肝脏将糖原分解为葡萄糖，它还促使体内先消耗脂肪和蛋白质，然后使用葡萄糖。脂肪组织细胞将脂肪分解为甘油和脂肪酸，然后由肝脏吸收作为生成葡萄糖的底物。通过这些方式，胰高血糖素使血糖水平升高（图 16.15 下部）。

糖尿病

　　据估计，约有 2910 万美国人（占总人口的 9.3%）患有糖尿病。其中，大约有 810 万人未到医院进行确诊。糖尿病的主要特征是患者无法维持血糖的稳态（图 16.15），导致血液中的葡萄糖过量。这引发了许多与体内平衡有关的健康问题。随着血糖水

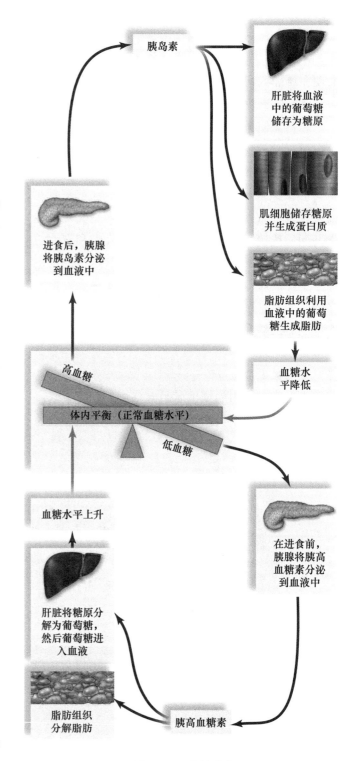

图 16.15　血糖稳态

　　上图：当血糖水平高时，胰腺分泌胰岛素。胰岛素促进糖原、蛋白质和脂肪的合成，使血糖降低到正常水平。

　　下图：当血糖水平低时，胰腺分泌胰高血糖素。胰高血糖素与胰岛素的作用相反，使血糖升高到正常水平。

平升高，葡萄糖和水随尿液一起排出体外。"糖尿病（mellitus）"一词来自希腊语，mellitus 指的是"蜂蜜"或"甜蜜"。因此，糖尿病患者经常尿频并且总是感觉口渴。除此之外，疲劳、持续饥饿和体重下降也是糖尿病的症状。

体内血糖水平高，经常会由于渗透问题引起血压升高，并且因此还可能对肾脏、眼睛和循环系统等部位的小毛细血管造成损害。糖尿病患者还经常出现视力问题，例如，视网膜病变和眼睛晶状体肿胀。如果不及时进行治疗，糖尿病患者往往会出现严重甚至致命的并发症。例如，不愈合的伤口发展成严重感染。除此之外，血管损伤还导致肾衰竭、神经破坏、心脏病发作或脑卒中。

糖尿病的种类

糖尿病包括两种类型，分别为 1 型糖尿病和 2 型糖尿病。1 型糖尿病有时被称为青少年糖尿病或胰岛素依赖型糖尿病（IDDM），2 型糖尿病被称为成人型糖尿病或非胰岛素依赖型糖尿病（NIDDM）。然而，尽管这两种糖尿病的病因不同，但它们都可能发生在儿童或成人中。

1 型糖尿病　在 1 型糖尿病中，胰腺不能产生足量胰岛素。据认为接触某种环境因素（最可能是病毒）导致细胞毒性 T 细胞破坏胰岛，这是自身免疫反应的一种。机体转而代谢脂肪，使血液中酮体聚积（此现象称为酮酸中毒），由于血液酸度的增加可能导致昏迷和死亡。

1 型糖尿病患者每天必须注射胰岛素。虽然这种方式可以控制糖尿病，但仍可能引起不便，因为血糖水平可能会在低血糖和高血糖之间摆动。如果不对血糖水平进行测试，很难确定患者到底是低血糖还是高血糖，因为这两种情况的表现很相似，例如，出汗、皮肤苍白、呼吸困难、焦虑等。每当出现这些症状时，需要立即使患者体内的血糖恢复到正常范围。如果出现的是低血糖，患者可以服用 1～2 粒葡萄糖药片、硬糖或橙汁。如果出现高血糖，那么需要通过胰岛素进行治疗。通常使用胰岛素泵可以更好地控制血糖水平，胰岛素泵是一种挂在身体外部的小设备，它与插入皮肤中的塑料导管相连。

由于糖尿病是一种常见的疾病，所以许多研究人员正在努力研究更有效的治疗糖尿病的方法。最近，研究人员在人工胰腺的研究方面取得了进展。人工胰腺是一种自动化系统，根据血糖水平的实时变化提供胰岛素。还可以将正常的胰腺，甚至胎儿胰岛细胞移植到 1 型糖尿病患者体内。另一种治疗方法是异种器官移植，将另一物种（如猪）生成胰岛素的胰岛细胞放在一个小容器内，这样既可使胰岛素流出，又能阻止免疫系统对外来细胞的攻击。另外，研究人员即将对一种疫苗进行测试，这种疫苗通过诱导 T 细胞抑制此类免疫反应的能力，来阻断免疫系统对胰岛细胞的攻击。

2 型糖尿病　大多数成年人的糖尿病是 2 型糖尿病。通常情况下，患者肥胖或体重超重，并且脂肪组织产生一种物质损害了胰岛素受体的功能。然而，2 型糖尿病也与某些复杂的遗传因素有关，这一点从某些家庭或种族群体易患该病即可看出。例如，非裔美国人比非西班牙裔白人的患病率高 77%。

正常情况下，胰岛素与细胞膜受体的结合导致葡萄糖载体数量增加，使得更多的葡萄糖进入细胞中。在 2 型糖尿病患者体内，胰岛素仍然会与受体结合，但葡萄糖载体数量不会增加。因此，该细胞被称为胰岛素抵抗。

通过坚持低脂肪、低糖饮食和定期锻炼，可以对 2 型糖尿病起到预防或至少起到控制的作用。如果这样无效，还可以通过口服药物来刺激胰腺分泌更多的胰岛素，并且能促进肝脏和肌肉细胞中葡萄糖的代谢。在美国有数百万人都不知道自己患有 2 型糖尿病。如果 2 型糖尿病患者不及时治疗，该病对人体的危害与 1 型糖尿病一样严重。

什么是妊娠糖尿病？它是如何产生的？

如果在怀孕前未患有糖尿病，但在怀孕期间血糖高，那么这些孕妇可能患有妊娠糖尿病。一小部分孕妇患有妊娠糖尿病。这种糖尿病是由胰岛素抵抗引起的，也就是说体内胰岛素浓度正常，但细胞无法产生正常反应。妊娠糖尿病和胰岛素抵抗通常在妊娠后期发生。合理膳食和运动可以对妊娠糖尿病起到控制作用，但还可能需要注射胰岛素。

如果患者未及时进行治疗，那么多余的葡萄糖进入胎盘，导致胎儿血糖过高。多余能量被储存为脂肪，导致巨大胎儿或"胖"婴儿。分娩巨大胎儿对产妇和婴儿都十分危险，因此，通常需要进行剖宫产手术。婴儿出生后，也容易出现并发症，而且今后患肥胖症和 2 型糖尿病的风险加大。

妊娠糖尿病通常会在婴儿出生以后消失。然而，一旦女性曾经患有妊娠糖尿病，她在以后怀孕时再次发病的可能性会很大。另外，这些女性在以后的生活中也容易患 2 型糖尿病。

糖尿病检查

口服葡萄糖耐量试验有助于糖尿病的诊断。在让患者口服 100 克葡萄糖后，以一定时间间隔测定血糖浓度。在糖尿病患者体内，血糖水平大幅上升并将持续数小时（图 16.16），尿液中还会有葡萄糖。

对于非糖尿病患者，血糖水平稍微升高，然后在约 2 小时后恢复到正常水平。

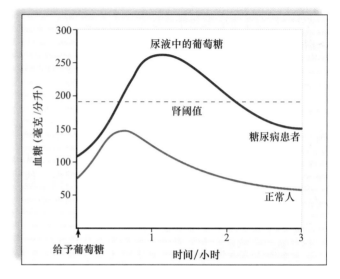

图 16.16　糖尿病患者葡萄糖耐量试验结果

在口服 100 克葡萄糖后，糖尿病患者的血糖水平急剧上升，并且尿液中出现葡萄糖。在服用 2 小时后，血糖水平仍维持在 200 毫克 / 分升以上。

除了注射胰岛素之外，是否有更好的治疗方法？

截至目前，糖尿病患者大多不得不依赖胰岛素泵或注射胰岛素，然而，在 2014 年，FDA 批准了胰岛素吸入器，用于向体内输入胰岛素。吸入器将干粉送到肺部，通过肺吸收到血液中。使用吸入器并不是为了取代注射，而是在进餐时为体内提供小剂量的胰岛素。

确认胰岛素为一种化学信使

1920 年，医生弗雷德里克·班廷决定提取胰岛素，来确定它是否为一种化学信使。过去研究人员无法做到这一点，因为在分离过程中消化液内的酶会破坏胰岛素（一种蛋白质）。班廷想到了用结扎（捆绑）胰管的方法，因为他从前期研究知道这种方法只会使产生消化液的细胞退化，而不会使产生胰岛素的胰岛退化。他的教授

J. J. 麦克劳德在多伦多大学为他提供了一个实验室，并指定一名研究生查尔斯·贝斯特作为他的助理。

　　由于班廷和贝斯特的资金有限，所以在那个夏天，他们工作、睡觉和吃饭都在实验室里。到夏天快要结束时，他们已经分离出了胰腺提取物，这种提取物能降低糖尿病犬的血糖水平。然后麦克劳德让生物化学家对提取物进行了纯化。1922 年进行了第一例人类患者胰岛素治疗，随后又从猪和牛的体内提取大量纯净的胰岛素。班廷和贝斯特使用的基本实验体系如表 16A 所示。

表 16A　班廷和贝斯特的实验体系	
实验过程	实验结果
1. 确定化学品的来源	胰岛
2. 确定胰岛的作用	体内的胰腺分泌物使血糖降低
3. 提取化学物质	从胰腺分泌物中分离胰岛素
4. 证明该化学物质具有预期效果	胰岛素使血糖降低

　　由于此重大发现，班廷和麦克劳德于 1923 年获得了诺贝尔生理学或医学奖，1953 年确定了胰岛素的氨基酸序列。目前人们通过重组 DNA 技术生成合成胰岛素，并且使用细菌（如大肠杆菌）来生成激素。重组胰岛素有时也称为合成胰岛素，在改善全世界糖尿病患者的健康方面发挥着重要的作用。

16.6　其他内分泌腺

　　男性的睾丸和女性的卵巢统称为性腺，能产生激素，因此被认为是内分泌腺。除此之外，胸腺和松果体以及体内的一些其他组织也具有内分泌功能。

睾丸和卵巢

　　睾丸和卵巢的活动受下丘脑和垂体控制。睾丸位于阴囊内，卵巢位于盆腔内。睾丸产生雄激素（男性性激素），如睾酮。卵巢产生雌激素和孕酮，即女性性激素。这些激素可反馈控制下丘脑对促性腺激素释放激素的分泌。脑垂体分泌的卵泡刺激素、黄体生成素和促性腺激素（图 16.17）也受到性激素的反馈控制。

　　在促性腺激素的影响下，进入青春期时睾丸开始大量分泌睾酮。睾酮刺激阴茎和睾丸的生长，并且在青春期发育时还会突显和维持第二性征，第二性征主要包括面部、腋窝（腋下）和阴毛的生长。除此之外，还使喉部和声带变大、变宽，使声音变得低沉。睾酮还对皮脂腺和汗腺产生刺激作用，使人产生痤疮和体臭。睾酮的另一个副作用是使人秃顶。虽然女性像男性一样也会继承秃顶基因，但由

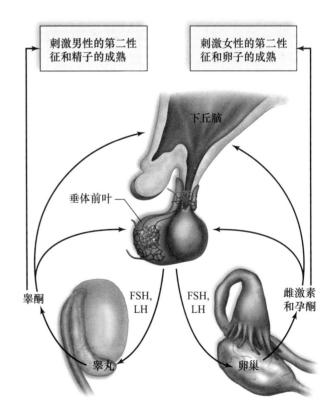

图 16.17　睾丸和卵巢产生的激素

睾丸和卵巢分泌性激素。睾丸分泌睾酮，卵巢分泌雌激素和孕酮。在男性和女性体内，下丘脑分泌的促性腺激素释放激素（GnRH）和脑垂体分泌的卵泡刺激素（FSH）和黄体生成素（LH）都是由它们各自的激素所控制的。

于睾酮的存在，秃头更常见于男性群体。睾酮还使男性的肌力增强，这就是为什么一些运动员会服用合成代谢类固醇，这些药物通常是睾酮或相关化学物质。在第13章的生物伦理学专栏"合成代谢类固醇的使用"讨论了合成代谢类固醇对身体的危害。

女性性激素（雌激素和孕酮）对身体产生很多影响，特别是青春期时分泌的雌激素刺激子宫和阴道的生长。雌激素对于卵子的成熟至关重要，并且对女性第二性征的形成有重要作用。这些第二性征主要包括女性体毛和脂肪分布。一般来说，女性看起来比男性更圆润，因为皮下脂肪比男性多。除此之外，女性的骨盆带比男性要宽，所以女性盆腔较大。雌激素和孕酮对于女性乳房发育和子宫周期的调节也是必需的，这种影响体现在女性的月经（血液和黏膜组织从子宫排出）方面。

胸腺

叶状胸腺位于胸骨后面（图16.1）。在儿童期，胸腺发育达到高峰，并处于最活跃状态。随着年龄的增长，胸腺逐渐萎缩，并被脂肪组织所替代。产生于骨髓的淋巴细胞迁移于胸腺内，进而转化为T细胞。胸腺的小叶由上皮细胞组成，上皮细胞分泌胸腺素，这种激素可诱导小叶中的淋巴细胞分化。虽然胸腺素通常作用于胸腺，但目前人们正在研究用于增强艾滋病或癌症患者T细胞功能的方法。

松果体

松果体位于脑部（图16.1），它主要在夜间分泌褪黑素。褪黑素对生物钟起到调节作用。通常情况下，晚上褪黑素水平增加时，我们会变得困倦，一旦白昼来临，褪黑素水平降低，我们就会清醒（图16.18）。像这样的24小时循环被称为昼夜节律，此节律是由位于下丘脑的生物钟控制的。

动物研究表明褪黑素也可以调节性发育。与这些发现相一致的是，我们注意到，因脑肿瘤损伤松果体的儿童会出现早熟的现象。

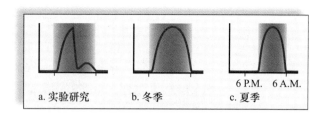

图16.18　褪黑素的产生随季节变化

我们晚上睡觉时，褪黑素的生成量最多。
a. 光线能抑制褪黑素的产生。褪黑素在冬季（b）的分泌时间长于夏季（c）。

由其他器官或组织分泌的激素

通常一些不被认为是内分泌腺的器官也可以分泌激素。我们在之前已经讲到肾脏分泌肾素，心脏能产生心房钠尿激素，胃和小肠生成肽类激素，调节消化道分泌物的分泌。除此之外，还有许多其他类型的组织也能生成激素。

促红细胞生成素

如果体内血氧含量低，肾脏分泌促红细胞生成素（EPO）。促红细胞生成素刺激红骨髓中红细胞的形成，生成的大量红细胞促使血氧含量上升。许多不同种类的器官和细胞也能产生肽生长因子，来刺激细胞分裂和有丝分裂。生长因子可以被看成是激素，因为它们作用于具有特定受体的细胞。有的生长因子释放到血液中，另外一些则扩散到附近的细胞。

瘦素

瘦素是由脂肪组织产生的蛋白质激素。瘦素作用于下丘脑，然后下丘脑发出饱腹感信号。说起来奇怪，肥胖者的血液中可能含有丰富的瘦素，但是，由于基因突变或下丘脑细胞缺少瘦素受体，他们体内产生的瘦素可能丝毫不起作用。

前列腺素

前列腺素是在细胞中由花生四烯酸（一种脂肪酸）合成的一类强效化学信号。前列腺素不分泌到血液中，其作用是局部的，非常靠近分泌的部位。它们通常由受损组织分泌，从而使人产生疼痛感。在子宫中，前列腺素使肌肉收缩。因此，它们与一些女性月经疼痛和不适有关。除此之外，前列腺素还对热原起到调节作用，热原被认为可以调整脑中的温度调节中枢。阿司匹林因对前列腺素的作用而发挥降低体温、控制疼痛的效果。

某些前列腺素还可以减少胃液的分泌，并已用于治疗胃反流。有些前列腺素可使血压降低，已用于治疗高血压。还有一些前列腺素可抑制血小板凝聚，用于预防血栓形成。然而，不同的前列腺素的效果也各异，并且很难制定相关使用标准。因此，前列腺素治疗方式目前仍处于实验阶段。

16.7　激素和内稳态

神经系统和内分泌系统控制其他体内系统，从而维持身体内稳态（图 16.19）。

对外部变化的反应

神经系统主要对外部环境的变化发生反应。有些反应是自动的。我们可以通过一个小实验来检测：

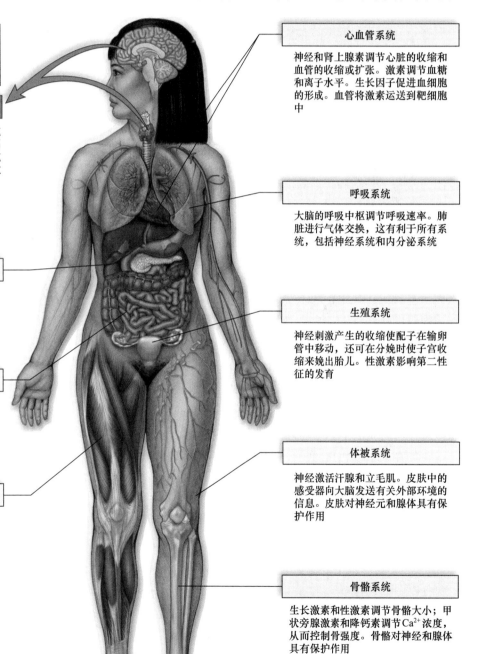

神经系统和内分泌系统协同工作来维持内稳态。在此处列出的其他系统也与这两种系统协同作用

神经系统和内分泌系统

神经系统和内分泌系统协调其他系统的活动。大脑接受感觉输入，并控制肌肉和各种腺体的活动。内分泌系统分泌激素影响细胞代谢、身体各部位的生长和发育以及体内平衡

泌尿系统

神经刺激与排尿相关的肌肉。激素（抗利尿激素和醛固酮）帮助肾脏调节血液的水盐平衡和酸碱平衡

消化系统

神经刺激平滑肌并使消化道运动。激素有助于调节消化液，将食物分解为可被神经元和腺体吸收的营养物质。

肌肉系统

神经刺激肌肉收缩帮助摆脱危险。雄激素促进骨骼肌的生长。肌肉和关节中的感受器向大脑发送信息。肌肉对神经元和腺体有保护作用

心血管系统

神经和肾上腺素调节心脏的收缩和血管的收缩或扩张。激素调节血糖和离子水平。生长因子促进血细胞的形成。血管将激素运送到靶细胞中

呼吸系统

大脑的呼吸中枢调节呼吸速率。肺脏进行气体交换，这有利于所有系统，包括神经系统和内分泌系统

生殖系统

神经刺激产生的收缩使配子在输卵管中移动，还可在分娩时使子宫收缩来娩出胎儿。性激素影响第二性征的发育

体被系统

神经激活汗腺和立毛肌。皮肤中的感受器向大脑发送有关外部环境的信息。皮肤对神经元和腺体具有保护作用

骨骼系统

生长激素和性激素调节骨骼大小；甲状旁腺激素和降钙素调节 Ca^{2+} 浓度，从而控制骨强度。骨骼对神经和腺体具有保护作用

图 16.19　神经系统和内分泌系统相互作用以控制身体内稳态

神经系统和内分泌系统协同工作来调节和控制其他系统。

手持一片透明塑料于脸前，让某人轻轻地扔一柔软东西（例如，一团纸）到塑料上。你能让自己不眨眼吗？这个反射动作可以保护你的眼睛。

眼睛和其他具有感受器的器官为我们提供了有关外部环境的有价值的信息。中枢神经系统接收数百万神经信号，对这些信号进行整合，并与先前储存的记忆进行比较，最后"制定"正确的行动方案。神经系统经常通过身体运动来对外部环境的变化做出反应，它使我们能够待在尽可能温和的环境中，否则，我们就得检验在极端条件下神经系统维持身体内稳态的能力。

对体内变化的反应

对内脏器官的控制通常要求神经系统和内分泌系统协同工作。这通常不是有意识发生的，潜意识控制通常与下丘脑和延髓的反射动作相关。我们以血压为例，在跑完 3 英里（约 4.8 千米）后，你想坐在树下休息一下，当站起来再次跑步时，你会感到身体很乏，但这种感觉很快就会消失，这是因为延髓对主动脉弓和颈动脉中的压力感受器的信息输入做出了反应。交感神经系统立即起到增加心率和收缩血管的作用，因此血压升高。出汗可能会破坏血液的水盐平衡。如果这种情况发生，肾上腺皮质分泌的醛固酮将作用于肾小管以吸收 Na^+，接着再对水重吸收。下丘脑还可以通过将抗利尿激素输送到垂体后叶来起到调节作用，然后垂体后叶将抗利尿激素释放到血液中。促进肾小管对水的重吸收。

正如在第 14 章中提到的，某些药物（如酒精）会影响抗利尿激素的分泌。当摄入酒精时，酒精很快通过胃进入血液中，通过血液循环到达下丘脑并抑制抗利尿激素的分泌。当抗利尿激素水平下降时，肾小管吸收的水分减少，从而使稀释的尿液增加。过度失水或脱水会破坏体内平衡，这就是为什么在炎热的天气里锻炼或大量出汗时不能喝酒的原因。因为酒精饮品（如啤酒）不会让你补充水分，反而产生相反的作用。

控制生殖系统

与其他系统相比，生殖系统更能引起我们的兴趣，如果没有神经系统和内分泌系统的辅助，生殖系统无法发挥作用。下丘脑控制垂体前叶，垂体前叶对睾丸和卵巢中激素的释放以及配子的产生起到控制作用。神经系统直接控制输送精液的管道肌肉的收缩。输卵管的收缩也受到神经系统的刺激，输卵管将发育中的胚胎移动到子宫内继续发育。如果没有下丘脑分泌催产素的正反馈循环机制，可能就不会产生分娩行为。

神经内分泌系统

神经系统和内分泌系统紧密协同工作，形成神经内分泌系统。如前所述，下丘脑是联系神经系统和内分泌系统的枢纽。除了生成被垂体后叶分泌的激素，下丘脑还会产生控制垂体前叶的激素。控制其他器官的自主神经系统的神经会直接受到下丘脑的控制。实际上，下丘脑同属于神经系统和内分泌系统，但它经常被称为神经内分泌器官。

案例分析：结论

对于糖尿病患者来说，控制血糖水平并过上健康的生活比过去要容易得多。在重组 DNA 技术（大量生产人胰岛素）发展之前，胰岛素来自猪或牛的胰腺，这些胰岛素需要耗时费力地纯化，并且因为动物胰岛素结构与人类的不同，有时会发生免疫反应。越来越多的人使用胰岛素泵来治疗糖尿病。胰岛素泵是一种比手机大一点的装置，它用小塑料导管皮下推注精确量的胰岛素。实际上，胰岛素泵精准地模仿人体胰腺给予身体所需的胰岛素的量。研究表明，胰岛素泵比传统胰岛素注射方法更能有效地控制血糖。在不久的将来，一种称为"人工胰腺"的装置可能被植入糖尿病患者体内，不仅可以监测患者的血糖水平，还可以为患者提供适当剂量的胰岛素。

小结

16.1　内分泌腺

内分泌系统与神经系统协同工作来调节其他身体系统的活动。内分泌腺将激素分泌到血液中，激素随血流运输到靶器官或靶组织内。这与外分泌腺不同，外分泌腺将产物分泌到导管中。

- 激素是一种化学信号，是肽或类固醇，通常在身体部位之间产生远距离作用。
- 信息素是影响另一个个体行为的化学信号。
- 细胞膜对肽类激素的接收会激活细胞内的酶级联反应。肽类激素通常利用第二信使系统，例如，环腺苷酸。
- 类固醇激素与受体结合，结合后的复合物会附着并激活 DNA，随后蛋白质开始合成。

16.2　下丘脑和脑垂体

内分泌系统由下丘脑控制，下丘脑对脑垂体的分泌物起到调节作用。下丘脑中的神经分泌细胞能产生抗利尿激素和催产素，这些激素储存在垂体后叶的轴突末梢中，直至被排出。

- 下丘脑产生下丘脑释放激素和下丘脑抑制激素，这两种激素通过垂体门脉系统传递到垂体前叶。
- 垂体前叶产生促甲状腺激素、促肾上腺皮质激素、促性腺激素、卵泡刺激素、黄体生成素、催乳素、促黑素和生长激素。其中一些激素刺激其他激素腺体分泌激素。
- 与生长激素相关的内分泌紊乱包括垂体性侏儒症、巨人症和肢端肥大症。

16.3　甲状腺和甲状旁腺

甲状腺需要碘来生成三碘甲腺原氨酸和甲状腺素，它们可提高代谢率。

- 如果体内缺乏碘，可形成地方性甲状腺肿。如果甲状腺发育不良，则导致先天性甲状腺功能减退症。

- 在成人中，甲状腺功能低下导致黏液性水肿，而过度活跃的甲状腺则会导致突眼性甲状腺肿。
- 甲状腺产生降钙素，有助于降低血钙水平。
- 甲状旁腺能分泌甲状旁腺激素，可升高血钙水平。

16.4　肾上腺

肾上腺对压力产生反应。

肾上腺髓质

肾上腺髓质能分泌肾上腺素和去甲肾上腺素，从而使心跳和血压升高、血糖水平升高、肌肉变得有活力。

肾上腺皮质

肾上腺皮质能产生糖皮质激素（皮质醇）、盐皮质激素（醛固酮）、促性腺激素（脱氢表雄酮）、雄激素和雌二醇（雌激素）。糖皮质激素可调节碳水化合物、蛋白质和脂肪代谢，并能抑制炎症反应。盐皮质激素受肾脏产生的肾素的影响，可调节水盐平衡，增加血容量和血压。

- 肾上腺皮质出问题可能导致艾迪生病或库欣综合征。

16.5　胰腺

胰腺包含内分泌细胞和外分泌细胞。胰岛细胞能分泌胰岛素和胰高血糖素。

- 胰岛素能降低血糖水平。
- 胰高血糖素可升高血糖水平。
- 糖尿病产生的原因是胰腺无法分泌胰岛素或细胞无法利用胰岛素。

16.6　其他内分泌腺

以下内分泌腺能产生激素：

- 睾丸和卵巢（性腺）产生性激素，雄性激素是雄激素（睾酮），雌性激素包括雌激素和孕酮。合成代谢类固醇类似于睾酮的作用。

- 胸腺分泌胸腺素，可刺激 T 细胞的产生和成熟。
- 松果体产生褪黑素，对昼夜节律和生殖器官的发育产生作用。

以下器官和组织能产生激素：

- 肾脏产生促红细胞生成素。
- 脂肪组织产生瘦素，作用于下丘脑。
- 前列腺素在细胞内产生，在局部发挥作用。

16.7　激素和内稳态

神经系统和内分泌系统对其他系统进行控制，从而维持身体内稳态。

- 神经系统在收到感受器传入的信息后，会对外部环境做出反应。感受器位于眼、耳等器官中。
- 神经系统和内分泌系统共同控制内脏器官的潜意识作用。这种控制通常依赖于反射动作，反射动作由下丘脑和延髓产生。
- 神经系统和内分泌系统紧密合作，形成神经内分泌系统。

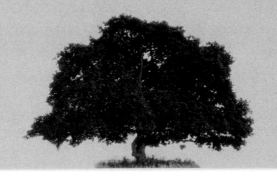

第五部分　人体的生殖与发育

第 17 章
生 殖 系 统

案例分析：宫颈癌

安总是害怕去看妇科医生，因为每次去时，她的医生都告诫她要戒烟。然而，在过去的 20 年里，她却未曾断过，只是在过去几年中烟量有所减少，但仍然是每天一包烟。每年安的巴氏涂片检查都显示正常，所以她开始把每年的妇科检查仅视为一种形式。40 岁之后，就很少去医院做妇科检查，在过去的几年里，索性不再做检查。

最近安感觉还不错。然而在几个月前，通常在性行为之后，她发现阴道有流血的现象，还会伴有少许疼痛。身体的这些变化引起了她的注意，她预约了自己的医生。

到医院后，医生对安进行了全面的身体检查，检查项目包括巴氏涂片检查。正如医生所预料的那样，她的检查结果显示异常。医生将检查结果发送给一名癌症专家，专家证实安的症状是由早期宫颈癌引起的。为了检查癌症的病变程度，并确定它是否扩散到其他器官，肿瘤科医生还对安的骨盆和腹部进行电子计算机断层扫描（CT），并做了一系列的血液检查。CT 和血液检查的结果都表明安还算幸运，癌症还处于早期。肿瘤科医生说安无须摘除子宫，但是必须立即进行化疗和放射治疗，以阻止癌症的扩散。

扫描获取彩色图片，帮助您理解本章内容。

章节概要

17.1 人类生命周期

生殖系统能产生配子，由于减数分裂，每个配子只有 23 条染色体。

17.2 男性生殖系统

男性生殖系统能产生精子，分泌雄性激素。

17.3 女性生殖系统

女性的卵巢能产生卵子，分泌雌性激素。

17.4 卵巢周期

每个月女性的性激素分泌都不稳定，如果不发生妊娠，则女性每月会在月经前排卵一次。

17.5 控制生育

人们采用的避孕方法有很多种，不孕不育者可以使用辅助生殖技术进行生育。

17.6 性传播疾病

目前已经研发出各种药物来控制艾滋病和生殖器疱疹，但这些性传播疾病仍无法被治愈。由细菌引起的性传播疾病可通过抗生素来治愈，但病菌产生的耐药性使治愈变得异常困难。

17.1 人类生命周期

与身体的其他系统不同，男性和女性的生殖系统很不相同。男性和女性的生殖系统都产生配子（一种相互结合能形成新的个体的细胞）。女性生殖系统还有更多的功能，在胎儿出生前保护胎儿，给发育中的胎儿提供营养。人体的生殖器官（或生殖器）具有以下功能：

1. 男性的睾丸产生精子，女性的卵巢产生卵子。

2. 男性的输精管保护和输送精子，直至精子离开阴茎。女性的输卵管将卵子运送到子宫。

3. 男性阴茎的功能是将精子送入女性阴道内。女性阴道用于排出经血，以及作为分娩时的产道。

4. 受精卵在女性子宫内发育。婴儿出生后，女性乳房还会分泌作为营养物质的乳汁。

5. 睾丸和卵巢能产生性激素。性激素对身体的影响很大，因为它们会凸显性别特征。女性的性激素对怀孕过程起到促进作用。

与许多其他动物不同，人在出生时不具备生殖的能力，所以，会经历青春期，在此期间，由孩子成长为具有完全性能力的成年人。直到青春期结束，生殖系统的功能才得以完善。女性的性成熟通常发生在 10～14 岁之间，男性是在 12～16 岁之间。在青春期结束时，一个人即具有了生育能力。

有丝分裂和减数分裂

在人类的生命周期中会发生细胞分裂，细胞分裂可分为有丝分裂和减数分裂。在研究这两种细胞分裂之前，我们需要知道遗传物质 DNA 分布于细胞核内的 46 条染色体中。这 46 条染色体成对存在，即为 23 对，每对染色体分别来自父母。人体内大多数细胞都具有 46 条染色体。在我们生命周期的大部分时间里，我们的细胞会进行有丝分裂。有丝分裂是复制分裂，这意味着在有丝分裂结束时，每一个细胞仍为互补的 46 条染色体。换言之，当一个细胞分裂时，它会通过有丝分裂产生精确的自身复制，就像复印机复印一页笔记一样。在人类的生命周期中，有丝分裂是在组织生长和修复过程中起重要作用的细胞分裂形式（图 17.1）。

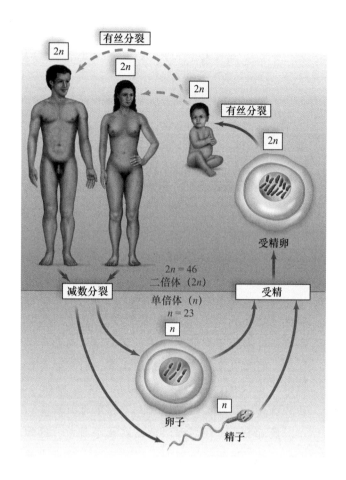

图 17.1 人类的生命周期

在人类的生命周期中存在两种细胞分裂形式，即有丝分裂和减数分裂。在有丝分裂中，染色体数目保持不变；在减数分裂中，染色体数目会减半。在生长发育或细胞修复期间，有丝分裂确保每个新细胞具有 46 条染色体。在形成性细胞期间，染色体数目从 46 条减少到 23 条。因此，一个卵子和一个精子各有 23 条染色体，当精子与卵子结合时，形成的受精卵含有 46 条染色体。

出于繁衍的目的，身体中的生殖细胞会发生减数分裂。在男性中仅发生于睾丸的精子形成期间；在女性中仅发生于卵巢的卵子形成期间。减数分裂具有两种功能：第一种为数量减少的分裂。在减数分裂期间，染色体数目从正常的 46 条染色体（称为二倍体或 $2n$ 染色体）减少到 23 条染色体（称为单倍体或 n 染色体）。这个过程需要经历两次连续的分裂，分别称为减数第一次分裂和减数第二次分裂，这期间形成了配子（性细胞）。第二种是减数分裂发生遗传变异，因而保证了孩子不是父母任一方的复制品。

在减数分裂后，单倍体细胞会发育成精子（男性）或卵子（女性）。与卵子相比，精子很小。特化的精子仅携带染色体游向卵子。特化的卵子等待精子的到来，并为新个体提供细胞质以及染色体。卵子和精子融合形成的细胞称为受精卵。因为精子和卵子各有 23 条染色体，所以受精卵中含有 46 条染色体。如果没有减数分裂，那么新个体中染色体的数量将会增加一倍，并且细胞也不再具有任何功能。

17.2　男性生殖系统

男性生殖系统的器官见表 17.1 和图 17.2。男性的性腺或主要性器官是成对的睾丸，位于阴囊的左、右室中。

表 17.1　男性生殖器官

器官	功能
睾丸	产生精子，分泌性激素
附睾	储存精子，精子在其中发育成熟
输精管	运输和储存精子
精囊	精液提供营养和液体
前列腺	分泌物是精液的组成成分
尿道	排精
尿道球腺	分泌的黏液是精液的组成成分
阴茎	性行为器官

睾丸产生的精子会在附睾内成熟，附睾是位于每个睾丸外面的紧密盘绕的导管。精子需成熟以后，才能与卵子结合。精子离开附睾进入输精管，在其中可以储存一段时间。每根输精管都进入腹腔内，并环绕着膀胱，再进入射精管中，射精管与尿道相连。

在射精时，与精子一起射出的液体为精液。精囊、前列腺和尿道球腺的分泌物都是精液的成分。精囊成对地位于膀胱底部，每个精囊都以导管与输精管相连。前列腺是单个的环形腺体，包绕膀胱正下方的尿道根部。老年男性前列腺增大会对尿道造成挤压，使排尿疼痛、困难。在第 11 章的健康专栏"前列腺增大导致排尿困难"中详细地讨论了这种情况。尿道球腺也称库珀氏腺，大小似豌豆，位于尿道两侧的前列腺下方。它们的分泌物使得精液呈凝胶状。

精液的每种成分都具有独特的功能。精子在碱性溶液中更具有活力。精液呈乳白色，微碱性（pH 约 7.5）。游动的精子需要能量，精液中含有果糖，可作为能量来源。精液中还含有前列腺素，可使子宫收缩，子宫的收缩有助于将精子推向卵子。

阴茎和男性性高潮

阴茎（图 17.3）是男性的性交器官，其中还有尿道。它包括长圆柱状阴茎体和顶端膨大的阴茎头。覆盖阴茎头的皮肤称为包皮，可在出生后不久通过包皮环切术将其切除（参见健康专栏"男性和女性的割礼"）。

勃起组织呈海绵状，内含可充满血液而膨胀的微小腔隙。在性刺激期间，自主神经会释放一氧化氮（NO）。这种刺激会导致 cGMP 的产生。cGMP 是一种类似于 ATP 的高能化合物，它可使进入动脉壁的平滑肌松弛，使勃起组织充满血液。同时，血液回流的静脉被压迫，阴茎勃起。勃起功能障碍（ED）（以前称为阳痿）是在性行为过程中无法勃起的一种现象。ED 可能由多种因素引起，包括血流不畅、使用某些药物，还有许多疾病等。用于治疗 ED 的药物主要是通过抑制一种能分解 cGMP 的酶的活性，来保证阴茎勃起。因此，这些药物中有的可能会引起视力问题，因为视网膜中含有相同的酶。在勃起期间，括约肌收缩，使膀胱关闭，尿液无法进入尿道。

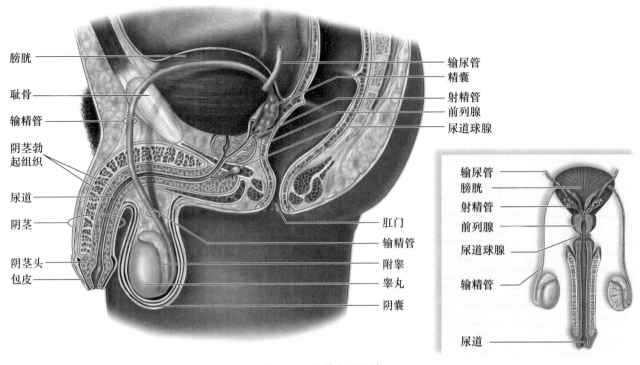

图 17.2　男性生殖系统

睾丸产生精子。精囊、前列腺和尿道球腺为精子提供液体介质，精子从输精管通过射精管输送到阴茎的尿道中。做包皮环切术后，包皮会被切除。

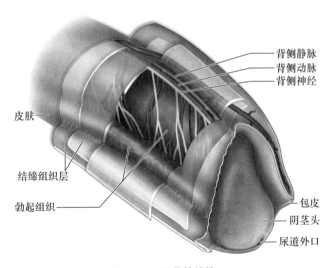

图 17.3　阴茎的结构

阴茎体的前部为阴茎头。在未做包皮环切术的男性中，这部分被包皮覆盖。

随着性刺激的增加，精子从输精管进入尿道中，同时腺体分泌精液。一旦精液进入尿道，节律性肌肉收缩就可使精液从阴茎中喷出（射精）。

使精液从阴茎中排出的收缩运动是男性性高潮的一部分，并且在性高潮时人们会产生生理和心理感受。愉悦的心理感受在大脑中形成。然而，生理感觉与生殖器官、相关肌肉以及整个身体有关。在肌肉紧张之后，肌肉会产生收缩和放松。然后在射精后或没有性刺激时，阴茎会恢复到正常的松弛状态。通常这段时间称为不应期，在此期间如果有性刺激，阴茎也不会勃起，而且不应期的长度随着年龄的增长而增加。

在射精时排出的 3.5 毫升精液中约有 4 亿个精子。有时精子的数量可能比这少得多，但仍然可以与卵子结合，形成受精卵。

男性的性腺：睾丸

产生精子以及雄性激素的睾丸位于男性的腹腔之外、阴囊之内。睾丸在腹腔内开始发育。在胎儿发育的最后 2 个月，它们通过腹股沟管降到阴囊中。如果在此期间睾丸没有下降，并且没有进行及时治疗或通过手术的方式将其置入阴囊中，则此男婴长大后通常会患有不育症。这是因为身体的内部温度太高而不能产生可存活的精子。阴囊通过控制它们与身体的距离，来调节睾丸的温度。

生精小管

　　睾丸的纵剖面图显示了它由睾丸小叶的隔室所组成，每个小隔室包含 1～3 根紧密盘绕的生精小管（图 17.4a）。生精小管中充满了进行精子发生（即生成精子）的细胞，精子发生过程产生精子。

　　在精子生成的过程中，精原细胞分裂形成初级精母细胞（$2n$）。然而，一部分初级精母细胞不会参与精子发生过程，而是作为干细胞，允许精子发生在整个男性生命周期中持续进行。另外一部分初级精母细胞会向远离外壁的方向移动，而且还会膨大，并经历减数第一次分裂产生次级精母细胞。每个次级精母细胞只有 23 条染色体（图 17.4b）。次级精母细胞（n）会经历减数第二次分裂，以产生四种精细胞，而且每种精细胞也具有 23 条染色体。然后精细胞会发育成精子。塞尔托利细胞在精子发生的过程起到支持、滋养和调节的作用。从精原细胞发育到精子大约需要 74 天。

　　成熟的精子包括头部、中段和尾部（图 17.4c）。中段的线粒体为尾部的运动提供能量。头部包含一个细胞核，头部上为顶体，在顶体中含有一种酶，可使精子与卵子融合。在正常男性的射精

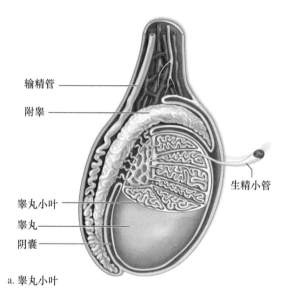

输精管

附睾

生精小管

睾丸小叶

睾丸

阴囊

a. 睾丸小叶

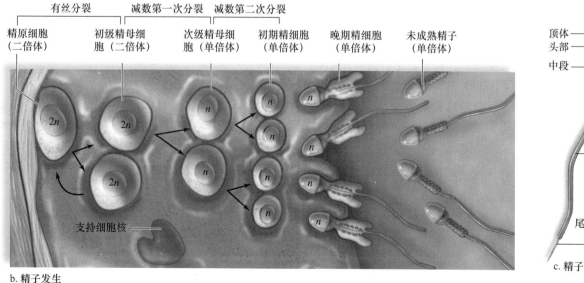

b. 精子发生

c. 精子

图 17.4　精子发生过程形成精细胞

　　a. 睾丸小叶中含有生精小管；b. 如精子发生的图片所示，精子集于管壁上；c. 精子包括头部、中段和尾部。细胞核位于头部，覆盖头部前端为一种帽状结构，这是含有酶的顶体。

过程中，产生的精液会含有数亿个精子，但通常只有一个精子与卵子相结合。精子在女性生殖道中的存活时间一般不超过 48 小时。

间质细胞

雄性激素即雄激素，由位于生精小管之间的细胞分泌，这些细胞称为间质细胞。最重要的雄性激素是睾酮，其功能将在以下内容中进行讨论。

雄性激素的调节

下丘脑对睾丸的性功能起着绝对控制作用，因为下丘脑会分泌一种激素，称为促性腺激素释放激素（GnRH）。GnRH 刺激垂体前叶分泌促性腺激素。促性腺激素包括两种，分别为卵泡刺激素（FSH）和黄体生成素（LH），它们都存在于男性和女性体内。在男性体内，FSH 促进生精小管中精子的产生，LH 还可控制间质细胞产生睾酮。

所有这些激素都参与负反馈调节，并维持精子和睾酮的正常生成（图 17.5）。当血液中睾酮含量上升到一定水平时，反馈调节下丘脑和垂体前叶，减少它们各自分泌物的生成，即 GnRH 和 LH 的生成。随着血液中睾酮水平的下降，下丘脑增加 GnRH 的分泌，由垂体前叶分泌的 LH 也会增加。这些反应刺激间质细胞产生睾酮。类似的反馈调节维持精子的连续生产。生精小管管壁中的支持细胞产生抑制素，在适当时可阻碍 GnRH 和 FSH 的分泌（图 17.5）。

睾酮是男性的主要性激素，对于表 17.1 中列出的器官的正常发育和功能至关重要。睾酮还凸显并维持青春期发育的男性第二性征。就人体躯干结构而言，男性通常比女性高，肩部比女性的宽，腿也比女性的长。与女性相比，男性的声音更低沉，这是由于男性喉部较大并且声带较长。喉结是喉部的一部分，通常在男性中更突出明显。睾酮使男性在脸部、胸部以及身体的其他部位（例如，背部）长出明显的毛发。相关的化学物质也可导致男性发际线后移和男性型脱发现象。

睾酮对男性肌肉的发育至关重要。男性和女性有时会服用合成代谢类固醇——一种睾酮或类似睾

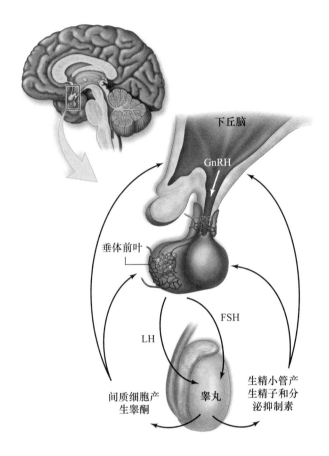

图 17.5　控制睾丸产生精子和睾酮的激素

GnRH 刺激垂体前叶分泌促性腺激素，即 FSH 和 LH。FSH 刺激精子的产生，LH 刺激睾酮的产生。睾酮和抑制素对下丘脑和垂体前叶产生负反馈控制，调节血液中的睾酮水平，使睾丸产生精子。

酮的类固醇激素。服用这些激素可能会引发与肾脏、心血管系统和激素失衡有关的健康问题。

17.3　女性生殖系统

女性生殖系统的器官见表 17.2 和图 17.6。女性性腺是成对的卵巢，位于盆腔上部的浅凹窝处，两侧各有一个。卵巢能产生卵子、雌激素和孕酮。

生殖道

输卵管从子宫一直伸展至卵巢。然而，输卵管没有附着在卵巢上，输卵管周缘有许多指状突起，称为输卵管伞，覆盖于卵巢表面。在排卵期间，当卵子从卵巢中排出时，通常被输卵管伞捕获，大量纤毛摆动，将卵子推到输卵管中。

卵子一旦进入输卵管，就会由纤毛运动和输卵

管的肌肉收缩缓慢地被推向宫腔方向。除非发生受精，否则卵子的存活时间为 6 ～ 24 小时。受精卵通常在输卵管中形成。发育中的胚胎通常在几天后到达子宫，并开始植入。在植入过程中，胚胎埋入子宫内膜，这时的子宫内膜也早已做好了接收的准备。

子宫由肌肉组成，子宫壁较厚。子宫大小和形状都像倒置的梨（图 17.6）。子宫位于盆腔中央，倾伏于膀胱上方。输卵管与子宫的上端相连；在子宫的下端，子宫颈和阴道几乎成 90°。

宫颈癌是发生在女性中常见的一种恶性肿瘤，可以通过巴氏涂片检查进行早期筛查。该项检查需要从子宫颈取出少量细胞镜检。如果细胞检查的结果呈癌变，医生可能会建议患者行子宫切除术。子宫切除术是切除包括子宫颈在内的整个子宫。除了子宫外，卵巢也被摘除的手术称为卵巢子宫切除术（根治性子宫切除术）。但阴道仍然保留，因此女性仍然可以进行性交。

表 17.2　女性生殖器官

器官	功能
卵巢	产生卵子和分泌性激素
输卵管	输送卵子，受精的部位
子宫	孕育胎儿
子宫颈	开口于子宫
阴道	性交器官，产道也是排出月经的通道

胚胎和胎儿在子宫中发育。子宫通常约 5 厘米宽，但能增大到 30 厘米以上，容纳不断生长的胎儿。子宫的内膜称为子宫内膜，参与胎盘的形成。子宫内膜为胚胎和胎儿发育提供所需的营养。子宫内膜有两层，分别为子宫内膜基底层和子宫内膜功能层。功能层在月经期脱落；基底层具有再生细胞的功能。在非妊娠女性中，子宫内膜的功能层厚度会随子宫周期（每月的繁殖周期）变化。

子宫颈的开口通向阴道。阴道是一条肌性管道，与腰背部约呈 45°。阴道的黏膜表层呈褶皱状，但可以舒展。当阴道充当产道时，以及当阴道纳入阴茎

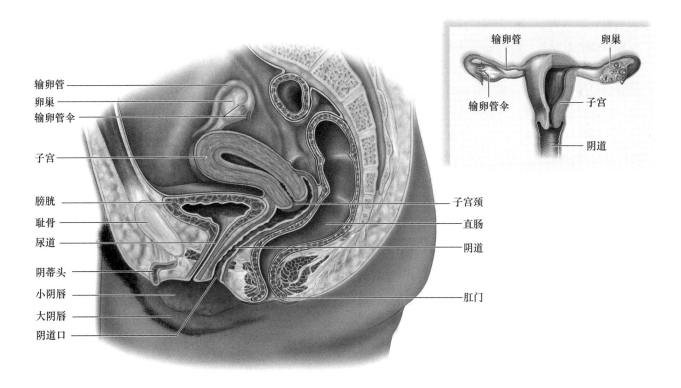

图 17.6　女性生殖系统

女性卵巢通常每月排出一个卵子。卵子在输卵管中受精，胚胎在子宫中发育。阴道为产道，也是女性的性交器官和月经排出的通道。

进行性交时，这一点尤其重要。阴道也是经血流到体外的通道。在阴道中会存在几种不同的细菌，使阴道的环境呈酸性。这种环境可以防止致病菌的生长，但精子更喜欢精液提供的碱性环境。

外生殖器

女性的外生殖器官统称外阴（图 17.7）。外阴包括大阴唇、小阴唇和阴蒂。大阴唇是一对隆起的皮肤皱襞，为脂肪组织，前连阴阜，外覆阴毛。小阴唇是位于阴道口外侧，大阴唇内侧的两片黏膜皱襞，围绕着阴蒂，是阴蒂的包皮。阴蒂是促进女性性唤起的器官，与阴茎一样，它包含勃起组织，在性刺激过程中能充血勃起。在生物伦理学专栏"男性和女性的割礼"中讲到一些地方的人们会对女性实行割礼，切除女性的外生殖器。

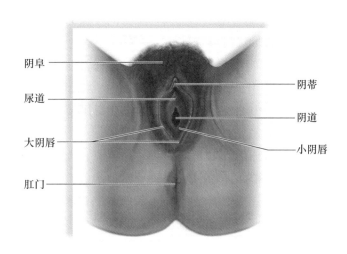

阴阜 — 尿道 — 大阴唇 — 肛门 — 阴蒂 — 阴道 — 小阴唇

图 17.7　女性的外阴
女性的外生殖器包括大阴唇、小阴唇和阴蒂。这些器官也被称为外阴。

今日生物学　生物伦理学

男性和女性的割礼

男性出生时，阴茎头被一层皮肤（包皮）所包裹。在美国，超过 50% 的男婴在出生后不久都会实施包皮环切术。在包皮环切术中，医生切除包皮，露出阴茎头。这个手术是在婴儿从医院回家之前，或在家里的宗教仪式上完成的。

对男婴进行包皮环切是父母们的想法，并且通常是与他们的宗教或文化信仰有关。人们认为给男婴做完包皮环切术后，会使孩子长得像父亲。有些人是因为担心以后的卫生问题而选择包皮环切。但有关包皮环切会增加或减少以后性快感的说法，目前尚未得到证实。

根据相关研究表明，做过包皮环切的婴儿，尿路感染的现象很少见。研究还表明，在与异性接触期间，包皮环切术可以减少艾滋病病毒的传播。在世界上艾滋病病毒感染严重的地区，包皮环切术可能成为减少艾滋病传播的重要手段。

与任何类型的手术一样，包皮环切术也存在相关风险。最常见的并发症是在手术过程中出现轻微出血和局部感染的情况，但这些都很容易治疗。最令人担忧的问题之一是婴儿在包皮环切术时所经历的疼痛。美国儿科学会（AAP）建议，在手术过程中需要进行局部麻醉，但是 AAP 不建议或反对对男婴进行包皮环切。

然而，女性割礼是一个备受争议的话题。尽管各种宗教没有明确的规定，但女性割礼 [也称为女性生殖器切割（FGC）] 还是出于文化或宗教的原因。女性割礼是部分或完全切除女性的外生殖器。在实行 FGC 的国家或地区认为这是女孩必须经历的一种仪式。这些国家的人认为必须通过 FGC 来保护女性的童贞并防止滥交。在有些地方，人们是出于美学原因而进行 FGC，认为阴蒂是一个不健康和没有吸引力的器官。也有的人视 FGC 为婚姻的必要先决条件，他们认为阴蒂完整的女性是不洁净的。若男性性交时或婴儿娩出时被这些女性的阴蒂所触及，是有潜在危害的。许多人认为 FGC 可以增强丈夫的性快感和女性的生育能力。

　　很多女性死于 FGC 术后感染。FGC 还会导致终身泌尿和生殖道感染、不孕和骨盆疼痛。据受害者所述，在性行为过程中没有愉悦感或愉悦感明显减少。

　　在非洲中部的一些国家中，女孩通常在 4 ～ 12 岁接受 FGC。在中东的一些国家和其他地区也有进行 FGC 的。随着这些国家移民人数的增加，受 FGC 影响的女性也越来越多。在美国，也有许多女孩同样面临 FGC 的风险。

　　由于华莉丝·迪里和其他一样受 FGC 迫害的女性的共同努力，取缔 FGC 的必要性正在公开讨论中，还有许多国家正在采取行动取缔这种做法。联合国、儿童基金会和 WHO 视 FGC 为一种侵犯人权的行为。在非洲和一些中东国家，对女性进行 FGC 是违法的，但这种做法仍在继续，因为人们没有严格地执行相关法律。在美国，FGC 被视为一种犯罪行为。1996 年，美国向多哥的一名妇女提供庇护，该妇女逃离父母包办的婚姻及与之相伴的 FGC 手术。不幸的是，许多移居到美国的人将他们的女儿送到国外做 FGC 手术，或带人到美国为其女儿做 FGC 手术。为了取缔 FGC，目前采取了许多教育方式，包括一些社区教育，告诉人们 FGC 所造成的伤害，或用替代仪式取代女性的成年礼。通过教育的方式可能会取得很好的效果，因为受过高等教育的女性不太可能让女儿做 FGC 手术。

　　小阴唇之间的裂隙中有尿道孔和阴道孔，被一个不完全封闭的黏膜（处女膜）遮盖。处女膜通常因性交或其他身体运动而破裂。如果在性交后仍然存在处女膜残余部分，可以通过手术进行切除。

　　在女性体内，泌尿系统和生殖系统是完全分开的。例如，尿道仅用于排尿，阴道仅用作产道和性交器官。

女性性高潮

　　在性刺激后，小阴唇、阴道壁和阴蒂充血。乳房也会肿胀，并且乳头勃起。大阴唇会扩大变红，并在阴道口膨胀起来。

　　这时阴道扩张并变长，并且阴道壁上的血管会分泌出少量的液体进入阴道内，起到润滑的作用。在阴道两侧的小阴唇下方的腺体可分泌黏液，为阴茎进入阴道提供润滑作用。虽然阴道是女性的性交器官，但阴蒂在女性的性反应中起着重要作用。如果有的女性阴蒂极度敏感，可以膨胀到通常大小的两到三倍。阴茎的抽动和伴侣耻骨联合的挤压对阴蒂有刺激作用。

　　女性的性高潮发生在性反应的高峰期，这时血压和心率升高，呼吸加快，输卵管和子宫壁发生有节奏地收缩。在性器官恢复到正常大小时，全身放松并随之产生强烈的愉悦感。女性没有不应期，在一次性行为过程中可能会出现多次性高潮。

17.4　卵巢周期

　　女性体内的激素水平每月都在不断循环中，卵巢周期对子宫周期产生促进作用。

非妊娠时的卵巢周期

　　卵巢含有许多卵泡，每个卵泡含有一个不成熟的卵子，称为卵母细胞。女婴出生时有多达 200 万个卵泡，但到青春期时，卵泡的数量就会减少到 30 万～ 40 万个。女性在育龄期，通常每个月只排出一个卵子，所以一生只有少数卵泡（约 400 个）成熟。随着卵泡在卵巢周期中逐渐成熟，它会从初级卵泡变为次级卵泡，然后又变为囊状卵泡（格拉夫卵泡）（图 17.8）。初级卵母细胞外面包围初级卵泡上皮。卵母细胞浸润在次级卵泡的卵泡液中。在囊状卵泡中，充满液体的卵泡腔会膨胀，突出于卵巢表面。

　　图 17.9 描述了卵子发生过程。初级卵母细胞经历减数第一次分裂，所产生的细胞是具有 23 条染色体的单倍体。其中一个细胞称为极体。极体是一

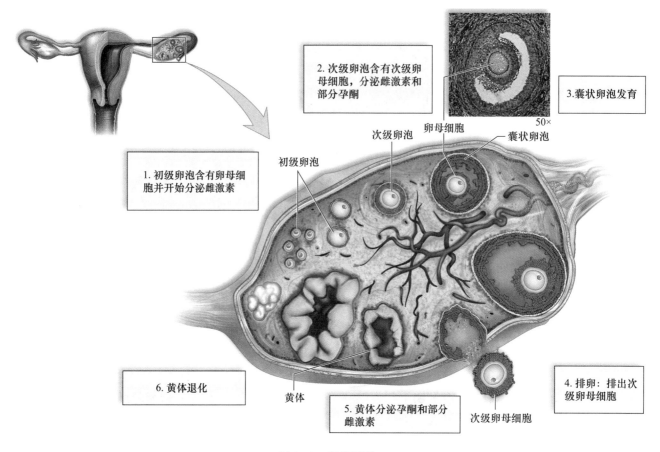

1. 初级卵泡含有卵母细胞并开始分泌雌激素

2. 次级卵泡含有次级卵母细胞，分泌雌激素和部分孕酮

3. 囊状卵泡发育

50×

初级卵泡　次级卵泡　卵母细胞　囊状卵泡

6. 黄体退化

黄体

5. 黄体分泌孕酮和部分雌激素

次级卵母细胞

4. 排卵：排出次级卵母细胞

图 17.8　卵巢周期

一个卵泡在卵巢中的一个位置会经过所有的阶段（1～6）。随着卵泡的成熟，卵泡细胞层包围着次级卵母细胞。最终，成熟的卵泡会破裂，释放次级卵母细胞。然后卵泡变成黄体，并最终分解。

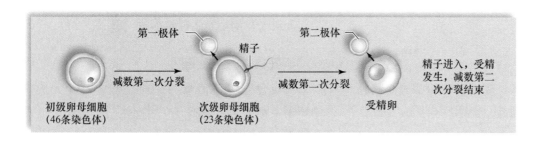

第一极体　　精子　　第二极体

初级卵母细胞　减数第一次分裂　次级卵母细胞　减数第二次分裂　受精卵　精子进入，受精发生，减数第二
（46条染色体）　　　　　　　　（23条染色体）　　　　　　　　　　　　　　　次分裂结束

图 17.9　卵子发生产生卵细胞

在卵子发生过程中，染色体数量会从 46 条减少到 23 条。卵子发生会产生功能性卵细胞和非功能性极体。

种细胞"垃圾桶"，因为它的功能只是存放废弃的染色体。次级卵母细胞需经历减数第二次分裂，但前提是它首先得与精子结合。如果次级卵母细胞仍未受精，它就不会完成减数分裂，在从卵巢排出后不久就会死亡。

在适当的时候，囊状卵泡破裂，释放出卵母细胞（通常称为卵子），卵子被一层透明膜包裹。这个过程称为排卵。一旦囊状卵泡失去了卵子，它就会变成黄体，黄体是一种腺体状结构。如果卵子没有受精，黄体就会分解。

正如前所述，卵巢会产生卵子、雌激素和孕酮。初级卵泡能产生雌激素，次级卵泡产生雌激素和部分孕酮。黄体产生孕酮和部分雌激素。

卵巢周期的各阶段

与睾丸类似，下丘脑对卵巢的性功能起到绝对的控制作用，因为它能分泌促性腺激素释放激素（GnRH）。GnRH 刺激垂体前叶产生卵泡刺激素（FSH）和黄体生成素（LH），这些激素控制卵巢周期。促性腺激素的含量不会保持不变，它们在周期中的不同时间内分泌的量也不同。在卵泡期，FSH 会促进卵泡的发育，卵泡主要分泌雌激素（图 17.10）。随着血液中雌激素水平的升高，它对垂体前叶分泌的 FSH 产生负反馈调节，然后卵泡期结束。

当卵泡期结束时，雌激素分泌量处于最高水平，这会对下丘脑和垂体产生正反馈调节。然后下丘脑分泌的 GnRH 会增加，垂体前叶分泌的 LH 也会激增。由于 LH 的分泌量增加，女性在子宫周期（28 天）中大约第 14 天开始排卵。

接下来，开始进入黄体期。在卵巢周期的黄体期，LH 促进黄体的发育。黄体分泌大量的孕酮和一些雌激素。当女性没有怀孕时，黄体消退，然后月经发生，并开始一个新的子宫周期（图 17.11）。

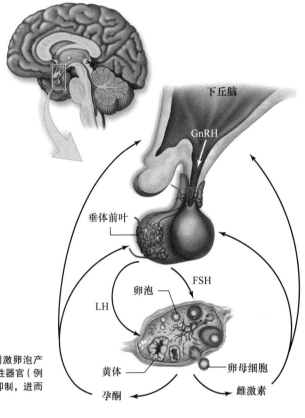

图 17.10 控制卵巢产生雌激素和孕酮的激素

下丘脑产生 GnRH。GnRH 刺激垂体前叶产生 FSH 和 LH。FSH 刺激卵泡产生大部分雌激素，LH 刺激黄体产生大部分孕酮。雌激素和孕酮起到维持性器官（例如，子宫）和第二性征的作用，并且它们对下丘脑和垂体前叶施加反馈抑制，进而调节血液中雌激素和孕酮的含量。

图 17.11 卵巢和子宫周期中的雌激素水平

在卵泡期，垂体前叶释放的 FSH 促进卵巢中卵泡的成熟。卵巢中的卵泡产生越来越多的雌激素，导致子宫内膜在子宫周期的增生期变厚。在排卵后和卵巢周期的黄体期，LH 促进黄体的发育。特别是孕酮能使子宫内膜层产生分泌物。由于子宫内膜的破裂，当孕酮含量下降到较低水平时，女性就开始进入月经期。

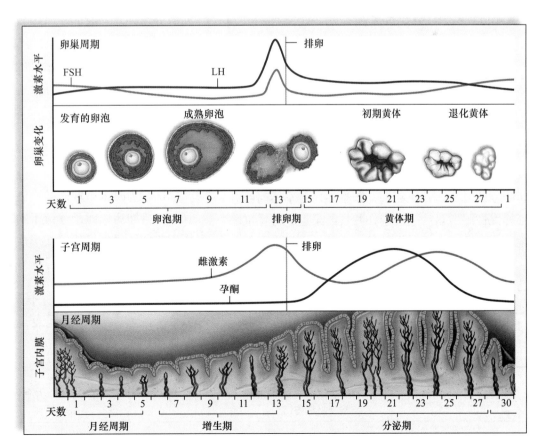

雌激素和孕激素

雌激素和孕激素不仅影响子宫，也对身体的其他部位产生影响。雌激素主要凸显女性的第二性征，包括体毛和脂肪生长的分布。一般来说，由于皮下脂肪比男性的多，所以女性的外观比男性更圆润些。与男性一样，女性在青春期会长出腋毛和阴毛。在女性中，阴毛的上边缘是水平的；但在男性中，它朝肚脐方向逐渐变细。雌激素和孕酮对乳房发育也是十分重要的。当开始给婴儿哺乳时，催乳素促使乳汁生成，催产素对乳汁的排出有作用。

生活中的科学

女性体内能分泌睾丸激素吗？

女性的肾上腺和卵巢会产生少量的睾丸激素。如果女性睾丸激素水平低，则可能影响性欲。但是通过服用睾酮来恢复女性的性欲，目前尚未得充分地证实。

同样，男性体内也能分泌雌激素，而且一些雌激素是由肾上腺产生的。雄激素也通过性腺和周缘组织中的酶转化为雌激素，并且雌激素还可预防男性骨质疏松症。

与男性相比，女性的骨盆带更宽更深，因此盆腔也比男性的大。这意味着女性的臀部也比男性的宽，并且她们的大腿向膝盖弯曲的角度也大。女性骨盆向前倾斜，因此女性通常拥有"小腹前凸，臀部后翘"的人体曲线。

更年期是女性在 45 ～ 55 岁之间卵巢和子宫周期停止的时期。在更年期，卵巢不再对垂体前叶分泌的促性腺激素产生反应，并且卵巢也不再生成雌激素或孕酮。在更年期开始时，月经变得不规律，但只要来月经，女性就仍有可能受孕。因此，通常在女性停经一年之后，更年期才结束。

非妊娠时的子宫周期

雌性激素（雌激素和孕酮）具有多种功能。其中的一个功能是对子宫内膜产生影响，导致子宫产生一系列周期性事件，称为子宫周期（图 17.11）。一个周期约为 28 天，可分为以下 4 个阶段：

在第 1 ～ 5 天，体内低水平的雌激素和孕酮导致子宫内膜剥离，并使其血管破裂出血。在周期的第 1 天，血液和组织（称为月经）在月经期经阴道流出。

在第 6 ～ 13 天，卵巢中新的卵泡分泌的雌激素增加，从而导致子宫内膜变厚，形成血管和腺体。这阶段称为子宫周期的增生期。

在第 14 天，通常发生排卵。

在第 15 ～ 28 天，卵巢中黄体分泌的孕酮增加，从而导致子宫内膜的厚度增加 1 ～ 3 倍（从 1mm 到 2 ～ 3mm）。由于孕酮分泌的增加，可刺激子宫腺体成熟，并分泌大量的黏液。这阶段称为子宫周期的分泌期。这时的子宫内膜正在准备受精卵的植入和发育。如果没有怀孕，卵巢中的黄体自动退化。除此之外，女性体内低水平的孕酮，导致子宫内膜在月经期脱落。

表 17.3 为非妊娠期卵巢周期和子宫周期各阶段的比较。

受精和妊娠

性行为时未采取避孕措施，大量精子进入输卵管。在排卵后，卵子停留于输卵管中。只需要一个精子使卵子受精，然后新形成的细胞称为受精卵。

表 17.3　非妊娠期卵巢周期和子宫周期各阶段的比较

卵巢周期	生理变化	子宫周期	生理变化
卵泡期（第 1 ～ 13 天）	分泌 FSH，卵泡成熟，大量分泌雌激素	月经（第 1 ～ 5 天） 增生期（第 6 ～ 13 天）	子宫内膜脱落，子宫内膜再生
排卵（第 14 天[1]）	LH 分泌量激增		
黄体期（第 15 ～ 28 天）	继续分泌 LH，黄体形成，孕酮分泌量增加	分泌期（第 15 ～ 28 天）	子宫内膜增厚，腺体开始分泌

注：1. 假设周期为 28 天。

图 17.12　妊娠对黄体和子宫内膜的影响

当女性怀孕时，黄体不会消退。相反，黄体继续存在，并分泌大量的孕酮。因此，月经停止，植入的子宫内膜维持生长。

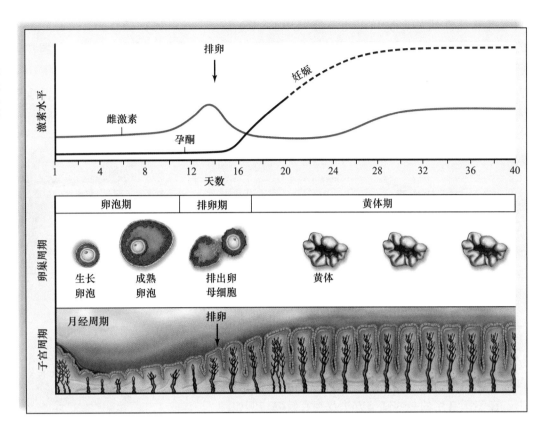

受精卵在从输卵管向子宫移动的过程中即开始发育。这时子宫内膜已准备好接受发育中的胚胎。胚胎在受精后数天内着床，标志着妊娠的开始。流产分为自然流产和人工流产，每种类型的流产都以胚胎或胎儿的死亡为终结。

胎盘由母体和胎儿组织构成，为胚胎和胎儿的发育提供支撑。胎儿与母体的血液不会混合在一起，胎盘是胎儿和母体血液之间的分子交换的器官。胎盘还能产生人绒毛膜促性腺激素（HCG），用以维持卵巢中的黄体的寿命。妊娠检查即检测血液或尿液中是否存在 HCG。不断增加的 HCG 刺激黄体产生越来越多的孕酮。这种孕酮可以使下丘脑和垂体前叶停止工作，从而使卵巢无法生成新的卵泡。孕酮维持已植入胚胎的子宫内膜的生长。对女性来说，月经没有来潮是可能怀孕的信号（图 17.12）。

最后，由胎盘产生孕酮和雌激素，这时就不再需要黄体，因此黄体会自行消退。

许多女性通过服用避孕药来预防怀孕。最常用的避孕药包括含有合成雌激素和孕酮的活性药片，先服用活性药片 21 天，然后再服用 7 天不含这些

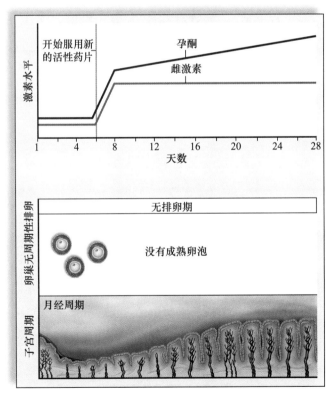

图 17.13　避孕药对卵巢周期的影响

活性药片导致子宫内膜变厚，当服用非活性药片时，子宫内膜脱落。然后下丘脑和垂体前叶产生反馈抑制作用，这意味着卵巢周期将不会发生。

激素的非活性药片（图 17.13）。在服用活性药片的同时，子宫内膜会在一定程度上变厚。当服用最后一粒活性药片时，孕酮减少，然后产生少量月经。有些女性不服用非活性药片，而是马上开始服用新的一轮活性药片，以避免来月经。有的避孕药包括 3 个月的活性药片，服用这些药片的女性每年只有四次月经。

17.5　控制生育

我们可以使用一些方法增加怀孕率，或避孕。节育方法用于个人或夫妻对孩子数量的控制，对于一些正在经历不孕或无法怀孕的人来说，可以使用一些辅助生殖技术来增加怀孕的概率。

节育方法

节育最可靠的方法是禁欲，即不进行性交。这种避孕方式对预防性传播疾病很有帮助。表 17.4 列出了在美国常用的一些避孕方法及其有效率。例如，服用避孕药可达 98% 的避孕效果，这意味着在一年中，有 2% 采用这种避孕措施的女性可能会怀孕。相比之下，体外排精可达到 75% 的避孕效果。因此，25% 使用这种避孕措施的女性可能会怀孕。这使得体外排精成为最无效的避孕方法之一。

避孕药是减少怀孕概率的药物，并且口服避孕药是最有效的避孕方式。这些药物由雌激素和孕激素构成。大多数避孕药需要每天服用。在前 21 天，需要服用活性药片，然后在接下来的 7 天内服用非活性药片。避孕药（或皮肤贴片）中的雌激素和孕激素能有效地阻止卵泡刺激素和黄体生成素的分泌，同样也抑止卵巢中卵泡的发育。由于没有排卵，因此也不会怀孕。但是，服用避孕药或使用皮肤贴片的女性应该定期去看医生，因为这些药物可能产生副作用。

目前研究人员正在为男性研究一些安全有效的激素节育方法。通过在人体内植入药物、服用药丸、皮肤贴片或注射药物的方法使体内的睾酮或孕酮达到一定水平以抑制精子生成。即使这个组合很成功，但仍处于临床试验阶段，未来几年内是用不上的。

宫内节育器（IUD）是一小块环状塑料，有时是由铜制的。由医生放置在女性子宫内，从而达到节育的作用（图 17.14a）。宫内节育器改变了子宫和输卵管的环境，从而减少受精的可能性。如果受

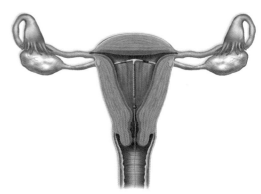

a. 宫内节育器用法

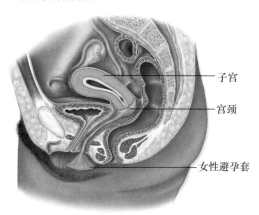

子宫
宫颈
女性避孕套

b. 女性避孕套用法

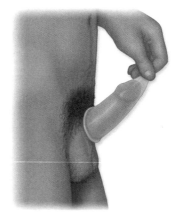

c. 男性避孕套用法

图 17.14　避孕器具的放置

a. 宫内节育器可以防止植入产生，有的宫内节育器含有孕激素，可阻止排卵、防止植入以及使宫颈黏液增多；b. 放入女性阴道内的避孕套可防止精子进入，并防止性传播疾病；c. 用于阴茎的男用避孕套可防止精子进入阴道，起到预防性传播疾病的作用。

表 17.4　常见的避孕方法

名称	使用方法	作用方式	有效性	健康危害
禁欲	避免性交	阴道内没有精子	100%	无；预防性传播疾病
计划生育	记录排卵日期	避免排卵期进行性行为	80%	无
体外排精	射精前将阴茎从阴道中抽出	精液排在女性体外，阴道内并无精子	75%	无
冲洗	性交后冲洗阴道	将精子从阴道中洗出	≥ 70%	可能引起炎症
男用避孕套	乳胶、聚氨酯或天然材料的护套，套在勃起的阴茎上	防止精子进入阴道；乳胶和聚氨酯避孕套可预防性病	89%	对乳胶过敏；天然材料的避孕套无法预防性传播疾病
女用避孕套	聚氨酯护套，置入阴道内	防止精子进入阴道；一些避孕套能预防性病	79%	可能引起过敏、刺激或尿路感染
杀精剂、杀精软膏	性交前用于阴道内	杀精剂壬苯醇醚 -9 可杀死大量精子	50%～80%	可能产生刺激性、过敏反应、尿路感染
避孕海绵	含有杀精剂的海绵置入阴道并放置在子宫颈上	杀精剂壬苯醇醚 -9 可杀死大量精子	72%～86%	可能产生刺激性、过敏反应、尿路感染、中毒性休克综合征
联合激素阴道环	柔性塑料环置入阴道，激素释放并被血液吸收	联合激素方法是通过雌激素和孕激素的联合作用抑制排卵	98%	联合激素方法可能引起头晕、恶心、月经失调、情绪和体重的变化；罕见心血管疾病（高血压、血栓、心脏病和脑卒中）
联合激素药片	每天吞服，也有咀嚼片		98%	
联合激素 91 天疗程	每天吞服，使用者每年有 3～4 次月经		98%	
联合激素注射	每月注射一次长效激素		99%	
联合激素贴片	将贴片贴于皮肤上 1 周		98%	
孕激素药片	每天服用	增加宫颈黏液，防止精子接触卵子	98%	不规则出血、体重增加、乳房胀痛
孕激素（醋甲孕酮）注射	每 3 个月注射一次孕激素	抑制排卵、防止精子与卵子结合、防止植入	99%	不规则出血、体重增加、乳房胀痛，可能引起骨质疏松症
紧急避孕	在没有采取避孕措施的性行为后使用	通过雌激素和孕激素的联合作用抑制排卵、防止植入	80%	恶心、呕吐、腹痛、疲劳、头痛
避孕膜	乳胶杯状物，置于阴道内，在性交前套入子宫颈	阻止精子进入子宫，杀精剂杀死精子	90%（含有杀精剂）	可能产生刺激性、过敏反应、尿路感染、中毒性休克综合征
宫颈帽	乳胶帽，套在子宫颈上	阻止精子进入子宫，杀精剂杀死精子	90%（含有杀精剂）	可能产生刺激性、过敏反应、中毒性休克综合征、巴氏涂片检查异常
宫颈罩	乳胶帽，套在阴道的上部，通过吸力固定	阻止精子进入子宫，杀精剂杀死精子	90%（含有杀精剂）	可能产生刺激性、过敏反应、尿路感染、中毒性休克综合征
宫内节育器，T 型镀铜避孕器	置于子宫内	导致宫颈黏液变厚，受精胚胎不能植入	99%	可能导致痉挛、出血、不孕、子宫穿孔
宫内节育器，孕激素释放型	置于子宫内	防止排卵，使宫颈黏液变厚，受精胚胎不能植入	99%	可能导致痉挛、出血、不孕、子宫穿孔

精发生，胚胎也无法植入。

　　避孕膜是一种柔软的乳胶杯状物，边缘柔韧，可以置于耻骨后面并贴在子宫颈上。每一名妇女必须由医生指导选择合适的避孕膜，且避孕膜需要性行为前 2 小时内置入阴道。除此之外，避孕膜还必须与杀精软膏一起使用，并至少在性行为 6 小时后才能取出。宫颈帽是一种小型避孕隔膜。

　　避孕套除了可预防怀孕之外，它还能预防性病的传播。女用避孕套由一个大的聚氨酯的套子和一个可固定在宫颈上有弹性的环构成。避孕套开口端的环可覆盖在女性的外生殖器上（图 17.14b）。男用避孕套通常是一种橡胶护套，套在勃起的阴茎上（图 17.14c）。当男性射精时，精液会射入护套内，不会进入女性阴道中。当避孕套与杀精剂一起使用时，避孕效果要比单独使用避孕套好。

避孕针和避孕疫苗

目前避孕疫苗正在研发中。其中用于女性的 HCG 疫苗在临床试验中取得了成功，HCG 是使胚胎植入所必需的激素。由于 HCG 通常不存在于体内，因此人体不会产生自身免疫反应，但随着时间的推移，免疫效果会逐渐消失。有人认为，也可以研究一种用于女性的安全抗精子疫苗。

皮下埋植避孕剂是通过使用合成孕酮来破坏排卵周期以阻止排卵。大多数皮下埋植避孕剂是由单个胶囊组成，有效期约 3 年。避孕针中含有孕激素，或为雌激素和孕激素的混合物。注射的间隔时间可以从 1 个月到几个月不等。

紧急避孕

紧急避孕药或"次晨片"是一类在性行为后服用的避孕药。"次晨片"这一用词不太恰当，因为有时这种药物可以在无保护性行为后的 5 天内服用。

第一个由 FDA 批准使用的紧急避孕药物为 Preven。Preven 中包括四片合成孕酮片，其中两片在无保护性行为后 72 小时内服用，另外两片在 12 小时后服用。这种药物中的激素会扰乱正常的子宫周期，从而使胚胎难以植入子宫内膜中。根据一项研究表明，Preven 能预防 85% 的意外怀孕。除此之外，Preven 避孕药中还包括妊娠检测工具，在使用此激素之前，女性需先进行检测，因为药物对已怀孕者无效。

在 2006 年，FDA 正式批准了另一种名为 Plan B One-Step 的药物。这种避孕药在性行为发生后的 72 小时内服用，预防怀孕率高到 89%。17 岁及以上的女性无须处方即可使用。在 2010 年 8 月，醋酸乌利司他（即 Ella）也被批准用于紧急避孕，此避孕药在无保护性行为发生后的 5 天内服用，并且有研究表明它比 Plan B One-Step 更有效。但是，与 Plan B One-Step 不同的是，这种药物需要医生处方。

米非司酮也称为 RU-486 或"堕胎药"，通过阻断子宫内膜细胞的孕酮受体，使着床的胚胎死亡，因为它可导致含有胚胎的子宫内膜脱落。RU-486 与前列腺素一起使用诱导子宫收缩，诱导妊娠 49 天内流产的有效率达 95%。由于这种药物特殊的作用机制，与其他药物相比，人们对 RU-486 的使用更具有争议性。虽然 RU-486 目前在美国可用于早期药物流产，但它还未被正式批准用于紧急避孕。

手术方法

输精管结扎术和输卵管结扎术是两种用于节育的方法（图 17.15）。输精管结扎术是切除和结扎每个睾丸的输精管，使得在性高潮射出的精液中不含有精子。精子在体内被重新吸收。在手术之后，男性的射精量会保持正常，因为精子仅约占精液量的 1%。结扎对第二性征没有任何影响，因为睾丸能继续产生睾丸激素。

输卵管结扎术是切断和结扎输卵管，因为卵子通过的输卵管已被阻塞，因此很少会发生怀孕的现象。利用腹腔镜检查技术，只需要两个小小的切口，插入一个小的腹腔镜来观察输卵管，再用一个小手术刀片就解决了问题。

输精管结扎术或输卵管结扎术是永久性的结扎术。即使通过手术将输精管或输卵管再次接上，生育率通常也会降低约 50%。

生活中的科学

输精管结扎术 100% 有效吗？

输精管结扎术和输卵管结扎术被认为是永久性的节育方法。然而，许多男性并没有意识到，在输精管结扎术后的几个月中，他们仍具有生育能力。这是因为在手术后，一些精子仍残留在输精管中。所以男性在进行输精管结扎术后，还需要使用其他避孕措施 1～2 个月，或直到医生对其精子进行检查，并确认精液中没有精子为止。在极少数情况下，输精管通过手术重新接上，使精子再次排出。虽然唯一 100% 有效的避孕方式是禁欲，但输精管结扎的有效率被认为超过了 99.8%。

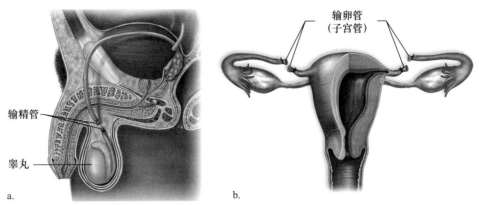

图 17.15　输精管结扎术和输卵管结扎术

a. 输精管结扎术是在阴囊皮肤上切开两个小口，然后切断输精管，切割处用电流结扎，阴囊切口用线缝合；b. 输卵管结扎术是在腹壁切开一个或两个小口，将仪器插入切口中，将输卵管用烧灼法封闭（电凝）或者切断并结扎，腹部切口用线缝合。

不孕症

不孕症是指在一年中未采取任何避孕措施，性生活正常但没有成功怀孕的情况。对不孕症的预测有多种。根据相关专业统计，全球约有 15% 的夫妇存在不孕不育的现象。不孕的原因既有男性的也有女性的。

不孕症产生的原因

男性不育最常见原因是精子数量少，或精子大部分异常，这可能是环境影响造成的。似乎久坐不动的生活习惯，以及吸烟和酗酒是男性不育最常见的原因。当男性一天大部分时间开车或坐在电脑或电视机前时，睾丸的温度太高，无法产生足够的精子。

对于女性来说，体重似乎是导致女性不孕最重要的因素。在正常体重的女性体内，脂肪细胞会产生瘦素，刺激下丘脑释放 GnRH，然后产生 FSH 和正常发育的卵泡。在超重女性的体内，瘦素水平较高，这会影响 GnRH 和 FSH 的分泌。在许多超重女性的卵巢中，许多小卵泡都无法排卵。除此之外，盆腔炎和子宫内膜异位症会造成输卵管堵塞，也导致女性不孕。子宫内膜异位症是内膜细胞种植在子宫内膜以外的位置，尤其异位于输卵管和腹部器官中。月经回流使得子宫内膜细胞在腹腔中存活，并且这些细胞也经历子宫周期，可导致疼痛和结构异常，这使得女性更难以受孕。

有时，通过医学干预来治疗不孕症，能够使不孕症夫妇拥有孩子。如果身体状况良好且体重正常，则可以让女性服用生育药物。这些药物含有促性腺激素，能刺激卵巢排卵。正如生物伦理学专栏"应该进行不孕症治疗吗？"中所述，这些激素治疗可能导致多次排卵和多胎的情况。

许多不能生育的夫妻会选择领养孩子，还有人尝试使用辅助生殖技术进行生育。

辅助生殖技术

辅助生殖技术（ART）由提高妊娠概率的技术组成。通常从睾丸和卵巢中取出精子和卵子，然后在临床或实验室环境中进行受精。

供精人工授精（AID）　在人工授精过程中，医生将精子置于阴道内。有时女性使用配偶的精子进行人工授精。如果配偶的精子数量较少，这种方法特别适用，因为精子可以随时提取并进行浓缩，达到足够的精子数量，从而使受精发生。然而，在通常情况下，女性都是使用陌生人捐赠的精子，有时会同时使用配偶精子和供体精子。

生活中的科学

在美国每年有多少婴儿使用辅助生殖技术出生？

1981 年 12 月 28 日，在美国第一个通过体外受精（IVF）方式出生的婴儿是伊丽莎白·卡尔。从那时起，随着辅助生殖技术的进步，成功率也在提高。2014 年，美国通过辅助生殖技术出生的婴儿超过 70 000 名，占美国婴儿总出生率的 1%。

今日生物学 **生物伦理学**

应该进行不孕症治疗吗？

每天都有计划要孩子的夫妻，但对许多人来说，他们的生育梦想可能无法实现，因为对他们来说受孕很困难或根本不可能。在进行不孕症治疗之前，有的夫妇可能想知道，在治疗过程中会存在哪些风险。以下列出了一些治疗方法中可能出现的问题。

治疗方法

如果男性的精子数量少或活性差，可以对其伴侣使用大量经过专门选择的精子进行人工授精或宫内授精，以使其受孕。虽然所有医疗手段都会存在危险，但人工授精通常是安全的。

如果一名女性由于生殖系统异常而不能生育，那么可以通过手术进行治疗。但目前这种手术非常复杂，并存在一定风险，包括出血、感染、器官损伤和麻醉不良反应等。提取卵子进行体外受精也有同样的风险。为了确保成功提取卵子，可能会让女性使用激素类药物来刺激卵子的生成。这些药物可能导致卵巢过度刺激综合征，即卵巢增大和腹腔积液。如果反应轻微，患者会感到不适；如果反应严重（尽管罕见），就会危及患者生命。无论在哪种情况下，积液必须排出体外。

通常体外受精要产生多个胚胎，最健康的几个胚胎置入女性体内，其他胚胎可能会被冻藏，以便将来用于受孕、捐给其他不孕夫妇、用于研究或销毁。所有被植入的胚胎，有时会有一个胚胎发育成胎儿，有时全失败，有时都发育成胎儿。在过去15年中，美国多胎妊娠的情况显著增加主要归因于这种生育治疗手段。尽管在1999年三胎和多胎妊娠的数量开始趋于平稳，但双胎妊娠的现象仍在继续攀升。

虽然看起来不孕不育夫妇的梦想实现了，但多胎妊娠会出现很多问题。与怀单胎的孕妇相比，怀多胎的孕妇更容易患上妊娠糖尿病和高血压等并发症。如果婴儿在子宫中的位置不佳，可能无法通过阴道分娩，并且存在早产的可能性。过早出生的婴儿会面临很多危险，例如，死亡或残疾。这种情况在多胎中很常见，在双胎中也是如此。即使所有婴儿都健康，养育多胎也是艰巨的挑战。

冷冻胚胎怎么了？

尽管冷冻胚胎目前还处于试验阶段，但每年仍有成千上万的人采取这种方法进行生育。但是这种做法引发了许多道德问题。大量储存的冷冻胚胎（美国有数十万个）的命运引起了人们的广泛争议，因为关于冷冻胚胎是否能长期存活，目前还不很清楚。科学家可能担心，捐赠给其他夫妇的胚胎是从一次植入中筛选出来的，可能存活率低。一些宗教组织强烈反对破坏这些胚胎，或将其用于研究。想通过这种方法生育的父母认为，他们拥有决定胚胎命运的绝对权利。然而，一些生育机构可能不会再获得储存冷冻胚胎的补偿金，并且也可能无法联系上胚胎的亲生父母。那么目前问题就变成了生育机构是否有权决定胚胎的命运。

什么样的患者能得到治疗？

虽然生育治疗是自愿的，但能将一些人拒之门外吗？如果获得满意治疗结果的前景很渺茫或根本就没有，那么又应该怎么做？当夫妇中一人生病或女性处于高龄时，可能会面临这种情况。当这种治疗可能危及女性（或婴儿）的生命或健康时，医生是否应该继续对其进行治疗？那些支持限制治疗的人认为医生应该有责任拒绝对病人进行有潜在危害的治疗。除此之外，如果某些人因医疗原因被拒绝治疗，是否也会因种族、宗教、性别或收入等其他原因而被剥夺治疗的权力？

另一种辅助生育技术是宫腔内人工授精（IUI）。在该技术中，用某种生育药物来刺激卵巢。然后将供体的精子放在宫腔内，而不是放在阴道内。

如果准父母想要生男孩或者女孩，可以对携带 X 染色体的精子和携带 Y 染色体的精子进行分选，增加得到特定性别孩子的概率。用含 X 染色体的精子使卵子受精会生女孩，用含 Y 染色体的精子受精则生男孩。

体外受精　在体外受精期间，受孕发生在实验室玻璃器皿中。现在利用超声设备可以检查卵巢中含未成熟卵子的卵泡。因此，目前最新的技术是放弃使用生育药物，用针取出未成熟的卵子，然后将其放入玻璃器皿中培养成熟，再加入大量的精子使其受精。2～4 天后，将胚胎植入女性的子宫中，受孕的女性正处于子宫周期的分泌阶段。如果需要，还可以检查胚胎是否具有遗传疾病，选用那些没有疾病的胚胎。如果植入成功，即可正常生长发育，正常分娩。

配子输卵管内移植（GIFT）　配子是指性细胞（精子或卵子）。配子输卵管内移植法的发明是为了克服体外受精的低成功率（15%～20%），该方法与体外受精相似，区别在于卵子和精子取出后，立即植入输卵管中。该方法的优点是移植过程只需一步，即卵子取出和重新植入同时进行。在此移植过程中，还可以使卵子在实验室中受精，再将受精卵放置在输卵管中。

代孕母亲[1]　有些女性会与他人签协议做有偿怀孕，这些女性被称为代孕母亲。精子和卵子由签协议的夫妻提供。

单精子卵胞浆显微注射（ICSI）　在这个高度复杂的手术中，单个精子被注入卵子内。当男性存在严重不育问题时，可以使用这种方法。

17.6　性传播疾病

性传播疾病（STD）有时被称为性传播感染（STI），由病毒、细菌、真菌和寄生虫感染所致。

病毒引起的性传播疾病

在由病毒引起的性传播疾病中，对于艾滋病（获得性免疫缺陷综合征）和生殖器疱疹都有了有效的治疗方法。然而，目前这两种病的治疗方法无法根除患者体内的病毒，用于治疗的药物仅起到减缓病毒复制的作用，因此，目前两种病毒病都无法治愈。除此之外，抗病毒药物还会产生严重的、使人衰弱的副作用。

HIV 感染

在第 8 章中，我们探讨了 HIV 与艾滋病之间的关系，以及一些非常常见的治疗方法。尽管有几种预防 HIV 感染的疫苗正在试验中，但目前没有正式批准使用，也没有可治愈艾滋病的方法。最好的方法是遵循本节健康专栏"防止性传播疾病的传播"中所述的预防性传播疾病指南。

尽管巨噬细胞也会被 HIV 感染，但 HIV 主要侵害辅助性 T 细胞。辅助性 T 细胞是刺激免疫反应的细胞，因此这些细胞的丧失会导致艾滋病患者体内免疫系统严重受损。在 HIV 感染的第一阶段，症状不明显，但感染者具有高度传染性。在感染数月至数年后，辅助性 T 细胞的数量下降。之后，人体开始产生一些疾病，例如，性传播疾病。在感染的最后阶段，称为艾滋病期，辅助性 T 细胞的数量低于正常水平。此时可发生艾滋病机会性感染，因为这些感染只有在免疫系统极度衰弱时才会发生。患有艾滋病的人通常死于机会性感染，例如，肺孢子虫肺炎。

目前没有治愈艾滋病的方法。一种称为高效抗反转录病毒疗法（HAART）通常能够有效地阻止 HIV 病毒复制，使患者血液中检测不到病毒。但患者必须不间断地服用药物，因为一旦停止 HAART，病毒就会反弹。

生殖器疣

生殖器疣是一种由人乳头状瘤病毒（HPV）引起的性传播疾病。在很多情况下，这种病毒的携带者没有任何疣体症状，或只是轻微的皮肤病变。

---

1. 代孕在中国是违法的。——编辑注

疣体通常长在男性的阴茎和包皮上，以及女性的阴道口附近。新生儿通过产道时可能被患病的母亲感染。

患者感染长出的可见疣体可以通过手术、冷冻、激光或酸灼烧来除去。然而，被去除的疣体可能还会复发。目前人们已经研究出了一种疫苗，能预防引起生殖器疣的人乳头状瘤病毒。这对人类预防癌症以及预防生殖器疣本身来说，是一项重要的突破。生殖器疣，特别是HPV，与子宫颈癌、阴道癌、肛门癌和阴茎癌有关。研究人员认为，这些病毒可能与多达90%的子宫颈癌病例有关。HPV疫苗适于年龄不超过26岁的人群接种，并且这种疫苗能有效地防止由此引发的癌症。

生殖器疱疹

生殖器疱疹由单纯疱疹病毒（HSV）引起。HSV-1型通常引起单纯疱疹，而HSV-2型引起生殖器疱疹。

人们通常在成年后感染HSV-2。有些人感染后没有任何症状；而有些人感染后，在长出疱疹之前，生殖器可能会感觉到刺痛感或瘙痒。一旦疱疹破裂，就会产生溃疡，需要5天到3周才能愈合。疱疹可能同时伴有发烧、排尿疼痛、腹股沟淋巴结肿大的症状。如果发生在女性身上，阴道会出现大量分泌物。这时，患者感染HIV的风险增加。

在溃疡愈合后，病毒只是潜伏下来，疱疹还会复发，只是通常复发频率间隔短，症状较轻微。发烧、压力、日光和月经都可能引起症状复发。孕妇产道中的疱疹会造成新生儿感染，导致新生儿神经系统疾病甚至死亡。在这种情况下，通常需进行剖宫产。一些抗病毒药物可以减少复发的次数和减轻症状。然而，这些药物也不能对生殖器疱疹起到治愈性的作用。FDA建议使用乳胶或聚氨酯避孕套来预防这种疾病的传播。

肝炎

肝炎是肝脏炎症的统称，能导致肝功能衰竭、肝癌，甚至死亡。目前已知6种病毒可引发肝炎，分别为A、B、C、D、E和G型。A型肝炎（即甲肝）通常由饮用污染的水所致，但这种感染也可以通过粪口途径传播；B型肝炎（即乙肝）通过性行为和血液传播，例如，工作中不小心被污染的针刺、输入感染的血液、吸毒者在注射毒品时轮流共用针头、母婴传播等。同时感染乙肝和艾滋病病毒的现象很常见，因为两者都有相同的传播途径。针对甲肝和乙肝，目前人们已经研究出一种联合疫苗，并建议所有儿童和成人接种以预防感染；C型肝炎（即丙肝，也称非A非B型肝炎）主要由输血所致；D型和G型肝炎由性传播疾病所致；E型肝炎主要由饮用污染的水所致。检查血液和血液制品可以预防输血过程中肝炎病毒的传播。除此之外，通过适当的水处理技术可以避免饮用受污染的水，从而预防肝炎的发生。

细菌引起的性传播疾病

只有细菌引起的性传播疾病才可利用抗生素治愈。一旦这些细菌获得了抗药性，可能需要极强效的药物、更长的时间才能治愈。

衣原体病

衣原体病因一组微小的细菌——沙眼衣原体而得名。自1984年以来，衣原体感染的发病率逐渐上升。

下生殖道的衣原体感染通常是轻微的或无症状的，在女性中尤其如此。在感染18～21天后，男性可能会在排尿和黏液排出时产生轻度灼热感，女性的阴道可能会有分泌物，并产生尿路感染的症状。衣原体也可导致宫颈炎，从而增加感染HIV的风险。

如果女性患者被误诊或者没有及时就医，病毒极有可能从子宫颈扩散到输卵管，进而导致盆腔炎。如果病情严重，还能引发输卵管堵塞，从而可能导致不孕不育。如果婴儿在出生时感染衣原体，可能导致眼睛发炎或肺炎。

今日生物学　健康

防止性传播疾病的传播

性行为传播疾病

禁止性行为，或与没有性病的伴侣建立一夫一妻的长期关系。

避免与多个性伴侣或与有多个性伴侣的人发生性关系。如果你与两个人发生性关系，并且他们还与另外两个人发生性关系，以此类推，那么相关人群会变得很庞大。

应注意与静脉注射吸毒者发生性关系是有感染风险的，因为这类群体可能患有艾滋病和乙肝。还应注意的是，任何已患有其他性传播疾病的人更容易感染艾滋病。

应避免肛交，这种行为增加感染艾滋病的风险。因为直肠壁很薄，受感染的 CD4 T 细胞很容易进入人体内。此外，直肠中含有许多血管，当阴茎插入直肠中，可能导致直肠破裂和出血，这种情况有利于 HIV 病毒进入人体。虽然阴道壁很厚，病毒难以进入，但子宫内膜在一个月的某些时间里只有一个细胞的厚度，这时感染的 CD4 T 细胞易进入人体内。

未割包皮的男性比割包皮的男性更容易被感染性病。主要是因为阴道分泌物、病毒和细菌都可能长时间存在于男性包皮中。

安全性行为

如果没有长期的异性伴侣，请在性交期间使用乳胶避孕套，并请务必按照制造商的安全套使用说明进行操作。曾经有建议在使用安全套时，同时使用壬苯醇醚 -9，但测试显示这种杀精剂对包括 HIV 在内的病毒没有任何影响。

在性行为过程中，应避免口交和舔阴，因为这些行为可能造成病毒传播。口腔和牙龈中通常有小破口和溃疡，容易感染性病。

应保持阴茎、阴道、口腔和手部的清洁。除此之外，激素类避孕药可能使女性生殖道感染性传播疾病（包括艾滋病）。

在使用酒精或任何可能对你的行为产生影响的药物时，需小心谨慎。

药物注射可传播 HIV

必要时应停止使用或者避免静脉注射药物。因为 HIV 和乙肝可以通过血液进行传播。

如果你一定要通过注射的方式使用药物，请使用新的注射用无菌针头或消毒针头。

淋病

淋病是由淋病奈瑟球菌引起的一种疾病。男性确诊这种疾病并不困难，因为男性患病后，产生的典型症状是排尿时疼痛，并伴有脓性黄绿色尿道分泌物。但女性患病后，潜伏感染会导致盆腔炎（PID），进而引发子宫、卵巢和其他生殖结构的损伤。如果婴儿在出生时受到该病毒的感染，可能导致眼睛感染，甚至失明。因此，所有新生儿在出生时，都需使用滴眼液以防止这种疾病的发生。

淋病直肠炎是一种肛门感染疾病，主要症状是肛门疼痛和脓血便。如果口腔与生殖器发生接触，还可能使口腔、咽喉和扁桃体受到感染。淋病可以扩散到体内，导致心脏损伤或关节炎。如果某人偶然用手碰到了受感染的生殖器，然后再触摸自己的眼睛，则可能导致严重的眼部感染。目前淋病可以用抗生素治愈。然而，病菌的抗药性变得越来越普遍，淋病奈瑟球菌现在被称为"超级病菌"，这意味着现在它已经对多种抗生素产生了抗药性。

梅毒

梅毒是由一种称为梅毒螺旋体的细菌引起的疾病。与许多其他细菌性疾病一样，青霉素是有效的抗生素。梅毒分为三个时期，通常中间存在潜伏期。在潜伏期中，细菌处于非活跃状态，为接下来的大量繁殖做准备。一期梅毒，出现硬下疳，即一种边界清晰的溃疡现象，硬下疳的部位即为受感染的部位。硬下疳通常可自愈，留下少许疤痕。二期梅毒时，患者皮肤上会突然出现不痒的皮疹，甚至长在手掌和脚底上部。在此期间，也可能发生梅毒性脱发，或产生传染性灰斑，不过这些症状会自行消失。

三期梅毒一直持续到患者死亡。在这个阶段，梅毒可能通过动脉瘤，特别是主动脉中的动脉瘤影响心血管系统。另外还可能对神经系统造成影响，导致心理障碍。还有，在皮肤或内部器官中出现树胶肿（大的破坏性溃疡）。

先天性梅毒是病毒在母体内通过胎盘途径感染胎儿。出生的婴儿可能有先天性失明，并可能有先天性畸形。对梅毒的控制取决于对新病例快速而充分的治疗。因此，追踪所有性接触者，以便对其进行治疗是最重要的。梅毒可以通过血液检查，或对病变部位的体液镜检做出诊断。

生活中的科学

马桶能传染性传播疾病吗？

在20世纪80年代中期，首次发现艾滋病时，许多人担心马桶可能会传染病毒。马桶座是塑料和惰性材料制成的，所以它们对传播疾病的微生物都不友好。因此，在使用马桶时，无论你坐在马桶上还是半蹲着，都不会感染性传播疾病。

阴道感染

阴道炎即阴道感染或阴道的炎症，是最常见的一类妇科病。相关资料表明，在美国，细菌性阴道病（BV）占总阴道感染疾病的 40% ~ 50%。阴道中某些细菌的大量滋生会导致阴道病。最常见的引起阴道病的细菌是阴道加德纳氏菌。非性因素可导致这种细菌的过度繁殖并引起相应的症状。然而，没有表现出任何症状的男性，也可以将此细菌传给女性，女性表现出症状。

BV 的症状是阴道有分泌物，并具有强烈的气味，排尿时会产生灼热感或外阴瘙痒、疼痛。但是，有些 BV 女性患者无任何症状。关于女性如何染上这种疾病，目前尚不清楚，但性伴侣不固定或拥有多个性伴侣似乎会增加感染 BV 的风险，而且不经常过性生活的女性也同样会感染 BV。除此之外，冲洗阴道似乎也增加了患 BV 的风险。患 BV 的女性更容易感染其他性传播疾病，包括 HIV、疱疹、衣原体和淋病。另外，患 BV 的孕妇容易发生早产。

白色念珠菌和阴道滴虫也可引发阴道炎。白色念珠菌通常存在于阴道中，在某些情况下，其生长速度超过正常水平，可导致阴道炎。例如，服用避孕药或抗生素的女性可能容易感染白色念珠菌。因为这两种药物都可以改变阴道内微生物的平衡状态，从而导致感染。相关症状是阴道出现浓厚的、白色凝乳状分泌物，并伴有外阴或阴道瘙痒。用于阴道的抗真菌药物可治疗白色念珠菌感染。对于由阴道滴虫引起的滴虫病来说，男性和女性都能受到感染。男性最易受感染的部位是尿道，受感染的男性通常无任何症状，常常在性交过程中将寄生虫传给伴侣。女性患者阴道产生恶臭、黄绿色和泡沫状的分泌物，并伴有外阴或阴道瘙痒。另外，滴虫病大大增加了感染 HIV 的风险。可以通过处方药治疗滴虫病，但如果伴侣仍然处于感染状态，则还会再复发。所以应该对有性关系的双方都进行治疗，并在治疗结束前避免性行为。

案例分析：结论

对安来说，好消息就是在宫颈癌早期，发现是成功治愈的关键。对于宫颈癌患者来说，早期发现的存活率几乎为 100%。然而对于癌症已经开始向其他器官扩散或转移的患者来说，存活率会低于 5%。在安的病例中，她多年吸烟习惯可能是导致宫颈癌的一个主要因素。然而，对于许多其他宫颈癌患者来说，HPV 是主要诱因。超过 15 种 HPV 都与宫颈癌有关。在 2006 年，FDA 批准了一种用于女性的 HPV 疫苗。该疫苗分三次接种，适用于 11～12 岁之间的女孩。最近该疫苗也被批准用于 9～26 岁的男性，预防生殖器疣，并减少男性将 HPV 传播给性伴侣的风险。随着 HPV 疫苗的发展，人们希望在未来几十年内，女性宫颈癌的发病率会大幅下降。

小结

17.1　人类生命周期

生殖系统生成两性配子。在女性中，生殖系统还包含受精的部位。在受精卵形成后，女性生殖系统具有保护和滋养发育中的胎儿的作用。

高等生物的生命周期包括两种细胞分裂形式：

- 有丝分裂，组织的生长和修复。
- 减数分裂，配子的生成。

17.2　男性生殖系统

男性外生殖器包括以下器官：

- 阴茎（性交器官）。
- 阴囊，含有睾丸。

精子发生，在睾丸的生精小管内生成精子。

- 支持细胞调节精子发生过程。
- 附睾储存成熟的精子。成熟的精子包括头部（含顶体）、中段（含有线粒体）和尾部。

精子从输精管输送到尿道。

- 精囊、前列腺和尿道球腺分泌有助于精子存活的液体。
- 精子和分泌物称为精液。

男性性高潮时阴茎射出精液。

包皮环切术是通过手术切除包皮。勃起功能障碍是男性无法实现或维持勃起的病症。

男性激素的调节

- 激素调节与下丘脑、垂体前叶和睾丸的分泌

物有关，它能使睾酮处于正常稳定的水平。垂体前叶分泌的卵泡刺激素能促进精子发生。

- 垂体前叶分泌的黄体生成素能促进间质细胞分泌睾酮。

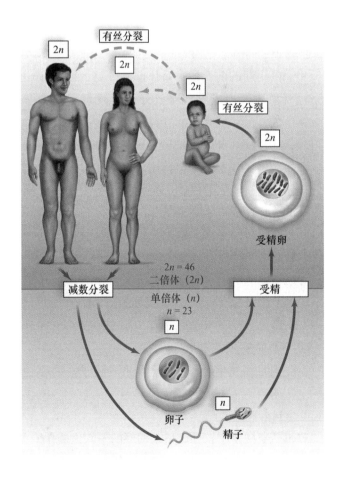

17.3 女性生殖系统

卵子发生于卵巢中，通常每个月产生一个成熟的卵泡。

- 卵泡从卵巢中排出，形成卵子，卵子由输卵管伞捕获，输送到输卵管中。
- 输卵管通向子宫，在子宫中受精卵植入和发育。子宫内膜是子宫内壁，参与胎盘的形成。
- 子宫颈位于子宫的下端，与阴道相连。可以通过巴氏涂片检查来筛查宫颈癌。
- 女性外生殖器称为外阴，包括阴道口、阴蒂、小阴唇和大阴唇。
- 阴道是性交器官和产道。

性高潮使子宫和输卵管收缩。

17.4 卵巢周期

非妊娠时的卵巢周期：

- 女性卵子发生会形成卵细胞和极体。
- 卵巢周期受下丘脑和垂体前叶分泌激素的控制。
- 在周期的前半段，垂体前叶分泌的卵泡刺激素使卵泡成熟，卵泡分泌雌激素和部分孕酮。
- 在排卵后和周期的后半段，垂体前叶分泌的黄体生成素使卵泡转化为黄体。
- 黄体分泌孕酮和部分雌激素。
- 绝经表示卵巢周期停止。

非妊娠时的子宫周期：

雌激素和孕激素调节子宫周期。

- 雌激素使子宫内膜重建修复。
- 排卵通常发生在 28 天周期的第 14 天。
- 黄体产生的孕酮使子宫内膜变厚，并出现分泌现象。
- 当月经发生时，激素含量低导致子宫内膜脱落。

受精和怀孕

如果受精发生，胚胎植入增厚的子宫内膜中。

胎盘产生人绒毛膜促性腺激素维持黄体。因此，

黄体会继续分泌孕酮。

- 怀孕期间通常不发生月经。

17.5 控制生育

避孕药是减少怀孕概率的节育方法。

- 节育方法包括避孕药、宫内节育器、避孕膜和避孕套。
- 避孕疫苗、皮下埋植避孕剂和注射剂也越来越多。
- 通过手术避孕，例如，输精管结扎术或输卵管结扎术，使人们不再具有生育能力。

辅助生殖技术可以帮助不孕症夫妇。不孕症可能由多种原因引起，包括女性子宫内膜异位症以及男性饮酒和吸烟等。以下为常见的辅助生殖技术：

- 供精人工授精；
- 体外受精；
- 配子输卵管内移植；
- 单精子卵胞浆显微注射。

17.6 性传播疾病

性传播疾病由病毒、细菌、真菌和寄生虫引起。

病毒引起的性病

- 艾滋病由 HIV 引起。
- 生殖器疣由人乳头状瘤病毒引起，这些病毒在生殖器上产生疣体或病变，还可导致某些癌症。
- 生殖器疱疹由单纯疱疹病毒 2 引起，可使生殖器出现水泡。
- 肝炎由 A、B、C、D、E 和 G 型肝炎病毒引起。A 型和 E 型肝炎通常是饮用污水所致，B 型和 C 型肝炎来自血液传播，B 型以及 D 型和 G 型肝炎可通过性行为传播。

细菌引起的性传播疾病

- 衣原体病由沙眼衣原体引起。
- 淋病由淋病奈瑟球菌引起。
- 梅毒由梅毒螺旋体引起，可分为三个时期，梅毒三期会致死。

阴道感染

- 细菌性阴道病通常由细菌大量繁殖引起，最常见的细菌是阴道加德纳氏菌。

- 由于白色念珠菌的大量滋生可导致阴道感染，抗生素或激素避孕药也会出现这种情况。

- 寄生虫阴道毛滴虫也可引起阴道病。这种疾病在男性和女性身上都会发生，但是男性通常无任何症状。

第 18 章
发育与衰老

案例分析：妊娠测试

几个月以来，安布尔和肯特一直想要个孩子。之前，他们为了追求自己的事业，推迟了生育计划。快40岁时，才有了紧迫感。为了备孕，安布尔开始服用孕期维生素，此外，还非常注意自己的饮食。虽然两人都不曾真正地进行过体育锻炼，但他们开始每周进行几次徒步运动，等待着安布尔怀孕的好消息的到来。2个月后，安布尔骄傲地宣布她怀孕了！为了给后续生活做好准备，他们立马预约了自己的医生。

安布尔和肯特非常满意自己选择的医生。在第一次就诊时，医生给安布尔验血，确认她怀孕了，并进行了一次全面的身体检查。医生告诉这对准父母，相比非处方（OTC）尿检而言，血液检测对妊娠激素和人绒毛膜促性腺激素水平的检测要更加准确。血液测试的结果打消了安布尔和肯特的疑虑，在未来的短短40周时间内，他们即将迎来一个新的生命。

医生还告诉这对准父母一些注意事项，例如，安布尔应增加运动，并注意日常饮食，每天需要喝8～10杯水，还要补充大量的水果和蔬菜。此外，若此期间需要服用任何OTC药物，都应告知医生，特别在妊娠早期，十分必要。医生还告诉安布尔，妊娠早期是胎儿重要器官系统形成的时期，应禁酒，并且停止服用大多数OTC药物。安布尔和肯特将迎接这一挑战并对即将成为父母而感到异常兴奋。

扫描获取彩色图片，帮助您理解本章内容。

18.1 受精

第 17 章介绍了男性和女性生殖系统的结构和功能。生殖系统的功能之一是产生形成新生命所需的配子，即卵子和精子。受精是精子和卵子结合形成受精卵的过程，受精卵是新生命的第一个细胞（图18.1）。

受精过程

精子尾部是一根鞭毛，驱使精子向卵子游动；中段包含线粒体，可以产生能量；头部含有细胞核，上有顶体（参见图 17.4c）。顶体是一种含有消化酶的细胞器。精子头部的细胞核可以和卵子的细胞核融合。受精卵只接受来自母体的细胞质和细胞器。

卵子的细胞膜被称为透明带的细胞外基质所包围。然后透明带又被放射冠所围绕，放射冠是几层黏附性卵泡细胞。当卵子在卵巢的卵泡中时，这些细胞对卵子起到了滋养的作用。

受精过程中，有一些精子可穿过放射冠，一些可穿过透明带，但只有一个精子能与卵子结合。顶体具有使精子穿过透明带的功能。在精子头部与透明带结合后，顶体释放消化酶，这种酶为精子穿过透明带开辟了道路。当精子与卵子结合时，卵子和精子的细胞膜融合，精子细胞核进入卵子中，接着精子和卵子的细胞核融合。

为了保证正常发育，只有一个精子进入卵子中。防止多精入卵（一个以上精子进入）的现象取决于卵子细胞膜和透明带的变化。当精子与卵子接触时，Na^+ 的快速释放使卵子的细胞膜发生去极化，从而阻止了卵子与其他精子的结合。此外，称为皮质颗粒的囊泡分泌的酶，使透明带变成一种不可渗透的受精膜，这时精子再也无法与透明带结合。

18.2 胚前发育和胚胎发育

人体胚胎发育包括胚前发育、胚胎发育和胎儿

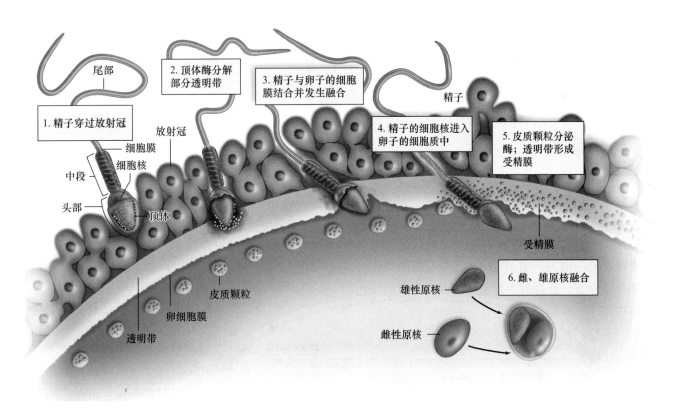

图 18.1　受精过程

在受精过程中，卵子膜上的微绒毛推动单个精子进入卵子中。在顶体酶的作用下，精子穿过透明带。在精子与卵膜结合后，发生的去极化反应阻止了其他精子的进入。当雄性原核和雌性原核的染色体融合在一起时，即标志着受精过程的结束。

发育。表 18.1 概述了人体胚胎发育的主要事件。

表 18.1 人体胚胎发育的主要事件

胚龄	母体特征	胚胎特征
胚前发育		
第一周	排卵	受精，细胞开始分裂，绒毛膜形成
胚胎发育		
第二周	发现早孕症状（恶心，乳房肿胀，疲劳），血液妊娠检查结果呈阳性	植入完成，羊膜和卵黄囊出现，胚胎形成组织，胎盘开始形成
第三周	停经，尿检结果呈阳性，仍存在早孕症状	神经系统开始发育，出现尿囊、血管，胎盘形成
第四周		形成肢芽，心脏可见并有搏动，神经系统发育明显，胚胎长出尾巴，其他系统形成
第五周	子宫长成鸡蛋大小，由于子宫增大对膀胱造成的压力，使排尿次数增多	胚胎呈蜷曲状，头部生长快，肢芽分化，鼻子、眼睛和耳朵可见
第六周	子宫长成橙子大小	手指和脚趾形成，骨骼发育成软骨
第二个月	可以在耻骨上方触摸到子宫	所有系统都在发育中，软骨发育成骨骼，面部特征逐渐形成，胚胎长约 38 毫米
胎儿发育		
第三个月	子宫长成柚子大小	超声可辨性别，出现指甲。
第四个月	再次妊娠的母亲能感觉到胎动	骨骼可见，头部长出胎毛，胎儿长约 150 毫米，重约 170 克。
第五个月	即使第一次怀孕的母亲也能感觉到胎动，子宫继续增大并到脐部左右，孕相明显	称为胎儿皮脂的干酪一样的保护层开始沉积，可听到心跳
第六个月	医生可以分辨出婴儿的头部、背部和四肢位置；乳房增大，乳头和乳晕颜色变深，初乳产生	胎儿体表出现胎毛，皮肤褶皱、呈粉红色
第七个月	子宫增大并到脐和肋骨的中间位置	睾丸下降至阴囊，眼张开，胎儿长约 300 毫米，重约 1350 克
第八个月	体重平均每周增加约 500 克，因重心向前导致站立和行走困难	胎毛开始消失，皮下脂肪开始沉积
第九个月	子宫增大到胸骨下方，导致呼吸急促和胃灼热、睡觉困难	胎儿准备娩出，长约 530 毫米，重约 3400 克

胚胎发育

随着胚胎的发育，会发生以下变化：

• 卵裂：在受精后，受精卵立即开始分裂，首先会分裂成 2 个细胞，其次为 4、8、16 个细胞，接着 32 个细胞，依此进行下去。但是细胞分裂并不伴随个头的增大（图 18.2）。卵裂期间的细胞分裂是有丝分裂，并且每个细胞中都含有完整的染色体和基因。

• 生长：在胚胎发育过程中，细胞分裂时，子细胞也在增大。

• 形态发生：形态发生是胚胎的形成过程。

当某些细胞相对于其他细胞移动或迁移时，形态发生首次显现出来。通过这些细胞运动，胚胎开始呈现出各种形态。

分化：当细胞具有特定的结构和功能时，就发生了分化。第一个产生明显分化的系统是神经系统。

发育阶段

胚前发育是妊娠的第一周，胚胎发育从第二周开始，并一直持续到第二个月结束。

胚前发育

第一周胚前发育的主要事件如图 18.2 所示。

受精后，在受精卵从输卵管进入子宫的过程中开始分裂。桑椹胚是胚胎细胞组成的一个实心胚，最终会变成胚泡。胚泡的许多细胞能重新形成内细胞群，内细胞群被细胞外层所包围。另外，内细胞群将来发育成胚胎，细胞外层将变成绒毛膜。绒毛膜在早期出现表明发育中胚胎对胚外膜的全然依赖。

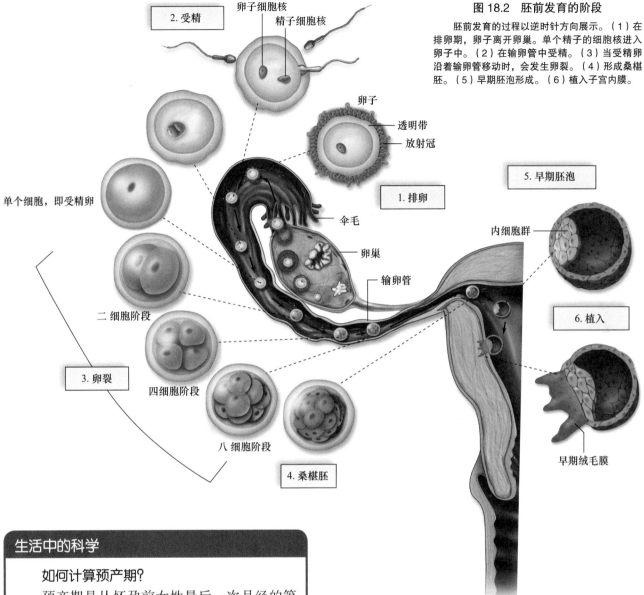

图 18.2　胚前发育的阶段

胚前发育的过程以逆时针方向展示。（1）在排卵期，卵子离开卵巢。单个精子的细胞核进入卵子中。（2）在输卵管中受精。（3）当受精卵沿着输卵管移动时，会发生卵裂。（4）形成桑椹胚。（5）早期胚泡形成。（6）植入子宫内膜。

2. 受精　卵子细胞核　精子细胞核

卵子　透明带　放射冠

1. 排卵

单个细胞，即受精卵

伞毛　卵巢　输卵管

5. 早期胚泡

内细胞群

6. 植入

早期绒毛膜

二 细胞阶段

3. 卵裂

四细胞阶段

八 细胞阶段

4. 桑椹胚

生活中的科学

如何计算预产期?

预产期是从怀孕前女性最后一次月经的第一天开始算起。从受孕到出生约为 266 天。在月经开始大约 14 天后（假设排卵发生在月经周期的中间）受孕。由此可知，孕期共 280 天，大约 40 周。

为了计算出准确的日期，通常会使用内格莱氏法则：

1. 从最后一次月经的第一天开始计算。
2. 周期开始的月份减去三个月。
3. 最后一次月经的第一天的日子加上七天。

例如，如果一名女性最后一次月经的第一天是 1 月 1 日，那么她的预产期大概是 10 月 8 日。除此之外，通过超声检查也能知道胎儿的预产期。

内细胞群中的每个细胞都具有形成任何组织器官的遗传能力。有时，在发育期间，桑椹胚细胞会发生分裂，或内细胞群分裂，产生两个早期胚胎。这时，这两个早期胚胎就发育成同卵双胞胎，因为它们遗传了完全相同的染色体。两个不同的卵子与两个不同的精子结合，产生了异卵双胞胎，异卵双胞胎没有完全相同的染色体。

胚外膜

胚外膜不是胚胎和胎儿的一部分。正如其名字所暗示的那样，胚外膜在胚胎之外（图 18.3）。胚

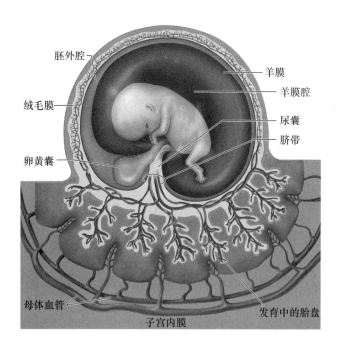

胚外腔
绒毛膜
卵黄囊
羊膜
羊膜腔
尿囊
脐带
母体血管
子宫内膜
发育中的胎盘

图 18.3　胚外膜

绒毛膜和羊膜将胚胎包围。另外两个胚外膜分别为卵黄囊和尿囊，它们是脐带的组成部分。

外膜的名称对我们人类来说很奇怪，因为它们的命名依据的是动物的功能，例如，鸟类，它们产带壳的卵。在这些动物中，绒毛膜紧邻壳体并进行气体交换。羊膜中含有具有保护作用的羊水，发育中的胚胎泡在羊水里。尿囊可收集含氮的废物。卵黄囊内包有卵黄，可为胚胎提供营养。

因为胚胎在子宫内发育，所以人体胚外膜的功能是不同的。胚外膜及其在人体中的功能如下：

1. 绒毛膜发育为胎盘的胎儿部分，胎盘是为胚胎或胎儿提供营养和氧气，并带走排泄物的器官。绒毛膜绒毛是绒毛膜表面长出的指状突起，其作用在于增加绒毛膜的吸收面积。绒毛膜绒毛内的血管与脐带血管相连。

2. 尿囊与卵黄囊一样，源于胚胎，然后向外发育。尿囊中含有胎儿肾脏产生的少量尿液，之后形成膀胱。尿囊的血管变成脐带血管，脐带血管负责母体与胎儿之间的物质交换。脐动脉将贫氧血从胎儿输送到胎盘，脐静脉将富氧血从胎盘输送给胎儿。

3. 卵黄囊是第一个出现的胚胎膜。一些在卵壳中孵化的动物（例如，鸟类），它们的卵黄囊中含

有卵黄，作为发育中胚胎的食物。但在哺乳动物（例如，人类）中，承揽此功能的组织是胎盘。卵黄囊中只会有很少的卵黄，但卵黄内含有丰富的血管，并且是血细胞最初形成的部位。

4. 随着胚胎和胎儿的生长，羊膜也逐渐增大。羊膜中含有羊水，具有缓冲和保护胚胎的作用，之后胚胎发育成胎儿。

胚胎发育

第二周开始胚胎植入过程，并且胚胎发育会一直持续到第二个月结束。在发育结束时，胚胎已初具人形。

第二周　在第一周结束时，通常胚胎开始自行植入子宫内膜。植入成功后，即为成功受孕。有时，胚胎会植入子宫以外的部位，通常为一侧输卵管，这种现象称为宫外孕。随着胚胎的不断生长，输卵管无法不断增大，所以这种情况不会成功受孕，还可能会危及孕妇的生命安全。在植入期间，绒毛膜分泌酶可分解子宫内膜的一些组织和血管。除此之外，绒毛膜开始分泌人绒毛膜促性腺激素（HCG），这种激素最常用于妊娠检查。HCG 的作用如同黄体生成素一样，维持黄体的存活而不会退化。当黄体受到刺激时，可分泌孕酮，孕酮可维持子宫内膜生长，因此不产生月经。

这时的胚胎像一个句子结尾的句点那么大。随着这一周的发育，内细胞群会变成胚盘以及两个胚外膜（图 18.4a，b）。卵黄囊是血细胞最初形成的部位。羊膜腔一直包裹着发育中的胚胎（将会发育成胎儿）。在人类中，羊水可保持宫腔内温度的恒定，并减少外力的冲击。

原肠胚形成会将内细胞群转变为胚盘，这是一个大事件。原肠胚形成属于形态发生的一种，在此期间细胞会发生移动或迁移。在这种情况下，细胞迁移会形成一种组织层，称为原胚层。在原肠胚形成完成后，胚盘会形成三个胚层，分别为外胚层、中胚层和内胚层。图 18.5 显示了原胚层的重要性。原胚层内的细胞最终都会发育成人体的各个组织和器官（表 18.2）。

第三周　在第三周会出现人体中两个重要的器

官系统。神经系统是第一个明显可见的器官系统。首先，沿着胚胎整个背侧出现了增厚的部分，然后中间开始向内凹陷，形成神经沟。沟的边缘称为神经褶，当神经褶向背中线合拢、愈合，形成神经管，神经管最后发育为脑和脊髓。

第三周心脏也开始发育，发育持续到第四周。首先，身体两侧的细胞迁移形成心脏。当这些细胞融合形成一个连续管时，即使心腔未完全形成，心脏也开始泵血了。静脉从很大的管状心脏的背部进入，动脉从前面出来。然后心管通过扭曲，使得所有主要血管位于其前方。

第四周和第五周　在第四周时，胚胎也不过同图 18.5 中的胚胎差不多大小。体蒂（将发育成脐带）连接胚胎和绒毛膜，绒毛膜绒毛是绒毛膜表面长出的指状突起物（图 18.4c，d）。第四个胚外膜（尿囊）位于体蒂内，并且其血管将会发育成脐带血管。然后头部和尾部抬起，体蒂通过收缩向前移动。一旦这个过程完成，脐带就完全形成了（图 18.4d），还在发育的胎儿通过脐带与胎盘相连。

不久之后，肢芽开始出现（图 18.6），然后肢芽发育成手臂和腿，甚至手和脚的轮廓也清晰可见。在第五周时，头部变大，感觉器官发育明显，并且可能会形成眼睛、耳朵和鼻子。

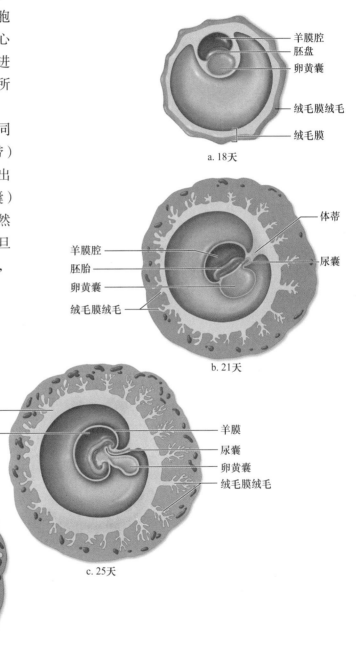

图 18.4　胚胎发育的阶段

　　a. 开始时胚胎中没有任何器官，仅有组织。羊膜腔位于胚盘上方，卵黄囊位于胚盘下方，绒毛膜绒毛开始出现。b，c. 尿囊和卵黄囊是两个胚外膜，当体蒂逐渐发育成脐带时，尿囊和卵黄囊位于体蒂内。d. 到 35 天以后，胚胎开始形成头部和尾部。脐带血管走行于胚胎和绒毛膜（胎盘）之间。

第六周到第八周 经过第六周到第八周的发育，胚胎已初具人形。在大脑发育的同时，随着颈部的发育，头部与身体建立了正常的联系。在此阶段，神经系统发育良好，可以产生反射动作，例如，

对触摸会产生惊吓反应。在这个阶段结束时，即使所有器官系统已经初具雏形，但胚胎长约 38 毫米，质量还不超过一片阿司匹林药片。

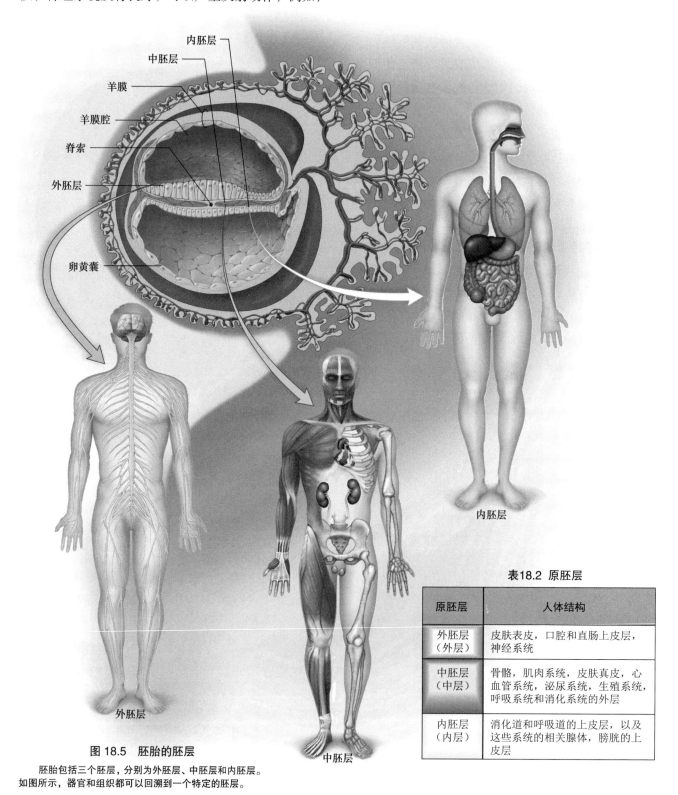

内胚层

中胚层

羊膜

羊膜腔

脊索

外胚层

卵黄囊

内胚层

外胚层

中胚层

图 18.5　胚胎的胚层

胚胎包括三个胚层，分别为外胚层、中胚层和内胚层。如图所示，器官和组织都可以回溯到一个特定的胚层。

表18.2　原胚层

原胚层	人体结构
外胚层（外层）	皮肤表皮，口腔和直肠上皮层，神经系统
中胚层（中层）	骨骼，肌肉系统，皮肤真皮，心血管系统，泌尿系统，生殖系统，呼吸系统和消化系统的外层
内胚层（内层）	消化道和呼吸道的上皮层，以及这些系统的相关腺体，膀胱的上皮层

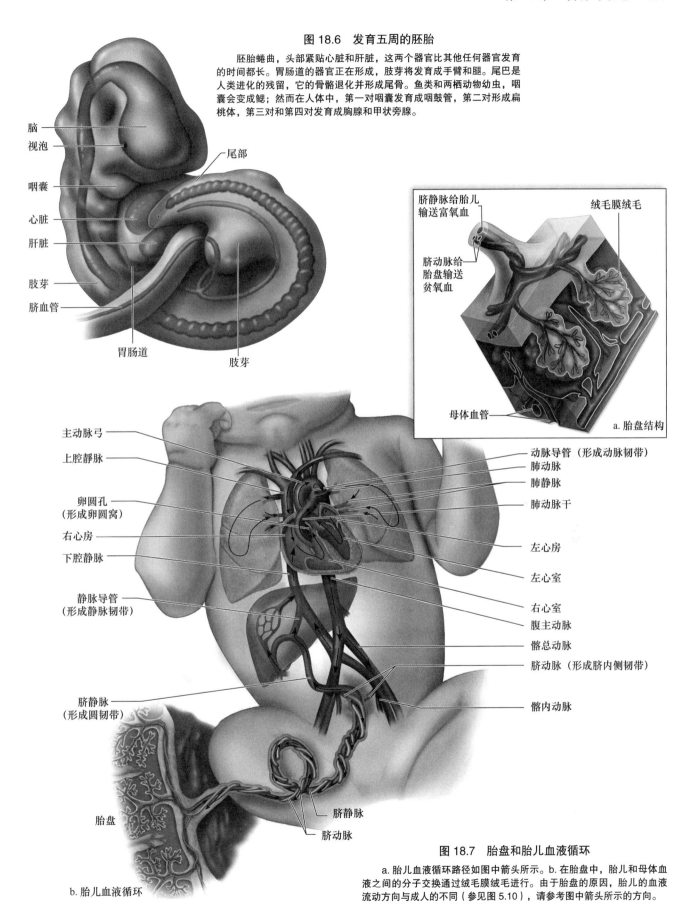

图 18.6　发育五周的胚胎

胚胎蜷曲，头部紧贴心脏和肝脏，这两个器官比其他任何器官发育的时间都长。胃肠道的器官正在形成，肢芽将发育成手臂和腿。尾巴是人类进化的残留，它的骨骼退化并形成尾骨。鱼类和两栖动物幼虫，咽囊会变成鳃；然而在人体中，第一对咽囊发育成咽鼓管，第二对形成扁桃体，第三对和第四对发育成胸腺和甲状旁腺。

脑
视泡
咽囊
心脏
肝脏
肢芽
脐血管
尾部
胃肠道
肢芽

脐静脉给胎儿输送富氧血
绒毛膜绒毛
脐动脉给胎盘输送贫氧血
母体血管
a. 胎盘结构

主动脉弓
上腔静脉
卵圆孔（形成卵圆窝）
右心房
下腔静脉
静脉导管（形成静脉韧带）
脐静脉（形成圆韧带）

动脉导管（形成动脉韧带）
肺动脉
肺静脉
肺动脉干
左心房
左心室
右心室
腹主动脉
髂总动脉
脐动脉（形成脐内侧韧带）
髂内动脉

脐静脉
脐动脉
胎盘
b. 胎儿血液循环

图 18.7　胎盘和胎儿血液循环

a. 胎儿血液循环路径如图中箭头所示。b. 在胎盘中，胎儿和母体血液之间的分子交换通过绒毛膜绒毛进行。由于胎盘的原因，胎儿的血液流动方向与成人的不同（参见图 5.10），请参考图中箭头所示的方向。

18.3 胎儿发育

胎盘是妊娠期间孕酮和雌激素的来源。这两种激素具有两种功能：（1）由于作用于下丘脑和垂体前叶的负反馈机制，可阻止新的卵泡成熟；（2）使子宫内膜不脱落，所以通常在怀孕期间不产生月经。

胎盘是由母体的子宫组织和胎儿的绒毛膜共同构成的（图 18.7a）。母体的血液和胎儿的血液从不混合，因为母体和胎儿是通过绒毛利用扩散进行物质交换的。胎儿从母体获得各种营养物质和氧，并将代谢产生的二氧化碳和其他废物排入母体血液中。

如健康专栏"预防和检查先天性缺陷"中所述，有害化学物质可以穿过胎盘。尤其在胚胎期各种组织器官初具雏形时，这尤其需要引起重视。因为每个器官或部位都有一个敏感期，在此期间有害的化学物质都可以对其以后的正常功能产生影响。

今日生物学　健康

预防和检查先天性缺陷

先天性缺陷或先天性疾病是婴儿出生时就有的。根据 CDC 的统计，在美国，每 33 个出生的婴儿中就约有 1 个有先天性缺陷。有时遗传缺陷可在出生前通过一些方法检查出来（图 18A）。但是，这些方法也会存在一些风险。

一些先天性缺陷并不严重，而且并不是所有先天性缺陷都可以预防。但是，女性可以采取一些措施，以增加怀上健康宝宝的概率。

健康的膳食

有些先天性缺陷与营养缺乏有关，例如，育龄妇女应确保摄入足量的叶酸（一种 B 族维生素）以预防神经管畸形，如脊柱裂和先天性无脑畸形。对脊柱裂而言，脊柱的一部分不能正常发育，并且不能对脊髓起到正常的保护作用。在先天性无脑畸形中，大多数胎儿的大脑无法发育，胎儿或流产或出生后仅存活几天。

幸运的是，绿叶菜、坚果和柑橘类水果中含有丰富的叶酸。CDC 建议，除了吃富含叶酸的

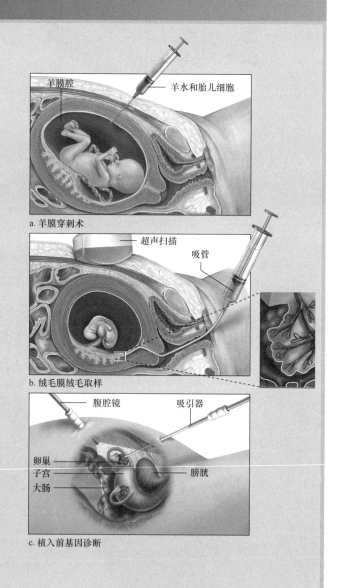

a. 羊膜穿刺术

b. 绒毛膜绒毛取样

c. 植入前基因诊断

图 18A　出生前遗传缺陷的检查方法

约有 20% 先天性缺陷是由遗传或染色体异常引起的，这些异常可在出生前就被检查出来。

a. 通常在怀孕的第 15 周到第 17 周进行羊膜穿刺术检查；b. 通常在怀孕第 8 周到第 12 周进行绒毛膜绒毛取样检查；c. 植入前基因诊断可以在体外受精之前进行，也可对卵母细胞或早期胚胎进行检测。

健康膳食外，所有育龄妇女还应该每天至少摄入含 400 微克叶酸的营养补充剂。但是，神经管先天性缺陷可能发生在受孕后的几周内，这时许多女性特别是那些意外怀孕的女性，还未意识到自己已怀孕。

禁止饮酒、吸烟和药物滥用

如果孕妇在怀孕期间喝酒，可能导致婴儿先天性缺陷。如果情况严重，婴儿出生时还会患有胎儿酒精综合征（FAS）。在美国，每 1000 个活产婴儿中就有 0.2～1.5 个患有 FAS。许多患有 FAS 的儿童体重不足、头部异常小、面部异常发育并存在智力障碍。在以后的生长发育过程中，患有 FAS 的儿童通常会表现出注意力不集中、冲动和判断力差，还会存在学习和记忆方面的问题。这是因为大量的酒精可降低女性体内的叶酸水平，增加胎儿具有神经管缺陷的风险。

吸烟也可导致许多先天性缺陷。吸烟的孕妇所生的婴儿通常出生时体重较轻，并比非吸烟者的孩子更容易出现面部、心脏和大脑等的缺陷。

除此之外，还应避免使用非法药物。例如，可卡因可引起血压不稳，导致胎儿缺氧。受可卡因影响的婴儿可能在视力和协调方面存在问题，还可能出现智力障碍。

若已怀孕或准备怀孕，注意提醒医生

一些药物对健康成人来说是安全的，但可能会对发育中的胎儿造成危险。如果孕妇需要接种疫苗，请先咨询有关医生。

由于发育中的胚胎或胎儿体内的细胞分裂很快，所以它们极易受到辐射的伤害，因此孕妇应该避免不必要的 X 射线。如果无法避免，那么应告知 X 射线技师怀孕状况，以保护胎儿免受伤害。

避免导致先天性缺陷的感染

某些病原体，如风疹、弓形虫病、单纯疱疹、巨细胞病毒和寨卡病毒可能导致婴儿先天性缺陷。

胎儿血液循环

脐带连接胎盘和胎儿，具有一定的弹性和伸展性，其中含有脐动脉和脐静脉（图 18.7b），是胎儿的生命线。胎儿主动脉中的血液流过各动脉分支，包括髂动脉。髂动脉与脐动脉相连，脐动脉将贫氧血输送到胎盘中。脐静脉将富含营养和氧的血液从胎盘输送给胎儿。脐静脉进入肝脏，然后与静脉导管相连，之后又与下腔静脉合并，下腔静脉是将血液输回右心房的血管。最终这种混合血液进入心脏，并且大部分血液通过卵圆孔分流到左心房。左心室将这种血液输送到主动脉，进入右心房的贫氧血被输送到肺动脉干。然后这种血液又通过动脉导管流进主动脉中。因此，进入右心房的大部分血液都避开胎儿肺部。

由于脐带结扎和肺部扩张，所以在出生时，婴儿体内循环会发生以下变化：

1. 肺部膨胀。肺部膨胀降低通过肺部的血流的阻力，从而导致从右心房到右心室的血流量增加，然后血液进入肺动脉中。此时在肺部，而不是胎盘中发生气体交换。富氧血通过肺静脉流回左心房。

2. 从肺静脉到左心房的血流量增加，这会增加左心房的压力，从而使卵圆孔的瓣膜将卵圆孔闭合。即使不发生这种现象，血液也很少会从右心房流到左心房，因为其开口很小，或者当心房收缩时它就会发生闭合。

3. 动脉导管在出生时闭合，因为内皮细胞分裂并阻塞导管。

4. 部分动脉导管以及部分脐动脉和静脉将会转化为结缔组织。

胎儿发育事件

从第三个月到第九个月为胎儿的发育期。此时胎儿已初具人形，但各器官组织仍在继续发育中。除此之外，胎儿体重增加，身高增长。

由于器官和组织的快速发育，胎儿特别容易受到化学物质和辐射等环境因素的影响。除了超声检查等项目能检查出胎儿的发育状况和一些健康问题

之外，还有几种方法能检查出胎儿的遗传疾病。在健康专栏"预防和检查先天性缺陷"中讨论了这些常见的检查方法。

第三和第四个月

在第三个月开始时，相对于身体其他部分而言，胎儿头部仍然很大。另外，鼻子扁平，眼睛间距较远，但耳朵发育良好。随着身体其他部位继续生长，头部生长开始减慢，并且指甲、乳头、睫毛、眉毛和头发开始出现。

由于骨化中心的出现，软骨开始被骨骼取代。但长骨的末端仍留有一些软骨，直到 18 岁或 20 岁才能完成骨化。颅骨包含六处膜状区，称为囟门。当头部从产道娩出时，囟门可以使头颅适当变形，有利于娩出，并且还可以使大脑在婴儿期快速生长。通常在孩子两岁时，颅骨的逐渐融合会使囟门闭合。

在第三个月时，可以区分胎儿的性别。正如本节后面所讨论的，*SRY* 基因（通常在 Y 染色体上）的存在导致睾丸和男性生殖器的发育。否则，就会形成卵巢和女性生殖器。此时，睾丸或卵巢都位于腹腔内。之后，在胎儿发育的最后三个月，睾丸下降到阴囊内，但有时睾丸无法降入阴囊中。在这种情况下，可以通过手术纠正。

在第四个月期间，通过听诊器能听到胎儿的心跳声。在第四个月末时，胎儿长约 152 毫米，重约 171 克。

第五个月和第七个月

第五个月到第七个月（图 18.8），孕妇能感觉到胎动。起初只有一种振抖的感觉，随着胎儿腿部的生长和发育，孕妇能感觉到胎儿在肚中伸胳膊和踢腿。此时胎儿的姿势是头部向下弯曲并紧挨着屈曲的膝盖。

胎儿的皮肤呈半透明皱褶状，表面长有胎毛，并且还被一种油腻的白色干酪状物质所覆盖，称为胎儿皮脂，它能保护娇嫩的皮肤免受羊水的浸润。另外，此时眼睑已完全张开。

在第七个月末时，胎儿长约 300 毫米，重约 1380 克。如果此时由于某种原因出生，婴儿的存活率还比较大。

生活中的科学

何时能监测出胎儿的心跳？

首先胎儿胸部的组织形成一种管状结构，然后心管发育成心腔。到胎儿发育的第五周，心脏已经形成，此时心跳声太小，无法听到，但可以通过超声探测到。到第十周时，心脏发育完全，并且心率为 150～195 次/分。此时心脏跳动的声音通常被称为胎心音（FHT），由于心脏小，跳动非常快。通常在第十二周之后，心率稳定到 120～160 次/分，甚至可能与母亲的心率一样。胎儿的心跳在前三个月结束时即可听到，在妊娠中期时，可以使用多普勒胎心仪监测心跳，这种仪器可以向胎儿的心脏发出无害的声波。之后，根据具体的胎位，随着胎儿及其心脏的生长，可以通过听诊器来监测心跳。

第八个月和第九个月

到第九个月末，胎儿长约 530 毫米，体重约 3400 克。体重增加主要是由于皮下脂肪增多，足月的婴儿存活率最高，早产儿则会面临各种危险，例如，呼吸窘迫综合征（因为他们的肺部发育不全）、黄疸和感染等。

随着发育的结束，胎儿通常会在母体内转动，因此头部会朝向子宫颈。如果胎儿没有转动，就可能出现胎儿臀位的现象。这种情况使宫颈很难扩张到可以分娩的程度，并且很容易使胎儿窒息。这时可以通过剖宫产（经腹切开子宫取出胎儿）的方式分娩。

两性器官的发育

胎儿的性别在受精时就已经确定。男性体内有一对染色体，即 X 和 Y，女性有两条 X 染色体。在 Y 染色体上，有一种基因称为 *SRY*（Y 染色体上的性别决定区），它决定了胚胎中的性腺组织将发育成男性器官，还是女性器官。由 *SRY* 基因编码的蛋白质以一种调节机制控制体内其他发育基因的表达或功能。

胎儿在子宫内能听到声音吗?

到第八周左右时,胎儿的耳朵开始发育,但尚未完全形成。在第十八周时,颅骨和中耳的骨骼以及它们与大脑连接的神经已经发育完全,胎儿具有了听力。此时,胎儿能听到母亲的心跳声。第二十五周时,胎儿能听到声音,尤其能识别出母亲的声音。胎儿的心率略微减慢,这表明母亲的声音对胎儿起到安慰作用。

在孕期的其他阶段,胎儿的听觉来自外部世界传递的信息。轻缓的音乐能使胎儿平静下来并入睡,相反吵闹的声音会惊吓并弄醒胎儿。然而,在子宫内的胎儿听到的所有声音都是低沉的。因为胎儿的耳朵周围充满了羊水,外耳上又覆盖着一层具有保护性的胎儿皮脂。

寨卡病毒是否与先天性缺陷有关?

1952年在非洲报告了第一个寨卡病毒病例,但西半球的大部分人对此病毒还一无所知,直到2015年在巴西发现寨卡病毒的病例。

该病毒通过受感染的伊蚊的叮咬进行传播,也可通过性行为由患病的男性传染给女性。对于大多数人来说,感染寨卡病毒的症状轻微,如发烧、皮疹或关节疼痛,有些人甚至没有任何症状。

然而,在少数情况下,感染寨卡病毒的孕妇可生下小头畸形婴儿。小头畸形是一种先天性缺陷,婴儿的头部和大脑异常小。这将导致许多生长发育问题,包括癫痫发作、智力障碍和视力问题等,并且小头畸形无法治愈。

关于寨卡病毒引起小头畸形的原因目前仍在调查中,并且把研究的重点放在一组与大脑发育有关的神经干细胞上。如想了解更多信息,请访问网址 www.cdc.gov/zika/。

生殖器的正常发育

内生殖器和外生殖器的发育取决于体内是否存在 *SRY* 基因。

内生殖器 在发育的前几周,无法通过外部检查判断胚胎的性别。因为性腺到第七周才开始发育。产生性腺的组织,我们称其为未分化组织,因为它发育成睾丸还是卵巢,一切取决于激素的作用。

如图 18.8 所示,在胚胎发育的第六周,男性和女性具有相同类型的管道。在未分化阶段,胚胎有可能发育成男性或女性。如果存在 *SRY* 基因,则产生称为睾丸决定因子的蛋白质,它能调节睾丸的初始发育。睾丸产生的睾酮刺激沃尔夫管(中肾

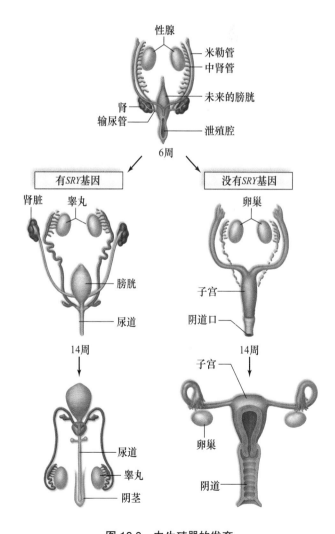

图 18.8 内生殖器的发育
Y 染色体上 *SRY* 基因为性别决定基因,它决定男、女内生殖器的形成。

管），使其发育成男性生殖管。中肾管进入尿道，尿道既属于泌尿系统，也属于男性生殖系统。抗米勒管激素可使米勒管退化。在没有 *SRY* 基因时，相同的未分化组织开始发育为卵巢（而不是睾丸）。此时中肾管退化，由于没有睾酮，米勒管发育为子宫和输卵管。雌激素对在女性体内逐渐退化的中肾管没有任何影响，发育中的阴道从子宫延伸出来，对于女性而言，泌尿系统和生殖系统之间没有联系。

在胎儿发育的第十四周，发育中的睾丸或卵巢位于腹腔深处。如果检测卵巢内部，则会发现其中已经含有大量小卵泡，并且每个卵泡中都含有卵细胞。在发育结束时，男性睾丸下降到阴囊内，女性卵巢则保留在腹腔中。

外生殖器 图 18.9 显示了外生殖器的发育。这些组织在最初时并无差别，它们可以发育成男性器官，也可以发育成女性器官。在第六周时，胎儿两腿之间出现小肢芽，它可发展成男性阴茎或女性阴蒂。在第九周时，出现尿生殖沟，两边有两条隆起。到第十四周时，男性中这条沟会消失，并且原隆起部位形成阴囊。女性的尿生殖沟一直存在并发育成阴道口，阴囊则被大阴唇和小阴唇所取代。这些变化完全取决于胎儿体内是否存在激素二氢睾酮（DHT），DHT 是在肾上腺和前列腺中由睾酮生成的。

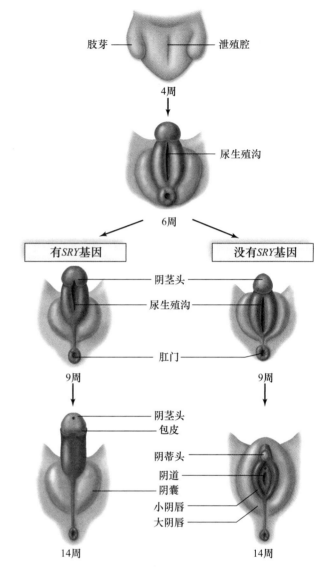

图 18.9 外生殖器的发育
Y 染色体上是否有 *SRY* 基因对外生殖器的发育起着重要作用。

生殖器的异常发育

如果认为所有携带 XY 染色体的个体都能发育成男性，这种说法是不对的。一些体内含有 XY 染色体的个体会发育成女性（XY 女性综合征）。同样，一些拥有 XX 染色体的个体会发育成男性（XX 男性综合征）。在患有 XY 女性综合征的个体中，Y 染色体上的 *SRY* 基因丢失，此现象称为缺失。在患有 XX 男性综合征的个体中，*SRY* 基因移到 X 染色体上，这种现象称为易位。*SRY* 基因导致睾丸形成，睾丸可分泌以下激素：（1）睾酮，刺激附睾、输精管、精囊和射精管的发育；（2）抗米勒管激

> ## 生活中的科学
>
> ### 为什么女性有时被称为"默认性别"？
>
> 默认性别与胎儿是否存在 Y 染色体有关。在 Y 染色体上，*SRY*（Y 染色体性别决定区）基因产生的蛋白质使睾丸中的支持细胞产生米勒管抑制物（MIS），促使睾丸间质细胞产生睾酮，这是男性生殖器（输精管、附睾、阴茎等）的发育信号。如果没有 *SRY* 基因和这种激素级联反应，女性生殖器（子宫、输卵管，卵巢等）开始形成。

素，可阻止女性生理结构的进一步发育，并使它们退化；（3）二氢睾酮（DHT），可促进尿道、前列腺、阴茎和阴囊的发育。

性别发育异常 关于上述三种激素，缺少其中任何一种或多种都可导致性别决定异常。尽管体内没有女性的性腺，但具有女性的外表。

在雄激素不敏感综合征中，这三种激素是在发育过程中由睾丸产生的，但这样的个体发育为女性，是因为睾丸激素的受体不具有正常功能。外生殖器发育为女性，并且中肾管退化。另外，不能形成阴囊，因此睾丸不能正常下降到阴囊内，而是留在腹腔中。个体可以发育出女性的第二性征，要不是不来月经，没人会怀疑她的异常。

18.4 妊娠和分娩

妊娠

在妊娠期间，孕妇体内发生的变化（表 18.1）主要是由孕酮和雌激素（表 18.3）引起的。

消化系统与营养

在第一次妊娠期间，一些孕妇可能出现恶心、呕吐、食欲缺乏、胃灼热、便秘和疲劳的症状，但这些症状会逐渐消失。另外一些孕妇表明，尽管体重增加，但精力比之前旺盛，并且总体感觉良好。在妊娠期间，孕妇体重的增加是由多方面引起的，例如，增大的乳房和子宫，胎儿体重，羊水，胎盘，增加的体液，增加的蓄积的蛋白质、脂肪以及矿物质等。增加的体重可能导致孕妇脊柱前凸和后腰痛。

表 18.3 胎盘激素对孕妇的影响

激素	主要影响
孕酮	使平滑肌放松、减少子宫活动、减轻母体对胎儿的免疫反应
雌激素	增加子宫血流量、增加肾素 - 血管紧张素 - 醛固酮的活性、增加肝脏的蛋白质生物合成
肽激素	增加胰岛素的耐受性

在妊娠期间，孕妇体内的代谢率可能会上升 10%～15%。虽然这可能会鼓励多饮多食，但孕妇的日常饮食量只需要增加约 300 千卡（约 1256 千焦）就可以满足胎儿发育的需求。更重要的是饮食质量，因为孕妇对铁、钙和蛋白质等营养物质的需求更大。

循环系统

除了体重增加外，孕妇的许多生理变化是由于胎盘激素引起的，胎盘激素对胎儿发育起着重要作用。孕酮使平滑肌（包括动脉壁中的平滑肌）放松，以减少子宫的运动。动脉扩张使血压降低，从而启动雌激素激活的肾素 - 血管紧张素 - 醛固酮机制。醛固酮促进钠和水的重吸收，从而使血量增加，直到妊娠期的第 28～32 周的一定时期达到最大值。一般来说，孕妇体内的血容量可从 5 升增加到 7 升，即增加了 40%。随后红细胞的数量也会增加。随着血容量的增加，心排血量增加 20%～30%。流经肾脏、胎盘、皮肤和乳房的血液也显著增加。在怀孕期间，由于孕酮分泌的增加还使得胃肠道的平滑肌变得松弛。由于食管括约肌松弛和食管回流引起胃灼热。另外，妊娠期间的便秘现象是由肠道蠕动减少所致。

呼吸系统

令人感兴趣的是，在怀孕期间，孕妇的肺功能提高，支气管的平滑肌舒张，但仅凭这一点无法解释肺活量和潮气量增加 40% 的现象。由于子宫由怀孕前的 60～80 克增加到 900～1200 克，这使呼吸功能增强。子宫占据了大部分腹腔，几乎达到胸骨剑突的部位。子宫的逐渐增大不仅向上挤压肠道、肝脏、胃和膈肌，而且还使胸腔的体积扩大。与非妊娠时期的情况相比，孕妇体内的氧含量变化不大。但是，血液中二氧化碳的含量下降 20%，这样产生的浓度梯度有利于胎儿血液中的二氧化碳流向母体血液。

其他影响

子宫的增大还可能产生一些问题。例如，在盆腔中，子宫的增大对输尿管和膀胱造成挤压（图 18.10），可能导致压力性尿失禁，或产生无意识滴尿的现象。另外，对下腔静脉的挤压，特别是在躺下时，能减少静脉回流，结果导致孕妇水肿和静脉曲张。

除了类固醇激素孕酮和雌激素外，胎盘还分泌一些肽类激素。它们使细胞产生胰岛素抵抗，可能导致妊娠糖尿病。在怀孕期间产生的一些外表变化也是胎盘激素的作用。由于类固醇激素的增加，通常在腹部和乳房周围出现妊娠纹，这并非皮肤拉伸所致。怀孕期间黑色素细胞活性也增强，所以在一些孕妇的耻骨区到脐带区（肚脐）之间形成了一条黑线。此外，皮肤的某些部位（例如，面部、颈部和乳房乳晕）变黑也是常见的现象。

分娩

在整个孕期，子宫都有收缩。起初时收缩程度较弱，持续 20 ～ 30 秒，并且每 15 ～ 20 分钟发生一次。在妊娠末期时，子宫收缩可能变得更强、更频繁，因此女性认为自己即将临产。"假产"收缩称为布 - 希妊娠阵缩。子宫收缩每 15 ～ 20 分钟一次，每次持续 40 秒或更长时间是真正分娩开始的标志。

正反馈机制可用来解释分娩的开始和持续过程。子宫收缩是由子宫颈拉伸引起的，这种现象会使垂体后叶分泌催产素。催产素直接作用和通过前列腺素作用于子宫肌层。子宫收缩促使胎儿向下移动，这样使子宫颈的拉伸程度更大，此收缩动作会反复循环直到胎儿出生。

在分娩的第一阶段前或期间，可能出现"见红"的现象，这是宫颈管中排出宫颈黏液塞所引起的。这种黏液塞可以防止细菌和精子在怀孕期间进入子宫内。

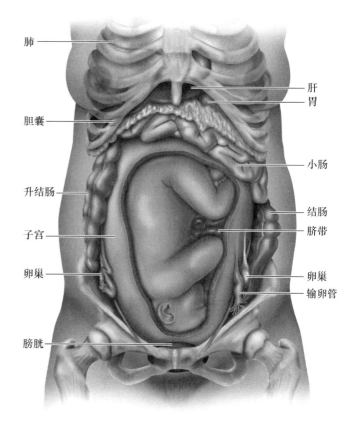

图 18.10　孕妇体内器官结构的变化
随着胎儿在子宫内的生长，孕妇体内的许多器官都受到挤压。

生活中的科学

能否根据黑线的长度或宽度判断婴儿的性别？

由于孕妇体内黑色素细胞的分泌，在皮肤上可长出黑线。对于皮肤较白皙的女性来说，黑线的颜色更深些，甚至在怀孕期间，黑线的长度和宽度也有所变化。然而，黑线的存在与发育中的胎儿的性别或任何其他特征之间没有相关性。

分娩第一阶段

在分娩的第一阶段，当子宫收缩增强时，子宫下段朝着胎儿头部的方向逐渐向上滑，宫颈管逐渐消失，这个过程称为宫颈管消失。随着子宫的继续收缩，胎儿的头就像楔子一样帮助宫颈扩张（图18.11a）。如果羊膜尚未破裂，在此阶段很容易破裂，释放的羊水从阴道流出，有时这种现象被称为"破水"。一旦宫颈完全扩张，分娩的第一阶段就结束了。

分娩第二阶段

在分娩的第二阶段，子宫每 1 ～ 2 分钟收缩一次，每次持续 1 分钟左右。随子宫收缩会产生将胎儿向外推的愿望。随着胎儿的头部逐渐移动到产道（阴道），这时孕妇会更加用力。当胎儿的头部露出来时，头部会转动，因此胎儿头顶部位于最上方（图18.11b）。为了使阴道口扩大，这时经常会对孕妇行外阴切开术，分娩后再缝合切口。一旦头

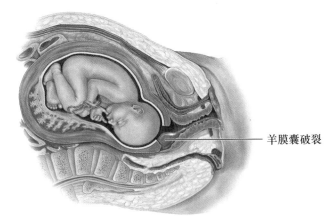

a. 第一阶段：子宫颈张开

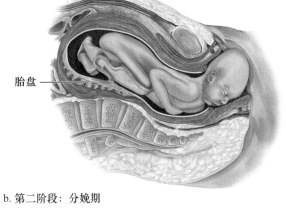

胎盘

b. 第二阶段：分娩期

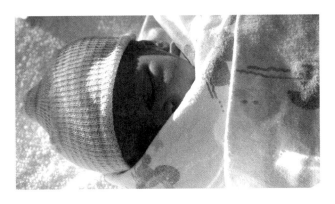

c. 婴儿娩出

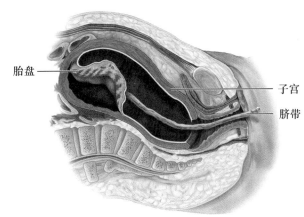

胎盘

子宫

脐带

d. 第三阶段：胎衣娩出

图 18.11　分娩的三个阶段

分娩包括三个阶段，胎儿出生在第二阶段。

照片版权：© 摄图网。

部露出来，医生托出胎儿的头部，其使慢慢娩出，然后两肩先后娩出，最后躯干和下肢迅速滑出（图18.11c）。

　　一旦新生儿正常呼吸，脐带就被剪断并系结，使婴儿与胎盘分离。之后，脐带的残端渐渐萎缩、脱落，留下的疤痕即为肚脐。

　　分娩第三阶段

　　在分娩的第三阶段，胎盘或胞衣排出体外（图18.11d）。在分娩后约 15 分钟，子宫收缩使子宫缩小，并将胎盘与子宫壁分离，然后胎盘排到产道中。一旦胎盘及胎盘膜被排出体外，分娩过程结束。

18.5　衰老

　　人一旦出生，生长发育就不会停止，并贯穿着整个生命过程。人类生长的阶段主要包括婴儿期、童年期、青春期和成年期。婴儿期、幼儿期和学前期是显著增长的时期。人从出生到 5 岁期间，开始学习一些大肌肉运动技能和精细运动技能。这些动作包括坐、立、行走、使用勺子和控制小物体等。另外，语言能力的发展也始于这个阶段，在童年时期，儿童对语言的应用将变得越来越熟练。在婴儿和幼儿对未知世界的探索中，他们的视觉、味觉、听觉、嗅觉和触觉逐渐发育成熟。随着孩子与看护人之间形成一种情感纽带，并学会独处，社会化就变得异常重要。婴儿生长发育的速度并非一致，在正常情况下存在很大的差异。

　　青春期前，从 6 岁到 12 岁，是孩子快速生长和学习的时期。除了父母之外，青春期前的儿童形成了自我认同，同伴认同也变得非常重要。青春期是指个体的性机能从未成熟到成熟的阶段。一般来说，女孩的青春期比男孩要早，女孩青春期通常发生在 10～14 岁之间，而男孩的青春期则发生在 12～16 岁之间。在此期间，性别特异性激素导致第二性征的出现。除此之外，青少年生理发育和心理发展的急剧变化也与童年向成年的过渡有关。

衰老包括从婴儿期到最终死亡的渐进变化过程。如今人们开始研究老年学，因为当今社会老年人比以往任何时候都多。预计老年人口数量还将持续增长，并且在接下来的半个世纪里，65 岁以上的人口将增加 147%。人们认为，人类最多能活到 120～125 岁。关于老年学，目前研究的主要方向并非完全关注于延长寿命，而是提高健康寿命，健康寿命是指身体各项功能正常，人们能够健康并快乐生活的生存时间。

细胞衰老

老龄化是一个多因素影响的复杂过程。研究老年学的大多数科学家认为，衰老的部分原因是由遗传基因决定的。这一观点在对长寿家庭的研究中得以证实——长寿父母的子女比短寿父母的子女寿命更长。另外，相关研究还表明，同卵双胞胎的寿命比异卵双胞胎的寿命更相似。

激素

许多衰老实验研究以秀丽隐杆线虫为对象，这种线虫单基因突变即会对寿命产生影响。例如，降低激素受体（类似于胰岛素受体）活性的突变，可使线虫的寿命延长一倍以上，并且这些线虫在其寿命延长的期间内的行为和表现像更年轻的线虫。有趣的是，与寿命 6～8 年的大型犬相比，寿命 15～20 年的小型犬（如贵宾犬和小猎犬）体内，类似激素受体的水平较低。

端粒

实验室中的细胞生长行为研究也显示基因对衰老的影响。大多数分化细胞类型的分裂次数有限。有一个控制细胞分裂次数的因素，即端粒长度。端粒是染色体末端的一小段 DNA。端粒可以保护染色体末端免受退化，或避免末端与其他染色体融合。每次细胞分裂时，端粒都会缩短，端粒较短的细胞往往分裂的次数也较少。一些细胞（如干细胞）拥有端粒酶，可以填补端粒长度，可以使干细胞永久存活。癌细胞的行为与干细胞相似，通常也具有活性端粒酶，可以使癌细胞连续复制。利用干细胞和癌细胞开展的研究已经开始向导致细胞衰老的遗传因素靠拢。例如，2012 年，研究人员通过基因治疗向小鼠体内注入活性端粒酶，减缓小鼠衰老的过程。

线粒体和饮食

线粒体是细胞的发电站。在线粒体获取碳水化合物、脂肪和蛋白质中所含的能量后，它们会产生自由基，自由基是携带多余电子的不稳定分子。为了处于稳定的状态，自由基将一个电子转移到另一种分子上，例如，DNA、蛋白质（例如，酶）或质膜中的脂质。最终这些分子会失去正常功能，并且细胞也失去其内部功能，这种现象可能导致细胞死亡。科学家已经证实，高热量饮食能增加自由基的数量，从而加速细胞的衰老。对包括小鼠在内的模式生物的多项研究表明，低热量饮食可以延长寿命。一些颜色鲜艳的或深绿色的蔬菜和水果中含有天然抗氧剂，通过增加对自然抗氧剂的摄入，也可以减少自由基产生的负面影响。坚果、鱼类、贝类和红葡萄酒中的化学物质也可以阻断自由基的生成，并减缓衰老的过程。

然而，如果基因是衰老的主要原因，那么对于特定的物种而言，我们实际看到的个体寿命差异应比我们预计的要小得多。因此，专家认为在大多数情况下，基因仅占决定寿命因素的 25% 左右。

损伤蓄积

另一种假说认为衰老与随着年龄增长所累积的损伤有关。在 1900 年，人类平均寿命约为 45 岁。目前在美国出生的婴儿的预期寿命约为 78 岁。因为人类基因在如此短的时间内应该不会发生太大的变化，所以寿命延长主要是由于人们有了更好的医疗护理，以及掌握了一些如何延长寿命的科学知识。

随着年龄的增长，有两类常见的细胞损伤可积累。第一类是不可避免的，例如，有害 DNA 突变的积累或有害代谢物的积累；第二类与蛋白质有关，随着年龄的增长，蛋白质（例如，存在于许多支持组织中的胶原纤维）交联度可能增大。这种交联可能导致血管、心脏和肺等器官的功能减退。一些研究人员发现，葡萄糖易附着于各类蛋白质，这是交联过程的第一步。他们目前正在研究一些可以防止交联的药物。然而，其他原因的细胞损伤是可以避免的，例如，不良饮食或阳光暴晒等。

衰老对身体系统的影响

在前面的章节中，我们讲述了主要身体系统的结构和功能。衰老造成人体器官系统功能的下降，并且在许多情况下将影响其维持体内平衡的能力。因此，我们首先需要讨论衰老对人体各种系统产生的影响。

体被系统

当人们开始衰老时，皮肤变薄，弹性变小，因为弹性纤维的数量在减少，胶原纤维交联度增加，导致皮肤弹性降低。另外，皮下层的脂肪组织也在减少，所以老年人更容易感到冷。所有这些变化将导致皮肤松弛，出现皱纹。

随着年龄的增长，皮肤汗腺的活跃性降低，对高温的耐受性也下降。除此之外，毛囊变少，因此头皮和四肢上的毛发变得稀疏。老年人体内的黑色素细胞数量减少，从而头发变灰、皮肤苍白。相对应的是一些沉积的色素细胞变大，并且皮肤上出现色素斑（老年斑）。

心血管系统

关于心血管功能方面的常见问题通常与疾病有关，尤其是动脉粥样硬化。然而，即使在正常衰老的情况下，心肌也有所减弱，但有时心肌可能会稍微变大，以补偿其力量的减弱。即使对最健康的老年人，最大心率也会降低，并且在经受压力之后，心率和血压需要更长时间才能恢复到正常水平。关于心脏功能的下降，部分原因是心脏瓣膜的弹性降低，导致心脏瓣膜关闭不良，引起血液回流。

衰老对血管有影响。动脉的中间层含有弹性纤维，与皮肤中的胶原纤维一样，随着年龄的增长变得更加交联和僵硬，这些变化和动脉粥样硬化所引起的动脉内径缩小将导致血压的逐渐升高。实际上，近 50% 的老年人都患有高血压。这种现象在西方工业化国家中很常见，但在以农业为主的国家中却不明显。这表明低胆固醇和低饱和脂肪酸的饮食以及适量的运动，可预防与老龄化相关的心血管疾病。

免疫系统

随着年龄的增长，人体免疫系统的许多功能受到损害。因为健康的免疫系统保护人体免受感染、毒素和某些类型的癌症的侵袭，所以一些研究人员认为，免疫功能的丧失在衰老进程中起很大的作用。

胸腺是 T 细胞成熟的重要部位。从青春期开始，胸腺开始逐渐萎缩、变小，最终被脂肪和结缔组织所取代。一名 60 岁成年人的胸腺约为新生儿胸腺大小的 5%，这使得 T 细胞数减少，对新抗原的反应能力下降。这种进化的基本原理可能是生物体维持胸腺功能需要消耗大量的能量。与一些必须要应对大量新感染和新抗原的年轻物种相比，年老物种已经对还将接触到的大多数抗原产生了免疫应答。

衰老还影响着其他免疫功能。由于大多数抗原的 B 细胞应答取决于 T 细胞，因此抗体应答也开始下降。这也就解释了为什么老人接种疫苗的免疫效果不如年轻人。这对保护老年人抵御流感和肺炎等疾病是一大挑战，毕竟这些疾病本来可以通过每年接种疫苗来预防的。

并非所有免疫功能都随着年龄的增长而下降。作为先天免疫系统的一部分，自然杀伤细胞的活性似乎随着年龄的增长变化很小。也许通过研究正常寿命人体内的这些细胞保护活性的方法，可以知道如何保持老年人其他方面的免疫力。

消化系统

与其他系统相比，衰老对消化系统的影响较小。由于唾液分泌减少，更多的细菌易于黏附在牙齿上，从而导致龋齿和牙周病。另外，流向肝脏的血液减少，使得药物或毒素的代谢率降低。这表明随着年龄的增长，用较少的药物即可维持相同的血药水平。

呼吸系统

心血管问题通常伴有呼吸系统疾病，反之亦然。肺组织弹性的降低意味着肺部通气的减少。因为我们使用全部肺活量的情况很少发生，所以除非人体对氧气的需求增加（例如，在运动期间），否则可能不会注意到对呼吸系统造成的这些影响。

排泄系统

随着年龄的增大，肾脏的供血量减少，并且肾脏变小，过滤废物的能力也在降低。肾脏维持体内水盐平衡的能力明显下降，老年人脱水的速度要比年轻人快。尿失禁（缺乏膀胱控制）随着年龄的增长而加重，尤其在女性身上表现突出。男性前列腺增大可能使尿道直径减小，导致尿频或排尿困难。

神经系统

在 20～90 岁之间，大脑的质量和体积减小 20% 左右。神经元对缺氧极为敏感，神经元死亡可能不是由于其本身衰老所致，而是因为血管变窄导致血流量减少的结果。然而，最近通过先进的成像技术研究得出的结果与先前的科学观点相反，研究结果表明大多数与年龄相关的脑功能丧失并不是由于神经元的丢失，而是由于复杂化学反应的变化或大脑炎症的加重，导致大脑功能下降。例如，随着年龄的增长，人体内多巴胺水平降低，影响参与复杂思维活动的大脑区域。

可能比分子层面研究更重要的是，最近的研究表明，生活方式也是影响大脑衰老的一个因素。例如，若限制动物膳食的热量，其大脑中较少出现阿尔茨海默病样变化。有关阿尔茨海默病的更多信息，请参阅健康专栏"阿尔茨海默病"。我们可以通过一些方法来延缓大脑的衰老，例如，

上大学（非用即失）、经常运动或保持充足的睡眠等。

感觉系统

通常情况下，随着年龄的增长，人们的味觉、嗅觉和听觉的敏感度下降，因此需要对这些受体产生更多的刺激，才能行使其正常功能。大多数 80 岁以上的老人的嗅觉显著下降。除此之外，约 15% 的人患有嗅觉缺失或完全失去嗅觉，这可能严重危害到人体健康，因为他们无法闻到烟雾、气体泄漏或变质食物的气味。在 50 岁以后，大多数人越来越听不清较高频率的声音，这使他们很难识别个体的声音，在交流和理解方面也存在一定的难度。

大约从 40 岁开始，眼睛的晶状体弹性下降，出现老花眼，或难以聚焦在近处的物体上，所以许多人在步入中年时需要戴老花镜。另外，白内障和其他眼部疾病在老年人中也更加常见。

肌肉系统和骨骼系统

对于普通人来说，女性的肌肉质量在 16～19 岁之间达到最高水平，男性则在 18～24 岁之间。从 20 或 30 多岁开始，随着年龄的增长，由于肌纤维的大小和数量的减少，肌肉质量通常也会降低。大多数 90 多岁老年人的肌肉质量比其在 20 多岁时降低 50%。虽然有些流失是不可避免的，但通过定期的运动可以减缓肌肉质量的流失。

像肌肉一样，骨骼的大小和密度随着年龄的增长而趋于缩小。由于椎骨的压缩，以及长久的不良姿势，我们大多数人会随着年龄的增长而变矮。年满 80 岁的老人比 20 多岁时，身高降低 5 厘米左右。女性的骨量比男性流失得更快，特别是在绝经以后。骨质疏松症是老年人常见病。虽然骨量的流失是衰老的正常现象，但某些外在因素也很重要。适当的饮食和适度的锻炼可以减缓骨量的流失速度。

内分泌系统

与免疫系统一样，内分泌系统的衰老也会影响人体的许多器官。然而，这些变化是复杂的，一些激素水平随着年龄的增长而降低，另一些则会增

加。甲状腺的活动通常会下降，从而导致基础代谢率降低。胰腺分泌的胰岛素保持在稳定的水平，但是细胞对其敏感度下降，进而导致 50 岁后，每 10 年血糖水平升高约 10 毫克 / 分升。

生长激素（HGH）水平也随着年龄的增长而下降，尽管互联网声称，注射 HGH 可对抗衰老，实际却并非如此。事实上，一项研究发现，HGH 水平较低的人比那些水平较高的人寿命更长。

生殖系统

男性睾酮在 20 多岁时达到峰值。30 岁以后，睾酮水平每年下降约 1%。极低的睾酮水平与性欲减退、体重增加过多、肌肉质量减少、骨质疏松、全身疲劳和抑郁有关。然而，通过睾酮替代疗法使睾酮水平升高的方法，目前仍然存在争议。无论是通过注射方式，还是使用贴剂或凝胶，睾酮替代疗法都会产生副作用，例如，前列腺增大、痤疮或其他皮肤问题等，此外，还会产生过多的红细胞。

生活中的科学

什么基因与长寿有关?

在过去的几年里，研究人员已经开始使用新的分子技术来解开一些谜团，例如，为什么有些人能活到 100 多岁。目前，研究人员已经发现一种基因 *FOX03A* 的变异与长寿有关，与一般人群相比，这种基因在百岁老人的体内更常见。该基因能调节人体的胰岛素通路，并可调控遗传机制，能保护细胞免受自由基的影响。一段时间以来，人们已经知道通过胰岛素调节和对自由基的防范可延长各种生物体的寿命。有趣的是，*FOX03A* 也与细胞的凋亡有关，并且还可能保护身体免受癌症侵害。虽然研究人员认为 *FOX03A* 不是唯一的长寿相关基因，它为与人类衰老相关的大量研究提供一个起点。

今日生物学 健康

阿尔茨海默病

在 1900 年，美国人的平均寿命约为 45 岁，现在增长为 78 岁。在正常衰老过程中，人的智力会发生一些变化，但许多变化与疾病有关，而不是与衰老有关。两种较常见的老年疾病是阿尔茨海默病和帕金森病。

阿尔茨海默病是一种神经元结构异常和乙酰胆碱含量减少的疾病，主要在大脑的海马区（图 14.12）。受阿尔茨海默病影响的神经元具有两种特征。首先，神经原纤维缠结是一种成束的纤维蛋白，从轴突延伸，一直到把神经元的细胞核包围。当支持蛋白质（τ 蛋白）形状变得异常时（图 18B），它可使直的神经纤维扭曲，并形成缠结。此外，称为淀粉样蛋白斑块的富含蛋白质的聚集物包裹轴突的分支，斑块密集生长，可能引发炎症反应，导致神经元死亡。

治疗阿尔茨海默病

有两种药物可治疗阿尔茨海默病。乙酰胆碱酯酶抑制剂作用于大脑神经元突触，降低该酶的活性。乙酰胆碱酯酶能分解乙酰胆碱，乙酰胆碱在突触中的堆积使得大脑中的记忆通路会在长时间内产生作用。第二种药物为美金刚，它能阻止兴奋性毒性，即一种患病神经元自我毁灭的趋势。该药物最近才被批准使用，但仅限于中度至重度患者。使用该药物可使患者体内的记忆通路中的神经元能存活更长的时间。这些药物的有效性表明，阿尔茨海默病患者的治疗越早越好，并且不能间断。然而，这两种药物都不能达到治愈效果，

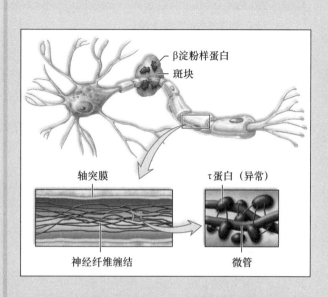

图 18B τ蛋白和阿尔茨海默病

阿尔茨海默病患者的一些神经元具有 β 淀粉样蛋白斑块和神经原纤维缠结。这类神经元存在于整个大脑中，但集中在海马和杏仁核中。

只能减缓病情的发展，使病人能独立正常生活长一些时间。目前研究人员正对抗胆固醇他汀类药物和抗炎药物进行研究，以确定这些药物在减缓病情发展方面的有效性。

当今关于阿尔茨海默病的许多研究都集中在预防和治疗方面。科学家认为，早期发现才能治愈。因为人们认为，在阿尔茨海默病发病前 15 至 20 年，大脑中就已经存在一些迹象。除非对大脑进行尸检，否则还不能对此疾病进行百分之百的确诊。一种新的对脑脊液的检查，可能做到早期检测 β 淀粉样蛋白，从而能早期确诊。一些研究人员目前正在开发一些疫苗，这些疫苗可以帮助患者的免疫系统破坏淀粉样斑块。

早期的研究结果表明，与心血管疾病有关的危险因素可导致阿尔茨海默病发病率的增加。这些因素包括胆固醇和血压升高、吸烟、肥胖、久坐不动的生活方式和糖尿病。因此，据相关资料显示，有利于心血管健康的生活方式同样也能预防阿尔茨海默病。

更年期是女性卵巢和子宫周期次数逐渐减少到完全停止的时期，通常在 45 ~ 55 岁之间。卵巢对垂体前叶产生的促性腺激素没有反应，并且它们不再分泌雌激素或孕酮。在更年期开始时，子宫周期变得不规则，但只要来月经，女性仍有可能受孕。因此，除非女性停经一年，否则通常不视为更年期结束。

在更年期时，激素的变化经常引发各种生理状况，例如，由循环不规则引起的潮热，还有头晕、头痛、失眠、嗜睡和抑郁等。为了缓解这些症状，可以使用女性激素替代疗法（HRT），不过这种疗法在 2002 年已被禁用，因为一项大型临床研究表明，HRT 能引起许多健康问题，甚至比能预防的疾病还多。出于这个原因，大多数医生不再建议长期用 HRT 来预防绝经后产生的症状。

一般来说，女性的寿命比男性长。这可能是由于年轻时，女性体内分泌的雌激素对心血管疾病起到了预防的作用。男性在四十多岁时患心脏病的风险明显增加，但对于女性而言，这时期发病并不明显，只是到绝经后，女性脑卒中发病率高于男性。另外，无论在什么年龄段，男性都比女性更容易患心脏病。

结论

我们讨论了衰老对人体的诸多不利影响，然而这些影响也并非不可避免。例如，我们可以保持健康的饮食，经常锻炼，这些都是我们可以控制的因素。正如明智地做好准备，到老年的时候能保持经济独立一样，从生物学角度来看，成功的老年生活来自年轻时养成的良好健康习惯。

案例分析：结论

在接下来的几次产检中，安布尔的医生安排了一系列检查。由于安布尔已超过 35 岁，医生建议她进行绒毛膜绒毛取样测试，以检查如唐氏综合征等先天性缺陷。医生还进行了葡萄糖耐量试验，看看安布尔是否患有妊娠糖尿病。除此之外，还有另一项血液检测，称为甲胎蛋白（AFP）检查，用来筛查神经管缺陷并可以作为唐氏综合征的补充筛查。令安布尔和肯特高兴的是，所有这些检查结果都显示正常。在怀孕的第二十周左右，医生帮安布尔预约了超声检查，用来确认胎儿的预产期，还可以检查出一些出生缺陷，如腭裂等。检查结果再次显示一切正常。最后，技师问他们是否想知道孩子的性别，在几分钟内，安布尔和肯特被告知，在几个月以后，他们将迎来一位女宝宝。

➡ 小结

18.1　受精

受精是卵子和精子的结合，以此产生新的个体或受精卵。在受精过程中，精子的顶体释放顶体酶，顶体酶随后将透明带分解出一条孔道，精子借助自身运动穿越透明带。精子核进入卵子中，与卵核融合。

18.2　胚前发育和胚胎发育

发育的过程包括卵裂、生长、形态发生和分化。胚胎的发育包括胚前发育（第一周）和胚胎发育（第二周到第二个月结束）。

胚前发育
- 在受精后，受精卵立即开始分裂，首先形成桑椹胚，然后形成胚泡。在胚泡内，形成内细胞群，之后将形成胚胎。
- 胚外膜（包括绒毛膜、尿囊、卵黄囊和羊膜）开始形成。

胚胎发育
- 第二周，胚胎植入。包括人绒毛膜促性腺激素在内的几种激素作用于子宫以使其适于受孕。

在胚胎内，原肠胚产生，并形成原胚层，这种胚层之后将形成人体的结构。
- 从第三周开始，包括神经系统和循环系统（心脏）在内的器官系统开始发育。

- 第四周，通过绒毛膜绒毛，胚胎与绒毛膜相连。脐带的形成与胎盘建立了联系。这一阶段开始出现肢芽，到第五周时，大脑中的感觉器官开始发育。

18.3　胎儿发育

在胚胎期结束时，所有器官系统都已经建立，并且有了一个成熟且功能正常的胎盘。脐动脉和脐静脉通过胎盘进行血液交换。胎儿发育发生在第三至第九个月期间。

胎儿血液循环
- 血液循环为胎儿提供氧气和营养物质，并排出胎儿体内的二氧化碳和废物。
- 静脉导管将脐静脉与下腔静脉相连。卵圆孔和动脉导管使血液流经心脏，并避免进入肺部。胎儿发育从第三个月开始一直持续到第九个月。

第三至第四个月
- 在第三至第四个月时，骨骼发生骨化。颅骨上的囟门有助于胎儿头部顺利通过产道。
- 可以辨别胎儿的性别。如果存在 *SRY* 基因，睾酮促进睾丸和男性性器官的发育。否则，胎儿体内就会形成卵巢和女性性器官。

第五至第九个月
- 在第五至第九个月，胎儿继续生长，体重增加。此时，皮肤上长有胎毛和胎儿皮脂。

18.4　妊娠和分娩

妊娠

在妊娠期间，孕妇体内发生了许大重大的变化。

- 由于子宫占据腹腔的大部分体积，孕妇的体重增加。
- 在妊娠期间还有许多症状，例如，便秘、尿失禁、胃灼热、某些部位皮肤变黑，以及妊娠糖尿病，这些都是胎盘激素所致。

分娩

正反馈机制参与了子宫收缩（包括布 - 希妊娠阵缩）和催产素分泌的过程，这种机制也参与分娩过程。

- 在分娩第一期，子宫颈展平有助于子宫颈的扩张。
- 在分娩第二期，胎儿娩出。外阴切开术使阴道口扩大。

- 在分娩第三期，胎衣排出体外。

18.5　衰老

人出生后经历许多时期，包括婴儿期、童年期、青春期和成年期。老年学这门科学研究了人在衰老过程中身体发生的渐进变化。随着年龄的增长，这些变化会增加患病和死亡的风险。

细胞衰老

在细胞水平上导致细胞衰老的因素如下：

- 端粒与细胞寿命相关。
- 某些激素的受体可能无法正常工作。
- 自由基和其他代谢物对细胞成分造成伤害。

年龄对身体系统的影响

- 通过养成良好的健康习惯，人们可以预防或减少器官系统的退化。

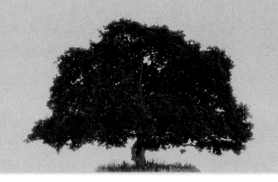

第六部分　人类的遗传

案例分析：乳腺癌易感基因 1 和细胞周期

2013 年，女演员安吉丽娜·朱莉向她的粉丝宣布了一个令人震惊的消息，为了预防乳腺癌，她将进行双侧乳腺切除术（切除乳腺组织）。在美国，每年约有 233 000 名女性被确诊为乳腺癌。虽然安吉丽娜暂时没有患乳腺癌，但她的家族有这种癌症病史，并且在她的体内检测出 BRCA1（乳腺癌易感基因 1）基因突变呈阳性，这种基因与乳腺癌和卵巢癌有关。细胞周期失控会导致癌症。细胞周期是所有细胞在细胞分裂之前所经历的一系列阶段。BRCA1 基因和类似基因 BRCA2 是该控制机制的重要组成部分，这两种基因都是抑癌基因。在细胞周期检查点中，这些基因编码的蛋白检查 DNA 是否有损伤。BRCA1 基因如同看门人一样，防止细胞不断分裂。每个细胞通常具有两个 BRCA1 基因，分别遗传自父母。对于安吉丽娜而言，BRCA1 基因的突变表明她每个细胞中的该基因只有一个拥有正常功能，因此她将来患乳腺癌的风险会很高。

据估计，在 833 人中，就有一人体内的 BRCA1 基因存在突变。虽然它不是导致乳腺癌和卵巢癌的唯一诱因，但它的作用很大。在本章中，我们不仅研究细胞如何分裂，还将讨论如何控制细胞分裂的过程。

扫描获取彩色图片，帮助您理解本章内容。

章节概要

19.1　染色体

细胞中遗传物质组成染色体。核型是染色体即将分裂的表型。

19.2　细胞周期

细胞周期包括间期和有丝分裂，并且由一系列检查点控制。

19.3　有丝分裂

有丝分裂属于细胞分裂的一种，分裂后的子细胞具有与母细胞相同数量和类型的染色体。

19.4　减数分裂

减数分裂属于细胞分裂的一种，分裂后的子细胞染色体的数量是母细胞的一半，并且与母细胞的基因组合也不同。

19.5　减数分裂和有丝分裂的比较

在减数第一次分裂中，染色体发生配对和分离，使得子细胞的染色体数目为母细胞的一半。除了染色体数减少一半外，减数第二次分裂在其他方面与有丝分裂相似。

19.6　染色体遗传

染色体遗传异常是染色体数目和染色体结构的变化所致。

19.1 染色体

虽然人体细胞核只有 5～8 微米长，但它却携带人体所有功能的遗传物质。遗传物质排列在染色体中，染色体这种结构有助于将遗传信息传递给下一代。每条染色体中的遗传信息都包含在基因中，而基因又由 DNA 组成。

染色体还包含蛋白质，蛋白质对染色体的组织结构起到一定的帮助作用。总的来说，在这里，DNA 和蛋白质组成染色质。人类有 46 条染色体，共 23 对。其中有 22 对称为常染色体。在男性和女性体内都有常染色体。剩下的一对染色体称为性染色体，因为这对染色体含有决定性别的基因。男性体内有性染色体 X 和 Y，女性有两个 X 染色体。在第 18 章中，我们讲述了 Y 染色体含有促进睾丸发育的 *SRY* 基因。

核型

有时医生和准父母们想对胎儿的染色体进行检查，来确定染色体是否异常。因为红细胞中没有细胞核，所以除了红细胞外，胎儿体内的其他细胞都可以用来检查确定染色体的情况。对于成人，可以从血液样本中分离白细胞，对染色体进行观察，这种方法是最容易操作的。对于胎儿染色体的检查，医生建议孕妇采用绒毛膜绒毛取样或羊膜穿刺术的方法。这些检查方法在第 18 章的健康专栏"预防和检查先天性缺陷"中有更全面的讲述。

在获得细胞样本后，在培养基中刺激细胞，使其进行分裂。当细胞分裂时，染色质凝缩，形成染色体。核被膜解体后，染色体释放出来。之后，当染色体紧密排列，且在显微镜下可见时，用化学品使其停止分裂。然后，染色，并且用显微镜上的照相机拍照。染色剂使染色体形成宽度不同的明暗相间的条带，除了明晰染色体的大小和形状之外，这也有助于染色体配对。可以用计算机进行染色体配对，最后显示出的染色体排列称为核型。

我们可以从一个正常的核型中知道很多关于身体细胞的信息。正常人的细胞是二倍体，这意味着

它具有完整的 46 条染色体。为什么除了红细胞和肝细胞以外，几乎所有体内细胞都有 46 条染色体？这是因为当受精卵开始分裂时，启动的一种细胞分裂称为有丝分裂，它保证了每个细胞都具有 46 条染色体。

在细胞分裂中，每条染色体由两条相同的姐妹染色单体组成。这种染色体是复制形成的，因为两条姐妹染色单体含有相同的基因，基因是控制细胞的遗传单位。因为只有每个染色单体含有 DNA，染色体的复制才可能发生。

着丝粒将姐妹染色单体连接在一起，一直持续到有丝分裂的某个阶段，着丝粒才分离，一旦着丝粒分离，每条姐妹染色单体都变成染色体。然后，复制的染色体会形成两条单独的子染色体。当子染色体分离时，新的细胞得到一套完整的互补的染色体。

> **生活中的科学**
>
> ### 染色体的数量是否与生物体的整体复杂性有关？
>
> 在真核生物（如人类）中，染色体的数量也有很大差异，果蝇体有 8 条，酵母有 32 条。人类有 46 条，马有 64 条。最多数量的染色体存在于特定类型的蕨类植物中，共有 1252 条染色体。因此，染色体的数量似乎与生物体的复杂性无关。

19.2 细胞周期

细胞周期是一个有序的过程，包括间期和细胞分裂期两部分。在研究细胞周期之前，有必要先了解细胞的结构（图 3.2）。人体细胞具有质膜，质膜包裹着细胞质，细胞质是在细胞核外、细胞膜内的部分。在细胞质中有各种细胞器，它们具有细胞生命所需的各种功能。当细胞没有进行分裂时，细胞核内的染色质（DNA 和相关蛋白质）像是一团缠绕在一起的细线。

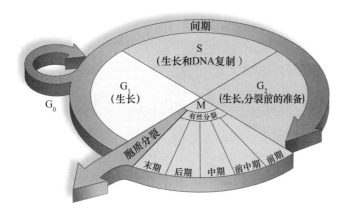

图 19.1　细胞周期的阶段

分裂间期包括 G_1 期、S 期和 G_2 期，在此期间细胞准备分裂。在有丝分裂阶段，发生核分裂和胞质分裂。G_0 期为停滞期，不在细胞周期范围内。

分裂间期

如图 19.1 所示，大多数细胞周期处于间期。这时细胞中的细胞器执行正常的功能。随着间期的持续进行，细胞做好了分裂的准备。另外，在 DNA 复制发生时，细胞长大，细胞器的数量加倍，染色质的数量也加倍。

间期分为三个主要时期，分别 G_1 期（DNA 复制前）、S 期（DNA 复制）、G_2 期（DNA 复制后）。最初 G 代表"间隙"的意思，间隙为在 DNA 复制未发生的间期阶段，但是现在我们知道在这个阶段细胞会生长，所以现在 G 可以被认为是"增长"的含义。在这三个时期，细胞发生如下变化：

G_1 期。细胞恢复正常大小，并在体内行使其正常功能。细胞器（例如，线粒体和核糖体）数量加倍，积累 DNA 合成所需的材料。

S 期。细胞中所有 DNA 都生成一个备份。DNA 复制发生，每个染色体由两个相同的 DNA 双螺旋分子组成。这些分子存在于姐妹染色单体中。

G_2 期。合成细胞分裂时所需的蛋白质，例如，微管中的蛋白质。关于微管在细胞分裂中的作用，将在后面的章节中讲述。

不同的细胞，间期的时长各异。一些细胞，如神经细胞和肌肉细胞，它们通常不会完成细胞周期，并在 G_1 期永久停滞。人们视这些细胞已进入 G_0 期。

胚胎细胞在 G_1 中的时长很短，并在几小时内就会完成细胞周期。

有丝分裂和胞质分裂

在间期之后，细胞会进入细胞周期的细胞分裂期。细胞分裂包括两个阶段，分别为有丝分裂期（M 期）和胞质分裂期。有丝分裂是一种核分裂。有丝分裂也称为复制分裂，因为每个新核包含与母细胞相同数量和类型的染色体。实际上，胞质分裂就是细胞质的分裂。

在有丝分裂期间，每个染色体的姐妹染色单体分离，成为两个子细胞核中的染色体。当胞质分裂完成时，生成两个子细胞。哺乳动物细胞通常仅需要大约 4 小时就能完成有丝分裂。

细胞周期包括间期和细胞分裂期，细胞周期在某些组织可连续发生。人体时时产生数以千计的新的红细胞、皮肤细胞和呼吸道及消化道管壁细胞。有丝分裂通过细胞凋亡过程或细胞程序性死亡来保持细胞的动态平衡。当细胞不再被需要或过度损伤时，就会发生凋亡。

细胞周期的调控

为了使细胞正常增殖，必须对细胞周期进行调控。细胞周期由检查点来进行控制，检查点可以使细胞周期延迟到满足某些条件后，才能恢复运转。细胞周期有许多检查点，在这里我们主要介绍 3 个检查点，分别为 G_1、G_2 和有丝分裂检查点（图 19.2）。此外，细胞周期还可以通过外部因素进行控制，例如，激素和生长因子。如果细胞周期调控无法正常进行，将导致细胞无限制地生长或癌变。

检查点　细胞周期 G_1 检查点特别重要，如果通过此检查点，则细胞开始进行分裂。如果细胞没通过此检查点，则进入称为 G_0 的停滞阶段，在此期间细胞可以正常行使功能，但无法进行分裂。当有适当的生长信号，例如，细胞生长因子出现时，细胞才能通过 G_1 检查点。此外，还要检查细胞 DNA 是否完整。如果 DNA 被破坏，P53 等蛋白可以使细胞周期停止在这个检查点，并使细胞处于 G_0 期。如果 DNA 能被修复，则细胞可以重新进入细

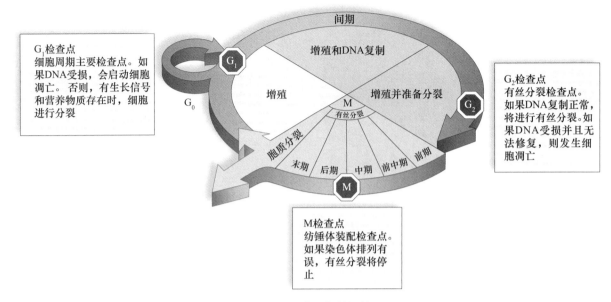

图 19.2　细胞周期的调控

检查点在细胞周期中调节细胞的增殖过程。该图显示了三个主要检查点。

胞周期。如果无法修复，则内部机制启动细胞凋亡。此时，细胞周期暂时停止在 G_2 检查点，直到细胞确定 DNA 复制完成。除非染色体发生复制，否则无法进入 M 期。另外，如果 DNA 受到损害，例如，暴露于太阳（UV）辐射或 X 射线，G_2 检查点会使细胞周期停止，并给其时间进行修复，使损伤 DNA 不会传递给子细胞。

　　还有一个细胞周期检查点发生在有丝分裂阶段。细胞周期停留于中期和后期之间，以确保染色体正确附着在纺锤体上，并准确地分配到子细胞中。直到每个染色体都准备好进行核分裂时，细胞周期才继续进行。

　　外部控制　细胞周期调控系统从质膜一直延伸到细胞核中的特定基因。一些外部信号，如激素和生长因子，它们都可以刺激细胞来完成细胞周期。在女性月经周期的某个时间内，孕酮刺激子宫内膜细胞，以准备受精卵的植入。表皮生长因子刺激伤口周围的皮肤，以完成细胞周期，从而修复损伤的细胞。

　　如图 19.3 所示，外部信号将信息传递给嵌在受体细胞质膜上的特定感受器。然后，信号再从受体传递给细胞质中的蛋白质。蛋白质形成信号转导通路，将信号逐级传递下去。信号激活细胞核中的基

因。这些基因的表达可以对细胞周期产生刺激或抑制的作用。另外，原癌基因刺激细胞周期，抑癌基因抑制细胞周期。我们将在第 20 章中更详细地探讨这些基因的作用。

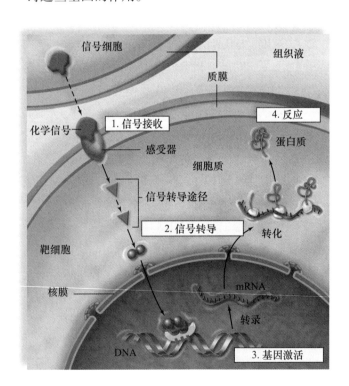

图 19.3　细胞周期的外部调控

生长因子刺激细胞信号转导通路，该通路从质膜一直延伸到调控细胞周期发生的基因。

19.3 有丝分裂

细胞周期包括有丝分裂，它对人类健康非常重要。有丝分裂使发育中的胚胎、胎儿和儿童体内产生新的细胞。它还负责生成成年人体内的替代细胞。正如我们在前面所讲到的，有丝分裂通常被称为复制分裂，因为在有丝分裂结束时，两个新细胞的细胞核具有与母细胞相同数量和类型的染色体。在有丝分裂期间，分裂的细胞称为母细胞，新细胞称为子细胞。在有丝分裂后，除了 DNA 复制过程中可能发生的罕见突变外，子细胞在遗传上与母细胞相同。

有丝分裂概述

在细胞周期的 S 期，发生 DNA 的复制，因此染色体也发生复制。然后每个染色体包含两个相同的部分，在着丝粒处连接在一起，称为姐妹染色单体，因为它们含有相同的基因。

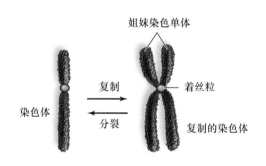

随着有丝分裂的开始，染色质中的蛋白质使染色体高度凝缩。一旦发生这种情况，在光学显微镜下便可观察到染色体。图 19.4 显示了有丝分裂的过程。为简单描述，图中仅显示了四条染色体。每一种染色体有两个副本，一个来自父本，一个来自母本。因此在这种情况下，染色体二倍体（2n）数为 4。

在有丝分裂期间，当着丝粒分离时，姐妹染色单体分开。分离后，每条姐妹染色单体称为染色体。每个子细胞都有一套完整的染色体（2n）。因此，每个子细胞具有与母细胞相同数量和类型的染色体。另外，每个子细胞在遗传物质上与另一个子细胞以及母细胞完全相同。

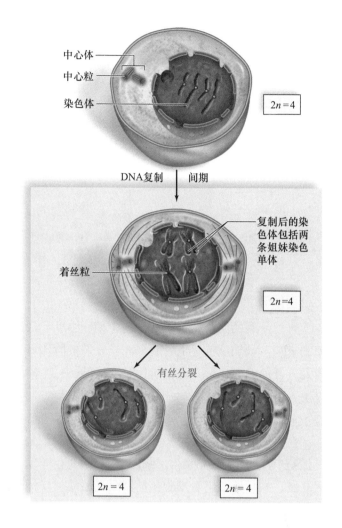

图 19.4 有丝分裂过程

在 DNA 复制后，每个染色体也会发生复制。当着丝粒分裂时，姐妹染色单体（此时称为染色体）会分配到子细胞核中。

有丝分裂纺锤体

在有丝分裂期间，还会发生另一个重要事件，即中心体的复制，中心体是细胞的微管组织中心。中心体复制后分离，并形成有丝分裂纺锤体的两极，在那里组装构成纺锤丝的微管。染色体在其着丝粒处附着在纺锤丝上（图 19.5）。在两极处微管阵列像星星一样，称为星体。每个中心体包含一对中心粒，中心粒由短的圆柱状的微管组成。中心粒彼此成直角，但它们不存在于植物细胞中，并且在动物细胞中的功能目前也不完全清楚。人们认为中心粒有助于纺锤体的形成，纺锤体在有丝分裂过程中使染色单体分离。

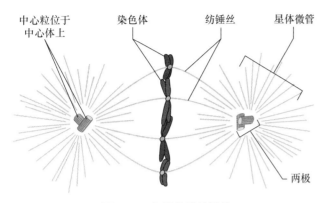

中心粒位于　　染色体　　　纺锤丝　　　星体微管
中心体上

两极

图 19.5　有丝分裂纺锤体

在有丝分裂期间，中心粒分离，并且在它们之间形成由微管组成的有丝分裂纺锤体。

有丝分裂阶段

有丝分裂的阶段包括前期、前中期、中期、后期和末期。虽然从描述上看起来有丝分裂各阶段好像是分开的，但实际上这些阶段是连续的。一个阶段接着另一个阶段发生，中间没有明显的中断。

前期

在有丝分裂前期发生的几个主要事件表明细胞开始进行分裂（图 19.6）。细胞核外的中心体发生复制，并且开始沿着细胞核向其两端运动。纺锤丝出现在分离的中心体之间，这时核膜开始破裂。当染色体盘旋变得短粗和浓缩时，核仁这个特殊的 DNA 区域逐渐消失。此时染色体清晰可见，每条染色体由两条姐妹染色单体组成，其间以着丝点相连。

前中期

前中期，染色体继续缩短和变粗，纺锤丝附着在着丝粒处，染色体随机分布在细胞核中（图 19.6）。

中期

中期，纺锤体完全形成。赤道板是垂直于纺锤体轴线的平面，并且到两极的距离相等。染色体在其着丝粒处附着在纺锤丝上，并排列在赤道板上（图 19.6）。

后期

从后期开始，结合着姐妹染色单体的着丝粒分裂，姐妹染色单体分离，进而向纺锤体两极运动。当姐妹染色单体分离时，确保每个子细胞得到一套各种染色体的副本，从而使子细胞具有一套完整的基因。后期的特点是染色体的二倍体向两极移动。记住着丝粒的数量就是染色体的数量，所以每个极点会有四条染色体。

后期的纺锤体功能　　纺锤体牵引染色体运动。在后期，两种类型的纺锤丝参与染色体的运动。一种类型的纺锤丝从两极延伸到纺锤体的赤道板，并在赤道板重叠。随着有丝分裂的继续进行，这种纺锤丝的长度增加，这有助于将染色体推离赤道板。这些染色体附着在另一种纺锤丝上，这种纺锤丝从着丝粒延伸到极点。因为这种由微管组成的纺锤丝随着染色体向两极运动而变短，所以它们将染色体分开。

如前所述，纺锤丝由微管组成。微管可以通过添加或减少微管蛋白（蛋白质）亚基来进行合成和分解。这使得纺锤丝能够伸长和缩短，并最终导致染色体产生运动。

末期

当染色体到达两极时，分裂进入了末期。这时，染色体再次变成模糊不清的染色质。当核膜重新合成时，纺锤体解体消失。每个细胞核中都有一个核仁，因为每个细胞核都有一个 DNA 区域，在此部位会产生核糖体亚基。末期的主要特征是形成两个子细胞核。

胞质分裂

胞质分裂是细胞质和细胞器的分裂。在人体细胞中，质膜和细胞内陷形成的沟，称为卵裂沟。肌动蛋白丝形成一个可伸缩环，随着伸缩环逐渐变小，卵裂沟将细胞分成两半。最终，每个细胞被其质膜包裹起来。

19.4　减数分裂

在减数分裂过程中，子细胞中的染色体数目减少。另外，减数分裂包括两个连续的没有间期发生的细胞分裂过程。在分裂后，产生 4 个子细胞，且每个子细胞中每种染色体各有一条，因此子细胞内染色体的数量是母细胞的一半。因为母细胞是二倍

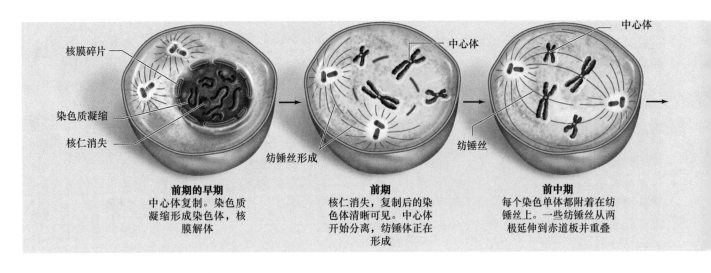

图 19.6　有丝分裂的阶段

有丝阶段包括前期、前中期、中期、后期和末期，其作用是将染色体分到新的子细胞中。

体（2n），所以子细胞变为单倍体（n）。此外，减数分裂还会产生遗传变异，这意味着每个子细胞不是由母细胞复制形成，而是遗传物质的新组合。在包括人类在内的动物中，由减数分裂生成的子细胞可能成为配子。

减数分裂概述

减数分裂开始时，母细胞为二倍体，染色体成对出现。为简单描述，图 19.7 只显示两对染色体。在图中，染色体二倍体数是 4 条，分别为长、短染色体各 1 对。每一对染色体称为同源染色体，因为它们看起来相似并携带相同性状的基因，如头发或眼睛颜色。母细胞是二倍体（2n）；子细胞是单倍体（n），即含有两条染色体。

减数第一次分裂

减数分裂包括两次细胞分裂过程，分别为减数第一次分裂和减数第二次分裂。在减数第一次分裂之前，DNA 和染色体已完成复制。每条染色体由两条染色质单体组成，染色质单体以着丝粒相连。在减数第一次分裂期间（图 19.8），同源染色体聚集并排列在一起。这种现象称为染色体联会，联会使得 4 条染色单体在减数第一次分裂的前两个阶段保持紧密相邻并相关联。染色体联会是至关重要的，因为它的发生导致染色体数目的减少。

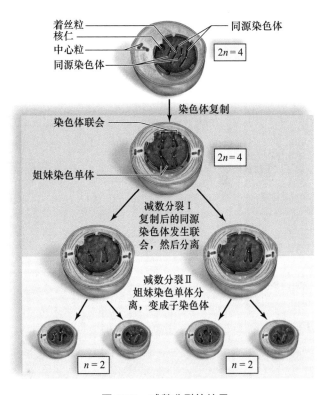

图 19.7　减数分裂的结果

DNA 复制发生在减数第一次分裂之前，之后同源染色体配对并分离。在减数第二次分裂期间，姐妹染色单体变成子染色体，并被分配到子细胞核中。

由于染色体联会，在减数第一次分裂期间，同源染色体排列于赤道板上。因此，只有在减数第一次分裂期间，才能在赤道板上看到成对的染色体。

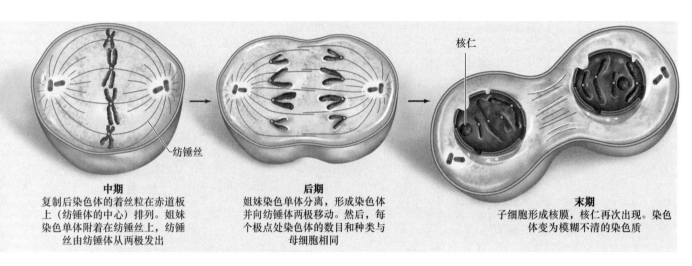

中期
复制后染色体的着丝粒在赤道板上（纺锤体的中心）排列。姐妹染色单体附着在纺锤丝上，纺锤丝由纺锤体从两极发出

后期
姐妹染色单体分离，形成染色体并向纺锤丝两极移动。然后，每个极点处染色体的数目和种类与母细胞相同

末期
子细胞形成核膜，核仁再次出现。染色体变为模糊不清的染色质

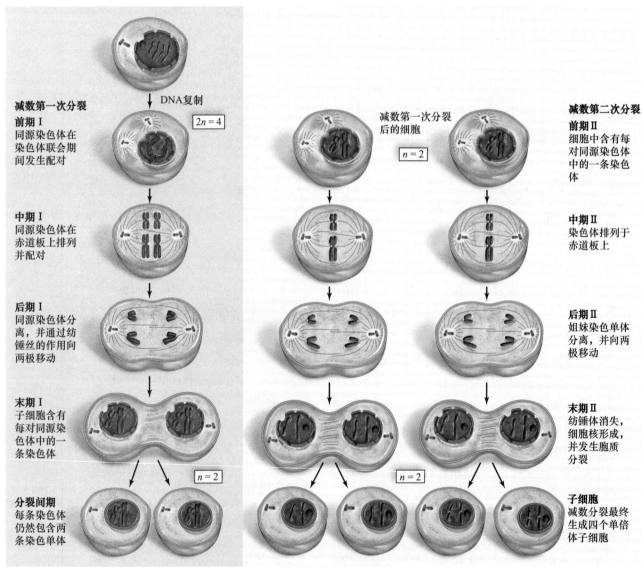

减数第一次分裂

前期I
同源染色体在染色体联会期间发生配对

中期I
同源染色体在赤道板上排列并配对

后期I
同源染色体分离，并通过纺锤丝的作用向两极移动

末期I
子细胞含有每对同源染色体中的一条染色体

分裂间期
每条染色体仍然包含两条染色单体

DNA复制

$2n = 4$

$n = 2$

减数第一次分裂后的细胞

$n = 2$

$n = 2$

减数第二次分裂

前期II
细胞中含有每对同源染色体中的一条染色体

中期II
染色体排列于赤道板上

后期II
姐妹染色单体分离，并向两极移动

末期II
纺锤体消失，细胞核形成，并发生胞质分裂

子细胞
减数分裂最终生成四个单倍体子细胞

图 19.8　减数分裂的阶段

在减数第一次分裂，同源染色体配对，然后分离，还会发生交叉互换的现象。在减数第二次分裂，染色单体分离，变成子染色体。在减数第二次分裂后，形成四个单倍体子细胞。

当这些成对染色体分开时，每个子细胞核中只含有每对染色体中的一条。因此，此时每个子细胞中染色体的数量是 n，这可以通过着丝粒的数量来验证。然而，每条染色体仍是已复制的。在减数第一次分裂和减数第二次分裂之间，DNA 不发生复制。减数第一次分裂和减数第二次分裂之间的阶段称为分裂间期。

减数第二次分裂

在减数第二次分裂期间（图 19.8 右），着丝粒开始分离。然后，姐妹染色单体分离，成为子染色体并被分配到子核中。最后，产生四个子细胞，并且每一个细胞都是单倍体（n），每条染色体由一条染色单体组成。

在人体中，子细胞成熟后形成配子，即精子和卵子，它们在受精过程中融合。受精过程使受精卵恢复成二倍体，受精卵是新个体的第一个细胞。如果配子是二倍体而不是单倍体，则每次受精时染色体的数量都增加一倍。在多次受精之后，受精卵中染色体的数目将越来越多。

减数分裂与遗传变异

减数分裂是有性生殖的一部分。减数分裂保证下一代染色体仍然是二倍体，并且物质的组合也不同于父母体内遗传。虽然减数第一次分裂和减数第二次分裂与有丝分裂一样，具有相同的四个核分裂阶段，但这里我们只讨论减数分裂的前期 I 和中期 I，因为在这两个阶段发生的主要变化会使遗传物质产生新的组合。

前期 I

在前期 I，染色体发生联会，同源染色体聚集排成一列。这时，同源非姐妹染色单体之间可能发生遗传物质的交叉互换，称为交换。如图 19.9 所示，互换可能发生不止一次，形成的染色单体不再相同。当在减数第二次分裂期间染色单体分离时，子细胞获得带有重组的遗传物质的染色体。

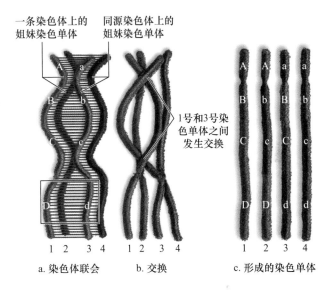

图 19.9　染色体联会和交换增加了遗传的多样性

a. 在减数第一次分裂期间，复制的同源染色体发生染色体联会，并排列在一起；b. 在交换过程中，非姐妹染色单体分开，然后以图中所示的形式又重新相连；c. 最终，染色体中有两条的基因组合与原来不同。

为了理解交换的重要性，我们需要知道，两条同源染色体虽然具有相同的遗传特性，但携带的遗传信息可稍有不同。例如，一条同源染色体可以携带棕色眼睛和金色头发的遗传基因，另一条可以具有蓝色眼睛和红色头发的基因。交叉互换可以使后代的遗传基因与父母的基因组合都不相同。因此，孩子可以遗传棕色眼睛和红色头发，或蓝色眼睛和金色头发。

中期 I

在中期 I，同源染色体独立地排列在赤道板上，这意味着母本或父本染色体可以朝向任一极。图 19.10 显示了仅包含 3 对染色体的细胞，染色体可能存在的 8 种排列方式。前 4 种将产生与父本和

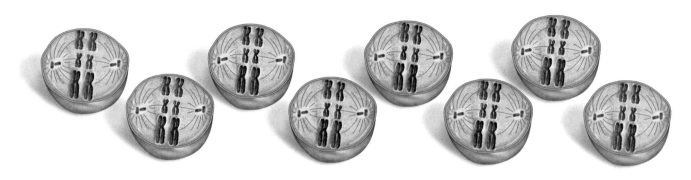

图 19.10　中期 I 染色体的独立排列增加了遗传的多样性

当母细胞具有 3 对同源染色体时，由于独立组合，染色体在赤道板上有 8 种可能的排列。因此，在 16 个子核中，将有 8 种不同的染色体组合。

母本遗传物质组合不同的配子。后 4 种将产生与前 4 种类型相同的配子。

如果考虑 8 种组合方式，该细胞中所产生的配子可能存在 2^3 或 8 种染色体的组合。在人体中，有 23 对染色体，配子中可能存在的染色体组合是惊人的，为 2^{23} 或 8 388 608 种，这还没考虑由于交叉引起的遗传变异现象。

前期 I 和中期 I 中发生的主要变化保证了配子中的染色体和基因组不会是同一组合。

精子发生和卵子发生

减数分裂是精子发生过程（产生精子）和卵子发生过程（产生卵子）的一部分。在减数分裂后，子细胞成熟变成配子。

精子发生

在青春期后，性器官发育成熟，男性睾丸中的精子发生是持续的。每分钟生成多达 30 万个精子，每天产生超过 4 亿个精子。

精子发生的过程如图 19.11 所示。初级精母细胞是二倍体（$2n$），在减数第一次分裂中分裂成两个单倍体（n）的次级精母细胞。在减数第二次分裂期间，次级精母细胞分裂产生 4 个精细胞 [单倍体（n）]。那么单倍体次级精母细胞的染色体与单倍体精细胞的染色体有何不同？次级精母细胞的染色体是复制的，由两条染色单体组成，而精细胞的染色体仅由一条染色单体组成。精细胞成熟后形成精子。在男性中，精子中含有 23 条染色体（即单倍体）。减数分裂过程产生 4 个细胞，之后形成精子。换言之，所有 4 个子细胞（精细胞）都变成精子。

卵子发生

女性的卵巢中含有许多未成熟的卵泡（图 17.8）。每个卵泡都含有一个停滞在前期 I 的初级卵母细胞。如图 19.11（下）所示，初级卵母细胞为二倍体（$2n$），在减数第一次分裂中分成两个细胞，每个细胞都是单倍体。染色体已发生复制。这些细胞中，一种称为次级卵母细胞，它含有所有细胞质；另一种是第一极体。极体充当垃圾桶的作用，收集废弃的染色体。第一极体中含有复制的染色体，有时会完成减数第二次分裂。次级卵母细胞可以进行减数第二次分裂，但在中期 II 停止，并且除非在受精过程中有精子出现，否则它会一直停留在中期 II。

为了描述方便，我们称次级卵母细胞为卵子，卵子在排卵期间离开卵巢，进入输卵管中受精。受精后，次级卵母细胞被激活，继续完成减数第二次分裂，减数第二次分裂生成 1 个卵子和两个也可能是 3 个极体。成熟的卵子内有 23 条染色体。另外，极体发生分解，这是一种丢掉不必要的染色体，同时保留卵子中大部分细胞质的过程。

如果受精卵在发育过程中发生分裂，并且分裂形成的每个细胞都形成完整的个体，则会产生同卵双胞胎。异卵双胞胎是因为母亲的卵巢同时排出两个卵子，并且分别受精。

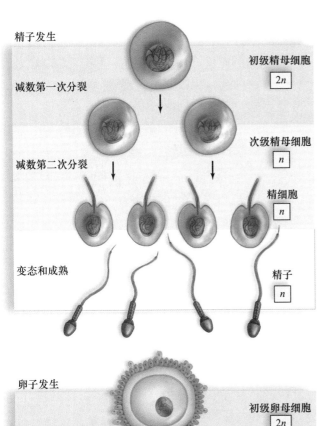

精子发生

减数第一次分裂

减数第二次分裂

变态和成熟

初级精母细胞
$2n$

次级精母细胞
n

精细胞
n

精子
n

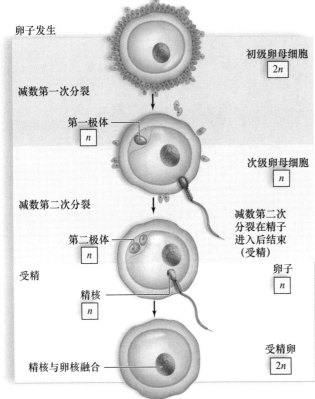

卵子发生

减数第一次分裂

第一极体
n

减数第二次分裂

第二极体
n

受精

精核
n

精核与卵核融合

初级卵母细胞
$2n$

次级卵母细胞
n

减数第二次分裂在精子进入后结束（受精）

卵子
n

受精卵
$2n$

图 19.11　哺乳动物精子发生和卵子发生的比较

精子发生会产生 4 个精子，卵子发生会产生 1 个卵子和至少两个极体。人类的精子和卵子各有 23 条染色体。因此，在受精后，受精卵有 46 条染色体。

减数分裂的意义

在动物中，减数分裂是配子发生的一部分，生成精子和卵子。减数分裂的一个主要作用是保持染色体数量世代恒定。配子是单倍体，因此受精卵是二倍体。

保持染色体数量不变的更简单方法是无性繁殖。一些单细胞生物，例如，细菌、原生动物和酵母（真菌）通过二分裂进行繁殖。

二分裂是无性生殖的一种方式，因为由亲代产生相同的子代。二分裂是在短时间内无性繁殖许多个体的快速简便的方法。例如，细菌可在约 7 小时内繁殖超过 100 万个细胞。那么，为什么有机体会消耗能量来进行有性生殖呢？消耗能量来寻找配偶，求爱以及产生可能永远不会用于生殖的卵子或精子。在男性体内，每天产生超过 4 亿个精子，其中只有极少的精子使卵子受精。

人类和其他动物通过减数分裂等一些方法进行有性生殖，因为它会发生遗传重组。遗传重组确保后代之间以及与其父母在遗传上的不同。遗传重组是由染色体交叉互换和独立排列产生的。此外，在受精时，父母双方给子代染色体的遗传信息也不同。

所有环境都会受到条件变化的影响。那些能够在新环境中生存的个体能够将基因遗传给下一代。环境可能发生变化，因此有性生殖是有利的，它产生了所需要的遗传多样性，因此至少有一些个体适合新的和不同的环境条件。

19.5　减数分裂和有丝分裂的比较

减数分裂和有丝分裂都是核分裂的方式，但它们产生的细胞数不同，并且每个子细胞的遗传互补性（单倍体或二倍体）也存在差异。图 19.12 显示了减数分裂和有丝分裂之间的相似性和差异性。

减数分裂和有丝分裂的比较

在减数分裂和有丝分裂之前，仅复制一次 DNA。减数分裂有两次核分裂，但有丝分裂只有一次。

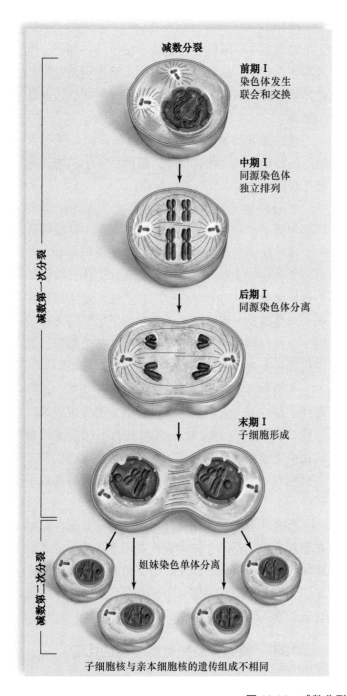

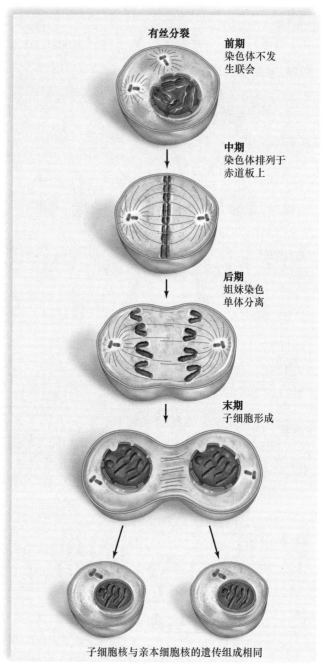

图 19.12 减数分裂和有丝分裂的比较

通过有丝分裂与减数分裂的比较，我们可知道为什么有丝分裂称为复制分裂、减数分裂称为减少分裂。只有在中期 I 时，同源染色体才在赤道板上配对，然后在后期 I 中发生分离。因此，子细胞是单倍体。非姐妹染色单体在减数第一次分裂过程中发生了交叉互换的现象。

• 减数分裂产生 4 个子核，在胞质分裂后，形成 4 个子细胞。有丝分裂，在胞质分裂后，形成两个子细胞。

• 减数分裂后产生的 4 个子细胞是单倍体（n），即染色体的数目是亲本细胞（$2n$）的一半。有丝分裂后的子细胞具有与亲本细胞相同的染色体数（$2n$或二倍体）。

• 减数分裂后，在遗传基因方面，子细胞之间或与亲本细胞之间都有差异。来自有丝分裂的子细胞在遗传上彼此相同，并且与亲本细胞也相同。

这些核分裂之间的具体差异可以根据发生和过程分类。

发生

减数分裂仅发生在有性繁殖生命周期的某些阶段。对于人类，减数分裂仅发生在生殖器官中，并会产生配子。有丝分裂则非常常见，因为它发生在所有组织的生长和修复过程中。那么哪种类型的细胞分裂可能导致癌症？有丝分裂使体细胞增殖，异常的有丝分裂可导致癌症。

过程

减数第一次分裂与有丝分裂的比较

减数第一次分裂与有丝分裂的区别如下（表19.1）：

• 同源染色体配对，并在减数分裂的前期Ⅰ阶段发生交换，但在有丝分裂期间不会发生这种现象。

• 在减数分裂的前中期Ⅰ阶段，成对的同源染色体排列在赤道板上，这些配对的染色体共有4条染色单体。在有丝分裂中期，每条染色体在赤道板上排列，并且每条染色体都含有两条染色单体。

• 通过这种差异比较可以很容易判断出细胞分裂是处于有丝分裂、减数第一次分裂还是减数第二次分裂。例如，如果一个细胞有16条染色体，那么这16条染色体在有丝分裂期间都会排列于赤道板上，但在减数第二次分裂期间只有8条染色体。只有在减数第一次分裂期间，在赤道板上才会出现配对和复制的染色体。

• 在减数分裂的后期Ⅰ，同源染色体（有完整着丝粒）分离，并移向两极。在有丝分裂的后期，当着丝粒分裂时，姐妹染色单体分开，变成子染色体，向两极移动。

减数第二次分裂与有丝分裂的比较

除了在减数第二次分裂中，核中的染色体为单倍体外，其余的方面与有丝分裂类似（表19.2）。如果母细胞具有16条染色体，那么细胞在经历减数第二次分裂后形成8条染色体，并且子细胞内也含有8条染色体。

表 19.1　减数第一次分裂与有丝分裂的比较

减数第一次分裂	有丝分裂
前期Ⅰ	前期
同源染色体配对	染色体不发生配对
中期Ⅰ	中期
复制后的同源染色体排列于赤道板上	复制后的染色体排列于赤道板上
后期Ⅰ	后期
同源染色体分离	姐妹染色单体分离，形成子染色体移向两极
末期Ⅰ	末期
生成两个单倍体子细胞	生成两个与母细胞一样的子细胞

表 19.2　减数第二次分裂与有丝分裂的比较

减数第二次分裂	有丝分裂
前期Ⅱ	前期
染色体不发生配对	染色体不发生配对
中期Ⅱ	中期
复制后的单倍体染色体排列于赤道板上	复制后的染色体排列于赤道板上
后期Ⅱ	后期
姐妹染色单体分离，成为子染色体移向两极	姐妹染色单体分离，形成子染色体移向两极
末期Ⅱ	末期
生成4个单倍体子细胞	生成两个与母细胞一样的子细胞

19.6　染色体遗传

通常情况下，一个人体内有22对常染色体和两条性染色体。每对常染色体携带特定性状的等位基因。人体内的等位基因可以是不同的，有的人带有长雀斑的基因，有的人没有。

染色体数量的变化

有些人天生体内就含有过多或过少的常染色体或性染色体，这种现象很可能是在减数分裂过程中出现错误所致，称为不分离现象。其产生原因是同源染色体或子染色体分别在减数第一次分裂和减数第二次分裂期间没有正常分离。不分离现象可能发生在减数第一次分裂期间，一对同源染色体进入相同的子细胞中时；也可能发生在减数第二次分裂期间，姐妹染色单体无法分离，并且两个子染色体进入了同一配子。图 19.13 描述了在卵子发生过程中的不分离现象。一些异常的卵子有 24 条染色体，而另一些只有 22 条染色体。如果一个有 24 条染色体的卵子与正常精子结合，会导致染色体的三体性，因为此时有一种类型的染色体有 3 个拷贝（2n+1）。如果一个有 22 条染色体的卵子与正常精子结合，会出现染色体的单体性，因为有一种类型的染色体只有一个拷贝（2n-1）。

如果人体正常发育，那么前提条件为体内每种染色体需以成对的形式存在。常染色体数的异常可导致发育异常。除了 X 染色体之外的所有单体性都是致命的，受影响的胎儿很少能发育到足月，三体性也是致命的，但也有例外。在常染色体三体性中，只有 21 三体综合征（唐氏综合征）在出生后存活概率比较大。

当性染色体出现三体性或单体性时，婴儿存活的概率会大一些。在拥有正常 XX 染色体的女性体内，一条 X 染色体会变成巴氏小体（以发现者命名），这是一种染色较深的没有活性的染色体。关于巴氏小体的更多内容，可参阅科学专栏"巴氏小体和剂量补偿"。

现在我们知道，在女性体内，具有一条 X 染色体的细胞的功能与男性细胞的功能一样。这可能是具有一条 X 染色体（特纳综合征）的受精卵可以存活的主要原因。然后，其他多余的 X 染色体变成巴氏小体，这就是为什么超 X 综合征的女性和 XXY 男性较多见。正常男性染色体 XY 上多一条 Y 染色体的现象称为 Jacobs 综合征（XYY），其对人体的影响不是太大，很可能是因为 Y 染色体携带的基因很少。Jacobs 综合征是由于在精子发生减数第二次分裂期间，染色体不分离所致。因为对于男性，只有在减数第二次分裂期间才存在两个 Y 染色体。

唐氏综合征：常染色体三体性

人类最常见的常染色体三体性是唐氏综合征，

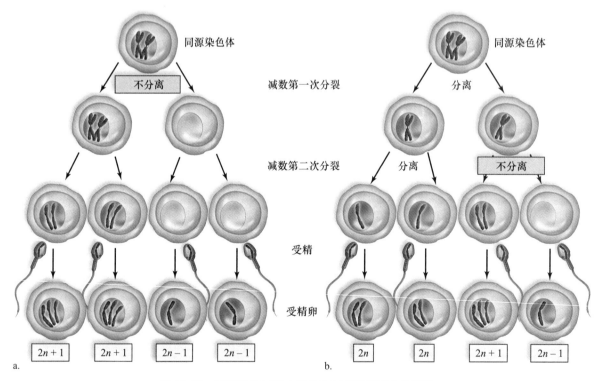

图 19.13　卵子发生过程中染色体不分离所产生的影响

a. 在减数第一次分裂期间，如染色体不分离，则会导致卵子异常，即其染色体数量比正常情况多一条或少一条。之后，当这些异常卵子与正常精子结合时，产生的受精卵中染色体的数量也会异常。b. 减数第二次分裂期间，染色体也会发生不分离，即当姐妹染色单体分离，形成的子染色体进入同一子细胞。这种现象会导致卵子中染色体数量异常，当这些卵子与正常精子结合后，也会产生染色体数量异常的受精卵。

也称为 21 三体综合征。患有唐氏综合征的人有 3 条第 21 号染色体，因为卵子有两条而不是正常的 1 条 21 号染色体。然而，大约有 20% 的概率是精子贡献了多余的 21 号染色体，孕妇的年龄越大（大约从 40 岁开始），胎儿患有唐氏综合征的风险越高。这种现象的原因仍在研究中。

尽管母亲年龄越大，该病的发病率越高，但大多数唐氏综合征患儿的母亲年龄都在 40 岁以下，因为这个年龄段母亲生育的孩子最多。通过核型分析可以对唐氏综合征进行筛查。但是，不建议年轻的孕妇做这种检查。因为这种检查需要通过羊膜穿刺术或绒毛膜绒毛取样来提取胎儿的细胞样本，这可能会导致并发症，而并发症的风险要大于胎儿患有唐氏综合征的风险。幸运的是，目前我们可以对母体血液中的成分进行检查，来帮助判断胎儿是否需要进行核型分析。

生活中的科学

除 21 号染色体外，还有其他染色体的三体性吗？

除了 21 号染色体外，还有其他染色体三体性。然而，由于大多数染色体比 21 号染色体大得多，因此与这些三体性相关疾病的症状也比唐氏综合征严重。这种多一条染色体的情况会导致严重的先天性缺陷，从而可能引发死亡。但是，如前文所述，X 和 Y 染色体的三体性是个例外。

8 号染色体的三体性很少发生。通常情况下，患该病的胎儿会死于母亲腹中，或在出生后不久死亡。除此之外，13 号染色体三体性会导致 13 三体综合征（帕托综合征），18 号染色体三体性会导致 18 三体综合征（爱德华综合征），并且患有这些疾病的婴儿通常在出生后不久便天亡。

唐氏综合征常见症状为身材矮小、眼距宽、额头扁平、手指粗短、第一和第二脚趾间距大、舌头肥大并常伸出口外、脑袋圆、通贯掌等。另外，智力障碍也是唐氏综合征常见的一个症状，并且智力障碍的程度也各不相同。克里斯·伯克出生时患有唐氏综合征，医生建议他的父母将他送入儿童抚养院。但克里斯的父母并没有这样做，他们给了克里斯与其他孩子一样的关爱和照顾，并最终看到了希望，得到了回报。克里斯非常有才华，现在他是一名剧作家、演员和音乐家。他曾经主演过《生活在继续》[*Life Goes On*（1989—1993）]，这是一部专为他编写的电视剧，他有时还被邀请客串一些电视节目。在对音乐的热爱以及与其他音乐家的合作下，他已经发布了好几张专辑，比如《克里斯》（*Chris*），其中的歌曲令人振奋与鼓舞。关于他更多的心路历程，在他的自传《别样的英雄》（*A Special Kind of Hero*）中有更多的叙述。

导致唐氏综合征的基因位于 21 号染色体上，在其底端的 1/3 处（图 19.14）。关于引起该病症的特定基因，研究人员正在努力研究中。目前研究人员已经发现了几种基因，这些基因可能使唐氏综合征患者产生不同的症状。例如，他们发现一些基因最有可能导致白血病、白内障、加速衰老和智力障碍。与智力障碍相关的基因，称为 *Gart* 基因，它的表达可导致血液中嘌呤水平升高，这一发现也解释了智力发育过程中出现的相关问题。或许将来在胎儿出生前可对此基因表达进行控制，那样就不会出现唐氏综合征了。

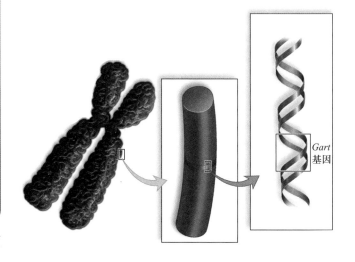

图 19.14　唐氏综合征相关基因

目前研究人员正在通过先进的技术来确定与该综合征相关的特定基因（例如，*Gart* 基因）的位置。

今日生物学 与 科学

巴氏小体和剂量补偿

大多数人都知道花斑猫，这种猫的毛兼有橙色、黑色和白色。这些猫是遗传嵌合体。嵌合就是将不同的小片组合在一起形成完整的一块（例如，彩色玻璃窗）。从遗传学角度来讲，是一种个体的细胞至少具有两种（有时更多）不同类型的基因表达。因此，花斑猫的毛的颜色是不同基因表达的结果。这些猫的一些毛细胞表达的是亲本的基因。如果猫体内的橙色毛的父本基因是激活的，那么这些猫的身上就会出现一撮橙色毛。在其他细胞中，可能还发生母本基因被激活的现象。如果一只小花斑猫的妈妈是黑猫，那么它的橙色毛中会夹杂着黑色毛。你认为在人类女性身上是否也有这种现象？

人类细胞的细胞核含有 46 条染色体，为 23 对。在每对染色体中，一条来自母本，另一条来自父本。在前 22 对染色体中，每对染色体彼此相似，且基因相同。最后一对染色体为性染色体，它决定了一个人的性别。女性有两条 X 染色体，男性有一条 X 染色体和一条 Y 染色体。Y 染色体非常小，含有的基因也比 X 染色体少得多。X 染色体上所有基因在 Y 染色体上几乎都缺少相应的基因。因此，女性有两套 X 染色体基因，而男性只有一套。人体通过失活女性胚胎的每个细胞中的一条 X 染色体，来对这种遗传物质的多余剂量进行补偿，这种现象称为剂量补偿。失活发生在胎儿发育前期，大约在体内生成 100 个细胞时。失活的 X 染色体称为巴氏小体，以其发现者 M. L. 巴尔命名。巴氏小体是高度凝缩的染色质，在细胞核中显示为黑斑。至于哪条 X 染色体在细胞中失活，则是随机的。但是，从发育前期 100 个细胞发育而成的各细胞，都将具有与亲本细胞相同的失活 X 染色体。如果女性体内有些细胞母本 X 染色体失活，而另一些细胞父本 X 染色体失活，那么这些女性就是嵌合体。

人类 X 染色体失活的现象可能与癌症有关。例如，如果在女性体内有一个带有乳腺癌 BRCA1 基因缺陷的基因副本，那么就会大大增加罹患乳腺癌和卵巢癌的风险。由该基因生成的 BRCA1 蛋白称为肿瘤抑制因子。该蛋白正常工作时，它可以抑制癌症的发展，这个蛋白还参与 X 染色体的失活，尽管它的作用目前尚未完全确定。研究人员认为，异常的 BRCA1 蛋白既不能使 X 染色体灭活，也不能作为肿瘤抑制因子，所以才会增加患癌的风险。

生活中的科学

为什么女性年龄是唐氏综合征的风险因素？

一个原因可能是男性和女性在减数分裂的时间上存在差异。青春期后，男性一生不断生成精子。相比之下，女性的减数分裂约在怀孕后的第 5 个月开始，并且在减数分裂前期 I 就停止了。只有在青春期后，这些细胞中被选中的一小部分才继续进行减数分裂，并发生在月经周期过程中。因为减数分裂从起始到结束的时间跨度比较长，所以就容易发生不分离的现象。因此，孕妇年龄越大，胎儿患有唐氏综合征的风险就越高。

性染色体数量的变化

如果遗传 X 或 Y 染色体过多或过少，会导致性染色体数量异常。假设图 19.13 中的染色体是 X 染色体，那么此图表示在卵子发生过程中，性染色体没有发生分离。如果在卵子发生或精子发生过程中，染色体不分离，可导致配子的 X 或 Y 染色体过少或过多。

一般情况下，女性会患有特纳综合征（XO），男性会患有克兰费尔特综合征（XXY）。"综合征"一词表明当患有疾病时，会伴随着一组症状的产生。决定人类性别的是 Y 染色体，而不是 X 染色体的数目。*SRY* 基因位于 Y 染色体的短臂上，产生称为睾丸决定因子的激素。这种激素在男性性器官的发育中起着关键作用。

特纳综合征

自出生之时，患有特纳综合征的个体就只有一条性染色体，即 X 染色体。在成年以后，这些女性身材矮小、胸宽、有颈蹼，卵巢、输卵管和子宫也非常小，并且没有完全发育。另外，患有特纳综合征的女性不会出现青春期或月经，而且她们的乳房也不发育。然而，有些人利用供卵进行体外受精后怀孕产仔。通常情况下，她们的智力都正常，如果她们使用激素补充剂，可以过上正常的生活。

克兰费尔特综合征

每 650 个活着的男婴，就有一个存在两条 X 染色体和一条 Y 染色体，这种病（称为 "47，XXY"）的症状通常不明显，只有 25% 的病人确诊，有些人直到 15 岁之后才被诊断出来。如果早期发现，对孩子进行早期治疗与教育，或进行干预可以帮助减轻一些常见的症状，例如，言语发育迟缓等。如果 "47，XXY" 患者在成年后出现严重的症状，则称为克兰费尔特综合征。所有 "47，XXY" 成年人在生育时，都需要使用辅助生育技术。一般来说，患者在青春期开始时，就需进行睾酮补充治疗。

超 X 综合征

有些女性的细胞核中有两条以上的 X 染色体和多余的巴氏小体，这类女性患有超 X 综合征。除了外表高而瘦之外，患者没有其他异常表型特征。对于超 X 综合征的女性而言，虽然有些人在运动和语言上发育比较迟缓，但大多数不存在智力障碍；有些人存在闭经现象，但通常情况下大部分女性的月经周期是正常的，并具有生育能力。除此之外，她们的孩子通常也具有正常的核型。

存在三条以上 X 染色体的女性很少见。与 XXX 女性不同，XXXX 女性更容易出现智力发育问题，并有许多身体异常状况，但她们的月经周期可能正常。

Jacobs 综合征

Jacobs 综合征 XYY 男性患者，在精子发生过程中染色体未分离是唯一病因。患者个头普遍偏高，皮肤上会一直长痤疮，并且往往伴有语言和阅读障碍，但他们具有生育能力。尽管体内多一条 Y 染色体，但对于 XYY 和 XY 男性来说，不存在行为差异。

染色体结构的变化

还有一种类型的染色体突变是染色体结构的变化。环境中的各种因素，例如，辐射，某些有机化学物质，甚至病毒，都可能导致染色体发生断裂。在通常情况下，当染色体断裂时，两个断裂端会重新结合，并形成相同的基因序列。然而有时候，当一个或多个染色体断裂时，其末端就不会以原来的方式进行重新结合，结果导致了各种类型的染色体突变。

染色体结构的变化包括缺失、重复、倒位和易位。当一条染色体的末端发生断裂，或两端同时断裂导致内部区段丢失时，这种现象称为缺失（图 19.15a）。即使只有一对染色体中的一条发生缺失，通常也会导致异常。

重复是指在同一条染色体上存在一段以上的相同染色体片段（图 19.15b）。倒位是指一段染色体片段旋转了 180°（图 19.15c）。因为所有基因都存在，所以对一个个体来说，大多数倒位不会出现问题。只有在减数分裂前期的早期基因互换时，基因顺序的颠倒才会出现问题。通常倒位导致基因的缺失和重复（图 19.16）

易位是非同源染色体对之间染色体片段位置的改变（图 19.15d）。在 5% 的病例中，都是因上一代的 21 和 14 号染色体发生易位，才导致下一代患有唐氏综合征。换句话说，因为 21 号染色体的一部分与 14 号染色体的一部分相连，所以个体具有三个等位基因的副本，这些等位基因导致唐氏综合征。在这种情况下，唐氏综合征与母亲的年龄无关，而倾向于发生在父亲或母亲家族中。

人类的综合征

人体中染色体结构的变化可导致各种综合征，其遗传原因目前正在研究中。

缺失综合征　当 7 号染色体的末端缺失时，可

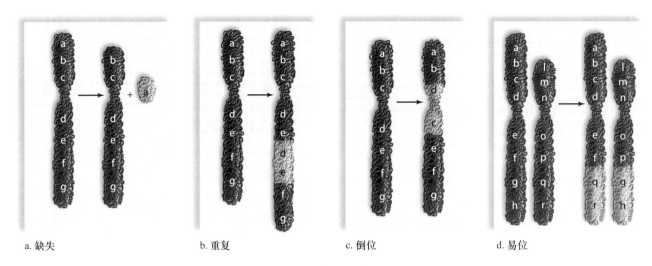

| a. 缺失 | b. 重复 | c. 倒位 | d. 易位 |

图 19.15　几种类型的染色体突变

　　a. 缺失——染色体片段的丢失；b. 重复——染色体上个别区段多出一份；c. 倒位——同一条染色体上发生了两次断裂，产生的片段颠倒 180° 后重新连接在一起；d. 易位——非同源染色体之间的染色体片段位置的改变。

出现威廉斯氏综合征（图 19.17）。患有这种综合征的孩子看起来像小精灵，鼻子上翻、嘴巴宽、下巴小、耳朵大。虽然他们的学术能力很差，但他们具有优秀的口才和音乐天赋。在该病患者体内，控制弹性蛋白产生的基因缺失，从而会导致心血管疾病并使人过早衰老。这些人都表现得非常友好，但在生活中还是需要有人照顾，也许是因为缺失了一种大脑中较活跃的蛋白质的基因。

　　当 5 号染色体的末端缺失时，会导致猫叫综合征。患者的头部较小，存在智力障碍，并且面部发育异常。声门和喉部也发育异常，出现最具代表性

的症状——婴儿的哭声类似于猫叫的声音。

　　易位综合征　如果人体内有两条易位染色体，除非染色体交换将等位基因分成两部分，否则在通常情况下本病患者健康状况良好，并且体内具有正常数量的遗传物质。如果患者仅继承一个易位染色体，无疑对于某等位基因只有一个副本，另一个等位基因有三个副本。如果一个家族中自然流产普遍，而且家族成员出现各种综合征，基因专家就会开始怀疑这些人的基因中发生了易位。

　　阿拉日耶综合征是 2 和 20 号染色体之间发生易位所致。患有该综合征的人，通常体内的 20 号

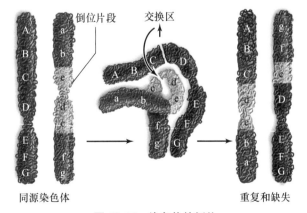

| 同源染色体 | 重复和缺失 |

图 19.16　染色体的倒位

　　左：一条同源染色体中的某片段颠倒，导致序列为 edc 而不是 cde。中：只有当颠倒片段形成环状时，两条同源染色体才能配对。并在交换之后，发生重复和缺失。右：左侧的同源染色体具有 AB 和 ab 序列，没有 fg 和 FG 序列。右侧的同源染色体存在 gf 和 FG 序列，但没有 AB 和 ab 序列。

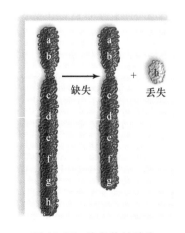

图 19.17　染色体的缺失

当 7 号染色体的末端缺失时，就会导致威廉斯氏综合征。

染色体存在缺失。这种缺失导致法洛四联症，一种常见的先天性心脏畸形。其中一个畸形是室间隔缺损，使得有氧血和贫氧血发生混合，这种情况称为发绀。另外，患者常有杵状指或指尖增厚。阿拉日耶综合征的症状严重程度因人而异，所以有些人可能不知道他们患有这种综合征。

易位还可能导致其他疾病，包括某些类型的癌症。在 20 世纪 70 年代，人们通过新的染色技术发现，22 号染色体与 9 号染色体之间的易位可导致慢性髓细胞性白血病。这种易位的染色体称为费城染色体。伯基特淋巴瘤是在赤道非洲国家的儿童中常见的一种癌症，源于 8 号染色体与 14 号染色体发生易位，从而导致下颌的淋巴结产生病变。

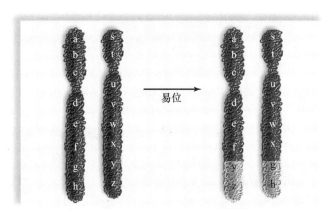

图 19.18　染色体的易位

易位是非同源染色体之间的染色体片段位置的改变

案例分析：结论

在被诊断患有乳腺癌的女性中，有 10% ~ 15% 的患者有遗传性疾病。这意味着她们遗传了突变的基因，增加了患癌症的风险。但是，基因突变不会使人们一定患有癌症，也无法预测将在什么时候或什么部位患癌。许多突变发生在原癌基因或抑癌基因中。安吉丽娜·朱莉遗传了突变的 *BRCA1* 基因。*BRCA1* 基因是一种抑癌基因，其蛋白产物参与 DNA 的修复过程。抑癌基因对细胞周期起到调控作用，从而会影响细胞分裂的速度。

⊙ 小结

19.1　染色体

- 染色体是细胞中的遗传物质存在的特定形式。染色体包含蛋白质和 DNA 的组合。
- 人体内大多数细胞是二倍体，即染色体成对出现。
- 在有丝分裂之前，染色体发生复制，形成姐妹染色单体。姐妹染色单体在着丝粒处相连。
- 核型是一个个体的染色体排列所构成的图像。

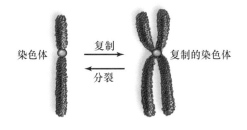

19.2　细胞周期

细胞周期连续发生，并且包括几个时期，分别为 G_1、S、G_2（间期阶段）和 M（有丝分裂阶段），其中 M 期包括胞质分裂和有丝分裂。

- 在 G_1 期，细胞器数量增加一倍，并且储备 DNA 合成所需要的材料。
- 在 S 期，DNA 发生复制。
- 在 G_2 期，合成细胞分裂所需的蛋白质。
- 检查点和外部信号控制细胞周期的过程。未通过检查点的细胞进入 G_0 期，并最终走向细胞凋亡。

19.3　有丝分裂

有丝分裂是复制分裂，子细胞为二倍体（$2n$），并具有与亲本相同的染色体。在有丝分裂期间，有丝分裂纺锤体在姐妹染色单体的分离过程中起着重要作用。有丝分裂纺锤体由细胞的中心体组成。中心体内含有聚集的微管，称为中心粒。

有丝分裂分为前期、前中期、中期、后期和末期。
- 前期：细胞核溶解，染色体凝聚。
- 前中期：染色体附着在纺锤丝上。
- 中期：染色体排列于赤道板上。
- 后期：染色单体分离，成为子染色体向两极移动。
- 末期：核膜形成，包裹染色体，并发生胞质分裂。

胞质分裂是细胞质和细胞器的分离，发生在有丝分裂后。
- 在动物细胞中，细胞分裂时形成卵裂沟，以使细胞质分离。

19.4　减数分裂

减数分裂是染色体数目减半，由二倍体（$2n$）变为单倍体（n）。减数分裂包括两个细胞分裂阶段：减数第一次分裂和减数第二次分裂。

减数第一次分裂
- 同源染色体配对（染色体联会），分离。在减数第一次分裂后，进入分裂间期。

减数第二次分裂
- 姐妹染色单体分离，产生 4 个单倍体细胞，染色体被分配到子核中。

在减数分裂中，由于交换而导致遗传重组，配子具有染色体的所有可能组合。受精后，受精卵中的染色体恢复为二倍体。

精子发生和卵子发生
- 精子发生。在男性中，精子发生形成 4 个可存活的精子。
- 卵子发生。在女性中，卵子发生形成 1 个卵子和几个极体。如果精子使发育中的卵子受精，卵子发生就会结束。

19.5　减数分裂和有丝分裂的比较

- 在前期 I，同源染色体配对，在有丝分裂中没有配对。
- 在中期 I，复制后的同源染色体排列于赤道板上。
- 在后期 I，同源染色体分离。

19.6　染色体遗传

减数分裂属于配子发生（精子发生和卵子发生）的一部分，并有助于遗传的多样性。

染色体数量的变化
- 不分离改变了配子中的染色体数目，导致三体性（$2n+1$）或单体性（$2n-1$）。
- 常染色体综合征包括唐氏综合征等。

性染色体数量的变化
- 在卵子发生或精子发生过程中，染色体不分离可能导致配子中 X 或 Y 染色体过少或过多。
- 如果在一个细胞中存在多个 X 染色体，则会形成巴氏小体。
- 综合征包括特纳综合征、克兰费尔特综合征，超 X 综合征和 Jacobs 综合征等。

染色体结构的变化
- 染色体的突变包括缺失、重复、倒位和易位。
- 这些染色体结构的变化可导致各种综合征，如威廉斯氏综合征、猫叫综合征和阿拉日耶综合征，以及某些易位所导致的癌症。

第 20 章
恶性肿瘤

案例分析：肾母细胞瘤

科迪是一个看起来很健康的 3 岁男孩，他喜欢玩玩具，喜欢与姐姐打闹，喜欢追随猫咪满屋跑。然而，在生日后不久，他开始抱怨肚子痛，经常嚷嚷着不舒服。起初父母并没有在意，后来他们发现科迪食欲下降，并且持续低烧，但没有任何明显的症状。一天早上，科迪告诉妈妈，他的小便是粉色的。妈妈冲进卫生间，发现科迪的尿液中有血。她立马打电话给儿科医生，并当天下午就带着科迪去了医院。

到医院后，医生对科迪进行了全面的身体检查，并让科迪喝了几杯水以取尿样。在检查期间，医生注意到科迪腹部（肾脏旁边）隆起一小肿块。这症状表明科迪肾脏可能有问题，因此医生安排第二天早上对科迪进行磁共振成像（MRI）检查。

MRI 检查的结果表明，在科迪的肾脏上长有肿块（肿瘤），这是肾母细胞瘤或 Milms 病的特征，这是一种罕见的肾癌，每年约有 500 名儿童患此癌症。但令人欣慰的是，对科迪腹部进行计算机轴向断层扫描（CT）的结果表明，癌症还未扩散到其他器官，这意味着科迪的存活率大于 92%，但他必须接受肾脏切除术，并在手术后需进行数周化疗，以确保癌细胞不扩散。医生告诉科迪的父母，幸亏他们及早发现了科迪的癌症，因为早期阶段的癌症疗效最好。

扫描获取彩色图片，帮助您理解本章内容。

章节概要

20.1 恶性肿瘤概述

恶性肿瘤细胞具有许多异常特征，无法像正常细胞一样行使功能。此外，它们会不断地分裂，无限增殖，并在原发部位和身体的其他部位形成肿瘤。

20.2 恶性肿瘤的成因和预防

恶性肿瘤产生的原因部分归结于遗传因素，但致癌物质如紫外线辐射、烟草烟雾、污染物、工业化学品和某些病毒也会增加患恶性肿瘤的风险。

20.3 恶性肿瘤的诊断

人们可以通过一些检查方法和使用多种成像技术来诊断恶性肿瘤。

20.4 恶性肿瘤的治疗

治疗恶性肿瘤最常见的方法是先手术，后进行放射线疗法（简称放疗）和（或）化学疗法（简称化疗）。免疫疗法（骨髓移植）和其他治疗方法目前正在研究中。

20.1 恶性肿瘤概述

恶性肿瘤是一种以细胞不受控制地自主生长为特征的疾病。尽管恶性肿瘤的种类很多，并且产生原因也各有不同，但大多数恶性肿瘤是细胞聚积突变的结果，它最终导致体内机制失去对细胞周期的控制。

恶性肿瘤细胞的特征

虽然恶性肿瘤常发生于组织、器官和机体内，但恶性肿瘤归根到底是一种细胞疾病。尽管恶性肿瘤类型有多种，但与正常细胞相比，恶性肿瘤细胞有其独有的特征。

恶性肿瘤细胞低分化

分化是细胞发育的一个过程，细胞因此获得了特定的结构和功能。红细胞就是循环系统中的分化细胞。相比之下，恶性肿瘤细胞是非特异性细胞，并且不具有任何功能。恶性肿瘤细胞看起来不像分化的上皮细胞、肌肉细胞、神经细胞或结缔组织细胞，而是明显异常的细胞。

恶性肿瘤细胞具有异常细胞核

癌细胞的细胞核增大，并且染色体的数量可能存在异常。宫颈癌细胞的细胞核就占据细胞的大部分。

除细胞核异常外，恶性肿瘤细胞通常伴有染色体突变。染色体的某些片段会发生重复或者缺失。此外，与正常细胞相比，恶性肿瘤细胞中基因扩增（特定基因的多余拷贝）的现象更常见。通常情况下，如果正常细胞中的 DNA 受损，就会发生细胞凋亡或程序性细胞死亡。然而，恶性肿瘤细胞即使是异常细胞，也不会凋亡。

经常分裂的组织，例如，呼吸道和消化道上的组织，非常容易发生癌变。细胞分裂过程给了细胞遗传突变的机会，每次突变会使恶性肿瘤细胞更加异常，并产生更多突变的恶性肿瘤细胞。

恶性肿瘤细胞会无限分裂

通常情况下，细胞能分裂 60～70 次，然后停止分裂并最终走向细胞凋亡。但是，恶性肿瘤细胞不会衰退凋亡，反而会永远、无限制地分裂。

像鞋带端的绳花一样，人体细胞染色体末端也有称为端粒的特殊的 DNA 重复序列。特异性蛋白会与正常细胞和癌细胞中的端粒结合。这些端粒蛋白会保护染色体末端，使其免受 DNA 修复酶的作用。尽管这些酶有效地修复了染色体中心的 DNA，但它们总是倾向于与染色体裸露的末端结合。对正常细胞而言，在每个细胞周期后，端粒会变短，并且具有保护性的端粒蛋白也逐渐减少。而修复酶会使染色体的末端结合在一起，从而使细胞走向凋亡。端粒酶是一种可以重建端粒序列的酶，它会使细胞拥有持续分裂的能力。编码端粒酶的基因在癌细胞中一直处于开启状态，因此端粒不断得以重建。端粒的长度保持不变，细胞可以不断进行分裂。

恶性肿瘤细胞形成肿瘤

正常细胞将自身锚定在基质上和（或）与相邻细胞黏附在一起。它们表现出接触抑制现象，这意味着当它们与相邻细胞接触时就会停止分裂。恶性肿瘤细胞已经失去接触抑制，它们可以彼此重叠，堆积生长，形成肿瘤。随着恶性肿瘤的发展，最具侵袭性的细胞就会变成肿瘤的主要细胞。

恶性肿瘤细胞无视生长因子

细胞之间相互传递的化学信号会对细胞分裂起到控制作用。这些化学信号称为生长因子，生长因子分为两类：刺激性生长因子和抑制性生长因子。即使没有刺激性生长因子，恶性肿瘤细胞仍会继续分裂，并且它们对抑制性生长因子不会产生任何反应。

生活中的科学

良性肿瘤与恶性肿瘤有什么区别?

良性肿瘤的细胞往往聚成一团,被结缔组织被膜所包围,这可防止肿瘤侵入周围的组织。良性肿瘤细胞与正常细胞很相似。人体内长有良性肿瘤的现象也很常见,例如,身上的痣就是良性的皮肤黑色素瘤。痣的细胞与其他黑色素细胞非常相似。

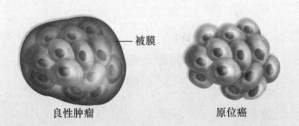

然而,尽管是良性的,但并不是所有良性肿瘤都是无害的。如果它对正常组织造成挤压,或阻碍正常组织的血液供应,那么这种良性肿瘤可造成致命的后果。例如,在脑干周围生长的良性神经瘤(神经细胞瘤)最终会影响呼吸和心跳的控制中心。

恶性肿瘤细胞能够侵入周围的组织,它与正常的细胞不同,可通过血液或淋巴液转移扩散到全身。一般而言,严重变形的细胞最有可能扩散。因此,它们是最具侵袭性的癌细胞。

原位癌是在原发部位发现的恶性肿瘤。在此阶段,癌症尚未扩散到基底膜之外,基底膜是将组织彼此锚定相连的非活性物质。如果及时发现和早期治疗,原位癌症通常是可以治愈的。

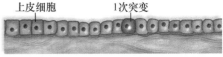

a. 细胞发生突变,并不断分裂

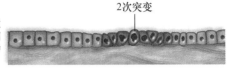

b. 新的突变发生,并且此细胞开始形成肿瘤

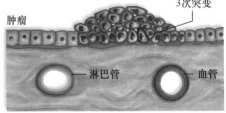

c. 原位癌。肿瘤位于原发部位。此细胞进一步突变

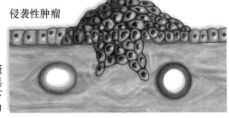

d. 通过生成蛋白酶,细胞具有开始侵入下层组织的能力

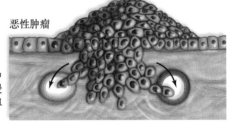

e. 此时恶性肿瘤细胞具有侵入淋巴管和血管的能力

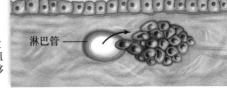

f. 在肿瘤原发部位的远处组织中形成转移瘤

图 20.1　从单个细胞突变到肿瘤的形成

a. 组织中的一个细胞发生突变;b. 该突变细胞不断分裂,并产生一个具有两次突变的细胞;c. 肿瘤形成,并产生一个具有三次突变的细胞;d. 形成肿瘤的这个细胞可以侵入下层组织;e. 肿瘤细胞侵入淋巴管和血管;f. 在远处组织中形成转移瘤。

恶性肿瘤细胞逐渐变得异常

图 20.1 显示了致癌作用,癌的发展是一个多阶段过程,分为以下三个阶段:

• 启动阶段:单个细胞发生突变,导致其不断分裂(图 20.1a)。

• 促进阶段:肿瘤发展,肿瘤细胞继续分裂。当它们分裂时,会发生突变(图 20.1b,c)。

• 进展阶段:当一个细胞跨越突变之后,相较于其他细胞更具有选择性优势(图 20.1c)。经过多次突变,细胞最终具有了侵入周围组织的能力(图 20.1d,e)。

恶性肿瘤细胞的血管生成和转移

为了长到 10 亿多个细胞的大小（约豌豆的大小），肿瘤必须具有发育良好的毛细血管网，这样才能为其提供营养和氧。血管生成是新血管的形成。当肿瘤体积增大到一定程度后，中间部分会缺氧，从而开启编码血管生成因子的基因，然后这些因子会扩散到周围组织中，导致新血管的形成。

由于突变，恶性肿瘤细胞活动性增强。恶性肿瘤细胞内部的细胞骨架异常，并且缺乏完整的肌动蛋白丝束。恶性肿瘤细胞能穿过基底膜并侵入血管或淋巴管中完成转移。侵袭性癌细胞形状异常，与周围的正常细胞完全不同。恶性肿瘤细胞会生成蛋白酶，能降解基底膜并侵入下层组织。当恶性肿瘤细胞扩散到周围的淋巴结时，肿瘤会发生恶化。当这些细胞在远离原发肿瘤的地方变成新的肿瘤时，肿瘤发生了转移（图 20.1f）。通常情况下，发生转移的恶性肿瘤细胞很少，或许万分之一。但是，一旦恶性肿瘤细胞成功转移，就会降低癌症的预后。

在科学专栏"永生的海拉"中，通过对一名患者的恶性肿瘤细胞的描述，我们可以了解恶性肿瘤的特征。

基因突变导致恶性肿瘤

细胞周期包括间期和有丝分裂期。细胞周期中的检查点（图 19.2）能监测细胞的状况，并调控其分裂过程。通常细胞周期蛋白帮助细胞完成整个细胞周期。在每个检查点，由检查点蛋白质对特定因子（如 DNA 损伤）进行检查。然而，如果检查点蛋白发生突变，则使得细胞周期失去控制，进而会引发癌症。在检查点中，这类蛋白包括如下两种：

1. 原癌基因。原癌基因编码的蛋白具有促进细胞周期和防止细胞凋亡的作用。它们通常被比作汽车的油门，因为它们会加快细胞周期的速度。

2. 抑癌基因。抑癌基因编码的蛋白具有抑制细胞周期和促进细胞凋亡的作用。它们通常被比作汽车的刹车，因为它们会减慢细胞周期的速度。

原癌基因变成致癌基因

当原癌基因突变时，它们会变成致癌基因。这种突变可称为功能获得突变或显性突变，因为是基因过度表达所致（图 20.2）。即使细胞中存在两个原癌基因，但只要有一个发生突变，就会丧失控制细胞周期的能力。总而言之，只要一个原癌基因发生突变，成为致癌基因，另一个原癌基因将失去其正常的功能。

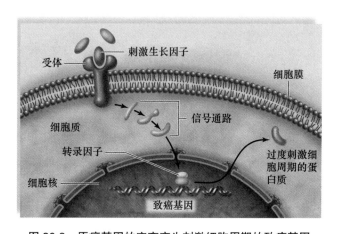

图 20.2　原癌基因的突变产生刺激细胞周期的致癌基因

通常情况下，原癌基因会刺激细胞分裂，但在分化细胞中不起作用。突变可以将原癌基因转化为致癌基因，然后致癌基因会生成一种蛋白，其会对细胞周期产生过度刺激的作用。

生长因子是一种信号，可激活细胞信号的转导途径，导致细胞分裂。一些原癌基因编码的产物为生长因子或生长因子受体。当这些原癌基因变成致癌基因时，受体易被激活，甚至可能被接收细胞产生的生长因子所刺激。有几种原癌基因编码的产物为 Ras 蛋白，它可通过激活细胞周期蛋白来促进有丝分裂。许多种类的癌症都与致癌基因 *Ras* 有关。D 型细胞周期蛋白（Cyclin D）基因是一种原癌基因，它直接编码细胞周期蛋白。当这个基因变成致癌基因时，细胞周期蛋白就会一直存在。

抑癌基因失去作用

当抑癌基因发生突变时，它们的产物不再抑制细胞周期或促进细胞凋亡。因此，这些突变可称为功能失去突变或隐性突变（图 20.3）。与原癌基因不同，只有细胞中的两个抑癌基因同时突变后，基因才失去正常的功能，进而失去对细胞周期的控制作用。

一种抑癌基因称为 *Bax*，它的产物 Bax 蛋白能促进细胞的凋亡。但是，当 *Bax* 突变时，无法生成 Bax 蛋白，细胞凋亡发生的可能性很小。*Bax* 基因的 DNA 中含有 8 个连续的碱基 G 的序列。当相同的碱基以这种方式排列时，该基因更容易发生突变。

另一种抑癌基因是 *p53*，它的产物 P53 蛋白可激活 DNA 修复酶，与此同时，还可以阻止细胞周期的进行。如果 DNA 修复失败，P53 蛋白会促进细胞凋亡，细胞凋亡是防止癌变产生的重要方式。许多肿瘤的形成都与 *p53* 基因失活有关。

BRCA1 基因编码另一种 DNA 修复酶，负责修复 DNA 分子的断裂。事实上，它与 P53 蛋白密切配合。如 *BRCA1* 发生突变，会导致机体无法识别受损的 DNA，从而使细胞顺利通过细胞周期。*BRCA1*

突变与许多癌症有关，包括乳腺癌。

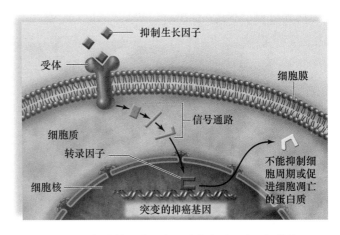

图 20.3 抑癌基因的突变导致失去对细胞周期的控制

通常情况下，抑癌基因编码抑制细胞周期的蛋白。如果抑癌基因发生突变，所生成的蛋白便丧失控制细胞周期的功能。

 今日生物学 科学

永生的海拉

在许多医学领域，人体组织细胞样本对研究而言是十分重要的。但培养人类细胞一直都非常困难。虽然研究人员可以使用组织培养技术进行细胞繁殖，但它们通常在分裂几次后就会快速死亡。然而，转移细胞（一种癌细胞形式）可以在组织培养中存活并繁殖。这种在组织培养中能够成功培养人类细胞的技术，源于亨丽埃塔·拉克斯为医学界所做的贡献。夺走她生命的癌症竟使亨丽埃塔"永生"。

亨丽埃塔是一名年轻的非裔美国女性，有五个孩子。在 1951 年 2 月，她发现阴道出血，然后到巴尔的摩医院进行检查。医生在亨丽埃塔的子宫颈处发现了一枚硬币大小的肿瘤，取下的肿瘤样本很快送到约翰斯·霍普金斯大学的组织培养实验室进行检查。虽然医生对亨丽埃塔进行了放疗，但是癌症还是无情地摧毁亨丽埃塔的身体，在数月内肿瘤细胞扩散到了她体内的全部主要器

官。在饱受 8 个月的疾病折磨后，她于 1951 年 10 月去世，给丈夫留下五个孩子，其中三个孩子还在襁褓之中。

之后，亨丽埃塔的肿瘤细胞进入约翰斯·霍普金斯大学的乔治·盖和玛格利特·盖的实验室。二十多年来，这对夫妇一直致力于人体细胞的培养，但成效甚微。来自亨丽埃塔·拉克斯体内的肿瘤细胞，现在称为海拉细胞（图 20A），该细胞不仅能顽强存活而且能像野火一样繁殖蔓延，最后，变成了人类细胞的来源。这种细胞快速生长，并且似乎永不凋亡。

盖夫妇用这些细胞来研究和治疗脊髓灰质炎。脊髓灰质炎，或称小儿麻痹症，是一种广泛传播的疾病。少部分患者会造成大脑和脊髓损伤，导致主要肌肉群瘫痪。如果膈肌和其他呼吸肌受到影响，则可能致命。这种病毒第一次能在人类细胞（海拉细胞）中培养，使得医学研究人员能对其特征进行研究。最终，乔纳斯·索尔克博士

研发出了一种脊髓灰质炎疫苗。当今，西方国家几乎消灭了脊髓灰质炎。

对海拉细胞的研究不止于盖夫妇。在过去的50多年，这些细胞已在世界范围内被用于研究多种病毒，以及白血病和其他癌症。因为这类细胞源于人体，因而也被用于药物或辐射的有害影响研究。另外，海拉细胞还用于研发染色体异常和遗传性疾病的有效检测方法。目前在航天领域，海拉细胞还被用于零重力环境的实验中。海拉细胞的应用遍布于世界各地，甚至可以从生物公司购买到。

海拉细胞的生命力十分顽强。1974年，研究人员发现，海拉细胞像细菌一样，可以通过空气、研究人员的手套或受污染的玻璃器皿进行传播。这一发现使得实验室和肿瘤手术室采用了更严格的无菌技术。

2011年，作者丽贝卡·斯洛特将亨丽埃塔的故事写成一本书，名为《永生的海拉》（*The Immortal Life of Henrietta Lacks*）。这本书详尽描绘了海拉细胞对科学所做出的巨大贡献，因此获得了许多奖项。

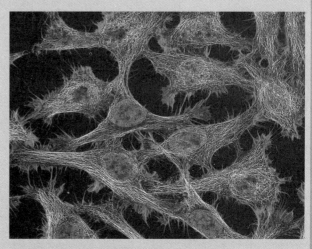

图 20A　电镜下的海拉细胞

HeLa 一词源自亨丽埃塔·拉克斯姓名的前两个字母。
照片来源：National Institute of Health (NIH)/NSHHS。

恶性肿瘤的类型

据相关统计数据表明，1/3 的美国人在其一生中都将与恶性肿瘤打交道。因此，恶性肿瘤对每个人的健康和福祉而言都是一个相当重要的话题。肿瘤学是研究癌症的一门学科，研究恶性肿瘤的医学专家被称为肿瘤学家。肿瘤学家认为，患者的预后程度取决于以下两点：（1）恶性肿瘤细胞是否侵入周围组织；（2）恶性肿瘤细胞是否发生远端转移。

肿瘤可以根据原发部位分类。癌是发生在上皮组织的恶性肿瘤，腺癌是腺上皮细胞发生的恶性肿瘤。癌症包括皮肤癌、乳腺癌、肝癌、胰腺癌、肠癌、肺癌、前列腺癌和甲状腺癌。肉瘤是来源于肌肉和结缔组织的恶性肿瘤，例如，形成于骨骼和纤维结缔组织中。白血病是血癌，淋巴瘤是起源于淋巴造血系统的恶性肿瘤。胚细胞瘤是由未成熟细胞形成的恶性肿瘤。在第 18.2 节中，我们讲过胚胎由三个初级胚层组成：外胚层、中胚层和内胚层。每个胚细胞瘤中的细胞与其原胚层中的细胞相似。例如，肾母细胞瘤具有与中胚层细胞相似的细胞，因为肾脏形成于中胚层。

生活中的科学

癌症是如何导致死亡的？

癌症通常会通过干扰人体维持体内平衡的能力而导致死亡。例如，骨癌可能会干扰钙平衡或人体产生红细胞的能力。肝脏和胰腺在体内平衡中起着重要作用，这些器官的癌症通常会通过改变血液中重要化学物质（激素、营养素）的水平而导致死亡。有时，生长中的肿瘤会阻塞体内的重要通道，例如，肺、消化道或动脉。在其他情况下，肿瘤还可产生对某些组织有毒的化学物质（代谢物）。

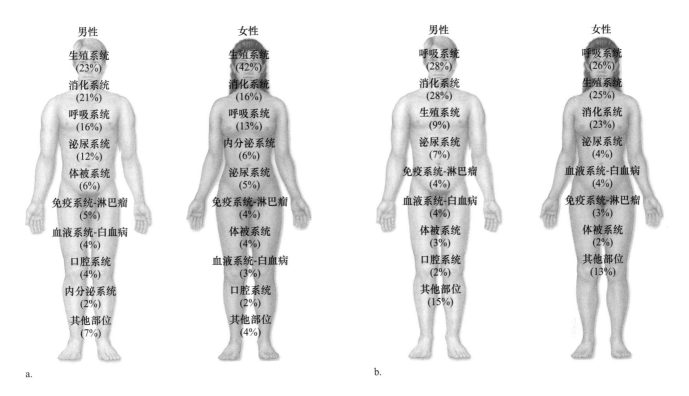

图 20.4　2016 年美国新发恶性肿瘤比例和恶性肿瘤死亡比例

a. 2016 年新发恶性肿瘤比例（按病发部位和性别统计）；b. 2016 年恶性肿瘤死亡比例（按病发部位和性别统计）。
资料来源：美国癌症协会。

常见的恶性肿瘤种类

恶性肿瘤可发生于身体的各个部位，但是人体内的一些系统和器官比其他部位会更容易受到影响（图 20.4）。在呼吸系统中，肺癌是最常见的类型。总的来说，肺癌是最常见的恶性肿瘤之一，吸烟会增加患肺癌的风险。除此之外，吸烟还会增加患口腔癌的风险。

在消化系统中，结直肠癌是一种常见的恶性肿瘤。消化系统的其他恶性肿瘤包括胰腺癌、胃癌、食管癌和其他器官的恶性肿瘤。在心血管系统中，恶性肿瘤包括白血病和浆细胞瘤。在淋巴系统中，恶性肿瘤被分为霍奇金淋巴瘤和非霍奇金淋巴瘤。霍奇金淋巴瘤由突变的 B 细胞形成；非霍奇金淋巴瘤可由 B 细胞或 T 细胞产生。甲状腺癌是内分泌系统中最常见的恶性肿瘤。

在生殖系统中，女性的乳腺癌（尽管偶尔也会发生在男性中）和男性的前列腺癌是较常见的恶性肿瘤形式。在女性中，还会发生宫颈癌、卵巢癌和其他生殖结构的恶性肿瘤。男性生殖系统的其他恶性肿瘤包括睾丸癌和阴茎癌。膀胱癌和肾癌与泌尿系统有关。皮肤癌包括黑色素瘤、基底细胞癌和鳞状细胞癌。

20.2　恶性肿瘤的成因和预防

目前研究人员对恶性肿瘤投入了大量的研究，因为一旦确定某种恶性肿瘤发生的原因，就可以针对性地研发一些治疗方法和预防措施。通过对人群中癌症发展模式的研究，科学家已经确定恶性肿瘤与遗传和环境因素有关。显然，一个人的基因遗传目前无法改变，但通过保持健康的习惯和合理的膳食可以帮助预防恶性肿瘤。

遗传因素

1990 年，研究人员发现了与乳腺癌有关的第一个基因 *BRCA1*。该基因现在被称为乳腺癌易感基因 1。后来，研究者发现另一种基因也可导致乳腺癌，即 BRCA2。BRCA1 和 BRCA2 是隐性遗传的抑癌基因，我们继承的每个基因都有两个副本，分别来自父母。如果一个 BRCA1 或 BRCA2 的突变基因遗传自父母，则另一个基因需要发生突变才会增加患癌的风险。假若身体每个细胞中已经具有单个突变基因，那么在另一个基因突变的部位就会形成肿瘤。如果第二个基因在乳房处发生突变，则会发生乳腺癌。如果在卵巢中发生突变，就会患有卵巢癌。

RB 基因也是抑癌基因，其命名与视网膜母细胞瘤有关，视网膜母细胞瘤是一种罕见的眼部癌症，几乎都发生在儿童早期。在患该病的儿童中，体内遗传了一个突变的 RB 基因。当另一个 RB 基因发生突变时，则会导致癌症（图 20.5）。通常情况下，医生会通过摘除患病眼球进行治疗，因为这样做才可能完全治愈。当双眼都患病时，可选择放疗、激光疗法和化疗进行治疗，但这些方法的治愈率不高。

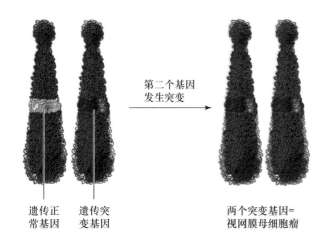

图 20.5　视网膜母细胞瘤的遗传方式

虽然两个 RB 基因都发生突变才能患此恶性肿瘤，但只要存在一个遗传突变的 RB 基因，就会增加患病的风险。

如果一个 RET 基因发生突变，个体会易患甲状腺癌，并且此突变基因会遗传给下一代。RET 是一种原癌基因，以常染色体显性遗传方式遗传。这意味着只要一个 RET 基因发生突变，就会增加患癌的风险。甲状腺癌发生所需的其他突变则是后天的（非遗传的）。

转座子会导致恶性肿瘤吗？

转座子是一类小的在基因组中可自行移动的 DNA 序列。从进化的角度来看，它们与反转录病毒密切相关，也称为"跳跃基因"。当转座子在基因组中移动时，会引起突变。虽然转座子破坏特定细胞中原癌基因或抑癌基因活性的可能性非常小（人体基因组有超过 34 亿个核苷酸），但是转座子会导致细胞周期失去控制，并成为引发恶性肿瘤的一个因素。转座子活性也与其他疾病的发生有关，例如，某种血友病和肌营养不良症。

环境致癌物

诱变剂是导致基因突变的物质。通过埃姆斯试验可确定一种物质是否具有诱变性。致癌物质是一种通过诱变致癌的化学物质。一些致癌物质只有诱发作用，其他的则有诱发和促进作用。

遗传因素可能会增加个体患恶性肿瘤的风险，但它是否会发生取决于环境诱变因素，例如，以下我们将要讨论的这些因素。

辐射

电离辐射，例如，氡气、核燃料和 X 射线，这些都能够对 DNA 造成影响并引起突变。虽然紫外线不是一种电离辐射，但它也会引起基因突变。根据以往几年的数据显示，阳光和晒黑灯中的紫外线辐射会导致患皮肤癌的风险急剧增加。当今，肺癌与皮肤癌的发生比例为 1 : 6。非黑色素瘤通常可通过手术治愈。然而，黑色素瘤易发生转移，在美国每年的癌症死亡病例中占了 1% ～ 2%。

氡气也属于电离辐射，它是一种天然物质，来自土壤、岩石和水中铀的自然（放射性）分解。环境保护局建议对每个家庭进行氡气测试检查，因为它是在美国导致肺癌的第二大杀手。如果吸入氡气同时还吸烟可能会更加危险。通常在建成房屋后，通风系统和风扇是将氡气排出屋外最常用的设备，将氡气从房屋下部抽出并排放到室外。

我们知道核弹爆炸或核电厂意外泄漏会造成巨大的影响和伤害。例如，1986 年，乌克兰切尔诺贝利核电站的反应堆发生爆炸，导致附近居民的癌症死亡人数飙升。2011 年，日本福岛核电站发生的事故，导致大量放射性物质泄漏到大气层。医疗专业人士仍在评估此事件可能带来的癌症危害。然而，诊断性 X 射线在人为辐射暴露中所占的比例最大。虽然在这个过程中受益远大于可能的风险，但应避免一些非医学必要的 X 射线检查。当需要进行 X 射线治疗时，应小心保护好周围的非癌组织。

最近，关于非电离辐射可能的危险，引起了公众的极大关注。这种形式的辐射通常是由手机、电线和电器发出。最近的一些研究发现这些辐射形式与罕见恶性肿瘤之间存在联系。

有机化学品

研究人员已经发现某些化学品，特别是合成有机化学品，是导致恶性肿瘤的危险因素。在这里，我们将只介绍两个例子：烟草中的有机化学物质和环境中的污染物。但是，在我们生活中还存在许多其他化学致癌物质。

烟草烟雾 烟草含有许多有诱变作用的有机化学物质，包括 N-亚硝基去甲烟碱、氯乙烯和苯并（a）芘（一种 $p53$ 基因的抑制剂）。每天吸烟的次数越多，开始吸烟的年龄越早，吸烟年限越长，患癌的危险就越大。根据图 20.6 显示的数据，科学家估计，大约 80% 的癌症都与吸烟有关，这些癌症包括口腔癌、喉癌、食管癌、胰腺癌、膀胱癌、肾癌和宫颈癌。另外，如果吸烟再加上饮酒，会增加患这些癌症的风险。

被动吸烟或吸二手烟也同样很危险。目前研究人员还在继续调查并收集相关资料，以证明二手烟与癌症之间的联系。

污染物 如果人们在工作中经常接触金属、灰尘、化学品或杀虫剂等物质，会增加患恶性肿瘤的风险。在工作场所中，石棉、镍、镉、铀、氡、氯乙烯、联苯胺和苯是常见的致癌物质。例如，吸入石棉纤维会增加患肺病（包括肺癌）的风险。从事与石棉有关工作的吸烟者患癌风险尤其高。

根据相关数据显示，生活在内布拉斯加州和堪萨斯州的农民，软组织肉瘤、恶性淋巴瘤和非霍奇金淋巴瘤的发病率增加，因为所有患者都在耕作时使用 2,4-D（一种常用的除草剂）来清除铁路沿线的杂草。

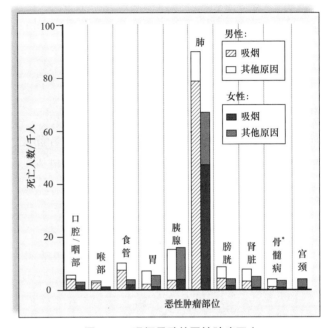

图 20.6 吸烟导致的恶性肿瘤死亡
来自 CDC 的这些数据显示，大多数男性和女性的恶性肿瘤死亡是吸烟所致。*，引起骨髓性白血病

病毒

目前，至少有四类 DNA 病毒被认为与人类恶性肿瘤的发生有关，它们包括乙肝病毒、丙肝病毒、EB 病毒和人乳头状瘤病毒。

中国感染乙肝病毒的人很多，这与中国肝癌的高发病率相关。目前已研发出甲肝、乙肝联合疫苗。很长一段时间以来，宫颈癌被认为是一种性传播疾病。现在，常常从宫颈癌中分离出人乳头状瘤病毒。伯基特淋巴瘤多发生于非洲，在当地几乎所有儿童都感染了 EB 病毒。在中国，几乎在所有鼻咽癌标本中都能分离出 EB 病毒。

含有 RNA 的反转录病毒会导致癌症，这种现象在动物中尤甚。在人类中，研究人员已发现反转录病毒 HTLV-1（人类嗜 T 细胞病毒 1 型）可导致毛细胞白血病。这种疾病常见于日本、加勒比地区和非洲的部分地区，特别是在已感染该病毒的地区。导致艾滋病的 HIV，以及卡波西肉瘤相关疱疹病毒（KSHV），是卡波西肉瘤和某些淋巴瘤发生的原因，这是由于免疫系统功能被抑制所致。

合理膳食

人们可以通过合理健康的膳食来预防癌症。与肥胖症一样，乳腺癌和前列腺癌的发病率与高脂膳食有关。在健康专栏"恶性肿瘤的预防"中，我们讨论了预防恶性肿瘤的方法。美国癌症协会建议人们多吃水果和蔬菜，多吃全谷物而不是细粮，少吃一些红肉，特别是高脂肪肉类和加工肉类。另外，还建议人们坚持每天做 30 ～ 45 分钟每周 5 天以上的中度或剧烈运动。

今日生物学 **健康**

恶性肿瘤的预防

虽然遗传因素可导致许多种类的恶性肿瘤发生，但人们可以通过一些预防措施和合理健康的膳食降低患恶性肿瘤的风险。

预防措施

以下这些措施有助于预防恶性肿瘤：

- 不吸烟。吸烟导致的癌症占恶性肿瘤总死亡人数的 30% 以上。吸烟还可分别导致80% 的男性和 79% 的女性，平均约 87%的人群患有肺癌。吸烟者的肺癌死亡率是非吸烟者的 23 倍。无烟烟草（咀嚼烟草或鼻烟）会增加口腔、咽部、喉咙和食管患癌的风险。

- 不晒日光浴或使用晒黑设备。几乎所有基底细胞和鳞状细胞的皮肤癌，都被认为与日晒有关。暴露在阳光下也是黑色素瘤形成的主要因素，在赤道附近居住的人群中，这种癌症的发病率在持续增加。

- 避免辐射。过度接触电离辐射会增加患癌的风险。尽管大多数医疗和牙科 X 射线都经过调整，把辐射程度降到最低，但还应避免使用不必要的 X 射线检查。如果室内的氡气含量过多，会增加患肺癌的风险，这点对吸烟者尤甚。应使用一些设备检测室内的氡气含量，并采取适当的补救措施。

- 恶性肿瘤筛查。通过淋浴间检查法对乳房或睾丸检查，或定期去医院进行检查。

- 注意职业危害。经常接触不同的工业制剂（镍、铬酸盐、石棉、氯乙烯等）或辐射会增加患恶性肿瘤的风险。当长期接触石棉，并有吸烟习惯时，患恶性肿瘤的风险将大大增加。

- 接种疫苗。接种 HPV 疫苗、甲肝疫苗和乙肝疫苗。如需要，请向有关医生或健康专家咨询，以获取有关接种疫苗的建议。

健康的膳食

据相关研究资料显示，拥有健康的膳食习惯的人群患恶性肿瘤的可能性较小。以下一些方法可大大降低患恶性肿瘤的风险：

- 避免肥胖。肥胖可导致多种恶性肿瘤，特别是与男性和女性的生殖系统相关的恶性肿瘤。例如，结肠癌、直肠癌、食管癌、乳腺癌、肾癌和前列腺癌都与肥胖有关。

- 增加富含高纤维食物的摄入量。研究表明，经常吃高纤维的食物（全麦谷物、水果和蔬菜）可以预防结肠癌（导致死亡的一种常见癌症类型）。纤维含量高的食物往往脂肪含量也低。

- 增加富含维生素 A 和维生素 C 的食物摄入量。β- 胡萝卜素是维生素 A 的前体，存在于深绿色的叶类蔬菜和各种水果中。维生素 C 存在于柑橘类水果中。这些维生素被称为抗氧化剂，因为它们在细胞中能阻止自由基（具有未成对电子的有机离子）的形成，自由基可以对 DNA 造成破坏。维生素 C 还可以防止硝酸盐和亚硝酸盐在消化道中转化为致癌的亚硝胺。

- 减少腌制、熏制或含有亚硝酸盐食物的摄入。腌制食品可能会增加患胃癌和食管癌的风险。熏制食品（例如，火腿和香肠）含有类似烟草烟雾中的化学致癌物质。食物加工过程中，在肉类（例如，热狗和冷盘）和其他食物中加入亚硝酸盐，可以保持新鲜，避免腐败。如前所述，亚硝酸盐会转化为消化道中的亚硝胺。
- 增加卷心菜类蔬菜的摄入。卷心菜类包括卷心菜、西兰花、抱子甘蓝、大头菜和花椰菜。这些蔬菜可以降低胃肠道和呼吸道癌症的风险。
- 适量饮酒。随着酒精摄入量的增加，患癌的风险也会增加。如果烟酒同行，那么患癌的风险会进一步增大。另外，大量饮酒会大大提升患口腔癌、咽癌，食管癌和喉癌的风险。乳腺癌和肝癌的高发率也与酒精滥用有关。对于男性，每日饮酒量应限制在两杯以内。对于女性，最大饮酒量最好限制在每天一杯。（一杯饮酒量的定义：啤酒约为 340 毫升；葡萄酒约为 140 毫升；蒸馏酒约为 40 毫升。）

20.3 恶性肿瘤的诊断

恶性肿瘤发现越早，治疗的效果就越好。如今，有几种恶性肿瘤在恶化之前，医生可以通过一些方法检测出来。研究人员一直在寻找新的更好的检测方法，越来越多的研究人员认为，未来可通过恶性肿瘤的"指纹"——恶性肿瘤引起的分子变化进行早期监测。目前几个科学家团队正在通过检测人体的血液、唾液和尿液，来捕捉在恶性肿瘤发生之前，这些体液中的恶性肿瘤基因和蛋白质图谱。与此同时，恶性肿瘤通常可以通过下列方法诊断。

七个警告信号

尽管恶性肿瘤转移前是治疗的最佳时机，但在这个阶段对恶性肿瘤进行诊断比较困难。美国癌症协会给出了以下七个警告信号：

1. 大便习惯、膀胱功能的改变；
2. 溃疡不愈；
3. 不正常的出血或分泌物；
4. 乳房和身体其他部位的增厚或肿块；
5. 消化不良或吞咽困难；
6. 疣或痣的明显变化；
7. 咳嗽或声音嘶哑。

记住这些信号并不意味着你一定患癌。无论怎样，都预示着身体出了问题，应咨询有关医生。不幸的是，以上一些症状在癌症后期时才表现明显。

常规筛查检测

在医生检查之前，可先通过自我检查来帮助筛查恶性肿瘤。例如，字母 ABCDE 检查法可以帮助检查皮肤黑色素瘤，这是最严重的一种皮肤癌。女性乳腺癌和男性睾丸癌通常可以通过每月的淋浴间自我检查法进行检查。这种方法在健康专栏"恶性肿瘤自我检查"中进行了描述。

生活中的科学

黑色素瘤的 ABCDE 检测法

每个人可通过自己身体上的痣的特征，对黑色素瘤进行检查。

A（asymmetry）不对称：痣出现不对称变化。如痣的左半部分和右半部分不对称，或上半部分和下半部分不对称等。

B（border）边缘：皮肤良性痣的边缘整齐，而黑色素瘤的边缘呈不规则扇形或边缘不明确。

C（color）颜色：良性痣的颜色均一，而黑色素瘤的颜色常常深浅不一，甚至可以出现褐色、棕色、黑色或有时白色、红色或蓝色。

D（diameter）直径：黑色素瘤的直径常常大于 6mm（橡皮擦的直径）。

E（elevation）发展：指上述 ABCD 的情况随着时间的推移而不断发展。

理想的恶性肿瘤检测方法应相对容易、成本低，并且准确。针对宫颈癌的巴氏试验满足了这三个要求。医生只需从子宫颈取出一个细胞样本，然后通过镜检观察其是否异常。接种 HPV 疫苗的女性也需定期进行巴氏试验，因为（1）疫苗不能应对所有引起宫颈癌的 HPV；（2）疫苗不能预防已有性生活感染的 HPV。定期进行巴氏试验可以使宫颈癌死亡率降低 90% 以上。

目前，结肠癌的筛查方法有三种：第一种由医生进行直肠指检，该方法作用有限，因为只能检查到部分直肠。第二种是乙状结肠镜检查，通过这根细而柔软的带光源的管子可检查大部分结肠。第三种是粪便血液检查（粪便潜血试验），通过检查粪便样本来检测是否含有潜血。将样品置于载玻片上，加入化学试剂，在有血红蛋白时，会发生颜色改变。这个检查基于肿瘤性息肉有出血的情况，但是有些息肉不会出血。此外，出血并不总是由息肉所致。因此，这种检测方法存在很大的假阴性和假阳性率。若为阳性结果，随后应用结肠镜对整个结肠进行检查，或在钡餐后进行 X 射线检查。如果在结肠镜检查过程中发现息肉，可以通过激光治疗将其除掉。另外，血液检查用于监测白血病，尿液分析有助于对膀胱癌进行诊断。

通常乳腺癌不易被检查出来，建议使用以下三种方法：第一种是每个女性都应该每月做一次乳房自我检查，但是这还不足以筛查乳腺癌。第二种是建议所有女性每年都做一次体检，尤其是 40 岁以上的女性，医生也做同样的检查。即使这样，在癌症转移之前这种检查可能也检测不到肿块。第三种是利用乳房 X 线照相术，通过 X 射线对乳房进行检查。然而，这种检查无法检测出所有恶性肿瘤，而且在两次检查期间可能会形成新的肿瘤。所期望的是通过这种方法能检测出大小尚不能感知的乳腺肿瘤，这时还是恶性肿瘤早期，可高度治愈。表 20.1 概述了对各种恶性肿瘤（包括乳腺癌）进行的常规筛查。

对身体其他部位的恶性肿瘤诊断还包括其他成像技术。例如，计算机轴向断层扫描（CT），利用分析 X 射线扫描图，产生能给出肿瘤大小和位置的断面图像。磁共振成像（MRI）是另一种使用计算机分析的成像技术。对于被骨骼包围的组织中的肿瘤，例如，脑瘤或脊髓瘤，MRI 的检查效果最佳。还可以使用肿瘤放射性核素检查，通过对患者体内存留的放射性同位素进行扫描，来确定肿瘤的位置或异常病变部位。另外，在超声检查中，超声波在组织界面处产生的反射回波用来显示组织肿块的大小、形状和位置。通过超声检查可以诊断胃癌、前列腺癌、胰腺癌、肾癌、子宫癌和卵巢癌。

除了各种成像技术检查之外，我们还可以通过活组织检查或对身体部位进行观察，这两种方法无须进行手术便可对恶性肿瘤进行诊断。穿刺活检是通过提取少量细胞进行检查。另外，通过先进的技术（如腹腔镜检查）也可对身体某部位进行观察，进行恶性肿瘤诊断。

今日生物学 **健康**

恶性肿瘤自我检查

美国癌症协会建议每个月女性进行一次乳房自我检查，男性进行睾丸自我检查。如果早期发现，乳腺癌和睾丸癌可以治愈。

女性淋浴间自我检查法

1. 在经期后 1 周左右，检查乳房是否有肿块、结节或任何变化。

2. 将右手放在脑后。将左手放到右侧乳房上，用手指指端慢慢滑动（图 20B），检查乳房的各个部位及腋下是否有肿块。

3. 将左手放在脑后，用右手以相同的方式检查左侧乳房和腋下部位。

4. 做完检查后，站在镜子前观察自己的乳房。首先，将双手放在脑后，然后将双臂抬高到头顶（图 20C）。检查乳房外观是否存在任何变化：皮肤凹陷、乳头变化、发红或肿胀。

5. 如果通过检查发现了任何变化，请立即就医。

检查乳腺癌的最佳方法是乳房X线照相术。所以当医生检查您的乳房时，询问一下是否可进行乳房X射线检查。

男性淋浴间自我检查法

1. 每月检查一次睾丸。

2. 如图 20D 所示，用手指转动每个睾丸，检查是否有肿块或隆起物。

3. 如果发现有任何变化或疼痛、肿块，请立即就医，以便医生采用适当的方法进行治疗。

如果及早发现，睾丸癌可以治愈。另外，前列腺癌是男性中最常见的一种恶性肿瘤。50岁以上的男性每年进行的体检应包括前列腺检查。

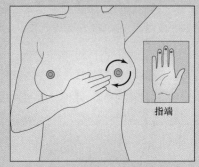

图 20B 乳腺癌淋浴间检查法

指端

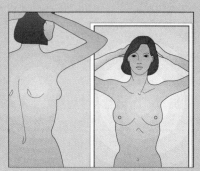

图 20C 乳腺癌对镜自照检查法

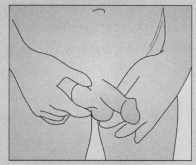

图 20D 睾丸癌淋浴间检查法

肿瘤标志物检查

肿瘤标志物检查是对抗原或抗体进行的血液检查。通过对血液检查可以诊断恶性肿瘤，因为肿瘤会释放引起体内抗体反应的物质。例如，对结肠癌患者可以使用癌胚抗原（CEA）检查复发状况。当CEA水平升高时，表明肿瘤在继续发展。

还有其他肿瘤标志物检查方法可用于癌症的早期诊断。但是，单一的检查结果并不可靠，也不够准确，需结合体检和超声检查，才能对恶性肿瘤进行最终诊断。例如，可使用前列腺特异性抗原（PSA）检查前列腺癌，用 CA-125 检查卵巢癌，用甲胎蛋白（AFP）检查肝肿瘤。

基因检测

原癌基因和抑癌基因的基因突变检测，使人们在肿瘤形成之前判断出是否有患恶性肿瘤的可能。这些基因检测可用于监测结肠癌、膀胱癌、乳腺癌、甲状腺癌和黑色素瘤等。医生认为如果 *RET* 基因发

生突变，意味着目前患有或将来会患有甲状腺癌，*p16* 基因的突变与黑色素瘤相关。在肿瘤移除后，也可以通过基因检测来确定恶性肿瘤细胞是否仍然存在。

另外，基因检测也可用于 *BRCA1*（乳腺癌易感基因 1）的检查。遗传了这种基因的女性可以选择进行预防性手术，或定期进行乳腺癌检查。针对膀胱癌，医生可以使用微卫星标记检测染色体是否存在缺失。微卫星是 DNA 上的小片段，具有二核苷酸、三核苷酸、四核苷酸等几个重复类型。将淋巴细胞微卫星中核苷酸重复序列的数目与尿液细胞微卫星中核苷酸重复序列的数目进行比较。当淋巴细胞中的重复数目少于尿液时，则可能患有膀胱癌。

如之前章节所述，端粒酶是使细胞长度保持恒定的酶。编码端粒酶的基因在正常细胞中是失活的，但在恶性肿瘤细胞中是活跃的。因此，如果对端粒酶存在的测试呈阳性，则表明体内存在恶性肿瘤细胞。

表 20.1　无症状一般风险人群恶性肿瘤早期筛查建议

肿瘤种类	高危人群	检查方法或项目	检查频率
乳腺癌	女性，≥ 20 岁	乳房自我检查	20 岁始，1 次 / 月，参见健康专栏"恶性肿瘤自我检查"
		临床乳房检查和乳房 X 线照相术	20 ～ 30 岁女性，1 次 /3 年；40 岁以上女性，1 次 / 年
结直肠癌	男性和女性，≥ 50 岁	粪便潜血试验（FOBT）	50 岁始，1 次 / 年
		粪便免疫化学测试（FIT），乙状结肠镜检，双重对比钡灌肠检查	50 岁始，1 次 /5 年
		结肠镜检查	50 岁始，1 次 /10 年
前列腺癌	男性，≥ 50 岁	直肠指检和前列腺特异性抗原（PSA）检查	对于 50 岁以上的男性，如预期寿命至少超过 10 年，请每年咨询医生
宫颈癌	女性，≥ 21 岁	巴氏试验	1 次 /3 年
	女性，30 ～ 65 岁	巴氏试验 + HPV DNA 检测	1 次 /5 年，并每 3 年单独进行一次巴氏试验。对于 65 岁以上的女性，除非她们在过去 20 年中患有严重的宫颈癌前病变或癌症，否则无须筛查
子宫内膜癌	更年期的女性	向医生报告异常出血情况	
睾丸癌	男性，20 岁	睾丸，自我检查	20 岁始，1 次 / 月，参见健康专栏"恶性肿瘤自我检查"
其他	男性和女性，20 岁	在定期健康检查时，恶性肿瘤检查应包括对所有恶性肿瘤种类的检查，以及与恶性肿瘤有关的吸烟、日晒、膳食和营养、风险危害以及环境和职业暴露风险等咨询	

20.4　恶性肿瘤的治疗

有些癌症治疗方法已用了一段时间了，还有一些治疗方法目前正在进行临床试验，如果试验成功，这些新的疗法在将来会普遍用于恶性肿瘤的治疗。

常用治疗方法

目前，手术、放疗和化疗是恶性肿瘤治疗的标准方法。

手术

除了血液恶性肿瘤以外，可以通过手术对原位癌进行治疗。但是通常在手术后，会对患者进行放疗和（或）化疗，以杀死残留的恶性肿瘤细胞。

放疗

电离辐射会导致染色体断裂和细胞周期中止。因此，快速分裂的细胞（例如，恶性肿瘤细胞）比其他细胞对电离辐射效应更敏感。强大的 X 射线或伽马射线可以通过光束杀死恶性肿瘤细胞。在某些情况下，微小的放射源可以直接植入患者体内。宫颈癌、喉癌、前列腺癌的早期阶段和霍奇金淋巴瘤通常只用放疗进行治疗。

尽管 X 射线和伽马射线是放疗的主要手段，但质子和中子也能对恶性肿瘤治疗发挥有效的作用。质子束可以精确瞄准肿瘤，就像子弹击中靶心一样。

放疗的副作用很大程度上取决于照射的身体部位以及剂量。典型的症状是疲劳和虚弱；另外，口干、恶心和腹泻会影响消化道的功能；照射部位的皮肤可能出现红斑、疼痛或烧灼感，并且照射部位还会出现毛发脱落的现象，这种现象在某些情况下可能是永久性的，令患者十分困扰。幸运的是，放疗产生的大多数副作用都是暂时性的。

化疗

放疗是对身体进行局部治疗，而化疗是一种控制已扩散的恶性肿瘤细胞的方法。另外，放疗是针对病灶部位进行照射，而化疗是一种全身的治疗手段，可杀死从原发部位转移的细胞。大多数化疗药物都能通过破坏 DNA 或干扰 DNA 合成来杀死恶性肿瘤细胞。化疗的目的就是杀死所有恶性肿瘤细胞，同时留有足够的正常细胞保持正常的功能。从细胞水平来讲，通过不同的药物的联合作用机制可有助于破坏更多的恶性肿瘤细胞。这种方法还可以降低恶性肿瘤细胞对某种特定药物产生抗药性的概率。在化疗过程中使用哪种化学药物，通常取决于恶性肿瘤的类型，患者的年龄、健康状况以及对产生副作用的耐受程度。以下是一些通常用于治疗恶性肿瘤的化疗药物：

烷化剂：这些药物通过阻断 DNA 的复制来干扰恶性肿瘤细胞的生长。

抗代谢药物：这些药物可抑制恶性肿瘤细胞生存和生长所需的酶。

抗肿瘤抗生素：这些抗生素与用于治疗细菌感染的抗生素不同，能干扰 DNA，阻断某些酶和细胞分裂以及改变质膜。

有丝分裂抑制剂：这些药物能抑制细胞分裂，或阻碍细胞增殖过程中必需的某些酶。

亚硝基脲：这些药物阻碍了帮助修复 DNA 的酶。

只要有可能就针对某一类恶性肿瘤设计专门的化疗方法。例如，在一些恶性肿瘤中，9 号染色体的一小部分缺失。与正常细胞相比，恶性肿瘤细胞的 DNA 代谢不同。因此，针对这种代谢差异开发的专门的化疗手段可摧毁肿瘤细胞。

紫杉醇是从太平洋紫杉树的树皮中提取的一种药物，研究人员发现其对晚期卵巢癌、乳腺癌、头颈癌有很好的治疗作用。紫杉醇能干扰细胞分裂所需的微管。目前，一些化学家已经合成了一系列相关药物，称为紫杉烷类。这些药物可能比紫杉醇的治疗效果更好，副作用也更少。

某些恶性肿瘤，例如，白血病、淋巴癌和睾丸癌，目前仅通过联合化学疗法就可治疗。儿童白血病的存活率为 80%。以往霍奇金淋巴瘤的死亡率很高，三名患者中就有两人死亡。目前通过四种不同药物的联合疗法，可以数月内扫除疾病。即使没有马上诊断出来，3/4 的患者也可治愈。在另一些恶性肿瘤中，最有名的如乳腺癌和结肠癌，通过化疗可以减少术后复发的概率。

化疗也有失败的时候。因为恶性肿瘤细胞会对一种或几种化疗药物产生耐药性，这种现象称为多药耐药。这是因为质膜上的载体在药物还未对肿瘤细胞发生作用时就将其泵到了胞外。研究人员正在检测已知对质膜上的载体有毒性的药物，用来恢复化疗药物的有效性。另一种治疗手段是使用具有不同毒性的药物组合，因为恶性肿瘤细胞不能同时对多种不同类型的药物产生耐药性。

有时，骨髓移植与化疗一起使用来治疗恶性肿瘤。因为红骨髓中含有大量的分裂细胞，所以红骨髓特别容易受到化疗药物的影响。在骨髓自体移植中，在化疗开始前将患者体内干细胞提取并储存起来。然后在相对短的时间内，给予大剂量的放疗和化疗，这么做可以防止多药耐药性的发生，并且有可能杀死所有恶性肿瘤细胞。然后，通过注射方式将储存的干细胞回输入患者体内。这些干细胞进入骨髓腔，继续生成血细胞。

生活中的科学

哪些措施可以减少放疗和化疗的副作用？

令恶性肿瘤患者最担心和痛苦的就是治疗所产生的副作用。恶心、呕吐、腹泻、体重下降、脱发、焦虑、抑郁和极度疲劳是化疗或放疗可能引起的一些常见症状。目前有一些方法能帮助患者减轻恶性肿瘤治疗所带来的痛苦，例如，通过服用止吐药可缓解恶心和呕吐，利用促红细胞生成素刺激红细胞生成来减轻疲劳感，其他方法目前也正在研究中。屈大麻酚药物与大麻类似，可以刺激食欲并有助于减肥。冷冻疗法，比如在治疗期间对头皮上施加冷敷，能尽量减少脱发。因为低温可降低毛囊的代谢率，在治疗后会有更多的毛囊存活下来。抗抑郁药和抗焦虑药能帮助患者应对恶性肿瘤带来的心理影响。

目前越来越多的恶性肿瘤患者选择一些替代疗法来帮助应对疾病。例如，瑜伽、冥想和太极拳，这些方法可帮助患者减轻压力，放松身心。催眠也同样会令人放松。芳香疗法、按摩疗法和音乐疗法似乎可以通过对大脑神经中枢的刺激，缓解紧张和压力。众所周知，运动会产生内啡肽，这是一种能缓解头部疼痛的神经递质。

新的治疗方法

目前有几种新的恶性肿瘤治疗方法正在临床试验中，期待将来会有越来越多新疗法出现。

免疫疗法

我们知道免疫系统能够控制一些恶性肿瘤的发展，这意味着它会减缓肿瘤的生长速度。然而，在许多情况下，即使恶性肿瘤细胞携带的抗原使它们与人体的正常细胞不同，免疫系统有时候也识别不出来。但是人们可以通过接种疫苗来预防引起恶性肿瘤的病毒（例如，HPV）的感染。另外，科学家们已开始研究直接针对恶性肿瘤细胞的疫苗。目前有几种疫苗正在研发中，但在美国还没有被正式批准使用。另一种疗法是利用免疫细胞进行治疗，免疫细胞是通过基因工程获得携带识别肿瘤抗原的细胞（图20.7）。当这些细胞通过注射方式回输体内时，它们会产生细胞因子。细胞因子是免疫细胞的化学信使。它能刺激身体的免疫细胞去攻击恶性肿瘤细胞。然后，通过基因工程改变的免疫细胞，可将肿瘤抗原提呈给细胞毒性 T 细胞，细胞毒性 T 细胞进一步摧毁恶性肿瘤细胞。

被动免疫疗法也是治疗癌症的一种手段。单克隆抗体具有相同的结构，因为它们是由相同的浆细胞生成的（图7.9）。一些单克隆抗体设计瞄准的是肿瘤细胞的受体蛋白。为了增加单克隆抗体的杀伤力，有时它们与放射性同位素或化学治疗药物一起使用。预计这些疗法很快将成为除了化疗之外的治疗恶性肿瘤的初始疗法。

p53 基因治疗

研究人员认为，p53 基因表达 19 个小时就能引发细胞凋亡，即程序性细胞死亡。并且 p53 基因似乎仅能引发恶性肿瘤细胞死亡，提高正常细胞中 p53 基因的水平也不会对其造成任何危害，可能是因为细胞凋亡需要损伤大量的 DNA。

通常情况下，当腺病毒攻击一个细胞时，它们首先产生使 p53 基因失活的蛋白质。在一项设计缜密的实验中，研究人员通过基因工程获得了一种缺乏该蛋白基因的腺病毒。之后，腺病毒只能攻击和杀死缺乏 p53 基因的细胞，即恶性肿瘤细胞。通过此治疗方法，注射到体内的腺病毒可在恶性肿瘤中扩散，在扩散中杀死恶性肿瘤细胞。这项基因工程目前还处于临床试验阶段。

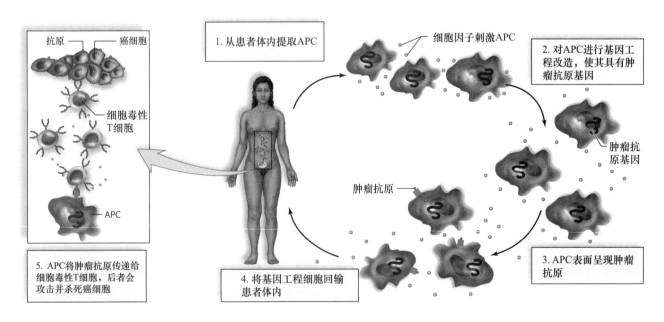

图 20.7 免疫疗法

其他疗法

关于恶性肿瘤的其他治疗方法，目前仍在研究过程中。其中，通过抑制血管生成的药物来治疗恶性肿瘤的方法，也处于实验阶段。抗血管生成药物是通过破坏肿瘤周围的新毛细血管网，来抑制恶性肿瘤细胞的生长。另外，抗血管生成化合物也正处于临床试验阶段。血管抑素和内皮抑素是两种高效药物，已被证明能抑制动物的血管生成，并有望应用于人类癌症治疗中。

案例分析：结论

在科迪的病例中，需要进行单纯性肾切除术。外科医生将通过手术摘除整个肾脏。通常情况下，肾母细胞瘤只会长在一个肾脏上，并且在 MRI 和 CT 扫描后，并未发现科迪的另一个肾脏存在任何问题，因此很可能没有肾母细胞瘤。一个肾脏足以维持血液内平稳和体内水盐平衡，所以科迪并不需要进行移植手术。在治疗初期，因为化疗的副作用，科迪出现脱发和食欲缺乏，但医生告诉他父母，这是正常现象，科迪很快就会恢复健康。

虽然肾母细胞瘤是一种罕见的恶性肿瘤，但研究人员已经发现了一些与这种疾病相关的基因。其中之一是基因 *WT1*，它是一种在肾组织分化和肾脏发育中起主要作用的基因。对于科迪的情况，他可能遗传了父母中的一个缺陷基因。在发育过程时，在其中一个肾的细胞中，有基因发生了突变，触发了肿瘤的形成。这就是为什么科迪的另一个肾脏并未形成肿瘤。由于 *WT1* 在发育早期就很活跃，因此科迪不太可能因此恶性肿瘤而出现其他并发症。

小结

20.1 恶性肿瘤概述

恶性肿瘤细胞的特征

恶性肿瘤意味着细胞不受控制地生长，以下是恶性肿瘤细胞的一些常见特征：

- 低分化，没有任何功能性。
- 不会经历细胞凋亡过程，无限生长。这通常是由于端粒酶的作用，端粒酶能维持端粒的长度。
- 形成肿瘤，不需要生长因子可以进行分裂。
- 逐渐变为异常，出现致癌作用，其包括启动、促进和进展三个阶段。
- 血管生成（支持恶性肿瘤细胞生长）并将恶性肿瘤细胞扩散到全身，即恶性肿瘤细胞发生转移。

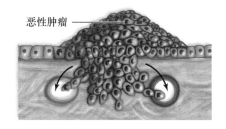

基因突变导致恶性肿瘤

细胞周期蛋白使细胞完成细胞周期。细胞周期包含受蛋白质控制的检查点。由于原癌基因和抑癌基因的突变，细胞会变得越来越异常。

在正常细胞中，细胞周期运行正常。

- 原癌基因通常利用生长因子促进细胞周期，并抑制细胞凋亡。但是，原癌基因可以突变为致癌基因。
- 抑癌基因会抑制细胞周期，并促进细胞凋亡。

在恶性肿瘤细胞中，细胞周期运行加速并永不停歇。

- 致癌基因导致细胞周期无限制发生，并阻止细胞凋亡。
- 突变的抑癌基因导致细胞周期无限制发生，并阻止细胞凋亡。

恶性肿瘤的类型

肿瘤学是一门研究肿瘤的科学。根据肿瘤的原发部位，可分为以下几种：

- 癌，起源于上皮组织。
- 肉瘤，起源于肌肉和结缔组织。
- 白血病，起源于血液。
- 淋巴瘤，起源于淋巴组织。

某些身体器官比其他器官更容易患恶性肿瘤。

20.2 恶性肿瘤的成因和预防

恶性肿瘤的发展取决于一个人的遗传特征，并与暴露于含诱变剂和致癌物质的环境有关。

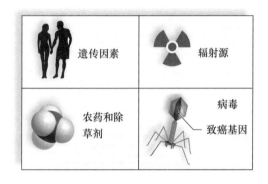

- 一些恶性肿瘤是遗传了父母突变的基因所致，例如，乳腺癌、视网膜母细胞瘤等。

- 某些环境因素是致癌的，例如，紫外线辐射、烟草烟雾、污染物等。
- 一些工业化学品具有致癌性，例如，杀虫剂和除草剂。
- 某些病毒会导致特定的恶性肿瘤发生，例如，乙肝病毒、丙肝病毒、EB 病毒和人乳头状瘤病毒。

20.3 恶性肿瘤的诊断

越早诊断，治愈的可能性就越大。以下为恶性肿瘤检查的常见方法：

- 巴氏试验——宫颈癌。
- 乳房 X 线照相术——乳腺癌。
- 肿瘤标志物检查——检测肿瘤抗原（抗体）的血液测试。
- 检测致癌基因和抑癌基因的基因突变。
- 活体组织检查和成像——用于确诊恶性肿瘤。

20.4 恶性肿瘤的治疗

手术、放疗和化疗是治疗恶性肿瘤的三大传统手段。其他方法包括：

- 骨髓移植与化疗联合。
- 免疫治疗。
- *p53* 基因治疗，导致恶性肿瘤细胞发生凋亡。
- 其他疗法，如针对血管生成和转移的抑制药物。

第 21 章
基因遗传模式

案例分析：苯丙酮尿症

　　刚刚出生 12 小时的帕特里克接受了高效液相色谱法（HPLC）检测。这在美国和其他发达国家属于新生儿常规筛查，它是从足跟取少量血液进行检测。结果显示：帕特里克的苯丙酮尿症（PKU）检测呈阳性。医生随即向他的父母解释，苯丙酮尿症的产生原因是肝脏缺乏苯丙氨酸羟化酶（PAH）。

　　苯丙氨酸羟化酶对人体非常重要，它能将苯丙氨酸代谢成另外一种氨基酸——酪氨酸。当苯丙氨酸无法代谢时，会在体内积累并转化为苯丙酮酸。苯丙酮酸的积累可导致脑部发育受损，产生智力障碍和癫痫。帕特里克的父母想知道他是如何患上这种疾病的。医生解释说这是一种遗传病，并且从帕特里克的 DNA 中找到了原因。帕特里克的父母都没有苯丙酮尿症的症状，表明这种病的遗传方式为常染色体隐性遗传，父母双方都是该致病基因的携带者。

扫描获取彩色图片，帮助您理解本章内容。

章节概要

21.1　基因型和表型

　　基因型是某一生物个体的基因总合。表型是生物体表现出的具体性状特征，例如，血型、眼睛的颜色或细胞通路的运行。

21.2　一对相对性状和两对相对性状的遗传

　　人体的每一性状都是由两个等位基因控制的。通常情况下，显性基因抑制隐性基因的表达。从细胞层面来说，许多疾病会以显性或隐性的方式遗传。使用庞纳特方格法以及遗传谱系图可以预测简单的遗传模式。

21.3　基因疾病的遗传

　　遗传谱系图可以追踪某一家族几代人的遗传特性。

21.4　复杂的遗传模式

　　除了常见的显性或隐性遗传方式外，还有其他遗传模式。环境和其他形式的等位基因都可以影响表型。

21.5　伴性遗传

　　性染色体上并不是所有基因都与性别有关。男性只有一条 X 染色体，所以只要 X 染色体上的等位基因异常，就会发病。因此，男性患有 X-伴性遗传病的概率远远高于女性。

21.1 基因型和表型

基因型

基因型是指某一生物个体的全部基因。基因是染色体上具有遗传效应的 DNA 片段，是基本的遗传单位。它位于染色体的固定位置，或称基因座上。等位基因是基因的变化形式。例如，若基因编码的性状是眼睛的颜色，则一个等位基因携带蓝色眼睛的信息，另一个等位基因可能决定棕色眼睛。等位基因一般分为显性和隐性。通常，显性基因抑制隐性基因的表达。因此，只需一个显性基因就可决定性状表达。但两条染色体必须全部具有隐性基因，才能表达隐性性状。

显性和隐性并不指性状出现的频率，而是指细胞内基因表达水平。显性基因可能在人群中并不多见，而隐性基因却非常普遍。

我们通常用缩写表示等位基因。大多数情况下，显性基因使用大写字母，而隐性基因则使用小写字母。例如，人类皮肤中的黑色素细胞会产生色素沉着。隐性突变基因抑制色素沉着的产生，也会抑制色素沉积到皮肤细胞中，这两种情况都会导致白化病的发生。这些等位基因的符号就是：A 为正常色素沉着，a 为无色素沉着。另一个例子是囊性纤维化，其中显性等位基因为 Cf，隐性等位基因为 cf。

每一对染色体中，一条来自父亲，一条来自母亲。因此，我们遗传的一对等位基因分别来自父母，每一种性状都由一对等位基因控制。图 21.1 显示了色素沉着的三种等位基因在受精后分别产生的子代。第一种情况中，精子和卵子的染色体都携带显性基因，记为 A，则子代基因为 AA。这种基因型被称为显性纯合。第二种情况中，受精卵获得了两个隐性基因 aa，这种基因型被称为隐性纯合。在第三种受精情况中，受精卵的等位基因是 Aa，这种基因型被称为杂合基因型。

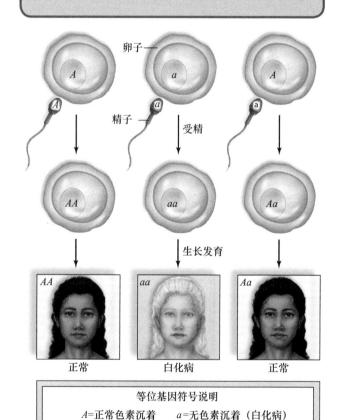

图 21.1　基因遗传影响个体性状

我们从父母双方各自遗传一个等位基因。因此，每个性状都由两个等位基因控制。单个显性基因的遗传（产生 AA 或 Aa）使色素正常沉着，而两个隐性等位基因（aa）则会导致白化病的发生。

表型

表型指的是生物个体表现出来的性状特征，由基因型等位基因的表达来决定。因此，我们通常说DNA 决定基因型，蛋白质（基因产物）决定表型。

在图 21.1 中，表型为正常色素沉着（显性表型）和无色素沉着（隐性表型）。基因型决定个体的表型，这一点非常重要。通常，显性表型的表达，必须要有一个显性基因（例外情况参见"21.4　复杂的遗传模式"）。注意，图 21.1 中的杂合个体（*Aa*）就是这种情况。杂合子为显性表型，因为仅需一个显性基因便可表达。因此，杂合个体色素沉着正常。隐性纯合个体（*aa*）患有白化病，而显性纯合个体（*AA*）的色素沉着正常。

看完例子你或许会认为：表型一定是明显可见的性状。其实，表型可以是个体的任何性状，包括色盲、或者代谢苯丙氨酸的酶缺乏造成的代谢紊乱。

21.2　一对相对性状和两对相对性状的遗传

一对相对性状的杂交实验检验的是某一性状的等位基因的遗传模式。两对相对性状的杂交探索的是两个不同性状的等位基因的遗传模式。对于这两种杂交方式，首先需要确定两个杂交的亲本的配子。

配子的形成

在减数分裂过程中，形成配子（卵子和精子）的细胞同源染色体分离，染色体数目减半。每一个体细胞内含有 46 条染色体，配成 23 对同源染色体。每对染色体一条来自母亲，另一条来自父亲。在减数分裂期间，同源染色体分离的同时等位基因也随之分离。因此，精子或卵子只有 23 条染色体。如果染色体数目没有减半，那么受精后新的生命会拥有两倍染色体，胚胎不能成活。

我们假设色素沉着的基因位于某一染色体上。在来自母亲的同源染色体上，等位基因决定正常色素沉着（*A*）。在来自父亲的染色体上，等位基因也是 *A*。因此，同源染色体分离时，*A* 是唯一的等

位基因。所以由该个体形成的每个配子中都带有 *A*。无论配子获得哪一条亲本染色体，情况都相同。同样，如果来自母亲的同源染色体携带的是隐性等位基因（*a*），并且父亲携带的也是 *a*，那么每个配子都将具有隐性等位基因。然而，如果个体是杂合子，那么等位基因的组合情况将有所不同。例如，来自母亲的同源染色体具有 *A* 而来自父亲的具有 *a*，那么这种情况下形成的半数配子将获得母亲的 *A*，而另外半数配子将获得父亲的 *a*。

图 21.2 显示了人体中几种易于观察的性状的基因型和表型，显性和隐性关系较为简单。比如，尽管有许多不同的等位基因共同控制手指长度，但显性等位基因（*S*）会造成短指。再比如，产生雀斑的因素有很多，但显性等位基因（*F*）会导致身体出现大面积的斑点。

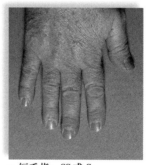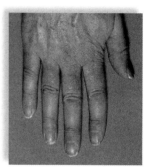

a. 短手指：*SS* 或 *Ss*　　　b. 长手指：*ss*

图 21.2　显性性状和隐性性状

短手指的等位基因相比于长手指的等位基因是显性的。

照片版权：© McGraw–Hill Education/Bob Coyle（摄影者）。

生活中的科学

耳垂形状和酒窝不是显性和隐性等位基因控制的性状吗?

很长一段时间内，遗传学家认为诸如耳垂形状（是否下垂）、发际线形状（美人尖）以及酒窝等性状是简单的显性遗传和隐性遗传。然而，随着研究的深入，我们了解到人类大约有 23 000 个基因，性状实际上是由多基因控制的。这些基因的相互作用使表型更加复杂化，因此它们并不是简单的显性和隐性等位基因的组合。

一对相对性状的杂交

父母通常想知道孩子遗传某种基因型的概率，也就是某种表型出现的概率。下面我们以雀斑为例。一对没有雀斑的夫妇会生育什么样的孩子呢？这对夫妇的孩子会有雀斑吗？为了回答这个问题，我们从如下几步思考：（1）用 F 表示雀斑的显性等位基因，用 f 表示无雀斑的隐性等位基因；（2）确定父母双方各自可能产生的配子；（3）列出配子组合类型；（4）最后，确定子代的基因型和表型。如果父母双方都没有雀斑，那他们的基因型为 ff。他们的配子也只含有隐性等位基因 f。因此，所有孩子的基因型都将是 ff，不会有雀斑。在下图中，字母表示父母的基因型。父母只有无雀斑这一种配子，因此，所有孩子的基因型和表型都相同。

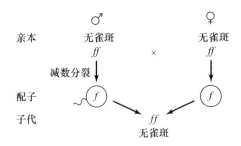

一个有雀斑的显性纯合子男性与一个无雀斑的女性生育又会是什么情况呢？这对夫妇的孩子会有雀斑吗？答案就是：孩子的基因是杂合的（Ff）并且有雀斑。在表示杂合基因型时，应先用大写字母（代表显性等位基因）以避免混淆。

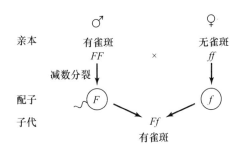

一对相对性状杂交通常被称为单因子杂交，因为它只着眼于单一的性状。注意，在这个例子中，子代的等位基因是杂合的。如果这些子代与相同基因型的人生育，他们的子代会有雀斑吗？这种情况

下（$Ff \times Ff$），每个父母都有两种配子类型（F 或 f），我们假设所有精子都有相同的机会使所有卵子受精。一种方法是使用庞纳特方格法（图 21.3），将精子的所有等位基因进行垂直排列，再将卵子的所有等位基因水平排列（反之亦然）。则正方形内可以显示配子的所有组合方式。

子代的基因型和表型确定之后，我们可以计算它们的比例。基因型比例为 1 FF ：2 Ff ：1 ff 或简写为 1：2：1，但表型比例为 3：1。这是为什么呢？ 三人有雀斑（1个 FF 和两个 Ff），一人没有雀斑（ff）。

当一个等位基因相对于另一个等位基因呈现完全显性时，单因子杂合后的表型比例总是 3：1。若生育的子代越多，观察到的比例就越准确。因为只有这样才能保证所有类型的精子都有相同的机会与所有类型的卵子受精。当然，我们不会机械地观察数百个子代的单一组合类型。图 21.3 的最佳解读是：3/4 的子代可能有雀斑，1/4 的子代不会有雀斑。

在每次受精时，等位基因的组合机会相同。例如，如果父母双方的基因型为杂合，且已经生育三个有雀斑的孩子。那么他们的第四个孩子有雀斑的概率仍然为 75%，无雀斑的概率仍然为 25%，每个孩子有无雀斑的概率相同。受精次数的增加不会增加新表型出现的机会。每次受精都是单独的过程，不受前次受精结果的影响。受精后表型出现的概率仅取决于亲本配子结合的概率。

生活中的科学

庞纳特方格法的由来

庞纳特方格法由英国遗传学家雷金纳·庞纳特（1875—1967）首创。1909 年，庞纳特在他的《遗传学入门》课程中首次使用该方法，解释基本的遗传模式。100 多年来，该方法仍然得到广泛认可。

庞纳特方格法适于直观分析一对或两对相对性状的杂交。但是涉及多个不同因子的复杂性状时，该方法变得非常烦琐。因此目前大多数遗传学家采用统计学分析来预测复杂杂交的结果。

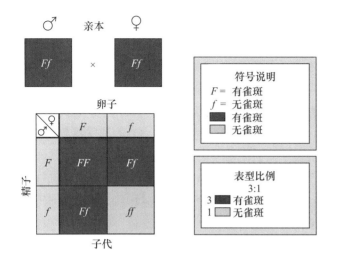

图21.3 单因子杂交的预期结果

庞纳特方格法表示杂交的结果。当父母双方都是杂合子时，子代具有显性表型的概率为75%，具有隐性表型的概率为25%。

如何判断基因型是杂合子还是显性纯合子

通过观察无法判断一个表达显性等位基因的个体是显性纯合子还是杂合子。但有时可以通过杂交的结果来判断。图21.4展示了一个有雀斑的男性与一个无雀斑的女性生育后的两种情况。如果该男子是显性纯合的，那么他所有的孩子都会有雀斑。如果该男子是杂合的，则每个孩子有雀斑的概率为50%。因此，若生出一个没有雀斑的孩子则表明这名男性是杂合子。

庞纳特方格法与概率

如下两种概率定理适用于遗传学。第一种是乘法定理。根据该定理，两个事件同时发生的概率等于每个事件单独发生概率的乘积。例如，掷硬币正面朝上的概率是多少？结果只有两种，因此正面朝上的概率为1/2或50%（0.50）。如果我们想计算两次正面都朝上的概率，就要使用乘法定理。此定理通常适用于两次事件同时发生的情况。计算为1/2 × 1/2=1/4，或25%（0.25）。概率范围从0.0（不可能事件）到1.0（100%，必然事件）。庞纳特方格法能够计算子代具有某种基因型或表型的概率。将精子和卵子提供的等位基因放在同一个方格中时，使用乘法定理。父母双方提供的某一等位基因有各自的概率，因此子一代具有该等位基因的概率是两个概率的乘积。

第二种是加法定理。根据此定理，各个单独事件发生概率之和即为事件的总概率。如果抛硬币计算它正面或反面朝上的概率，就要使用求和法则。求和法则通常适用于含有"或"这一字眼的情况。例如，如果想计算单因子杂交中具有显性表型的概率，则需要将显性纯合子和杂合子的概率进行相加。使用加法定理，将每个庞纳特方格中的结果相加可以确定最终的表型比例。

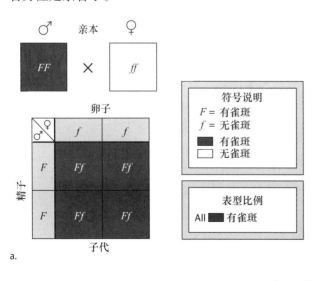

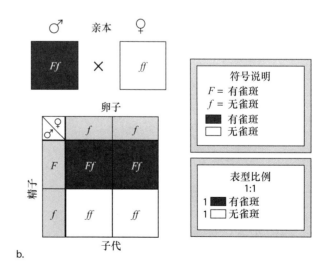

图21.4 判断显性表型是纯合子还是杂合子

可以通过单因子杂交的子代来判断具有显性表型的个体是纯合子还是杂合子。a. 所有子代都表现出显性性状，因此个体极有可能是纯合子。b. 子代的表型比例为1：1，因此个体是杂合子。

两对相对性状的杂交

图 21.5 显示的是当两对相对性状进行杂交时，减数分裂与配子形成之间的联系。例如，图中的细胞具有两对同源染色体。通过长度差异可以区分这两对染色体，一对较短，另一对较长。每对染色体中，一条来自母本，另一条来自父本。

同源染色体在减数第一次分裂期间分离，因此每个配子获得其中一条染色体。同源染色体各自分离，因此哪条染色体进入哪个配子中无关紧要。配子中含有所有等位基因组合。简言之，图 21.5 中的配子将接收一条短染色体和一条长染色体。因此，配子中含有所有染色体组合及其等位基因组合。

具体地说，假设两个基因的等位基因位于这些同源染色体上。等位基因 S 和 s 位于一对同源染色体上，等位基因 F 和 f 位于另一对同源染色体上。同源染色体分离，配子将具有等位基因 S 或 s 以及 F 或 f。一个配子中不可能含有两个相同的基因。此外，因为同源染色体在赤道板位置成对排列，所以父本或母本染色单体分别移向细胞两极。

因此，同源染色体随机进入配子中。配子具有的基因组合是随机的，S 或 s 以及 F 或 f。最后，配子将具有所有等位基因组合。这一理论可以应用到任何两对相对性状的杂交当中。换言之，减数分裂的过程可以解释为什么一个具有基因型 FfSs 的人会产生相同数量的四种配子，即 FS、fs、Fs 和 fS。

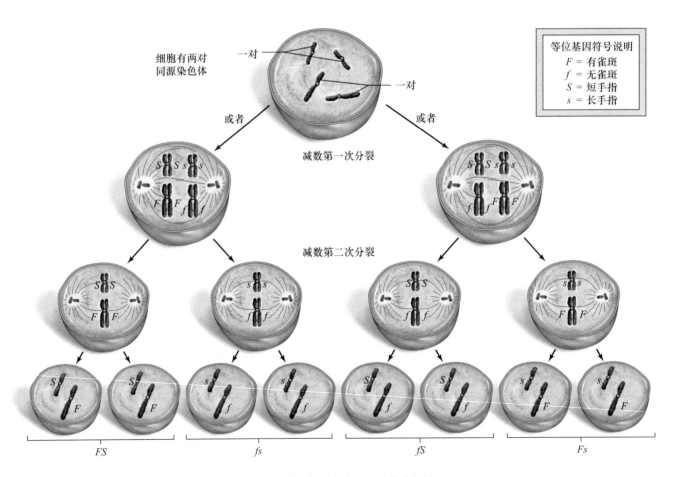

等位基因符号说明
F = 有雀斑
f = 无雀斑
S = 短手指
s = 长手指

图 21.5 减数分裂产生配子遗传多样性

细胞中含有两对同源染色体（长度不同，颜色一致）。较长的同源染色体携带雀斑等位基因，较短的同源染色体携带手指长度等位基因。减数分裂期间，同源染色体及其携带的等位基因成对排列。因此，配子中具有所有染色体组合及其等位基因组合，如最下面一排图形所示。

双因子杂交

图 21.6 所示的两对相对性状的杂交中，一个有雀斑和短手指（*FFSS*）的纯合子，与另一个无雀斑和长手指（*ffss*）纯合子繁育后代。这类杂交涉及两对相对性状，所以它也被称为双因子杂交。在本例中，*FFSS* 的配子一定是 *FS*，*ffss* 的配子一定是 *fs*。因此，子代的基因型和表型都相同（*FfSs*，有雀斑和短手指）。这种基因型被称为双因子杂合子，因为个体是两方面的杂合：雀斑及手指长度。

当一对双因子杂合子 *FfSs* 的夫妇生育孩子时，会产生怎样的配子？进行组合时，每个配子只能拥有每种类型的一个基因。因此，两个双因子杂合子的配子为：*FS*，*Fs*，*fS* 和 *fs*。

庞纳特方格法能够确保所有精子与所有卵子有相遇的机会。如此一来，下面便是预期的表型结果：

- 9 个有雀斑，短手指
- 3 个有雀斑，长手指
- 3 个无雀斑，短手指
- 1 个无雀斑，长手指

若性状控制较为简单，则双因子杂交的预期表型比例总是为 9 ：3 ：3 ：1。我们可以使用此比例来预测每个孩子拥有某种表型的概率。例如，两个显性表型同时出现的概率是 9/16，两个隐性表型同时出现的概率是 1/16。

两对相对性状的杂交及概率

前面提到的概率法则同样可以用来预测双因子杂交的结果。例如，已知两个单因子分别杂交的结果如下：

- 雀斑：

  有雀斑的概率 =3/4；

  无雀斑的概率 =1/4。

- 手指长度；

  短手指的概率 =3/4；

  长手指的概率 =1/4。

使用乘积法则，我们可以计算双因子杂交的概率如下：

有雀斑、短手指：3/4 × 3/4 = 9/16；

有雀斑、长手指：3/4 × 1/4 = 3/16；

无雀斑、短手指：1/4 × 3/4 = 3/16；

无雀斑、长手指：1/4 × 1/4 = 1/16。

由该概率计算方法我们可以得知：当所有精子与所有卵子受精时，表型的预期比例为 9：3：3：1。

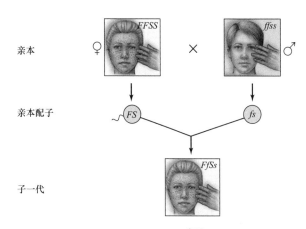

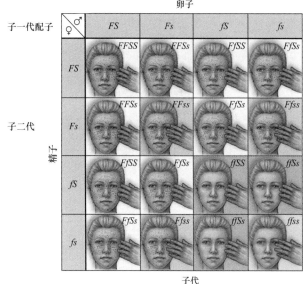

等位基因符号说明
F = 有雀斑
f = 无雀斑
S = 短手指
s = 长手指

表型比例
9 *F_S_* 有雀斑、短手指
3 *F_SS* 有雀斑、长手指
3 *ffS_* 无雀斑、短手指
1 *ffss* 无雀斑、长手指

图 21.6 双因子杂交的预期结果

每个双因子杂合子可以形成四种配子类型，因此子代会按所示比例出现四种不同的表型。

判断基因型是杂合的还是显性纯合的

对于拥有两个显性性状的个体，无法通过查看来判断该个体是显性纯合子还是杂合子，但如果其生育出隐性纯合的子代，那就可以判断了。例如，如果一个雀斑和手指长度均为显性的女性与一个均为隐性的男性生育，那么他们的孩子都将具有显性表型。然而，如果一个女性的两个性状都是杂合的，那么每个孩子拥有一个或两个隐性性状的概率为25%。庞纳特方格（图21.7）显示的预期比例为：1个有雀斑，短手指；1个有雀斑，长手指；1个没有雀斑，短手指；1个没有雀斑，长手指。或简写为1∶1∶1∶1。

可以这样说，如果亲本任一方表型都是显性的，

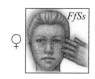 亲本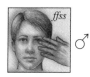

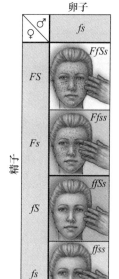

卵子

精子

子代

等位基因符号说明	表型比例
F = 有雀斑 *f* = 无雀斑 *S* = 短手指 *s* = 长手指	1 *FfSs* 有雀斑、短手指 1 *Ffss* 有雀斑、长手指 1 *ffSS* 无雀斑、短手指 1 *ffss* 无雀斑、长手指

图 21.7　判断个体是显性纯合子还是杂合子

这一结果表明，具有显性表型的个体在这两个性状上都是杂合的，因为部分子代在其中一个或两个性状上是隐性纯合的。具有任一表型的概率为25%。

却生育出具有隐性表型的子代，则亲本一定是杂合的。此外，通过了解亲子关系，可以判断某一个体是不是杂合。在图21.7中，具有显性表型的子代都不是显性纯合子，这是为什么？因为母本是隐性纯合的。

表21.1给出了我们研究的杂交的表型结果。这些表型结果通常都是如此。因此，没有必要再通过庞纳特表格法计算结果。为了加快杂交计算进程，请研究表21.1，以便理解这些预期杂交结果的由来。

表 21.1　普通杂交的表型比例

基因型	表型
单因子杂合体 *Aa* × 单因子杂合体 *Aa*	3∶1（显性∶隐性）
单因子杂合体 *Aa* × 隐性纯合体 *aa*	1∶1（显性∶隐性）
双因子杂合体 *AaBb* × 双因子杂种合体 *AaBb*	9∶3∶3∶1（9 全部显性∶3 一个性状为显性∶3 另一个性状为显性∶1 全部隐性）
双因子杂合体 *AaBb* × 隐性纯合体 *aabb*	1∶1∶1∶1（所有组合数量相同）

21.3　基因疾病的遗传

我们遗传了父母的许多性状——不仅包括头发和眼睛的颜色，还有疾病的特征。这些疾病很多都是父母遗传密码突变导致的。父母的每个细胞中都可能存在异常基因，因此传递到精子或卵子中，父母不一定会受到此基因突变的影响。另外，基因突变可能只发生于精子或卵子中并遗传给孩子。有的遗传病需要两个受损的等位基因才能表现出来，有的只需要一个便可表现出来。当某种遗传病是常染色体显性遗传时，具有等位基因 *AA* 或 *Aa* 的个体都将患病。当遗传病是常染色体隐性遗传时，只有具有等位基因 *aa* 的个体才会患病。遗传咨询师通常构建谱系来判断家族中的疾病是显性还是隐性。谱系能够显示某一疾病的遗传模式。看看以下两种遗传模式：

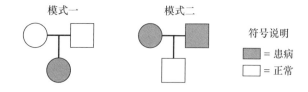

模式一　　　模式二

符号说明

■ = 患病
□ = 正常

在这两种模式中，男性用正方形表示，女性用圆形表示，阴影表示患病个体。正方形和圆形之间的连线表示婚配。垂直线向下连接的是一个子一代。若有多个后代，则水平排列开来。后面我们将探讨这些模式中的哪一种代表常染色体隐性遗传模式，哪一种代表常染色体显性遗传模式。

常染色体隐性遗传模式

在模式一中，子代患有疾病，但父母均未患病。这种情况是因为疾病为隐性并且父母基因型为 *Aa*。父母为携带者，因为他们的 DNA 携带隐性基因，但表型为显性。图 21.8 是一个典型的隐性遗传病谱系。图中还列出了识别常染色体隐性遗传模式的其他方法。如果父母双方均患有疾病，则所有孩子都会患病。为什么？因为父母只能遗传隐性等位基因。所有孩子都与父母一样是隐性纯合子。

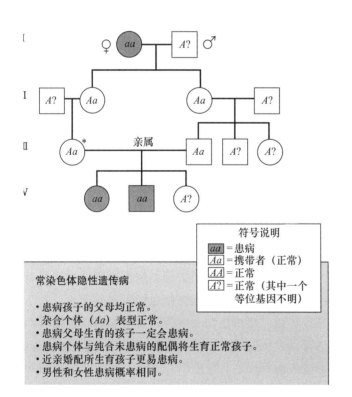

符号说明

aa	= 患病
Aa	= 携带者（正常）
AA	= 正常
A?	= 正常（其中一个等位基因不明）

常染色体隐性遗传病

- 患病孩子的父母均正常。
- 杂合个体（*Aa*）表型正常。
- 患病父母生育的孩子一定会患病。
- 患病个体与纯合未患病的配偶将生育正常孩子。
- 近亲婚配所生育孩子更易患病。
- 男性和女性患病概率相同。

图 21.8　常染色体隐性遗传病谱系

谱系图详细介绍如何识别常染色体隐性遗传病。那么怎样判定带有星号的个体是杂合的？[1]

常染色体显性遗传模式

在模式二中，孩子正常，但父母均患病。这种模式属于显性遗传模式。患病为显性，所以父母基因型为 *Aa*（杂合子）。这个孩子遗传了父母的隐性基因，因此表现正常并未患病。图 21.9 是一个典型的显性遗传病谱系图，并列出了更多的识别常染色体显性遗传模式的方法。当疾病为显性遗传时，患病子代的父母至少有一方患病。

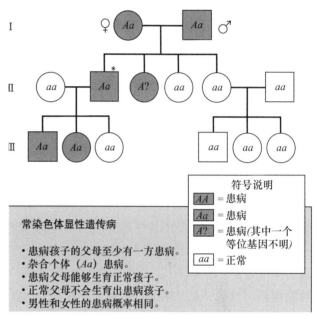

符号说明

AA	= 患病
Aa	= 患病
A?	= 患病（其中一个等位基因不明）
aa	= 正常

常染色体显性遗传病

- 患病孩子的父母至少有一方患病。
- 杂合个体（*Aa*）患病。
- 患病父母能够生育正常孩子。
- 正常父母不会生育出患病孩子。
- 男性和女性的患病概率相同。

图 21.9　常染色体显性遗传病谱系

谱系图详细介绍了如何识别常染色体显性遗传病。那么怎样确定带有星号的个体是杂合的？[2]

遗传病

医学遗传学研究一直关注单基因突变引起的遗传病。其简单的遗传模式非常易于人们理解。据估计，人类有 4000 多种由单基因突变引起的遗传病。我们将选取几种在此进行介绍。

常染色体隐性遗传病

常染色体隐性遗传病需要两个隐性等位基因的遗传才能表现出来。

泰 - 萨克斯病　众所周知，泰 - 萨克斯病是一种常染色体隐性遗传病，通常发生在德系犹太人（来

---

1. 她把等位基因 *a* 遗传给了她的前两个孩子。

2. 他把等位基因 *a* 遗传给了他的第三个孩子。

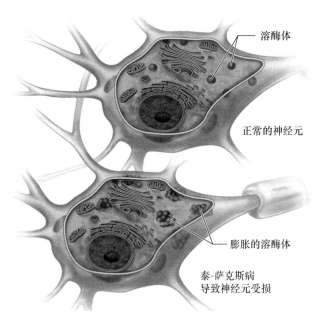

图 21.10　泰－萨克斯病导致神经元受损
泰－萨克斯病是由于缺少溶酶体酶，造成底物蓄积在溶酶体内。

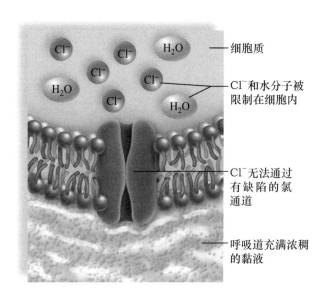

图 21.11　囊性纤维化
囊性纤维化是由一种有缺陷的蛋白质引起的，该通道蛋白负责调节 Cl^- 的出入。

自中欧和东欧）及其后代中。泰-萨克斯病是缺乏溶酶体酶（hex A）导致的，这种酶负责清除大脑细胞中聚积的神经节苷脂。若缺乏这种酶，大脑的生长发育就会受到干扰，从而导致视力、运动、听力和整体智力发育的障碍，进一步会引起失明、癫痫，甚至瘫痪。目前，泰-萨克斯病尚无治愈方法，患病儿童通常会在 5 岁前死亡（图 21.10）。

囊性纤维化　囊性纤维化（CF）是一种常染色体隐性遗传病，可发生于所有人群中，但在白种人中最为常见。囊性纤维化是氯通道调节有缺陷引起的，该离子通道由位于第七对染色体上的囊性纤维化跨膜转导调节因子（CFTR）基因编码。据估计，在美国 29 名白种人中就有 1 名携带该基因。研究表明，Cl^- 不能通过位于细胞膜上有缺陷的 CFTR 氯通道（图 21.11）。通常，在 Cl^- 跨膜转运后，Na^+ 和水分子也紧随其后。据认为缺水是导致支气管和胰管中黏液异常黏稠的原因。

了解此病的遗传机理后，科学家们研发出新的治疗方法，可以将囊性纤维化患者的平均寿命提高到 35 岁。基因治疗在治疗某些囊性纤维化方面也取得了成功。科学家提出突变的 *CFTR* 基因一直存在于人群中，该变异基因对于像霍乱这样的致命疾

病有抵抗力。

镰状细胞贫血症　镰状细胞贫血症是一种常染色体隐性遗传病。患者的红细胞不是正常的圆饼状，而是呈现镰状或回镖状。这些红细胞只能存活 2 周左右，而正常红细胞的寿命为 4 个月。该缺陷是由异常的血红蛋白引起的，该血红蛋白中球蛋白的一个氨基酸不同于正常血红蛋白。这个氨基酸的变化导致血红蛋白分子堆积并形成不溶性棒状体。红细胞因此变成镰状。任何种群都会受到这种单基因缺陷的侵害，但在非裔美国人中相当普遍。据统计，每 625 名非裔美国人中就有 1 人患有镰状细胞贫血症。

镰状细胞不能像圆饼状细胞那样通过狭窄的毛细血管通道，因为它们会使血管阻塞不流通，进而导致贫血、组织损伤、黄疸、关节疼痛和胆结石。患者也更易受到多种细菌感染，脑卒中发病率较高。不过该病有许多有效的治疗方案，例如，输血和骨髓移植。羟基脲是最常见的治疗药物，上市已经有几十年，是减少镰状细胞相关性贫血、关节疼痛和组织损伤最有效的日常治疗药物之一。

由于镰状细胞基因的变异，杂合个体也会表达隐性表型。杂合个体血细胞看似正常，在脱水或轻

度缺氧时，也具有镰状细胞特征。剧烈运动可能会导致一些红细胞在短时间内镰变。这些患者的疾病发作和出现的相关症状也会与常染色体隐性基因型患者一样。

常染色体显性遗传病

常染色体显性遗传病仅需遗传一个显性等位基因便会患病。我们在此只讨论一些常见的常染色体显性遗传病。

马方综合征　马方综合征为常染色体显性遗传病，它是由一种称为原纤蛋白的弹性结缔组织蛋白缺陷引起的。这种蛋白广泛分布于眼晶状体以及四肢、手指、肋骨的骨骼上，还存在于主动脉壁和血管壁中。这就是为什么患者的晶状体经常脱位，四肢和手指较长，胸部塌陷，主动脉壁很脆弱，随时可能毫无预兆地破裂。马方综合征是一种"罕见"的疾病，目前在美国只有不到 20 万人患病，也就是说每 2000 人中有不到 1 人患病。马方综合征的治疗方法包括使用控制心血管症状的 β - 受体阻滞剂，矫正晶状体或进行眼科手术，针对肌肉和骨骼症状佩戴矫形器或进行矫形手术。

成骨不全　成骨不全是一种常染色体显性遗传病，患者骨骼脆弱易碎。虽然已知至少有九种类型，但大多数与合成 I 型胶原蛋白所必需的两个基因的突变有关。胶原蛋白是人体最丰富的蛋白质之一，它的作用很多，例如，增强骨骼强度和刚性以及形成身体组织框架。突变的胶原蛋白与正常的 I 型胶原蛋白结合，会引起结构缺陷，因此成骨不全是显性遗传病。

成骨不全的发病率约为每 5000 个婴儿中有 1 例，所有人种都可患病，早在 300 年前就有记载。一些历史学家认为，维京酋长伊瓦尔·拉格纳森可能患有该病，他曾被称为"无骨者伊瓦尔"，经常被人抬上战场用盾牌作战。通常，该病在幼儿时期便可确诊，因为幼儿会因骨折频繁去急诊室就诊。还有一些患儿的巩膜（即眼白）呈现蓝色、皮肤弹性低、牙齿易脆以及心脏瓣膜异常。患者需长期服用有助于增加骨量的药物进行治疗。

亨廷顿病　亨廷顿病是一种常染色体显性神经疾病，可导致脑细胞进行性退化，它的主要病因是一种名为亨廷顿蛋白的基因异常。缺陷基因的 DNA 片段上 CAG 三核苷酸重复序列过多，导致亨廷顿蛋白含有过多的谷氨酰胺。正常的亨廷顿蛋白具有 10 ～ 25 段谷氨酰胺序列，但如果有 36 段以上的谷氨酰胺序列时，蛋白质的形状即发生改变，并在神经元内聚积成团。这些大的分子团吸附其他蛋白质形成团块，使其失去活性。其中一种称为 CBP 的蛋白质易受攻击，该蛋白质可以保证神经细胞不凋亡。

亨廷顿病多发生于中年（平均发病年龄为 30 ～ 40 岁），也可见于儿童和青少年。亨廷顿病症状颇多，但其特征通常是运动障碍、步态不稳、痴呆和言语障碍。患病后病情发展迅速，患者平均生存期为 15 ～ 20 年。目前较为有效的治疗方法是药物治疗，但是只能减缓疾病的发展。另外，研究发现多巴胺受体抑制剂不仅能减少运动失控，还能改善行走过程中眼手的协调性和稳定性。

今日生物学　　**生物伦理学**

胚胎植入前遗传学诊断

对于本节讨论的遗传病，若准父母是其中某种疾病的杂合个体，如果想要确保自己的后代不会患上疾病，只需要通过确定胚胎的基因型就可以了。例如，如果父母双方患有隐性遗传病，基因型为 Aa，若胚胎的基因型为 AA 或 Aa，胚胎将正常发育。如果父母中的一方患有显性遗传病，基因型为 Aa，胚胎只有具有基因型 aa 才会正常发育。

体外受精（IVF）后，受精卵分裂。当胚胎分裂为八细胞时（图 21Aa），取出其中一个细胞进行测试，这不会影响胚胎的正常发育。最后选择没有遗传病的胚胎植入子宫继续发育。

在全世界，通过对家族遗传病的胚胎植入前分析，据估计已经帮助数千名儿童携带正常基因出生。然而，目前美国没有相关机构跟踪这些统计数据。将来，携带某种患病基因的胚胎可以使用基因治疗，使它们继续孕育。

如果致病基因是隐性的，可以检测卵子。卵母细胞减数分裂形成一个卵细胞和两个以上极体（图 17.9）。极体最终都会死亡，极体内细胞质极少，但具有与卵细胞相同的单倍染色体数目。当一名女性是隐性遗传病的杂合子时，大约半数的第一极体接受了突变的等位基因。这种情况下，卵子接受的就是正常的等位基因。因此，如果极体检测出隐性突变等位基因呈阳性，则卵子中的显性等位基因就是正常的。最后选择正常的卵子用于体外受精。即使精子碰巧携带突变基因，受精卵最差也是杂合子，那么表型也是正常的。

图 21A　胚胎植入前遗传学诊断过程

a.在体外受精和卵裂后，胚胎分裂成八细胞，取出一个细胞进行遗传分析。若未发现基因缺陷，那么将七细胞胚胎植入子宫中，发育为具有正常表型的新生儿。

b.染色体和基因分析的是卵子上的极体。若卵子没有基因缺陷，则可用于体外受精，并将胚胎植入子宫中进一步发育。

照片版权：©摄图网。

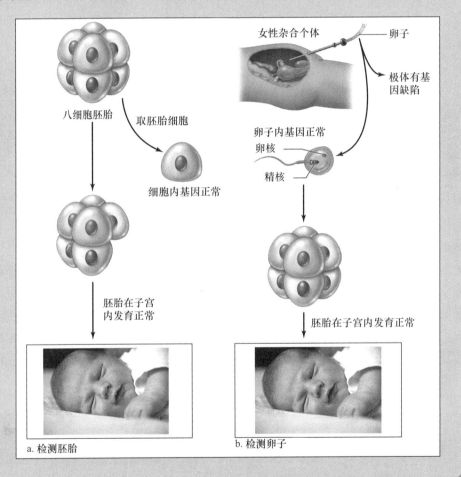

八细胞胚胎　　取胚胎细胞　　细胞内基因正常

胚胎在子宫内发育正常

a.检测胚胎

女性杂合个体　　卵子　　极体有基因缺陷

卵子内基因正常　　卵核　　精核

胚胎在子宫内发育正常

b.检测卵子

21.4　复杂的遗传模式

有的性状由一组等位基因控制，例如，前面所研究的性状，等位基因遗传模式简单，遵循显性遗传或隐性遗传规律。除此之外，还有许多其他类型的遗传模式。

多基因遗传

多基因性状由多对等位基因控制，例如，肤色和身高。每个个体都具有一整套等位基因，可能位于不同的染色体上。每个显性等位基因编码一种产物；因此，显性等位基因对表型具有一定的量化影

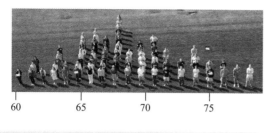

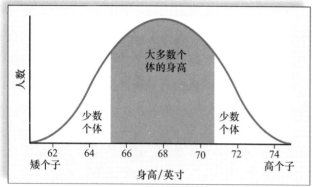

图 21.12 身高是多基因性状

若随机对一群人的身高做记录，得出的数据将呈正态分布。这是由于多对等位基因控制此性状。同时，环境也有一定的影响。

照 片 版 权：© David Hyde and Wayne Falda/McGraw–Hill Education。

响——即这些影响是累加的。其结果是表型会持续变化，按正态分布。涉及的基因越多，表型的变化和分布就越连续。此外，环境作用也会干扰表型。对于身高来说，营养的差异会导致表型按正态分布（图 21.12）。

皮肤颜色

皮肤颜色是皮肤中的黑色素细胞产生色素沉着的结果。现已知有 100 多种基因会影响皮肤的颜色。

简言之，肤色属于多基因性状，由多对等位基因控制。

即便如此，我们可使用最简单的模型。假设皮肤只有三对等位基因控制（*Aa*、*Bb* 和 *Cc*），其中大写字母基因会为皮肤提供色素。一个肤色较黑的人与一个肤色较浅的人生育的孩子的肤色为中等褐色。若一对基因型为 *AaBbCc* 的夫妇生育，孩子的肤色从极黑到极白都有可能。这些表型通常呈正态分布，也就是说分布在曲线两端的很少，大多数人都居于曲线中间。正态分布曲线是多基因性状共有的鉴定特征（图 21.13）。

环境因素也很重要，肤色受阳光的影响。注意，每种基因型的表型有多种。例如，基因型为 *AaBbCc* 的个体即使他们的基因型相同，肤色可能也互不相同，并且可能有人具有曲线两端的表型。下面将讨论环境与多基因性状的相互作用。

生活中的科学

肤色是种族的标志吗?

答案是否定的，个体的肤色并非其基因遗传的标志。肤色相同的人在遗传上不一定有关联。事实上只有少数几个基因控制肤色，个体的肤色无法表明其祖先的起源。科学家们正在积极研究种族的遗传基础，并发现了基因遗传与医学之间存在一些有趣的关联。这将在第 23 章中更详细地探讨。

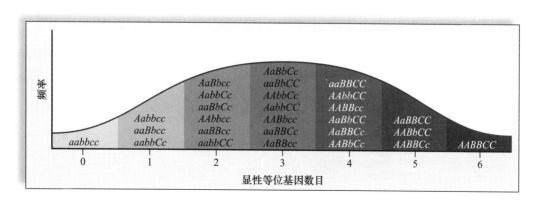

图 21.13 多基因遗传与肤色

皮肤颜色由多对等位基因控制，进而导致出现一系列表型。绝大多数人的肤色在中间范围内，少数人的肤色在曲线两端。

多因子遗传性状

人类的许多疾病，例如，唇裂或腭裂、马蹄内翻足、精神分裂症、糖尿病、苯丙酮尿症（参见本章开篇案例分析），甚至过敏和恶性肿瘤，很有可能受多个基因控制并受环境因素共同影响。这些通常被称为多因子遗传性状。暹罗猫和喜马拉雅兔的耳朵、鼻子、爪子和尾巴的毛色较深。喜马拉雅兔是携带等位基因 *ch* 的纯合子，该基因控制黑色素的生成。实验证明，该基因编码的酶仅在低温下才具有活性。因此，黑色皮毛仅出现在四肢部位，那里的身体热量大量散发到环境中。

最近的研究报道称，所有行为特征，如酗酒、恐惧症，甚至自杀，都可能与特定基因有关。然而，在几乎所有例子中，环境几乎都对表型的严重程度起着重要作用。因此，它们一定属于多因子性状。目前的研究重点是：先天（遗传）和后天（环境）因素在性状表达中分别占多大的比例。一些研究将刚出生的同卵双胞胎和异卵双胞胎分开，让他们在不同环境下长大。若不同环境中的同卵双胞胎具有相同的性状，则该性状很可能是遗传的。出生时分开的同卵双胞胎的智力天赋、性格特征和终生幸福感比出生时分开的异卵双胞胎更为贴近。这就可以证实行为特征在一定程度上可以遗传，同时它还证实了：基因的表达同时受到多种复杂组合及环境的共同影响。

基因多效性

基因多效性是指单个突变基因决定或影响多个性状的形成，尽管这些性状看似并无关联。例如，马方综合征是一类结缔组织遗传病，患者的四肢细长不匀称，主动脉异常，累及视力或者具有其他临床表现（图21.14）。

马方综合征是15号染色体上的原纤维蛋白1基因（*FBN1*）突变引起的。该基因编码产物原纤蛋白是结缔组织中弹性纤维的重要成分。如果没有正常结缔组织的结构支撑，主动脉就会破裂，特别是进行诸如篮球、排球这样的剧烈活动时。弗洛·海曼是美国历史上最优秀的女子排球运动员之一，但是她在一场比赛中摔倒、猝死，年仅31岁，死亡原因是主动脉夹层破裂，而引起异常的正是她患有马方综合征。

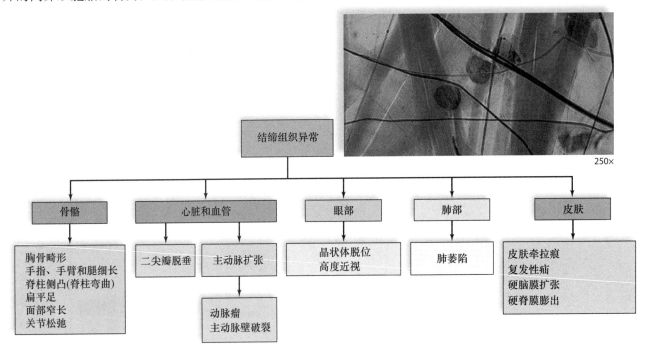

图 21.14　马方综合征
马方综合征显示了单基因突变的多效性，它是一种先天性结缔组织病变。
照片版权：© Ed Reschke。

为什么无糖汽水瓶上印有"苯丙酮尿症：含有苯丙氨酸"的警示语？

无糖汽水中使用的甜味剂是阿斯巴甜，由天冬氨酸和苯丙氨酸这两种氨基酸组合而成。阿斯巴甜在体内分解产生苯丙氨酸。而苯丙氨酸对苯丙酮尿症患者是有害的，必须禁食。其他富含苯丙氨酸的食物还有鸡蛋、肉类、牛奶和香蕉。

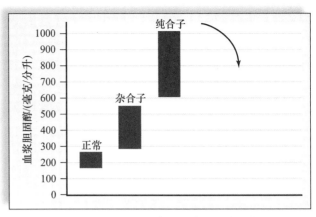

图 21.15　家族性高胆固醇血症的遗传

家族性高胆固醇血症是一种不完全显性遗传病。一个等位基因突变的病人血液中的胆固醇水平显著升高，而两个等位基因突变的病人胆固醇水平更高。

不完全显性与共显性

不完全显性指的是杂合体的表型介于两个纯合体之间的现象。例如，卷发者和直发者生育孩子，孩子的头发可能是略带弯曲的波浪形卷发。若两个波浪形卷发的人生育，则后代的预期表型比例是 1：2：1，即一个卷发，两个波浪形卷发，一个直发。我们假设一个等位基因负责编码一种性状，其中一种性状的单剂量效应会导致中间性状的出现，这就是不完全显性出现的原因。

共显性指的是一对等位基因彼此没有显性和隐性的区别，处于杂合子状态时，两种基因的作用同时表达。举一个常见的例子：人类的 AB 血型，红细胞同时具有 A 型血和 B 型血的特征。我们假设两个基因编码两种性状，并且观察到两种性状同时存在，这是共显性出现的原因。我们将在本节后面提到，血型遗传也是由复等位基因控制的例子。

不完全显性的遗传病

家族性高胆固醇血症特征为患者本身低密度脂蛋白（LDL）-胆固醇受体数值异常增高。其发病机制是细胞膜表面低密度脂蛋白受体基因突变，两个等位基因突变会造成低密度脂蛋白（LDL）-胆固醇受体数目缺乏。如果只有一个等位基因突变，那么一半受体正常；如果两个等位基因均正常，则受体数目正常。受体数目正常则不会患上家族性高胆固醇血症。如受体完全缺如，过量的胆固醇就会沉积于体内的各个部位，甚至储存于皮下（图 21.15）。

血液中胆固醇过量会导致心血管疾病。因此，若受体完全缺如，病人通常在儿童时期就会死亡；而具有半数受体的病人可能在青年或中年后死亡。

复等位基因遗传

复等位基因是位于一对同源染色体的相同位置上控制某一性状的不同形态的基因。任何个体只存在复等位基因中的两个不同的等位基因。

ABO 血型系统

三个复等位基因控制人类的 ABO 血型系统。这些等位基因决定了红细胞中是否存在抗原。

首先，在这三个复等位基因中，每一个体只具有其中的两个等位基因，I^A 和 I^B 相对于 i 为显性。因此，A 型血的基因型有两种，B 型血的基因型也有两种。其次，等位基因 I^A 和 I^B 完全表达。因此，若某人遗传了这两个等位基因，那么他将为 AB 型血。只有遗传两个等位基因 i 才能为 O 型血。

血型的基因型和表型如下：

表型	可能的基因型
A	$I^A I^A$，$I^A i$
B	$I^B I^B$，$I^B i$
AB	$I^A I^B$
O	ii

血型测试曾经用来做亲子鉴定。然而，对假定父亲进行血型测试只能判断他可能是父亲，而不能

判断他肯定是父亲。例如，A 型血的男性（基因型 $I^A i$）可能是 O 型血孩子的父亲，但并不肯定。不过，有时血型测试可以确定不具有亲子关系。例如，AB 型血的男性不可能生育 O 型血的孩子。因此，在法律案件中，血型测试只能用来排除可能的亲子关系。现代更通用的亲子鉴定方式是分析 DNA，称为"DNA 分析技术"（DNA 指纹法）。

图 21.16 显示了不同基因型父母所生育子女的血型情况。A 型血和 B 型血的父母所生育后代，可能具有全部四种血型。其他血型，如 Rh 型，在第 6 章中有了详细探讨。

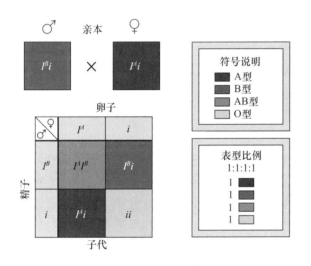

图 21.16　ABO 血型的遗传

　　血型是复等位基因遗传，由共显性等位基因 I^A、I^B 和隐性基因 i 共同控制。因此，A 型血和 B 型血的杂合个体生育的后代具有四种血型中的任何一种。其原因是父母的基因型是 $I^A i$ 和 $I^B i$。

21.5　伴性遗传

通常，男性和女性都有 23 对染色体，包括 22 对常染色体和 1 对性染色体。之所以称为性染色体，是因为它们与性别相关联。在人类中，男性具有 X 染色体和 Y 染色体，女性则具有两条 X 染色体。Y 染色体含有决定男性性别的基因。

性染色体上基因控制的性状与性别相关。位于 X 染色体上的等位基因是 X 连锁基因，位于 Y 染色体上的等位基因则是 Y 连锁基因。大多数性连锁基因仅存在于 X 染色体上。Y 染色体相对于 X 染色体来说要小得多，很少含有与人类疾病相关的等位基因。

X 染色体上的许多基因与性别无关，比如决定正常色觉（而不是红绿色盲）的基因。换句话说，X 染色体携带的基因能同时影响男性和女性。若性状与性别相关，那么父亲会传给儿子，母亲会传给女儿。这看似合乎逻辑，但事实并非如此。男性从母亲那里继承 X 染色体，进而获得 X 染色体上的等位基因。而其父亲的 Y 染色体可能并不携带该性状的等位基因。性连锁遗传病以隐性遗传病多见。因此，女性必须接受来自父母双方的两个带病的等位基因，才会患病。

X 连锁等位基因

X 连锁的性状，我们用性染色体 X 和右上角标注等位基因字母来表示。例如，红绿色盲是众所周知的 X 连锁隐性遗传病，用如下符号表示：

- X^B = 色觉正常
- X^b = 色盲

男性和女性可能的基因型和表型如下：

基因型	表型
$X^B X^B$	色觉正常的女性
$X^B X^b$	色觉正常的女性携带者
$X^b X^b$	色盲女性
$X^B Y$	色觉正常的男性
$X^b Y$	色盲男性

具有第二种基因型的女性是携带者。虽然表型正常，但她能够传递色盲的等位基因。女性需有一对致病的等位基因才会表现异常，因此色盲女性非常少见；而色盲男性只需一个色盲基因就会表现出色盲，相对更常见一些，色盲基因位于 X 染色体上，因此遗传只来自母亲，而从父亲那只遗传了 Y 染色体（图 21.17）。

现在我们思考一下：一个色觉正常的男性和一个女性色盲基因携带者生育子女（图 21.17）。他们生育一个色盲女儿的概率是多少？生育一个色盲儿子的概率又是多少呢？他们的女儿遗传了父亲的 X^B，因此色觉都是正常的。然而，他们的儿子有

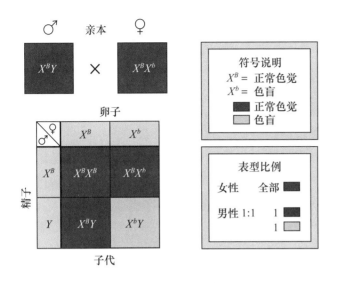

图 21.17　X 连锁杂交的结果

父亲是正常的，但是母亲是携带者，即色盲的等位基因位于一条 X 染色体上。因此，生育色盲儿子的概率是 50%。女儿色觉正常，但成为携带者的概率为 50%。

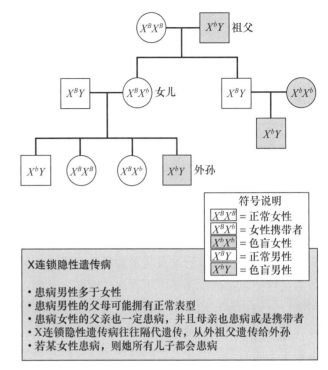

图 21.18　X 连锁隐性遗传病的谱系

这种色盲谱系图展示了 X 连锁隐性遗传病的遗传模式，并列出了多种判断方法。

50% 的概率患上色盲，这取决于他们从母亲遗传了 X^B 还是 X^b。从父亲那里遗传的 Y 染色体不能补偿从母亲那里遗传的 X^b。因为 Y 染色体没有该性状的等位基因，不能阻止儿子患上色盲。图 21.17 分别给出了男性和女性的性连锁表型结果。

X 连锁遗传病的谱系

与色盲一样，大多数性连锁遗传病与 X 染色体携带的基因有关。图 21.18 给出了 X 连锁隐性遗传病的谱系。患有这种疾病的男性多于女性，因为男性 X 染色体上的隐性等位基因一定能表达。Y 染色体缺乏这种疾病的等位基因。X 连锁隐性遗传病往往从外祖父隔代遗传给外孙，因为患病男性的女儿是携带者。图 21.18 列出了识别 X 连锁隐性遗传病的各种方法。

目前所知的 X 连锁显性遗传病不多见。若某种疾病是 X 连锁显性遗传病，则患病男性只会将该病遗传给女儿，女儿患病概率为 100%。而患病女性可以将 X 连锁的显性等位基因遗传给儿子和女儿。若女性患者是杂合体，丈夫是正常的，则一半孩子不会患病，这主要取决于遗传自母亲的 X 染色体。

X 连锁隐性遗传病

色盲是指无法分辨某些颜色。有的色盲（如红

绿色盲）是 X 连锁遗传病。目前仍无法治疗色盲，但该病不会导致重疾。在美国，8% ～ 12% 的白人男性和 0.5% 的白人女性有色盲症。大多数患者认为亮绿色是褐色，橄榄绿色是棕色，红色是红褐色。少数人根本分不清红色和绿色，只能看到黄色、蓝色、黑色、白色和灰色。

进行性假肥大性肌营养不良是一种 X 连锁隐性遗传病，其症状主要是肌肉萎缩无力。儿童开始行走时，可能出现走路蹒跚、步态似鸭、脚趾行走、频繁跌倒以及跌倒后不易自然站起等症状。肌肉组织随年龄增加而萎缩严重，呼吸和心血管疾病逐渐恶化，在 7 ～ 10 岁之间失去行走能力，常年与轮椅为伴。通常在 20 ～ 25 岁死亡。因此，男性患者极少能生育后代。女性多为致病基因携带者，所生育女儿也可能是携带者，致病隐性基因以此传递。

进行性假肥大性肌营养不良是由抗肌萎缩蛋白缺失所致。已证实抗肌萎缩蛋白与肌纤维肌质网 Ca^{2+} 释放有关。抗肌萎缩蛋白的缺乏导致大量富含 Ca^{2+} 的细胞外成分渗入肌细胞，进而加速肌纤维溶

解。当身体试图修复组织时，形成了纤维组织（图21.19）。而这将切断血液供应，导致越来越多的细胞死亡。可以将未分化的肌肉细胞注射进肌肉中，但100 000个细胞才能增加30%～40%的抗肌萎缩蛋白。

脆性X综合征是遗传性精神损伤的常见原因，患者的症状从轻度的学习障碍到严重的智力残疾。脆性X综合征也是自闭症最常见的原因，即社交、行为和交流障碍。脆性X综合征发病率，在男性中约为1/4000，女性中约为1/8000。男性患者的身体异常明显可辨：面形较长、下颌突出、耳朵外凸、关节松弛（关节过度灵活）和生殖器异常。其他常见特征包括触觉障碍（不喜欢被触摸）、目光回避、言语重复、用手拍打和注意力不集中。女性患者症状比较多变，男性患者的大多数症状在女性患者中也能看到，但是女性的症状往往较轻并且发病率较低。

脆性X综合征患者体内合成脆性X智力低下蛋白（FMRP）异常。大脑中这种蛋白质缺失可导致各种疾病表现。脆性X综合征的名字意味着：X染色体上存在基因缺陷。该病的遗传基础与亨廷顿病相似。这两种疾病都是由于致病基因中含有太多三核苷酸重复序列。在脆性X综合征中，DNA序列是CGG（而亨廷顿病的重复序列是CAG）。正常人中重复序列少于59个拷贝。重复数在59～200个拷贝称为"前突变"。通常，具有前突变基因型的男性和女性具有正常的智力和外观，虽然他们可能具有轻微的智力或行为症状。DNA中具有超过200个重复拷贝称为"全突变"，患者出现脆性X综合征的生理和行为症状。

三核苷酸重复疾病，如亨廷顿病和脆性X综合征，表现出所谓的遗传早现，即基因中的拷贝数逐代递增。例如，某一女性具有100个拷贝数，称为"前突变"。当这名女性将前突变的X染色体遗传给她的后代时，拷贝数可能增加到200以上。这将导致后代"全突变"。在最近的一项研究中，具有90～200个拷贝数的"前突变"母亲，会导致80%～100%的后代发展成"全突变"。

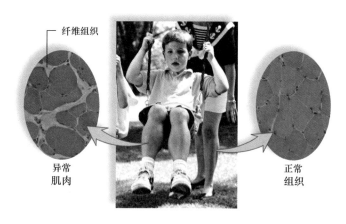

图21.19 进行性假肥大性肌营养不良

进行性假肥大性肌营养不良是一种X连锁隐性遗传病。由于抗肌萎缩蛋白缺失，肌肉萎缩伴肌纤维组织再生，小腿增粗。照片版权：左图和右图，© Dr. Rabi Tawil, Director, Neuromuscular Pathology Laboratory, University of Rochester Medical Center; 中间图，© Muscular Dystrophy Association。

血友病是一种X连锁隐性遗传病，包括两种常见的类型。血友病A是由凝血因子Ⅷ缺失或减少引起的，较不常见的血友病B是由凝血因子Ⅸ缺失引起的。在美国，每5000名男性中就有1名患有血友病。其中，80%～85%为血友病A。女性很少患血友病，在美国平均每5000万女性中有1例。血友病之所以称为出血性疾病，是因为患者血液不凝固或者凝血缓慢。患者受伤后不仅外部会出血，其内部，尤其是关节周围也会出血。输入新鲜血液（或血浆）或浓缩凝血因子可以止血。此外，凝血因子Ⅷ和Ⅸ现在可来自生物技术产品。

生活中的科学

为什么取名为"脆性X综合征"？

这个名字可能会让你认为该疾病与易碎的X染色体有关。其实，这个名字指的是显微镜下染色体的外观。最严重的脆性X综合征含有大量三核苷酸重复拷贝，X染色体的一部分似乎悬挂在一根线上。然而，引起该病的原因并不是染色体的外观，而是脆性X智力低下蛋白功能的失常。

今日生物学 科学

血友病：王室病

图 21B 中的谱系图解释了为什么血友病通常被称为"王室病"。英国维多利亚女王于 1837—1901 年在位，是第一个携带该基因的王室成员。从她开始，该病最终蔓延到普鲁士、西班牙和俄罗斯王室。在那个时代，君主为了巩固政治联盟，与欧洲各王室联姻，导致了血友病在欧洲王室中蔓延。据推测，致病原因可能是维多利亚女王怀孕后基因自发突变或者她父母的一个配子发生了基因突变。然而，在 D. M. 波茨的《维多利亚女王基因》一书中，作者推测维多利亚女王的父亲可能不是肯特公爵爱德华·奥古斯。波茨认为，维多利亚女王可能是某一血友病男性的私生女。不管她的出身如何，若维多利亚没有加冕，那么各个王室的命运可能大不相同，欧洲的历史可能也会改写。

然而，维多利亚当上了女王，并和丈夫阿尔伯特王子生育了九个孩子。幸运的是，只有儿子利奥波德患有血友病。他出血严重，因一次轻微摔倒于 1884 年去世，年仅 31 岁。利奥波德的女

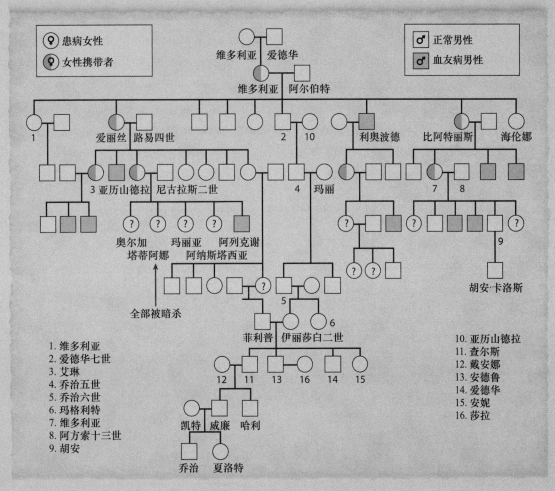

图 21B　王室血友病是 X 连锁遗传

维多利亚女王是血友病基因携带者，她的儿子患病概率为 50%，而她的女儿有 50% 的概率成为致病基因携带者。这个谱系图仅显示受累后代。也有许多后代未受累，包括目前英国王室的成员。

儿爱丽丝是致病基因携带者，她的儿子鲁珀特患有血友病，并于 1928 年车祸后脑出血死亡。维多利亚女王的长子爱德华七世（王位继承人）没有患病。因此，目前的英国王室没有该病患者。

维多利亚女王的两个女儿（爱丽丝和比阿特丽斯）都是血友病基因携带者。爱丽丝与黑森大公路易四世结婚，生育六个孩子，其中有三个孩子患有血友病。儿子弗雷德里克因摔倒导致内出血死亡。女儿艾琳与普鲁士的亨利王子（她的堂兄）结婚。他们共生育三个儿子，两个患有血友病。其中一个儿子瓦尔德玛在第一次世界大战期间由于缺乏供血去世，享年 56 岁。爱丽丝的另一个儿子亨利在 4 岁时失血而亡。

爱丽丝的女儿亚历山德拉与俄罗斯的尼古拉斯二世结婚。亚历山德拉生了四个女儿后，又生下了俄罗斯王位继承人阿列克谢。阿列克谢生下来就患有血友病。他每次摔倒关节都会出血，最后四肢瘫痪，疼痛难以忍受。即使最厉害的医生也无法治愈阿列克谢。为了减轻他的痛苦，他的父母向一位僧人拉斯普廷求助。拉斯普廷通过催眠阿列克谢使他入睡来缓解痛苦。亚历山德拉和

尼古拉斯（沙皇夫妇）极度信任拉斯普廷。阿列克谢是沙皇的唯一继承人，他的病使沙皇夫妇饱受折磨，再加上拉斯普廷的势力，导致了 1917 年俄国革命的发生。沙皇夫妇以及孩子都在革命期间被杀。

维多利亚女王的另一个女儿比阿特丽斯嫁给了巴滕伯格的亨利王子。她的儿子利奥波德患有血友病，32 岁时因膝盖手术去世。比阿特丽斯的女儿维多利亚·欧根妮嫁给了西班牙的阿方索十三世。维多利亚·欧根妮后来被称为伊娜女王，她不受西班牙人的欢迎。她的长子阿方索是西班牙王位继承人，在他进行割礼时流血不止。很明显，是她导致儿子患上血友病，据称她的丈夫从未原谅她。与他的堂兄鲁珀特一样，阿方索于 1938 年车祸后内出血去世。维多利亚最小的儿子贡柴罗也患有血友病，他在 1934 年发生车祸身亡。

现在的欧洲王室没有血友病患者。19 世纪末和 20 世纪初携带该致病基因的人都已经去世，该致病基因也就因此不存在于目前的王室中了。

案例分析：结论

医生将帕特里克的父母介绍给医院的遗传学顾问。遗传学顾问是病人和医护人员之间的联络人。他们的工作包括确定有疾病遗传风险的夫妇，帮助患者及其家人更好地了解诊断、治疗方案并提供咨询服务。

顾问解释说，苯丙酮尿症是常染色体隐性遗传病。她绘制了一幅帕特里克和他父母的谱系图。帕特里克患有疾病，而他的父母都不患病，这说明他的父母都是致病基因的携带者。她解释了如何使用高效液相层析法诊断苯丙酮尿症以及该疾病对帕特里克的健康和发育可能的影响。苯丙酮尿症的症状，如大脑发育不足、癫痫发作等可以避免。因为致病因素是高苯丙氨酸水平，所以在发育时期的主要目标是减少苯丙氨酸的摄入。她提到，帕特里克应立即开始限制苯丙氨酸的摄入，饮食控制至少持续到青春期以后，就不会产生不良反应或反应很小。低苯丙氨酸饮食，辅助蛋白质补充剂，将有助于帕特里克避免神经元中蓄积过多的苯丙氨酸，使他的大脑发育正常。

小结

21.1　基因型和表型

等位基因是同一基因的变化形态。所有等位基因都存在于染色体的特定基因座上。基因型是指个体的等位基因，表型是指与这些等位基因相关的身体特征。显性基因抑制隐性基因的表达。

- 显性纯合个体具有显性表型（例如，*AA* = 正常色素沉着）。
- 隐性纯合个体具有隐性表型（例如，*aa* = 白化病）。
- 杂合个体具有显性表型（例如，*Aa* = 正常色素沉着）。

21.2　一对相对性状和两对相对性状的遗传

一对相对性状的杂交

判断一对相对性状杂交的第一步是确定基因型，然后确定配子。

个体的每个性状都由两个等位基因控制，但配子只含有其中一个等位基因。

第二步是将所有可能的精子与卵子组合起来。如果精子或卵子情况较多，使用庞纳特方格法有助于确定子代的基因型和表型比例。

- 对于两个杂合个体间的单因子杂交，子代的预期比例为 3 : 1 。
- 对于杂合个体和隐性纯合个体之间的单因子杂交，子代的预期比例为 1 : 1 。
- 预期比例可以转换为特定基因型或表型的概率。例如，3 : 1 的比率 =75% 的显性表型概率以及 25% 的隐性表型概率。

两对相对性状的杂交

包含两对相对性状的杂交通常被称为双因子杂交。

- 如果某一个体是两个相对性状的杂合体，那么就可能有四种配子类型，这可以通过减数分裂得到证实。
- 两个杂合个体之间交配（*AaBb × AaBb*），子代的预期比例为 9 : 3 : 3 : 1 。
- 一个杂合个体与一个纯合个体交配（*AaBb × aabb*），子代的预期比例为 1 : 1 : 1 : 1 。

21.3　基因疾病的遗传

谱系图显示了世代间性状的遗传模式。第一种模式出现在隐性疾病的家族谱系中——父母双方都是致病基因携带者。第二种模式出现在显性疾病的家族谱系中——父母双方都是杂合子。

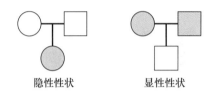

遗传病

- 泰 - 萨克斯病、囊性纤维化和镰状细胞贫血症是常染色体隐性遗传病。
- 马方综合征、成骨不全和亨廷顿病是常染色体显性遗传病。

21.4　复杂的遗传模式

在某些遗传模式中，等位基因不是只表达显性或隐性性状。

多基因遗传

多基因性状由多组等位基因控制，例如，肤色和身高。等位基因对表型具有累加效应。多基因性状通常是受多个基因控制并受环境影响。

不完全显性和共显性

在不完全显性中（例如，家族性高胆固醇血症），杂合个体介于两种纯合个体之间。在共显性中（例如，AB 型血），两种显性等位基因共同表达。

复等位基因遗传

人类的 ABO 血型是一个有关复等位基因性状的实例。三个等位基因 *I^A*、*I^B* 或 *i*，每个人具有其中两个；*I^A* 和 *I^B* 能同时表达。因此，这也是共显性的例子。

21.5 伴性遗传

X 连锁等位基因

人类含有 22 对常染色体和 1 对性染色体。性染色体上的性状与性别有关。X 连锁性状与个体的性别无关，例如，决定正常视力（而不是色盲）的性状。常见的 X 连锁遗传组合是：

• $X^B X^b \times X^B Y$：所有女儿都正常，但有 50% 的概率成为携带者，儿子有 50% 的概率成为色盲。

• $X^B X^B \times X^b Y$：所有孩子都正常（女儿将成为携带者）。

X 连锁遗传病的谱系

• X 连锁隐性遗传病的谱系图表明，性状经常通过女儿这个携带者从外祖父遗传给外孙。此外，患病男性多于女性。

• 像大多数 X 连锁遗传病一样，色盲、进行性假肥大性肌营养不良症、脆性 X 综合征和血友病都是隐性遗传病。

第 22 章
DNA 生物学与技术

案例分析：糖尿病

　　卡娅 8 岁时被确诊为 1 型糖尿病。就诊前的几个月，她疲乏无力，日益消瘦，口渴严重，皮肤干燥发痒并且受伤破损后愈合缓慢。在就诊的几天里，卡娅的儿科医生对她进行了一系列诊断检查，包括空腹血糖测试（FPG）和随机血糖测试；检测白天的不同时段以及禁食和非禁食情况下的血糖水平。1 型糖尿病是身体无法产生胰岛素或胰岛素不足以满足身体需要而导致的疾病。胰岛素是一种激素，有助于将葡萄糖从血液转运到细胞，并在细胞中用于制造 ATP，即细胞的燃料。儿科医生向卡娅一家解释说，这种糖尿病是慢性疾病，需要终身控制。

　　若不加以治疗，1 型糖尿病会导致失明、肾衰竭、神经损伤、心血管疾病，甚至是死亡。医生解释说，在美国有超过 2910 万人患有糖尿病，而且约 5% 的人像卡娅一样，患有 1 型糖尿病。事实上，糖尿病是造成美国人死亡的第三大原因，仅次于心脏病和恶性肿瘤。要想治疗糖尿病，卡娅每天需要多次监测血糖水平，并按需注射胰岛素。卡娅的父母询问注射用胰岛素的来源。医生解释说，过去的胰岛素是从牛和猪的胰腺中提取出来的，随着生物技术的进步，现在使用的是人胰岛素。人胰岛素的基因可以转入细菌体内，由细菌产生用于注射的胰岛素。

扫描获取彩色图片，帮助您理解本章内容。

22.1 DNA 和 RNA 的结构和功能

DNA（脱氧核糖核酸）是地球上生命的遗传物质。带有遗传信息的 DNA 片段称为基因。基因储存遗传信息，是控制生物性状的基本遗传单位。基因存在于染色体上，遗传信息在细胞和生物体层面上代代相传。在真核细胞中，大多数 DNA 位于细胞核中，人类细胞亦是如此。线粒体中也有少量的 DNA，但在本章中我们将重点讨论细胞核 DNA。

作为遗传物质，DNA 必须具备三种基本功能：（1）可复制，将遗传信息精确地传递给下一代；（2）储存遗传信息；（3）基因可发生变化（突变），具有遗传变异性。DNA 符合以上标准。

DNA 的结构

20 世纪，科学家发现 DNA 分子是双螺旋结构（参见科学专栏"DNA 结构的发现"）。DNA 由两条链彼此缠绕而成（图 22.1a）。这两条多核苷酸链由多个核苷酸聚合而成，彼此互补。单个核苷酸

分子由三个亚单位组成：磷酸（磷酸盐）、戊糖（脱氧核糖）和含氮碱基 [腺嘌呤（A）、胞嘧啶（C）、鸟嘌呤（G）或胸腺嘧啶（T）]（图 2.23）。腺嘌呤和鸟嘌呤是嘌呤（两个环），胞嘧啶和胸腺嘧啶是嘧啶（一个环）（图 22.1c）。

单看一条 DNA 链，我们可以注意到磷酸盐和糖分子构成了骨架，碱基向一侧突出。将两条链合在一起，就像一把梯子（图 22.1b）。糖 - 磷酸骨架构成梯子的扶手。梯子的横档是成对的碱基，它们通过氢键连接在一起：A 与 T 配对形成两个氢键，G 与 C 配对形成三个氢键，反之亦然。这就是互补碱基配对（图 22.1c）。

互补碱基配对对 DNA 的功能非常重要。两条 DNA 链反向平行，也就意味着它们向相反的方向运行。请注意，在图 22.1b 中，糖分子在一条链中正面朝上，而在另一条链中却刚好相反。这是碳分子在脱氧核糖分子上的位置造成的。观察双螺旋，其中一端含有 5′ 碳，而另一端含有 3′ 碳（图 22.1b）。当 DNA 被复制时，这种方向变得至关重要。

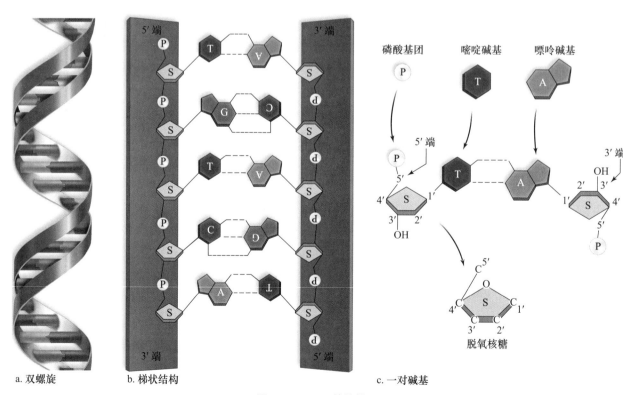

a. 双螺旋　　　b. 梯状结构　　　c. 一对碱基

图 22.1　DNA 的结构

a. DNA 双螺旋。b. 螺旋解开，呈梯状结构。两边的扶手由糖（S）和磷酸基团（P）组成。梯子的横档上排列着互补的碱基。DNA 碱基的这种配对方式使得两条糖 – 磷酸骨架的方向不同。c. DNA 链是反向平行的。注意脱氧核糖中碳原子（5′–3′）的编号。

今日生物学　与　科学

DNA 结构的发现

1953 年，美国生物学家詹姆斯·沃森开始在英国剑桥大学实习。在那里，他遇到了对分子结构非常感兴趣的英国物理学家弗朗西斯·克里克。他们开始携手合作，确定 DNA（遗传物质）结构，并通过建模来解释为啥 DNA 因物种而异，甚至因个体而异。他们还发现了 DNA 如何复制（制作自身的拷贝）从而使子细胞接收相同的拷贝。

对于沃森和克里克来说，各种数据就像拼图一样，必须整合在一起。以下是他们从其他研究中获知的信息：

1. DNA 是脱氧核苷酸的多聚体，每个脱氧核苷酸都具有一分子磷酸基团、一分子脱氧核糖和一分子含氮碱基。构成 DNA 的碱基通常有四种：腺嘌呤（A）和鸟嘌呤（G）是嘌呤，而胞嘧啶（C）和胸腺嘧啶（T）是嘧啶。

2. 20 世纪 40 年代末，化学家欧文·查格夫发现：无论哪个物种，其 DNA 中的嘌呤数量总是等于嘧啶的数量。而且，腺嘌呤的数量等于胸腺嘧啶的数量（A = T），鸟嘌呤的数量等于胞嘧啶的数量（G = C）。这一发现后来被称为查格夫法则。

3. 罗莎琳德·富兰克林与伦敦国王学院的莫里斯·威尔金斯合作，共同拍摄了 DNA 的 X 射线衍射照片。结果显示 DNA 是一条直径不变的双螺旋结构，碱基之间有规律地层叠在一起。

利用这些数据，沃森和克里克推断出 DNA 很像扭曲起来的梯子。糖 - 磷酸分子构成梯子的扶手，碱基则构成其中的横档。此外，他们还发现：若 A 与 T 通过氢键连接，并且 G 与 C 通过氢键连接（与查格夫法则一致），那么横档的宽度是不变的，与 X 射线照片一致。

沃森和克里克用金属丝和锡块制作了一个 DNA 模型。这种双螺旋结构模型确实能解释物种之间 DNA 结构的差异，因为碱基对的顺序任意不确定。此外，该模型还表明互补碱基配对在 DNA 复制中至关重要。沃森和克里克在他们的第一篇论文中写道，"我们注意到，本文所假设的 DNA 特定配对原则，可以立即使人联想到遗传物质可能存在的复制机制"。

1962 年，DNA 双螺旋结构模型的提出者詹姆斯·沃森、弗朗西斯·克里克和莫里斯·威尔金斯共同获得诺贝尔奖。而富兰克林不幸于 1956 年患上卵巢癌，1958 年去世，享年 37 岁。当时诺贝尔奖委员会规定奖项不允许追授逝者。因此罗莎琳德·富兰克林未被列为获奖人之一。

DNA 复制

细胞分裂时，每个新细胞都要进行 DNA 复制。DNA 螺旋的复制过程称为 DNA 复制。在有丝分裂间期的 S 期，DNA 以最开始的双链结构中的一条作为模板进行复制，形成一条互补的新链。DNA 复制以半保留方式进行，在新形成的双螺旋中，一条为旧链，另一条为新链。换言之，在每一个新形成的双螺旋中，保存一条旧链。每条旧链通过互补碱基配对产生了一条新链，因此两个 DNA 螺旋完全相同，且与原始分子相同（图 22.2）。

在分子水平上，几种酶和蛋白质参与了新 DNA 链的半保留复制。图 22.3 概述了这个过程。

DNA 复制的主要过程包括：

1. DNA 解旋酶破坏碱基对之间的弱氢键，双链分开。

2. 以解开的每一条片段为模板，遵循碱基互补

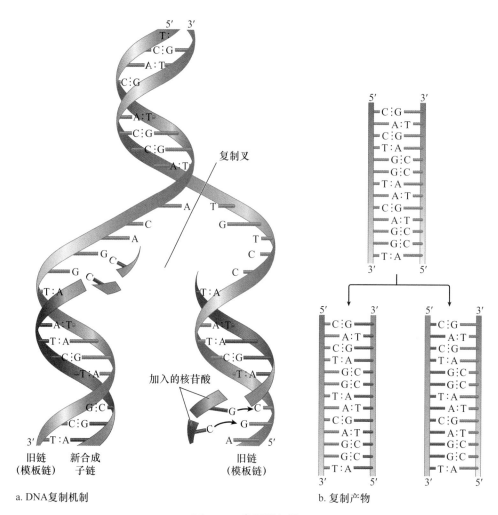

图 22.2 半保留复制

a. DNA 双螺旋解开后，每条亲本链用作形成新子链的模板。互补的游离核苷酸与每条亲本链中的碱基通过氢键相连（例如，A 与 T，G 与 C），然后连接成一条完整的子链。b. 复制后产生两条螺旋，每条螺旋由一条子链和一条亲本链组成。

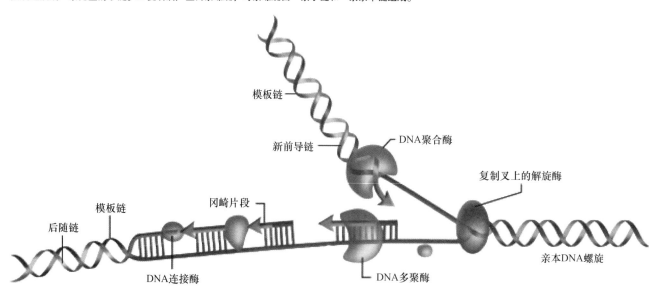

图 22.3 DNA 复制

DNA 复制过程的示意图显示了该过程中参与的主要酶和蛋白质。

配对原则，与细胞核中的核苷酸（由糖、磷酸和一个含氮碱基组成）互补配对，并在 DNA 聚合酶作用下连接成一段子链。

3. DNA 双螺旋的两条链是反向平行排列的，DNA 聚合酶可以在链的一端加入新的核苷酸，DNA 反向合成。前导链连续合成，而后随链分段合成，这些分段合成的 DNA 短片段，称为"冈崎片段"。

4. DNA 连接酶填补糖 - 磷酸骨架中的缺口。DNA 重新形成螺旋结构。

5. 两个子代双螺旋分子完全相同并且与亲代 DNA 分子也相同。

DNA 复制是一个相对较快的过程，DNA 聚合酶添加新的核苷酸的速度是每秒 50 个左右。复制错误会导致新链中碱基序列与亲本链不同，这种情况极少发生（每 1 亿个核苷酸中约有 1 个）。一旦发生错误，细胞中的修复酶就会进行修复。若复制错误持续发生即可导致突变，这是碱基序列永久性改变。突变并不一定有害，突变后可能产生一个新的改变表型的等位基因，从而引起变异。这种变异使你和邻居有所不同，人类也与其他动物区分开来。

RNA 的结构和功能

RNA（核糖核酸）由含有核糖的核苷酸组成，这类多核苷酸因核糖而得名。RNA 的碱基主要有四种：腺嘌呤（A）、尿嘧啶（U）、胞嘧啶（C）和鸟嘌呤（G）（图 22.4）。RNA 和 DNA 的区别之一是 RNA 中的尿嘧啶取代了 DNA 中的胸腺嘧啶。与 DNA 一样，RNA 中也有互补碱基配对，胞嘧啶与鸟嘌呤配对，腺嘌呤与尿嘧啶配对。然而，与 DNA 的双螺旋结构不同，大多数 RNA 是单链结构（图 22.4）。表 22.1 列出了 DNA 和 RNA 的异同。

RNA 分为编码 RNA 和非编码 RNA。具有编码功能的 RNA 是信使 RNA（mRNA），实现遗传信息向蛋白质分子的转化。非编码 RNA 包括核糖体 RNA（rRNA）、转移 RNA（tRNA）和小 RNA。小 RNA 参与编码 mRNA 和 rRNA 基因的表达。

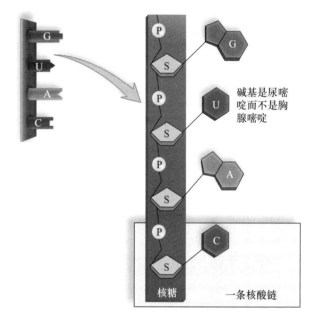

图 22.4　RNA 结构

与 DNA 一样，RNA 也是核苷酸的聚合物。其中，核糖与磷酸分子和碱基（G、U、A 或 C）相连。在 RNA 中，尿嘧啶取代胸腺嘧啶作为嘧啶碱基之一。RNA 是单链结构，而 DNA 是双链结构。

表 22.1　DNA 和 RNA 的异同

相同点	
都是核酸	
由核苷酸组成	
都是糖 - 磷酸骨架	
具有四种不同类型的碱基	

不同点	
DNA	RNA
存在于细胞核和线粒体中	存在于整个细胞中
储存遗传信息	协助处理遗传信息
组成五碳糖的是脱氧核糖	组成五碳糖的是核糖
碱基为 A、T、C、G	碱基为 A、U、C、G
双螺旋结构	单链结构
转录产生 RNA	参与基因调控，翻译合成蛋白质

生活中的科学

什么是微 RNA，它的作用是什么？

微 RNA（miRNA）是一类小的非编码 RNA。它参与基因的表达与调控，在生物发育过程中起到重要作用。过去，微 RNA 通常用于各类恶性肿瘤的早期检测。研究人员目前正在利用它们探索生物之间的进化关系。研究者发现，一旦微 RNA 存在于基因组中就很少丢失，因此具有相似微 RNA 序列的生物体之间联系紧密。这是通过研究环节动物（分段蠕虫）的微 RNA 序列发现的。尽管数百万年来，全球各地的蚯蚓、水蛭和刚毛虫存在物种差异，但它们仍保留着相似的序列。

mRNA

mRNA 在细胞核中合成，由 DNA 的一条链作为模板转录而来。mRNA 携带遗传信息从 DNA 传递到细胞质的核糖体中，核糖体是蛋白质合成的场所。mRNA 是一种线性分子，如图 22.4 所示。

rRNA

在真核生物中，rRNA 以细胞核核仁中的 DNA 模板转录而来。rRNA 与特定蛋白质结合形成核糖体大、小亚基。随后亚基离开细胞核，或附着于内质网上，或游离在细胞质中。在蛋白质合成过程中，核糖体大、小亚基结合形成复合物（核糖体），作为蛋白质生物合成的“装配机”。

tRNA

tRNA 在细胞核中合成，以 DNA 的一部分作为模板。顾名思义，tRNA 的功能是把氨基酸转运到核糖体。在核糖体中，氨基酸按照正确的顺序结合在一起合成蛋白质。用于合成蛋白质的氨基酸共有 20 种。而一种 tRNA 只能运载一种氨基酸。因此，至少需要 20 种不同的 tRNA 分子作用于细胞中，才能正常合成蛋白质。

小 RNA

小 RNA 包括几种不同类型。核小 RNA（snRNA）参与到 mRNA 由细胞核到细胞质翻译之前的剪接过程。核仁小 RNA（snoRNA）修饰细胞核内的 rRNA。微 RNA 附着在细胞质中的 mRNA 上，可以防止 mRNA 进行不必要的翻译。干扰小 RNA（siRNA）可与 mRNA 结合，最终降解 mRNA。

22.2　基因表达

正如我们看到的，DNA 为细胞提供了合成蛋白质的模板。简单地说，DNA 是合成 RNA 的模板，而 RNA 又是合成蛋白质的模板。基因表达过程，即蛋白质合成，首先以 DNA 为模板转录成 RNA，然后 RNA 翻译合成蛋白质。

在讨论基因表达的机制之前，首先回顾一下蛋白质的结构。

蛋白质的结构和功能

蛋白质由称为氨基酸的亚单位组成。大多数蛋白质都是由 20 种不同氨基酸组成。氨基酸的数量和顺序的不同决定了蛋白质的多样性，也使得蛋白质形状各异（有关蛋白质结构的详细信息，请参见图 2.21）。蛋白质决定体内各种细胞的结构和功能，机体所有重要的组成部分都需要蛋白质参与，此外，许多蛋白质还具有调节功能；作为酶催化化学反应；作为神经递质辅助神经系统的功能；作为抗体在免疫系统中发挥作用；作为激素改变某些细胞的活性。20 种不同的氨基酸排列顺序不同，也赋予蛋白质多种多样的功能。

基因表达：概述

基因表达的第一步称为转录，第二步称为翻译（图 22.5）。转录时合成一条 mRNA 链，与 DNA 分子的模板链互补。合成的 mRNA 分子是基因的转录产物。转录的意思是“复制一个完全相同的副本”。这样，DNA 中的核苷酸序列就被复制成 mRNA 中的核苷酸序列。

蛋白质的合成需要翻译。翻译的意思是“将信息转换成另外一种语言”。这样，核苷酸序列（mRNA）被翻译成了氨基酸序列（蛋白质）。这一过程只有当 DNA 和 mRNA 的碱基能编码氨基酸时才会发生。这些编码称为遗传密码。

生活中的科学

所有变异都有危害吗？

变异仅仅意味着在复制或分裂期间 DNA 原始结构的改变。在某些情况下，这些变化可能会导致错误的或有害的结果，从而对生物个体产生不利影响。除此之外，性状的多样性也可以被认为是变异。如果不能进行改变，我们将无法适应不断变化的环境，那么也就无法进化了。

遗传密码

遗传密码（图 22.6）是指 mRNA 分子中称为密码子的三碱基序列。每个密码子代表一种特定的氨基酸。至于每个密码子为什么包含三个碱基，而不是一个或两个碱基是数学上的问题。用于合成蛋白质的氨基酸共有 20 种。如果一个密码子包含一个碱基，则 16 个氨基酸无法被编码。如果每个密码子包含两个碱基，则仅能编码 16 个氨基酸。然而，如果三个碱基决定一个氨基酸，那么三联体密码可能的组合将是 64 种，足以编码 20 个氨基酸。对遗传密码的进一步研究表明（图 22.6），在 64 个密

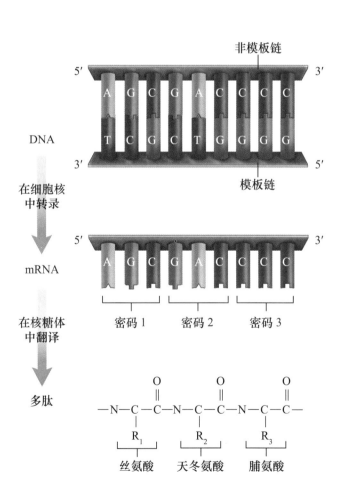

图 22.5 基因表达示意

一条 DNA 链作为 mRNA 合成的模板，mRNA 中的碱基序列决定了多肽中的氨基酸序列。

第一碱基	第二碱基				第三碱基
	U	C	A	G	
U	UUU 苯丙氨酸	UCU 丝氨酸	UAU 酪氨酸	UGU 半胱氨酸	U
	UUC 苯丙氨酸	UCC 丝氨酸	UAC 酪氨酸	UGC 半胱氨酸	C
	UUA 亮氨酸	UCA 丝氨酸	UAA 终止	UGA 终止	A
	UUG 亮氨酸	UCG 丝氨酸	UAG 终止	UGG 色氨酸	G
C	CUU 亮氨酸	CCU 脯氨酸	CAU 组氨酸	CGU 精氨酸	U
	CUC 亮氨酸	CCC 脯氨酸	CAC 组氨酸	CGC 精氨酸	C
	CUA 亮氨酸	CCA 脯氨酸	CAA 谷氨酰胺	CGA 精氨酸	A
	CUG 亮氨酸	CCG 脯氨酸	CAG 谷氨酰胺	CGG 精氨酸	G
A	AUU 异亮氨酸	ACU 苏氨酸	AAU 天冬酰胺	AGU 丝氨酸	U
	AUC 异亮氨酸	ACC 苏氨酸	AAC 天冬酰胺	AGC 丝氨酸	C
	AUA 异亮氨酸	ACA 苏氨酸	AAA 赖氨酸	AGA 精氨酸	A
	AUG (起始) 甲硫氨酸	ACG 苏氨酸	AAG 赖氨酸	AGG 精氨酸	G
G	GUU 缬氨酸	GCU 丙氨酸	GAU 天冬氨酸	GGU 甘氨酸	U
	GUC 缬氨酸	GCC 丙氨酸	GAC 天冬氨酸	GGC 甘氨酸	C
	GUA 缬氨酸	GCA 丙氨酸	GAA 谷氨酸	GGA 甘氨酸	A
	GUG 缬氨酸	GCG 丙氨酸	GAG 谷氨酸	GGG 甘氨酸	G

图 22.6 遗传密码

在该图中，每个密码子（白色矩形）由三个字母组成，分别是第一碱基，第二碱基和第三碱基。比如，在图中查找一个长方形，其中 C 为第一碱基，A 为第二碱基。我们看到第三碱基可以是 U、C、A 或 G。CAU 和 CAC 是组氨酸的密码子，CAA 和 CAG 是谷氨酰胺的密码子。

码子中有 61 个对应 20 种氨基酸，其余三个并不编码任何氨基酸，是终止密码子，起到多肽合成终止信号作用。其中三联体密码子 AUG 编码甲硫氨酸，也有合成起点作用。还要注意的是，大多数氨基酸都含有一个以上的三联体密码子。例如，亮氨酸、丝氨酸和精氨酸各自具有六个不同的密码子。遗传密码的这种简并性起到保护作用，防止碱基序列突变造成的危害。

遗传密码具有通用性，它适用于绝大多数生物个体（某些细菌中有微小的变化）。这表明遗传密码可以从现在的生命追溯到地球上的起源生物，并且所有生命都是相关联的。换言之，所有生物个体分享这进化的遗产。

生活中的科学

为什么遗传密码具有通用性很重要？

除极少数生物外，遗传密码是通用的。这意味着某一密码子编码的氨基酸在人类中或在猴子、蕨类植物和跳蚤中都是相同的。值得注意的是，密码子 UGA，它在一些原生生物和细胞的线粒体中编码色氨酸而不是充当终止密码子。这种生物间的通用性意味着共同的进化遗产。遗传密码支持所有生物都是相关的这一生物学的基本观点。

转录

在转录过程中，DNA 的一个特定片段用作 RNA 分子的模板。虽然所有 RNA 都是通过转录合成的，但我们将重点关注 mRNA 的转录。

mRNA 的合成

当 RNA 聚合酶解开 DNA 螺旋时，细胞核中的转录开始了，互补的碱基配对。RNA 含有的是尿嘧啶而不是胸腺嘧啶，因此 DNA 和 mRNA 链之间的碱基配对是 A 与 U 和 C 与 G（图 22.7）。接着，RNA 聚合酶连接 RNA 核苷酸，形成与 DNA 片段互补的 mRNA 碱基序列。

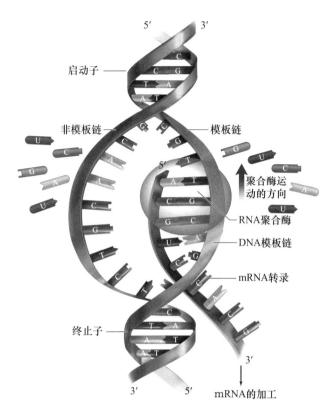

图 22.7　DNA 转录成 mRNA

在转录期间，以 DNA 为模板形成互补 RNA。在 RNA 聚合酶的结合部位，DNA 的一部分双螺旋解开。在 RNA 聚合酶的作用下形成一条与 DNA 碱基序列互补的 mRNA。

mRNA 的加工

转录的 mRNA 在从细胞核输送到细胞质翻译之前，要经历一系列加工。

新合成的前体 mRNA 在加工后成为成熟 mRNA（图 22.8）。人类的大多数基因中都含有非基因的插入 DNA 片段，它们是基因内片段，不编码功能性蛋白质，因此被称为内含子。基因的另一部分被称为外显子，因为它们最终能够被表达。只有外显子才能编码蛋白质。

前体 mRNA 含有与外显子和内含子互补的碱基，在加工过程中，（1）mRNA 的一端加上修饰过的鸟苷酸形成帽子结构，另一端加上多个腺苷酸形成尾部。（2）去除内含子，连接外显子，由此形成由连续外显子组成的成熟 mRNA 分子。mRNA 的剪接是由剪接体来催化，剪接体是由 RNA 和蛋白质组成的复合物。令人惊奇的是，剪接体的 RNA

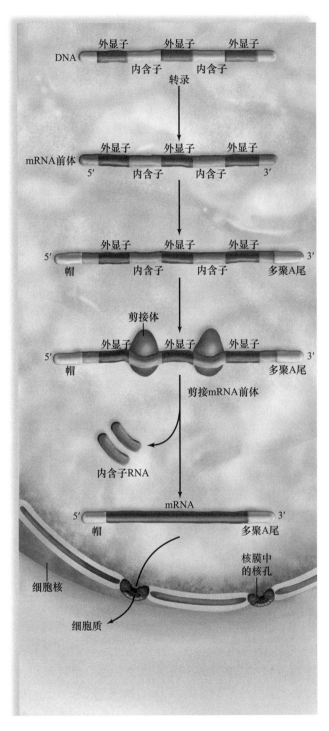

图 22.8 mRNA 的加工

在加工过程中，给 mRNA "戴帽" 和 "加尾"，切除内含子，仅留下外显子。然后，mRNA 分子离开细胞核。

部分（非蛋白质）发挥酶的作用，因此被称为核酶。

通常，基因的所有外显子在加工后连接在一起。在某些情况下，细胞仅使用部分外显子而不是

所有外显子来形成成熟的 RNA 转录体。mRNA 的间隔剪接解释了为啥单个基因可以在细胞中合成不同的蛋白质，以及遗传密码是通用的，而生物体之间的复杂程度却不同。我们发现越来越多的小 RNA 不仅可以调节 mRNA 的加工，还可以调节转录和翻译。DNA 编码蛋白质，而 RNA 参与协调其结果。

翻译

在翻译过程中，tRNA 分子携带氨基酸进入核糖体（图 22.9），合成多肽。核糖体由大、小两种亚基组成，在翻译过程中两种亚基连接在一起并与 mRNA 链结合，形成一个翻译复合体（图 22.9a）。核糖体有三个结合位点，称为 A、P 和 E 位点，这些位点是单个 tRNA 分子与 mRNA 链结合的地方。tRNA 分子呈三叶草状，上面含有一个与氨基酸结合的区域和一个反密码子区域（图 22.9c）。反密码子是 tRNA 上的一个三碱基序列，与 mRNA 中的三联体密码子形成互补碱基配对。正是这互补配对，使 tRNA 能将正确的氨基酸带到 mRNA 链的正确位置上。每个由特定密码子编码的氨基酸被带有特定反密码子的 tRNA 分子携带到翻译复合体中。tRNA 分子连到翻译复合体的 A 位点上，其中每个反密码子与互补的密码子配对（图 22.9b）。

mRNA 密码子的序列决定 tRNA 分子与核糖体连接的顺序。这样，mRNA 中密码子的排列顺序决定蛋白质中氨基酸的排列顺序。tRNA 附着在生长的多肽上，从核糖体的 A 位点移动到 P 位点，如图 22.9b 所示。

如果 mRNA 的密码子序列是 ACCGUAAAA，那么这段多肽的氨基酸序列是怎样的呢？图 22.6 给出了答案：

mRNA 密码子	tRNA 反密码子	氨基酸
ACC	UGG	苏氨酸
GUA	CAU	缬氨酸
AAA	UUU	赖氨酸

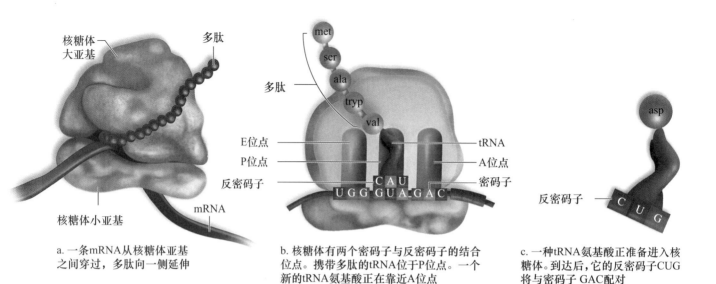

a. 一条mRNA从核糖体亚基之间穿过，多肽向一侧延伸

b. 核糖体有两个密码子与反密码子的结合位点。携带多肽的tRNA位于P位点。一个新的tRNA氨基酸正在靠近A位点

c. 一种tRNA氨基酸正准备进入核糖体。到达后，它的反密码子CUG将与密码子 GAC配对

图 22.9　三类 RNA 在翻译中的作用

蛋白质的合成在核糖体中进行。a. 核糖体的侧面观，显示一条 mRNA 和一条生长的多肽。b. 大核糖体亚基上有 tRNA 的结合位点。c. tRNA 的结构和功能。

翻译的步骤

翻译形成多肽的过程包括三个步骤：起始，延伸和终止（图 22.10）：

1. 在起始过程中，mRNA 与两个核糖体亚基中较小的一个结合。然后较大的核糖体亚基与较小的核糖体亚基结合，形成翻译复合体。

2. 在延伸期间，多肽每次延长一个氨基酸，每秒大约延长 5 个氨基酸。进入的 tRNA 到达 A 位点，然后从离开的 tRNA 接收生长的肽链。核糖体沿 mRNA 链移动，每次移动一个密码子，P 位点再次被 tRNA- 肽复合物占据。位于 E 位点的已卸载的 tRNA 离开核糖体。空出的 A 位点可以接收另一个进入的 tRNA。就这样，肽不断生长，并且多肽的线性结构也逐渐形成。随着线性结构的形成，多肽的特定形状也开始形成。

3. 然后，当三个终止密码子中的一个进入 A 位点时，合成终止。终止需要一种称为释放因子的蛋白质，它可以与终止密码子结合，并从最后的 tRNA 中将多肽解离出来。核糖体随后分解成两个亚基并从 mRNA 分子上脱落下来。翻译复合体的各个部分在 mRNA 链的起始端重新形成，重复该过程并合成另一种多肽。

另外，很多核糖体可同时工作，合成同样的多肽。一旦 mRNA 的初始端被某个核糖体翻译，这个核糖体就会沿着 mRNA 向下移动，另一个核糖体又结合到 mRNA 上开始翻译。因此，几个核糖体（统称为多核糖体）可以同时沿着一条 mRNA 移动。同类型的几条多肽可以由一条 mRNA 分子合成。除了翻译复合体的循环利用之外，这还使得每个细胞都能制造足够数量的蛋白质。

基因表达回顾

细胞核中的 DNA 含有转录成 RNA 的基因。其中一些 RNA 是 mRNA，将被翻译合成蛋白质。在转录过程中，以 DNA 链（基因）的一个片段作为模板合成 RNA。该 RNA 中的碱基与 DNA 中的碱基互补。在 mRNA 中，每三个碱基组成一个氨基酸密码子（表 22.2，图 22.11）。mRNA 被加工后离开细胞核。在加工过程中，内含子被剪切，末端被修饰。mRNA 携带密码子序列到核糖体，核糖体由 rRNA 和蛋白质组成。与特定氨基酸结合的 tRNA 带有反密码子，能与 mRNA 中的密码子配对。在翻译过程中，tRNA 携带氨基酸到达核糖体。mRNA 密码子的线性序列决定了组成蛋白质的氨基酸的顺序。

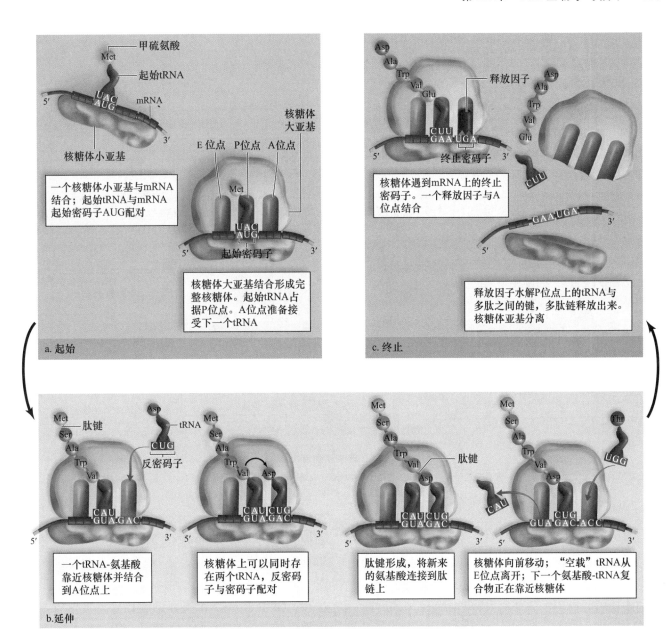

图 22.10　翻译过程中多肽链的形成

多肽链在核糖体上合成，共分为三个步骤：a. 起始；b. 延伸；c. 终止。

表 22.2　基因表达的参与者

分子名称	基因表达阶段	功能
DNA	转录	含有基因产物 (蛋白质) 形成的遗传信息
RNA 聚合酶	转录	RNA 聚合酶将 DNA 中信息复制合成 mRNA
mRNA	转录 / 翻译	把信息从 DNA 转移到核糖体
tRNA	翻译	将遗传信息翻译为氨基酸序列
rRNA	翻译	帮助形成核糖体的结构
氨基酸	翻译	用于构建多肽链的单体

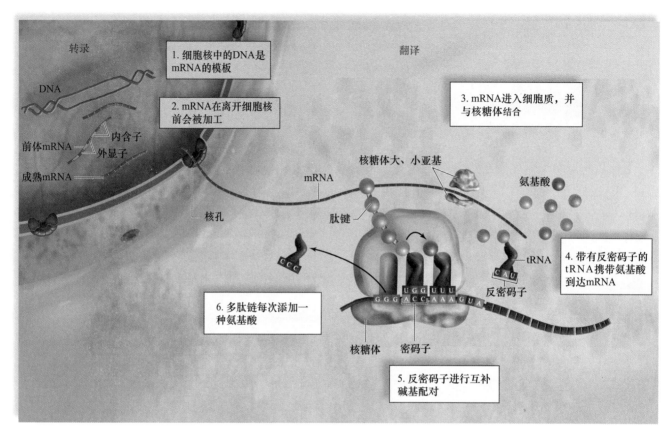

图 22.11　转录和翻译小结

最常见的基因表达产物是蛋白质。基因表达包含两个步骤：在细胞核中转录，在细胞质的核糖体中翻译。

基因表达调控

每个细胞都含有全部基因拷贝。然而，各细胞中表达的基因则不同。例如，肌肉细胞和神经细胞在细胞核中开启表达的基因不同，在胞质中活跃的蛋白质也不同。在细胞中，从转录前对 DNA 的调控到翻译后对蛋白质活性的调控，多种机制可以调控基因的表达（图 22.12）：

1. 转录前调控：细胞核中，DNA 必须与转录所需的酶结合。染色体往往在特定区域被解旋、松弛。转录开始之前，必须去除保护 DNA 的蛋白质和化学修饰。

2. 转录水平调控：在细胞核中，许多机制可以调控转录的基因以及基因转录的速度。这包括用于启动转录（基因表达的第一步）的转录因子的参与。

3. 转录后调控：DNA 转录形成 mRNA 后，在细胞核内进行转录后调控。mRNA 离开细胞核之前的加工过程以及成熟 mRNA 离开细胞核的速度都会影响基因表达量。

4. 翻译水平调控：翻译水平调控在细胞质中进行，发生于 mRNA 离开细胞核后，蛋白质产物出现之前。一些 mRNA 在翻译前需要做些改变，这不仅影响 mRNA 分子在细胞质中的预期寿命，还影响它们与核糖体结合的能力。两种小 RNA 参与这一水平的基因表达，包括微 RNA 和干扰小 RNA。微 RNA 与 mRNA 结合，能够抑制翻译。干扰小 RNA 则标记 mRNA，使其被核酸酶降解，从而阻止翻译的发生。

5. 翻译后调控：这一过程同样在细胞质中进行，发生于蛋白质合成之后。多肽产物必须经过适当的加工修饰才具有生物学功能。此外，功能性酶还会受到反馈抑制——酶产物与酶结合可以改变酶的形态，使其不再参与反应。

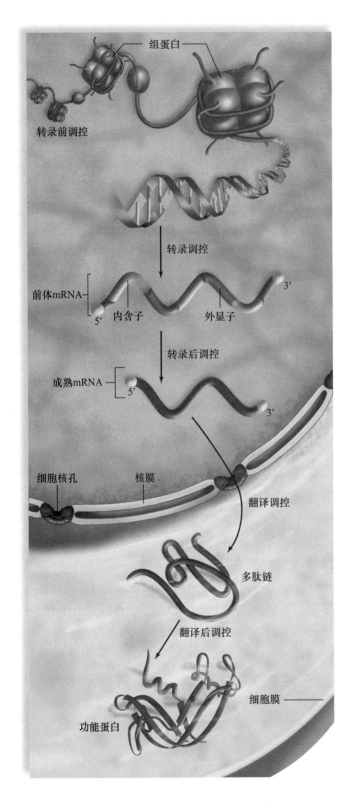

图 22.12　真核细胞中基因表达调控

在真核细胞中基因表达的调控发生在不同层面上。三种机制与细胞核有关，两种机制与细胞质有关。外部信号也可以调控基因的表达。

转录因子

在人类细胞中，转录因子是能够结合 DNA 的蛋白质。科学家一度认为转录因子只是充当基因的开关。现在我们知道转录因子的作用要复杂得多。一个更好的类比就是基因表达水平的调控就像可变的电灯开关，多种转录因子精细地调控着转录过程。转录因子种类繁多，当转录因子和其他相关调节蛋白准确结合 DNA 序列之后，RNA 聚合酶结合到 DNA 上并开始转录过程。

细胞成熟时就会分化，细胞功能也趋向专门化。专门化取决于基因的活跃性，取决于某些转录因子在该细胞中的活性。来自细胞内外的信号可以启动或终止编码某些转录因子的基因。例如，胚胎手指呈扁平桨状。五个手指由皮肤和结缔组织连接在一起。胚胎手指缝隙间的细胞凋亡基因（程序性细胞死亡）启动，手指间织带消失，才发育为成形的手指。

22.3　DNA 技术

DNA 测序

DNA 测序是指确定一个特定基因内 DNA 片段的核苷酸顺序的过程。研究人员通过 DNA 测序能够识别与疾病相关的特定等位基因，从而极大地推动药物或治疗技术的研发。这也是法医生物学研究的基础，甚至能帮助我们了解人类的进化史。

DNA 技术在 20 世纪 70 年代初问世，它是在 DNA 复制过程中将染料终止子或放射性示踪元素分别结合到四个核苷酸上，通过手动测序，最后根据凝胶板上的图谱将 DNA 序列破译出来。现代测序包括将染料吸附到核苷酸上，自动测序仪利用激光探测不同的染料，然后给出数字化的核苷酸序列。开始 DNA 片段测序时，需要用聚合酶链式反应（PCR）合成，或者说复制片段的多个副本。

DNA 分析

聚合酶链式反应可以几小时内在试管中复制数百万份 DNA 片段。PCR 具有专一性，只扩增靶 DNA 序列，通常长度为几百个碱基。PCR 需要使用 DNA 聚合酶（一种用于 DNA 复制的酶），并且

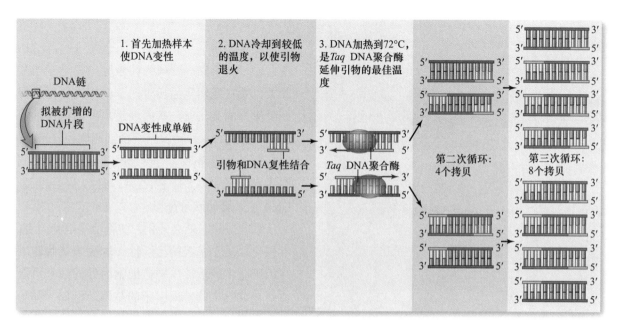

图 22.13 聚合酶链式反应

PCR 过程合成单个 DNA 片段的多个拷贝。

需要提供合成新 DNA 链的核苷酸。PCR 包含三个基本步骤（图 22.13），这些步骤不断循环，通常循环 35 ～ 40 次：（1）95℃变性，DNA 受热变成单链；（2）退火，温度通常在 50 ～ 60℃之间，寡核苷酸引物分别与单个 DNA 链杂交；（3）72℃延伸，DNA 聚合酶为 DNA 单链添加互补碱基，生成双链 DNA。

PCR 是一种链式反应，只要该过程继续进行，目标 DNA 就会被重复复制，与 DNA 的自然复制一样。注意，复制循环每增加一次，DNA 的数量也会增加一倍。因此，假设起初只有一个 DNA 拷贝，那么一次循环后将有两个拷贝，两次循环后将有四个拷贝，依此类推。自 1985 年由凯利·穆利斯开发以来，PCR 一直使用至今，现在几乎每个实验室都用自动 PCR 仪来进行 DNA 扩增。从温泉生活的细菌 *Thermus aquaticus* 中分离出来一种对温度不敏感（耐热）的 DNA 聚合酶之后，PCR 自动化才得以实现。这种耐热 DNA 聚合酶能够承受使双链 DNA 变性的高温而不失活。因此，不必因补加酶而中断复制。PCR 仅需极少量的 DNA 样本，因此即使是从犯罪现场或木乃伊的大脑中获取的微小样本都能进行 DNA 测序。

今日生物学 **生物伦理学**

DNA 指纹识别与刑事司法体系

多年来，一直使用传统的指纹识别来找出罪犯，帮助那些被错误逮捕的人们洗脱罪名。有幸的是现在我们同样可以使用 DNA 指纹识别。DNA 指纹识别只需要少量 DNA 样本，可以是犯罪现场留下的血迹、强奸案中的精液，甚至是一根头发！

DNA 指纹识别的支持者声称，此技术是毋庸置疑的。调查人员为何如此肯定？现在大部分法医 DNA 指纹分析使用的都是短串联重复序列（STR），即我们基因组中含有的非编码 DNA 重复片段。最常见的重复序列长度为 4 个碱基，例如，CATG。可能在你遗传自父亲的某一染色体上有 11 个拷贝，而在遗传自母亲的同源染色体上只有 3 个拷贝。用电泳分析时，重复序列的增加是与 DNA 长度的增加相对应的。每个人有独特的重复模式，因此这些 STR 可以用于区分不同个体。很多人的单个染色体上的特定 STR 模式可能是一样的，然而，分析多个 STR 位点，可得出每个人有统计学意义的独特的图谱，除非是同卵双胞胎！在美国，联邦调查局的 DNA 联合索引系统（CODIS）使用 13 个 STR 位点（加上性别标记）来识别不同个体。

然而，反对者指出，这项技术并非毫无瑕疵。警方或实验室的疏忽可能导致证据无效。例如，在 O. J. 辛普森案的审判期间，辩方声称 DNA 证据不可采纳，因为无法证明警察没有在犯罪现场"布下"辛普森的血液。此外还报道了一些其他

问题，包括实验室程序的失误和法医专家的可信度问题。在柯蒂斯·麦卡蒂案件中，麦卡蒂被同一名检察官和警方实验室分析员关进死囚牢房三次。坐牢 21 年后，他被无罪释放。检察官被指控行为不端，警方实验室分析员因伪造实验室数据遭到解雇并被定罪。

除了识别罪犯外，DNA 指纹识别还可用于鉴定父子关系和母子关系，确认移民的国籍，以及识别国家灾难的受害者，例如，2001 年 9 月 11 日的恐怖袭击，2007 年印度尼西亚的海啸，以及 2008 年和 2010 年中国和海地的地震。

考虑到 DNA 指纹的用处，或许应该强制要求每个人献血来建立国家 DNA 指纹数据库。然而，有的人指出这个行为是不合理的搜查，是违反宪法的。

用 PCR 扩增后，DNA 便可用于 DNA 指纹识别，也称为 DNA 分析。现在，DNA 指纹识别通常是通过检测一个短序列（2～5 个碱基）的重复次数来完成的。不同个体在特定位置的重复次数不同。回想一下，PCR 只扩增 DNA 的特定部分。因此，一个位置的重复次数越多，PCR 扩增的 DNA 片段就越长。在进行凝胶电泳时，这些 DNA 片段根据大小分离，最后形成一种独特的带型。如果两种 DNA 图谱匹配，则 DNA 很可能来自同一个人。通常需要测试多个位点的重复次数以进一步确定来源。

DNA 指纹识别的用途非常广泛。DNA 若与病毒或突变基因的 DNA 相匹配，就可诊断出病毒感染、遗传疾病或恶性肿瘤。对单个精子的 DNA 进行指纹识别足以鉴别强奸罪嫌疑人。对犯罪现场的血液或组织中的 DNA 进行指纹识别已作为一种手段成功地给犯罪分子定罪。图 22.14 显示了如何利用 DNA 指纹识别来鉴别罪犯。DNA 指纹识别还可用于法医鉴定遗骸或用于识别自然灾害的受害者。

PCR 和 DNA 指纹识别应用广泛，超出我们的想象。PCR 分析现已用于识别身份不明的士兵

和俄国皇室成员，还可以帮助解决亲子鉴定的诉讼。环境执法部门可以利用这些技术识别非法偷猎的象牙和鲸鱼肉。将这些技术用于比较化石中的 DNA 和生物体的 DNA，能够为进化研究提供新的线索。

生活中的科学

家用 DNA 亲子鉴定试剂盒如何使用？

许多实验室现在都有亲子鉴定试剂盒，用于在家中收集检测样本。收集待测的儿童及父亲的口腔拭子，即用消毒过的拭子轻刮口腔内侧，采集 DNA 样本。采集完成后，将该样本送至实验室，通过 PCR 扩增 DNA 并进行 DNA 指纹识别。大多数实验室将检查 12～16 种不同的染色体标记来确定亲子关系，3～5 天给出结果。虽然这些家庭用测试结果有效、私密、快捷，但并未得到法院系统的认可，不能作为证据采纳。

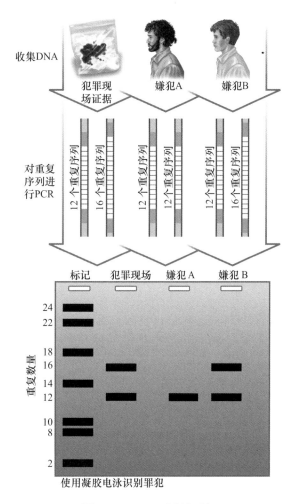

收集DNA

犯罪现场证据　嫌犯A　嫌犯B

对重复序列进行PCR

12个重复序列　16个重复序列　12个重复序列　12个重复序列　12个重复序列　16个重复序列

标记　犯罪现场　嫌犯A　嫌犯B

重复数量

使用凝胶电泳识别罪犯

图 22.14　DNA 指纹识别

　　通过 PCR 反应扩增样品中的 DNA 短片段，进行 DNA 指纹识别。然后使用凝胶电泳（或检测仪）分离这些片段，以观察片段长度的微小变化。

克隆

　　在生物学中，克隆是指通过无性方式产生基因相同的 DNA、细胞或生物。基因克隆可以产生许多具有相同基因的拷贝。重组 DNA（rDNA）由多个不同来源的 DNA 组成，可以实现基因克隆。构建重组 DNA 需要一个载体，技术人员借助该载体将目的基因导入宿主细胞，如细菌。质粒是较为常见的载体，它是存在于细菌中的一种较小的环状 DNA，通常含有抗生素抗性基因。质粒不属于细菌染色体的一部分，具有自主复制能力。基因克隆的步骤如下（图 22.15）。

　　限制性内切酶将人类 DNA 和质粒 DNA 切开。细菌中含有数百种限制性内切酶，它们负责切断所

有进入细胞的病毒 DNA。之所以被称为限制性内切酶，是因为它们能够限制病毒的生长。它们还可以作为分子剪刀，在特定位置切割任何 DNA 片段。例如，一种名为 *Eco*R Ⅰ 的限制性内切酶总是在一种碱基序列中以一种方式切割双链 DNA：

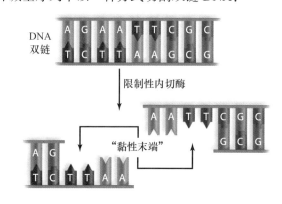

DNA 双链

限制性内切酶

"黏性末端"

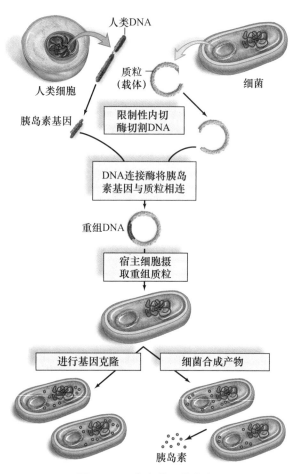

人类DNA

人类细胞

质粒（载体）

细菌

胰岛素基因

限制性内切酶切割DNA

DNA连接酶将胰岛素基因与质粒相连

重组DNA

宿主细胞摄取重组质粒

进行基因克隆　　细菌合成产物

胰岛素

图 22.15　人类基因的克隆

　　该图显示了人类基因克隆的基本步骤。一种特定的限制性内切酶将人类 DNA 和质粒 DNA 切开。然后通过 DNA 连接酶将可能含有胰岛素基因的人类 DNA 连接到载体质粒上。质粒导入细菌后，基因克隆即完成。如果基因表达与预期一致，便可回收产物（如胰岛素）。

今日生物学 与 科学

生殖和治疗性克隆

"克隆"一词在生物学中有几种不同的含义。除了图 22.15 所示的基因克隆外，还有生殖性克隆和治疗性克隆。生殖性克隆是指使用正常体细胞克隆出成年动物的过程，治疗性克隆可以快速生产特定类型的成熟细胞。这两种克隆都是近期研究如何控制细胞周期的直接成果。

生殖性克隆，又称为成年动物的克隆，曾一度认为无法实现。因为研究人员发现成年细胞的细胞核几乎无法"重新开始"细胞周期，即使将它放置在一个去核的卵子中亦如此。

1997 年，克隆羊多莉证明了生殖性克隆的可行性。将细胞核移入去核的卵子之前，供体细胞需要进行饥饿培养。这是为了使其停止分裂，进入 G_0（静止）期，这样细胞核便能够接受细胞质信号开始发育（图 22Aa）。这一进步表明，我们不仅可以克隆所需特性的农场动物，甚至可以克隆濒临灭绝的珍稀动物。然而，尽管我们取得了如此令人振奋的成果，但仍需克服许多阻碍，而且进行人体克隆实验禁止使用联邦资金。

然而，治疗性克隆的目标是生产各类细胞的成熟细胞而不是单个生物。其主要目的包括：

（1）更多地了解细胞特化是如何发生的；

（2）提供可用于治疗人类疾病（如糖尿病）

或重大损伤（如脑卒中或脊髓损伤）的细胞和组织。

进行治疗性克隆有两种可行方法。第一种方法与生殖性克隆的步骤相同，但需要将胚胎干细胞（ESC）分离，并分别进行处理使其发育成特定类型的细胞，如红细胞、肌肉细胞或神经细胞（图 22Ab）。如果胚胎继续发育，它将成为一个个体，一些人认为此类治疗性克隆不符合伦理道德，因此目前仍处于实验性阶段。

第二种进行治疗性克隆的方法是利用成体干细胞。干细胞存在于成人体内的很多器官中。例如，骨髓中含有能够产生新的血细胞的干细胞。然而，成体干细胞可形成的细胞种类有限。不过，科学家们正在攻克这一难题。2006 年，日本科学家在成体皮肤干细胞中添加了四种基因，成功地将一种称为成纤维细胞的细胞变成诱导多能干细胞（iPS），这种细胞类似于胚胎干细胞。之后，研究人员利用成体干细胞制造出心脏和脑细胞。还有研究人员使用这项技术来逆转大鼠的帕金森病症状。

尽管对于诱导多能干细胞的益处存在质疑，但这些进展表明科学家们正在积极寻找某种方法，以解决目前胚胎干细胞应用的局限性和伦理问题。

图 22A 生殖性克隆与治疗性克隆

a. 生殖性克隆的目的是产生与提供细胞核的个体基因完全相同的个体。将细胞核置于去核的卵子中，经过几次有丝分裂后，将胚胎植入代孕母体中进一步发育。b. 治疗性克隆的目的是产生特定组织和细胞。将细胞核置于去核的卵子中，经过几次有丝分裂后，分离胚胎细胞（称为胚胎干细胞）并进行处理成为特定细胞。

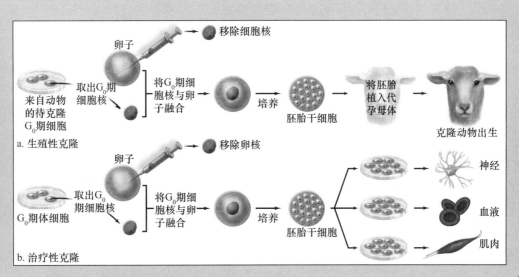

限制性内切酶切开质粒 DNA，如果外源 DNA（可能是人类基因，如胰岛素基因）的末端与限制性内切酶切割裸露的碱基可以互补配对，外源 DNA 就可与质粒连接起来。若要保证连接，只需使用相同类型的限制性内切酶分别切割含有胰岛素基因的人类 DNA 和质粒 DNA 即可。

接下来，使用 DNA 连接酶将外源 DNA 与质粒的切口相连。被切开的 DNA 分子含有互补碱基末端结构的单链被称为"黏性末端"。这是因为它们可以通过互补碱基配对连接 DNA 片段。黏性末端帮助人类 DNA 的胰岛素基因插入质粒 DNA 中。现在载体已经处理完成，一个重组 DNA 分子也已制作完毕。

一些细菌细胞可导入重组质粒，尤其是那些经过处理后渗透性增加的细菌。质粒自我复制时基因克隆也随之发生。科学家们克隆基因的缘由有很多。他们可能想要研究正常基因和突变基因之间碱基序列的差异，也可能想要利用这些基因对生物体进行有益的基因改造。

最终，细菌可以合成之前无法合成的产物（如胰岛素）。人类基因若要在细菌中表达，该基因必须受控于细菌特有的调控区。此外，该基因不能含有内含子，因为细菌不含内含子。不过，去除人类基因的内含子是可能的。一种酶称为反转录酶，可用于制备 mRNA 的 DNA 拷贝，这种 DNA 分子称为互补 DNA（cDNA），它不含内含子。利用这种方式，重组细胞通过有丝分裂会生成很多含有新基因的细胞，并且新细胞合成由新基因编码的产物。

基因编辑

基因编辑是 DNA 技术的一个新进展，是指除掉或替换目标 DNA 中的特定序列。有几种不同的基因编辑方法，其中最广泛使用的是聚集间隔成簇短回文重复序列（CRISPR）。

CRISPR 最初是在原核生物中发现的，作为原核生物抵御入侵病毒的一种免疫手段。病毒通过将 DNA 插入宿主细胞中，使这些细胞形成新病毒。

CRISPR 系统使用的是一种名为 Cas9 的内切酶，这种酶能够识别入侵病毒的基因组 DNA 中的特定核苷酸序列，并破坏 DNA 的双链，使病毒失活。

Cas9 识别待切割的特定核苷酸，使用的是一个与基因组 DNA 序列互补配对的向导 RNA 分子（图 22.16）。为了使细菌免受 Cas9 对其自身 DNA 的攻击，目标 DNA 序列必须与一个称为 PAM（在细菌细胞中未发现）的序列相邻。

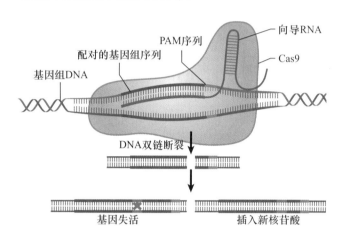

图 22.16　CRISPR 与基因编辑

基因编辑是使用一种核酸酶来处理特定的 DNA 序列，在本例中为 Cas9。Cas9 利用一个与目标 DNA 序列互补配对的向导 RNA 分子来识别基因组 DNA 的特定序列。由 Cas9 引起 DNA 双链的断裂可以使基因失活，用来研究基因的功能或插入新的核苷酸序列。

生物技术产品

如今，细菌、植物和动物经过基因工程改造后，可以生产生物技术产品。插入外源基因的生物称为转基因生物。

细菌基因工程

重组 DNA 技术构建转基因细菌，然后放在生物反应器中进行培养，再从培养基中收集基因产物。市面上，由细菌合成的生物技术产品包括胰岛素、凝血因子Ⅷ、人生长激素、组织纤溶酶原激活物（tPA）和乙肝疫苗。转基因细菌还有很多其他用途。有些用来促进植物的健康生长。例如，一种通常生活在植物上并且能促进冰晶形成的细菌，利用基因工程将其由加剧霜冰形成转变为减少霜冰形成。这样，新的作物便培育出来了，如抗冻草莓和抗冻橙子。

还可以选育能降解特定物质的细菌，而这种降解能力可以通过基因工程来增强。例如，一种"吃"石油的天然细菌通过基因工程改造，可以更好地清理石油泄漏后的海滩。而且，这些细菌还可以导入"自杀"基因，完成工作后它们便会自我毁灭。

植物基因工程

玉米、马铃薯、大豆和棉花通过基因工程改造后，能够抵抗虫害（图22.17a）或抵抗常用的除草剂。现在一些改良后的玉米和棉花能够同时抵抗虫害和除草剂。2015年，美国种植的94%的大豆和89%的玉米都是经过基因工程改良的。如果作物能够抵抗广谱除草剂而杂草不具备这种能力的话，可以用除草剂去除杂草。若种植抗除草剂的作物，杂草更容易被控制，耕作量减轻，对土壤的危害能够达到最小化。

植物基因工程的主要关注点之一是改良作物的品质，尤其可以减少因食物变质而造成的浪费。例如，一家名为奥卡那根特产水果的公司敲除了导致苹果褐变的基因，生产出"北极苹果"，一种保质期更长的转基因苹果（图22.17b）。一种名为"Innate"的土豆使用RNA干扰技术进行了基因改造，抑制了瘀伤基因的表达。

提高农作物的食品质量方面也取得了进展。现已开发出一种主要生产不饱和脂肪酸的大豆，对人体健康大有益处。还有一些农作物经过基因工程改造，可以大大提高生产力。进行改造后的叶子，可以丢失更少的水分并吸收更多的二氧化碳。这将有助于一系列作物在不同的气候（包括比正常生长气候更干旱或温度更高）中更好地生长。还有的单基因修饰能够使植物生产各种产物，包括人体激素、凝血因子、抗体和疫苗。

动物基因工程

与植物一样，动物也可以进行基因改良来提升它们的食用价值。一种新品种的转基因鲑鱼含有其他两种鱼类的基因，这些基因可以产生一种生长激素，能够使鲑鱼长得更快。有趣的是，这些鲑鱼被改造为三倍体雌鱼，这种鱼没有生育能力，不能将生长激素基因传递给后代（图22.18a）。埃及伊蚊是几种人类疾病，包括寨卡病毒和基孔肯雅病毒的载体。一种在佛罗里达州释放的转基因蚊子，含有"致死开关"基因，能够产生杀死后代的蛋白质，从而减少蚊子的种群数量（图22.18b）。

一些公司正在寻求利用基因工程制药，即使用转基因农场动物来生产药物。将编码治疗和诊断蛋白的基因整合到动物DNA中，动物的乳汁中便会含有此类蛋白质（图22.19）。目前正在计划通过这种方法生产治疗囊性纤维化、恶性肿瘤、血液疾病和其他疾病的药物。图22.19概述了生产转基因动物的过程。将目的基因用显微注射法导入供体卵子中。体外受精后，将受精卵置入雌性供体体内，进一步发育。转基因的雌性后代成年后，在乳汁中含有分泌的产物。这样，可以用克隆生产很多、产生相同产物的动物。克隆的雌性动物产生的乳汁中

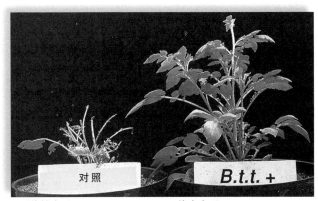

a. 无抗性土豆　　　　　抗虫土豆

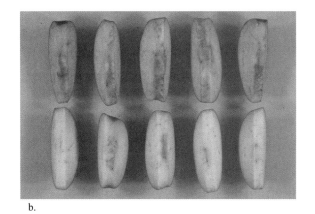

b.

图22.17　转基因植物的例子

a. 基因工程可以培育抗除草剂和抗虫害的植物。b. "北极苹果"经过基因改良后能够延长货架期。
照片版权：a. © Monsanto；b. © Okanagan Specialty Fruits Inc.

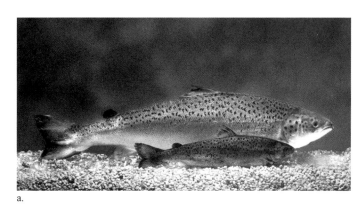

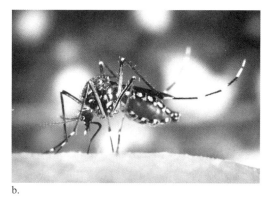

图 22.18 转基因动物的例子

a. 鲑鱼进行基因改良后可以加快生长速度。b. 可以对害虫类（例如，埃及伊蚊）进行基因改造以减少种群规模。

照片版权：a. © AquaBounty Technologies; b. Centers for Disease Control/Frank Hadley Collins, Dir, Center for Global Health and Infectious Diseases; University of ND。

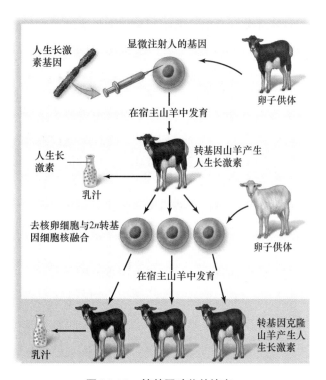

图 22.19 转基因动物的培育

将所需的人的基因导入受精卵中，就可以培育出转基因山羊。利用第一只山羊的细胞核和卵子，可以培育出多只转基因山羊，且每只山羊的乳汁中都会产生人生长激素。

含有相同的产物。除了能够产生营养价值更高的乳汁之外，该技术还有利于生产含有某些抗生素或疫苗的乳汁。

我们也创建了小鼠模型来研究人类疾病。如可以克隆导致囊性纤维化的等位基因并导入小鼠胚胎干细胞中。偶尔会出现一个带有囊性纤维化纯合子的小鼠胚胎。该胚胎发育成突变小鼠，其表型与人类囊性纤维化患者相似。然后这些患病小鼠可以用于测试治疗囊性纤维化的新药。肿瘤鼠的情况也大致相同，不过它携带的是发展为肿瘤的基因。

异种移植是指将动物器官代替人体器官移植到患者体内。目前，全世界大约有 30 多万名患者需要器官移植。人类捐赠者匹配难度较大，大多数情况下无法进行移植。科学家们便选用猪的器官，因为养猪业在畜牧业中历史悠久，而且猪的大多数器官与人体器官的大小和结构相匹配。此外，猪具有表达人类识别蛋白基因的能力，这就意味着猪的器官将更容易被人体接受，并且较少发生排斥反应。

22.4 基因组学与基因治疗

人类基因组

21 世纪遗传学关注的重点是基因组学，即指研究人类和其他生物的基因组。人类基因组计划（HGP）旨在对人类基因组进行测序，在美国政府和私人实验室的协调努力以及法国、日本、中国和德国等国家的贡献下，该计划于 2003 年完成。在为期 13 年的研究中，发生了不少有趣的事情。人类基因组大约含有 34 亿个碱基，并且全人类 99.9% 的碱基序列都是相同的。每个功能基因平均只有约 3000 个碱基，人类不足 2.3 万个功能基因，而最初估计的是 8 万～14 万个，出乎意料地少。这些数据都是通过先进的生物技术获取的，包括 PCR、电泳和 DNA 测序。

更令人惊讶的是，科学家们发现基因组大小与基因数量不成比例，并且与生物体的复杂性也没有关联。一种名为拟南芥 *Arabidopsis thaliana* 的开花植物，其基因组大小为 1.25 亿个碱基和 25 500 个编码基因。我们常见的家鼠 *Mas musculus* 的基因组大小为 28 亿个碱基和约 23 000 个编码基因。当科学家们首次完成人类基因组 DNA 测序时，他们根据可能编码蛋白质的序列对基因数量进行了预估。研究人员惊讶地发现人类基因组的基因竟然不足 2.3 万个，而且，编码功能蛋白质的基因数还不到整个人类基因组的 2%。研究表明，基因组的非编码区（剩余的 98%）可能产生 RNA 分子，其在基因调控中发挥重要作用。

功能基因组学与比较基因组学

一直以来，人类基因组计划的目标是研究近 2.3 万个基因如何发挥作用以及它们如何组合形成人体。此类研究被称为功能基因组学。现已通过这种研究成功确定很多 DNA 序列的非编码区域（也称为基因间序列，因为它们处于基因之间）在产生参与基因调控的小 RNA 分子时所发挥的作用。

比较基因组学是用于确定物种如何进化以及基因组的基因和非编码区如何发挥功能的一类研究。在一项研究中，研究人员将人类的基因组与黑猩猩 22 号染色体的基因组做了对比。他们发现了三类特别感兴趣的基因：一个语言相关基因、几个听觉基因以及几个嗅觉基因。通常，我们认为语言发展所必需的基因在人类进化中发挥重要的作用。你可以推想一下，听力的进化可能促进人与人使用语言进行沟通。对于嗅觉基因出现差异的原因，研究人员推测嗅觉基因可能对饮食变化或性选择有影响，或者这些基因可能涉及其他性状，而不仅仅是嗅觉。进行这项研究的工作人员惊奇地发现，他们所定位和研究的许多基因都是已知的致病基因。他们便好奇比较基因组是否能作为一种方法，来寻找与人类疾病相关的其他基因。研究人员正在通过各种途径，

试图寻找人类碱基序列差异与疾病之间的关联。

还有一个惊奇的发现是，所有脊椎动物的基因组都非常相似。黑猩猩和人类碱基序列的相似度为 95% ～ 98%，对此研究人员并不感到惊讶。但是，他们并没想到人类的序列与老鼠的序列的相似度竟然是 85%。因此，我们现在要探索的是，如何用基因调控来解释人类的性状跟老鼠的性状的不同，尽管人类和老鼠的碱基序列相似。一种可能性是基因选择性剪接，可能人类与老鼠的不同之处在于人体内合成的蛋白质类型不同，抑或特定蛋白质存在的时间和位置不同。

蛋白质组学与生物信息学

蛋白质组学研究的是细胞蛋白质的结构、功能和相互作用。人类细胞中的许多基因在某些时候会被翻译合成蛋白质。所有编码基因翻译后合成的蛋白质集合，称为人类蛋白质组。分析蛋白质组相对于分析基因组来说更具挑战性。单个基因可编码 1000 多种不同的蛋白质，并且蛋白质的浓度在细胞中可能有很大差异。无论细胞中的蛋白质拷贝是一个还是数千个，研究人员都得识别出来。有些特定蛋白质在浓度、相互作用、细胞位置和化学修饰等方面存在差异。但要想了解蛋白质，就必须分析其所有特征。利用计算机进行细胞蛋白质三维建模是蛋白质组学的重要部分。研究细胞蛋白质及其功能对于了解某些疾病和病症的起因至关重要。这项研究还有利于发现更加有效的药物，因为大多数药物都是影响蛋白质功能的蛋白质或分子。

生物信息学是指应用计算机技术来研究基因组。具体地说，它是一个过程，首先创建信息数据库，然后对 DNA 测序和蛋白质组学中获取的信息进行绘制和分析。基因组学和蛋白质组学提供原始数据。这些领域依赖计算机分析来查找数据中的重要模式。科学家们希望通过生物信息学发现各种基因谱与多基因遗传病之间的因果关系。生物信息学当前的研究重点是，通过序列变化与表型结果的联系，来探索基因组的非编码区是否具有功能，如果有的话，那么这些功能对体内平

衡会产生什么影响。

基因治疗

基因治疗是将遗传物质导入人体细胞中来治疗疾病。目前这种疗法已被用于治疗先天性代谢异常疾病以及一些发病率比较高的疾病，如心血管疾病和恶性肿瘤。最近，一些临床试验表明基因治疗可以成功治愈一种遗传性失明。体内和体外基因治疗方法可以同时应用。

体外基因治疗

图 22.20 描述了严重联合免疫缺陷病（SCID）患儿的治疗方法。患儿缺乏腺苷脱氨酶（ADA），这种酶参与 T 细胞和 B 细胞的成熟过程。要想进行体外基因治疗，需要将骨髓中的干细胞取出。然后将这些干细胞与带有酶的正常基因的载体混合。最合适的载体是经过安全性改造的病毒。最后将重组后的细胞重新导入患儿体内。骨髓干细胞是此疗法

的首选细胞，它们能够分裂产生更多含有相同基因的细胞。SCID 患儿经过治疗后，免疫功能明显改善，并且血液中 ADA 的活性不断提高。经证明，体外基因治疗也可用于治疗血友病、阿尔茨海默病、帕金森病、克罗恩病和某些恶性肿瘤。

体内基因治疗

囊性纤维化患者缺乏一种编码 Cl⁻ 跨膜载体的基因。患者经常出现呼吸道感染，甚至可能有致命危险。使用体内基因治疗，将治疗性 DNA 直接注射到体细胞中。与体外基因治疗一样，也需要使用载体。体内基因治疗是将反转录病毒或腺病毒作为载体来携带正常基因。对于囊性纤维化患者来说，需要将具有功能基因的腺病毒经鼻滴入或者吸入患者下呼吸道中。这类基因治疗属于微创治疗并且见效很快，但其疗效持续时间比体外基因治疗短。体内基因治疗现已用于治疗心血管疾病、内分泌疾病以及亨廷顿病。

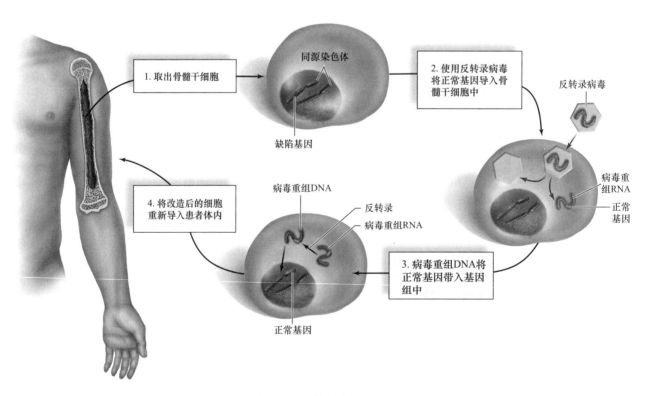

图 22.20　基因治疗

体外基因治疗的例子。在本例中，载体是反转录病毒。

今日生物学 与 科学

遗传病检测

准父母通常清楚自身是否患有常染色体显性疾病，因为发病会表现出症状。然而，若想判断是否为常染色体隐性遗传病的携带者，就需要进行基因检测。如果女方已经怀孕，夫妻双方可能想知道未出生的孩子是否患有疾病。如果女方还未怀孕，可以在怀孕前对胚胎或卵子进行检测。一种检测遗传病的方法是检测 DNA 的突变基因。

DNA 检测

检测 DNA 有两种可行的方法：测试标记基因和使用 DNA 微阵列分析技术。

标记基因

测试标记基因类似于传统的 DNA 指纹分析法。例如，确诊亨廷顿病的患者，其染色体上的特定位置的碱基序列异常。这种异常序列就是一个标记基因。具体地说，亨廷顿病是由短串联重复序列（STR）引起的，即使 STR 在基因外但在基因附近，其长度过长会导致基因内的移码突变。在这种情况下，可以通过 PCR 和自动 DNA 测序仪分析来检测 STR 的长度。

DNA 微阵列

随着机器人技术的进步，整个人类基因组可以全部置于单个微阵列上（图 22B）。用荧光染料标记生物体或待测细胞的 mRNA 并添加到芯片中。当 mRNA 与微阵列结合时，会产生荧光图谱并由计算机记录下来。研究人员便可得知该细胞或生物体中活性较强的 DNA。研究人员可以通过这种方法来确定两种不同细胞，例如，肝细胞和肌肉细胞之间基因表达的差异。

最常见的类型是突变微阵列，可用于生成一个人的基因档案。微阵列包含数百至数千种与已知疾病相关的突变等位基因。将待测个体的基因组 DNA 用荧光染料标记，然后添加到微阵列中。如果该个体的 DNA 与芯片上的突变基因结合，则微阵列上的斑点会发出荧光，这就表明该个体可能患有某种疾病或者以后有可能会患上该病。

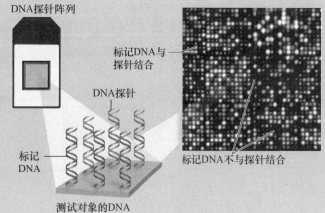

图 22B 使用 DNA 微阵列检测遗传病

该 DNA 芯片含有多行 DNA 突变序列，用于检测特定的遗传病。如果个体的 DNA 片段与 DNA 芯片上表示突变的序列结合，则该序列会发出荧光，表明该个体具有突变。

照片版权：© Deco/Alamy RF。

与使用 DNA 测序等旧方法相比，使用该技术生成基因档案更快速且成本更低。

DNA 微阵列还有望加快患病组织相关基因的识别。在第一种情况下，患病组织和正常组织的 mRNA 使用不同的荧光染料标记。正常组织作为对照。

研究人员将正常组织和异常组织的 mRNA 同时置于微阵列中。微阵列上一个斑点的相对荧光强度表示该基因在患病组织中相对于正常组织的 mRNA 数量。如果基因在疾病中被激活，相对于对照组，其 mRNA 拷贝将会更多地与微阵列结合，在斑点颜色上将有明显差异。

基因组微阵列还可用于鉴定疾病和染色体变异之间的联系。这种情况下，芯片中含有已切成片段的基因组 DNA。微阵列上的每个斑点都对应已知的染色体位置。患病组织和对照组织中标记的基因组 DNA 与芯片上的 DNA 进行结合，然后确定两种染料的相对荧光。如果任一特定靶 DNA 的拷贝数有所增加，则相对于对照 DNA，会有更多的样品 DNA 与微阵列上的斑点结合，然后两种染料的荧光差异便可检测出来了。

案例分析：结论

医生解释说，自 20 世纪 70 年代末以来，运用生物反应器来生产治疗糖尿病的胰岛素。通过重组 DNA 技术，现已经制备出重组的非致病大肠杆菌菌株，菌株含有能够生产胰岛素的人体基因。培养重组细胞的生物反应器中有作为细菌食物来源的培养基。细菌持续繁殖并自我复制数十亿份拷贝，同时还能产生胰岛素。从培养基中提取的胰岛素可制成注射针剂。使用这种方法，最常制备的两种医用胰岛素是赖脯胰岛素（Humalog）和重组人胰岛素（Humulin N）。卡娅必须每天多次使用血糖仪监测自己的血糖，必要时需要注射胰岛素来调节血糖水平。胰岛素通过注射方式给药，是因为如果制成口服药丸，消化系统会使胰岛素失活。而通过肌内注射，胰岛素可以直接进入血液中。使用胰岛素泵也是治疗糖尿病的一个进展。这是一种佩戴在腰带或装在口袋里的小型装置，通过输液器（一根细塑料管，末端带有一个小的可弯曲的塑料套管，或一个极细的针头）将胰岛素输入体内。皮下输液部位通常位于腹部或臀部外上。导管留置于同一输液部位 2～3 天（有时更长时间），然后将其移至新的输液部位。胰岛素泵不是人造胰腺，它是一种智能的输注设备，可以在预定时间内为患者提供精确、定量的速效胰岛素。在医生的监督下，卡娅将坚持监测血糖，并根据生活方式和医疗需求确定一个合适的治疗方案。

小结

22.1 DNA 和 RNA 的结构和功能

DNA（脱氧核糖核酸）是遗传物质。它由基因组成，位于染色体上。DNA 能够复制，储存信息，还会突变导致遗传变异。

DNA 的结构

- DNA 是由两条多核苷酸链组成的双螺旋结构。每个核苷酸由一个脱氧核糖、一个磷酸盐和一个含氮碱基（A，T，C，G）组成。
- DNA 链之间发生互补碱基配对。A 与 T 配对，G 与 C 配对。

DNA 复制

- 在 DNA 复制过程中，DNA 的两条链解开，相对于每条旧链（模板）形成一条新的互补链，最后形成两个相同的 DNA 分子。突变导致遗传变异。

RNA 的结构和功能

- RNA（核糖核酸）是单链核酸，它的碱基 U（尿嘧啶）代替 DNA 中的 T（胸腺嘧啶）。
- RNA 主要有四种类型：核糖体 RNA，信使 RNA，转移 RNA 和小 RNA。

22.2 基因表达

基因表达形成产物，一般为 RNA 或蛋白质。蛋白质因其氨基酸序列而异。

基因表达合成蛋白质的过程需要转录和翻译。

转录

转录发生在细胞核中，通过 RNA 聚合酶，将 DNA 三碱基密码信息传递给含有密码子的 mRNA。在 mRNA 加工过程中去除 mRNA 中的内含子。

翻译

翻译发生在细胞质核糖体中。tRNA 分子与氨基酸结合，然后 tRNA 的反密码子与 mRNA 密码子配对。

基因表达调控

在人体细胞中，基因表达调控分为如下几个阶段：

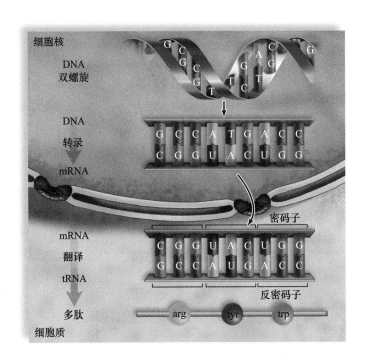

- 转录前调控：发生在细胞核中，转录因子和酶可以与 DNA 结合。
- 转录调控：发生在细胞核中，基因转录成 mRNA 的程度决定基因产物的数量。此阶段涉及转录因子。
- 转录后调控：发生在细胞核中，包括 mRNA 加工修饰和 mRNA 离开细胞核的速度。
- 翻译调控：发生在细胞质中，控制翻译的开始时间和持续时间，mRNA 的失活和降解。
- 翻译后调控：发生在细胞质中，蛋白质合成以后。

22.3　DNA 技术

克隆是指产生基因上相同的 DNA、细胞和生物。基因克隆在生物学中具有广泛应用。

- 重组 DNA 由两个不同来源的 DNA 组成。使用相同的限制性内切酶切割外源基因和载体 DNA，然后将外源基因插入载体 DNA（如细菌中的质粒）中。反转录酶可制备互补 DNA。
- 聚合酶链式反应利用 DNA 聚合酶制备特定 DNA 片段的多个拷贝。PCR 完成后，DNA 便可以用于 DNA 指纹分析。

- 基因编辑是 DNA 技术的一种形式，它能够使基因组中的特定序列失活，或将核苷酸插入其中。
- CRISPR 是基因编辑的主要方法之一。
- 应用某些 DNA 技术能够实施基因工程并培育转基因生物。
- 转基因生物（插入外源基因的细菌、植物和动物）可以生产生物技术产品，如激素和疫苗。
- 转基因细菌可以促进植物的健康生长、去除煤中的硫、清除有毒废料和泄漏的油、提取矿物质，以及生产化学品。
- 转基因作物可以抵抗除草剂和害虫。
- 转基因动物可以使用生长激素培育更大的动物个体，可以提供移植器官（异种移植），还可以生产药物。

22.4　基因组学与基因治疗

基因组学研究的是人类和其他生物的基因组。

功能基因组学与比较基因组学

- 功能基因组学研究人类基因组中近 2.3 万个基因的功能。
- 比较基因组学是一种方法，用于确定物种如何进化以及基因组的基因和非编码区如何发挥作用。

蛋白质组学与生物信息学

- 蛋白质组学研究的是细胞蛋白质的结构、功能和相互作用。
- 生物信息学是将计算机技术应用于基因组研究中。

基因治疗

基因治疗法能够治疗几种人类疾病。

- 在体外基因治疗中，将细胞从体内取出进行治疗，然后重新导入体内。
- 在体内基因治疗中，将载体直接导入体内。

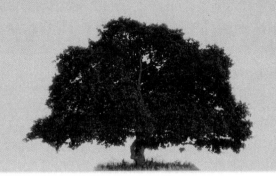

第七部分　人类的进化与生态

案例分析：我们体内的尼安德特人基因

　　分子遗传学改变着我们对于人类进化的研究。直到几年前，科学家们通过研究化石骨骼、牙齿和文物，揭开了人类祖先的秘密。根据这些发现，研究人员认为人类是以相对有序的方式进化而来的，即从更原始的形态发展到现代更高级的我们。然而，从DNA获取的信息表明我们人类的历史可能更为复杂。

　　通过比较智人（*Homo sapiens*）和尼安德特人的基因，研究人员发现欧亚人有2%～4%的基因组来源于尼安德特人。这很可能是因为生活在现在欧洲和亚洲的人与尼安德特人通婚。这些发现与一直以来的假说，即尼安德特人和人类是两种不同的物种相矛盾。

　　但更有趣的是，尼安德特人的基因在我们物种进化中可能发挥了重要作用。尼安德特人基因使我们的免疫系统能更有效地对抗病原体，并且有证据表明我们品尝苦味物质的能力也可能来源于尼安德特人。但并非所有尼安德特人基因都是有益的。一些基因变异可以追溯到尼安德特人，可能增加我们过敏、抑郁和尼古丁成瘾的风险。

　　这些发现再次激起了人们研究早期人类和尼安德特人之间相互影响的兴趣，从而也有助于深入了解人类的进化史。

扫描获取彩色图片，帮助您理解本章内容。

23.1 生命起源

在第 1 章中，我们描述了生物体共有的特征。生物体通过新陈代谢或细胞内发生化学反应获取能量。生物体能对环境产生响应，与环境相互影响，进行自我复制，并受到自然选择力的驱动，从而促使生物体适应环境。地球上的第一批生物体具有所有这些特征，然而早期地球与我们今天的地球差别巨大，主要由无机物组成。生物体内的分子被称为生物分子，是有机分子。那么，生命是如何在地球上开始的呢？

化学、进化生物学、古生物学、微生物学和其他科学领域的进步和发现帮助科学家检验旧的、提出新的关于生命起源的假说。这些研究不断地提供科学证据，证明了生命起源于 35 亿～40 亿年前，由非生命物质演化而来，共分为四个阶段：

• 第一阶段：有机小分子。在细胞出现之前，无机化合物进化成一种称为单体的简单有机分子。例如，氨基酸（蛋白质的基本单位）和核苷酸（DNA 和 RNA 的组成单位）都是有机单体。

• 第二阶段：大分子。有机单体结合在一起形成更大的大分子（聚合物），例如，DNA、RNA 和蛋白质。

• 第三阶段：原始细胞。有机聚合物包裹在膜中形成第一批细胞前体，称为原始细胞或原生体。

• 第四阶段：活体细胞。原生体具备自我复制的能力以及其他细胞特性。

科学家们对生命起源每一阶段的假说都进行了实验验证。第一至三阶段涉及化学演化过程，其发生在生命起源之前。第四阶段是生命通过生物进化过程后的首次进化（图 23.1）。在这部分我们将关注化学演化、生物进化，以及生命起源于非生命物质的假说和科学根据。

有机小分子

地球早期的大气层与现在的大气层不同。最初的大气层很有可能是由火山中逸出的气体形成。若事实果真如此，原始大气层将主要由水蒸气，氮气和二氧化碳组成，仅含有少量氢气和一氧化碳。原

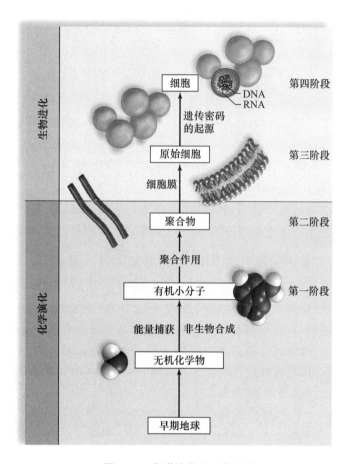

图 23.1 化学演化和生物进化

第一个有机分子（最底层）是由早期地球上的无机分子经过化学过程演化而来（第一阶段）。更复杂的有机大分子合成产生了聚合物（第二阶段），随后聚合物包裹在细胞膜中形成原始细胞或原生体（第三阶段）。原始细胞经过生物进化，产生了第一个能够自我复制的真正的活细胞（第四阶段）。

始大气层中的游离氧含量很少，甚至不含游离氧。

起初的地球和大气层炎热。水仅以气体的形式存在，形成致密的云层。随着地球温度的下降，水蒸气凝结成液态水，形成了雨。雨将气体和其他化学物质冲入海洋中。数亿年的降水逐渐在地球上形成了海洋。

原始地球的能量有许多来源，包括火山、陨石、放射性同位素、闪电及紫外线辐射。在有这么多能量存在的条件下原始气体之间相互反应。该过程可能产生了小的有机化合物，例如，核苷酸和氨基酸（图 23.1 的第一阶段）。1953 年，斯坦利·米勒进行了一项实验（图 23.2）。为了模拟地球的早期环境，米勒将被认为存在于早期地球的无机物置于一个封闭的系统中，加热让气体循环通过火花放电装置。

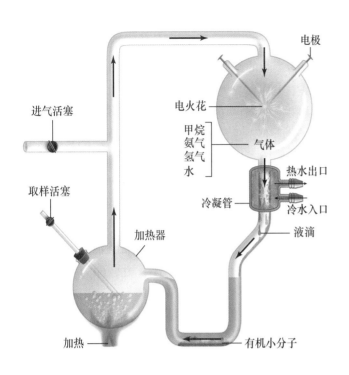

图 23.2 斯坦利·米勒实验

将模拟的早期地球环境中气体导入装置内，循环通过能源（火花放电），气体冷却成液体并收集起来。经过化学分析发现该液体中含有各种有机小分子。

1 周后，液体中含有多种氨基酸和有机化合物。该实验和其他类似的实验证明了以下假说：即使没有氧气，无机物也能在高能条件下形成有机分子。

关于第一个有机小单体是如何演化的，还有其他假说。研究人员指出，地球上的海底热液喷口提供了合成有机单体所需的所有元素和条件。根据其中一个假说，从热液喷口喷出的溶解气体，如一氧化碳、氨以及硫化氢，接触到热液喷口处的铁和硫化镍等矿物。铁和硫化镍分子充当催化剂，推动无机分子向有机分子的化学演化过程。

最初的有机单体也可能不是来源于地球。彗星和陨石在历史上不断地撞击地球。近年来，科学家已经证实某些陨石中存在有机分子。一些科学家认为这些有机分子可能是早期地球上生命的化学起源。还有人甚至提出，类似细菌的细胞是在其他星球上进化后被带到地球上的。约 1.3 万年前，一颗来自火星的陨石坠落在地球上，记为 ALH84001。经检测，专家们发现了类似细菌化石的微小杆状物。

目前这些结构的性质仍在争论。欧洲航天局（ESA）发射的罗塞塔太空探测器完成了为期 10 年的任务，成功将一颗探测器降落在彗星上。通过分析其中的一些早期数据，可以证实彗星可能包含生命的有机组成部分这一假说。

大分子

新形成的有机小分子可能结合起来形成更大的聚合物（图 23.1 的第二阶段）。关于生命起源的这一阶段共有两个假说。第一个是 RNA 优先假说。该假说认为第一个细胞或其他细胞的形成仅需要大分子 RNA。该假说是在发现 RNA 加工过程中 RNA 既是底物又是酶之后提出的。而且，剪接 mRNA 去除内含子这一过程是由 RNA 和蛋白质复合物完成的。其中酶是 RNA 而不是蛋白质。RNA 酶被称为核酶。而且，合成蛋白质的核糖体中也含有 rRNA。那么，RNA 可能完成了与 DNA 和蛋白质相关的生命过程。支持这一假说的科学家们将约 35 亿年前的世界称为"RNA 世界"。然而，DNA 是双螺旋结构，比 RNA 更加稳定。RNA 优先假说认为，RNA 是最早的遗传物质，随后 DNA 才出现。而据我们所知，地球上所有生物都将 DNA 作为它们的遗传物质。但支持 RNA 优先假说的科学家们还在不断寻找新的证据。

另一个假说称为蛋白质优先假说。美国生物化学家西德尼·福克斯发现氨基酸在干热的环境下会结合在一起。他提出氨基酸聚集在岩石海岸的浅水坑中，太阳的高温使它们形成类蛋白，即具有一定催化性能的小多肽。类蛋白溶解于水时，形成了类蛋白微球。微球是仅由蛋白质组成的结构，它具有细胞的许多特性。

原始细胞

所有细胞的膜中都含有脂质和蛋白质。福克斯发现，如果将脂质与微球放在一起，两者便会趋于结合，产生脂质 - 蛋白膜。原始细胞（图 23.1 的第三阶段）以这种方式存在，它可以进行新陈代谢但不能繁殖。

原始细胞应该是摄取海洋中丰富的有机小分

子。因此，原始细胞很可能是异养生物，即摄取有机物的生物体。不仅如此，原始细胞可能还是一个"发酵罐"，因为游离氧还未出现。

第一个真正的细胞

细胞的一个重要特征是以分裂形式进行增殖。现在细胞中的 DNA 在细胞分裂之前完成复制，由蛋白质酶类完成这一复制过程。

第一个细胞（图 23.1 的第四阶段）如何获得 DNA 和蛋白质酶类？支持 RNA 优先假设的科学家提出了一系列步骤。根据这一假设，第一个细胞具有 RNA 基因，与 mRNA 一样，可以进行特定蛋白质合成。合成的一些蛋白质可能是酶。其中一些酶或许能够以 RNA 为模板来合成 DNA，例如，在反转录病毒中发现的反转录酶。然后 DNA 正常进行复制。

相比之下，蛋白质优先假说的支持者认为，原始细胞中的一些蛋白质可能进化出了酶的功能，能够将海洋中的核苷酸合成 DNA。然后，DNA 继续进行特定蛋白质合成；通过这种方式，细胞可以获得所有的酶，甚至是复制 DNA 的酶。

还有一些科学家提出多肽和 RNA 是同时进化的。因此，由于蛋白质的存在，第一个真正的细胞可能含有可以复制的 RNA 基因。这解决了令人困惑的鸡与蛋的争论：细胞膜中的 RNA 和蛋白质哪个先出现的？然而，这意味着两个不太可能发生的事件必须同时发生。

DNA 形成后，遗传密码必须在 DNA 能够储存遗传信息之前进化出来。与其他一百万个可能的密码子相比，目前的遗传密码产生错误的概率更小。并且，能够最大限度地减小突变的影响。密码子中的一个碱基发生变化，产生的替换氨基酸化学性质相似，因此，最终蛋白质的改变是很小的。这一证据表明，遗传密码与其他细胞过程一样，都是经过自然选择才最终形成今天的样子的。

23.2 生物进化

第一批真正的细胞是最简单的生命形式。这些细胞是原核细胞，没有细胞核。从这些简单的细胞进化出真核细胞（参见图 1.2），真核细胞具有细胞核和带膜的细胞器。最先出现的真核细胞是单细胞原生生物，之后产生了多细胞原生生物和其他界的生物（真菌、植物和动物）。

有证据表明，地球上的所有生命都有进化史，并且都经历了生物进化，或者随着时间的推移而发生了变化。生物进化有两个重点：来自共同祖先和对环境的适应。来自共同祖先解释了为什么所有生命都具有同样的化学成分和细胞结构。适应是生物体能够在其环境中生存和繁殖的一个特征。对不同环境的适应可以解释生命的多样性，即为什么有这么多不同类型的生物。

生物进化机制

英国博物学家达尔文首先提出了生物进化机制是自然选择过程，或者说后代渐变的过程。达尔文在环游世界的小猎犬号上担任随船博物学家时形成了自己的思想。在 1831—1836 年间，他们的船航行在南半球的热带地区。

达尔文最重要的贡献是揭示了适应机制，即自然选择。在适应过程中，物种不断适应其所在的环境。达尔文在旅行中考察了加拉帕戈斯群岛。他发现许多雀鸟种类相似但生活方式却有所不同。有的地雀吃种子，有的地雀吃仙人掌，还有一些树雀吃昆虫。一种莺雀的喙可以从花中取食蜂蜜。啄木鸟雀没有啄木鸟的长舌头，但可以使用仙人掌刺或树枝从树皮的裂缝中拽出昆虫。达尔文认为这些雀类都是其大陆祖先的后代，遍布于岛屿中，并且适应了不同的环境。

为了强调达尔文自然选择过程的本质，经常将这一过程与 19 世纪另一位博物学家让·巴蒂斯特·拉马克提出的获得性遗传过程进行对比。拉马克对长颈鹿长颈的解释是基于这样的假设：现代长颈鹿的祖先想吃长在树木高处的叶子（图 23.3）。颈部的持续拉伸使其变得更长，并且这一后天获得的特性遗传给了下一代。拉马克的假设并不成立，因为后天获得的特性不会遗传（图 23.3）。

拉马克假说	达尔文假说
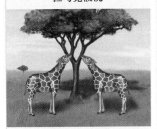	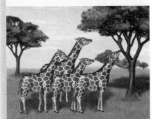
最初，长颈鹿的颈部较短	最初，长颈鹿的颈部长短不一
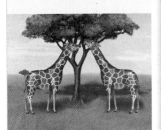	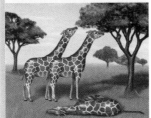
长颈鹿伸长颈部以获取食物	由于争夺食物，最后长颈的长颈鹿后代最多
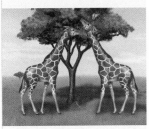	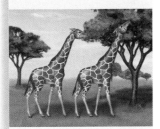
长时间的不断伸长，使得大多数长颈鹿都有了长颈	经过自然选择后，现在大多数长颈鹿都是长脖子

图 23.3　19 世纪的两大进化机制
该图对比了拉马克的获得性遗传过程与达尔文的自然选择过程。

达尔文回国后，在接下来的 20 年里收集数据来支持生物进化的思想。1859 年，他发表了《物种起源》，其中概述了他关于自然选择和生物进化的思想。以下是自然选择过程的核心要素：

• 变异。同一物种不同个体的物理特征各不相同。物理变异可以代代相传。（达尔文没有意识到基因，但现在我们知道基因型的遗传决定表型。）

• 争夺有限的资源。尽管每一个体都可产生许多后代，但种群规模通常保持不变。为什么？由于资源有限，资源的争夺导致总群中各成员的生殖率不均等。

• 适应。具有有利性状的群体成员获得了更多

的资源，并且更可能通过繁殖传递这些特征。因此，随着时间的推移，环境选择出适应性更强的特征。后代中以同样方式适应环境的个体越来越多。

达尔文指出，当人类帮助进行人工选择时，他们会选择具有特定性状的动物进行培育繁殖。例如，史前人类可能发现狼群中具有所需的变异性状，他们便选择这种个体进行培育，因此，后代中具有这些性状的个体增多。同样过程不断重复，出现现在种类繁多的狗，它们都是狼的后代。与此类似，几种蔬菜也可以追溯到共同祖先。大白菜、甘蓝小包菜和大头菜都来自同一品种甘蓝 *Brassica oleracea*。

自然选择可以解释生命的多样性。不同环境的差异巨大，适应也因此不同。从吸血蝙蝠到海龟再到达尔文观察到的雀类，所有生物都适应了自己的生活方式。

进化的证据

在过去的 150 年中，科学家积累了很多不同方向的证据，证明生物体来自共同祖先从而彼此相关。这些证据至关重要，因为支持假说的证据越多样越丰富，假说就越确定。由于大量证据的支持，科学家普遍认为进化论是生物科学的核心理论之一。

化石证据

化石一直是进化的最佳证据之一。它们是距今至少 1 万年前，甚至数十亿年前地球上生物的真实遗迹。化石可以是过去生命的足迹，也可以是表明过去生命存在的直接证据。足迹包括小径、脚印、洞穴、蠕虫，甚至遗留的粪便。化石也还可以是骨头碎块，压在页岩中植物的印迹，以及困在树脂（也就是我们常说的琥珀）中的昆虫。然而，大多数化石发现于沉积岩中，或是嵌入其中或是受到侵蚀。自地球形成以来，沉积就不断发生，可以发生在陆地或水体中。岩石的风化和侵蚀产生颗粒堆积。这些颗粒的大小和性质各不相同，称为沉积物。沉积物进而形成一个岩层，在层层岩石中清晰可辨。任何一层都比上面那层时间稍久，比下面那层时间稍短。化石也因此可

以追溯到具体历史时期。

生活中的科学

人类是何时开始进行人工选择的？

目前现代农业中的所有动物几乎都是人类数千年人工选择的结果。不过，持续时间最长的人工选择实验是培育现代狗。对狗的 DNA 分析表明，狗 Canis familiaris 是灰狼 Canis lupus 的直系后代。这种驯化以及随后对所需性状的选择似乎早在 13 万年前就已经开始了。直到今天还在对狗进行人工选择，目前已知有超过 150 个变种（品种）。

生活中的科学

什么是智能设计论？

进化论是一门科学理论。我们有时使用"理论"这个词来表示一种预测或猜测。但在科学中，"理论"这个术语指的是科学家所发现的适用于所有领域的观点，因为这些观点依据的是许多领域收集到的证据（数据）。换句话说，进化论是经过反复的科学实验和观察得出的结论。

一些人主张在学校教授与进化论相背离的观点。目前的主要关注点是智能设计假说，这是一种以宗教信仰为基础的观点。这种观点主张，如果没有"智能代理人"的参与，生物的多样性就永远不会出现。许多科学家，甚至是宗教人士，认为智能设计是基于信仰的，而不是基于科学的。以科学的方式无法检验是否存在智能代理人。如果这类实验可以构建，那么也只能是科学家。

通常，一个生物体死亡后，肉体或是被食腐动物吃掉，或是被细菌分解。因此大多数化石仅由硬质部分组成，如甲壳、骨骼或牙齿。这些部分一般不会被吃掉或毁坏。若发现化石包裹在岩石中，则表明遗骸一开始被埋进了沉积物中；然后通过一种称为矿化的过程得以保存；最后，周围的沉积物硬化形成岩石；后来，化石被发现。据估计，过去物种只有不到 1% 被保存下来形成化石。我们目前只发现了其中的一小部分。

研究人员，也就是所谓的古生物学家，以及他们的助手一直进行田野考古，寻找化石，因此发现的化石也越来越多。古生物学家通常将化石从岩层中移出，以便于在实验室中进行研究，之后还可能将它们展出。化石记录是由化石记录下来的生命的历史。古生物学是一门探寻化石记录的学科。可以使用化石记录来鉴定生命、古气候和环境的历史。化石记录是证明进化过程存在的最直接的证据。在古老的沉积岩中发现的物种已不再是我们今天看到的物种。

达尔文凭借化石形成了他的进化论。现在，我们所掌握的记录比达尔文的更加完整。这份记录完整到足以说明，生命基本上是从简单走向复杂化。单细胞原核生物是化石记录中第一个生命迹象。其次是单细胞真核生物，再次是多细胞真核生物。在后者中，鱼类的进化先于陆生植物和动物。在陆地上，不开花的植物先于开花的植物。两栖动物先于爬行动物（包括恐龙）。恐龙与鸟类有着直接的联系，不过与哺乳动物（包括人类）的进化仅为间接相关。

过渡化石是具有两个不同群体特征的化石。与其他化石不同，这类化石能告诉我们不同生物间的联系以及进化发生的过程。2004 年，一个古生物学家团队发现了提塔利克鱼 Tiktaalik roseae 的化石遗骸，绰号为"鱼足动物（fishapod）"，因为它是鱼（fish）和四足动物（tetrapod）之间的过渡物种。据估计，提塔利克鱼化石大约有 3.75 亿年的历史，而且可能出现在从鱼类向四足动物过渡的时期。正如对中间化石预期的那样，提塔利克鱼具有类似鱼类和四足动物的特征，它解释了四足动物从鱼类祖先进化过来的步骤。例如，提塔利克鱼有一个类似鱼类的鳃和鳍，除了胸鳍（前鳍），其腕骨的雏形类似于四足动物。与鱼类不同，提塔利克鱼的头部扁平，颈部灵活，像鳄鱼一样眼在头顶，

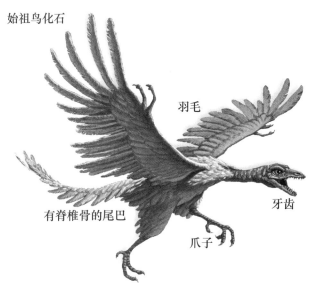

图 23.4　艺术家描绘的始祖鸟

始祖鸟兼具爬行动物和鸟类的特征。

图片版权：© Interstellar Illustrations/Joe Tucciarone。

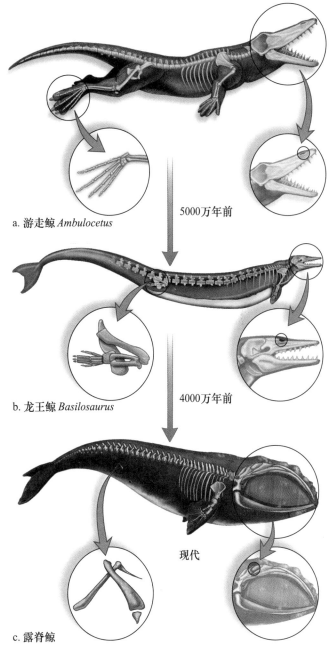

a. 游走鲸 *Ambulocetus*　5000万年前

b. 龙王鲸 *Basilosaurus*　4000万年前

现代

c. 露脊鲸

图 23.5　鲸的进化

游走鲸和龙王鲸等过渡化石证明了现代鲸是从四肢行走的陆地祖先进化而来的。这些化石显示鲸的后肢逐渐缩小并且鼻孔从鼻尖移到头顶，这两个变化都是为了适应水中的生活。

还有交错的肋骨，说明它有肺器官。这些过渡特征表明，它有能力沿着浅河底部前行，并且也能够离开水面。它生活在河流栖息地中，这些特征都会派上用场。

科学家们在达尔文时代就已经发现始祖鸟化石，始祖鸟是爬行动物和鸟类之间的过渡。这些化石中类似恐龙的骨架具有爬行动物的特征，例如，下颚长有牙齿，尾巴长而多节。但始祖鸟还有羽毛和翅膀。图 23.4 给出了艺术家基于化石遗骸描绘的始祖鸟。

另一个用过渡化石追溯生物体进化历史的例子是鲸。人们一直认为鲸有陆地祖先。 现在已发现能够支持这一假说的化石（图 23.5）。游走鲸 *Ambulocetus natans* 的大小相当于一只大型海狮，前肢和后肢都有宽阔的蹼足。这类动物既可行走也能游泳。它的趾端具有短蹄，同时它还有早期鲸的原始头骨和牙齿。据说，游走鲸是一种在淡水溪流寻找猎物的捕食者。

对陆地哺乳动物起源的记载较为完善。单孔类动物是类似哺乳动物的爬行动物，其后代是类似于狼和熊的捕食者，以及几种类似猪的食草动物。化石记录表明，这种类似哺乳动物的动物慢慢地获得

了一些特征，如味觉，这些特征使它们能够同时呼吸和进食。它们还长出了横膈膜和肋骨，可以帮助它们有效呼吸。最早的真正的哺乳动物是鼩鼱大小的动物，发现于约 2 亿年前的化石层中。

生物地理证据

生物地理学研究世界各地动植物的分布。此分布与某种假说一致，即生命形式在特定地点进化之后才遍布地球。因此，当大地分裂成大陆、岛屿、海洋时，出现各种不同的动植物混合。例如，达尔文发现即使南美洲的环境适宜兔子生长，兔子种群却缺乏多样性。他给出的结论是，兔子在其他地方进化，无法到达南美洲，因此很少有兔子生活在南美洲。然而，巴塔哥尼亚野兔却生活在南美洲，它在身体和行为上类似于兔子，但它的脸像豚鼠，因此可能是从豚鼠进化而来。

再举一个例子，仙人掌和大戟都适应炎热干燥的环境，且两者都是多汁、多刺、开花的植物。这两种植物都可以在北美洲沙漠或非洲沙漠中良好生长，但为什么仙人掌在北美洲沙漠中生长，而大戟在非洲沙漠中生长呢？它们只是恰好在各自的大陆上进化而已。

许多独特的动植物物种只在岛屿上才能找到，在其他地方却没有，即使在土壤和气候相同的情况下也是如此。为什么这么多种类的雀鸟生活在加拉帕戈斯群岛，而不生活在大陆上呢？对此合理的解释是，原始雀类迁移到各个岛屿。然后，地理隔离使得原始雀类在不同的岛上进化成不同的种。

在早期的地球，南美洲、南极洲和澳大利亚是连在一起的。有袋动物（有袋类哺乳动物）就是出现在那个时期，我们今天在南美洲和澳大利亚仍然能够看到这类动物。但是当澳大利亚与大陆分离后，有袋动物进化出多种类型来适应于澳大利亚的各种环境。有袋动物之所以能够自由进化，是因为澳大利亚的胎盘哺乳动物很少（如果有的话）。而南美洲有胎盘哺乳动物，因此有袋动物的种类并不多。这一现象支持了这一假说：基于生物地理学，进化会受到特定大陆上动植物混合的影响。

解剖证据

达尔文能够证明某一假说，即生物的共同起源能够合理地解释生物体之间的结构相似性。脊椎动物的前肢可以用于飞行（鸟类和蝙蝠）、游泳时控制方向（鲸和海豹）、奔跑（马）、攀爬（树栖蜥蜴），或在树枝间摆动（猴子）。然而，尽管各脊椎动物前肢的功能不同，但其骨骼组成及组合方式都相同（图23.6）。这种统一性的最合理的解释是，前肢的大致结构来自共同祖先。然后，后继群体的大致结构发生了变化，因为每个物种都沿着自己的进化方式继续进化。由于它们是共同祖先进化而来的，因此解剖学上的结构彼此相似，被称为同源结构。相反地，同功结构具有相同的功能，但结构却不同，那么它们的祖先不同。鸟类和昆虫的翅膀就是同功结构，龙虾的分节附肢和人类的四肢也是如此。同源而不同功的存在是生物体彼此相关联的证据。

退化结构是解剖学概念，这类结构在一种生物体中发育完好，却在其他类似物种中退化或完全丧失功能。现代鲸有退化的腰带和腿。鲸的祖先可以在陆地上行走，但现在的鲸完全是水生动物。大多数鸟类的翅膀发达便于飞行。然而，一些鸟类（例如，鸵鸟）的翅膀退化且不会飞行。同样地，后肢对于蛇毫无用处，但有些蛇还残留着腰带和腿。人类有

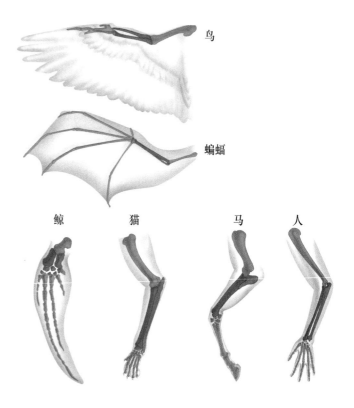

鸟

蝙蝠

鲸　猫　马　人

图23.6　脊椎动物前肢是同源结构
尽管功能不同，但脊椎动物的前肢具有相同的骨骼。

尾骨但没有尾巴。退化结构的存在可以通过共同的起源来解释：之所以存在退化结构，是因为生物体从它们的祖先那继承了解剖学结构。它们可用于追溯生物的进化史。

脊椎动物的同源性可以追溯到它们的胚胎发育时期（图 23.7）。在发育过程的某一时期，所有脊椎动物都有尾部并成对的咽囊。鱼类和两栖类幼体的咽囊发育成功能性鳃。人类第一对咽囊发育成中耳鼓室和咽鼓管；第二对发育成扁桃体；第三对和第四对分别发育成胸腺和甲状旁腺。为什么陆生脊椎动物有些结构会发育，然后发生变化，失去了

原有的功能（如咽囊）？最合理的解释就是鱼类是其他脊椎动物的祖先。

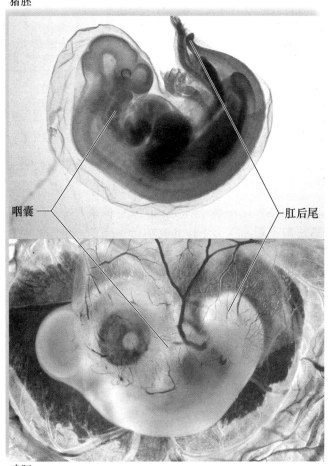

猪胚

咽囊 — 肛后尾

鸡胚

图 23.7 脊椎动物胚胎中的同源结构
尽管成年之后的生活方式不同，脊椎动物的胚胎具有共同的特征，如咽囊。
照片版权：© Carolina Biological Supply / Phototake。

生活中的科学

人类有哪些退化器官？

人体有许多进化历史残留的器官，其中一个例子是毛囊周围的微小肌肉（称为竖毛肌）。压力变大时，这些肌肉会使毛发直立起来。对于试图逃离捕食者的小型哺乳动物而言，这是一种有效的保护机制，但对人类几乎没有用处。智齿也被认为是退化器官，因为现在大多数人几乎一生都没有智齿。

生化证据

几乎所有生物都利用相同的基础生化分子，包括 DNA、ATP，以及许多相同或类似的酶。此外，生物体的 DNA 三联体密码及蛋白质中的 20 个氨基酸也都是相同的。现在我们已经了解很多生物基因组的 DNA 碱基序列，因此，很明显人类与一些非常简单的生物拥有很多共同的基因。研究发育的进化论者还发现，从蠕虫到人类的各种动物，含有许多相同的调控发育的基因（称为 *Hox* 基因）。看来，生命的多样性仅仅来自基因调控的微小差异，调控结果是差异巨大的生物体。

对 DNA 碱基序列或蛋白质的氨基酸序列的相似程度进行检测时，数据果然如预期的那样，显示为共同的起源。细胞色素 c 是许多生物电子传递链中的一个分子。细胞色素 c 氨基酸序列差异数据显示，人类与猴子的序列仅相差两个氨基酸。人类与鸭子的序列相差 11 个氨基酸，与酵母的序列相差 51 个氨基酸（图 23.8）。这些数据与其他生物解剖学的相关数据一致，因此这些生物的关联性也是一致的。

物种   与人类细胞色素 c 的氨基酸差异数

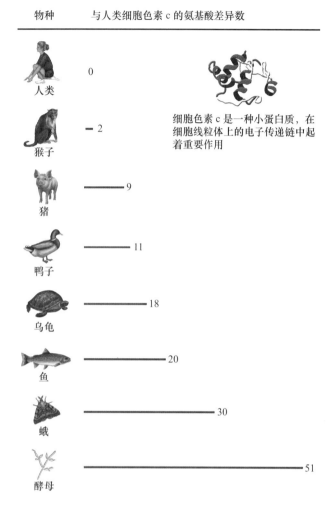

细胞色素 c 是一种小蛋白质，在细胞线粒体上的电子传递链中起着重要作用

人类 — 0

猴子 — 2

猪 — 9

鸭子 — 11

乌龟 — 18

鱼 — 20

蛾 — 30

酵母 — 51

图 23.8　生化证据描述了进化关系

显示人类和其他物种之间细胞色素 c 的氨基酸差异数。

23.3　人类在生物学上的分类

在了解人类进化之前，首先了解人类的分类。生物学家根据进化关联性对生物进行了分类。生物双名命名法指出了它的属和种。同一域的生物只具有相同的一般特征，同一属的生物具有相同的具体特征。表 23.1 列出了一些有助于人类分类的特征，第一列给出了这些物种首次出现在化石记录中的时间。

DNA 数据与人类进化

我们习惯于使用表 23.1 中给出的特征来确定进化关系，但研究人员现在越来越依赖 DNA 数据来

追踪生命的历史。当无法掌握解剖学上的差异时，DNA 数据就起到至关重要的作用。

表 23.1　人类的进化与分类

时间	类别	特征
20 亿年前	真核生物域	具膜细胞核
6 亿年前	动物界	多细胞的，活动的，异养的
5.4 亿年前	脊索动物门	生命史上的某个时期：背神经管，脊索，咽囊
1.2 亿年前	哺乳动物纲	有毛发、乳腺的脊椎动物
6000 万年前	灵长目	大脑发育良好，适合生活在树上
700 万年前	人科	适应直立姿势和双足运动
300 万年前	人属	大脑发达，能够制造并使用工具
10 万年前	智人种[1]	现代人：大脑中的语言中枢发达

例如，20 世纪 70 年代后期，伊利诺伊大学的卡尔·乌斯和他的同事决定利用 rRNA 的序列数据来探索原核生物之间的亲缘关系。他们知道编码 rRNA 的 DNA 进化速率缓慢。rRNA 基因只有在发生重大进化事件时才会改变。根据 rRNA 的序列数据，乌斯认为生物共分为三个域，古生菌与真核生物的关系比细菌更密切（图 23.9）。（关于这些域的描述参见图 1.3。）换句话说，DNA 、rRNA 或蛋白质序列是决定生命史的基础。例如，rRNA 序列研究表明，在大部分真核生物中，动物与真菌的关系比与植物的关系更为密切。

科学家们使用各种技术（包括 DNA 序列）推算猿和人类的最后一个共同祖先存在的时期。DNA 数据表明这个祖先存在于大约 700 万年前。近期的研究较常使用线粒体 DNA（mtDNA），因为线粒体 DNA 发生变化的频率高于核 DNA。线粒体 DNA 数据表明，人类首先是在非洲进化，后来才迁移到欧亚大陆。

1.　具体到某一物种时，必须使用完整的双名，如智人 *Homo sapines*。

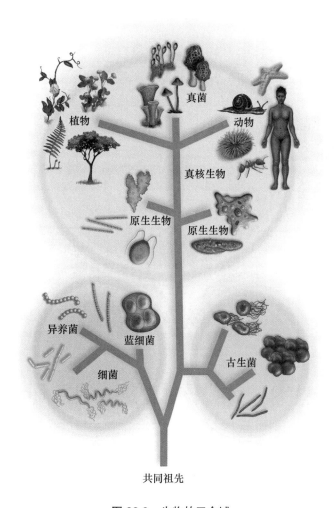

图 23.9 生物的三个域

每个域的代表生物都已列出。生物的进化树表明，古生菌与真核生物的关系比与细菌的关系更密切。

人类是灵长目动物

相比于其他胎盘哺乳动物，灵长目动物适于生活在树上，也就是树栖生活。灵长目动物的四肢灵活、双手能抓握、脸部扁平、双目视觉、脑大而复杂，生殖率低。灵长目动物可以分为两大类：包括狐猴、眼镜猴和懒猴在内的原猴类，以及包括猴子、猿和人类在内的类人猿。此分类表明，人类与猴子和猿的关系比与原猴类关系更为亲密。对人类和猿类的基因组进行测序后，遗传学家得出结论，人类和猿类的相似性为 90%。因此，尽管存在遗传相似性，但对于具体的适应性仍存在巨大的差异。

灵活的前后肢

灵长目动物的四肢非常灵活，手和脚保留五指（趾）形式。许多灵长目动物的大脚趾和拇指都可以与其他手指或脚趾相对，例如，黑猩猩，也就是说，大脚趾或拇指可以触摸到其他脚趾或手指。人类的大脚趾无法对握，但拇指可以。这样抓握东西既有力又准确。拇指对握可以让灵长目动物轻易伸手将食物（如水果）放进嘴里。在移动时，灵长目动物可以自由地抓握并松开树枝，因为手指已经取代了爪子。

双目视觉

与其他灵长目动物一样，黑猩猩的鼻子缩短，眼睛因此移向头部前方。由此产生了立体视觉（深度感知），灵长目动物能够准确地判断相邻树枝之间的距离和位置。人类和猿类拥有三种视锥细胞，能够区分绿色、蓝色和红色。视锥细胞需要明亮的光线才能呈现清晰鲜艳的图像。眼睛的晶状体将光线直接聚焦在视网膜中央凹处，即视锥细胞聚焦于视网膜的一个区域。

大而复杂的脑

灵长目动物的进化通常趋向于一个更大、更复杂的脑。原猴类的脑容量最小，人类和尼安德特人的脑容量最大。大脑皮层联合区很多，逐渐扩张并折叠，形成褶皱。大脑中负责嗅觉的部分较小。在灵长目动物的进化过程中，大脑负责视觉的部分在大小和复杂性方面有所增加。此外，大脑更多地参与控制和处理从手接收的信息。最终，黑猩猩和人类具备了良好的手眼协调能力。

生殖率降低

在树枝间移动时很难同时照料多个后代，且灵长目动物通常一次只生产一个后代。依赖性的幼年期延长，并且习得行为及复杂的社会互动很重要。

比较人类骨骼与黑猩猩骨骼

图 23.10 比较了黑猩猩和人类的解剖学差异，主要对比人类行走时的直立姿势和黑猩猩的指关节着地走路的方式。黑猩猩走路时，它们的前臂指关节支撑着身体。

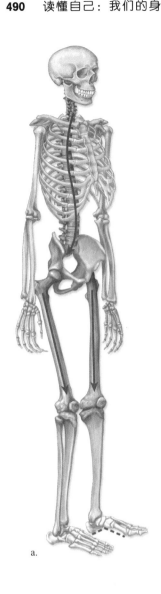

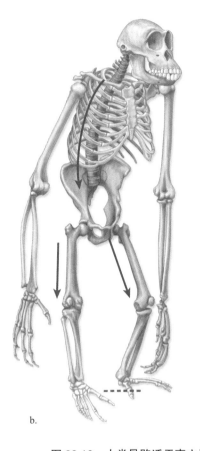

| 人类的脊柱位于头骨中心下方；猿类的脊柱从头骨的后部伸出 |

| 人类的脊柱呈S形，猿类的脊柱轻微弯曲 |

| 人类骨盆呈盆状，猿类骨盆更长、更窄 |

| 人类的股骨相对于膝盖向内呈斜角；猿类的股骨稍微向外呈斜角 |

| 人类的膝盖比猿类的膝盖更能承受重量 |

| 人类的脚有足弓，猿类的脚没有足弓 |

图 23.10　人类骨骼适于直立运动

a. 人类骨骼　b. 黑猩猩骨骼。

　　黑猩猩和人类在解剖学上的这些差异决定了人类能够适应直立的姿势，而黑猩猩则无法适应。（1）人类的脊柱位于头骨中心下方，因此头骨位于身体的中线。（2）人类较长的S形脊柱将躯干的重心正好置于脚上。（3）人类的骨盆和髋关节较宽，行走时不会摇晃。（4）人类的股骨颈较长，使得股骨相对于膝盖向内呈斜角。（5）人类膝关节进化后能够支撑身体的重量；股骨下端粗大，胫骨上端粗大。（6）最后，人类的脚趾无法对握；而且，人类有足弓。足弓使人类能够长距离行走并且受伤的概率更小。

23.4　古人类的进化

　　生物学家研究某种生物的特征时，可以构建一个进化树来代表物种的进化。图 23.11 中的进化树显示，所有灵长目动物都有一个共同祖先，随着时间的推移，其他灵长目动物与人类的谱系逐渐分离开来。当这两种谱系最初偏离共同祖先时，其基因和蛋白质几乎相同。随着时间的推移，每个谱系都会积累遗传变化，从而导致 RNA 和蛋白质的改变。许多遗传变化是中立的（与适应无关）并且以相对恒定的速度积累。这些变化可以用作为一种分子钟来表示两个群体的关联性以及它们产生差异的时

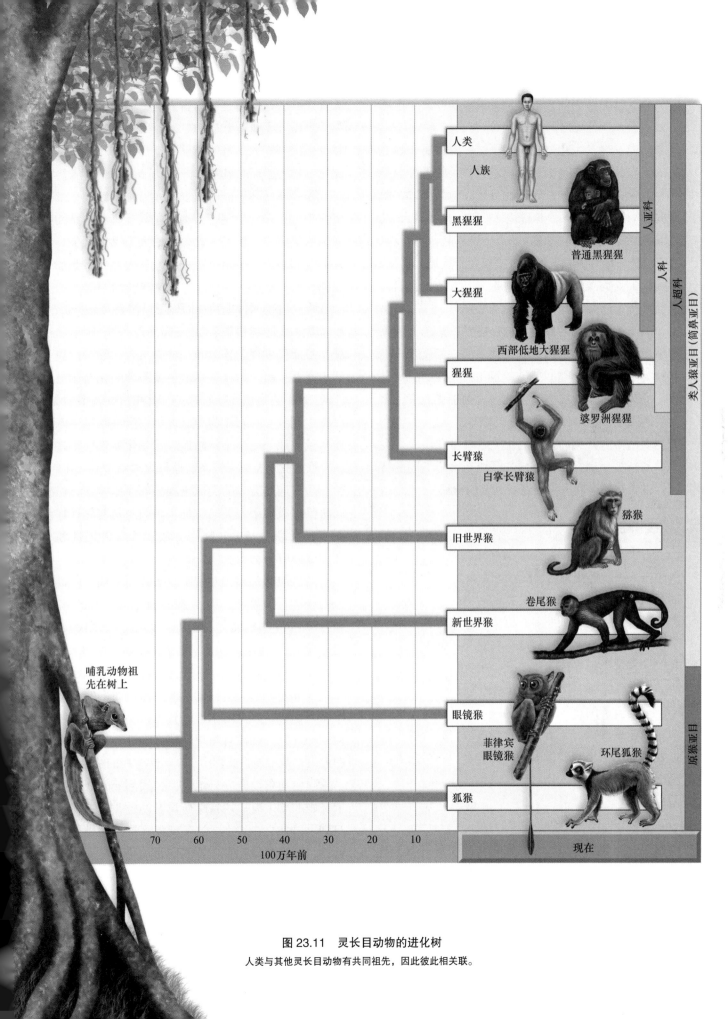

图 23.11 灵长目动物的进化树

人类与其他灵长目动物有共同祖先，因此彼此相关联。

期。分子数据还表明，古人类大约在 700 万年前就从猿猴谱系中分离出来了。

新的发现及生化分析揭示了更多有关灵长目进化的信息，因此在过去几年里，灵长目的各种分类名称变化迅速。例如，原猴亚目现在包括狐猴、眼镜猴和懒猴等；类人猿亚目包括猴类、猿类和人类。人科包括猿（大猩猩和猩猩）、黑猩猩、人类及其已灭绝的近亲。人亚科一词现在仅用于描述大猩猩、黑猩猩、人类及与其已灭绝的近亲。人亚族是指人属及其所有近亲。

关于人类进化的最遗憾的误解是，达尔文和一些学者认为人类是从猿类进化而来的。相反，人类和猿类具有共同的类似猿类的祖先。现在的猿类是我们的远房表亲，我们不可能由表亲进化而来，因为我们同属一个时代，同时生活在地球上。人类和猿类大约 700 万年前从共同祖先各自分化出来。在人类和猿类分离之后，不同的环境造就了不同的特征，也就是猿类和人类现在所具有的特征。

最早的古人类

古生物学家根据某些解剖学特征来确定化石是否为古人类。这些特征包括双足姿势（两脚行走）、面部形状以及大脑尺寸。现在的人类比猿类的脸更加扁平并且下巴更加明显，因为人类的下颌较短。不仅如此，我们的牙齿通常更小，且不再细化。例如，我们没有猿类那样锋利的犬牙。黑猩猩的脑容量约为 400 毫升，而现代人的脑容量约为 1360 毫升。

由于人类的特征以不同的速度逐渐进化，因此很难确定哪些化石是古人类。大多数研究者首先依据双足姿势作为判断古人类的标志，而不考虑大脑的尺寸。

最早的古人类化石

现已发现一些化石，可以追溯到猿类和人类谱系分离的时期。其中最古老的化石被称为萨赫勒人 *Sahelanthropths tchadensis* 化石，距今 700 万年前。此化石发现于非洲中部的乍得，距离其他古人类化石的出土地非洲东部和南部较远。从发现的唯一的头骨来看，这似乎是一个古人类，因为其犬齿比猿类的更小且牙釉质更厚。然而，其脑壳类似于猿类。并且无法判断此人是否能够直立行走。一些人认为此化石是大猩猩的祖先。

距今 600 万年前的图根原人发现于非洲东部，被认为是另一种早期古人类，尤其是其肢体结构显示为双足直立。但是，此化石的犬齿又大又尖，并且手臂和指骨适应攀爬。一些人认为此化石是黑猩猩的祖先。

现已发现两种地猿，即地猿始祖种 *Ardipithecus Kadabba* 和地猿根源种 *A. ramidus*。对于地猿始祖种，目前仅发现了牙齿和一些骨头，大约可以追溯到 560 万年前。而收集到地猿根源种的化石则更加广泛。到目前为止，已经发现该物种的 100 多具骨架，可以追溯到 440 万年前。这些化石全部收集于东非埃塞俄比亚的一个小镇附近。这些化石现已重建成一个女性化石标本，被亲切地称为阿尔迪（Ardi）。

阿尔迪具有一些类似于猿类的原始特征，但又同时具有类似于人类的特征。她的身材与黑猩猩差不多，身高约 120 厘米，重约 55 千克。男性和女性的体型似乎差不多。

阿尔迪的头部相对较小。头骨的特征与萨赫勒人的相同，但更小一些。她的脑容量为 300 ～ 350 毫升，略低于黑猩猩（约 400 毫升），远小于现代人（约 1360 毫升）。口鼻（鼻子和嘴巴的区域）向前突出，前额较低且眉脊较突，这些特点使得脸部比南方古猿更加原始（下文将讨论）。然而，面部的凸出要小于黑猩猩，因为阿尔迪的牙齿很小，类似于杂食动物的牙齿。她没有黑猩猩那么强壮，也没有尖锐的犬齿，她可能主要食用柔软而非坚韧的植物。

阿尔迪可以直立行走，但她大部分时间都在树上。她的脚上有一块猿类所没有的骨头，这使她的双脚可以站立在地上。这一现象无疑表明她是双足动物，而不是像猿类一样的四足动物。然而，与猿类一样，她的大脚趾能够与其他脚趾对握，因此可以用脚抓握树枝。她的手腕很灵活，并且很可能像古猿一样使用四肢沿树枝移动。现代的猿类用胳膊吊荡树枝前进，即使用双臂交替进行摆动。阿尔迪不是以这种方式前进的，但她的肩部非常灵活，使她可以够着侧面或者头顶的树枝。总之，阿尔迪在树上移动比较谨慎，虽然她的骨盆顶部与人类相似，可能附着的肌肉适于行走，但骨盆底部附着的肌肉适于攀爬树木。

直到最近，有人认为，当气候发生巨大变化导致东非的森林被草原取代时，直立行走的进化就开始了。然而，证据表明阿尔迪生活在树林里，那么直立行走对她有什么优势呢？直立行走确实在照料无自理能力的婴儿方面具有优势，可以用手抱着从一个地方转移到另一个地方。直立行走也有可能使该物种的雄性受益，便于他们在森林的地面上寻找食物。我们需要更多的证据来解开这个谜团，但有一点很清楚，地猿是我们的四足祖先和双足人类之间的重要联系。

南方古猿的进化

古人类的谱系起源于南方古猿，该种群进化于非洲且逐渐多样化。最初，我们根据南方古猿的骨架对它们进行分类。他们有些是纤细型的，有些是粗壮型的，往往上身强壮，尤其是下颚巨大。最近，这些群体的分类发生了变化，将纤细型划分为南方古猿属 *Australopithecus*，粗壮型划分为傍人属 *Paranthropus*。南方古猿属是人属 *Homo* 的起源。

南方古猿最早发现于 20 世纪 20 年代，由雷蒙德·达特在非洲南部出土。这种古人类物种称为南方古猿非洲种 *Australopithecus africanus*，可以追溯到大约 290 万年前，脑容量约为 500 毫升。肢体解剖表明这种古猿直立行走。然而，四肢的比例与猿类相同，前肢长于后肢。一些人认为，南方古猿非洲种的脑容量较大，很可能是早期人属的祖先，因为人属的四肢比例与该化石的相似。

在 20 世纪 70 年代，由唐纳德·约翰逊率领的一个团队出土了近 250 具古人类骨骼化石，这种古人类物种称为南方古猿阿法种 *A. afarensis*。一具距今 318 万年前女性骨骼，名为露西（Lucy），在世界范围内广为人知。虽然她的脑容量很小

（400 毫升），但她四肢的形状和相对比例表明她直立行走（图 23.12）。在利特里发现了一串距今约 370 万年前的脚印，更加证实了双足运动的存在。较大的脚印是两层，好像是较小的脚印踩在另一个脚印上。距离大脚印一拳左右的地方，还有一些小脚印。

南方古猿腰部以上类似于猿类（脑较小），腰部以下类似于人类（直立行走），这表明人类的特征并非一次性进化而来。不同的身体部位以不同的速度在不同的时期进化，称为镶嵌式进化。

南方古猿阿法种很可能是非洲东部发现的傍人属的祖先：罗百氏傍人 *P. robustus* 和鲍氏傍人 *P. boisei*。鲍氏傍人的上身强壮并且拥有古人类中最大的臼齿。该属已经灭绝，因此，南方古猿阿法种可能是南方古猿非洲种和早期人属的祖先。

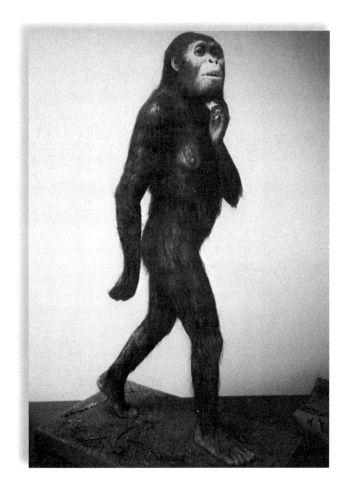

图 23.12　南方古猿阿法种
在圣路易斯动物园展出的复原的露西像。
照片版权：©Dan Dreyfus and Associates。

为什么约翰逊将他的化石命名为露西？

发现化石的当晚，约翰逊的团队聚集在营地举办聚会，庆祝他们发现了一具几乎完整的原始人类骨架。在聚会中，他们循环播放甲壳虫乐队的歌曲《露西在缀满钻石的天空中》（Lucy in the Sky with Diamonds），因此该化石取名为露西。

23.5 人类的进化

过去几年里，我们进行了大量的人属研究，越来越多的证据表明，我们曾一度认为的独立物种，实际上是单一物种的变异。注意，在图 23.13 中，人属的一些成员用斜杠标记以表示存在争议

的区域。而我们将重点关注人属成员更传统的分类。

判断化石是否属于人属，需要满足以下三个条件：（1）脑容量为 600 毫升或更大，（2）颌骨和牙齿类似于人类，（3）明显使用工具。在本节中，我们将讨论早期人属，即能人 *Homo habilis* 和直立人 *Homo erectus*，以及晚期人属，即尼安德特人、丹尼索瓦人和克罗马农人，这是最早的现代人类。

早期人属

能人，距今 200 万年前至 190 万年前，可能是现代人的祖先（图 23.13）。其中一些化石的脑容量大约 775 毫升，比南方古猿阿法种大 45% 左右。臼齿甚至比纤细型南方古猿的还要小。因此，这些早期人属的成员很可能是杂食动物，不仅食用植物

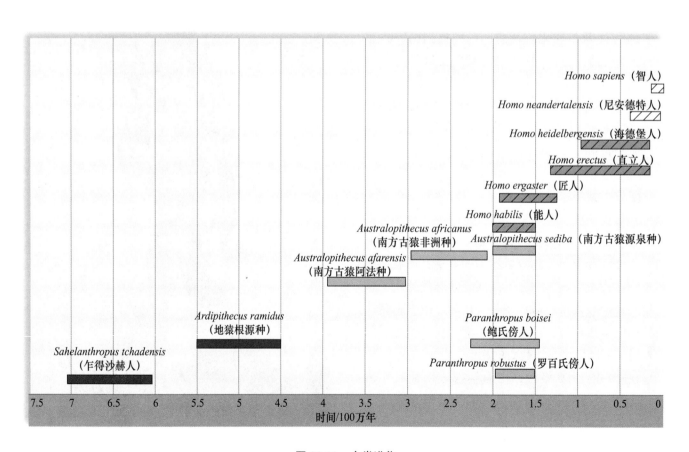

图 23.13 人类进化

几个灭绝的古人类种群进化于现代人之前。这些群体被分为早期古人类■、晚期古人类▨、早期人种▨，以及晚期人种▨。斜杠标记表示当前研究的重点是将这几个群体组合成单一物种。

还食用肉。在他们生活的营地发现的骨头上有切痕，表明能人能够使用工具从骨头上剔肉。

能人制造的石器非常粗糙（能人的拉丁文名字的字面意思是"杂务工"）。这些石器有可能是岩芯的薄片，足够锋利，可以用于刮皮、切断肌腱，并能轻易地从骨头上剔肉。

早期的人属头骨显示与语言相关的大脑区域有所扩大。因此我们推测，具备语言能力可能使得他们在狩猎时互相合作。其他成员可能仍然采集植物。如果推测无误，狩猎的成员和采集植物的成员很有可能共同进食并彼此分享食物。这样就逐渐形成了社会和文化。

文化，包括智力行为和智力成就（例如，技术和艺术），它取决于说话和传播知识的能力。我们可以进一步推测，能人的文化优势可能加快了南方古猿的灭绝。

生活中的科学

谁是纳莱迪人？

2013 年，一组研究人员在南非约翰内斯堡郊外的洞穴中发现了类似人类的化石。头骨和牙齿结构表明，这些化石是新的古人类物种的遗骸。这些化石同时具有南方古猿和人属的特征。该物种与人属的成员非常相似，称为纳莱迪人 *Homo naledi*。虽然这些化石的年代尚未确定，但纳莱迪人很可能是人属的一个古老的种，研究其特征可以揭示我们人种早期进化过程中的重要事件。

直立人

直立人及其类似化石发现于非洲、亚洲和欧洲，距今 190 万年前至 30 万年前。1891 年，荷兰解剖学家尤金·杜博伊斯首次在爪哇发现了直立人的骨骼。在那之后，这一地区又发现许多其他化石。虽然所有被命名为直立人的化石在外观上都相似，但其明显的差异表明，该种群中包含几个不同的种。特别是，一些专家认为，直立人是亚洲人的祖先，

匠人 *Homo ergaster* 是非洲人祖先。

与能人相比，直立人的脑容量更大（约 1000 毫升），脸部更加扁平。不过，鼻子向外突出。这种类型的鼻子呼气时可以留住水分，因此，能够适应炎热干燥的气候。将一具几乎完整的 10 岁男孩骨架复原后，我们发现匠人比目前发现的所有原始人都高得多。男性高 1.8 米，女性高 1.55 米。确实，这些原始人都是直立的，并且很可能像我们一样双足行走。这具健壮且肌肉发达的骨架仍然保留着一些南方古猿的特征。即便如此，产道的尺寸表明婴儿出生时处于不成熟状态，需要长时间的照顾。

直立人可能首先出现在非洲，然后迁移到亚洲和欧洲。这一迁徙曾一度被认为发生在大约 100 万年前。最近，在爪哇岛和格鲁吉亚共和国发现的直立人化石分别距今 190 万年前和 160 万年前。这表明非洲直立人的进化日期比这两个日期更早。无论如何，这是我们人属历史中首次如此大规模的人口流动，说明该物种的智力较高且身体技能良好。

直立人是最早使用火的原始人，他们发明了比早期人属更先进的工具，开始使用水滴形的重斧头和切割器，并且使用片状工具进行切割和刮削。匠人每次都将猎物带到同个地点，可能是较成体系的猎人。研究人员在同一地点发现了 4 万多块骨头和 2647 块石头。这些地点可能是进行社交互动的"家庭基地"。童年时期的延长使他们有时间学习。他们或许逐渐发展出了某种语言，并形成了某种与我们相似的文化。

现代人的进化

许多欧洲的早期人类现在被归为海德堡人 *Homo heidelbergensis*。正如直立人被认为是从亚洲的匠人进化而来的，海德堡人也被认为是从欧洲的匠人进化而来的。此外，为了便于探讨，我们可以将非洲的匠人、亚洲的直立人和欧洲的海德堡人统称为距今 150 万年前至 25 万年前的早期人类。

今日生物学　与　科学

弗洛勒斯人

2003 年，科学家在巴厘岛东部的一个印度尼西亚岛屿（位于亚洲和澳大利亚之间）弗洛勒斯的一个洞穴中发现了九具骨骼。这是进化史上最壮观的发现之一。这个新的人类种比现代 3 岁儿童矮。其中一具骨骼是一个成年女性，死时大约 30 岁，身高约 1 米，重约 25 千克。科学家估计她死于 1.8 万年前。

研究小组在研究完第一具骨架后得出结论，这是一个新的人类物种，以岛屿发现地将其命名为弗洛勒斯人 *Homo floresiensis*。参与现场挖掘的工人以 J. R. R. 托尔金的《指环王》中的虚构生物之名，给这些小生物起了绰号 "霍比特人"。

弗洛勒斯人的分类

弗洛勒斯人的头骨大小与柚子相当，脑容量约为 417 毫升。牙齿与人类相似，眉脊厚，前额倾斜明显，脸部没有下巴。弗洛勒斯人很明显是人类的成员，尽管他们体型较小、脑容量较小，并且同时具有原始和高级的解剖学的特征。研究人员认为，弗洛勒斯人可能是由大约 84 万年前到达弗洛勒斯的直立人进化而来的。

弗洛勒斯人的文化

弗洛勒斯人表现出的许多习性与其他人种非常相似。考古证据表明弗洛勒斯人已经能够使用火。在弗洛勒斯的这些骨架发现于沉积物中，在沉积物中还含有石头工具、矮象骨头、巨型啮齿动物和科莫多巨蜥的骨头。矮象，又称剑齿象，重约 1000 千克，这对于身高约 1 米的人类是一个极大的挑战，因此顺利地捕杀需要狩猎成员之间的沟通。弗洛勒斯人的膳食还包括鱼、青蛙、鸟、啮齿动物、蛇和乌龟。

这些弗洛勒斯人制作了精密的石制工具，群体狩猎，他们从亚洲大陆到达弗洛勒斯至少要穿过两个水域。然而他们的脑容量大约是现代人大脑的 1/3。 弗洛勒斯人是至今发现的最小的人种。

需要进一步研究

研究人员非常好奇弗洛勒斯人为什么这么小，其原因可能有很多。发现的第一具骨架被认为是一个小孩，因为没有证据表明人属中含有身高 1 米的成年人。现代俾格米人身高 1.4 ～ 1.5 米。几千年来，直立人可能进化成弗洛勒斯人。如果是这样，自然选择会青睐体型较小的生物。每一代的成员都可能比上一代更矮小。岛上哺乳动物的矮化是我们众所周知。岛屿上的食物供应有限，捕食者较少，至少有几个物种争夺同一生态位。生活在岛屿上的物种应该是最大限度地减少它们的日常能量需求。体型越小，每日生存所需的能量就越少。另一个假说于 2014 年提出，认为弗洛勒斯人的骨骼实际上是患有唐氏综合征的智人。弗洛勒斯人的真正起源和进化还需要进一步的研究来确定。

弗洛勒斯人的灭绝

由于约 1.2 万年前火山爆发，弗洛勒斯的许多居民已经灭绝。研究人员发现弗洛勒斯人和矮小剑齿象遗存在有 1.2 万年历史的火山灰层之下。弗洛勒斯人大约 5 万年前到达这个岛屿，并且可能与现代人混合在一起。弗洛勒斯原住民部落现在还流传着关于 "住在森林里的小人" 的神话和传说。

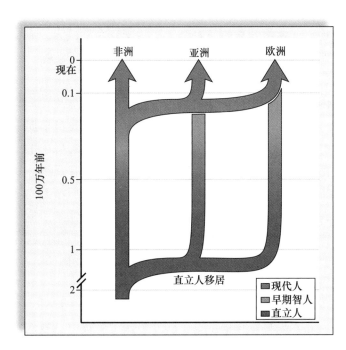

图 23.14　取代模型

"取代模型"认为现代人在非洲进化，然后取代亚洲和欧洲的早期人类物种。

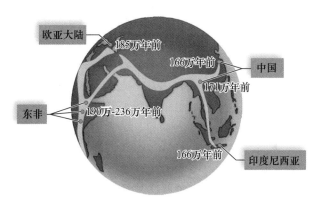

图 23.15　早期人属走出非洲

这些日期指的是早期直立人从非洲迁移的时间。[1]

目前从古人类到现代人的进化史最为广泛接受的假说是"取代模型"，又称"走出非洲假说"（图23.14），该假说认为现代人仅从非洲的早期人类进化而来（图23.15），然后移居到亚洲和欧洲，约10万年前他们取代了早期的人类物种。然而，这个假说仍然受到了质疑，因为现在我们可以从尼安德特人和丹尼索瓦人身上获取新的基因组信息。

尼安德特人

尼安德特人 *H. neandertalensis* 的名字来源于德国的尼安德山谷，在此发现了距今约20万年前的首批尼安德特人骨架。尼安德特人的眉脊厚重，鼻子、下颚和牙齿向前突出。他们的前额低而倾斜，下颚没有下巴。新的化石显示他们的耻骨比我们的长。

取代模型认为尼安德特人最终被现代人所取代。然而，这一传统观点正受到尼安德特人基因组研究的挑战（2010年完成），这一研究不仅表明尼安德特人与智人进行了杂交，而且非非洲智人的1%～4%的基因组来自尼安德特人。一些科学家认为，尼安德特人不是一个单独的物种，而只是一个

智人种系，最终融合到了更大的种群中。这些假说及其他解释这种相似性的假说目前还在研究当中。

从生理上来说，尼安德特人的平均脑容量略大于智人（1400毫升，大多数现代人为1360毫升）。尼安德特人的肌肉发达，尤其是肩部和颈部。四肢的骨头比现代人的骨骼更短更厚实。据推测，他们的脑容量之所以比现代人的更大，是因为需要控制额外的肌肉组织。尼安德特人生活在上一个冰河时代的欧洲和亚洲，他们体型强健能够保存热量。

尼安德特人已展现出高度文明。大多数人住在洞穴里，但住在外面的人可能建造了房屋。他们制造了各种石制工具，包括可能用于狩猎的长矛，可能用于准备食物的刮刀和小刀；他们也许能够顺利捕杀熊、猛犸象、犀牛、驯鹿及其他当代动物；具备使用火和控制火的能力，这可能有助于他们烹肉和取暖；他们甚至用鲜花和工具埋葬死者，可能已经有宗教信仰，他们或许相信死后重生。如果是这样的话，他们可能已经具有了象征性思维。

丹尼索瓦人

2008年，在西伯利亚南部的丹尼索瓦洞穴中发现了一块指骨。最初科学家认为这可能是早期人类的遗骸，可能与直立人有关。然而，线粒体DNA研究表明，该化石属于约100万年前的一个物种，大约是尼安德特人存在的时期。分析表明，丹尼索

---

1. 来源于"早期人类的进化：生物学的综合观点"，S. Antón et al., 2014. Evolution of early Homo: an integrated biological perspective. Science, 345 (6192).

瓦人和尼安德特人有一个共同祖先，但并没有相互杂交，可能是因为他们的地理位置不同。然而，有趣的是，大洋洲地区（新几内亚和附近岛屿）的人类与丹尼索瓦人有约 5% 的基因组相同。2014 年，研究人员指出，有助于西藏人适应高海拔生活的等位基因起源于丹尼索瓦人。结合尼安德特人的数据表明，现代智人并不是简单地取代早期人类种群，而是可能通过繁殖将他们同化。科学家们刚刚开启丹尼索瓦的探索之旅。

克罗马农人

克罗马农人是智人中最古老的化石，其名称取自法国的一个发现化石的地点。科学家发现，克罗马农人是大约 10 万年前（甚至更早）从非洲到达亚洲和欧洲的现代人。克罗马农人的外观跟现代人的基本相同。尼安德特人的 DNA 与克罗马农人的 DNA 差异巨大，表明他们没有杂交。相反，克罗马农人似乎已经取代了中东的尼安德特人，然后于 4 万年前扩散至欧洲。他们在那里与尼安德特人共同生活了几千年。如果是这样的话，那么尼安德特人是我们的表亲，而不是祖先。

克罗马农人制作了先进的石制工具，包括复合工具，如将石片安装在木柄上。他们可能是最早制造出刀片并投掷长矛的人，有助于远距离捕杀动物。

他们非常擅长狩猎，以至于一些研究人员认为，他们是造成许多生活于更新世晚期的大型哺乳动物，包括巨懒、猛犸象、剑齿虎和巨牛等灭绝的主要原因。

克罗马农人可以协作狩猎，他们可能是最早拥有语言的人。他们很有可能一小部分人过着群居生活，男人白天狩猎，女人则和孩子一起待在家里。史前人类的这种狩猎的生活方式可能对我们今天的行为产生了影响。克罗马农人的文化涉及艺术。他们将驯鹿的骨头和鹿角雕刻成小雕像。他们还在西班牙和法国的洞穴墙壁上绘制了美丽的动物图画。

人类的差异

人类自进化以来就广泛分布在全球各地。与其他广泛分布在各地的物种一样，人类表型和基因型的差异在群体中非常明显。今天，我们称人类有不同的种族。

据推测，人类是为适应当地环境条件而产生不同差异的。其中一个明显的区别就是肤色。深色的皮肤可以起到保护作用，避免高强度紫外线（UV）的损伤。当紫外线强度较低时，白色皮肤可以确保皮肤中维生素 D 的产生。然而，哈佛大学遗传学家理查德·莱万廷指出，关于黑皮肤和浅皮肤生存价值的假说从未进行过验证。

今日生物学 **生物伦理学**

生物文化进化对人口增长的影响

人类今天经历了生物文化进化，因为文化已经发展到一定的程度，即对环境的适应不再依赖于基因，而是依赖于一代代的文化传承。

工具的使用及语言的产生

能人制作原始石器是生物文化进化的第一步。直立人继承了传统，成为猎人。这些物种的露营地可能是家庭基地，当男人出去打猎时，女人则留下照看孩子。狩猎在文化发展中非常重要，尤其是它促进了语言的发展。如果在直立人时期没有出现语言，那么克罗马农人肯定具备了语言能力。具备语言能力的人能够在捕猎时更好地合作，甚至在寻找储存植物的地方时也能起作用。在所有动物中，只有人类拥有复杂的语言，用于交流彼此的经历。词不是对象和事件，它们代表的是可以在脑海中描绘出来的物体和事件。

农业的发端

农业大约始于 1 万年前，人们不再是全职的狩猎者，至少部分时间从事农业。是什么导致了农业的兴起呢？原因尚不清楚，但有人给出了几种解释。大约 1.2 万年前，随着冰河时代的结束，气候逐渐变暖，包括剑齿虎、猛犸象和乳齿象在内的各种大型动物灭绝，这可能导致狩猎的产量减少。随着天气变暖，冰川消融，留下肥沃的山谷，河流和小溪中满是鱼儿，土壤适宜。美索不达米亚的新月沃地就是其中一个例子。就这样，渔村如雨后春笋般涌现，人们也因此安顿下来。

那时的人们可能已经知道要种植什么作物。作为狩猎 - 采集者，他们大概已经选择出了具有理想特征的种子进行种植。这些植物在偶尔的突变后可能特别适合作为食物来源。他们开始在定居地进行耕作并按部就班地种植庄稼。

随着人们的生活逐渐安顿下来，尤其是男人在家的时间变长，他们的孩子可能越来越多。人口的增长可能起到了决定性的作用，使得他们的全部时间都用于农业，尤其是农业能够提供食物来填饱肚子。农业工具的使用促进了农业的发展。古代工具的发展顺序是石器、青铜器和铁器，当铁器取代了青铜器时，挖掘棒、锄头、镰刀和犁都得到了改进。灌溉开始成为一种控制供水的方式，特别是在半干旱地区和周期性降雨地区。

如果以人口数量来判断进化是否成功，那么农业无疑是促使成功的一大原因，因为它加快了地球上人类数量的增长。不仅如此，农业还引领了我们所拥有的文明。农作物产量富足后，一些人就不再自己耕种粮食。他们开始在城镇甚至城市专门从事其他职业。例如，有些人成了商人、店主、面包师和老师，其他人则成了贵族、牧师和士兵。今天，农业高度机械化，城市也变得巨大。随着人口的增加，我们需要不断创新来生产更多的食物。一旦粮食产量增加，人口再次增长，对粮食的需求就会变得更大。食物是否会供不应求呢？我们现在已经处于这种情况了吗？

工业革命的开始

工业革命始于 18 世纪的英格兰，随之而来的是以煤炭和石油为形式的能源需求，这种需求在今天看来似乎是个无底洞。我们没有制造工具，包括高科技计算机的相关基因。我们只能从上一代传承下来。我们的现代文明始于农业的出现，现在正以一种影响其他物种进化的方式改变全球的环境。物种正在逐渐灭绝，除非它能够适应我们的文明。如果生物文化进化对生物圈产生危害，人类最终可能也会灭绝。

自 19 世纪以来，人们已经注意到身体形态和环境状况之间存在两种相互关系。第一，伯格曼法则，即在越冷的地区动物个体体积越大。第二，艾伦法则，即寒冷地区的动物的四肢、手指和耳朵较短。这两种变化都有助于调节体温，在炎热的气候增加表面积与体积比例，在寒冷的气候中降低该比例。例如，东非的马赛人体型往往非常高大修长，四肢纤细。相比之下，生活在北部地区的因纽特人体型往往更粗壮矮小，四肢较短。

种族群体之间还有些人体结构上的差异并不是为了适应环境而产生的，例如，头发质地，上眼睑的褶皱（亚洲人中常见）或嘴唇的形状。由于遗传漂变，这些特征可能在不同的群体中遗留下来。就智力而言，不同民族之间没有明显差异。

共同祖先的遗传证据

人类进化的"取代模型"（图 23.14）也与种族群体的起源有关。这个假说认为，所有现代人都有一个相对较近的共同祖先（克罗马农人），他们在非洲进化，然后扩展到其他地区。古生物学家发现，现代种群之间的差异远远小于 25 万年前的种群之间的差异。这意味着所有群体都是从同一个祖先种群进化而来的。

对线粒体 DNA 的比较研究表明，人群之间的差异与他们共同祖先在不超过 100 万年前是一致的。进化生物学家理查德·莱万廷发现，不同的现代种群的基因型非常相似。他研究了七个主要地理群体，包括血型和各种酶在内的 17 个基因的变异。这七个主要地理群体是：白种人、非洲黑人、黄种人、南亚原住民、印第安人、大洋洲人和澳大利亚原住民。他发现绝大多数（85%）遗传变异发生于种族内部，而不是不同种族之间。换句话说，同一种族内部的遗传变异多于种族之间的变异。

案例分析：结论

在对尼安德特人基因组的后续研究中，研究人员有了另一个惊人的发现。尼安德特人和人类基因组的比较表明，这两个群体在脱离共同祖先很久之后进行了杂交。与现代非洲人相比，尼安德特人的基因组与来自非洲以外的现代人具有更多的共性。统计研究表明，现代欧洲人中近 4% 的基因组可能来自尼安德特人，表明这两个群体在过去是自由交配的。如果有更多的样本来支持这一发现，科学家一致认为，他们可能不得不修改关于现代人进化的一些基本概念，以及人类物种与其他古人类物种的相互影响。

⊙ 小结

23.1　生命起源

化学演化和生物进化的过程促成了第一批细胞的形成。

- 早期地球大气气体利用外部能源相互反应产生了有机小分子。
- 大分子进化并相互作用。
- RNA 优先假说认为，第一个细胞或其他细胞的形成仅需要大分子 RNA。
- 蛋白质优先假说提出，氨基酸暴露于干热条件下会结合形成多肽。
- 原始细胞是一种通过发酵获得能量的异养生物，它以海洋中已形成的有机分子为食。

一旦具有由 DNA 组成的基因并且能够繁殖，原始细胞最终成为真正的细胞。

23.2　生物进化

生物进化解释了生命的统一性和多样性。原核细胞是最简单的生命形式。真核细胞由原核细胞进化而来。

- 来自共同祖先解释了生物体的统一性（同一性）。

对不同环境的适应解释了生命的多样性。

达尔文的自然选择进化论解释了生物进化的过程。人工选择是指人类选择某一物种的特定性状。以下是支持自然选择的证据：

- 化石证据：化石及化石记录提供了整个生命史，并且可以用于追溯特定种群的起源。
- 生物地理学证据：生物地理学是指生物在地球上的分布，并且可以通过假设生物体在某一地方进化进行解释。
- 解剖学证据：起源于共同祖先可以解释一群生物拥有共同的解剖结构及发育状况。同源结构遗传自共同祖先。同功结构是各自进化时适应不同环境造成的。残余结构在一种生物中具有功能，但在另一种相关生物中不具有功能。
- 生化证据：所有生物的生化分子都相似。

达尔文发现了一种称为自然选择的适应机制。

- 自然选择的结果是生物种群能够适应当地环境。

23.3　人类在生物学上的分类

人类在生物学上的分类可用于追溯他们的祖先。应用双名法命名人类：智人 *Homo Sapiens*。

- 人类是灵长目动物。
- 灵长目动物四肢灵活、双眼视觉、大脑复杂，并且繁殖率较低。

23.4　古人类的进化

- DNA 证据能够支持人类的进化树，DNA 分子钟可以用来评估种群分化的时间。
- 灵长目动物可分为原猴亚目和类人猿亚目（简鼻亚目）。人类属于类人猿亚目。

人科包括猿类、黑猩猩和人类。人亚科指的是大猩猩、黑猩猩和人类。人亚族仅指人属及其近亲。人亚族（包括人类）最早很有可能生活在 700 万—600 万年前。

- 识别人亚科化石需要判断某些特征（双足姿势、扁平面部、大脑）。
- 地猿和南方古猿属于早期古人类。南方古猿的特征表明其为镶嵌式进化。

23.5　人类的进化

化石是否归为人属需要满足三个条件：脑容量（超过 600 毫升）、颌骨和牙齿（类似于现代人）以及使用工具的证据。

- 能人具备制造和使用工具的能力，最早显现出文化证据。
- 直立人是第一个脑容量大于 1000 毫升的人种。
- 直立人从非洲迁移到欧洲和亚洲。
- 直立人具备使用火的能力，可能是大型动物狩猎者。

现代人的进化

- "取代模型"假说认为，智人在非洲进化，随后迁移到亚洲和欧洲。

尼安德特人

- 在现代人到来之前，尼安德特人已经生活在欧洲和亚洲。
- 他们拥有自己的文化，但没有现代人的身体特征。

丹尼索瓦人

- 丹尼索瓦人住在现在的西伯利亚地区，但他们与早期智人有过接触。

克罗马农人

- 克罗马农人化石是智人中最古老的化石。
- 他们制作的工具较为精密，并且他们拥有自己的文化。

第 24 章

生态学与生态系统

案例分析：气候变化的后果

气候学家几乎每个月都会提供数据报告，这些数据表明我们的地球正在变暖。2015 年是有史以来气温最高的一年；2016 年，几乎每个月都打破了以往的高温纪录，而且高出不少……经过数十年的研究和分析，科学界得出的结论是，全球变暖以及由此产生的气候变化不是自然循环的结果，而是温室气体排放造成的。

对于大多数人来说，全球变化的直接影响并不明显。然而，影响已经产生，就在我们身边。干旱变得更加严重，山地积雪越来越少，降水也愈加难以预测。这些都是气候变化的征兆。

从个人层面上来说，气候变化有可能增加我们罹患一些疾病的概率，而这些疾病本不会出现在我们的地区内。例如，疟疾、登革热，甚至寨卡病毒的传播是携带这些疾病的蚊子的活动范围扩大所致。不久的将来，高温警告将限制户外活动，并且水和空气的质量也会有所下降。这些后果与地球在全球范围内发挥作用的不平衡有很大关系。

在本章中，我们将探讨生态系统如何发挥作用，以及自然循环变化与人类活动如何影响生态系统的基本结构。

24.1　生态系统的本质

生物圈是指地球上包含生物的区域，上至大气层，下至深海，以及其间的所有东西。生态系统是指生物圈的特定区域，生物在此相互作用并与物理、化学环境相互影响。生态系统中的相互作用可以维持该区域的平衡，进而影响生物圈的平衡。人类活动会改变生物与其环境之间的相互作用，导致生态系统中生物多样性的减少。了解生态系统如何发挥作用非常重要，这样我们才能弥补过去并预测未来人类活动的破坏性。

生态系统的类型

科学家以区域气候条件为根据（如温度和降雨量）划分了几类独特的主要陆地生态系统，也称为生物群落。每个生物群落内都有适应该区域气候的生物。例如，赤道附近的热带雨林主要以大型常绿阔叶树为主。热带草原是在热带气候控制下生长出的植被，供养多种类型的食草动物。温带草原的降雨量少于温带森林（许多树木在冬季会落叶）。沙漠的降雨量较少，因此树木较为缺乏。泰加林主要由一类非常耐寒的北方针叶林组成，如松树、云杉、铁杉和冷杉。与北极接壤的是寒带冻原，其冬季漫长，生长季节短暂。冻原上的永冻层即使在夏季也仍然存在，阻碍大型植物的生长。

水生生态系统分为淡水生态系统和盐水生态系统（海洋生态系统）。海洋是一个覆盖地球表面70%的海洋生态系统。淡水生态系统分为两类：静水生态系统，如湖泊和池塘；流水生态系统，如河流和溪流。最丰富的海洋生态系统位于海岸附近。珊瑚礁位于近海，盐沼通常形成于河流与海洋交汇的地方。

生态系统的生物组成

生态系统由生物和非生物组成。非生物成分包括土壤类型、水和天气等。生态系统的生物成分可以根据它们获取能量的方式进行分类。生物一般分为自养生物和异养生物。

自养生物

自养生物只需要无机物和外部能源就能合成有机营养，供自己及群落中的其他生物使用。因此，它们被称为生产者，顾名思义生产食物。光合生物为生物圈合成大部分有机营养。所有藻类都具有叶绿素，并能在淡水和海洋中进行光合作用。绿色植物是陆地上主要的能进行光合作用的生物。

异养生物

异养生物需要利用有机物作为食物来源，属于消费者，顾名思义消费食物。食草动物以植物或藻类为食，例如，鹿、兔子和毛毛虫，还有一些鸟类也是食草动物。一些水生生态系统中的原生动物是食草动物。食肉动物以其他动物为食，例如，蛇和鹰。杂食动物以植物和动物为食，人类就是其中一种。

生态系统的消费者可以划分等级，取决于其在食物链中与生产者的关系。例如，初级消费者（如食用植物的昆虫）；二级消费者（如吃昆虫的青蛙）；和三级消费者（如吃青蛙的鹰）。有时三级消费者也称为顶级捕食者。

腐生生物分解腐烂生物体的有机物成分获取营养，海扇虫的营养取自海水，蛤蜊取自浅海底。蚯蚓、各种甲虫、白蚁和蚂蚁是陆地腐生生物。细菌和真菌（如蘑菇）是分解者，通过分解无生命的有机物（如动物粪便）来获取营养。分解者的存在至关重要，因为它们能够释放无机物，供植物吸收生长。否则，植物将完全依赖于物理过程（如岩石中释放出矿物质）来获取无机营养。

生态位

生态位是指生物在生态系统中的作用，例如，充当生产者或充当食肉动物。通常生物的生态位包括如何获取食物，如何与同一群落中的其他种群相互作用，以及生物的栖息地。人类在大多数生态系统中都占有一席之地，因为我们与生物和非生物成分相互作用。

海底的生产者如何在没有阳光的情况下制造食物？

海底的生产者使用化学能源代替光能来制造食物，因此被称为化能自养生物。海底的火山通过热液喷口的裂缝释放出硫化氢气体（一种气味类似臭鸡蛋的气体）。一些化能自养生物分解硫化氢来获得所需能量，将从外界摄取的碳原子合成葡萄糖。

这些化能自养生物中的葡萄糖可以维持各种生物（如巨型管蠕虫、琵琶鱼和巨蛤）的生命。

能量流动和化学循环

从生态系统中各种群相互作用的图解可以发现，每个生态系统都具有两个特点：第一个特点是能量流动，当生产者获取太阳能（有时是化学能）时，能量开始流动；第二个特点是营养循环，发生于生产者从物理环境中吸收无机物时。生产者随后可以制造有机营养物，供它们自身及生态系统的其他群体使用。当营养物质在群体之间传递时，就会发生能量流动，而且所有能量最终都会转化为热量，散发到环境中。因此，如果没有太阳能，大多数生态系统就不可能存在。当无机营养从大气或土壤重新回到生产者体内时，就会发生化学循环（图24.1）。

自养生物制造的有机营养中只有一部分传递给异养生物，因为植物利用了一些有机分子来促进其细胞呼吸。同样，由异养生物摄取的营养中只有一小部分可供高级消费者使用。图24.2给出了原因。食草动物体内有一部分食物未被消化，以粪便的形式排出体外。代谢废物通过尿液排出体外。同化能量的大部分在新陈代谢时消耗掉，最后变成热量。只有剩余的食物能量转化为增加的体重（或生育更多的后代），被食肉动物获取。植物也进行细胞呼吸，因此，植物吸收的原始能量中只有约55%可用于生态系统。而且，随着生物之间的捕食，这55%的能量会越来越少。

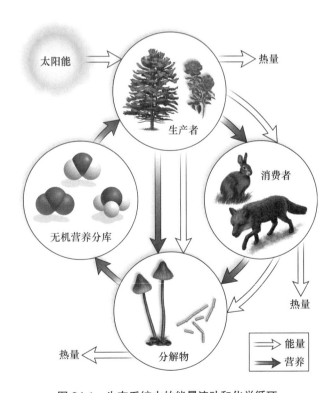

图24.1 生态系统中的能量流动和化学循环

化学物质在循环，但能量在生态系统中流动。随着能量不断转换，来自太阳的所有能量最终都会以热量的形式消散。

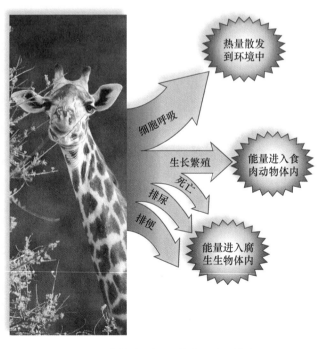

图24.2 食草动物摄入的食物能量的去向

食草动物摄入的食物能量中只有约10%传递给了食肉动物。很大一部分通过排便、排尿和尸体分解的方式进入腐生生物体内，还有一部分用于新陈代谢。

照片版权：© 摄图网。

排出的废物及死亡的生物并不意味着物质会流失在生态系统中，相反，它们是分解者的营养来源。分解者将有机营养（如葡萄糖）转化为无机物，如

二氧化碳和水，释放到土壤或大气中。当生产者从大气或土壤中吸收无机化学物质时，物质在生态系统中完成循环。

今日生物学　科学

汞的生物富集作用

20 世纪 50 年代，科学家就已发现汞排放到环境中会严重影响人类的健康。研究表明，汞的排放会侵害鱼类和野生动物。人们若接触受污染的鱼类和野生动物，也会受到影响。最近的鱼类研究表明，美国大部分地区的河流、湿地、水库和湖泊普遍受到汞污染。

当生物体内的汞发生生物累积时，汞就会成为一个重大的环境隐患。当生物体内污染物的富集速度快于消除速度时，就会发生生物累积。大多数生物 70 天就可以清除体内大约一半的汞，但前提是在此期间不再摄入任何其他形式的汞。但当生物清除汞的速度较慢，造成体内汞过量时，情况就不妙了。

汞通常会存在于底端食物链的生态系统中，并随着营养级的增高而浓度增加。顶级的捕食者和寿命较长的生物体内最容易积累高浓度的汞。

人类接触汞通常是由于食用了受污染的鱼或吸入了汞蒸气。甲基汞会导致健康问题，例如，男性不育、中枢神经系统受损，更严重的还可能导致婴儿出生缺陷。发育中的胎儿和儿童摄入比成人低 5 ～ 10 倍的汞就会造成健康问题。

研究表明，鲨鱼、金枪鱼及箭鱼中的汞含量

较高，因此，美国环境保护署建议备孕或怀孕的妇女、正在哺乳的母亲和幼儿应禁止食用这几种鱼。美国的每个州都与联邦机构一起针对州内某些水体的状况制定了鱼类食用警示。目前，美国共有 45 个州警告孕妇应限制本州水域内的鱼类食用量。

汞中毒不仅限于水生物种。在美国东北部和加拿大进行的研究表明，很多鸟类，包括鸱类、潜鸟和秃鹰等，体内都含汞。潜鸟和秃鹰食用受污染的鱼类，因此它们体内的汞含量高也就不足为奇了，而鸣禽体内的汞引起了生态学家的高度关注。有人推测，东北地区的鸣禽以昆虫为食，这些昆虫以草丛中更小的昆虫为食，昆虫因此摄入毒素，导致鸣禽体内含有毒素。这不禁引起了人们的担忧：汞会通过前所未知的途径进入食物网造成"生物累积"。

最终，汞污染的责任完全落在了人类的肩上。地球上的每个生态系统都或多或少地遭受到了汞污染，承受汞污染带来的风险。通过对北极熊、秃鹰、鲸鱼和鲨鱼等物种的研究表明，汞几乎无处不在。燃煤电厂是汞排放最大的人为来源，我们有责任尽快解决这一全球问题。

24.2　能量流动

我们讨论的原则现在可以应用于森林生态系统。能量流动的不同走向形成一张食物网，构成一幅描述营养关系或摄食关系的图。图 24.3a 是一个草食性食物网，因为它始于橡树和草。毛毛虫以橡树叶为食；小鼠、兔子和鹿以地上的叶子和草为食。

鸟类、花栗鼠和老鼠以种子和坚果为食，不过它们是杂食动物，因为它们还吃毛毛虫。这些食草动物和杂食动物同时还是其他食肉动物的食物。

图 24.3b 是腐食性食物网，这类食物网始于有机物碎屑或死亡生物的残骸。腐生物是分解者和土壤生物（如蚯蚓）的食物。蚯蚓可能是无脊椎食肉动物的食物。反过来，火蜥蜴和鼩鼱可能以食肉昆

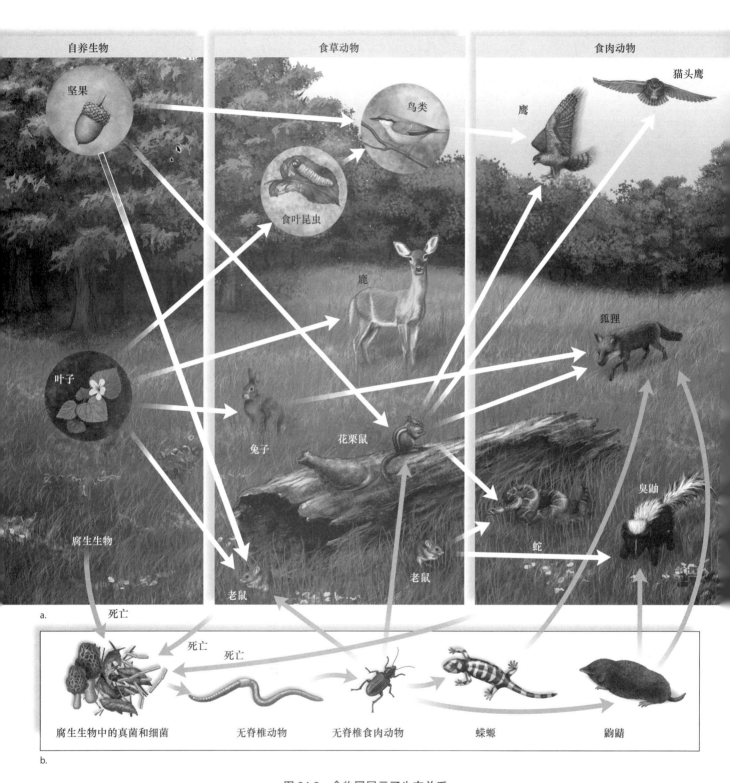

图 24.3 食物网展示了生态关系

食物网描述了生物之间的捕食关系。a. 白色箭头表示可能的草食性食物网。将太阳能转化为食物热量的树木等生物是生产者（第一营养级）。以生产者为食的小鼠等动物是第一级消费者（第二营养级）。从第一级消费者获取能量的食肉动物（鹰、狐狸、臭鼬、蛇和猫头鹰）是第二级消费者（第三营养级）。b. 灰色箭头表示可能的腐食性食物网。腐食性食物网开始于腐生物，即有机物碎屑和死亡生物的遗骸。分解者和腐生生物重新吸收这些有机营养。腐食性食物网中的生物可能是草食性食物网中动物的猎物，例如，花栗鼠以虫子为食。因此，草食性食物网和腐食性食物网密切相关。

虫为食。腐食性食物网的成员可能是陆地上食肉动物的食物，因此腐食性食物网和草食性食物网密切相关。

我们通常会认为储存有机物和能量最多的是陆地上的植物，如树木。然而，情况未必如此。森林的地表及土壤中的有机物含有的能量是树木叶子的两倍多。因此，森林中的能量可能更多是在腐食性食物网，而不是草食性食物网中流动。

营养级

图 24.3 中的物种排列表明，从摄食关系（或捕食者与猎物的关系）来说，生物之间以直线连接。表示单一能量流动路径的图称为食物链。例如，在草食性食物网中，我们可能会发现这种食物链：

叶子→毛毛虫→老鼠→鹰。

在腐食性食物网（图 24.3b）中，我们可能会发现这种食物链：

腐生物→蚯蚓→甲虫→鼩鼱。

营养级由食物链中的某一特定层次的所有生物组成。在图 24.3a 的草食性食物网中，从左到右，树木、草和花是生产者（第一营养级）；第一组动物是一级消费者（第二营养级）；而第二组动物是二级消费者（第三营养级）。

生态金字塔

食物链的短缺可能是营养级之间的能量损失造成的。一个营养级的能量只有约 10% 可以流动到下一个营养级。因此，如果食草动物种群消耗 1000 千克植物，则只有大约 100 千克会转移到食草动物组织，10 千克转移到第一级食肉动物，1 千克转移到第二级食肉动物。这个 10% 的普遍规则解释了为什么食物网中的食肉动物如此之少。连续的营养级之间能量流动损失巨大，这种现象有时被称为生态金字塔（图 24.4）。

营养级之间的能量损失可以形成一个由每个营养级中的生物数量构成的金字塔。然而，只根据生物数量来构建金字塔有欠妥当。例如，在图 24.3a 中，每棵树上有很多毛毛虫。因此，食草动物比自养生物多。这一解释与生物大小也有关系。有的自养生

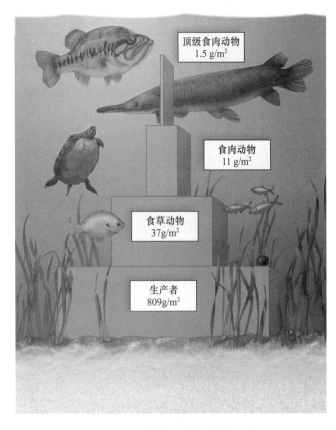

图 24.4　营养级对生物量的影响

生物量，又称生物干重（g/m²），该图呈现佛罗里达州银泉沼泽地草食性食物网中的营养级。从生产者到食草动物的生物量急剧下降，这与我们的常识相一致，即腐食性食物网在沼泽中起着重要作用。

物像微观藻类一样小，有的像山毛榉树一样大。同样地，有的食草动物像毛毛虫一样小，有的跟大象一样大。

生物量金字塔消除了大小这一因素的影响，因为生物量的计算方法是生物的数量与一个生物体中包含的有机质质量的乘积。人们通常认为生产者的生物量大于食草动物的生物量，食草动物的生物量大于食肉动物的生物量。在水生生态系统中，如湖泊和大洋中，食草动物的生物量可能高于生产者。这是因为藻类是唯一的生产者。随着时间的推移，藻类迅速繁殖，但同时消耗得也非常快。

这类问题使一些生态学家开始犹豫是否应该使用金字塔来描述生态关系。另一个问题与分解者的作用有关。这些生物很少包含在金字塔中，即使很多生态系统中的大部分能量都会变成腐质。

24.3　全球生物地球化学循环

在这里，我们将进一步探讨化学物质如何在生态系统中循环。所有生物都需要有机营养或无机营养。例如，二氧化碳和水是光合生物必需的营养物质。氮是维持活体组织的结构蛋白、功能蛋白和核酸的组成部分。磷对 ATP 和核苷酸的形成至关重要。

化学物质在生态系统中循环的路径既涉及生物成分，又涉及非生物成分，因此，被称为生物地球化学循环。生物地球化学循环可以分为气态型和沉积型。在气态型循环中，例如，碳循环和氮循环，元素以气体形式进入或离开大气。磷循环是沉积型循环。植物根部从土壤中吸收磷，再传递给异养生物，最终磷通过分解者的作用重新回到土壤中。

图 24.5 所示的是化学循环涉及的生态系统的组成部分。生产者通常无法获得储存库（如海底碳酸钙壳中的碳）中的化学物质资源，而交换库（如大气或土壤）是生物吸收化学物质的一个来源。化学物质在生物群落中沿着食物链移动。

人类活动（图 24.5 中的白色箭头）将储存库和交换库中的化学物质移出，并供给生物群落使用。就这样，人类活动打破了环境中的正常营养平衡，造成了污染。

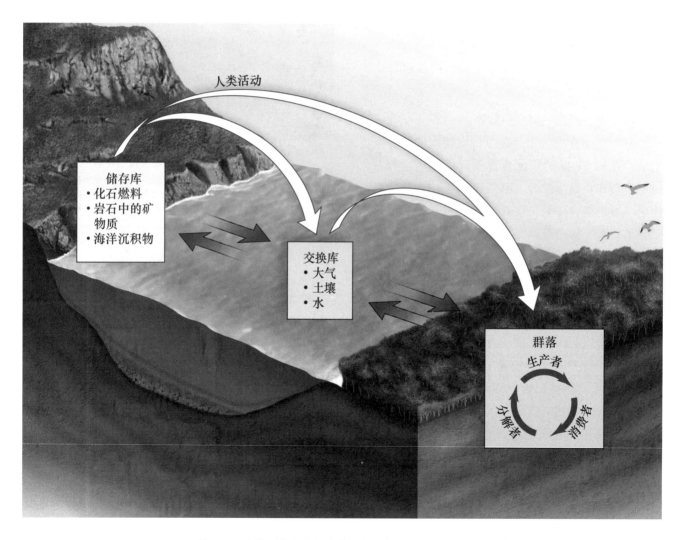

图 24.5　生物群落和生物地球化学储存库之间的营养循环

储存库中的营养（如化石燃料、岩石中的矿物质和海洋中的沉积物等）通常是生物群落无法获得的。交换库（例如，大气、土壤和水）是生物群落获取化学物质的来源。当人类活动（白色箭头）将储存库或交换库中的化学物质供给生物群落使用时，就会造成污染，因为一部分营养没有消耗掉。例如，当人类燃烧化石燃料时，大气中的二氧化碳增加导致全球变暖。

水循环

图 24.6 显示的水循环中的箭头宽度用于表示生态系统中不同组成部分之间物质的大约传输速率。

水循环的蒸发时期，太阳光使海水中的淡水蒸发，留下盐分。陆地和植物中的水分也会蒸发。植物水分的蒸发称为蒸腾。水分进入大气时可能发生冷凝，气体冷凝变成液体，然后以降水的形式（例如，雨、雪、雨夹雪、冰雹和雾）回到海洋和陆地上。

陆地上的积水有很多去处。然而，由于陆地高于海平面，因此最终所有淡水都会因为重力的作用回到大海中。有一些水暂时留在静水（湖泊和池塘）和流水（溪流和河流）等水源中。如果降水不渗入地下，而是直接流入这些水源，则为径流。径流是直接流入附近溪流、湖泊、湿地或海洋的水。

一些降水没有流失，反而渗透到了地下。这种渗透达到一定程度就形成地下水。地下水位以下是饱和带。地下水有时也位于含水层，即含有水的岩层，其中的水大量流入井里和泉中。当雨水和融化的雪水渗透到土壤中时，含水层即获得补给。

人类活动

人类主要从三方面影响水循环。首先，我们从含水层中取水。其次，我们清理陆地上的植被，修建道路和建筑物，以防止渗透和增加径流。再次，我们不仅干扰净化水的自然过程，还将污水和化学品等污染物排放到水中。

生活中的科学

生产食物需要消耗多少水？

一颗生菜长成大约需要 27.3 升的水。一杯约 230 克的牛奶需要约 223 升水，包括奶牛饮用的水，用于种植奶牛食物的水，以及加工牛奶所需的水。一份牛排大约需要 11 830 升水。

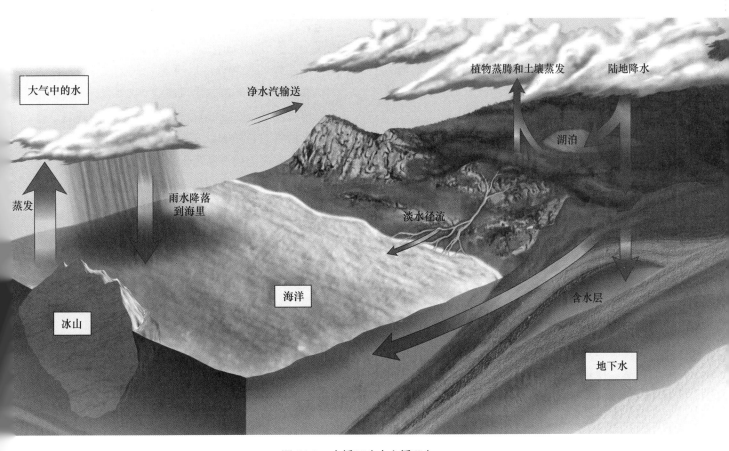

图 24.6　水循环（水文循环）

海洋的蒸发量超过了降水量，因此陆地上会发生水汽输送。降水会使地表水和地下水流回大海。陆地上植物的蒸腾是蒸发的一部分。

今日生物学　生物伦理学

加利福尼亚州干旱

在美国西南部，水正迅速成为"蓝色黄金"。几乎每天都会打新的地下水井以增加水的供给，其中一些井的深度甚至超过 300 米，每个井需要花费 30 万美元以上。这个情况在加利福尼亚州（简称"加州"）最为严重，加州目前正在经历有史以来最严重的多年干旱。

加州共有两种水源，包括河流和溪流等地表水以及从含水层抽取的地下水。加州大部分水（超过 80%）来自地表水源，来自内陆山脉的春季融雪。然而，过去几年中，距离加州最近的山脉降雪量远低于平均水平。

加州的含水层没有足够的储水来缓解长期的干旱。而且，含水层中的水只能解一时之需。因为含水层与地下水不同，补给需要的时间很长。虽然有些含水层靠近地表，并且部分含水层可能会随着时间的推移由地下水再生，但加州的含水层位于地下深处，补给可能需要数千年甚至数百万年。

由于长期降雨量不足，西南地区在过去 14 年中有 11 年发生了旱灾。令科学家更加担忧的是，计算机模型表明目前的状况可能只是长期干旱的开始。将当前气候变化水平的预测纳入模型后，数据表明，加州及其西南部在 2080 年之前经历"超级干旱"（持续 35 年以上）的可能性为 80%。科学家认为，可能是类似于这样的事件造成了 1400 多年前普韦布洛人的衰落。

未来的解决方案

解决方案只有两种：减少用水需求或增加供水。在过去 40 年里，加州人口增加近 2000 万，预计未来还将继续增长。强制性限制用水或许可行，但通常只针对居民有效。在美国许多地区，大部分水用于农业和工业。在加州，农业占主要因素。美国大部分水果和蔬菜的种植都在加州，因此稍有差池都会对食品供应产生连锁影响。

增加供水也绝非易事。高架渠、运河和管道的价格昂贵，需要相当长的时间来修建。海水淡化厂除去海水中的盐分，这一过程需要大量的能量，并且一般只能为一小部分人供水。例如，圣地亚哥的新海水淡化厂是世界上最大的海水淡化厂，也仅为当地 10% 的居民供水。

那么该如何解决这个问题呢？多数人认为这个问题很复杂，单一的方案不足以解决整个问题。水淡化领域的新技术以及在水循环中如何补给储存库的研究可能会有所帮助。然而，大多数科学家认为，从加州危机中汲取的教训能够让我们更好地应对气候变化带来的全球性挑战。

在美国的一些地区，特别是干旱的西部和佛罗里达州南部，从含水层抽出的水量多于补给的水量，称为"地下水开采"。这些地方的地下水位正在下降。在几年内，至少出于灌溉目的，居民可能会用尽地下水。淡水仅占世界供水量的 3% 左右，它可循环再生，因此被称为可再生资源。然而，当可用的淡水流失，没有进入淡水水体和含水层时，淡水就可能会耗尽。淡水还可能会遭到污染而无法使用。在前面的生物伦理学专栏"加利福尼亚州干旱"中我们就探讨了长期干旱状况对地下含水层的影响。

碳循环

大气中的二氧化碳是碳循环的交换库。在此循环中，陆地和水生生态系统中的生物与大气交换二氧化碳（图 24.7）。陆地上的植物从空气中吸收二氧化碳，然后通过光合作用同化二氧化碳，制造有机物，供自养生物和异养生物使用。当生物（包括植物在内）进行细胞呼吸时，生成二氧化碳并释放到大气中。因此，二氧化碳再通过大气循环到植物中。

在水生生态系统中，二氧化碳与大气不是直接交换。空气中的二氧化碳溶解在水中形成 HCO_3^-，作为水生生产者为自身及异养生物生产的食物的碳来源。同样，当水生生物呼吸时，它们释放的二氧化碳变成 HCO_3^-。水中的碳酸氢盐量与空气中的二氧化碳量基本平衡。

储存库中储存碳

活的生物和死的生物体内均含有有机碳，在碳循环中起着储存库的作用。世界上的生物含有的有机碳总量超过 8000 亿吨，尤其是树木含有的较多。据估计，土壤中的动植物遗骸中含有 1000 亿～3000 亿吨。通常，动植物的分解会使二氧化碳释放到大气中（图 24.7）。

3 亿年里，地球上的动植物遗骸转化成了煤、石油和天然气，被称为化石燃料。碳的另一个储存库是无机碳酸盐，其聚积在石灰石和碳酸钙质壳中。很多海洋生物都有碳酸钙质壳，当有机体死后，外壳便残留在海洋中，形成沉积物，后来因地质作用变成石灰岩。

图 24.7　碳循环

碳循环是气态的生物地球化学循环。生产者从大气中吸收二氧化碳并将其转化为有机分子，为所有生物提供食物。由于呼吸作用，碳释放到大气中的速率与植物光合作用吸收的速率大体相当。生物死亡后，若没有被分解会变成化石燃料。人类燃烧化石燃料并破坏植被（白色箭头）时，大气中二氧化碳的释放量就会多于植物的吸收量，造成环境污染。

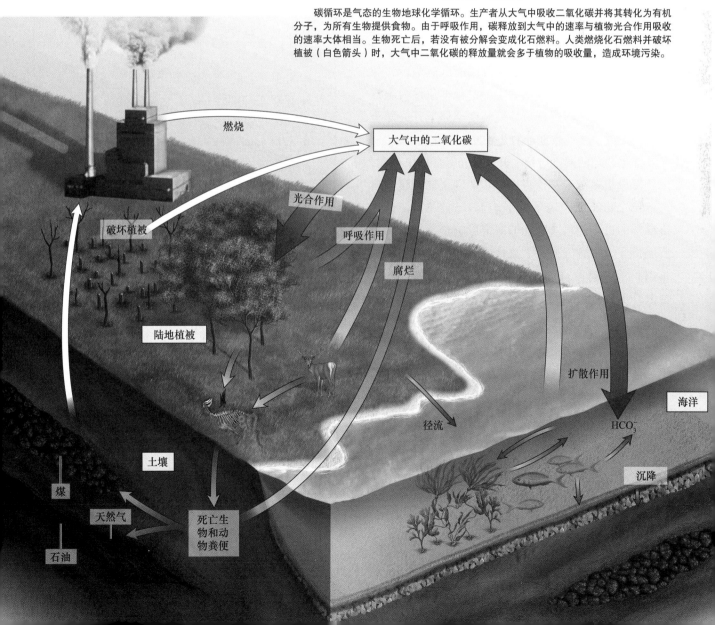

人类活动

光合作用中吸收二氧化碳的速率与细胞呼吸和分解过程中释放二氧化碳的速率大体相当。然而，人类活动导致大气中二氧化碳的沉积量多于光合作用中二氧化碳的吸收量（图24.7）。导致这种情况的主要原因是燃烧化石燃料、砍伐森林来建设农田和牧场等。森林被破坏后，储存库会缩小并且吸收多余二氧化碳的生物也会消失。目前，大气中二氧化碳的释放量大约是其总量的两倍。据说，其中大部分已经溶入海水。

二氧化碳与气候变化　人类活动导致二氧化碳等其他气体的排放量不断增加。其他气体包括一氧化二氮（N_2O）和甲烷（CH_4）。一氧化二氮主要来源于肥料和动物粪便。在动物消化道中，细菌分解会产生甲烷。甲烷还来自腐烂的沉积物和水淹的稻田。大气中的一氧化二氮和甲烷属于温室气体。它们就像温室的玻璃一样，使太阳辐射到达地球，却阻止红外线（热量）返回太空，这种现象称为温室效应。温室气体使得地球环境温度整体上升，即全球变暖，进一步导致地球的气候发生变化。

如果地球的温度继续上升，水分将会加快蒸发，以致形成更多的云。这将进一步加剧全球变暖。自工业革命以来，全球气温平均上升约0.6℃。计算机科学的进步使科学家能够研究影响全球气候的主要变量。大多数气候科学家认为，如果温室气体继续以目前的速度排放，到2100年地球的温度可能会上升1.5～4.5℃。

气候的持续变化可能会造成其他影响。据预测，随着海洋温度的增加，极地地区的气温将比其他区域上升的幅度更大。温度一旦升高，冰川将会融化，导致海平面上升。水分加快蒸发，沿海地区的降雨量会增加，内陆会更加干燥。旱灾会使农业产量减少，树木死亡。将森林扩展到北极地区可能无法抵消温带地区森林的丧失。孟加拉国和中国等国的三角洲的农田将被水淹没。要想防止新奥尔良、纽约、波士顿、迈阿密和加尔维斯顿等沿海城市被海水淹没将需要花费数十亿美元。科学专栏"调节二氧化碳排放"提供了更多有关二氧化碳排放与气候变化之间关系的信息，以及各国为减少温室气体排放所做出的努力。

生活中的科学

还有哪些温室气体？

除二氧化碳之外，以下气体也是导致温室效应的原因：

• 甲烷：一个甲烷分子的增温潜势是一个二氧化碳分子的21倍，对温室效应的影响非常大。甲烷是有机物腐烂的天然副产物，但也产生于垃圾堆以及开采煤、天然气和石油所释放的气体。

• 一氧化二氮：一氧化二氮是燃烧化石燃料时释放出来的气体，也是许多工业生产过程中产生的气体废物。

• 氢氟碳化合物：最初使用氢氟碳化合物是为了降低破坏臭氧层的化合物的含量。但不幸的是，尽管它们的含量非常少，但也是非常强的温室气体。

今日生物学　　科学

调节二氧化碳排放

世界各国的科学家正积极收集和分析环境数据，以帮助我们了解地球气候变化的方式和原因。一个地区的平均气温、降水模式、海平面和温室气体浓度的变化都表明气候正在发生变化。

自1901年以来，美国的平均气温持续上升。2000—2009年是全球有记录以来最热的10年，美国30%～60%的地区遭受旱灾。正如章节开篇中所提到的，近 10 年来我们所记录的数据将会超过 2000—2009 年的数据。

20 世纪以来，平均降水率增加了 6%。自 1990 年以来，前 10 年中有 8 年美国发生过极端降水事件。海平面温度升高使飓风季节更加活跃。90 年代中期以来有 10 个最活跃的飓风季节，大西洋、加勒比海和墨西哥湾经历了 6 个。

由于海洋表面温度总体上升，全球海平面每 10 年平均上升约 2.5 厘米。 超过一半的人口居住在距海岸约 100 千米的范围内。气候模型表明，海平面将在下个世纪上升 90 ~ 120 厘米。纽约市海拔在 1.5 ~ 5 米之间，佛罗里达群岛平均海拔是 90 ~ 120 厘米。即使上涨的海水不会形成洪水，许多沿海地区也将面临日益严重的风暴和风暴潮，造成严重的经济损失。

1990—2011 年间，全球二氧化碳排放量逐年增加（图 24Aa）。发电是导致美国温室气体排放的首要原因，其次是交通运输。如果世界各国不共同努力，我们将无法解决这一全球问题。

全球努力减少碳排放。

在过去 10 年中，国际上试图制定一些条约来限制全球二氧化碳排放量。

- 《京都议定书》于 1997 年 12 月 11 日通过，并于 2005 年 2 月 16 日生效，旨在稳定和减少大气中温室气体的浓度。该议定书得到了 187 个国家的批准；然而，尽管美国是排放温室气体最多的国家之一（图 24Ab），但从未正式接受该议定书。

- 2009 年的哥本哈根会议结束时，没有达成任何针对气候变化的具有约束力的长期行动协议。不过，它确实促使许多发达国家承诺筹集 300 亿美元，用于帮助贫穷国家应对气候变化并减轻其影响。

- 2010 年坎昆气候变化峰会有助于巩固这一协议。因为森林砍伐产生的碳排放量约占全球碳排放量的 15%，许多发展中国家将能够从中获得好处，以防止其雨林遭到破坏。

- 2013 年在华沙举行联合国气候变化大会，确定了帮助发展中国家减少森林砍伐造成的温室气体排放的方法，并为协助发展中国家做出既定财政承诺。

- 2015 年巴黎气候变化大会是迄今为止最成功的会议。当时目标是 2020 年开始实施《巴黎协定》，旨在控制温室气体排放量，使全球气温增幅保持在工业化前水平的 2℃以内。

这些会议的主要关注点是，对我们的温室气体排放做出重大改变的重要决定被推迟到以后处理。我们做出改变的战线拉得越长，风险就越大。

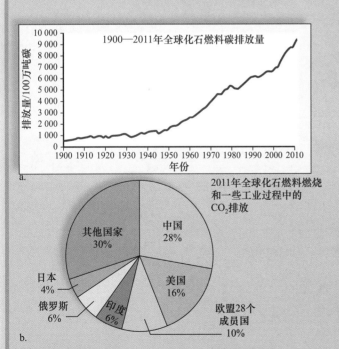

图 24A 二氧化碳排放量

a. 1900-2011 年的排放量；b. 二氧化碳排放的主要国家。

氮循环

氮气约占大气的78%，但氮气不能直接被植物利用。因此，氮是限制生态系统中生物量的一种营养物质。

铵的形成与应用

在氮循环中，氮气转化为铵的过程称为固氮作用，铵可以直接被植物利用（图24.8）。水生生态系统中的一些蓝藻和土壤中一些独立生存的细菌也能够以这种方式固定大气中的氮。其他固氮细菌生活在豆科植物（如黄豆、豌豆和三叶草）根部的根瘤上。这些细菌使含氮的有机化合物被宿主植物利用，以合成蛋白质和核酸。

硝酸盐的形成与应用

植物还能从硝酸盐中获取氮。氮循环中产生硝

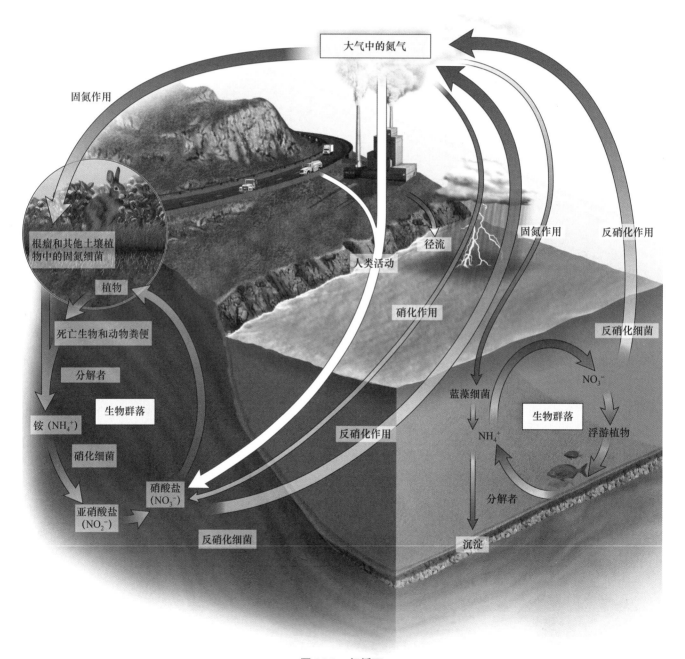

图24.8 氮循环

氮主要通过元素的内部循环供生物群落使用。在没有人类活动的情况下，返回大气层的氮量（陆地和水生群落中的反硝化作用）比离开大气层的氮量（固氮作用和硝化作用）要多。人类活动（白色箭头）使得陆地群落中硝酸盐（NO_3^-）增加，并随径流流向水生生物群落。

酸盐的过程称为硝化作用。硝化作用可以通过多种方式进行：

· 大气中氮气可转化为硝酸盐，大气中的高能量使氮气得以与氧气反应。这种能量可能来源于宇宙辐射、流星尾迹或闪电。

· 土壤细菌能将土壤中不同来源的铵转化为硝酸盐，这些来源包括对生物体和动物粪便的分解。

· 亚硝酸细菌将铵转化为亚硝酸盐。硝酸细菌将亚硝酸盐转化为硝酸盐。

在同化过程中，植物从土壤中吸收氨和硝酸盐，并利用这些离子产生蛋白质和核酸。图 24.8 中显示的陆地和水中的生物群落子循环，它们不依赖于氮气的存在。

由硝酸盐生成氮气

反硝化作用（图 24.8）将硝酸盐转化为氮气，释放到大气中。生活在湖泊、沼泽和河口厌氧淤泥中的反硝化细菌，在新陈代谢中完成这一过程。在氮循环中，如果没有人类活动的干涉，反硝化作用与固氮作用可基本持平。

人类活动

人类使用氮气生产肥料，其速率几乎是固氮速率的两倍，极大地改变了氮循环中氮的转换速率（部分人类活动如图 24.8 所示）。肥料经常流进湖泊和河流中，其中的磷酸盐会导致藻类和固着水生植物过快生长，大量繁殖，这一过程称为富营养化，会引起水华。当藻类死亡时，大量的分解者会消耗掉水中的所有氧气，结果造成大量鱼类的死亡。磷过量也可能导致类似的结果。

由于化石燃料的燃烧，氮氧化物和二氧化硫排放到大气中，由此导致酸沉降的发生。这两种气体与水蒸气结合形成酸，最终以酸雨的形式返回地球。酸沉降对北欧、加拿大和美国东北部的森林和湖泊造成了严重影响。这些森林中的土壤是天然酸性的，而地表水只是轻度碱性（碱性）。酸雨使土壤 pH 增加，导致树木死亡，农业产量减少。酸沉降还会使大理石、金属和石制品遭到腐蚀，毁坏建筑物。

化石燃料燃烧后产生的氮氧化物和碳氢化合物在阳光作用下相互反应产生光化学烟雾，其中含有危险的污染物。靠近地面的暖空气通常会进入大气中，并带走污染物。然而，当逆温现象发生时，污染物无路可走，被困在近地面的一层温暖、停滞的空气中。空气不流通，因此污染物会逐渐积累达到危险程度。被丘陵环绕的地区特别容易受到逆温效应的影响，因为空气趋于停滞，污染物无法扩散到大气中（图 24.9）。

生活中的科学

酸雨有多酸？

正常雨水的 pH 介于 4.5 到 5.6 之间，与西红柿或黑咖啡的酸度相当，腐蚀性较低且对身体无害。夏季在美国东部收集的雨水平均 pH 为 3.6，与醋的 pH 相当。你能想象用醋灌溉树木或盆栽植物吗？经测量，一些地方雾的 pH 为 2.0。pH 为 2.0 的溶液的酸性仅次于胃酸或蓄电池中的酸性。不难想象，这种溶液对环境会造成多大的破坏。

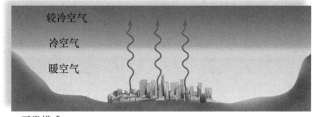

a. 正常模式

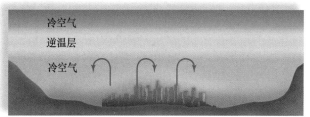

b. 逆温现象

图 24.9 逆温现象

a. 正常情况下，当暖空气上升时，污染物会随之进入大气中。b. 当逆温现象发生时，一层暖空气（暖逆温层）笼罩在冷空气上，污染物无法扩散。

磷循环

在磷循环中（图 24.10），海洋沉积物中的磷在地质剧变后返回到陆地上。在陆地上，岩石的缓慢风化使磷酸根离子（PO_4^{3-} 和 HPO_4^{2-}）进入土壤中。其中一些会被植物利用，然后磷酸盐被结合到各种分子中。需要磷酸盐的分子包括磷脂、ATP 以及成为 DNA 和 RNA 的核苷酸。在食物网中，动物以生产者为食并将一些磷酸盐融入牙齿、骨骼和贝壳中。然而，所有生物及其废物的最终死亡和分解确实使生产者再次获得磷酸盐离子。一个群落中可用的磷酸盐量通常进入各种食物链中。磷酸盐的缺乏将限制生态系统中种群的规模。

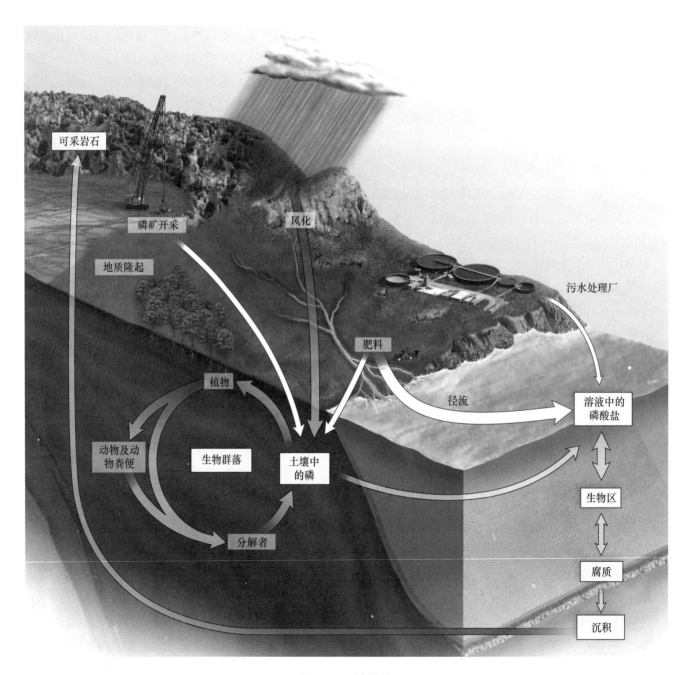

图 24.10　磷循环

磷来源于岩石的风化，并在陆地和水生生物群中局部小循环。人类活动（白色箭头）生产肥料，给生物群落提供了更多的磷。最终，肥料通过径流进入水中，使水域富营养化。污水处理厂直接向当地水域排放磷。当磷成为海洋沉积物的一部分时，它将在很长一段时间内无法在生物群落中循环。

一些磷酸盐会通过径流进入水生生态系统，首先被藻类吸收，然后累积到沉积物中。海洋沉积物中的磷酸盐在地质剧变成为陆地上的沉积岩之后，才能被陆地上的生产者利用，从而循环重新开始。磷不会进入大气中，因此，磷循环属于沉积型循环。

磷与水污染

人类通过开采磷酸盐矿石来增加磷酸盐的供应，用于生产化肥和洗涤剂。肥料的使用使得磷酸盐和氮元素流入水域中（图 24.10）。此类污染以及来自饲养场的动物排泄物和污水处理厂排放的污水导致水道富营养化（过度富集）。

案例分析：结论

正如我们看到的，生态系统发挥作用必须保持能量和营养循环之间的平衡。在全球范围内，碳循环失衡与全球变暖和气候变化直接相关。造成这种失衡的原因是将化石燃料作为能源。过量的碳排放到大气中，随后进入海洋，最终导致全球温度升高。

之前，我们讨论了气候变化是科学界面临的主要挑战之一。后面我们还将提到目前所取得的进展，在世界范围内掀起的低碳行动正朝着开发更可持续的能源的方向发展。

小结

24.1　生态系统的本质

生态学研究生物之间及其与物理环境之间的相互作用。

- 生态系统是生物与物理环境及化学环境相互作用的地方。
- 生物圈是地球上所有生态系统的总和。

生态系统的类型

- 陆地生态系统（也称为生物群落）包括森林（如热带雨林、针叶林和温带落叶林）、草原（如稀树草原和大草原）和沙漠（包括苔原）。
- 水生生态系统分为盐水生态系统（如海岸、海洋、珊瑚礁和河口）和淡水生态系统（如湖泊、池塘、河流和溪流）。

生态系统的生物组成

- 在一个生物群落中，每个种群都有自己的栖息地（生活的地方）和生态位（在群落中的作用）。

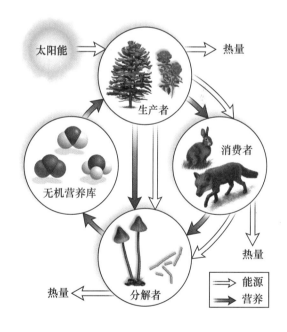

- 自养生物（生产者）利用无机营养和外部能源为自身及其他生物生产有机营养。
- 异养生物（消费者）消耗有机营养。
- 消费者包括食草动物（食用植物或藻类），食肉动物（食用其他动物）和杂食动物（同时食用植物、藻类和动物）。

- 腐生生物以腐生物为食，将无机物释放回生态系统。

能量流动和化学循环

生态系统的特点是能量流动和化学循环。

- 能量在生态系统的种群间流动。
- 生态系统内部及不同生态系统之间存在化学循环。

24.2 能量流动

能量流动的各个路径相互连接形成食物网。

- 食物网能显示各种生物如何通过捕食关系彼此联系在一起。
- 草食性食物网开始于食草动物吃的植物，而食草动物又是食肉动物的食物。
- 腐食性食物网开始于腐生物，即分解者和腐生者的食物。
- 腐食性食物网的成员会被陆地上的食肉动物吃掉，两个食物网密切相连。

营养级

营养级由食物链中的某一特定层次的所有生物组成。食物链主要分为两类：草食性食物链和腐食性食物链。

生态金字塔

- 生态金字塔表明，生物量和能量沿着营养级逐级下降的原因是能量损失。

24.3 全球生物地球化学循环

化学物质通过生物地球化学循环在生态系统中循环，其过程不仅涉及生物成分，还涉及地质成分。

生物地球化学循环：

- 可以分为气体型循环和沉积型循环。
- 在有限的基础上，为生物提供含有无机营养的储存库（如海洋沉积物、大气和有机物），交换库是无机营养的来源。
- 营养物质在生态系统的生物群落（生产者、

消费者和分解者）之间循环。

水循环

- 水循环的特征是蒸发、降水以及从地表到湖泊、河流和海洋的径流。

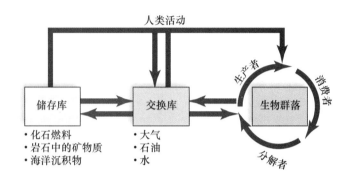

- 尽管淡水储备可能位于含水层，水循环的主要储存库是海洋。

碳循环

- 碳循环的储存库是有机物质（如森林和死亡生物转化的化石燃料）、石灰石和海洋（如碳酸钙质壳）。
- 交换库是大气层。
- 光合作用会减少大气中的二氧化碳。
  呼吸和燃烧会增加大气中的二氧化碳。
- 温室气体（如二氧化碳）循环失衡将导致温室效应加剧，进一步加快全球变暖和气候变化。

氮循环

- 氮循环的储存库是大气。
- 氮气必须转化为植物可利用的形式（硝酸盐），该转化称为硝化作用。
- 固氮细菌能够进行固氮（在根瘤中），即将氮气生成氨，供生产者直接利用。
- 硝化细菌将氨氧化成硝酸盐。
- 一些细菌将硝酸盐还原为氮气（反硝化）。
- 氮循环失衡会导致酸沉降和酸雨。

磷循环

- 磷循环的储存库是海洋沉积物。

- 通过地质剧变可以获得海洋沉积物中的磷酸盐，使沉积岩暴露风化。风化过程较为缓慢，该过程释放的磷酸盐可供生物群落使用。

- 磷酸盐是生态系统中有限的营养物质。
- 磷循环失衡可能会导致人为富营养化。

第 25 章
人类与生物圈的相互作用

案例分析：弗林特市水危机

2014 年，密歇根州弗林特市的管理者为了缓解金融危机带来的资金短缺，将城市供水从休伦湖改为弗林特河。弗林特市的居民很快便注意到水质与以往不同，水不仅散发出臭味，还含有沉淀物和细菌，居民投诉饮用水后身体感到不适。

但最严重的问题是铅。弗林特市的部分供水系统建成于 20 世纪初，部分管道是铅制水管。糟糕的是，弗林特河水中含有高浓度的氯化物，这种物质具有腐蚀性。氯化物腐蚀管道导致铅物质（和其他重金属）泄漏，居民因此接触了高浓度的铅。

饮用水中铅含量超标会严重危害人体健康。水中的铅含量应限制在 1.5×10^{-8}（ppb15）以下，但是接触低浓度的铅也同样危险。铅进入成人体内会导致肾脏和肝脏问题，还会增加患病风险。而儿童遭受铅的影响更为严重，铅会影响发育中的神经系统，并可能导致永久性的发育问题。据估计，弗林特市有 7000 ～ 12 000 名儿童可能接触了过量的铅。

在本章中，我们将探讨人类如何与生态系统相互作用，以及这些相互作用造成的一些消极影响。

25.1　人口增长

世界人口稳步增长，目前已达到 70 多亿人（图 25.1）。在 1750 年之前，人口增长相对缓慢。随着生育人群的增加，人口开始迅速增长，并且呈指数增长。1990 年前后，世界人口每年增加约 8700 万人。目前，每年增加的人数略高于 8000 万。

人口增长率取决于每年出生的人数（出生率）与每年死亡的人数（死亡率）之差。按照惯例，出生率和死亡率使用每千人表示。例如，目前全球每年的出生率为 18.6 人／千人，但每年的死亡率为 7.8 人／千人。这就是说世界人口增长率是

$$\frac{18.6 - 7.8}{1000} = \frac{10.8}{1000} = 0.0108 \times 100 = 1.08\%$$

请注意，出生率和死亡率以每千人计，而增长率则以百分数或以百分比来表示。

1750 年后，世界人口增长率持续升高，直到 1965 年达到 2% 的峰值。此后，人口增长率已下降至现在的 1.0% ～ 1.2%，但由于过去的指数增长，世界人口仍在稳步增加。

在野外环境中，指数增长表明一个种群正在发挥其生物潜能。这是理想条件下的最大增长率。由于食物和空间等因素的限制，增长开始下降。最后，种群会稳定在承载能力附近，也就是环境

生活中的科学

各国人口增长率有何差异？

2015 年，预计生育率最高的国家是尼日尔（每名妇女生育 6.76 名子女），其次是布隆迪（每名妇女生育 6.09 名子女）和马里（每名妇女生育 6.06 名子女），而新加坡是生育率最低的国家（每名妇女生育 0.81 名子女）。对于死亡率而言，莱索托的死亡率最高（每千人死亡 14.89 人），卡塔尔死亡率最低（每千人死亡 1.53 人）。对于总体年增长率而言，增长最快的国家可能是南苏丹（4.02%）和马拉维（3.31%）。一些国家的增长率可能会下降，如拉脱维亚（-1.06%）和立陶宛（-1.04%）。相比之下，美国生育率预计为每名妇女生育 1.87 个子女，死亡率为 8.15‰，年增长率为 0.78%。

资料来源：www.cia.gov。

可以长期支持的最大人口数量。地球对人类的承载能力尚未确定。一些权威学者认为地球可能能够维持 500 亿～ 1000 亿人口。还有一些人认为我们目前的人口数量已经超过了地球能够承受的数量。

较发达国家与欠发达国家

世界各国大致可分为两类：较发达国家和欠发达国家。较发达国家以北美洲和欧洲国家为代表，人口增长较为适中，人民生活水平相对良好。欠发达国家以亚洲、非洲和拉丁美洲的一些国家为代表，人口增长较快，大多数居民生活相对贫苦。许多国家处于欠发达国家和较发达国家之间的过渡阶段，其人口增长正在下降，生活水平也在提高。

较发达国家

较发达国家的人口增长率并不是持续低落。在 1850—1950 年间，这些

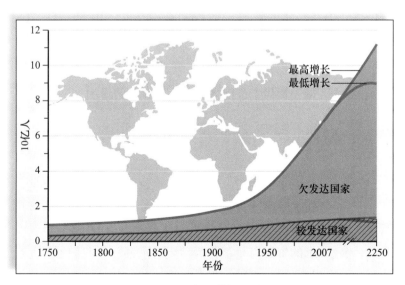

图 25.1　人口增长预测

目前全世界有 70 多亿人。据预测，2250 年世界人口规模可能达到 90 亿～ 120 亿。这在很大程度上取决于增长率下降的速度。

国家的人口增加了一倍。这主要是因为现代医学的发展以及公共卫生和社会经济条件的改善使得死亡率下降。死亡率下降后不久，出生率也随之下降。因此，自 1950 年以来，较发达国家的人口增长较为适度（图 25.1）。

较发达国家整体的增长率约为 0.1%。一些国家的人口不但没有增加，反而在减少。预计在 2002—2050 年间，较发达国家将增加 5200 万人，但总人口仍将保持在 12 亿左右。与其他较发达国家相比，美国的人口增长并未趋缓。美国人口现已超过 3.2 亿，并在继续增长。虽然美国的出生率略有上升，但移民是导致人口持续增长的主要原因。

欠发达国家

第二次世界大战后，现代医学的引入使得欠发达国家的死亡率开始急剧下降。不过，出生率仍然很高。1960—1965 年间，欠发达国家的增长率达到 2.5% 的峰值。从那时起，欠发达国家的整体增长率有所下降。但是，并非所有欠发达国家的增长率都在下降。撒哈拉以南非洲的许多国家，平均一名妇女生育的孩子数超过 5 个。

从 2002 年到 2050 年，欠发达国家的人口可能从 50 亿增加到至少 80 亿。其中部分人口来自非洲国家，但大多数来自亚洲国家。由艾滋病导致的人口死亡减缓了非洲人口的增长。预计亚洲人口的持续增长将导致严重的水资源短缺、生物多样性丧失以及城市污染。世界上污染最严重的 15 个城市中有 12 个位于亚洲。

年龄结构比较

在欠发达国家，由于生育适龄妇女多于老年妇女，人口持续增长。人口可分为三个年龄段：生育前期、生育期和生育后期。用条形图绘制每组人口比例会更加直观一些，同时生成国家的年龄结构图（图 25.2）。

非专业人士有时会产生这样的想法：如果每对夫妻生育两个孩子，那么很快就能达到零人口增长，这一现象被称为替代生育。由于我们的预期寿命延长，大多数人的寿命足以成为祖父母甚至是曾祖父

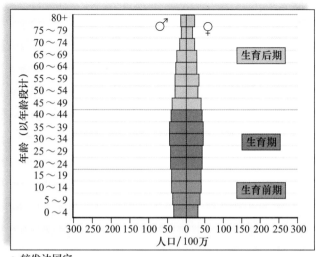

a. 较发达国家

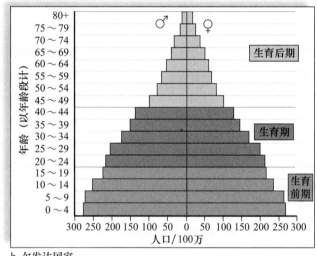

b. 欠发达国家

图 25.2 较发达国家与欠发达国家的年龄结构

通过这些年龄结构图，我们可以预测：a. 较发达国家的人口正在趋于稳定；b. 在一段时间内，欠发达国家的人口将继续增长。

母，替代生育仍将导致人口规模的增加。

25.2 人类资源利用与污染

人类有一定的基本需求。资源是指能够满足这些需求的物质，通常来自生物环境或非生物环境。在这我们将讨论土地、水、食物、能源和矿物等用途最大的资源（图 25.3）。个人用于满足自我需求的资源总量被称为"生态足迹"。我们可以通过自身行为来减少生态足迹，如驾驶节能汽车、减少住房面积、拥有更少的财产、多吃蔬菜少吃肉等。

资源分为不可再生资源和可再生资源。不可再

生资源供应有限，如土地、化石燃料和矿物，这些资源的数量有限且可以耗尽。有效利用、回收或替代可以延长资源供应时间，但这些资源终会耗尽。可再生资源能够从自然界不断补充。我们可以使用水及其他形式的能源（如太阳能），可以食用植物和动物，新的供应总是源源不断。然而，即使这些资源可以再生，我们也必须注意不能过度使用以便资源能及时得到补充。

不幸的是，资源消耗所带来的负面影响可能会造成污染。污染是我们最不期望的环境变化，通常由人类活动引起。人类对环境的影响与人口规模、消费水平成正比。随着人口的增长，人类对资源的需求以及使用这些资源所造成的污染也随之增加。若 7 个人向海里丢弃废物可能不成问题，但若 74 亿多人这样做肯定会影响大海的清洁。目前，矿物和能源的消耗增长快于人口规模的增长。

人口

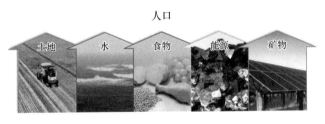

图 25.3　满足人类基本需求的五类资源

人类利用土地、水、食物、能源和矿物来满足基本需求，例如，居住的地方、吃的食物以及方便生活的产品。

照片版权：水，© Evelyn Jo Johnson；食物，© McGraw-Hill Education, John Thoeming（摄影者）；土地，能源，矿物，©摄图网。

土地

人类需要一个安身之处。当然，土地除了盖房屋之外，还有其他用途。土地可用于农业生产，还可用于修建发电站、工厂、高速公路、医院和学校等。

海滩与人类居住地

世界 40% 以上的人口居住在距离海岸线 100 千米的范围内，并且未来人口数量可能还会增长。沿海地区作为居住地并不是一个合适的选择，因为这样会导致海滩侵蚀、海洋生物栖息地减少以及风暴缓冲区侵蚀等。填埋海岸湿地会使其遭受严重破坏。保护沿海湿地的原因在于：湿地是鱼类和其他海洋生物的产卵区；是某些陆地物种，包括各种鸟类的栖息地；湿地还能保护沿海地区，使其免受风暴的影响。飓风卡特里娜（2005 年）和艾萨克（2012 年）对新奥尔良造成的破坏主要是由于沿海地区缺乏保护性湿地。由于淡水湖泊、河流和溪流中的有毒物质的流入，湿地极易受到污染。

半干旱土地与人类居住地

地球上有 40% 的土地是沙漠。如果人类管理不当，沙漠附近的土地就有可能无法维持人类的生存。半干旱土地荒漠化成为沙漠型土地。

荒漠化通常是人类过度放牧造成的。土壤不再具备存蓄雨水的能力，导致雨水流失，无法维持剩余植物的生命或水分补给。人类会砍伐所有植被用作燃料或动物的饲料，最后土地变成死气沉沉的废弃沙漠，人们还会继续在其他地区重复这一过程。一些生态学家预测，全世界近 3/4 的牧场都面临荒漠化的危机。许多饥荒，至少在一定程度上，是因为土地退化到无法再维持人类及牲畜的生存。

热带雨林与人类居住地

长期以来，人类砍伐森林（即砍伐树木）以便于在森林覆盖的区域居住。这些土地同样会逐渐荒漠化。热带地区的土壤中所有营养都固定在树木和其他植被中，土壤往往稀薄且贫瘠，当树木被伐光，土地用于农业或放牧时，这片土地肥力会迅速降低，最后逐渐荒漠化。

水

生活在世界上水资源匮乏地区的居民可能无法随时获得饮用水，因为现成的水可能不安全。享有干净的饮用水被认为是一项人权。实际上，大多数的淡水被用于工业和农业。全世界 70% 的淡水被用于灌溉农作物！近期，水资源的需求激增，主要原因是工业活动和灌溉集约型农业的增加。目前这类农业供应世界上 40% 左右的粮食作物。在较发达国家中，相比饮用和烹饪，大部分水用于洗澡、冲洗厕所和浇灌草坪。

增加供水

在全球范围来说，淡水的可再生供给满足人类对淡水的需求。但是，在美国和世界的某些地区并非如此。世界上大约 40% 的土地是沙漠，沙漠与半干旱土地接壤。为了在这些区域生活，人类通过河流筑坝以及从含水层中抽水来增加淡水供给。

水坝 全世界 45 000 座大坝拦住降水径流量的 14%，为多达 40% 的灌溉土地提供水源。这些大坝还为 65 个国家提供了一半以上的电力。有些河流的筑坝范围非常广泛，以至于河水的流动性较之前有所减弱。多年来，美国的科罗拉多河较少汇入加利福尼亚湾。在过去的几十年里，甚至连里奥格兰德河在到达墨西哥湾之前偶尔也会干涸。埃及的尼罗河和印度的恒河也被过度开发，导致其在一年中的部分时期很难流入海洋。

大坝的弊端还有很多，其中最严重的是蒸发和渗透到岩石河床而导致水分流失。失水量有时与可用水量几乎持平！蒸发及农业径流遗留的盐分使盐度增大，导致下游的河水无法使用。随着时间的推移，水坝中的泥沙堆积，水坝的蓄水量因此减少。有些水库的淤泥积累到一定程度，将不再具备蓄水的功能。

含水层 为满足淡水需求，人们从含水层中抽取大量的水。这些含水层位于地表以下 1 千米的地方。含水层的水量约为陆地上每年降水量的 1000 倍，来自偏远地区的雨水。过去的 50 年里，地下水枯竭已成为世界上许多地区的问题。在大平原含水层（从南达科他州延伸到得克萨斯州）的大部分地区，超过一半的水已被抽出。第 24 章生物伦理学专题"加利福尼亚州干旱"探讨了解决加州含水层枯竭问题的一些挑战。

地下水枯竭的后果 从含水层中抽水，当水被抽空时会导致地面下沉。由于地下水枯竭，加州圣华金河谷的一个地区已下沉至少 30 厘米，最严重地区的地面已下沉 9 米多！地面下沉会破坏运河、建筑物和地下管道。地下水抽空后，水对地下溶洞不再有支撑作用，洞室坍塌会形成大坑。

海水入侵是含水层枯竭的另一后果。溪流和含水层的地下水通常不受海水影响。随着地下水被抽空，地下水位降低到一定程度，导致海水倒灌到溪流和含水层中。海水入侵会减少沿岸地区的淡水供应。

水污染 水污染按照其污染源的不同可分为两种方式：点源污染和非点源污染。点源污染有特定的污染来源，而非点源污染无法明确判断污染来源。工业废物包括重金属和有机氯化物，如杀虫剂滴滴涕和多氯联苯，这些物质在自然条件下和传统的污水处理厂中不易被降解。当这些有毒化学物质沿着食物链传递时，会导致生物富集作用。随着营养级的增加，由于污染物遗留在生物体内不被排出，最终逐渐富集。水生食物链更易发生生物富集作用，因为水生食物链比陆地食物链更为复杂。因此，我们食用的一些鱼类（如鲨鱼、箭鱼和金枪鱼等顶级消费者）可能含有高浓度的汞（参见第 24 章科学专栏"汞的生物富集作用"）。

沿海地区是当地污染物的直接受害者，也是入海河流携带污染物的最终承受者。将垃圾堆积在海上，然而，洋流有时将垃圾和污染物带回岸边。近海采矿和海运将污染物排入海洋。每年约有 500 万吨石油流入海洋，大量的石油泄漏可杀死浮游生物、鱼类、贝类，以及鸟类和海洋哺乳动物。

过去的 50 年里，人类污染海洋的同时，不断开发海洋资源。这些行为导致许多物种处于濒临灭绝的边缘。曾经富饶多样的渔业现在正在严重衰退，如新英格兰海岸的乔治湾，黑线鳕鱼曾经是当地渔业中最丰富的种类，但现在还不到总渔获的 2%。鳕鱼和蓝鳍金枪鱼的种群数量减少了 90%。在温暖的热带地区，珊瑚礁的许多区域现在都长满了藻类，因为限制藻类生长的鱼类被过度捕捞。

保护水资源

预计到 2025 年，全世界 2/3 的人口将生活在严重缺水的国家。目前已提出一些增加供水的解决方案。种植抗旱和耐盐作物是个不错的可行方案。滴灌可以为作物提供更多的水，并提高作物产量。虽然首批滴灌系统修建于 1960 年，但它们仅用于不到 1% 的灌溉土地。大多数政府对灌溉进行大量补贴，以至于农民不会主动使用滴灌系统或考虑其他节水方法。重复利用水资源并采取保护措施有助于世界各行业减少一半以上的用水需求。

食物

1950 年，人口数量达到 25 亿。食物生产仅能满足基本需求，提供给每人每天的能量少于 2000 千卡。现在，地球上有超过 74 亿人口，世界上食物提供给每人每天的能量增多了。食物通常有三种来源：种植庄稼、饲养动物和海洋捕捞。现代耕作方法在很大程度上可以增加食物的供应。但不幸的是，其中的一些做法会造成不良影响：

1. 种植的作物缺乏遗传多样性。大多数农民种植单一作物。小麦种植者种植同种小麦，玉米种植者种植同种玉米。单一作物栽培使得单种寄生虫可以破坏整片作物。

2. 大量使用化肥、杀虫剂和除草剂。化肥生产是能源密集型的过程，肥料流失导致水污染。农药可同时杀死有益的土壤生物和害虫，导致土壤肥力降低。一些杀虫剂和除草剂还与恶性肿瘤的发生有关。农业径流导致这些化学物质进入我们的供水系统。

3. 过量灌溉。如前所述，我们有时会从含水层中抽水用于农作物灌溉。将来，这些含水层的含水量可能会减少至枯竭。

4. 过多的燃油消耗。灌溉泵从含水层中抽取水分；大型农业机械用于播撒肥料、喷洒杀虫剂和除草剂，以及播种和收割庄稼。目前，现代农业使用大量化石燃料来生产食物。

人们可采取一定的措施将现代农耕的不良影响最小化。混合种植是在同一地区种植两种或多种不同的作物。例如，在玉米地间种植苜蓿。苜蓿可以补充土壤中的氮含量，使土壤免于施肥。采用等高耕作法结合免耕土地，可以减少农业径流，起到保护表土的作用。等高耕作法是根据土地的坡度进行种植和耕作。免耕土地是将原来的作物保留在地里，循环利用养分，防止土壤侵蚀。生物防治是指利用天敌来摧毁危害农作物的生物，此方法可以减少农药的使用。

土壤流失

全球范围内适宜种植和放牧的土地正在逐渐退化。表土含有最丰富的有机物质，承载草和作物的能力最强。当裸露的土壤受到水和风的作用时，会发生土壤侵蚀并导致表土流失。最后，边际牧场逐渐沙漠化，农田的生产力逐渐降低。

通常，成排地种植同种作物便于使用大型农业机械，而美国和加拿大也因此成为世界上土壤侵蚀率最高的国家。若改变耕作方式保护土壤养分，农民每年可以节省数十亿美元的肥料成本。大部分侵蚀泥沙最终进入湖泊和溪流，对水生生态系统造成影响。

绿色革命

大约 50 年前，研究人员开始专门为欠发达国家的农民研究热带小麦和水稻品种。这些新品种在世界各地纷纷引进，产量迅速提高，被称为"绿色革命"。这些作物使世界粮食供应可以满足快速增长的世界人口的需要。不幸的是，大多数绿色革命植物需要较多的肥料、水和杀虫剂才能提高作物产量，因此被称为"高应答者"。它们需要同样的补贴，并且与现代农业一样，也会造成同样生态问题。

基因工程　如第 22 章所述，基因工程可以培育新的不同性状的转基因植物。例如，植物的 DNA 中可以插入抗虫害和抗除草剂的基因。种植抗除草剂作物能够更容易地控制杂草并减少耕作，最大限度地减少土壤侵蚀。研究人员还希望生产耐盐、耐旱和耐寒的作物。在提高作物的品质方面也取得了一些进展，可以提供更多人们所需的蛋白质、维生素和矿物质。转基因作物可能带来另一场绿色革命。

家畜

仅由小麦、大米或玉米等谷物组成的低蛋白质、高碳水化合物饮食会导致营养不良。夸希奥科病是蛋白质严重缺乏引起的一种疾病，常见于欠发达国家 1～3 岁的婴幼儿。通常发生在有新生儿出生的家庭，因为稍大的孩子不再喂奶，而是以蛋白质贫乏的淀粉类食物为食。患病儿童一般昏昏欲睡、烦躁易怒以及腹部浮肿，并且还可能出现智力相关问题。

在较发达国家中，大多数人能够摄取足量的蛋白质。美国几乎 2/3 的农田用于生产牲畜饲料，这意味着饲养牲畜使用了大量化石燃料、肥料、水、除草剂和杀虫剂。通常，牛散养约4个月，然后送进饲养场注射生长激素和抗生素。在饲养场，它们以谷物或玉米为食。许多牲畜，例如牛（图25.4）和猪，一生都在拥挤的围栏和笼子里度过。

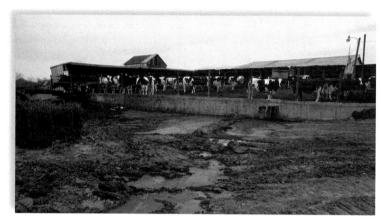

图25.4　饲养牲畜对环境的影响

与种植农作物相比，饲养牲畜消耗的化石燃料和水更多。牲畜粪便经常冲进附近的水体中，造成水污染。

资料来源：Tim McCabe／美国农业部自然资源保护局

在美国，若牲畜食用的作物占较大比例，那么大部分与农业相关的污染都是饲养牲畜导致的。化石燃料能源不仅用于生产除草剂、杀虫剂以及种植粮食，还要用于种植牲畜饲料。饲养牲畜消耗非常多的能源。此外，清洗牲畜粪便的废水排放到附近的水体中，导致水污染加剧。虽然人类粪便会送往污水处理厂处理，动物粪便却并非如此。

鉴于此，谨慎起见我们回顾一下生态能量金字塔（参见图24.4）。金字塔表明当食物链向上移动时，并非所有能量都向上传递。通常，每10千卡来自植物的能量，食草动物仅用1千卡来满足自身的组织需要。当人类摄取的蛋白质多于维持健康所需时，大量能量损失。若以谷物为食，能养活的人是以肉类为食的10倍。

能源

现代社会的运转需要依赖各种能源。有的可再生，有的不可再生。不可再生资源的消耗可导致环境恶化，这也是未来应使用更多可再生能源的原因。

不可再生能源

目前，全球能源供应的6%来自核电，78%来自化石燃料，其余则来自水电或可再生能源。核电和化石燃料都是有限的不可再生资源。曾经有人预测，核电工业将供应世界能源需求的很大一部分。

然而事实并非如此，原因有两个：首先，人们非常关注核电危险，如1986年苏联切尔诺贝利核电站的熔毁；其次，核电站产生的放射性核废料对环境的威胁将持续数千年，我们目前还不知如何安全妥善地处置这些废料。

化石燃料（石油、天然气和煤炭）由数百万年前死亡的植物和动物的残骸演化而来。在化石燃料中，煤可能含有大量的硫，因此石油比煤燃烧得更干净。煤燃烧释放的硫导致酸雨的形成。因此，尽管美国的煤资源丰富，但进口石油仍是其首选的化石燃料。无论使用哪种化石燃料，都会因燃料燃烧时释放的污染物而导致环境问题。目前洁净煤技术正在努力研究中，美国的煤污染也会因此减少。

化石燃料与全球气候变化　1850年，大气中的二氧化碳含量约为280 ppm[1]。目前，该含量超过400ppm。二氧化碳增加的主要原因是化石燃料的燃烧以及森林的燃烧和开垦。人类活动还导致了其他气体，即温室气体的排放。这些气体就像温室的玻璃一样，使太阳辐射到达地球，却阻止红外线（热量）返回太空。

计算机模型预测，地球温度可能将达到生物体未曾经历过的高温。全球气候已升温约0.6℃，到2100年可能会上升1.5～4.5℃。如果气温持续上升，冰川融化，海水满溢，海平面将上升，最终可能威胁到美国的主要沿海城市。现存的湿地被淹没，由于沿海开发和堤坝的影响，湿地不能向内迁移的地方都将损失大面积的水生栖息地。喜欢浅水的珊瑚礁很可能随着海平面的上升而"淹死"。

在陆地上，各物种的气候适宜地区将向极地和高海拔地区转移。当植物种子播散并且在新的地区

---

1. 1 ppm=0.0001%。

开始生长时，植物发生迁移。由于一些物种向北迁移的速度比其他物种快，例如，树木迁移的速度慢于非木本植物，因此生态系统中现有的物种组合将被破坏。此外，很多生物物种被隔离在相对较小的生存环境中，被农业或城市地区包围。即使这些物种有能力扩展至新的地区，也可能没有适合它们生存的环境。

可再生资源

可再生资源包括水电、地热能、风能和太阳能。

水力发电 水力发电厂利用水位落差将能量转化为电能（图25.5a）。水电占美国发电量的9%左右，占可再生资源总量的50%左右。在全球范围内，水电约占总用电量的20%。由于某些国家的使用量有所增加，这一比例预计将会上升。

近年来，大部分水电开发源于巨大水坝的修建。众所周知，这一做法会对环境造成有害影响。小型水坝是目前认为较好的选择，虽然每个小型水坝产生的电力较少，但造成的环境影响也相对较少。

地热能 铀、钍、镭和钋等元素在地球表面以下会发生放射性衰变。周围的岩石因此可以加热到几百度。当岩石与地下溪流或湖泊接触时，产生大量的蒸汽和热水。这种蒸汽可以通过管道输送到地面，为家庭供暖或运行蒸汽驱动的涡轮发电机。加州的间歇泉补给项目是世界上最大的地热发电项目。

风能 预计风能可以满足我们将来能源的一大部分需求。通常，人们认为进行商业用途发电的"风田"需要使用大面积土地；然而，相对于燃煤发电厂和太阳能系统的占地面积，风力电厂的占地面积较为乐观（图25.5b）。

社区中利用风能发电可以解决能源生产不均衡的问题。当电力富余时，可以将电力卖给当地公用事业公司；当风力供应短缺时，也可以从同样电力公司购买电力。

能源与太阳－氢革命 太阳能是散射能源。若要与其他能量一较高下，必须易于收集、易于储存并且能够转换成其他能量。当房屋的窗户面向太阳，并且建筑物隔热性较好时，就能进行被动的太阳能供暖。供暖要想成功，还要求热能能够储存在水箱、岩石、砖块或是其他适合储存的材料中。

在光伏（太阳能）电池中，发射电子的金属晶片与另一个收集电子的金属接触，然后电子以稳定的电流流过电线。受20世纪70年代石油冲击的刺激，美国政府在那之后一直大力支持发展光伏电池。最终，光伏电池的单价从每瓦特100美元（在19世纪70年代）降到了如今的每瓦特约0.7美元。屋顶上放置光伏电池产生的电能可用于建筑物内或出售给电力公司（图25.5c）。

如今，加州有多种类型的太阳能发电厂。其中一种类型是：巨大的反射器将阳光聚焦在含油管道上，受热的管道将水烧开产生蒸汽，并驱动传统的涡轮发电机发电。另外一种类型是：1800面太阳能追踪镜将太阳光聚焦于安装在塔上的熔盐接收器上，热盐产生蒸气并驱动涡轮发电机。

科学家们正在研究利用太阳能将水电解以产生氢气用作清洁燃料。氢气燃烧生成水。目前，汽车的内燃机都是以汽油为燃料。将来，预计车辆都将由用氢气发电的燃料电池供电。电能驱动马达来驱动车辆。目前，温哥华和芝加哥的公交车正在使用燃料电池提供动力，以后还将增加这类公交车的数量。

可以使用来自光伏电池的能量在当地或能源中心生产氢燃料。在能源中心生产的燃料可以通过美国较为完善的天然气管道输送到加气站。然而，这一做法的两个关键点在于储存和生产。太阳能-氢气革命的优点在于减少了对石油的依赖，并弱化了环境问题。

矿物

矿物是地壳中不可再生的资源，人类可以进行开采（提取）和利用。非金属原材料，如沙子、砾石和磷酸盐可以被认为是矿物，金属，如铝、铜、铁、铅和金，也归为矿物一类。

维持生态系统和生物多样性的最大威胁之一是表层采矿，也称为露天采矿。在美国，大型机器甚至可以夷平山顶、开采矿物。然而缺乏植被的土地

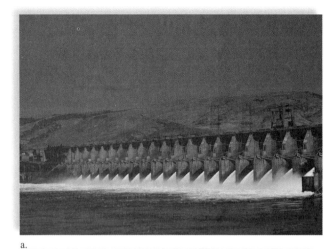

a.

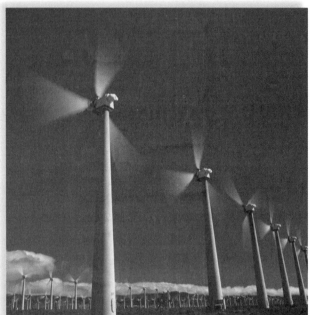

b.

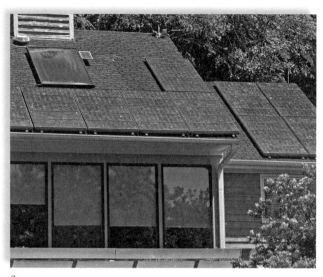

c.

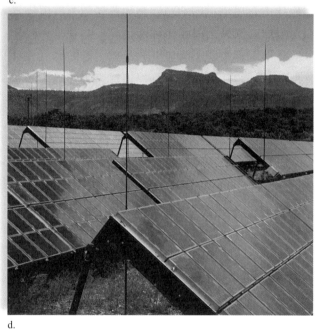

d.

图 25.5 可再生能源的来源

　　a. 水力发电大坝虽可提供清洁能源，但也可能带来生态灾难；b. 风力发电必须在地面上安装足量的风车来产生能源；c. 屋顶上的太阳能系统；d. 太阳能光伏发电站。

　　照片版权：© 摄图网。

将变得极其糟糕，雨水将有毒的废料冲刷到附近的小溪和河流中。

　　对人体健康危害最大的金属是重金属，包括铅、汞、砷、镉、锡、铬、锌和铜。它们被用于生产电池、电子器件、农药、药物、油漆、墨水和染料。这些重金属以离子形式进入人体并且抑制体内重要的酶。因此这些物质必须谨慎应对，放置到危险废料场所处理。

危险废料

　　消耗矿物以及使用合成有机化学品可加剧环境中危险废料的堆积。世界各国每年都向陆地、淡水和海水中丢弃数 10 亿吨固体废料。在美国，环境保护署专门监督危险废料处置场的清理工作。清理费由环境保护署的一个"超级基金"项目负责支付。常见的污染物包括重金属（如铅、汞和砷）

和含氯有机化学品（如氯仿和多氯联苯 PCBs）。其中一些污染物可干扰激素活性和正常的内分泌系统功能。

人造有机化学品常用于生产塑料、农药、除草剂和化妆品，以及其他数百种产品。例如，卤代烃是由碳和氢组成的化合物，其中包含氯和氟等卤素。研究证实，氯氟化碳（CFC）这种化合物可破坏地球的臭氧层，臭氧层可以保护地球上的生命免受有害的紫外线辐射，但由于近年来氯氟化碳的使用，臭氧层正逐渐耗尽。

此外，这些合成化合物还具有生物富集作用，可对包括人类在内的各种生物的健康构成威胁。这些化合物会聚积在生物体内而不能排泄掉，它们通过食物链在有机体中不断传递，逐渐富集。生物富集作用更易发生于水生食物链中，因为水生食物链比起陆地食物链的联系更为复杂。雷切尔·卡逊于 1962 年出版的《寂静的春天》一书，使公众进一步了解到滴滴涕这类杀虫剂的危害性。这些杀虫剂聚积在高污染河流的三角洲和河口的淤泥中，如果受到干扰，还会引起环境问题。随着食物链向顶端不断移动，捕食性鸟类（如秃鹰、鹈鹕等）的繁殖能力会受到高浓度滴滴涕的干扰（图 25.6）。由于某些鱼类体内汞含量较高，所以针对某些鱼类提出了一些健康建议。人类通常是各种食物链顶端的最终消费者，也会受到生物富集作用的影响。现已在人类母乳中发现含有显著水平的滴滴涕、多氯联苯及溶剂和重金属。

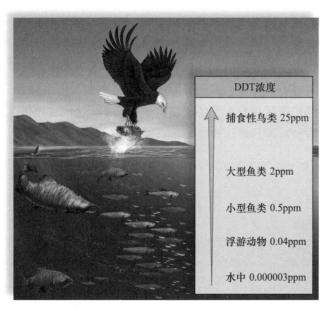

图 25.6　生物富集作用将化学物质聚集在食物链中

各种合成的有机化学品（如 DDT）聚积在动物的脂肪中。因此，化学物质的浓度随着营养级的增高变得越来越高。当美国禁止使用滴滴涕时，滴滴涕早已对捕食性鸟类的繁殖造成了影响，鸟类的蛋壳已变薄。

生活中的科学

什么是甲基汞，它为什么很危险？

甲基汞是汞的一种甲基化（CH₃）产物。由于这种甲基的存在，甲基汞很容易通过生物富集作用或化学物质的浓缩在食物链中积累。甲基汞通过燃烧煤、开采某些金属以及焚烧医疗废料等活动被释放到自然环境中。甲基汞是一种强大的神经毒素，能够抑制免疫系统的活性。因此，FDA 和美国环境保护署建议孕妇和小孩应禁止食用鲨鱼、箭鱼、方头鱼或大西洋马鲛，并将长鳍金枪鱼的每周消费量限制在 170 克以下。大多数州还就食用从汞污染水域捕获的鱼发出了警示。

有关更多信息，请访问 EPA 网站，www. epa.gov/ waterscience/fish。

未经处理的污水排放后可导致湖泊和河流中的氧耗尽。随着氧含量的降低，生物多样性也随之大大降低。此外，人类粪便中含有致病微生物，可引起霍乱、伤寒和痢疾。欠发达国家几乎没有用于污水处理的地方，每年有许多儿童因此患病死亡。通常，污水处理厂利用细菌将有机物质分解为无机营养物（如硝酸盐和磷酸盐），然后排入地表水，最终可能导致富营养化。

25.3　生物多样性

生物多样性是指地球上生命的多样性，并可以用不同物种的数量来描述。由于种种原因，如气候的变化和人口的增长，我们目前正处于生物多样性的危机之中。预计在不久的将来，物种灭绝数量将是地球历史上前所未有的。

生物多样性的减少

栖息地破坏

人类几乎占领和改变了地球上所有生物群落，导致了生物多样性的减少。热带雨林和珊瑚礁蕴含的物种非常丰富，备受科学家关注。如今，热带雨林由之前占全球大陆面积的 14% 减少到现在的 6% 左右。超过 50% 的珊瑚礁已遭到破坏或处于毁灭的边缘。

外来物种

外来物种，是指生态系统的非本土成员。人类通过开拓殖民地、园艺和农业以及偶然运输带入等方式将外来物种引入新的生态系统。例如，朝圣者们将蒲公英带到美国，因为这是他们熟悉的沙拉菜。葛藤是日本的一种藤蔓植物，美国农业部曾认为它有助于防止土壤侵蚀，但该植物现在覆盖了美国南部的大片风景区。里海的斑马贻贝偶然被引进美国五大湖，现在在美国多条河流中泛滥成灾，它们占据河床，挤压当地贻贝的生存空间。入侵物种是指具有侵略性的外来物种，它们排挤环境中的原生种。抵抗外来物种的方法之一是支持本地（原产于该地区的）物种。

污染

污染带来的环境变化对生物的生命健康产生不利影响。酸沉降削弱树木的抵抗力，使树木更易被疾病和昆虫侵袭，它们足以毁灭整片森林。气候变化使得全球气温发生改变，进一步导致栖息地丧失。例如，珊瑚礁在海洋温度升高时死亡；沿海湿地可能随着海平面的逐渐升高而消失；臭氧层的消耗则抑制作物和树木的生长，并且杀死维持海洋生命的浮游生物。释放到环境中的用于工商业的有机化学物质可能干扰各物种的激素功能并影响其繁殖能力。

过度开发

当人类从野生种群中获取的个体数量过多以至于野生种群无法及时自我恢复并且数量严重减少时，就属于过度开发。正反馈循环解释了过度开发的原因：种群越小，其种群成员就越有价值，开发剩余成员的动机就越大。

装饰性植物市场和外来宠物市场同时进行野生物种合法贸易和非法贸易。盗贼挖出稀有仙人掌物种（如单峰仙人掌）卖给园丁们。从野外捕获长尾小鹦鹉和金刚鹦鹉并出售给宠物主。很多活的鸟类在捕捉和运输过程中死亡。热带鱼的情况也大致相同，它们往往来自印度尼西亚和菲律宾的珊瑚礁。潜水员通过炸珊瑚礁或用塑料瓶喷洒氰化物致鱼昏迷，再行捕捉。这一过程可导致许多鱼死亡。

很多哺乳动物的数量正在减少，而人类为了获取皮、牙、角或骨头却继续猎杀它们。一只稀有的西伯利亚虎价值超过 50 万美元，其骨头被粉碎用于制作药粉。犀牛的角雕刻成华丽的匕首手柄，它们的骨头也一样被磨碎制成药品出售。象牙则是用来制作艺术品、珠宝和钢琴琴键。孟加拉虎的皮毛在东京售价高达 100 000 美元。

如果对鱼类的捕捞量不超过其繁殖能力，那么鱼类属于可再生资源。如今，规模更大、效率更高的捕捞船队大量捕捞渔业资源（图 25.7）。围网用于捕捞金枪鱼和类似的鱼类。先用巨大的网围住鱼群，然后再拉动两端的绳索收网。金枪鱼附近的海豚会被这类网捕杀。有些渔船用巨大的拖网，这种网大到足以容纳 12 架大型喷气飞机，拖网沿着海底拖动捕捞底栖鱼类。一旦拖网掠过，海底就会受到破坏，因此拖网捕鱼也被称为海洋中的"清野式伐木"。捕捞后，往往只留下大鱼、不想要的小鱼和海龟被丢弃、死去、扔回海里。鳕鱼和黑线鳕曾经是美国东北海岸最丰富的底栖鱼类，如今它们的数量常不及角鲨和鳐鱼。

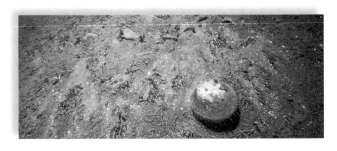

图 25.7　拖网掠过后的海底

为什么国际机场的海关区会配工作犬?

在机场海关检查站的工作犬都已经过训练,负责检测禁止进入美国的农产品(食品、植物、动物等)。法律明令禁止引入外来物种。这项法律的目的是防止引进可能影响美国农作物或动物的外来物种和病害。每年海关都能查获价值超过 200 万美元的非法物品,其中 10% 的案例离不开工作犬的协助。海关通常使用小猎犬,因为它们嗅觉敏锐并且脾气温顺。

如何选择最佳食用鱼类?

购买鱼类之前,一定要三思而后行。你要考虑它是不是一个可持续的物种、被过度捕捞的物种抑或是含有高浓度汞的物种。太平洋比目鱼这种野生鱼类是一个不错的选择。太平洋比目鱼通常用底部延绳捕捞,并非拖网捕捞。这种捕鱼技术不会破坏周围的环境,也不会误捕到非目标鱼类或动物。在美国养殖的罗非鱼也是一个不错的选择。它生长在封闭的内陆系统中,免受污染物的影响。但要避免来自智利的罗非鱼,因为这些鱼生活在开放的养殖系统中,会受到其中的污染物,尤其是汞的影响。还要考虑所食用的鱼类中 Ω-3 脂肪酸的含量。养殖的鲑鱼或鳟鱼提供高含量的 Ω-3 脂肪酸(通常认为可以预防心脏病),并且其体内几乎不含汞或其他污染物。

鲨鱼、鳎鱼、黑线鳕和剑鱼都不是什么好选择。这些物种已经被极度捕捞,并且体内的汞含量可能很高。

过度捕捞可破坏海洋生态系统,美国西海岸就是其中一个例子。在一项研究中,研究人员发现海獭的数量开始减少,原因是虎鲸(杀手鲸)正在以海獭为食。通常,与海獭相比,虎鲸更喜欢捕食海豹和海狮。当海豹和海狮变少时,它们就开始捕食海獭。海豹和海狮数量的下降则是因为它们的食物鲈鱼和鲱鱼由于过度捕捞而减少了。海獭通常抑制以海藻为食的海胆的数量,然而随着西海岸周围海獭数量的减少,海胆的数量急剧增加,导致海藻床大量减少。因此,过度捕捞可引发一系列事件,对生态系统的食物网造成不利影响。

疫病

新发疾病不仅影响人类,也影响野生动物。当人类侵入野生动物的栖息地时,家畜脂肪会受到野生动物病原体的影响。野生动物也可能受到其他栖息地野生动物的影响。例如,非洲象携带的一种疱疹病毒对亚洲象有致命的危险。如果将这两种象安置在一处,亚洲象就会死亡。

美国国家野生动物健康中心的一项研究表明疫病对生物多样性的重要影响。该研究发现,在加利福尼亚州的海岸附近,几乎一半的海獭死亡不是因为捕食,而是由传染病造成的。科学家指出,引起疫病的病原体数量正在增加,并威胁着人类和野生动物的健康。未来可能会由于疫病而导致生物灭绝。

生物多样性的直接价值

各类物种对人类的帮助很大,并对生物多样性的价值做出了巨大贡献。野生物种的直接价值与其药用价值、农用价值和消费使用价值三者有关。

药用价值

美国的大多数处方药都来源于生物。马达加斯加产的长春花是一种热带植物,为我们提供了有用的药物。这种植物分离出来的强效化学物质现已用于治疗白血病和霍奇金淋巴瘤。儿童白血病的存活率因此从 10% 提高到了 90%,霍奇金淋巴瘤也因此可以治愈。虽然挽救一个生命的价值无法计量,但如果这一价值用金钱来衡量,我们便更容易理解资源的价值所在。根据以往的成功经验,预计在热带雨林中仍可发现 300 多种药物。这种资源价值可能超过 1400 亿美元。

青霉素提取自真菌,而某些细菌能够产生四环素和链霉素。事实证明，这些药物在治疗各种疾病方面是不可或缺的。

农用价值

小麦、玉米和水稻等农作物都是由野生植物经过改良而培育成的高产作物。与之基因相似的高产作物也在世界范围内有望普及。非洲的水稻作物曾受到病毒的摧残。研究人员培育了数千份野生水稻种子样本，终于发现其中一个样本含有抗病毒基因。他们将这些野生植物应用于育种计划，将该基因转入高产水稻植株内。如果这种野生水稻在科研人员发现之前就已灭绝，那么非洲的水稻种植业恐怕早已崩溃。

使用生物害虫控制法（利用害虫的天敌）通常比使用化学杀虫剂更有益处。一种名为褐飞虱的水稻害虫对杀虫剂产生了抗药性，农民开始通过引入褐飞虱的天敌来控制这种害虫。据计算，此类方法可节省 10 多亿美元。与这一情况类似，秘鲁卡尼特河谷的棉花种植者发现棉蚜对他们使用的杀虫剂具有抗药性。研究发现，现在越来越多的棉花种植者使用害虫的天敌来灭虫。节省的资金同样非常庞大。

大多数开花植物由动物授粉，如蜜蜂、黄蜂、蝴蝶、甲虫、鸟类和蝙蝠。其中一种意大利蜜蜂已经被驯化，如今它们每年在美国为价值近 100 亿美

元的粮食作物授粉。据计算，野生授粉蜜蜂对美国农业经济的价值为每年 41 亿～ 67 亿美元。然而，现代农业喷洒的杀虫剂往往会杀死野生蜜蜂。

消费使用价值

我们在种植庄稼、饲养家畜、种植园种树等方面都取得了很大的成功。然而，水产养殖，也就是供人类食用而养殖的鱼类和贝类，对人类福利的贡献却微乎其微。相反，大多数淡水和海洋收获依赖于野生鱼类（例如，鳟鱼和金枪鱼）、甲壳动物（例如，虾和螃蟹）和哺乳动物（例如，鲸）的捕捞。这些水生动物也是一种宝贵的生物多样性资源。

全球市场上销售的各种产品都来自环境。野生果蔬、毛皮、纤维、蜂蜡和海藻等，这只是冰山一角。另外，还有人直接从自然界获取肉类。在马来西亚东部的沙捞越，当地猎人所食的野猪的经济价值每年约为 4000 万美元。

同样的，自然环境中的许多树木被砍伐来获取木材。研究人员曾计算，在秘鲁亚马孙地区，如果森林用于生产水果和橡胶而非生产木材，那么它的物种价值要高很多。水果和生产橡胶所需的乳胶可以源源不断地投入市场。而一旦树木被砍伐，除非新的树木长出来取代那些已被砍伐的树木，否则无法再收获水果和乳胶。

今日生物学　　科学

蜜蜂消失之谜

想象一下，你现在正站在超市的蔬果区，然后惊讶地发现这里没有苹果、黄瓜、花椰菜、洋葱、南瓜、西葫芦、胡萝卜、蓝莓、鳄梨、杏仁或樱桃等，这一场景可能会在未来的杂货店上演。上面提到的所有农作物以及其他农作物都有赖于蜜蜂授粉。如果蜜蜂不再授粉，不仅你的饮食，甚至价值 150 亿美元的庄稼可能都会受到影响。尽管野生蜜蜂同样可以为农作物授粉，但需要进行授粉时，家养蜜蜂更容易管理并且易于在两地间运送。

自 20 世纪 80 年代以来，蜜蜂种群经历了许多健康劫难。螨类（类似于蜱的动物）一直是蜜蜂的威胁。瓦螨和气管螨是蜂群应激和死亡的早期原因。然而，在 2006 年，整个蜂群开始消失使得养蜂人惊慌不已。研究人员把这种现象称为蜂群衰竭失调（CCD）。似乎没有一个因素能够导致看似健康的蜜蜂从蜂巢中消失。科学家现在发现，很多因素可能对蜜蜂造成压力，使它们容

易受到寄生虫或病原体的感染。滥用杀虫剂（特别是新烟碱类杀虫剂）、为了给作物授粉而进行的转场、营养不良（因为转基因植物不能为蜜蜂提供足够的食物）都可能导致蜂群衰竭失调。

蜂群衰竭失调也出现在其他国家的蜂群中。理想情况下，全世界共同研究并解决这一问题、农业机构增加拨款，蜂群衰竭失调将会很快得到解决。不过在那之前，我们可以有所行动来确保所在地区蜜蜂的健康。首先进行研究，然后在你的庭院和花园里种植本地植物。这些植物通常比其他植物需要更少的肥料和水，它们将为蜜蜂提供更多的花粉和花蜜。在美国的南部和中西部地区，蜜蜂喜欢红三叶草、毛地黄、香蜂草和紫花。沙漠柳和石兰科常绿灌木能吸引沙漠蜜蜂。热带地区最好选择棕榈树。此外，本地植物在一年里开花时间不同，可以提供稳定的食物来源。中午通常是蜜蜂外出觅食的时候，所以如果必须使用杀虫剂，请在白天晚些时候使用。依靠蜜蜂授粉的植物一定会感激不尽，并且你也能由衷地感到幸福！

生物多样性的间接价值

为了保护野生动物，我们有必要认识到生物多样性是一种具有巨大价值的资源。如果我们想保护野生动物，保护生态系统比关注单个物种更为经济。生态系统为人类提供许多有价值的服务。这类服务无处不在，而且很难计算与之相关的金额，因此称之为间接服务。我们的生存取决于生态系统所发挥的作用。生物多样性的间接价值可以与以下服务联系起来。

今日生物学 与 科学

野生动物资源保护与 DNA

科学家从 DNA 分析中惊讶地发现，溺死在地中海渔网和鱼钩中的蠵龟，约 60% 来自美国东南部的海滩。因为这个不幸的物种是该地区海龟很具有代表性的样本，这意味着生活在地中海的年轻海龟有一半以上是从佛罗里达州、佐治亚州和南卡罗来纳州海滩上的巢穴中孵化出来的。每年有 20 000 ~ 50 000 只蠵龟死于地中海渔民手中，这可能一定程度上解释了过去 25 年在美国东南部海滩上筑巢的蠵龟数量减少的原因。

美洲虎 *Panthera onca* 是世界第三大猫科动物，仅次于狮子和老虎。美洲虎是西半球第一大猫科动物。它们的生存范围从北部的墨西哥一直延伸到南部的阿根廷。目前，它们被世界自然保护联盟（IUCN）列为"濒危物种"。这种位于食物链顶端的捕食者的栖息地范围广大，它的保护需要获得美洲虎栖息地范围内的所有国家的共同支持。

对美洲虎 DNA 的详细遗传分析表明，无论它们生活在墨西哥、阿根廷还是两地之间的任何地方，它们都属于同一物种。它们是世界上唯一一种在所有区域内表现出遗传连续性的食肉动物。对遗传信息的分析结果使得美洲虎廊道倡议（JCI）得以正式提出，其目标是创造一个"遗传廊道"（即允许基因流动的栖息地廊道），将拉丁美洲 18 个国家（从墨西哥到阿根廷）的美洲虎种群联系起来，希望能确保这一物种得以生存。

关于 DNA 分析如何用于保护濒危物种来避

免未来灭绝，有一个经典的例子。来自美国和新西兰的科学家在日本旅馆的房间里，对在当地市场购买的鲸肉寿司进行了严谨的实验。寿司是日本的一种主食，通常用海苔包裹饭和肉。科学家使用了微型 DNA 取样仪，发现在他们检测的 16 块鲸肉寿司中，有许多肉来自国际捕鲸禁令中受保护的濒危鲸类。"他们的发现证明了 DNA 研究的真正力量，"加利福尼亚大学圣迭戈分校的保护生物学家大卫·伍德拉夫说。

这些样本中，其中一个来自濒临灭绝的座头鲸，四个来自长须鲸，一个来自北部小须鲸，还有一个来自突吻鲸。夏威夷大学的史蒂芬·帕伦比表示，这项技术可用于监测和验证渔获物。那时，他说："没有任何鲸类物种是安全的。"

目前，俄勒冈州阿什兰市的美国鱼类及野生动植物管理局法医实验室已经在密切关注美国及其他 122 个国家的野生动物犯罪案件，并将这些案件样本送交这些国家以供其进行分析。实验室存有血液样本，例如，所有被引进到黄石国家公园的狼的血样。该实验室的许多发现目前无法讨论，因为其涉及法庭待审案件。但是，我们可以讨论实验室的第一个 DNA 匹配案例。1989 年，实验室建立后不久，加州野生动物管理局联系了实验室主任，他们从一名猎人手中没收了一块奖杯大小的鹿尸块。他们认为这头鹿是在约 1200 公顷的保护区内被非法枪杀的。有人在地上发现了一堆肠子，但没有办法确定是否属于这头鹿。该猎人的两名证人否认鹿在保护区内被枪杀。然而，实验室的分析结果表明肠组织和尸体组织是完全匹配的。

废物处理

分解者将死亡有机物和其他类型的废物分解成无机营养物。在生态系统中，这些营养物再被生产者利用。这个功能极大地帮助了人类，因为每年我们向生态系统倾倒了数百万吨的废物。废物若不经分解很快就会覆盖地球的整个表面。我们可以建造昂贵的污水处理厂，但是很少能将固体废物完全分解成无机营养物。如果用部分处理过的废水给植物和树木浇水，让土壤细菌彻底将其净化，既便宜又高效。

生物群落也能够分解和固定污染物，包括人类释放到环境中的重金属和农药杀虫剂。

淡水供应

很少有陆地生物适合生活在盐碱环境中，它们都需要淡水。水循环不断地向陆地生态系统提供淡水。淡水对人类的用途非常多，包括饮用和灌溉庄稼。淡水生态系统（如河流和湖泊）还为我们提供鱼类和其他生物作为食物。

与其他商品不同，淡水没有替代品。我们可以从海水中除去盐分来获取淡水，但是用于脱盐的成本大约是经过水循环获得淡水平均成本的 4～8 倍。

森林和其他自然生态系统还发挥着"海绵效应"。它们将水吸收之后又以一定的速度释放出来。当雨水落到自然环境中时，植物的枝叶和落叶能减缓其对土壤的冲刷。然后土壤，尤其是被生物疏松的土壤，可缓慢地吸收雨水。森林的保水能力降低了洪水发生的可能性。在降雨停止后，森林可以在几天或几周内缓慢地将水释放出来。在干旱季节结束时，流经西非森林的河流所释放的水量是流经咖啡种植园所释放水量的 3～5 倍。

土壤侵蚀防治

完整的生态系统能够自然地保持土壤并且可以防止土壤侵蚀。这种生态系统属性的重要性在森林砍伐发生之后尤为明显。世界上最大的水坝，巴基斯坦的塔贝拉坝，失去了 120 亿立方米的蓄水能力，比预期提前了许多年。森林砍伐导致大坝建成后的淤泥堆积，降低了大坝的蓄水能力。同样，菲律宾过去每年出口价值 1 亿美元的牡蛎、贻贝、蛤蜊和鸟蛤。现在，由于森林砍伐，泥沙顺流而下，红树林生态系统正在遭受扼杀，而红树林生态系统正是这些贝类的育苗场。森林砍伐和不计其数的其他环境问题导致大多数沿海生态系统不再像从前那般富饶。

生物地球化学循环

第 24.2 节中提到，生态系统的特征是能量流动和化学循环。生态系统内的生物多样性有助水、磷、氮、碳以及其他生物地球化学循环的运转。我们依靠这些循环获得淡水、磷酸盐的供应，吸收过量的土壤氮气以及从大气中吸收二氧化碳。当人类的活动扰乱了生物地球化学循环的正常运作时，将会导致可怕的环境后果，这包括释放对我们有害的过量污染物。任何技术都无法替代生物地球化学循环。

气候调节

就一个地方来说，夏季，树木可以提供遮阴，减少了对风扇和空调的需求。在雨林中，树木的蒸腾有助于维持区域降雨。树木是水循环的重要组成部分，没了树木，这种破坏将会使雨林转变成更干旱的生态系统。

在全球范围内，森林吸收二氧化碳，使气候保持稳定。树叶在光合作用时吸收二氧化碳，并将碳储存起来。当人们砍伐和燃烧树木时，二氧化碳被释放到大气中。二氧化碳是气候变化的一大元凶。预计气候变化使许多植物和动物遭受生存压力。只有一小部分野生动物能够迁移到气候适宜的新地方。

生态旅游

几乎所有人都喜欢在自然生态系统的优美环境中度假。美国有近 1 亿人在自然风景中度假，因此每年花费 40 亿美元用于旅行、住宿和食物。很多游客都想去钓鱼、赏鲸、乘船、徒步旅行、赏鸟等。

25.4　努力建设可持续社会

如果一个社会在保护生物多样性的同时，始终能够为后代提供与当前相同的商品和服务，那么这个社会就是可持续社会。

为了实现社会可持续性，资源必须得到保护，不能枯竭，特别是后代需要的新鲜的空气、洁净的水源、足够的食物以及充足的居住空间。要想实现这一目标，我们不得不考虑，如何在人口持续增加的情况下仔细调整目前的资源消耗。

当今的不可持续社会

我们目前已认识到，欠发达国家的人口增长给环境造成了负担。然而，较发达国家过度消耗资源也给环境带来了压力。当前资源的消耗水平以及较发达国家产生的废物量都不符合可持续发展的标准。欠发达国家的人口增长和较发达国家的过度消耗共同导致了我们今天所要面临的许多问题。

目前，人类使用了相当一部分土地（如住宅、农田和工厂）。农业使用了大量的化石燃料、化肥和杀虫剂，造成了大量的污染。大部分淡水用于农业，而并非用于家庭。在美国，几乎一半的农产品用于饲养牲畜。根据 10∶1 的经验法则，1 磅（约 0.45 千克）肉需要 10 磅（约 4.5 千克）的谷物。因此，较发达国家的市民像他们那样吃肉对环境是不可持续的。

农场动物和农作物需要来自地表和地下的淡水，人类亦是如此。可用的淡水供应正在减少，剩余的地下水面临被污染的危险。污水和动物粪便冲入地表水体，造成过度富营养化，从而剥夺了水生动物生存所需的氧气。

我们的社会使用的大多是不可再生的化石燃料能源，导致气候变化、酸沉降和烟雾的发生，生态系统也因此逐渐削弱。对商品需求的增加使得用于满足需求的基础设施达到紧张的程度，而建设更好的基础设施来支持增加的运输需求只会加大不可再生资源的使用。欠发达国家对能源的需求正在逐渐增加，因此，较发达国家开发可再生资源势在必行。

人类的足迹正在逐渐遍布地球的每个角落，其他物种的栖息地因此正在消失，导致野生动物大量灭绝。

可持续社会的特征

自然生态系统为当今社会的可持续发展提供了线索。自然生态系统使用可再生的太阳能，各种物质在不同的种群间不断循环，最终回到生产者中。例如，珊瑚礁现已有数百万年的历史，它还同时为欠发达国家提供食物。据估计，珊瑚礁的价值每年超过 3000 亿美元，其美学价值是不可估量的。

很明显，若想社会可持续发展，我们需要使用可再生资源和可再生材料。我们必须保护自然生态系统以维持我们当今的社会。地球上至少 1/4 的珊瑚礁存在于较发达国家的海岸附近，因此这些珊瑚礁在很大程度上可以受到保护。然而不幸的是，人类不可持续的行为正威胁着其他珊瑚礁。好消息是，珊瑚礁的再生能力非常强，若长时间不遭受破坏，它们便会恢复到原来的状态。今天的环保主义者所倡导的是怎样以可持续的行为来改善环境。现在做出改变和改进还为时不晚。

可持续发展应该在从农业到企业——人类涉足的各个领域中得到实践。效率是可持续发展的关键。例如，一辆高效的汽车应是超轻便型和高燃油效率的。高效能汽车可能会像今天的低效汽车一样耐用和快捷。只有通过效率和节约，我们才能应付未来有限的资源和紧缩的财政。

有的人生活在农村，有的人生活在城市，农村和城市是相互依存的。要想实现可持续，我们必须了解这两种区域是如何相互联系的。农村和城市的关系密不可分，它们的可持续也紧密相关。因此，我们有必要考虑保持农村和城市可持续的重要性。

农村可持续发展

在农村，我们必须将重点放在保护层面上。我们需要保护陆地生态系统（如森林和大草原）和水生生态系统（淡水生态系统和海岸生态系统）。不仅如此，我们还应该保护农业用地以及其他可以为我们提供可再生资源的地区。

我们必须采取一切可行措施来保护所剩不多的表层土，并重新种植乡土植物。乡土草本植物可以稳定土壤，恢复土壤养分，还可作为可再生生物燃料的来源。乡土树种的种植可以防风，保护土壤免受侵蚀，并提供消费产品。当今的生态问题非常需要创造性的解决方案。

以下是几种可以帮助农村地区可持续发展的方法：

- 种植肥田作物，通常将豆科类植物与草混植，可以稳定经济作物垄与垄之间或季节性种植的经济作物空档期间的土壤。

- 使用多用途耕种法，种植多种作物，并采用多种耕作技术，增加土壤中有机物的含量。

- 通过可自我再生的方法（如堆肥、有机园艺）为土壤补充养分。

- 使用低流量或滴灌、蓄水池等其他节水方法。

- 增加种植抗枯萎病、锈病、虫害、盐渍、干旱和有毒杂草侵染的品种（经过选择性育种获得具有理想性状的植物）。

- 使用精确农业（PF）技术（基于知识的不断积累）来减少栖息地破坏并提高作物产量。

- 采用害虫综合治理（IPM），鼓励有竞争性的益虫生长，并利用"生物防治"来减少害虫种群的数量。

- 种植不同的物种（包括乡土植物）以减少对传统作物的依赖。

- 种植多用途树木，除了用作防风林外，还能够提供多种产品并具有多种功能（图 25.8）。成熟的树木可制成多种产品。例如，成熟橡胶树可提供橡胶，象牙果是象牙的绝佳替代品。

- 维持并恢复湿地，特别是在飓风或海啸易发

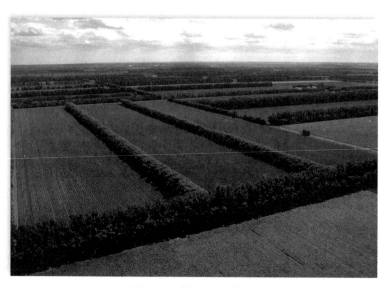

图 25.8　树木在可持续社会中的作用

农民栽种的树木可用于防风、防止土壤侵蚀，还可以达到其他目的。

地区。保护三角洲免遭风暴破坏。通过保护湿地，许多有价值的鱼种场也可以得到保护。

- 使用可再生能源，例如，风能和生物燃料。

- 支持当地农民，以减少远距离运输货物对环境的影响。

城市可持续发展

越来越多的人移居到城市中。如何在不扩展城市面积的前提下尽量满足新迁入者的需求，这需要我们认真思考。资源应以一种能够保证城市可持续性的方式共享。

以下是几种有助于城市可持续发展的方法：

- 设计一个节能的交通系统以实现快速运送。

- 利用太阳能或地热供暖，利用海水冷却的空调系统。简单地说就是使用节能措施来调节建筑物的温度。

- 使用绿化屋顶。在建筑物顶部创建一个花园，种植草本植物和蔬菜。这将有助于控制温度、供应食物、减少雨水径流量，并且还具有美化效果。

- 利用雨水收集器、人工湿地和蓄水池改善雨水管理。对于人行道、停车场和道路，用反射较少热量的多孔路面代替混凝土和沥青，并帮助雨水下渗，减少径流。

- 种植能吸引蜜蜂和蝴蝶且需要更少的水和肥料的乡土植物来代替草地。

- 创建绿化带，包括大量的人行道和自行车车道。

- 在开发城市新区之前振兴老城。

- 使用紧贴墙壁或地面的向下发光的照明装置，减少夜间的光污染。设计静音发动机和吸音建筑材料来控制噪声水平。

- 鼓励旧设备回收来促进可持续发展。使用维修费用低的建筑材料，不用木材。

经济福利与生活质量的评价

国民生产总值（GNP）是主要以商品和服务的形式衡量消费者的资金流向企业的一种手段。它也可以指所有制造、生产和服务的总成本，包括薪金

和工资、押金和租金、利息和贷款、税收以及国内外的利润。换言之，国民生产总值只涉及经济活动。

在计算国民生产总值时，经济学家不必考虑一项活动对环境和社会的不良影响。例如，由于砍伐、露天采矿或土地开发造成的森林破坏不属于国民生产总值。同理，医疗服务费用不包括疾病引起的疼痛或痛苦。

比起国民生产总值，我们的生活质量最有可能通过非经济指标的衡量来体现。可持续经济福利指数（ISEW）包括实际人均收入、分配公平、自然资源枯竭、环境破坏和无报酬劳动价值。可持续经济福利指数确实考虑到了其他形式的价值，超出了商品和服务的纯货币价值。另一个这样的指数称为真实发展指数（GPI）。该指数试图考虑生活质量，一个不必依赖世俗商品的属性。例如，生活质量可能取决于我们对其他人的尊重程度。孟加拉国的格莱珉银行决定，女性的小额贷款可以在创业后偿还。这些贷款使妇女有机会做出改善生活质量的选择。对这些女性来说，贷款是维持生活的一种方式，同时还在一定程度上实现了她们的梦想。

富裕或幸福很难赋予价值，但目前一些经济学家正试图想办法进行衡量。下面是一些衡量标准：

- 使用价值：我们为使用或消费一种资源而支付的货币价格，如进入国家公园的门票。

- 选择价值：为未来保留选择，如保护湿地或森林。

- 生存价值：拯救我们可能尚未意识到的事物。这可能是可作为未来新药来源的热带雨林中的动植物。

- 审美价值：欣赏一个地区或一种生物的美丽或对生物多样性的贡献。

- 文化价值：影响文化认同的因素，如语言、神话和历史等。

- 科教价值：把博物学家的知识，甚至对自然界的经验看作一种理性的事实。

环境的发展将永远持续下去。不过，我们可以利用这些价值来指引我们未来的发展。增长带来需求的增加，但发展也包括增长的方向。如果我们无

节制地增长，资源就会枯竭。但如果发展既能抑制资源消耗，又能促进经济增长，也许就能达到平衡。这样子孙后代才有资源可用。

每个人都有自己特有的舒适要求，人们都不喜欢做出牺牲来降低自身的舒适水平。因此，尽管我们知道渔业和森林需要保护，但我们还是会继续开发。欠发达国家的人们直接依靠这些资源生存，因此造成了很大的损失，他们很难为了未来而牺牲当下。然而，大自然有无限的可能，因此我们仍然有希望可持续发展。砍伐森林的一种解决办法是重新造林：哥斯达黎加自 20 世纪 80 年代以来已经成功重新造林。此外，衰退中的渔业可以补充鱼苗，然后进行可持续发展管理。要想实现可持续发展，需要公民有见识、有创造力，并愿意带来改变。

生活中的科学

你可以做哪些简单的小事来节约能源或节约用水，并帮助解决环境问题（如全球变暖）？

以下是一些你可以做的小事：

- 把家里的灯泡换成紧凑型荧光灯和 LED 灯。它们的耗电量比白炽灯泡少 75% ～ 80%。
- 步行、骑自行车、拼车或使用公共交通工具。
- 购买食品杂货或其他东西时使用布袋或网袋。塑料袋可能需要 10 ～ 20 年的时间才能降解，而且对于误把袋子当成食物吃掉的野生动物也非常危险。
- 刷牙时关上水龙头。喝剩的水可以用来给植物浇水。气候干燥的情况下，种植耐旱的乡土植物。

案例分析：结论

弗林特市的水系统已经重新从休伦湖取水，但是关于铅暴露对弗林特市居民影响的长期研究才刚刚开始。要想真正了解铅污染的影响可能需要几十年。在本章中，我们不仅讨论了人类如何对环境产生负面影响（如弗林特市水危机），而且也发现了人类向着更可持续社会发展的积极趋势。从开发可再生燃料，到进行限制化学农药和灌溉需求的农业实践，表明人类渴望与环境建立更加可持续的关系。

⊙ 小结

25.1 人口增长

- 人口增长率通常呈指数增长，在图表上用陡峭的曲线表示。
- 生物潜能是指某一种群的理想生长速率。生物潜能通常由环境抗性来维持。这决定了生态系统的承载力。
- 年龄结构图可以用来预测人口增长。较发达国家的人口规模正在趋于稳定。即使发生替代生育，欠发达国家的人口规模也会持续增加。

25.2 人类资源利用与污染

个体的生态足迹是指满足其需求所需的总资源。人类最大限度地利用了以下五类资源：

资源可分为不可再生资源和可再生资源。

- 不可再生资源（如土地、化石燃料、矿物）无法再生且数量有限。
- 可再生资源（如水、太阳能和食物）可以再生，但数量也是有限的。

土地

人类活动（如居住、农耕和采矿）会导致侵蚀、污染、荒漠化、森林砍伐以及生物多样性的丧失。

水

工业和农业使用了绝大部分的淡水。通过河流筑坝和汲取含水层的水来增加淡水供应。当含水层耗竭时，可能会发生废弃、沉降，还会形成大坑并导致海水倒灌。若工业上采用节水方法，世界用水量能够减少一半。

食物

食物来源于种植的作物、饲养的动物和捕鱼。

- 现代耕作方法增加了食物供应，但有些方法会损害土地、污染水源并且过量消耗化石燃料。
- 转基因植物增加了食品供应并减少了对化学品的需求。
- 饲养牲畜可导致水污染，并且还用到化石燃料。
- 渔船数量的增加和效率的提高，导致世界渔获量下降。

能量

化石燃料(石油、天然气、煤)是不可再生能源。化石燃料的燃烧以及焚烧、开垦耕田都使污染物和气体排放到大气中。

- 温室气体包括二氧化碳和其他气体。温室气体可导致全球变暖，它们使太阳辐射到达地球，却阻止红外线返回太空。
- 可再生能源包括水能、电能、地热能、风能和太阳能。

矿物

矿物是可以开采的不可再生资源。这些资源包括沙子、砾石、磷酸盐和金属。采矿通过侵蚀、破坏植被和有毒的农业径流进入水体，造成对土地的破坏。有些金属还有害健康。因采矿所毁掉的土地需要几年的时间才能恢复。

危险废料

数 10 亿吨固体废料被丢弃在陆地上和水中。

- 重金属包括铅、砷、镉、铬等。
- 合成有机化学品包括氯氟烃，它可用于生产塑料、农药、除草剂等产品。

- 臭氧层遭到破坏与含氯氟烃有关。
- 其他合成有机化学品进入水生食物链中，使得毒素逐渐积累（生物富集作用）。

25.3　生物多样性

生物多样性是指地球上生命的多样性。

生物多样性的丧失

生物多样性丧失和生物灭绝的五大原因：

- 栖息地消失。
- 外来物种的引入和入侵。
- 污染。
- 过度开发动植物。
- 疾病。

生物多样性的直接价值

生物多样性的直接价值包括：

- 药用价值（来源于生物体的药物）。
- 农用价值（来源于野生植物、生物害虫控制和动物传粉者）。
- 消费价值（食品制作）。

生物多样性的间接价值

生态系统中的生物多样性有利于：

- 废物处理（通过分解者的作用和自然界净化水、吸收污染物的能力）。
- 通过水生物地球化学循环提供淡水。
- 预防整个生态系统的土壤侵蚀。
- 生物地球化学循环的功能。
- 气候调节（植物吸收二氧化碳）。
- 生态旅游（人们享受美丽的生态系统）。

25.4　努力建设可持续社会

可持续的社会将只使用可再生资源，重复利用热能和废物，并循环使用几乎所有资源。

同时，可持续社会将提供与现在相同的所有商品和服务，并保护生物多样性。

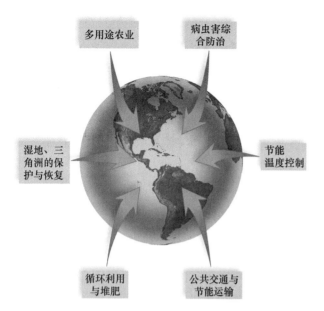

附录

元素周期表

图例：
原子序数 → 1
原子量 → 1
元素符号 → H
hydrogen

Group Ia	IIa	IIIb	IVb	Vb	VIb	VIIb	VIIIb			Ib	IIb	IIIa	IVa	Va	VIa	VIIa	VIIIa
1 H 氢																	2 He 氦 4
3 Li 锂 7	4 Be 铍 9											5 B 硼 11	6 C 碳 12	7 N 氮 14	8 O 氧 16	9 F 氟 19	10 Ne 氖 20
11 Na 钠 23	12 Mg 镁 24											13 Al 铝 27	14 Si 硅 28	15 P 磷 31	16 S 硫 32	17 Cl 氯 35	18 Ar 氩 40
19 K 钾 39	20 Ca 钙 40	21 Sc 钪钛 45	22 Ti 48	23 V 钒铬 51	24 Cr 52	25 Mn 锰铁 55	26 Fe 56	27 Co 钴镍 59	28 Ni 59	29 Cu 铜 64	30 Zn 锌镓 65	31 Ga 70	32 Ge 锗砷 73	33 As 75	34 Se 硒溴 79	35 Br 80	36 Kr 氪 84
37 Rb 铷 85	38 Sr 锶 88	39 Y 钇 89	40 Zr 锆 91	41 Nb 铌 93	42 Mo 钼 96	43 Tc 锝 98	44 Ru 钌 101	45 Rh 铑 103	46 Pd 钯 106	47 Ag 银 108	48 Cd 镉 112	49 In 铟 115	50 Sn 锡 119	51 Sb 锑 122	52 Te 碲 128	53 I 碘 127	54 Xe 氙 131
55 Cs 铯 133	56 Ba 钡 137	57 La 镧 139 *	72 Hf 铪 178	73 Ta 钽 181	74 W 钨 184	75 Re 铼 186	76 Os 锇 190	77 Ir 铱 192	78 Pt 铂 195	79 Au 金 197	80 Hg 汞 201	81 Tl 铊 204	82 Pb 铅 207	83 Bi 铋 209	84 Po 钋 210	85 At 砹 210	86 Rn 氡 222
87 Fr 钫镭 223	88 Ra 226	89 Ac 锕 227 *	104 Rf 𬬻 261	105 Db 𬭊 260	106 Sg 𬭳 263	107 Bh 𬭛 261	108 Hs 𬭶 265	109 Mt 䥑 266	110 Ds 𫟼 281	111 Rg 𬬭 272	112 Cn 鿔 285	113 Nh 鿭 284	114 Fl 𫓧 289	115 Mc 镆 288	116 Lv 𫟷 293	117 Ts 鿬 294	118 Og 鿫 294

*	58 Ce 铈 140	59 Pr 镨 141	60 Nd 钕 144	61 Pm 钷 147	62 Sm 钐 150	63 Eu 铕 152	64 Gd 钆 157	65 Tb 铽 159	66 Dy 镝 163	67 Ho 钬 165	68 Er 铒 167	69 Tm 铥 169	70 Yb 镱 173	71 Lu 镥 175
*	90 Th 钍镤 232	91 Pa 231	92 U 铀镎 238	93 Np 237	94 Pu 钚镅 242	95 Am 243	96 Cm 锔锫 247	97 Bk 247	98 Cf 锎锿 249	99 Es 254	100 Fm 镄钔 253	101 Md 256	102 No 锘铹 254	103 Lr 257

元素 113、115、117 和 118 的名称正在等待 IUPAC 的批准。

计量单位

单位名称及符号	国际单位换算	英制单位与国际单位近似换算		温度
长度				
纳米（nm）	$= 10^{-9}$ m（$10^{-3}\mu$m）			
微米（μm）	$= 10^{-6}$ m（10^{-3} mm）			
毫米（mm）	$= 0.001$（10^{-3}）m			
厘米（cm）	$= 0.01$（10^{-2}）m	1 英寸（inch）	$= 2.54$ cm	
		1 英尺（foot）	$= 30.5$ cm	
米（m）	$= 100$（10^{2}）cm	1 英尺（foot）	$= 0.30$ m	
	$= 1000$ mm	1 码（yard）	$= 0.91$ m	
千米（km）	$= 1000$（10^{3}）m	1 英里（mi）	$= 1.6$ km	
重量（质量）				
纳克（ng）	$= 10^{-9}$ g			
微克（μg）	$= 10^{-6}$ g			
毫克（mg）	$= 10^{-3}$ g			
克（g）	$= 1000$ mg	1 盎司（ounce）	$= 28.3$ g	
		1 磅（pound）	$= 454$ g	
千克（kg）	$= 1000$（10^{3}）g		$= 0.45$ kg	
吨（t）	$= 1000$ kg	1（短）吨（ton）	$= 0.91$ t	
容积				
微升（kg）	$= 10^{-6}$ L（10–3 mL）			
毫升（mL）	$= 10^{-3}$ L	1 茶匙（tsp）	$= 5$ mL	
	$= 1$ cm^3(cc)	1 液体盎司（fl oz）	$= 30$ mL	
	$= 1000$ mm^3			
升（L）	$= 1000$ mL	1 品脱（pint）	$= 0.47$ L	
		1 夸脱（quart）	$= 0.95$ L	
		1 加仑（gallon）	$= 3.79$ L	
千升（kL）	$= 1000$ L			

温度刻度表：
- 212° — 210 °F / 100 — 100° °C
- 160° — 160 °F / 70 — 71° °C
- 134° / 131° — 130 °F / 60 — 57° °C
- 105.8° — 110 °F / 40 — 41° °C
- 98.6° — 100 °F / 40 — 37° °C
- 56.66° — 60 °F / 13.7° °C
- 32° — 30 °F / 0 — 0° °C

℃	℉	
100	212	标准大气压下水沸腾的温度
71	160	快速巴氏杀菌牛奶的温度
41	105.8	炎热天气下马拉松选手的平均体温
37	98.6	人体温度
13.7	56.66	在这个温度下人仍有可能存活
0	32.0	标准大气压下水冻结的温度

温度转换公式：

$$℃ = \frac{（℉ - 32）}{1.8}$$

$$℉ = 1.8（℃）+ 32$$